QUESTÕES COMENTADAS EM

FISIOTERAPIA

QUESTÕES COMENTADAS EM

FISIOTERAPIA

Organizadores

Hércules Ribeiro Leite

Fisioterapeuta. Mestre e Doutor em Ciências Biológicas pela UFMG. Especialização em Fisiologia do Exercício – PUC-Minas. Especialista Profissional em Fisioterapia Neurofuncional da Criança e do Adolescente – COFFITO/ABRAFIN. Pós-Doutorado em Fisioterapia pela The University of Sydney – Austrália. Professor Adjunto do Departamento de Fisioterapia da UFMG. Docente do Programa de Pós-Graduação em Ciências da Reabilitação – PPGCr-UFMG.

Fernanda de Cordoba Lanza

Fisioterapeuta. Mestre em Ciências pela UNIFESP. Doutora em Ciências Aplicadas à Pediatria pela UNIFESP. Professora do Departamento de Fisioterapia da UFMG. Orientadora e Subcoordenadora do Programa de Pós-Graduação em Ciências da Reabilitação. Especialista Profissional em Fisioterapia Respiratória ASSOBRAFIR/COFFITO. Diretora Científica da Associação Brasileira de Fisioterapia Cardiorrespiratória e Fisioterapia em Terapia Intensiva – ASSOBRAFIR, gestão 2021-2024.

Renan Alves Resende

Fisioterapeuta. Mestre e Doutor em Ciências da Reabilitação pela UFMG com Doutorado Sanduíche pela Queen's University, Kingston, Canadá. Professor do Departamento de Fisioterapia, Orientador e Coordenador do Programa de Pós-Graduação em Ciências da Reabilitação e Coordenador do Curso de Especialização em Fisioterapia da UFMG. Editor Associado do BMJ Open Sport & Exercise Medicine.

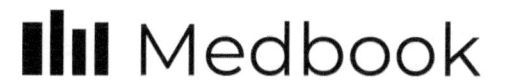

CIP-BRASIL. CATALOGAÇÃO NA PUBLICAÇÃO
SINDICATO NACIONAL DOS EDITORES DE LIVROS, RJ

Q54
Questões comentadas em fisioterapia/organização Hércules Ribeiro Leite, Fernanda de Cordoba Lanza, Renan Alves Resende. –
1. ed. – Rio de Janeiro : Medbook, 2021.
   384 p. ; 28 cm.

   Inclui bibliografia e índice
   ISBN 9788583690863

1. Medicina de reabilitação. 2. Fisioterapia. I. Leite, Hércules Ribeiro. II. Lanza, Fernanda Cordoba. III. Resende, Renan Alves.

| 21-72024 | CDD: 615.82 |
| | CDU: 615.8 |

Meri Gleice Rodrigues de Souza – Bibliotecária – CRB-7/6439
02/07/2021 02/07/2021

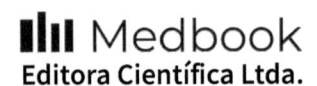 Medbook
Editora Científica Ltda.
Avenida Treze de Maio 41/sala 804 – Cep 20.031-007 – Rio de Janeiro – RJ
Telefone: (21) 2502-4438 – www.medbookeditora.com.br
contato@medbookeditora.com.br – vendasrj@medbookeditora.com.br

Colaboradores

Adriana Claudia Lunardi
Professora do Programa de Mestrado e Doutorado em Fisioterapia na Universidade Cidade de São Paulo – UNICID. Fisioterapeuta na Faculdade de Medicina da Universidade de São Paulo – FMUSP.

Alexandre Márcio Marcolino
Fisioterapeuta. PhD, Docente do Programa de Pós-Graduação em Ciências da Reabilitação da Universidade Federal de Santa Catarina – UFSC, Campus Araranguá. Sócio Efetivo da ABRAFITO. Docente do Laboratório de Avaliação e Reabilitação do Aparelho Locomotor – UFSC. Pós-Doutorando do Programa de Pós-Graduação em Fisioterapia da Universidade Federal de São Carlos – UFSCar (Bolsista CNPQ).

Aléxia Gabriela da Silva Vieira
Mestranda em Saúde Baseada em Evidências – Universidade Federal de São Paulo – UNIFESP. Residência em Fisioterapia em Terapia Intensiva Neonatal – Universidade Federal do Amazonas – UFAM. Pós-Graduada em Fisioterapia em Terapia Intensiva – FASSERA. Fisioterapeuta do Hospital Israelita Albert Einstein.

Aline Alvim Scianni
Professora Associada do Departamento de Fisioterapia da Universidade Federal de Minas Gerais – UFMG.

Aline Martins de Toledo
Fisioterapeuta. Mestre e Doutora em Fisioterapia pela Universidade Federal de São Carlos – UFSCar. Especialista em Intervenção em Neuropediatria – UFSCar. Pós-Doutorado em Ciências do Movimento pela *Vriej Universiteit*, Amsterdã. Professora Associada de Fisioterapia da Universidade de Brasília – UnB. Docente do Programa de Pós-Graduação em Ciências da Reabilitação – PPGCR-UnB.

Amanda Lavarini Calazans Moura
Discente do Curso de Fisioterapia da UFMG.

Ana Carolina de Campos
Fisioterapeuta. Mestre e Doutora em Fisioterapia pela UFSCar. Especialista em Fisioterapia em Neuropediatria – UFSCar. Pós-Doutorado no Functional and Applied Biomechanics Section, National Institutes of Health, EUA. Professora Adjunta do Departamento de Fisioterapia da UFSCar. Docente do Programa de Pós-Graduação em Fisioterapia – PPF-FT-UFSCar.

Ana Carolina Nociti Lopes Fernandes
Bacharel em Fisioterapia pela UFTM. Mestra em Ciências pela FMRP-USP. Doutoranda no PPGRDF-FMRP-USP.

Ana Cristina Resende Camargos
Fisioterapeuta. Mestre em Ciências da Reabilitação – UFMG. Doutora em Ciências Fisiológicas pela Universidade Federal dos Vales do Jequitinhonha e Mucuri – UFVJM. Professora Adjunta do Departamento de Fisioterapia e do Programa de Pós-Graduação em Ciências da Reabilitação da UFMG.

Ana Damaris Gonzaga
Especialista em Fisioterapia Respiratória pela UNIFESP. Mestre em Ciências pela UNIFESP. Doutora em Ciências Pediátricas pela UNIFESP.

Ana Elisa Lemos Silva
Fisioterapeuta. Mestre em Educação Física, Membro do Grupo de Estudos na Doença de Parkinson (GEDOPA) – Universidade Federal do Rio de Janeiro – UFRJ.

Ana Flávia de Souza Pascoal
Discente do Curso de Fisioterapia da UFMG.

Ana Paula Santos
Fisioterapeuta e Especialista em Fisioterapia Neurológica pela Universidade Estadual de Londrina – UEL. Mestre e Doutora em Neurociências pela Faculdade de Medicina de Ribeirão Preto/Universidade de São Paulo – FMRP/USP. Docente do Departamento de Fisioterapia e do Programa de Pós-Graduação em Reabilitação e Desempenho Funcional da UFVJM.

Anderson José
Professor da Faculdade de Fisioterapia e do Programa de Pós-Graduação em Ciências da Reabilitação e Desempenho Físico-Funcional da Universidade Federal de Juiz de Fora – UFJF. Pós-Doutor em Ciências da Reabilitação pela Universidade Nove de Julho. Especialista em Fisioterapia Aplicada à Pneumologia pela UNIFESP.

Andrei Pereira Pernambuco
Doutor em Biologia Celular – UFMG. Pós-Doutor – UFMG. Coordenador da Comissão de Saúde Funcional do CREFITO-4.

Angélica Cristina Sousa Fonseca Romeros
Fisioterapeuta. Mestranda do Programa de Pós-Graduação em Ciências da Reabilitação pela Universidade Federal de Minas Gerais (UFMG).

Angélica Rodrigues de Araújo
Fisioterapeuta. Mestre em Engenharia Mecânica. Doutora em Bioengenharia. Professora Adjunta do Departamento de Fisioterapia da PUC Minas.

Bárbara Alice Junqueira Murta
Fisioterapeuta. Mestre e Doutoranda em Ciências da Reabilitação pela UFMG. Especialista em Fisioterapia Esportiva – UFMG.

Bruno Alvarenga Soares
Fisioterapeuta. Mestre em Reabilitação e Desempenho Funcional pela UFVJM. Doutorando no Programa de Pós-Graduação em Ciências da Reabilitação da UFMG. Orientador no Curso de Especialização em Avanços Clínicos em Fisioterapia da UFMG.

Camila Araújo Santos Santana
Fisioterapeuta pela UFSCar. Mestre e Especialista em Neuropediatria – UFSCar. Doutoranda em Fisioterapia em Neuropediatria – UFSCar.

Camila Danielle Cunha Neves
Fisioterapeuta. Pós-Graduada em Fisioterapia Cardiorrespiratória e Fisioterapia Respiratória com Prática Hospitalar com Título de Especialista em Fisioterapia Respiratória – ASSOBRAFIR/COFFITO. Mestre e Doutora em Ciências Fisiológicas pela UFVJM. Docente do Curso de Fisioterapia da Faculdade Sete Lagoas – FACSETE. Líder do Grupo de Estudo em Funcionalidade e Fisioterapia (GEFFIT) da FACSETE.

Camila Torriani-Pasin
Fisioterapeuta. Doutora em Ciências pela Escola de Educação Física e Esporte da Universidade de São Paulo – EEFE/USP. Docente na EEFE-USP e Orientadora do Programa de Pós-Graduação da EEFE-USP. Coordenadora do GEPENEURO – Grupo de Estudos e Pesquisa em Comportamento Motor Aplicado à Neurorreabilitação.

Camilla Vittória Garcia Leão
Fisioterapeuta. Pós-Graduanda em Fisioterapia Hospitalar com ênfase em Terapia Intensiva – HMT.

Carolina Fioroni Ribeiro da Silva
Fisioterapeuta. Graduada pela Universidade Federal do Triângulo Mineiro – UFTM. Especialização em Intervenção em Neuropediatria (XVI CEIN) e Aperfeiçoamento em Intervenção Precoce na UFScar. Doutoranda em Fisioterapia pelo Programa de Pós-Graduação em Fisioterapia (PPG-Ft) da UFScar.

Caroline Maschio de Censo
Fisioterapeuta pela UNIFESP. Mestranda pelo Programa de Ciências da Reabilitação da Universidade de São Paulo – USP. Especialista em Fisioterapia Cardiorrespiratória pelo Instituto do Coração – Incor – e em Fisiologia do Exercício e Treinamento Resistido na Saúde, Doença e Envelhecimento pela Escola de Educação Permanente do Hospital das Clínicas – EEP-HCFMUSP.

Carolyne de Miranda Drumond
Fisioterapeuta pela UFJF. Mestre em Ciências da Reabilitação e Desempenho Físico-Funcional pela UFJF.

Cássio Daniel Araújo da Silva
Mestrando em Pesquisa Aplicada à Saúde da Criança e da Mulher – IFF/Fiocruz. Residência Multiprofissional em Saúde da Criança e do Adolescente Cronicamente Adoecidos – IFF/Fiocruz. Fisioterapeuta Intensivista no Hospital Rios D'Or e Instituto Fernandes Figueira/Fiocruz.

Cecilia Ferreira de Aquino
Doutora e Mestre em Ciências da Reabilitação – UFMG. Docente dos Cursos de Fisioterapia da UNIFENAS e UEMG – Campus Divinópolis. Diretora Técnico-Científica da Clínica de Fisioterapia Sports Center. Especialista em Fisioterapia Esportiva – SONAFE/COFFITO.

Celso Ricardo Fernandes Carvalho
Fisioterapeuta pela UFSCar. Mestre e Doutor pela Universidade de São Paulo – USP. Livre-Docente pela Faculdade de Medicina da Universidade de São Paulo – FMUSP. Pesquisador de Produtividade em Pesquisa do CNPq.

Christina Danielli Coelho de Morais Faria
Fisioterapeuta. Doutora em Ciências da Reabilitação – UFMG – e em Sciences Biomédicales, option réadaptation (Université de Montréal). Professora Associada do Departamento de Fisioterapia da UFMG e do Programa de Pós-Graduação em Ciências da Reabilitação da UFMG. Editora de área do Brazilian Journal of Physical Therapy e Editora do Programa de Atualização para Fisioterapia (PROFISIO) da área de "Fisioterapia Neurofuncional do Adulto". Líder do Grupo de Pesquisa "Estudos em Reabilitação Neurológica do Adulto" (NEUROGROUP). Bolsista de Produtividade em Pesquisa do CNPq.

Cláudio Gonçalves de Albuquerque
Fisioterapeuta. Especialista em Terapia Intensiva pela ASSOBRAFIR. Mestre em Ciências da Saúde. Coordenador do Serviço de Reabilitação do HC/UFPE e Centro Integrado de Saúde Amaury de Medeiros – CISAM/UPE.

Cléa Emanuela Barreto de Medeiros
Fisioterapeuta. Especialista no Cuidado à Pessoa com Deficiência – Instituto Santos Dumont. Mestranda no Programa de Pós-Graduação em Ciências da Reabilitação da Universidade Federal do Rio Grande do Norte – UFRN – campus FACISA.

Clynton Lourenço Corrêa
Fisioterapeuta. Mestre e Doutor em Ciências Morfológicas. Pós-Doutor em Neurobiologia da Doença de Parkinson. Professor Associado da Faculdade de Fisioterapia. Membro do Grupo de Estudos na Doença de Parkinson (GEDOPA) – UFRJ.

Cristine Homsi Jorge Ferreira
Fisioterapeuta. Especialista em Fisioterapia na Saúde da Mulher. Professora Associada do Departamento de Ciências da Saúde da Faculdade de Medicina de Ribeirão Preto – USP.

Daniel da Cunha Ribeiro
Fisioterapeuta. Especialista em Fisioterapia em Terapia Intensiva Adulto pela ASSOBRAFIR/COFFITO. Pós-Graduado em Fisioterapia Respiratória pela Fundação Educacional Lucas Machado – Faculdade de Ciências Médicas de Minas Gerais. Presidente da ASSOBRAFIR na gestão 2021/2024.

Daniel Kenji Makita
Especialista em Osteopatia – COFFITO. Professor da ABFáscias.

Daniela Martins Cunha
Especialista em Osteopatia – COFFITO. Professora da ABFáscias.

Daniela Virgínia Vaz
Professora Adjunta do Departamento de Fisioterapia da UFMG.

Débora Alves de Ávila Bueno Leite
Fisioterapeuta formada pela UFVJM. Especialista em Acupuntura e Auriculoacupuntura. Aprimoramento em Reeducação Postural Global (RPG) e Método Pilates.

Débora Cristina Lima da Silva
Fisioterapeuta. Mestre e Doutoranda em Ciências da Reabilitação – UNISUAM. Pós-Graduada em Geriatria e Gerontologia – Anhanguera.

Déborah Ebert Fontes
Fisioterapeuta. Mestranda do Programa de Pós-Graduação em Ciências da Reabilitação da UFMG.

Djacyr Viana
Especialista em Terapia Intensiva pela ASSOBRAFIR. Coordenador da Residência Multiprofissional em UTI – Hospital Getúlio Vargas – HGV – PE. Coordenador do Serviço de Fisioterapia do Hospital Pelópidas Silveira – PE.

Egmar Longo
Fisioterapeuta. Doutora em Deficiência pela Universidade de Salamanca (Espanha) com período sanduíche na University Medical Center Utrecht – Holanda. Professora Visitante Fullbright no National Institutes of Health (NIH) – EUA. Professora Adjunta da Área de Saúde da Criança e do Programa de Pós-Graduação em Ciências da Reabilitação da UFRN – campus FACISA.

Eloisa Tudella
Fisioterapeuta e Profissional de Educação Física pela PUC Campinas. Mestre em Educação Física pela Universidade Gama Filho. Doutora em Psicologia pela USP e Pós-Doutorado pela Universidade de Salamanca – Espanha. Professora Titular, Docente do Programa de Pós-Graduação em Fisioterapia da UFSCar.

Emilie Batista Freire
Fisioterapeuta. Mestranda no Programa de Pós-Graduação em Ciências da Reabilitação da Universidade de Brasília.

Évelim Leal de Freitas Dantas Gomes
Docente do Curso de Pós-Graduação/Mestrado em Fisioterapia da Universidade Ibirapuera. Docente da Graduação em Fisioterapia da Universidade Nove de Julho – UNINOVE. Fisioterapeuta Especialista em Pediatria e Neonatologia pela ASSOBRAFIR/COFFITO. Especialista em Fisioterapia Cardiorrespiratória pelo InCor-HCFMUSP e Doutora em Ciências da Reabilitação pela UNINOVE.

Fernanda Assis Paes Habechian
Fisioterapeuta. Doutora em Fisioterapia pela UFSCar. Professora do Departamento de Kinesiología da Universidad Católica delMaule, Talca – Chile.

Fernanda de Cordoba Lanza
Professora do Departamento de Fisioterapia e do Programa de Pós-Graduação em Ciências da Reabilitação da UFMG. Doutora em Ciências Aplicadas à Pediatria pela UNIFESP. Especialista em Fisioterapia Respiratória pela EPM-UNIFESP.

Fernanda Oliveira Madaleno
Fisioterapeuta. Mestre e Doutoranda em Ciências da Reabilitação pela UFMG.

Franciele Ângelo de Deus
Fisioterapeuta. Mestranda em Reabilitação e Desempenho Funcional pela UFVJM. Pós-Graduanda em Reabilitação Cardiopulmonar – UnyLeya.

Frederico Barreto Kochem
Fisioterapeuta. Mestre e Doutor em Ciências da Reabilitação – UNISUAM. Pós-Graduado em Saúde e Segurança do Trabalho – AVM – e MBA Executivo em Saúde – UnyLeya. Professor do Curso de Fisioterapia do Centro Universitário Anhanguera de Niterói. Professor Conteudista na Pós-Graduação da Faculdade Descomplica e Estratégia/UnyLeya. Fisioterapeuta no Centro de Atenção em Saúde Funcional Ramon Pereira de Freitas – CER-2 – Nova Iguaçu/RJ.

George Schayer Sabino
Mestre e Doutorando em Ciências da Reabilitação. Especialista em Educação em Saúde. Fisioterapeuta Propulsão. Coordenador do Núcleo de Desenvolvimento Docente e Professor da Graduação do Curso de Fisioterapia da Faculdade Ciências Médicas de Minas Gerais.

Gisele Carla dos Santos Palma
Doutoranda do Programa de Pós-Graduação da EEFE/USP.

Guilherme Augusto Santos Araujo
Mestrando em Ciências da Reabilitação. Fisioterapeuta Propulsão. Professor do Curso de Graduação em Fisioterapia da Faculdade de Sete Lagoas – FACSETE.

Hércules Ribeiro Leite
Fisioterapeuta. Mestre e Doutor em Ciências Fisiológicas pela UFMG. Especialista Profissional em Fisioterapia Neurofuncional da Criança e do Adolescente – COFFITO. Pós-Doutorado em Fisioterapia pela *The University of Sydney* – Austrália. Professor Adjunto do Departamento de Fisioterapia da UFMG. Docente do Programa de Pós-Graduação em Ciências da Reabilitação – PPGCr-UFMG.

Hytalo de Jesus Silva
Fisioterapeuta formado pela UFVJM. Mestre pelo Programa de Pós-Graduação em Reabilitação e Desempenho Funcional (PPGReab) da UFVJM. Doutorando pelo Programa de Pós-Graduação em Ciências da Saúde (PPGCS) da UFVJM com atuação na área de Fisioterapia Musculoesquelética.

Ingrid Moreira Bobsien
Discente do Curso de Fisioterapia do Centro Universitário do Estado do Pará – CESUPA. Coordenadora Científica da Liga Acadêmica de Fisioterapia Pediátrica e Neonatal do Pará – LAFIPEN.

Isabella Saraiva Christovão
Fisioterapeuta. Mestranda no Programa de Pós-Graduação em Ciências da Reabilitação da UFMG.

Janaína Cristina Scalco
Fisioterapeuta. Especialista em Fisioterapia Respiratória – ASSOBRAFIR/COFITTO. Mestre em Fisioterapia pela Universidade do Estado de Santa Catarina – UDESC.

Janaine Cunha Polese
Doutora em Ciências da Reabilitação – UFMG – e Health Sciences – The University of Sydney. Pós-Doutora – UFMG. Membro da Comissão de Saúde Funcional do CREFITO-4.

Jaqueline Lopes Rocha
Bacharel em Fisioterapia pela USP. Fisioterapeuta Residente pelo Programa de Residência Multiprofissional em Distúrbios Respiratórios Clínicos e Cirúrgicos da UNIFESP.

Jhessica Macieira Pereira
Fisioterapeuta. Especialista em Fisioterapia Respiratória pela Faculdade Ciências Médicas de Minas Gerais. Especialista em Fisioterapia Cardiovascular, na modalidade Residência, pelo Hospital das Clínicas da UFMG. Mestranda em Ciências da Reabilitação pela UFMG.

Jocimar Avelar Martins
Especialista em Fisioterapia em Terapia Intensiva. Mestre em Ciência da Reabilitação pela UFMG. Coordenadora do Curso de Fisioterapia da Faculdade Dinâmica.

Jordânia Caroline Teixeira de Aquino
Fisioterapeuta pela Universidade Estadual de Minas Gerais – UEMG. Pós-Graduada em Ortopedia e Esportes pela UFMG. Fisioterapeuta da Clínica Sports Center na área Musculoesquelética – Divinópolis – MG.

Júlia Martins de Moraes
Discente do Curso de Fisioterapia da UFMG.

Juliana Melo Ocarino
Fisioterapeuta. Mestre e Doutora em Ciências da Reabilitação pela UFMG. Professora do Curso de Fisioterapia e do Programa de Pós-Graduação em Ciências da Reabilitação da UFMG. Membro da Comissão Científica da Associação Brasileira de Pesquisa e Pós-Graduação em Fisioterapia – ABRAPG. Coordenadora da Fisioterapia do Centro de Treinamento Esportivo da UFMG. Mentora da Formação em Raciocínio Clínico pela Fisioconsult.

Karina da Silva
Especialista em Fisioterapia Respiratória – ASSOBRAFIR/COFFITO. Mestranda do Curso de Pós-Graduação em Ciências da Reabilitação e Desempenho Físico-Funcional da UFJF. Responsável Técnica e Coordenadora do Serviço de Fisioterapia da Santa Casa de Misericórdia de Juiz de Fora.

Karoline Tury de Mendonça
Fisioterapeuta Assistencial – UTI Neonatal do Hospital das Clínicas/UFMG-EBSERH. Especialista em Fisioterapia em Terapia Intensiva Neonatal e Pediátrica. Mestranda em Ciências da Reabilitação pelo Programa de Pós-Graduação em Ciências da Reabilitação da UFMG.

Kênnea Martins Almeida Ayupe
Professora Adjunta do Colegiado de Fisioterapia da Faculdade de Ceilândia, Universidade de Brasília (UnB). Mestrado em Ciências da Saúde pelo Instituto Fernandes Figueira – FIOCRUZ. Doutorado em Ciências da Reabilitação pela UFMG.

Laís Mara Siqueira das Neves
Fisioterapeuta. PhD. Pós-Doutoranda do Programa de Pós-Graduação em Reabilitação e Desempenho Funcional da USP – campus Ribeirão Preto.

Laísa Braga Maia
Fisioterapeuta formada pela Universidade Federal do Ceará – UFC. Mestranda pelo Programa de Pós-Graduação em Reabilitação e Desempenho Funcional (PPGReab) da UFVJM, atuação na área de Fisioterapia Musculoesquelética.

Lara de Almeida Rodrigues
Discente do Curso de Fisioterapia da UFMG.

Larissa Santos Pinto Pinheiro
Mestre e Doutoranda em Ciências da Reabilitação pela UFMG. Especialista em Fisioterapia Esportiva – UFMG. Fisioterapeuta do Centro de Treinamento Esportivo – UFMG.

Larissa Tavares Aguiar
Fisioterapeuta. Doutora em Ciências da Reabilitação pela UFMG. PhD em Sciences de La Réadaptation pela Université de Montréal. Professora da Faculdade Ciências Médicas de Minas Gerais e da Faculdade Sete Lagoas.

Laura Alves Cabral
Fisioterapeuta. Doutora e Mestre em Ciências da Reabilitação – UFMG. Especialista em Fisioterapia Respiratória – UFMG. Professora Adjunta do Departamento de Fisioterapia do Instituto de Ciências da Vida – UFJF – campus Governador Valadares.

Leandro Ferracini Cabral
Doutor pelo Programa de Clínica Médica da UFRJ. Mestre em Ciências Biológicas pela UFRJ. Especialista em Fisioterapia Respiratória – ASSOBRAFIR. Professor Associado da Faculdade de Fisioterapia da UFJF. Tutor do Programa de Residência Integrada Multiprofissional em Atenção Hospitalar do HU/UFJF. Coordenador do Programa de Pós-Graduação Lato Sensu em Fisioterapia Cardiorrespiratória da UFJF.

Leonardo Cruz de Souza
Médico Neurologista. Doutor em Neurociências, Professor Adjunto do Departamento de Clínica Médica da Faculdade de Medicina da UFMG.

Leonardo Sette Vieira
Especialista em Osteopatia – COFFITO. Especialista em Ortopedia Fisioterapia Esportiva pela UFMG. Sócio/Fundador da ABFascias.

Lia Mara Wibelinger
Doutora em Gerontologia Biomédica. Docente do Curso de Fisioterapia e do Programa de Pós-Graduação Stricto Sensu em Envelhecimento Humano da Universidade de Passo Fundo-UPF.

Ligia de Loiola Cisneros
Fisioterapeuta. MsC em Fisiologia. PhD Educação. Professora Associada do Departamento de Fisioterapia da UFMG.

Lilian Carolina Rodrigues Batista
Fisioterapeuta. Pós-Graduada em UTI Neonatal e Pediátrica e Mestranda no Programa de Pós-Graduação em Ciências da Reabilitação da Universidade de Brasília.

Lívia Silveira Pogetti
Fisioterapeuta. Mestre e Doutora em Fisioterapia pela UFScar. Pós-Doutora em Ciência da Reabilitação pela UFMG. Professora Adjunta do Centro Universitário UNA – Divinópolis/MG.

Luana Céfora Godoy Silva
Mestranda no Programa de Pós-Graduação em Ciências da Reabilitação da UFMG. Especialista em Fisioterapia Respiratória e Terapia Intensiva pela Faculdade Ciências Médicas. Preceptora dos estágios ambulatoriais do Centro Universitário de Belo Horizonte.

Luana Cristina da Silva
Discente do Curso de Fisioterapia pela UFMG.

Lucas de Assis Pereira Cacau
Mestre e Doutor em Ciências da Saúde pela Universidade Federal de Sergipe – UFS.

Lucas Rodrigues Nascimento
Fisioterapeuta. Doutor em Ciências da Reabilitação pela UFMG e Philosophy Doctor por The University of Sydney – Austrália. Professor do Curso de Fisioterapia e da Pós-Graduação em Ciências Fisiológicas da Universidade Federal do Espírito Santo.

Luciano Fonseca Lemos de Oliveira
Fisioterapeuta. Mestre e Doutor em Ciências (Cardiologia) pela Faculdade de Medicina de Ribeirão Preto – FMRP – da USP. Professor Adjunto do Departamento de Fisioterapia da UFMG. Professor do Programa de Pós-Graduação em Ciências da Reabilitação – UFMG.

Marcela Ferreira de Andrade Rangel
Fisioterapeuta graduada pela UFMG.

Marcelo Velloso
Professor do Departamento de Fisioterapia e do Programa de Pós-Graduação em Ciências da Reabilitação da UFMG. Pós-Doutorado na Disciplina de Fisioterapia da The University of Sydney – Austrália. Doutorado em Ciências e Mestrado em Reabilitação pela UNIFESP, aprimoramento em Fisioterapia em Terapia Intensiva pela USP e graduado em Fisioterapia pela UNESP.

Marcos Paulo Galdino Coutinho
Mestre em Fisioterapia pela Universidade Federal de Pernambuco – UFPE. Especialista em Fisioterapia e Terapia Intensiva Neonatal e Pediátrica pela ASSOBRAFIR/COFFITO. Coordenador da Fisioterapia Pediátrica do Hospital Otávio de Freitas. Fisioterapeuta do Instituto de Medicina Integral Prof. Fernando Figueira -IMIP.

Marcos Giovanni Santos Carvalho
Doutorando em Ciências da Reabilitação pela UFMG. Mestre em Ciência da Saúde pela Universidade Federal do Amazonas – UFAM. Especialista Profissional em Fisioterapia Respiratória e Fisioterapia em Terapia Intensiva pela ASSOBRAFIR/COFFITO.

Mariana Asmar Alencar
Fisioterapeuta. Doutora em Ciências da Reabilitação, Professora Adjunta do Departamento de Fisioterapia da UFMG.

Mariane Gonçalves de Souza
Discente do Curso de Fisioterapia da UFMG.

Marina Faria Sales
Discente do Curso de Fisioterapia da UFMG.

Marina Portugal Makhoul
Mestranda do Programa de Pós-Graduação da EEFE/USP.

Marisa de Cássia Registro Fonseca
Graduação em Fisioterapia pela UFScar. Aprimoramento Profissional em Fisioterapia em Ortopedia e Traumatologia – Hospital das Clínicas da Faculdade de Medicina de Ribeirão Preto da USP. Especialização em Terapia da Mão pela USP. Mestrado em Bioengenharia e Doutorado em Ortopedia, Traumatologia e Reabilitação pela Universidade de São Paulo. Pós-Doutorado pela McMaster University – Canadá. Membro Titular da Sociedade Brasileira dos Terapeutas da Mão e do Membro Superior – SBTM. Membro da ABRAPG-FT, ABRAFITO e AFB.

Matheus Milanez dos Reis
Fisioterapeuta e Engenheiro de Controle e Automação. MsC Ciências do Esporte.

Michelle Alexandrina dos Santos Furtado
Graduada em Fisioterapia pela Universidade Federal do Amazonas – UFAM. Especialista em Fisioterapia em Terapia Intensiva pelo Instituto de Ensino Superior Blauro Cardoso de Mattos – Faserra. Mestre em Reabilitação e Desempenho Funcional – UFVJM.

Miguel Arcanjo de Assis
Professor do Centro Universitário Una. Mestre em Ciências da Reabilitação pela UFMG. Especialista em Fisioterapia Ortopédica e Esportiva pela UFMG.

Paula Silva de Carvalho Chagas
Fisioterapeuta formada pela UFRJ. Mestre e Doutora em Ciências da Reabilitação pela UFMG. Professora Associada do Departamento de Fisioterapia do Idoso, do Adulto e Materno-Infantil da Faculdade de Fisioterapia da UFJF. Docente Permanente do Programa de Pós-Graduação em Ciências da Reabilitação e Desempenho Físico-Funcional da UFJF.

Paulo Douglas de Oliveira Andrade
Doutorando em Doenças Tropicais pela Universidade Federal do Pará – UFPA. Fisioterapeuta da Unidade de Cuidados Intensivos e Semi-Intensivos – HUJBB – e da Unidade de Terapia Intensiva Neonatal – FHCGV.

Paulo Ricardo Pinto Camelo
Fisioterapeuta formado pela Universidade Federal do Ceará – UFC. Professor de Educação Física formado pela Universidade Estadual do Ceará – UECE. Mestre em Reabilitação e Desempenho Funcional pela UFVJM. Atuação na Fisioterapia Esportiva e Musculoesquelética.

Rafael Inácio Barbosa
Professor Adjunto do Curso de Fisioterapia da UFSC e Docente Permanente do Programa de Pós-Graduação em Ciências da Reabilitação da UFSC. Pós-Doutorado pela USP.

Rafaela Guimarães Ferreira
Discente do Curso de Fisioterapia pela UFMG.

Rafaela Silva Moreira
Fisioterapeuta formada pela UFVJM. Especialista em Fisioterapia em Neurologia pela UFMG. Mestre e Doutora em Ciências da Saúde (Saúde da Criança e do Adolescente) pela UFMG. Professora Adjunta do Departamento de Ciências da Saúde da UFSC-Araranguá, na área de concentração Fisioterapia em Pediatria.

Raquel de Carvalho Lana Campelo
Doutora em Ciências da Reabilitação pela UFMG. Membro da Comissão de Saúde Funcional do CREFITO-4.

Renan Alves Resende
Fisioterapeuta graduado pela UFMG. Mestre e Doutor em Ciências da Reabilitação (UFMG). Doutorado pela Queen's University, Kingston, Canadá.

Renata Maba Gonçalves Wamosy
Fisioterapeuta. Mestre em Fisioterapia e Doutora em Ciências do Movimento Humano pela Universidade do Estado de Santa Catarina – UDESC.

Renato Guilherme Trede Filho
Docente da Disciplina Próteses e Órteses na UFVJM. Mestre em Ciências da Reabilitação e Doutor em Engenharia Mecânica pela UFMG. Pós-Doutorado em Biomecânica pela University of Central Lancashire – UCLan.

Ricardo Rodrigues de Sousa Junior
Fisioterapeuta. Mestre e Doutorando em Ciências da Reabilitação pela UFMG.

Roger Burgo de Souza
Fisioterapeuta. Especialista em Ciências Fisiológicas e Mestre em Medicina e Ciências da Saúde pela Universidade Estadual de Londrina – UEL. Docente do Departamento de Fisioterapia e Coordenador da Pós-Graduação, Residência em Fisioterapia Neurofuncional (Adulto), da UEL.

Rogério José de Souza
Mestre em Ciências da Reabilitação – UEL. Especialização em Fisioterapia Neurofuncional Adulto – Modalidade Residência – HURNP/UEL. Graduação em Fisioterapia – UEL.

Rômulo Nolasco de Brito
Fisioterapeuta. Mestre em Ciências do Movimento Humano. Doutor em Ciências da Saúde – Neurociências. Professor da Universidade do Sul de Santa Catarina – UNISUL. Sócio-fundador da Associação Brasileira de Fisioterapia Aquática – ABFA.

Rosane Luzia de Souza Morais
Doutora em Ciências da Saúde/Saúde da Criança e do Adolescente da UFMG. Professora Adjunta do Departamento de Fisioterapia e do Programa de Pós-Graduação em Saúde, Sociedade e Ambiente (PPGSaSA) da UFVJM.

Sabrina Oliveira Viana
Fisioterapeuta. Mestre em Ciências da Reabilitação. Fisioterapeuta da Prefeitura Municipal de Belo Horizonte. Professora Titular da Pontifícia Universidade Católica de Minas Gerais.

Sabrina Pinheiro Tsopanoglou
Professora Adjunta do Departamento de Fisioterapia e Preceptora da Residência em Fisioterapia na Saúde Coletiva da UFVJM. Doutora em Ciências Aplicadas à Pediatria pela UNIFESP. Fisioterapeuta formada pela Universidade de Guarulhos – UNG.

Sherindan Ayessa Ferreira de Brito
Graduação em Fisioterapia pela UFMG. Mestrado em Ciências da Reabilitação na linha de pesquisa de Reabilitação Neurológica do Adulto pela UFMG. Pós-Graduanda em Fisioterapia Respiratória com Prática Hospitalar na Faculdade de Ciências Médicas de Minas Gerais. Doutoranda em Ciências da Reabilitação na linha de pesquisa de Reabilitação Neurológica do Adulto pela UFMG. Fisioterapeuta Consultora do Hospital Sírio-Libanês.

Stephanie Araújo Chucre de Lima
Discente do Curso de Fisioterapia da UEPA. Presidente da Liga Acadêmica de Fisioterapia Pediátrica e Neonatal do Pará – LAFIPEN.

Suraya Gomes Novais Shimano
Professora Associada ao Departamento de Fisioterapia Aplicada da Universidade Federal do Triângulo Mineiro (UFTM). Docente e Tutora do Programa de Residência Multiprofissional em Saúde da UFTM. Doutora em Ciências da Reabilitação pela USP.

Tatiana Beline de Freitas
Doutoranda do Programa de Pós-Graduação da EEFE/USP.

Telma Cristina Fontes Cerqueira
Mestre e Doutora em Ciências da Saúde pela UFS.

Thaiana Bezerra Duarte
Fisioterapeuta. Professora da Escola de Saúde do Centro Universitário do Norte – UNINORTE.

Thais Brasil Cardoso
Fisioterapeuta. Especialista em Ortopedia e Mestre em Ciência da Reabilitação.

Thayrine Rosa Damasceno
Fisioterapeuta. Mestranda em Ciências da Saúde da UFMG.

Thiago Ribeiro Teles Santos
Professor do Centro Universitário de Belo Horizonte – UniBH – e do Centro Universitário Una. Mestre e Doutor em Ciências da Reabilitação pela UFMG. Especialista em Fisioterapia Ortopédica e Esportiva pela UFMG.

Thiago Vinícius Ferreira
Mestre em Ciências do Esporte – UFMG. Especialista em Ciências do Treinamento Esportivo – UFJF. Especialista em Fisioterapia Esportiva – COFFITO/SONAFE.

Vanessa Gonçalves César Ribeiro
Fisioterapeuta Referência Técnica na Oficina de Órteses e Próteses do Centro Especializado em Reabilitação – CER Diamantina. Mestre e Doutora em Ciências Fisiológicas pelo Programa de Pós-Graduação Multicêntrico em Ciências Fisiológicas da UFVJM.

Vanessa Pereira de Lima
Professora Adjunta do Departamento de Fisioterapia da UFVJM. Doutora em Ciências da Reabilitação pela UFMG. Mestre em Ciências da Saúde pela UNIFESP. Docente do Programa de Pós-Graduação em Reabilitação e Desempenho Funcional (PPGReab) da UFVJM.

Vera Lúcia Santos de Britto
Fisioterapeuta. Mestre em Clínica Médica. Doutora em Educação Física. Professora Adjunta da Faculdade de Fisioterapia e Membro do Grupo de Estudos na Doença de Parkinson (GEDOPA) da UFRJ.

Victor Matheus Leite Mascarenhas Ferreira
Fisioterapeuta. Mestre em Ciências da Reabilitação e Desempenho Funcional – UFVJM.

Vinícius Cunha Oliveira
Professor Adjunto do Departamento de Fisioterapia da UFVJM. Coordenador do Programa de Pós-Graduação em Reabilitação e Desempenho Funcional (PPGReab) da UFVJM. Doutor pela The University of Sydney – Austrália – com atuação na área Musculoesquelética.

Viviane Gontijo Augusto
Fisioterapeuta. Doutora em Ciências da Reabilitação. Professora da Universidade do Estado de Minas Gerais – UEMG – e da Universidade José do Rosário Vellano – UNIFENAS.

Wagner Rodrigues Martins
Fisioterapeuta. Especialista em Ortopedia e Traumatologia. Mestre e Doutor em Ciências da Saúde. Professor do Curso de Fisioterapia da Universidade de Brasília. Professor do Programa de Pós-Graduação em Ciências da Reabilitação e do Programa de Pós-Graduação em Educação Física da Universidade de Brasília.

Wellington Fabiano Gomes
Fisioterapeuta. Professor Adjunto da UFVJM-Diamantina/MG. Mestre em Ciências da Reabilitação – Desempenho Motor e Funcional Humano (UFMG). Doutor em Ciências Fisiológicas – Neuroimunoendocrinologia – UFVJM.

Wladimir Gama da Silva
Enfermeiro pela Faculdade de Enfermagem Luiza de Marillac – Rio de Janeiro. Mestre em Reabilitação e Desempenho Funcional pela UFVJM. Doutorando em Neurociências pela UFMG. Enfermeiro na Rede Sarah de Hospitais de Reabilitação nas áreas de Reabilitação Neurológica e Ortopédica Infantil/Adulto.

Prefácio

Caro leitor, na elaboração do livro *Questões Comentadas em Fisioterapia* foram consideradas três grandes áreas de conhecimento da Fisioterapia: Neurofuncional, Cardiovascular e Respiratória e Traumato-ortopédica. Em cada uma delas, subáreas específicas também foram abordadas, como Terapia Intensiva, Fisioterapia Esportiva, Quiropraxia e Osteopatia.

A obra foi organizada por três pesquisadores de renome e com amplos conhecimento e experiência em cada grande área de conhecimento: Prof. Hércules Leite, Profa. Fernanda Lanza e Prof. Renan Resende. Do mesmo modo, cada capítulo foi elaborado por profissionais com ampla expertise em cada tema.

Um dos desafios foi selecionar as melhores questões já utilizadas em concursos anteriores, além da formulação de novas, buscando o ineditismo e o conhecimento mais atualizado dentro de cada tema. Assim, o conteúdo da obra, apresentado na forma de questões seguidas das opções de respostas, gabarito e comentários, proporciona não apenas a aquisição de conteúdo teórico, mas o raciocínio e o treinamento necessários para a resolução de problemas.

Cabe ressaltar que os comentários, além de trazerem explicações sobre os temas e o porquê da resposta adequada a cada questão, indicam a literatura científica relevante dentro de cada tema abordado. Desse modo, movidos pelo interesse e pela missão de disseminação da educação e de conhecimento atualizado e de qualidade, os autores elaboraram esta obra que poderá contribuir de maneira significativa para organizar, complementar e otimizar o estudo de estudantes e profissionais da Fisioterapia.

Uma ótima leitura e um bom estudo a todos!

Juliana Melo Ocarino
Professora Associada da Universidade Federal de Minas Gerais.

Sumário

Seção I

Fisioterapia Neurofuncional da Criança, Adolescente, Adulto e Idoso

Capítulo 1

Neuroanatomia, Neurofisiologia, Desenvolvimento e Envelhecimento do Sistema Nervoso

Débora Cristina Lima da Silva
Frederico Barreto Kochem

1. (COFFITO, 2016) A doença de Parkinson é uma desordem neurodegenerativa e, portanto, progressiva. Os pacientes com essa doença desenvolvem comprometimentos motores e não motores. As estruturas neuroanatômicas que desencadeiam os prejuízos motores são:

(A) Substância negra, parte compacta, e globo pálido
(B) Substância negra, parte reticulada, e globo pálido
(C) Substância negra, parte compacta, e putâmen
(D) Substância negra, parte reticulada, e putâmen
(E) Substância negra, parte reticulada, e caudado

■ **Resposta: C.**

COMENTÁRIO: A doença ocorre a partir de um processo de degeneração específica de neurônios na parte compacta da substância negra mesencefálica com consequente perda de função da via dopaminérgica nigroestriatal, determinando diminuição progressiva da neurotransmissão dopaminérgica para o corpo estriado, especialmente para o putâmen.

O que leva a essa degeneração ainda não está totalmente esclarecido, porém há aparente correlação com aumento de depósito de ferro na substância negra ou redução de neuromelanina local, um quelante de ferro considerado neuroprotetor.

2. (UNILAVRAS – Prefeitura de Alfenas/MG – 2016 – Fisioterapeuta) Constituem estruturas participantes do sistema nervoso central e do sistema nervoso periférico, respectivamente:

   I. Medula e nervos.
   II. Tronco encefálico e medula.
   III. Telencéfalo e gânglios espinhais.
   IV. Bulbo e diencéfalo.
   V. Cerebelo e medula.

Em relação aos itens listados, estão INCORRETOS:

(A) Apenas os itens I e II
(B) Apenas os itens II, IV e V
(C) Apenas os itens I, III e IV
(D) Os itens I, II, III, IV e V

■ **Resposta: B.**

COMENTÁRIO: A opção A está incorreta. A medula faz parte do sistema nervoso central, e os nervos, do sistema nervoso periférico. Está correto, porém a questão pede para apontar a opção incorreta, logo podemos descartar só de observar o primeiro item.

A opção B está correta e é o gabarito da questão. O tronco encefálico faz parte do sistema nervoso central juntamente com a medula. Logo, o item I está incorreto. O item IV está incorreto porque o diencéfalo faz parte do sistema nervoso central e não do sistema nervoso periférico. Por fim, o item V também coloca a medula como componente do sistema nervoso periférico, quando, na verdade, ela compõe o sistema nervoso central.

A opção C está incorreta. O item I está correto, pois a medula faz parte do sistema nervoso central e os nervos fazem parte do sistema nervoso periférico. O item II também está correto, pois ambas as estruturas fazem parte, respectivamente, dos sistemas nervosos central e periférico.

A opção D também está incorreta, uma vez que os itens I e III estão corretos.

3. (AOCP – Prefeitura de Jaboatão dos Guararapes/PE – 2017 – Fisioterapeuta) Em relação ao sistema nervoso, assinale a opção correta.

(A) O sistema nervoso permite que o corpo reaja a modificações contínuas dos ambientes interno e externo, porém ele não controla as atividades do corpo, como a circulação e a respiração

(B) O sistema nervoso periférico é formado pelo encéfalo e pela medula espinhal

(C) As fibras nervosas são sustentadas e protegidas por três revestimentos de tecido conjuntivo: endomísio, perimísio e epimísio

(D) Os nervos espinhais (segmentares) saem da cavidade craniana através de forames no crânio

(E) As meninges são formadas por três camadas membranosas: pia-máter, aracnoide-máter e dura-máter

■ **Resposta: E.**

Comentário: A opção A está incorreta. O sistema nervoso controla as atividades do corpo, como a circulação e a respiração. Quem faz essa gestão é o bulbo, estrutura contida no tronco encefálico.

A opção B está incorreta. O encéfalo e a medula espinhal compõem o sistema nervoso central.

A opção C está incorreta. Os revestimentos de tecido conjuntivo – endomísio, perimísio e epimísio – recobrem as fibras musculares e não as nervosas.

A opção D está incorreta. Os nervos espinhais não são encontrados no crânio; somente os pares cranianos estão ali presentes.

A opção E é a correta. As meninges são caracterizadas por três membranas: pia-máter, aracnoide-máter e dura-máter.

4. (IBFC – HUGG – UNIRIO – EBSERH – 2017 – Fisioterapeuta) Correlacione corretamente os pares de nervos cranianos e seus componentes aferentes motores e sensitivos (sensoriais).

1. **Olfatório**
2. **Oculomotor**
3. **Facial**
4. **Acessório**
5. **Vago**
   (a) **Motores**
   (b) **Sensitivos (sensoriais)**
   (c) **Mistos**

A correlação correta se estabelece em:

(A) 1b, 2c, 3a, 4c, 5b
(B) 1a, 2c, 3c, 4a, 5b
(C) 1c, 2b, 3c, 4a, 5c
(D) 1b, 2a, 3a, 4c, 5c
(E) 1b, 2a, 3c, 4a, 5c

■ **Resposta: E.**

Comentário: Os pares cranianos listados podem ser classificados da seguinte maneira:

• **Pares mistos:** trigêmeo, facial, glossofaríngeo e vago.
• **Pares sensitivos:** olfatório, óptico e vestíbulo coclear.
• **Pares motores:** oculomotor, troclear, abducente, acessório e hipoglosso.

5. (VUNESP – Prefeitura de Itanhaém/SP – 2017 – Fisioterapeuta) Um paciente diagnosticado com hanseníase realizou fisioterapia, e foram identificados déficits sensitivos, autonômicos e motores na região do pé. Associada a esses déficits, observou-se uma predisposição da região plantar para sofrer pressões externas, forças e tensões, principalmente durante a marcha, podendo resultar em necrose neuropática. O nervo periférico acometido nesse caso é o:

(A) Tibial posterior
(B) Fibular comum
(C) Fibular profundo
(D) Pudendo
(E) Isquiático

■ **Resposta: A.**

Comentário: Os nervos mais acometidos em pacientes com hanseníase (geralmente em casos de reações do tipo I) são:

• Nervos ulnar e mediano (levando o paciente a adotar a "mão em garra").
• Nervo fibular comum (levando o paciente a adotar o "pé caído" ou *footdrop*).
• Nervo tibial posterior (fazendo os artelhos permanecerem em garra e também apresentarem déficit de sensibilidade plantar).
• Nervo facial.
• Nervo cutâneo radial.
• Nervo auricular magno.

Por outro lado, pacientes com hanseníase, em especial os que desenvolvem reações do tipo II, podem ter quadros de poliartrite, usualmente simétrica. As articulações mais envolvidas nesses casos são:

• Punho.
• Metacarpofalangiana.
• Interfalangianas proximais.
• Joelhos.
• Metatarsofalangianas.
• Sacroilíaca.

6. (PR-4 UFRJ – 2018 – Fisioterapeuta) Na substância branca dos hemisférios cerebrais existem áreas adicionais de substância cinzenta, chamadas núcleos da base. Assinale a opção que lista corretamente os núcleos da base.

(A) Caudado, lenticular e globo pálido
(B) Corpo estriado, putâmen e lenticular
(C) Subtalâmico, putâmen e lenticular
(D) Caudado, putâmen e globo pálido
(E) Putâmen, subtalâmico e lenticular

■ **Resposta: D.**

Comentário: Os núcleos da base são estruturas profundas, compostas por um conjunto de núcleos no cérebro com diferentes estruturas e atividades que atuam como uma unidade funcional. Esses núcleos emitem e recebem projeções entre si e com o córtex cerebral, o tálamo e o tronco cerebral, sendo responsáveis por diversas funções, como coordenação motora, comportamentos de rotina, emoções e cognição.

Podemos considerar as seguintes estruturas como núcleos da base:

- Núcleo caudado.
- Núcleo putâmen.
- Globo pálido interno e externo.
- Núcleo subtalâmico.
- Substância negra (alguns autores não a consideram um núcleo da base, uma vez que ela se encontra no mesencéfalo). Caracterizada como uma região do mesencéfalo composta sobretudo por neurônios dopaminérgicos, a substância negra pode ser subdividida em duas estruturas: substância negra reticulada e substância negra compacta.

7. (FCC – Prefeitura de Macapá/AP – 2018 – Fisioterapeuta) **Os hemisférios cerebrais direito e esquerdo são interconectados por feixes comissurais. A estrutura que interconecta todos os lobos cerebrais é o:**
(A) Tálamo
(B) Corpo caloso
(C) Tronco encefálico
(D) Hipotálamo

■ **Resposta: B.**

COMENTÁRIO: O corpo caloso é uma estrutura do cérebro de mamíferos localizada na fissura longitudinal que conecta os hemisférios cerebrais direito e esquerdo. É a maior estrutura de substância branca no cérebro.

As outras estruturas listadas estão erradas, uma vez que o tálamo apresenta funções como a transmissão de sinais motores e sensitivos para o córtex, além da regulação da consciência, sono e estado de alerta; o tronco encefálico é um dos componentes do sistema nervoso central, que fica situado entre a medula espinhal e o diencéfalo. Os componentes do tronco encefálico são: mesencéfalo, ponte e bulbo. Por fim, o hipotálamo tem a função de regular determinados processos metabólicos e outras atividades autônomas.

8. (Instituto Excelência – Prefeitura de Rio Novo/MG – 2019 – Fisioterapeuta) Sobre os tipos de afasia, marque verdadeiro (V) ou falso (F).
( ) **A afasia de Broca é uma lesão no córtex frontal esquerdo que compromete a fala e a compreensão**
( ) **A afasia global é uma lesão no lobo temporal posterior esquerdo na qual a compreensão fica perdida e a fala não é afetada**
( ) **A afasia de condução é uma lesão maciça dos lobos temporal e frontal esquerdo com comprometimento da fala e da compreensão**
( ) **A afasia anômica é uma lesão do fascículo arqueado esquerdo em que a fala e a compreensão não são comprometidas**

Assinale a opção correta.
(A) F-V-V-V
(B) V-V-F-V
(C) F-F-F-V
(D) Nenhuma das anteriores

■ **Resposta: C.**

COMENTÁRIO:
- **(F)** A afasia de Broca é uma lesão no córtex frontal esquerdo que compromete a fala e a compreensão. Alguns estudos relatam que a lesão se dá no lado dominante, enquanto outros apontam o hemisfério responsável pela fala e a compreensão. Na lesão de Broca, afeta somente a fala.
- **(F)** A afasia global é uma lesão no lobo temporal posterior esquerdo em que a compreensão é perdida e a fala não é afetada.
- **(F)** A afasia de condução é uma lesão maciça dos lobos temporal e frontal esquerdos com comprometimento da fala e da compreensão. Vale lembrar que na afasia de condução a compreensão está relativamente preservada e a fala é fluente e espontânea. Entretanto, existe a incapacidade de repetir palavras corretamente.
- **(V)** A afasia anômica é uma lesão do fascículo arqueado esquerdo em que a fala e a compreensão não são comprometidas.

9. Em referência aos pares de nervos cranianos, assinale a opção correta.
(A) O primeiro par de nervos cranianos é denominado oculomotor e tem origem no mesencéfalo
(B) O X (décimo) par de nervos é denominado nervo vago e apresenta características sensoriais e motoras (misto)
(C) O trigêmeo é um par de nervos exclusivamente motor
(D) O segundo par de nervos cranianos é denominado troclear; seu tipo é motor e sua origem é no mesencéfalo
(E) Dos 12 pares de nervos cranianos, a maioria (10 pares) é exclusivamente sensorial

■ **Resposta: B.**

COMENTÁRIO: De acordo com o componente funcional, os nervos cranianos podem ser classificados em motores, sensitivos e mistos.

Os motores (puros) são os que movimentam o olho, a língua e acessoriamente os músculos lateroposteriores do pescoço. São eles:

III. Nervo oculomotor.
IV. Nervo troclear.
VI. Nervo abducente.
XI. Nervo acessório.
XII. Nervo hipoglosso.

Os sensitivos (puros) destinam-se aos órgãos dos sentidos e, por isso, são chamados sensoriais e não apenas sensitivos, uma vez que não se referem à sensibilidade geral (dor, temperatura e tato). Os nervos sensoriais são:

I. Nervo olfatório.
II. Nervo óptico.
VIII. Nervo vestibulococlear.

Os mistos (motores e sensitivos) são em número de quatro:

V. Nervo trigêmeo.
VII. Nervo facial.
IX. Nervo glossofaríngeo.
X. Nervo vago.

Cinco desses nervos ainda têm fibras vegetativas, constituindo a parte crânica periférica do sistema autônomo:

III. Nervo oculomotor.
VII. Nervo facial.
IX. Nervo glossofaríngeo.
X. Nervo vago.
XI. Nervo acessório.

10. Qual região cerebral está ligada à motricidade voluntária e involuntária (automática), à expressão de linguagem (fala), à iniciativa, ao raciocínio, ao planejamento, à solução de problemas e ao comportamento social da concentração (memória imediata)?

(A) Lobo occipital
(B) Lobo parietal
(C) Lobo frontal
(D) Córtex pré-motor
(E) Região pontina

■ **Resposta: C.**

Comentário: O lobo frontal constitui a porção mais anterior dos hemisférios cerebrais, perfazendo dois terços do córtex cerebral, e engloba posteriormente o córtex motor, responsável pelos movimentos voluntários do hemicorpo contralateral, e anteriormente as áreas pré-motoras e o córtex pré-frontal. O lobo frontal está relacionado com as funções superiores, ou seja, os aspectos comportamentais humanos, e apresenta as seguintes funções: motora e psicomotora, escrita, memória imediata, ordenação, planificação, seriação, mudança de atividade mental, julgamento social, controle emocional, estruturação espaço-temporal, todos os movimentos do corpo (voluntários) e funções executivas.

11. O tronco encefálico fica em posição superior à medula espinhal e inferior ao cérebro, com o cerebelo em sua parte posterior. Assinale a opção que representa corretamente as subdivisões do tronco encefálico.

(A) Ponte, bulbo e mesencéfalo
(B) Bulbo, mesencéfalo e diencéfalo
(C) Bulbo, diencéfalo e telencéfalo
(D) Diencéfalo, telencéfalo e cérebro
(E) Cérebro, medula e ponte

■ **Resposta: A.**

Comentário: O tronco cerebral ou tronco encefálico é a porção do sistema nervoso central situada entre a medula espinhal e o diencéfalo, sendo quase em sua totalidade intracraniano (apenas uma porção do bulbo é exocraniana). Ocupa a fossa craniana posterior diante do cerebelo e é composto das seguintes estruturas:

• Mesencéfalo.
• Ponte.
• Bulbo.

12. O sistema nervoso autônomo (SNA) é subdividido em sistema nervoso simpático e parassimpático. Sobre o SNA, é correto afirmar que:

(A) Sua estimulação não interfere na força muscular
(B) A maioria das terminações nervosas simpáticas secreta norepinefrina (noradrenalina)

(C) Sua função principal é realizar os movimentos voluntários
(D) O sistema nervoso periférico apresenta fibras simpáticas, fornecidas para os pulmões, coração e intestino delgado
(E) Uma de suas principais características é a vagarosidade necessária para provocar alteração nas funções viscerais

■ **Resposta: B.**

Comentário: O SNA (também chamado sistema neurovegetativo ou sistema nervoso visceral) está relacionado com o controle da vida vegetativa, ou seja, controla funções como a respiração, a circulação do sangue, a temperatura e a digestão, entre outras.

Sua estimulação pode interferir na força muscular, uma vez que alguns neurotransmissores estão relacionados com a geração de força.

No SNA, a maioria das terminações nervosas simpáticas secreta norepinefrina, uma das monoaminas que mais influenciam o humor, a ansiedade, o sono e a alimentação, junto com a serotonina, a dopamina e a epinefrina (adrenalina).

13. Paciente X.Y.Z. chega ao setor de fisioterapia queixando-se de perda da supinação do antebraço e da extensão do punho e dos dedos, bem como de incapacidade para realizar a preensão e abduzir o polegar. Com base em seus conhecimentos sobre neuroanatomia, o nervo provavelmente lesado, de acordo com essas perdas funcionais, é o:

(A) Nervo mediano
(B) Nervo interósseo anterior
(C) Nervo radial
(D) Nervo ulnar

■ **Resposta: C.**

Comentário: O nervo radial origina-se no tronco posterior do plexo braquial e é composto por fibras nervosas das raízes de C5 a T1, sendo responsável pela inervação muscular do tríceps braquial e de todos os músculos extensores e supinadores do antebraço e pela inervação sensitiva.

14. Constituem estruturas participantes do sistema nervoso central e do sistema nervoso periférico, respectivamente:

I. Medula e nervos.
II. Tronco encefálico e medula.
III. Telencéfalo e gânglios espinhais.
IV. Bulbo e diencéfalo.
V. Cerebelo e medula.

Marque a opção que estabelece a relação INCORRETA.

(A) I-II
(B) I-III
(C) I-II-III-IV-V
(D) II-V
(E) II-IV-V

■ **Resposta: E.**

Comentário: O sistema nervoso pode ser dividido em sistema nervoso central e sistema nervoso periférico.

O sistema nervoso central é formado pelo encéfalo e a medula espinhal. De maneira geral, os neuroanatomistas dividem o encéfalo em sete regiões principais: telencéfalo (hemisférios cerebrais), diencéfalo (tálamo e hipotálamo), mesencéfalo, cerebelo, ponte, bulbo e medula.

Já o sistema nervoso periférico é formado pelos nervos, gânglios e terminações nervosas.

15. O músculo diafragma separa as cavidades torácica e abdominal e tem formato de dupla cúpula, com a face superior convexa formando o assoalho da cavidade torácica e a face inferior, côncava, o teto da cavidade abdominal. É o principal músculo da inspiração, pois sua contração promove o aumento do diâmetro craniocaudal da cavidade torácica e, além de sua ação respiratória, atua em conjunto com a musculatura abdominal na manobra de Valsalva. Assinale a opção que apresenta o nome do nervo responsável pela inervação do músculo diafragma.
(A) Nervo subclávio
(B) Nervo toracodorsal
(C) Nervo hipoglosso
(D) Nervo frênico

■ **Resposta: D.**

Comentário: A inervação do diafragma se dá através dos nervos frênicos direito e esquerdo, ambos originados dos ramos anteriores do terceiro, quarto e quinto segmentos cervicais (C3-C5).

16. Sobre a propedêutica e a organização funcional dos músculos esqueléticos, é possível afirmar que:
(A) A unidade motora é definida por motoneurônio e pelas fibras musculares inervadas por ele
(B) Todas as fibras musculares compreendem o comprimento total do músculo
(C) O sarcômero é a unidade motora de inserção da fibra muscular e de ação da linha Z
(D) O botão terminal da placa motora contém o neurotransmissor adrenalina

■ **Resposta: A.**

Comentário: A unidade motora é composta por um único neurônio motor alfa e todas as fibras musculares inervadas por ele. Substâncias químicas especializadas são liberadas pelo neurônio motor em resposta a um impulso nervoso.

Ao estudar os sarcômeros, é importante entender que eles são um dos componentes básicos do músculo estriado e que permitem a contração muscular.

Por fim, na junção neuromuscular, o neurotransmissor utilizado é a acetilcolina. A fibra nervosa ramifica-se no final para formar a placa terminal.

BIBLIOGRAFIA

Bear MF, Connors BW, Paradiso MA. Neurociências: Desvendando o sistema nervoso. 2. ed. Porto Alegre: Artmed, 2002.

Carrete Jr H. A doença de Parkinson e os parkinsonismos atípicos: a importância da ressonância magnética como potencial biomarcador. Radiol Bras, São Paulo, Aug 2017; 50(4):5-6.

Lent R. Cem bilhões de neurônios: Conceitos fundamentais de neurociência. Rio de Janeiro: Atheneu, 2004.

Lundy-Ekman L. Neurociência – Fundamentos para a reabilitação. Rio de Janeiro: Guanabara Koogan, 2000.

Machado ABM. Neuroanatomia funcional. 2. ed. São Paulo: Atheneu, 2007.

Moon WJ, Park JY, Yun WS et al. A comparison of substantia nigra T1 hyperintensity in Parkinson's disease dementia, Alzheimer's disease and age-matched controls: volumetric analysis of neuromelanin imaging. Korean J Radiol 2016; 17:633-40.

Reimão S, Pita Lobo P, Neutel D et al. Substantia nigra neuromelanin magnetic resonance imaging in de novo Parkinson's disease patients. Eur J Neurol 2015; 22:540-6.

Schwarz ST, Rittman T, Gontu V et al. T1-weighted MRI shows stage-dependent substantia nigra signal loss in Parkinson's disease. Mov Disord 2011; 26:1633-8.

Capítulo 2

Comportamento Motor

Ricardo Rodrigues de Sousa Junior
Daniela Virgínia Vaz

1. (COFFITO, 2018) Conforme a figura abaixo, a teoria de aprendizado motor sugere três fases envolvidas no aprendizado de uma nova habilidade motora. Sobre o aprendizado motor para a execução de uma nova tarefa motora, é correto afirmar que:

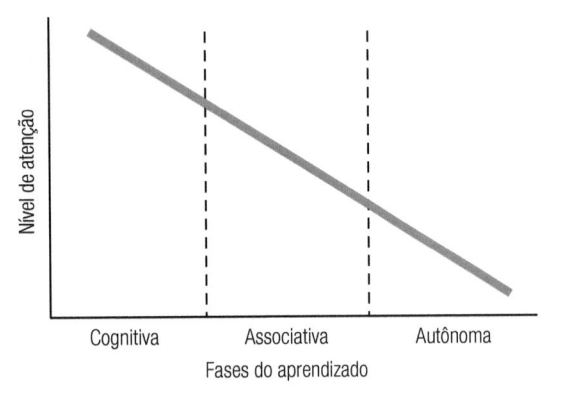

Figura 1 Mudanças na demanda da atenção relacionadas às fases do aprendizado. (Shumway-Cook & Woollacott, 2014.)

(A) No estágio cognitivo, o desempenho tende a ser bastante estável para as novas tarefas motoras que estão sendo aprendidas

(B) O estágio associativo é a fase que requer a mais alta demanda cognitiva para a execução de novas tarefas motoras

(C) No estágio cognitivo, a pessoa tem a consolidação da habilidade e seleciona a melhor estratégia para a tarefa motora que está sendo aprendida

(D) No estágio associativo, a pessoa apresenta pouca variabilidade no desempenho, começa a refinar a habilidade, e a melhora motora ocorre mais lentamente

(E) No estágio autônomo, a pessoa tem alta demanda cognitiva, necessitando concentração na tarefa motora que está sendo aprendida

■ **Resposta: D.**

COMENTÁRIO: No estágio cognitivo, fase inicial do aprendizado, o aprendiz testa uma série de estratégias para aprender a nova habilidade. Por esse motivo, a demanda cognitiva nessa fase é maior em comparação às demais, exigindo grande atenção do aprendiz. O desempenho durante a realização da tarefa na fase cognitiva é extremamente variável em virtude das diversas estratégias utilizadas pelo aprendiz. O estágio intermediário, fase associativa, é a fase em que ocorre o refinamento da habilidade. Nessa fase é menor a variabilidade no desempenho do aprendiz, bem como a demanda cognitiva, em comparação com a fase anterior. No estágio autônomo, alcançado depois de muita prática, é possível perceber certo grau de automatização do movimento e o desempenho é preciso e com grande consistência. Consequentemente, a demanda de atenção é diminuída.

2. (COFFITO, 2018) Os avanços da neurociência e a utilização do modelo biopsicossocial contribuíram fortemente para o crescimento da fisioterapia neurofuncional. Dentre as opções abaixo, qual NÃO atende os princípios que regem a fisioterapia neurofuncional na atualidade, visando à recuperação funcional e ao aprendizado motor?

(A) Prática orientada à tarefa

(B) Atividades baseadas nas preferências do paciente

(C) Mobilização e alongamento passivo

(D) Tarefas motivadoras e desafiadoras

(E) *Feedback* aumentado com conhecimento de desempenho e de resultado

▨ Resposta: C.

COMENTÁRIO: A neurociência da aprendizagem e o modelo biopsicossocial enfatizam a necessidade de engajamento ativo do paciente em seu processo de recuperação de habilidades funcionais. As escolhas terapêuticas devem levar em conta as preferências do paciente, com a prática de tarefas importantes para ele, motivadoras e desafiadoras. Para potencializar a promoção de função, depois da prática bem estruturada, o *feedback* adicional ao fornecido pelos próprios sentidos (*feedback* aumentado, sendo os principais tipos o de desempenho e o de resultado) é o fator mais importante para o aprendizado motor.

3. (COFFITO, 2016) Para uma pessoa executar uma tarefa, é preciso um estímulo (ideia). Também é necessário que haja combinação estratégica (plano) de diferentes estruturas, como motoras, sensoriais, perceptivas, cognitivas e biomecânicas. Desse modo, o corpo adequa a força muscular e a sequência dos movimentos para realizar determinada atividade (execução). Durante a execução da atividade, existem ajustes, correções e adequações que determinam a aprendizagem ou a adaptação motora (avaliação). Em relação às teorias ou modelos do controle motor, podemos dizer que essa explicação diz respeito a:

(A) Teoria ou modelo ecológico

(B) Teoria ou modelo reflexo

(C) Teoria ou modelo hierárquico

(D) Teoria ou modelo dos sistemas dinâmicos

(E) Teoria ou modelo de processamento de informações

▨ Resposta: E.

COMENTÁRIO: A abordagem do processamento de informações teoriza sobre as operações mentais que o executante precisa realizar para que possa desempenhar uma habilidade motora. Essas operações consistem em receber informações sobre o ambiente e o corpo, provenientes dos sentidos, guardá-las na memória e processá-las de várias maneiras. As etapas de processamento incluem a identificação do estímulo e seleção da resposta, a programação da resposta (programas motores), a execução e comparação entre resposta obtida e pretendida. Essas etapas garantem que uma ideia de movimento seja convertida em um plano que é executado e avaliado.

4. (COFFITO 2016) Um dos aspectos importantes sobre aprendizagem motora é saber qual a melhor forma de estruturar as sessões de treino a fim de promover uma aquisição eficiente e melhor retenção da habilidade treinada. Indique o tipo de organização da prática que leva à maior retenção e não obrigatoriamente ao bom desempenho durante a aquisição.

(A) Constante

(B) Randômica

(C) Variada

(D) Bloco

(E) Seriada

▨ Resposta: B.

COMENTÁRIO: No que concerne ao sequenciamento do treinamento das habilidades motoras, existem três formas de organizar a prática de uma habilidade: prática em blocos, prática seriada e prática randômica. Durante a prática em blocos, o aprendiz repete a mesma tarefa várias vezes antes de passar para a próxima. Na prática seriada, ele realiza diferentes tarefas em sequência e depois repete a sequência. Na prática randômica, o aprendiz realiza as tarefas de maneira aleatória, de modo que repetições seguidas da mesma tarefa são evitadas.

A repetição é extremamente importante para que o aprendiz compreenda e estabilize o desempenho de uma habilidade nova. Isso torna as práticas em blocos e seriada úteis nas fases iniciais de aprendizagem. A prática randômica, ao misturar tarefas e impedir repetições seguidas, cria uma demanda aumentada de solução de problemas e dificulta o desempenho. Entretanto, ela deve ser introduzida assim que possível, pois é a forma mais eficaz de promover maior retenção (manutenção de ganhos de desempenho após o final da prática) da habilidade.

5. (COFFITO, 2017) O controle motor é a capacidade de regular ou orientar os mecanismos essenciais para o movimento. As teorias do controle motor descrevem pontos de vista (ideias abstratas) referentes a como o movimento é controlado e, em geral, as ações dos fisioterapeutas são baseadas em suposições derivadas dessas teorias. Assim, relacione cada teoria com sua visão da relação entre sistema nervoso central e movimento.

(a) Teoria do reflexo.

(b) Teoria hierárquica.

(c) Teoria da programação motora.

(d) Teoria dos sistemas.

(e) Teoria da ação dinâmica.

(f) Teoria ecológica.

1. **O sistema nervoso desenvolve-se de uma forma organizacional, de cima para baixo, ou seja, cada nível sucessivamente mais alto exerce um controle sobre o nível abaixo dele.**

2. **O sistema nervoso sozinho pode gerar uma resposta sem a presença de um estímulo sensorial. O movimento é possível na ausência de uma ação reflexa. Geradores de padrão central (programas motores mediados pela medula espinhal) podem produzir movimentos complexos.**

3. **Em um sistema nervoso intacto, a reação de várias partes de um sistema, ou reflexos simples, é combinada em ações maiores (cadeias) que constituem o comportamento do indivíduo como um todo.**

4. **O movimento surge como resultado de elementos interligados sem a necessidade de comandos específicos do sistema nervoso. Os indivíduos movimentam-se em um padrão preferido de movimento (estado atrativo), e a mudança nesse padrão depende de sua profundidade (depressão atrativa).**

5. **O controle neural do movimento deve ser compreendido considerando-se as características do sistema que está se movimentando e as forças externas e**

internas que agem sobre o corpo. O controle é distribuído por muitos sistemas interligados, que funcionam em cooperação para obter o movimento.

6. O sistema nervoso central é considerado um sistema de percepção-ação e não apenas um sistema sensório-motor, capaz de explorar ativamente o ambiente para alcançar seus objetivos. A interface organismo-ambiente é a base dessa teoria.

Escolha a opção correta.
(A) a3-b1-c2-d5-e4-f6
(B) a1-b3-c4-d6-e2-f5
(C) a3-b1-c4-d6-e2-f5
(D) a4-b1-c2-d5-e3-f6
(E) a2-b3-c1-d6-e4-f5

■ **Resposta: A.**

COMENTÁRIO: A teoria do reflexo enfatiza a integração e a combinação de movimentos reflexos simples em cadeia para a produção de movimentos mais complexos. A teoria hierárquica preconiza que o refinamento da coordenação decorre do controle de níveis mais altos sobre níveis inferiores do sistema neuromuscular. A teoria da programação motora busca explicar como se manifestam movimentos coordenados na ausência de estímulos, uma vez que tais movimentos parecem exigir comandos pré-programados. Para a teoria dos sistemas, o controle motor é distribuído por muitos sistemas interligados, funcionando em cooperação. A teoria da ação dinâmica investiga as propriedades dinâmicas de estabilidade e mudança dos padrões de movimento que permitem a emergência de coordenação na ausência de comandos neurais predeterminados. A teoria ecológica, por sua vez, localiza a origem da coordenação e do controle motor na interface organismo-ambiente.

6. (COFFITO, 2017) Correlacione a coluna I com a coluna II.

Coluna I	Coluna II
I. Aprendizado motor	( ) Surgimento de novos padrões motores, resultando na adaptação/substituição dos elementos perdidos com a lesão no sistema nervoso.
II. Plasticidade neuronal	
III. Restauração motora	( ) Processo de aquisição e modificação do movimento ou habilidade.
IV. Compensação motora	( ) Processo pelo qual o conhecimento é codificado, armazenado e posteriormente evocado.
V. Memória	( ) Capacidade de criar novas conexões e alterar funções do sistema nervoso.
	( ) Recuperação de padrões motores presentes antes da lesão no sistema nervoso.

(A) IV-I-V-II-III
(B) V-II-I-IV-III
(C) II-IV-I-III-V
(D) I-IV-III-V-II
(E) II-I-IV-V-I

■ **Resposta: A.**

COMENTÁRIO: O aprendizado motor é o processo pelo qual novas habilidades motoras são adquiridas e refinadas, produzindo uma memória motora. A memória é retenção e recuperação de saberes adquiridos (tanto cognitivos como motores). A plasticidade neuronal é um mecanismo pelo qual novas conexões são criadas e funções são expressas pelo sistema nervoso, que é fundamental para o aprendizado e a criação de novas memórias. Após uma lesão neurológica, pode haver uma recuperação de padrões motores anteriormente presentes (restauração motora) e/ou o surgimento de novos padrões adaptativos que substituem os elementos perdidos (compensação motora).

7. Ana teve um acidente vascular encefálico há 4 meses. Ela faz fisioterapia para reaprender a usar o membro superior afetado nas atividades do dia a dia, como: (a) servir suco de uma jarra em um copo, (b) se vestir e abotoar camisas e (c) prender os cabelos. A fisioterapeuta organiza as sessões de modo a promover *variabilidade de prática*. Ela alterna aleatoriamente as tarefas (a), (b) e (c) e também usa vários tipos de copos, jarras, roupas, botões e prendedores de cabelo. A variabilidade de prática tem muitas vantagens, EXCETO:
(A) Melhor generalização
(B) Melhor desempenho
(C) Melhor retenção
(D) Melhor transferência

■ **Resposta: B.**

COMENTÁRIO: A forma de organização da prática escolhida pela fisioterapeuta de Ana, alternando aleatoriamente as tarefas (a), (b) e (c), refere-se à prática randômica, conforme explicitado na Questão 4. Embora essa organização dificulte o desempenho durante a sessão de prática, ela tem grande potencial para promover retenção do aprendizado após o final do treinamento. Além disso, a fisioterapeuta optou por dar à paciente a oportunidade de experimentar diferentes versões das tarefas durante o treino (diferentes copos, jarras ou roupas), utilizando, portanto, a prática variada. Essa forma de organização enriquece a experiência dos aprendizes com as tarefas, simulando adequadamente as variações de contexto encontradas nos ambientes reais de desempenho. Essa variação é essencial para que os ganhos de desempenho observados na clínica se manifestem em outros contextos do dia a dia (generalização) e sejam aproveitados também para outras tarefas do membro superior (transferência).

8. Júlia tem 4 anos e foi diagnosticada com paralisia cerebral diplégica (comprometimento predominante de membros inferiores) ao nascer. Atualmente anda com apoio de um andador e faz fisioterapia, pois ela e sua família querem que ela

seja capaz de andar sem o andador com segurança em sua casa. Quando anda sem o andador, Júlia costuma cair com frequência e se machucar. Na sessão de fisioterapia, Júlia usa uma vestimenta especial conectada a cabos elásticos, cordas e polias. Os cabos são presos a vários pontos de uma estrutura metálica que parece uma gaiola. O fisioterapeuta prende os cabos de maneira a suspender Júlia do chão quase que completamente. Todo o protocolo de atendimento de Júlia é feito com o fisioterapeuta realizando exercícios que movem a paciente através dos cabos e cordas. Júlia adora brincar com o terapeuta na gaiola; ela diz que parece uma astronauta. Após 6 meses de uso desse protocolo de atendimento, a família observou que Júlia ainda apresentava dificuldades para se locomover sem o andador dentro de casa. Qual princípio de aprendizagem motora parece ter sido violado na escolha do tratamento de Júlia?

(A) Princípio da repetição
(B) Princípio da intensidade
(C) Princípio da participação ativa
(D) Princípio da especificidade

■ **Resposta: D.**

COMENTÁRIO: Segundo o princípio da especificidade, as melhores experiências de aprendizagem para a aquisição de habilidades funcionais são aquelas que mais se aproximam dos componentes do movimento e das condições ambientais da habilidade-alvo (a marcha sem auxílio físico) e do contexto-alvo (com descarga completa de peso). A realização de movimentos passivos sem descarga de peso, sem nenhuma progressão para uma maior semelhança com as condições reais de desempenho da tarefa, viola esse princípio.

9. Em sua prática clínica, um fisioterapeuta percebe que muitas vezes instruções com foco externo de atenção favorecem a compreensão do padrão geral desejado e levam a movimentos mais fluidos, menos mecanizados. Qual das instruções abaixo favorece claramente um foco externo de atenção?

(A) "Seus dedos tocaram o degrau. Levante a perna mais alto da próxima vez"
(B) "Jogue a bola mais para a direita desta vez"
(C) "Flexione mais o punho durante o balanço da raquete"
(D) "Pense que sua mão deve desenhar o número 8 no ar"
(E) "Pense em manter os joelhos sempre flexionados e os calcanhares sempre no chão"

■ **Resposta: B.**

COMENTÁRIO: As instruções dadas pelo terapeuta durante o atendimento podem se diferenciar em instruções que direcionam a atenção do aprendiz internamente (com foco no corpo e nos processos de execução do movimento) ou externamente (com foco no efeito do movimento realizado). As opções A, C, D e E referem-se a instruções de foco interno, pois direcionam a atenção para o corpo e a execução do movimento ("seus dedos tocaram o degrau, levante a perna mais alto", "flexione mais o punho", " sua mão deve desenhar", "pense em manter os joelhos sempre flexionados").

10. Os seis cenários a seguir ilustram o uso predominante de determinadas estratégias para aprendizagem listadas abaixo. Classifique cada cenário de acordo com uma das estratégias.

1. **Uma fisioterapeuta que quer ensinar uma criança com dificuldades de mobilidade a agachar para pegar objetos no chão diz "finja que você é um sapinho".**
2. **Um fisioterapeuta que deseja preparar seu paciente para caminhar de forma segura na comunidade conversa com ele ao celular enquanto ele completa o circuito de caminhada.**
3. **Uma fisioterapeuta que recebe um paciente recém-chegado ao grupo de atividades pede-lhe que observe e imite os pacientes mais experientes.**
4. **Um fisioterapeuta que deseja aumentar a autoconfiança de seu paciente prepara todo o ambiente com adaptações (p. ex., barras, cadeiras altas com braços, prateleiras baixas) para diminuir ao máximo sua dificuldade de desempenho.**
5. **Uma fisioterapeuta oferece a seu paciente com hemiplegia uma camisa sem botões, pela primeira vez desde o acidente vascular encefálico, para que ele se vista sozinho. Ela não fornece instruções nem *feedback*.**
6. **Um fisioterapeuta pede à criança que tente amarrar os cadarços. A cada tentativa, pergunta o que deu certo, o que deu errado, e por quê, e estimula a criança a tentar mais uma vez, aplicando o que aprendeu.**
   ( ) **Aprendizagem por analogia.**
   ( ) **Aprendizagem por descoberta.**
   ( ) **Aprendizagem por observação.**
   ( ) **Aprendizagem sem erros.**
   ( ) **Aprendizagem por tentativa e erro.**
   ( ) **Aprendizagem por dupla tarefa.**

(A) 1-5-3-4-6-2
(B) 1-4-5-6-2-3
(C) 4-5-3-6-1-2
(D) 5-4-3-6-2-1
(E) 2-4-5-6-3-1

■ **Resposta: A.**

COMENTÁRIO: Aprendizado por analogia é a estratégia pela qual o aprendizado é facilitado por metáforas.

Aprendizado por descoberta é a forma de aprendizado sem auxílio ou *feedback* de outra pessoa ou alguma fonte de informação. Ao utilizar essa estratégia, o terapeuta pode modificar variáveis do contexto do paciente que favoreçam o aprendizado.

No aprendizado por observação, o aprendizado ocorre através da observação e modelagem. O paciente deve determinar os componentes da tarefa pela observação, o que o leva a criar uma representação cognitiva da atividade a ser realizada.

Na aprendizagem sem erros, o processo de aprendizado é facilitado mediante a restrição de variáveis externas que possam dificultar a realização da tarefa e com a prevenção de erros.

Na aprendizagem por tentativa e erro, o aprendizado ocorre por meio de tentativas repetidas de realizar a tarefa. Durante essas tentativas, o paciente deve detectar e tentar corrigir os erros para melhorar seu desempenho.

Por fim, na aprendizagem por dupla tarefa, o aprendizado de uma habilidade é obtido enquanto o paciente está realizando simultaneamente outra tarefa. A segunda tarefa pode ter caráter cognitivo ou motor, desde que demande a atenção do paciente.

11. De maneira geral, fornecer *feedback* a um paciente em toda tentativa de movimento

(A) Melhora o desempenho, mas prejudica o aprendizado
(B) Piora o desempenho, mas melhora o aprendizado
(C) Melhora tanto o desempenho como a aprendizagem
(D) Prejudica tanto o desempenho como a aprendizagem

■ **Resposta: A.**

COMENTÁRIO: Existem dois tipos de *feedback* durante a prática de uma tarefa: o intrínseco (informação sensorial e perceptual do próprio paciente) e o extrínseco ou aumentado (informação fornecida por uma fonte externa). A frequência de *feedback* fornecido ao paciente tem efeitos importantes em seu desempenho e aprendizado. Fornecer *feedback* em toda tentativa de movimento melhora o desempenho do paciente ao realizar uma tarefa; no entanto, reduz a capacidade do indivíduo de retenção e de transferência após a execução do movimento. Além disso, o excesso de *feedback* faz o paciente se tornar dependente do retorno do terapeuta. Isso ocorre porque, ao fornecer *feedbacks* excessivos, o profissional impede que o paciente cometa erros espontâneos e seja capaz de utilizar o *feedback* intrínseco para avaliar e melhorar sua própria *performance*.

12. Assinale a afirmativa FALSA.

(A) Repetições de *performance* são necessárias para que as pessoas alcancem níveis maiores de aprendizagem
(B) O nível individual de aprendizagem somente pode ser observado ao se avaliar a *performance* da pessoa
(C) Aprendizagem é um processo interno de mudança que ocorre com a prática e promove níveis melhores de *performance*
(D) A *performance* é um indicador observável que reflete de maneira confiável e direta o nível de aprendizagem

■ **Resposta: D.**

COMENTÁRIO: Por meio da prática de uma tarefa motora, aprendizes têm a oportunidade de repetir inúmeras vezes a *performance* da tarefa a ser aprendida. A prática é o fator mais determinante para a aprendizagem. A aprendizagem é o processo de mudança pelo qual passa o aprendiz em decorrência da prática, levando à melhoria em sua capacidade de desempenhar a tarefa. Como a aprendizagem é um processo interno ao aprendiz, ela não pode ser diretamente observada, mas apenas indiretamente inferida por meio de observações da *performance* do aprendiz na tarefa. A *performance* observada, no entanto, pode ser um indicador pouco confiável do nível corrente de aprendizagem, visto que pode sofrer flutuações por influência de fatores temporários, como motivação e cansaço.

BIBLIOGRAFIA

Czyż SH, Zvonař M, Pretorius E. The development of generalized motor program in constant and variable practice conditions. Front Psychol 2019; 10.

Dechamps A, Fasotti L, Jungheim J et al. Effects of different learning methods for instrumental activities of daily living in patients with Alzheimer's dementia: A pilot study. Am J Alzheimers Dis Other Demen 2011; 26(4):273-81.

Carr JH, Shepherd RB. The changing face of neurological rehabilitation. Rev Bras Fisioter 2006; 10(2):147-56.

Carr JH, Shepherd RB. Neurological rehabilitation: Optimizing motor performance. 2.ed. Endinburgh: Churchill Livingstone, 2010.

Kal EC, Van Der Kamp J, Houdijk H, Groet E, Van Bennekom CAM, Scherder EJA. Stay focused! The effects of internal and external focus of attention on movement automaticity in patients with stroke. PLoS One 2015; 10(8):1-18.

Kleim JA, Jones T. Principles of experience-dependent neural plasticity: Implications for rehabilitation after brain damage. J Speech, Lang Hear Res 2008; 51(1):S225-239.

Kleynen M, Beurskens A, Olijve H, Kamphuis J, Braun, S. Application of motor learning in neurorehabilitation: a framework for health-care professionals. Physiother Theory Pract 2020; 36(1):1-20.

Mount J, Pierce SR, Parker J, DiEgidio R, Woessner R, Spiegel L. Trial and error versus errorless learning of functional skills in patients with acute stroke. NeuroRehabilitation 2007; 22(2):123-32.

Orrell AJ, Eves FF, Masters RSW. Motor learning of a dynamic balancing task after stroke: Implicit implications for stroke rehabilitation. Phys Ther 2006; 86(3):369-80.

Schmidt RA, Wrisberg CA. Aprendizagem e performace motora: uma abordagem da aprendizagem baseada na situação. Uma abordagem da aprendizagem baseada no problema. 1. ed. Porto Alegre: Artmed, 2010.

Shumway-Cook A, Woollacott MH. Motor control: Translating research into clinical practice: 4. ed. Philadelphia: Lippincott Williams & Wilkins, 2012.

van Vliet P, Wulf G. Extrinsic feedback for motor learning after stroke: What is the evidence? Disabil Rehabil 2006; 28(13-14):831-40.

Wulf G. Attentional focus and motor learning review.pdf. Int Rev Sport Exerc Psychol 2013; 6(1):77-104.

Capítulo 3

Aplicações da Classificação Internacional de Funcionalidade, Incapacidade e Saúde (CIF) em Fisioterapia Neurofuncional

Janaine Cunha Polese
Raquel de Carvalho Lana Campelo
Andrei Pereira Pernambuco

1. Para a codificação de categorias de atividade e participação, a Classificação Internacional de Funcionalidade, Incapacidade e Saúde (CIF) recomenda que se utilizem pelo menos dois qualificadores. Os qualificadores devem representar o que o indivíduo consegue realizar em seu ambiente habitual, na presença de todos os facilitadores e barreiras, bem como o que ele consegue realizar em um ambiente padronizado, neutro, onde não exista qualquer tipo de barreira ou facilitador. Contudo, a própria CIF indica que em algumas situações específicas será necessária a utilização de quatro qualificadores para categorias de atividade e participação. No exemplo a seguir, d4500.3241, quatro qualificadores foram atribuídos à categoria d4500 (andar distâncias curtas). Os qualificadores apresentados no exemplo representam, respectivamente,

- **(A)** Desempenho, capacidade, desempenho sem auxílio, capacidade com auxílio
- **(B)** Capacidade, desempenho, capacidade com auxílio, desempenho sem auxílio
- **(C)** Desempenho, capacidade, capacidade com auxílio, desempenho sem auxílio
- **(D)** Desempenho, desempenho sem auxílio, capacidade, capacidade com auxílio
- **(E)** Capacidade com auxílio, desempenho sem auxílio, capacidade, desempenho

■ **Resposta: C.**

COMENTÁRIO: De acordo com a Organização Mundial da Saúde (OMS), ao se codificarem informações relacionadas às categorias de atividade e participação, deve-se inicialmente codificar o desempenho do indivíduo avaliado. O desempenho consiste naquilo que o indivíduo realiza em seu ambiente habitual e, portanto, contempla a presença de barreiras e facilitadores no ambiente.

O segundo qualificador se refere à capacidade, que está relacionada ao que o indivíduo consegue realizar em um ambiente padronizado, neutro, sem a presença de facilitadores ou barreiras ambientais. Durante a codificação da capacidade, o indivíduo não pode fazer uso de dispositivos de auxílio ou contar com o auxílio de terceiros.

O terceiro qualificador para atividade e participação se refere à capacidade com auxílio. Desse modo, o avaliador que optar por utilizar o terceiro qualificador deverá permitir que durante o teste de capacidade o indivíduo use algum tipo de auxílio.

Por fim, o quarto qualificador representa o desempenho sem auxílio, em que o indivíduo, apesar de estar em seu ambiente habitual, não poderá lançar mão de dispositivos de auxílio nem contar com o auxílio de terceiros durante a execução da atividade/participação.

2. Em um paciente com CID I64 – Acidente vascular cerebral, não especificado como hemorrágico ou isquêmico, é esperado que se encontre uma série de deficiências, limitações/restrições e barreiras que certamente podem prejudicar a funcionalidade do indivíduo. De acordo com a CIF, qual das opções lista, respectivamente, uma deficiência, uma limitação/restrição e uma barreira vivenciada pelo paciente?

- **(A)** b3301.2; d450.22; e310+3
- **(B)** s110.272; b3301.2; e310.3
- **(C)** e310.3; d450.22; s110.272
- **(D)** s110.272; d450.22; e310.3
- **(E)** b3301.2; e310+3; d450.22

■ **Resposta: D.**

Comentário: Segundo a CIF, o termo "negativo" que representa as alterações tanto nas funções como nas estruturas do corpo é "deficiência". Portanto, qualquer alteração nas funções (b) ou nas estruturas (s), independentemente da magnitude, é considerada deficiência. Já em relação à atividade, o termo negativo é "limitação", e em relação à participação o termo negativo é "restrição". Contudo, como não se separam as categorias de atividade e participação (d), qualquer alteração nesses domínios será considerada uma limitação/restrição. Por fim, os fatores ambientais (e) serão considerados "barreiras" quando interferirem de maneira negativa na saúde e nos aspectos relacionados à saúde de pessoas e populações. Cabe mencionar que os fatores ambientais também podem ser assinalados de forma positiva; nesses casos, um sinal de + acompanha o código que representa não uma barreira, mas um facilitador. Assim, a opção D é a única que atende a todos os pressupostos apontados.

3. Assinale a opção que apresenta uma relação correta entre os componentes da CIF e os componentes da avaliação do fisioterapeuta neurofuncional:

(A) Força muscular, tronco, membros inferiores: estruturas corporais

(B) Cognição, dor, sensibilidade: funções corporais

(C) Marcha, dançar, sexo masculino: atividade e participação

(D) Capacidade aeróbia, uso de barras paralelas, ir à missa: atividade e participação

(E) Recebimento de aposentadoria, visão e ser casado: fatores ambientais

■ **Resposta: B.**

Comentário: Todos os componentes listados na opção B correspondem a funções corporais: cognição, dor e sensibilidade. A opção A apresenta força muscular, que se trata de uma função corporal. A opção C apresenta o sexo masculino, que se trata de um fator pessoal. A opção D apresenta a capacidade aeróbia, que consiste em uma função corporal, e o uso de barras paralelas, um fator ambiental. A opção E cita visão, que é uma função corporal.

4. Numere a coluna II de acordo com a coluna I, segundo as definições da CIF, e assinale a sequência correta.

Coluna I	Coluna II
1. Corpo 2. Atividade e participação 3. Fatores ambientais 4. Fatores pessoais	( ) Indicam aspectos da funcionalidade na perspectiva individual e social ( ) Não estão classificados na CIF ( ) Possui duas classificações: uma para função e outra para estrutura ( ) Constituem os meios físico, social e atitudinal do indivíduo

(A) 4-2-1-3
(B) 2-4-1-3
(C) 4-3-2-1
(D) 2-4-3-1
(E) 1-3-4-2

■ **Resposta: B.**

Comentário: De acordo com a OMS, o termo atividade se refere a aspectos da funcionalidade na perspectiva individual, enquanto participação diz respeito a aspectos da funcionalidade na perspectiva social. Os fatores pessoais não estão classificados na CIF em razão da grande variação social e cultural a eles associada. O componente corpo inclui duas classificações, uma para funções dos sistemas do corpo e outra para estruturas do corpo. Os fatores ambientais têm impacto sobre todos os componentes da funcionalidade e incapacidade e constituem os meios físico, social e atitudinal do indivíduo.

5. Com base na proposta da OMS, a CIF tem múltiplas finalidades, entre as quais NÃO está:

(A) Fornecer base científica para o entendimento e o estudo da saúde

(B) Estabelecer linguagem comum a ser utilizada pelos usuários e profissionais da saúde

(C) Substituir a CID (Classificação Internacional de Doenças)

(D) Influenciar e motivar a produção científica da área

(E) Permitir a comparação entre países com relação a dados de morbidade

■ **Resposta: C.**

Comentário: A CIF e a CID10 são complementares. A CID10 classifica as doenças e distúrbios e os problemas relacionados à saúde. A CIF, por sua vez, fornece dados adicionais sobre funcionalidade e incapacidade. Assim, as duas classificações proporcionam uma imagem mais ampla e significativa da saúde das pessoas ou da população e podem ser utilizadas em conjunto.

6. Um paciente de 2 anos de idade apresenta diagnóstico clínico de síndrome de Down e sua família procura atendimento fisioterapêutico. Durante a avaliação, é observado que a criança apresenta hipotonia generalizada moderada. A queixa principal da família é que a criança não é capaz de caminhar. Assinale a opção que descreve adequadamente o componente da CIF apresentado no caso.

(A) Hipotonia: função corporal; incapacidade de caminhar: atividade

(B) Hipotonia: estrutura corporal; incapacidade de caminhar: atividade

(C) Hipotonia: barreira; incapacidade de caminhar: atividade

(D) Hipotonia: barreira; incapacidade de caminhar: fator pessoal

(E) Hipotonia: fator pessoal; incapacidade de caminhar: atividade

■ **Resposta: A.**

Comentário: De acordo com a CIF, hipotonia consiste em uma função corporal (b735 – funções relacionadas ao tônus muscular, o qual inclui hipotonia) e andar é uma atividade (d450 – andar).

7. (COFFITO, 2016) De acordo com a CIF, existem domínios que influenciam e são influenciados pela condição de saúde do sujeito: estrutura do corpo, função do corpo, atividade e participação. Das opções a seguir, assinale a que apresenta o instrumento de avaliação que contempla o domínio atividade.

(A) Teste de levante e ande cronometrado
(B) Teste manual de força muscular
(C) Goniometria
(D) Tônus muscular
(E) Estereognosia

■ **Resposta: A.**

COMENTÁRIO: Segundo a CIF, os domínios atividade e participação contemplam de maneira conjunta os componentes: (1) atividade, que se refere à execução de uma tarefa ou ação por um indivíduo, e (2) participação, que diz respeito ao envolvimento em situações de vida diária, normalmente relacionadas ao contexto social. Dentre os testes mencionados, apenas o primeiro se propõe a avaliar a execução ou tarefa por parte de um indivíduo – no caso, a tarefa de andar (d450). Os demais propõem a avaliação de funções corporais, como: teste manual de força muscular – funções relacionadas à força muscular (b730); goniometria – funções relacionadas à mobilidade articular (b710); tônus muscular – funções relacionadas ao tônus muscular (b735); estereognosia – função tátil (b265).

8. (COFFITO, 2016) Sobre a CIF, considere as afirmativas:

I. **A CIF baseia-se no modelo social, o qual considera a incapacidade como um problema de natureza social, sendo a condição de saúde do indivíduo determinada pelo ambiente onde ele vive.**

II. **A CIF é um instrumento de avaliação que determina, através de códigos, o perfil de funcionalidade e participação do indivíduo.**

III. **A CIF possui sistema alfanumérico para classificação das "funções do corpo", "estruturas do corpo", "atividade e participação" e "fatores ambientais".**

IV. **A CIF é utilizada exclusivamente no nível individual a fim de avaliar o indivíduo, elaborar um plano de tratamento adequado e analisar os resultados do tratamento e outras intervenções.**

Assinale a opção com a(s) afirmativa(s) correta(s).
(A) I
(B) II
(C) III
(D) IV
(E) I, II, III e IV

■ **Resposta: C.**

COMENTÁRIO: A CIF baseia-se no modelo biopsicossocial de atenção à saúde. Nesse modelo, todos os componentes – funções do corpo, estruturas do corpo, atividade e participação, fatores ambientais e fatores pessoais – interagem de maneira equânime e multidimensional. Não existe linearidade entre os construtos, e qualquer um deles pode influenciar ou ser influenciado pelos demais.

Vale ressaltar que a CIF não é um instrumento de avaliação e sim um membro da família de Classificações Internacionais da OMS e, nesse sentido, tem importância na codificação da informação obtida a fim de torná-la padronizada e universal. Esse sistema de codificação se utiliza de códigos alfanuméricos que iniciam com uma letra seguida por números. A quantidade de números apresentados após a letra determina o nível de detalhamento da categoria.

Cabe mencionar, também, que para transformar uma categoria em um código será necessária a adição de pelo menos um qualificador à categoria. Esses códigos serão utilizados para descrever a saúde e os estados de saúde de indivíduos e/ou populações. Os dados codificados normalmente são utilizados para o pensamento e a tomada de decisão clínica por parte de profissionais da saúde; contudo, qualquer pessoa pode utilizar a CIF ou ter sua situação codificada de acordo com a CIF.

9. (COFFITO, 2018) **A fusão entre a Classificação Internacional de Funcionalidade, Incapacidade e Saúde para Crianças e Jovens (CIF-CJ) e a Classificação Internacional de Funcionalidade, Incapacidade e Saúde (CIF) foi aprovada pela OMS em 2010 e está sendo implementada desde 2015. A proposta dessa fusão é facilitar o uso da CIF na transição dos ciclos de vida. Desse modo, para o registro clínico de informações sobre a funcionalidade e a incapacidade, e de fatores contextuais de uma criança ou adolescente, o fisioterapeuta pode utilizar uma lista de checagem (*checklist*) da CIF. A CIF contém uma estrutura hierarquizada de classificação na qual cada componente é subdividido em domínios e categorias específicas. Essas unidades de classificação podem ser utilizadas na *checklist*, que deverá estar organizada por componente. Os componentes da CIF são:**

(A) Funções e estruturas do corpo; atividades e participação; fatores ambientais; fatores pessoais
(B) Funções mentais; funções motoras; funções sensoriais; presença de modificações do ambiente
(C) Funções neuromusculoesqueléticas; estruturas relacionadas ao movimento; tarefas e demandas gerais; vida comunitária, social e cívica
(D) Funções e estruturas do corpo; aprendizagem e aplicação do conhecimento; cuidado pessoal; fatores ambientais
(E) Funções neuromusculoesqueléticas; atividades e participação; fatores ambientais; atitudes

■ **Resposta: A.**

COMENTÁRIO: A CIF é dividida em duas partes: a primeira se refere aos componentes da funcionalidade e incapacidade e a segunda contempla os fatores contextuais. Cada uma das partes considera componentes específicos. Na primeira, os componentes são funções e estruturas do corpo e atividades e participação. Na segunda, os componentes são fatores ambientais e fatores pessoais. Todos os componentes da CIF influenciam ou sofrem influência dos demais de maneira equânime e multidimensional. Podem ser utilizados para o raciocínio clínico e a tomada de decisão.

10. (COFFITO, 2016 – adaptada) **Uma paciente sofre de neuropatia diabética e procurou um serviço de fisioterapia neurofuncional para acompanhamento de seu caso. Ao exame, apresentou perda de força, hiporreflexia e hipotonia dos dorsiflexores do pé direito, além de perda da sensibilidade tátil no pé direito. Sua queixa principal é a incapacidade de subir escadas de maneira independente, o que a impede de ir ao culto religioso aos domingos por causa de uma grande escadaria que dá acesso ao local, a menos que sua filha vá e ajude.**

Das opções a seguir, qual descreve melhor as condições de saúde apresentadas nesse caso, segundo a CIF?

(A) Estrutura: nervo periférico; função: subir escadas; limitação da atividade: da força, da sensibilidade, dos reflexos e do tônus; restrição de participação: ajuda da filha

(B) Estrutura: dermátomos do membro superior e encéfalo; função: subir escadas; limitação da atividade: deixar de ir ao culto; restrição de participação: ajuda da filha

(C) Estrutura: da força, da sensibilidade, dos reflexos e do tônus; função: subir escadas; limitação da atividade: deixar de ir ao culto; restrição de participação: ajuda da filha

(D) Estrutura: músculos dorsiflexores, dermátomos do membro inferior e nervo periférico; função: força, tônus, reflexos e sensibilidade; limitação da atividade: deixar de ir ao culto; restrição de participação: subir escadas

(E) Estrutura: músculos dorsiflexores do pé, dermátomos do membro inferior e nervo periférico; função: força, tônus, reflexos; limitação da atividade: subir escadas; restrição de participação: deixar de ir ao culto

■ Resposta: E.

COMENTÁRIO: Segundo a CIF, os desfechos citados devem ser classificados da seguinte maneira: os dermátomos, o encéfalo, os músculos e os nervos são estruturas. A força, a sensibilidade, os reflexos e o tônus são funções. Subir escadas é uma atividade, enquanto deixar de participar de cultos é uma restrição em participação. Além disso, a ajuda de um familiar é um fator ambiental. Portanto, as opções A, B, C e D estão incorretas, pois classificam erroneamente esses desfechos.

11. (COFFITO, 2018) A avaliação do paciente com doença de Parkinson pode ser feita por meio de diversos instrumentos de medidas, sempre correlacionando-os à CIF.

I. Participação → UPDRS.
II. Atividade → Teste de caminhada de 10 metros.
III. Atividade → Sentar e levantar cinco vezes.
IV. Estrutura e função corporal → PDQ8 ou PDQ39.
V. Estrutura e função corporal → MoCA.

Qual ou quais relações estão corretas?
(A) Apenas II, III e V
(B) Apenas II e V
(C) Apenas II e III
(D) Apenas III e V
(E) Apenas I e IV

■ Resposta: A.

COMENTÁRIO: O item I está incorreto, pois a UPDRS (Avaliação Unificada da Doença de Parkinson) avalia os sinais e sintomas da doença e as atividades de vida diária. Não estão incluídas na avaliação questões relacionadas à participação de indivíduos com a doença. Os itens II e III estão corretos, pois o teste de caminhada de 10 metros e o de sentar e levantar cinco vezes avaliam a caminhada e o ato de levantar e sentar, respectivamente, que são atividades. O item IV está incorreto porque o PDQ8 e o PDQ39 avaliam qualidade de vida, que é classificada como participação. O item V está correto, pois o MoCA avalia a cognição, que é uma função.

12. (COFFITO, 2018) O tratamento fisioterapêutico deve visar à maior independência possível para a realização das diferentes tarefas/ações inerentes aos seres humanos. Alguns instrumentos de avaliação têm o modelo biopsicossocial da saúde e a CIF como base teórica, ao passo que outros são anteriores a esses modelos. A avaliação funcional, ou seja, a ação em determinado ambiente, mede diferentes aspectos da incapacidade da criança com alteração do sistema nervoso. São exemplos de instrumentos de avaliação pediátrica que abrangem incapacidade:
(A) PEDI, AIMS e GMFCS
(B) AIMS, TIMP e FMS
(C) GMFCS, PEDI e FMS
(D) GMFM, PEDI e SFA
(E) GMFM, PEDI e GMFCS

■ Resposta: D.

COMENTÁRIO: As opções A, C e E estão incorretas, pois apresentam a GMFCS, que é uma classificação e, portanto, não se trata de um instrumento de avaliação de incapacidade. A opção B está incorreta, uma vez que o TIMP (*Test of Infant Motor Performance*) e a AIMS (*Alberta Infant Motor Scale*) avaliam o desenvolvimento motor de crianças, sem apresentar foco em disfunções ou incapacidades, mas em suas habilidades. Portanto, a opção correta é a D, que apresenta o PEDI (*Pediatric Evaluation of Disability Inventory*), a GMFM (*Gross Motor Function Measure*) e o SFA (*School Function Assessment*), que são instrumentos de avaliação de incapacidades.

BIBLIOGRAFIA

Farias N, Buchalla CM. A classificação internacional de funcionalidade, incapacidade e saúde da Organização Mundial da Saúde: conceitos, usos e perspectivas. Rev Bras Epidemiol 2005; 8(2):187-93.

Geyh S, Cieza A, Schouten J et al. ICF Core Sets for stroke. J Rehabil Med 2004 Jul; (44 Suppl):135-41.

Leonardi M, Meucci P, Ajovalasit D et al. ICF in neurology: functioning and disability in patients with migraine, myasthenia gravis and Parkinson's disease. Disabil Rehabil 2009; 31 Suppl 1:S88-99.

Lexell J, Brogårdh C. The use of ICF in the neurorehabilitation process. NeuroRehabilitation 2015; 36(1):5-9.

Martinuzzi A, De Polo G, Bortolot S, Pradal M. Pediatric neurorehabilitation and the ICF. NeuroRehabilitation 2015; 36(1):31-6.

Organização Mundial da Saúde. CID-10, tradução do Centro Colaborador da OMS para a Classificação de Doenças em Português. 9. ed. São Paulo: Edusp, 2003.

Organização Mundial da Saúde. Classificação Internacional de Funcionalidade, Incapacidade e Saúde. 1. ed. São Paulo: Edusp, 2015.

Steiner W, Ryser L, Huber E, Uebelhart D, Aeschlimann A, Stucki G. Use of the ICF model as a clinical problem-solving tool in physical therapy and rehabilitation medicine. Phys Ther 2002; 82(11): 1098-107.

Stucki G. International Classification of Functioning, Disability, and Health (ICF): a promising framework and classification for rehabilitation medicine. Am J Phys Med Rehabil 2005; 84(10):733.

Stucki G, Ewert T, Cieza A. Value and application of the ICF in rehabilitation medicine. Disabil Rehabil 2002; 24(17):932.

World Health Organization. International Classification of Functioning, Disability, and Health: children & youth version. Geneva: WHO, 2007.

Capítulo 4

Desenvolvimento Motor Típico na Primeira Infância

Aline Martins de Toledo
Carolina Fioroni Ribeiro da Silva
Emilie Batista Freire
Eloisa Tudella

1. (COFFITO, 2017) O desenvolvimento motor de lactentes, um dos aspectos do desenvolvimento infantil, tem sido estudado por muitos pesquisadores com o objetivo de determinar padrões motores típicos universais. Entretanto, o conhecimento sobre os fatores que influenciam o desenvolvimento é fundamental para o diagnóstico de atraso ou de desenvolvimento motor típico ou atípico. Dessa forma, o desenvolvimento motor dos lactentes é resultado:

(A) Exclusivo da plasticidade do sistema nervoso central e do crescimento musculoesquelético universalmente determinados em todos os lactentes saudáveis

(B) Do desenvolvimento neurológico, de fatores pessoais (genéticos) e de experiências ambientais

(C) Da similaridade ao padrão motor típico universal

(D) Da sequência maturacional, sempre natural e universal, do sistema nervoso central

(E) Exclusivo do ambiente no qual o lactente vive

■ **Resposta: B.**

COMENTÁRIO: O desenvolvimento motor está diretamente ligado a fatores neurológicos, cognitivos, emocionais e sensoriais, ou seja, é determinado por fatores intrínsecos (biológicos e genéticos) e influenciado por fatores extrínsecos provenientes do ambiente (escolaridade materna e nível socioeconômico). Além disso, a sequência da emergência das habilidades motoras é previsível, mas o ritmo de aparecimento delas pode ser bastante variável, pois o desenvolvimento motor sofrerá a confluência dos fatores do organismo e as influências ambientais.

2. (COFFITO, 2017 – adaptada) A infância é caracterizada como período de rápido crescimento e de intenso desenvolvimento com mudanças especialmente nos primeiros 3 anos de vida. Em relação ao desenvolvimento motor infantil, assinale a opção correta.

(A) O crescimento e o desenvolvimento configuram processos de significado integrado, desde a vida intrauterina até a vida adulta, seguem caminhos paralelos e são uniformes, com etapas fixas

(B) Engloba alguns domínios de funções independentes que não se relacionam entre si, como sensorial, motor grosso, fino e adaptativo, linguagem, o social, o emocional e a cognição

(C) Representa o processo de mudança da postura e do movimento que compõem o comportamento motor e não estão relacionados à idade do indivíduo, sendo decorrentes apenas do processo de maturação do sistema nervoso central

(D) Quando aplicado à evolução da criança, está relacionado à capacidade de realizar funções cada vez mais complexas e engloba alguns domínios de função, entre eles o sensorial, o motor grosso, fino e adaptativo e a linguagem, não fazendo parte a cognição e o emocional

(E) Decorre das transformações gradativas dos movimentos globais em seletivos com a organização das funções de coordenação motora. Os domínios são interdependentes, cada um influenciando e sendo influenciado pelos outros

■ **Resposta: E.**

COMENTÁRIO: O desenvolvimento infantil pode ser definido como um processo multidimensional e integral que se inicia na concepção e engloba o crescimento físico, a maturação neurológica, o desenvolvimento comportamental, sensorial, cognitivo e de linguagem e as relações socioafetivas. Tem como efeito tornar a criança capaz de responder às suas necessidades e às de seu meio, considerando seu contexto de vida.

O desenvolvimento motor deve ocorrer de maneira natural e harmônica na primeira infância para que na idade escolar haja o aprimoramento das habilidades motoras adquiridas, possibilitando à criança o domínio de seu corpo nas diferentes atividades, bem como a coordenação motora para saltar, correr, rastejar, chutar uma bola, arremessar um arco, equilibrar-se em um pé só e escrever, entre outras. Além disso, as aquisições das habilidades motoras ocorrem devido à cooperação dos sistemas do corpo, bem como em virtude da auto-organização das propriedades ambientais, biomecânicas e energéticas do corpo trabalhando de maneira interdependente.

3. O desenvolvimento motor se refere a um conjunto de mudanças que se observa pelo aumento da complexidade e quantidade de habilidades motoras nos primeiros anos de vida. O desenvolvimento motor é dependente de fatores biopsicossociais, os quais são interdependentes e consistem nas estruturas e funções do corpo, atividades e participação, fatores ambientais e pessoais. Diante dessa afirmação, assinale a opção INCORRETA.

(A) Lactentes com faixa etária e condição de saúde semelhantes podem apresentar diferenças no desenvolvimento motor devido às barreiras ambientais

(B) O ritmo e a sequência do desenvolvimento motor podem ser influenciados pela confluência dos fatores genéticos e estímulos ambientais

(C) Considerando que o lactente nasceu com boa funcionalidade, apresentando integridade das estruturas e funções do corpo, e que está inserido em fatores contextuais que atuam como facilitadores, ele poderá desenvolver suas atividades e consequentemente ser um lactente e criança participativa

(D) Embora todos os fatores biopsicossociais sejam considerados adequados para o desenvolvimento motor e cognitivo do lactente, este poderá apresentar diferenças no ritmo das aquisições de habilidades motoras devido a influências genéticas e ambientais

(E) O componente atividade e participação do lactente é independente da atitude da família nuclear do lactente nos primeiros 3 meses de vida, período em que predominam os fatores hereditários e genéticos

■ **Resposta: E.**

COMENTÁRIO: Os lactentes estão desenvolvendo suas funções motoras, físicas, mentais e sociais por meio de estímulos provenientes do ambiente e influenciados por fatores intrínsecos e extrínsecos ao organismo. Dentre os fatores extrínsecos, destacam-se a condição socioeconômica, as práticas e a escolaridade materna, o espaço físico no qual o lactente vive e a variedade de brinquedos e estimulações oferecidos a ele. Os fatores ambientais são destaques no contexto em que as pessoas estão inseridas, assim como os fatores econômicos, nutricionais, sociais, as atividades de lazer, a cultura, as atividades diárias, entre outros. É importante salientar que, diante do papel da saúde e participação dos indivíduos, estes podem

se tornar uma barreira ou um facilitador para a funcionalidade, influenciando, principalmente, a qualidade de vida, seja do lactente, seja da criança, do adulto ou do idoso.

4. Leia atentamente as duas afirmativas abaixo e assinale a opção correta.
- **O processo do desenvolvimento motor é individual. Cada lactente tem época peculiar para aquisição e desenvolvimento de habilidades motoras.**
- **Cada lactente tem seu próprio ritmo de desenvolvimento, variando o tempo e a complexidade das habilidades motoras. Essa variação ocorre como resultado da combinação de fatores pessoais e das influências ambientais e da tarefa.**

(A) As duas afirmativas são verdadeiras, e a segunda justifica a primeira

(B) As duas afirmativas são verdadeiras, e a segunda não justifica a primeira

(C) A primeira é verdadeira e a segunda é falsa

(D) A primeira é falsa e a segunda é verdadeira

(E) As duas são falsas

■ **Resposta: A.**

COMENTÁRIO: A aquisição de novas habilidades motoras emerge da interação de três fatores: o indivíduo, a tarefa e o ambiente. O indivíduo produz um movimento para obedecer às demandas da tarefa que está sendo executada dentro de um ambiente específico. A habilidade de um indivíduo cumprir as demandas da tarefa por meio do ambiente determina sua capacidade funcional.

Os movimentos ocorrem em um sistema indissociável indivíduo-ambiente, ou seja, fatores intrínsecos ao lactente (como massa muscular, motivação, atenção) e fatores ambientais (força da gravidade, propriedades da superfície de apoio, influências familiares) influem no desenvolvimento. Segundo Eleanor Gibson, o desenvolvimento ocorre como uma sequência de fases, durante as quais o lactente aprende sobre as características permanentes do mundo, sobre as relações previsíveis entre eventos e sobre sua própria capacidade de agir e intervir no ambiente. Essas fases não devem ser vistas como estágios rígidos e fechados, mas como fases que se sobrepõem e cujo tempo relativo de cada uma varia muito em cada lactente.

5. Com quantos meses, aproximadamente, os lactentes são capazes de perceber as *affordances* dos objetos para poder explorá-los e executar ações como bater, balançar, apertar e distinguir suas cores?

(A) De 1 a 4 meses de idade

(B) De 2 a 5 meses de idade

(C) De 2 a 3 meses de idade

(D) De 5 a 8 meses de idade

(E) De 9 a 11 meses de idade

■ **Resposta: D.**

COMENTÁRIO: Entre os 5 e os 6 meses, o lactente é capaz de alcançar, apreender e manipular diferentes objetos (maleáveis, rígidos, grandes e pequenos). Com o aumento da acuidade visual, entre os 5 e os 8 meses, o lactente faz novas descobertas de percepções de *affordances*, ou seja, aprende sobre o que o objeto oferece, o que pode ser feito com ele, as possibilidades funcionais e seu uso.

6. O movimento de rolar de supino para prono é uma importante atividade, pois é um dos primeiros comportamentos de deslocamento independente do lactente no ambiente. Diante dessa afirmação, assinale a opção INCORRETA.

(A) Aos 4 meses, o lactente pode rolar da postura supina para o decúbito lateral, principalmente quando alcança os joelhos com as mãos

(B) O rolar inicial, de supino para decúbito lateral, oferece um *feedback* proprioceptivo, tátil, vestibular e visual

(C) O rolar de supino para decúbito lateral é iniciado pela flexão simétrica de quadril e ombros com importante ação dos músculos abdominais

(D) O movimento de rolar de supino para prono, aos 6 meses, ativa as reações de equilíbrio em prono e supino independentemente do controle da musculatura de tronco

(E) Durante o rolar de supino para prono, aproximadamente aos 6 meses de idade, ocorrem movimentos dissociados de membros inferiores, os quais mobilizam a coluna lombar e a torácica

■ **Resposta: D.**

COMENTÁRIO: O movimento de rolar de supino para prono exige o controle da musculatura do tronco. No sexto mês de vida, o lactente pode assumir uma variedade de posições em supino e assim expressar a emergência do controle muscular e o uso voluntário dos músculos do tronco e dos membros. Nessa fase, o lactente está começando a desenvolver e a utilizar as reações de equilíbrio em supino. A expressão das reações de equilíbrio exige o controle antigravitacional dos músculos flexores do tronco.

O rolar de supino para prono é iniciado pela flexão, rotação e deslocamento lateral do peso do corpo. Esses componentes ocorrem mais frequentemente na cabeça e em membros inferiores. A cabeça roda e sutilmente flete. O membro superior, que permanece na parte de cima do corpo, ultrapassa a linha média a partir da flexão e adução de ombro com abdução escapular. Os membros inferiores movem-se com a flexão bilateral e simétrica dos quadris e a extensão do joelho. Os movimentos de flexão da cabeça e dos membros superiores e inferiores facilitam a flexão do tronco e a contração abdominal.

7. (COFFITO, 2017) O exame neurológico do recém-nascido (RN) tem o objetivo de avaliar a vitalidade, o grau de maturidade e as possíveis repercussões precoces ou tardias de doenças dos períodos pré e perinatal, além do pós-natal imediato. Entre as diversas provas e manobras utilizadas na avaliação do RN inclui-se a observação dos reflexos arcaicos, ou primitivos, que constituem um conjunto de atividades motoras próprias de um RN normal de termo. Quais desses reflexos arcaicos NÃO deve estar presente no primeiro mês de um RN de termo com desenvolvimento típico?

(A) Preensão reflexa dos dedos

(B) Reflexo de sucção

(C) Suspensão ventral (Landau)

(D) Reflexo de Moro

(E) Marcha reflexa

■ **Resposta: C.**

COMENTÁRIO: A observação das reações e reflexos primitivos no lactente é de fundamental importância, uma vez que a persistência, a ausência deles ou ainda a intensidade desses reflexos pode levantar a suspeita de alguma disfunção neurológica. A reação de Landau pode ser desencadeada em lactentes saudáveis a partir de 3 meses e torna-se cada vez mais difícil de evocar após 1 ano de idade. A reação de Landau representa os efeitos combinados de labirinto, pescoço e visual; assim, o RN não terá componentes suficientes para exibir esse comportamento logo após o nascimento. Cabe lembrar que a reação de Landau é evocada com a suspensão do lactente em prono e horizontalmente.

8. Pode-se constatar, principalmente durante os primeiros 5 meses de vida do lactente, a presença de reflexos primitivos. Os reflexos são considerados importantes para o desenvolvimento motor do lactente e também são protetivos. Assinale, entre as opções abaixo, a que mostra o reflexo que permite ao lactente visualizar a mão e que é importante para o desenvolvimento da coordenação oculomanual.

(A) Reflexo de busca

(B) Reflexo tônico cervical assimétrico

(C) Reflexo de Moro

(D) Reflexo de fixação visual

(E) Reflexo de sucção

■ **Resposta: B.**

COMENTÁRIO: O reflexo tônico cervical assimétrico (RTCA) permite ao lactente, que se encontra em uma postura simétrica e com o tônus muscular em flexão fisiológica, experimentar uma postura assimétrica (lado facial em extensão e occipital em flexão) e visualizar a mão que está do lado facial. Desse modo, o RTCA mantém a mão do lado facial no campo visual do lactente, tornando-o capaz de fazer a exploração da mão no campo visual e movimentá-la de diferentes maneiras, como abrir e fechar de forma controlada, levá-la à boca e tocar objetos.

9. A mobilidade autogerada durante o desenvolvimento inicial desempenha um papel importante na sobrevivência e adaptação dos lactentes. De acordo com Heinz Prechtl, a qualidade da mobilidade espontânea, especialmente dos movimentos gerais, reflete com precisão a condição do sistema nervoso do feto e do lactente. Quanto aos movimentos gerais, assinale a opção INCORRETA.

(A) Os movimentos gerais consistem em uma série de movimentos de velocidade e amplitude variáveis que envolvem todas as partes do corpo

(B) Os movimentos gerais surgem durante o início da vida fetal e desaparecem gradualmente quando os movimentos dos membros superiores são direcionados ao alvo (objetos ou brinquedos) e se desenvolvem entre a idade de 3 e 4 meses corrigida

(C) Os movimentos gerais atípicos exibem um extenso repertório de variações de movimento

(D) Os movimentos gerais chamados de *fidgety* são aqueles caracterizados por movimentos de pequena amplitude, circulares e fluentes do pescoço, tronco e membros

(E) A ausência ou qualidade atípica de movimentos *fidgety* pode representar um importante significado clínico para prever o resultado posterior de comprometimento neurológico

■ **Resposta: C.**

COMENTÁRIO: Na infância, o desenvolvimento motor atípico pode ser expresso por um atraso na realização das atividades motoras (que pode estar relacionado à seleção prejudicada), por alterações no tônus muscular (resistência ao alongamento dependente da velocidade), por persistência de reações infantis (p. ex., o reflexo de Moro) e por uma variação reduzida no comportamento motor. A variação reduzida no comportamento motor pode ser a expressão mais específica de uma lesão inicial do cérebro e é bem expressa na qualidade dos movimentos gerais, os quais são caracterizados por variação e complexidade limitadas. Os movimentos gerais definitivamente atípicos estão relacionados à patologia da substância branca e não a anormalidades da substância cinzenta do cérebro. Postulou-se que o grau em que a variação do movimento é reduzida pode refletir a extensão em que a conectividade cortical está prejudicada.

10. Existem diferentes abordagens teóricas para explicar o processo de desenvolvimento motor. Relacione cada teoria com as afirmativas abaixo e assinale a opção que mostra a sequência correta.

I. **Teoria de seleção do grupo neuronal.**
II. **Teoria neuromaturacional.**
III. **Teoria dos sistemas dinâmicos.**
IV. **Modelo bioecológico.**
V. **Teoria ecológica.**
VI. **Teoria da programação motora.**

( ) **A ontogênese do comportamento é uma propriedade intrínseca do organismo. Os comportamentos motores aparecem e aumentam sua complexidade à medida que o sistema nervoso central amadurece de forma hierárquica, no sentido vertical, e progressivamente as atividades das estruturas superiores vão exercendo controle sobre as inferiores.**

( ) **Os conceitos-chave são a capacidade de variação e adaptabilidade do sistema nervoso, sendo a variação, também entendida como variabilidade primária, caracterizada pela presença de um repertório de estratégias para atingir um objetivo específico, enquanto a adaptabilidade, ou variabilidade secundária, corresponde à capacidade de selecionar, nesse repertório, a estratégia mais eficiente para situações específicas.**

( ) **Enfatiza que a maturação do sistema nervoso central tem influência equivalente à dos demais sistemas, os quais, em cooperação, interagem para promover o desenvolvimento motor. Nessa abordagem teórica, tanto o organismo como o ambiente são determinantes para o desenvolvimento infantil.**

( ) **O ambiente ecológico de desenvolvimento humano não se limita apenas a um ambiente único e imediato e deve ser entendido como um conjunto de estruturas (micro, meso, exo e macrossistema), uma contida dentro da outra de maneira concêntrica, ou seja, uma influenciando a outra de modo a, conjuntamente, afetar o desenvolvimento da pessoa.**

( ) **As ações motoras não são simplesmente dos sistemas sensorial/motor. As ações requerem informações perceptuais dos fatores do ambiente e são organizadas de acordo com a tarefa específica para que a meta seja atingida. As informações detectadas são utilizadas para modificar e controlar o movimento.**

( ) **Os reflexos não dirigem a ação, e os *inputs* sensoriais são importantes no controle do movimento.**

(A) II-I-IV-V-III-VI
(B) I-II-III-IV-V-VI
(C) II-I-III-VI-V-VI
(D) II-I-III-V-IV-VI
(E) VI-IV-V-III-I-II

■ **Resposta: D.**

COMENTÁRIO: Muitos teóricos estudam o desenvolvimento motor de maneiras variadas e por diversas teorias que foram surgindo de modo a completar e atualizar os achados científicos acerca desse desenvolvimento. Nessa questão estão as principais teorias utilizadas para o estudo do desenvolvimento motor, cada qual com suas singularidades e características.

As principais características da teoria de seleção do grupo neuronal, proposta por Gerald Edelman e Rodney R. Porter, são as fases de variabilidade primária e secundária. Durante a fase de variabilidade primária, os indivíduos apresentam grande variedade de movimentos. A fase de variabilidade secundária possibilita a seleção de grupos neuronais específicos para cada tarefa. Essa fase é caracterizada por intensa mielinização, em que o lactente apresentará menos movimentos variados e mais movimentos adaptados, e as respostas aos estímulos serão mais rápidas, pois haverá uma seleção dos grupos neuronais funcionais. Logo, essa teoria se relaciona com a afirmativa II.

O principal pressuposto da teoria neuromaturacional é que os comportamentos motores aparecem e aumentam de complexidade à medida que o sistema nervoso central amadurece de maneira hierárquica. Logo, essa teoria se associa à afirmativa I.

A teoria dos sistemas dinâmicos afirma que o sistema nervoso central e sua maturação trabalham em conjunto com os demais sistemas do corpo humano para produzir os movimentos[8]. Logo, essa teoria está relacionada com a afirmativa III.

Na teoria ecológica destaca-se que, para que o desenvolvimento motor ocorra de modo adequado, o lactente irá recorrer às informações perceptuais dos fatores ambientais[42]. Logo, essa teoria se relaciona com a afirmativa V.

A principal característica do modelo bioecológico, proposto por Bronfenbrenner, é o modelo concêntrico formado por estruturas do ambiente, as quais estão inter-relacionadas e são denominadas micro, meso, exo e macrossistema[6]. Logo, essa teoria pode ser associada à afirmativa IV.

A teoria da programação motora apresenta a importância dos reflexos durante o desenvolvimento motor, sem a influência desses na ação motora. Além disso, os lactentes também precisam dos *inputs* sensoriais para seu desenvolvimento[42]. Logo, essa teoria está relacionada com a afirmativa VI.

11. O processo de desenvolvimento motor caracteriza-se como um processo dinâmico e constante, de modo que qualquer fator de risco genético, biológico, físico e/ou ambiental que limite as condições físicas e as experiências ambientais do indivíduo poderá impactá-lo negativamente. Assinale a opção que apresenta exemplos de fatores de risco físicos para o desenvolvimento motor.

(A) Quedas, local de residência e intoxicações
(B) Queimaduras, alimentação suplementar à amamentação e local de residência
(C) Quedas, queimaduras, intoxicações e colisão de automóveis
(D) Grande ou pequeno para a idade gestacional e prematuro extremo
(E) Presença de brinquedos, grau de instrução da mãe e infecções

■ **Resposta: C.**

COMENTÁRIO: Fatores de risco são descritos como a interação de aspectos de comportamento, estilo de vida, ambiente e características congênitas ou hereditárias. Os fatores de risco podem ser classificados em:

- **Genéticos:** estão associados às malformações congênitas e afecções genéticas.
- **Físicos:** no lactente são maiores a probabilidade de sofrer acidentes impostos por terceiros (quedas, queimaduras, intoxicações e colisão de automóveis) e a incidência de internações e intercorrências.
- **Ambientais:** são os aspectos negativos relacionados à família, ao ambiente físico e à sociedade, como as condições insuficientes de saúde, moradia e renda, as práticas inadequadas de cuidado, a baixa escolaridade parental e a falta de brinquedos.
- **Biológicos:** nascimento prematuro, infecções e baixo peso ao nascer são exemplos.

Mediante o exposto, a resposta correta é a opção C, que apresenta apenas exemplos de fatores de risco físicos.

12. O alcance manual é uma importante atividade realizada pelos lactentes por permitir a interação com o ambiente, além da adaptação de seus movimentos em função das características físicas dos objetos. Essa é uma atividade motora complexa que se modifica constantemente no decorrer de sua evolução. Considerando a evolução do alcance manual, marque a opção INCORRETA.

(A) Nos meses que antecedem o surgimento do alcance, os lactentes apresentam movimentos do braço em direção a um objeto, mas sem conseguir tocá-lo ou apreendê-lo
(B) Os ajustes distais, com o amadurecimento do alcance, caracterizam alcances com a mão na posição horizontal, facilitando assim o sucesso da preensão

(C) A mudança da posição da mão no alcance, observada pela evolução dos ajustes distais, indica o aumento da supinação do antebraço e da rotação externa do ombro
(D) A ativação dos músculos extensores dos dedos em antecipação ao toque do objeto, que ocorre ao longo dos meses após a aquisição do alcance, possibilita um sucesso maior na preensão do objeto
(E) No início do alcance, os movimentos dos membros superiores assumem trajetórias curvilíneas, geralmente em zigue-zague e com pouca precisão

■ **Resposta: B.**

COMENTÁRIO: Os ajustes distais no início do alcance caracterizam-se por alcances com a mão na posição horizontal, mas, à medida que se passam os meses, a mão posiciona-se mais verticalizada e aberta para tocar o objeto. Pode-se entender que o lactente seleciona a orientação vertical da mão mais frequentemente com a idade ao observar o desenvolvimento da pronossupinação do antebraço. Aos 5 meses de idade, o lactente tende a alcançar um objeto com o antebraço pronado, isto é, na posição horizontal; no mês seguinte, o alcance com o antebraço na posição neutra torna-se predominante. Essa evolução de prono para neutro indica o aumento da supinação do antebraço e da rotação externa do ombro que ocorre ao longo dos meses. Isso facilita a verticalização da mão do lactente para obter maior êxito na preensão do objeto.

13. A teoria de seleção do grupo neuronal é embasada em dois elementos-chave do desenvolvimento motor: a variação, ou seja, a presença de um repertório de opções para atingir um objetivo específico, e a adaptabilidade, ou seja, a capacidade de selecionar a partir do repertório a estratégia mais eficiente em uma situação específica. De acordo com essa teoria, considere as afirmativas abaixo e assinale a opção correta.

I. **A fase de variabilidade secundária é caracterizada pela variação no comportamento motor.**
II. **A fase de variabilidade primária é caracterizada pela ausência da capacidade de adaptar as várias possibilidades de movimento às especificidades de uma situação.**
III. **Na fase de variabilidade primária, o sistema nervoso usa claramente as informações aferentes produzidas pelo comportamento e pela experiência para a seleção do comportamento motor que melhor se adapta à situação.**
IV. **O processo de seleção (adaptabilidade), que é característico da variabilidade primária, é baseado em experiências ativas de tentativa e erro (desenvolvimento dependente da experiência).**

(A) As afirmativas I e II são verdadeiras
(B) As afirmativas II, III e IV são falsas
(C) As afirmativas I, III e IV são falsas
(D) As afirmativas II e III são verdadeiras
(E) Todas as afirmativas são falsas

■ **Resposta: C.**

COMENTÁRIO: O desenvolvimento começa com a fase de variabilidade primária, durante a qual a atividade espontânea do sistema nervoso experimenta todas as opções funcionais disponíveis. Em termos de comportamento motor, isso significa que o sistema nervoso explora todas as possibilidades motoras de seus repertórios, induzindo variações abundantes no comportamento motor.

A variação é provocada pela atividade exploratória do sistema nervoso. O sistema explora todas as possibilidades motoras. A exploração promove uma grande quantidade de informações aferentes autoproduzidas que, por sua vez, são usadas para dar forma posterior ao sistema nervoso. A exploração reflete a interação contínua e dinâmica entre genes e experiência, incluindo experiência com mudanças nas proporções do corpo. No entanto, as informações aferentes não são usadas para adaptação do comportamento motor às restrições ambientais. A fase de variabilidade primária é caracterizada pela variação no comportamento motor e pela ausência da capacidade de adaptar as várias possibilidades de movimento às especificidades da situação.

Na fase de variabilidade secundária (adaptativa), o sistema nervoso claramente usa a informação aferente produzida pelo comportamento e pela experiência para a seleção do comportamento motor que melhor se adapta à situação. O processo de seleção, que é característico da variabilidade secundária, é baseado em experiências ativas de tentativa e erro.

14. No desenvolvimento motor de lactentes saudáveis podemos observar que o desenvolvimento do controle postural é fundamental para o desenvolvimento de atividades funcionais e que ele tem relação direta com o alcance manual. Analise as afirmativas abaixo e assinale a opção correta.

I. Na postura sentada, o desenvolvimento do controle de tronco aumenta gradualmente de maneira segmentar no sentido cefalocaudal. Assim, podemos considerar que o tronco não é um segmento único e como tal tem que ser avaliado.

II. O desempenho do alcance está fortemente correlacionado à aquisição segmentar e progressiva do controle de tronco, ou seja, o controle de tronco influencia o desempenho do alcance.

III. O controle de tronco ao longo do tempo aumenta de modo linear à medida que os lactentes aprendem a sentar de maneira independente. Além disso, o desenvolvimento da habilidade de sentar aumenta o controle do alcance, e os lactentes aprendem a controlar o tronco durante os desequilíbrios impostos pela tarefa.

IV. Para que o lactente saudável consiga a aquisição de habilidades motoras é preciso o refinamento do controle de tronco ao longo dos meses. Para isso são necessários a coativação dos músculos do tronco e o recrutamento específico e não direcionado dos músculos do tronco.

V. O controle de tronco se inicia por volta dos 2 a 3 meses. Em torno de 4 a 5 meses, os lactentes adquirem o controle da musculatura torácica e são capazes de permanecer sentados com suporte no tronco. Nesse período, os lactentes realizam os primeiros alcances bem-sucedidos, que são acompanhados por ajustes posturais com grande variação.

(A) Apenas a afirmativa IV é falsa
(B) As afirmativas I, II, e IV são falsas
(C) As afirmativas I e II são falsas
(D) As afirmativas II e IV são falsas
(E) Todas as afirmativas são verdadeiras

■ **Resposta: A.**

COMENTÁRIO: A única afirmativa incorreta é a IV. O controle postural permite que a criança consiga controlar o próprio corpo no espaço; e tanto a cabeça como o tronco são segmentos corporais que servem de referência e possibilitam a organização da ação. O lactente desenvolve esse controle com o tempo, e para que isso ocorra é necessário o recrutamento específico e direcionado da musculatura cervical, torácica e lombar, que ocorre gradualmente nesse sentido descendente, ou seja, no sentido cefalocaudal.

Cada aquisição de controle muscular que ocorre é necessária para as aquisições posteriores. O ganho do controle cervical antigravitacional e alinhado ao tronco, que ocorre por volta de 2 a 3 meses, permite que se inicie o recrutamento da musculatura torácica para que o lactente adquira a postura sentada com apoio e posteriormente sem apoio, por volta dos 7 meses, quando consegue o controle da musculatura lombar. Portanto, a afirmativa IV está incorreta, porque há o recrutamento específico e direcionado (cefalocaudal) dos músculos do tronco.

15. Sobre o desenvolvimento motor, considere como verdadeira (V) ou falsa (F) cada uma das afirmativas abaixo e assinale a opção correta.

I. Na postura sentada, as oscilações de tronco diminuem ao longo dos 3 aos 9 meses no lactente saudável, conforme adquire a capacidade de se sentar independentemente.

II. Quando os lactentes se sentam independentemente, o tronco torna-se um único segmento; assim, os níveis de suporte no tronco não irão influenciar o desempenho do alcance.

III. Estudos sugerem que a postura sentada favorece a frequência maior de alcances bem-sucedidos e com menos correções durante a trajetória da mão até o alvo, quando comparada com a postura supina.

IV. Estudos demonstram que lactentes nascidos a termo e saudáveis apresentam a emergência do alcance por volta dos 5 meses de idade. Entretanto, quando a cabeça do RN é apoiada, este pode apresentar movimentos de alcance.

V. Uma das mais importantes habilidades que o lactente saudável consegue realizar no primeiro ano de vida é se sentar independentemente. Essa habilidade irá favorecer no lactente a capacidade de olhar, alcançar, interagir, manipular e explorar o ambiente, tornando-o mais funcional.

(A) V-V-V-F-V
(B) V-F-F-V-V
(C) V-F-V-F-V
(D) V-F-V-F-F
(E) Todas as afirmativas são verdadeiras

■ **Resposta: C.**

COMENTÁRIOS:

II – FALSA. Fazem parte do segmento do tronco a cervical e o tronco, dividido nas partes torácica e lombar; por isso, o tronco não pode ser considerado um segmento único. Conforme o lactente vai se desenvolvendo e experimentando novas habilidades, o recrutamento dos músculos posturais aumenta, começando pela musculatura cervical, aos 2 ou 3 meses, depois o tórax, entre os 4 e os 5 meses, até chegar à musculatura lombar, possibilitando assim o sentar independente; a evolução é gradativa. A avaliação do controle de tronco é feita de maneira segmentar para determinar o nível de controle da musculatura do lactente[3,10,11,22,30,37-39].

IV – FALSA. A emergência do alcance ocorre entre os 2 e os 3 meses de idade e não aos 5 meses. O alcance manual é uma habilidade que necessita de controle postural adequado. Na fase inicial, o alcance é caracterizado por movimentos não coordenados, mas, conforme a habilidade vai sendo desenvolvida, passa a ser caracterizado por movimentos mais rápidos e mais frequentes[48].

16. Considerando a função do sistema musculoesquelético e as atividades de mobilidade de lactentes sem disfunções neurológicas, assinale a opção INCORRETA.

(A) À medida que o lactente desenvolve a extensão ativa da cabeça contra a gravidade com rotação de pescoço, os músculos esternocleidomastóideo e trapézio superior são ativados

(B) O RN, quando mantido em pé pelo examinador, permanece com a cabeça anteriorizada em relação ao tronco, com semiflexão de quadril e joelhos, e com as plantas dos pés apoiadas na superfície

(C) O alcance de objetos com as duas mãos (alcance bimanual), no início dessa atividade, reflete o suficiente e eficiente controle postural apresentado pelos lactentes

(D) O melhor controle da musculatura de tronco permite ao lactente rolar de supino para prono, ativando as reações de equilíbrio em prono e supino

(E) O aumento do controle da musculatura de tronco e pelvicofemoral permite que o lactente assuma a postura quadrúpede, realizando o movimento de balanceio

■ **Resposta: C.**

COMENTÁRIO: Durante o desenvolvimento do alcance, há períodos de flutuação entre alcances unimanuais e bimanuais. Dos 5 aos 6 meses e dos 10 aos 12 meses de idade, os alcances são predominantemente bimanuais, enquanto no intervalo de 7 a 9 meses é maior a frequência de alcances unimanuais. A predominância de bimanualidade nos primeiros meses após a aquisição do alcance e novamente ao final do primeiro ano de idade certamente tem significado distinto.

Os alcances bimanuais no início do alcance refletem o controle postural insuficiente para utilizar as mãos independentemente durante o alcance. Quando o lactente ainda não controla bem o tronco, até cerca de 6 a 7 meses de idade, ele aprende com as experiências que alcançar o objeto com ambas as mãos facilita sua apreensão. Por outro lado, a estabilidade de tronco leva à diminuição da atividade postural e à consequente melhora no controle postural, possibilitando que o lactente produza apenas a quantidade de força e o torque necessários para vencer a ação da gravidade e controlar o movimento dos braços. É por isso que a maior estabilidade de tronco entre os 7 e os 9 meses de idade favorece o movimento unimanual para o alcance.

BIBLIOGRAFIA

Assaiante C, Amblard B. Ontogenesis of head stabilization in space during locomotion in children: influence of visual cues. Experimental Brain Research 1993; 93(3):499-515.

Athayde F, Mancuzo EV, Corrêa RA. Influência ambiental sobre a incapacidade física: uma revisão sistemática da literatura. Ciência & Saúde Coletiva 2017; 22(11):3645-52.

Bly L. Motor skills acquisition in the first year: An illustrated guide to normal development. Elsevier Science & Technology Books, 1998.

Bly L. Motor skills acquisition in the first year: An illustrated guide to normal development. Therapy Skill Builders, 1994.

Brasil. Ministério da Saúde. Secretaria de Atenção à Saúde. Diretrizes de estimulação precoce: crianças de zero a 3 anos com atraso no desenvolvimento neuropsicomotor/Ministério da Saúde, Secretaria de Atenção à Saúde. Brasília: Ministério da Saúde, 2016.

Bronfenbrenner U, Morris PA. The ecology of developmental processes. In: Damon W (Org.) Handbook of child psychology. 1998; 1: 993-1027.

Buchalla CM (Org.) CIF (Classificação Internacional de Funcionalidade, Incapacidade e Saúde)/Centro Colaborador da Organização Mundial da Saúde para a Família de Classificações Internacionais em Português. 1. ed., 3. reimpr. atual. São Paulo: Editora da Universidade de São Paulo, 2020.

Campbell SK, Palisano RJ, Orlin MN. Physical therapy for children. 4. ed. Elsevier, 2011: 39-40.

Chen Y. Mechanisms of winner-take-all and group selection in neuronal spiking networks. Frontiers in Computational Neuroscience 2017; 11:11-20.

Cunha AB, Soares DA, Ferro AM, Tudella E. Effect of training at different body positions on proximal and distal reaching adjustments at the onset of goal-directed reaching: a controlled clinical trial. Motor Control 2013; 17(2):123-44.

Cunha AB, Woollacott M, Tudella E. Influence of specific training on spatio-temporal parameters at the onset of goal-directed reaching in infants: a controlled trial. Brazilian Journal of Physical Therapy 2013; 17(4):409-17.

Edelman GM. Neural Darwinism: selection and reentrant signaling in higher brain function. Neuron 1993; 10:115-25.

Edelman GM. Neural Darwinism: The theory of neuronal group selection. Oxford, United Kingdom: Oxford University Press, 1989.

Effgen SK. Fisioterapia pediátrica: atendendo as necessidades das crianças. Rio de Janeiro: Guanabara Koogan, 2007.

Fagard J, Pezé A. Age changes in interlimb coupling and the development of bimanual coordination. Journal of Motor Behavior 1997; 29(3):199-208.

Fagard J. Linked proximal and distal changes in the reaching behavior of 5-to 12 month-old human infants grasping objects of different sizes. Infant Behavior and Development 2000; 23: 317-29.

Figueiras AC, Souza ICN, Rios VG, Benguigui, Y. Manual para vigilância do desenvolvimento infantil no contexto da AIDPI. Organização Pan-Americana de Saúde, Washington, D.C., 2005.

Formiga CKMR, Pedrazzani ES, Tudella E. Desenvolvimento motor de lactentes pré-termo participantes de um programa de intervenção fisioterapêutica precoce. Revista Brasileira de Fisioterapia 2004; 8(3):239-45.

Formiga CKMR, Peedrazzani ES, Tudella E. Desenvolvimento neuro--sensório-motor do lactente no primeiro ano de vida. In: Intervenção precoce com lactentes de risco. São Paulo: Atheneu, 2010.

Gibson EJ. Exploratory behavior in the development of perceiving, acting, and the acquiring of knowledge. Annu Rev Psychol 1988; 39:1-41.

Gonçalves RV. Desenvolvimento motor durante o primeiro ano de vida. In: Camargos ACR et al. (Org.) Fisioterapia em pediatria: da evidência à prática clínica. 1. ed. Rio de Janeiro: Medbook, 2019: 2-18.

Greco ALR. Alcance manual e nível de controle de tronco de lactentes entre 6 e 9 meses de idade: estudo observacional. [dissertação]. São Carlos: Departamento de Fisioterapia, Universidade Federal de São Carlos, 2016.

Hadders-Algra M. Early human motor development: from variation to the ability to vary and adapt. Neurosci Biobehav Rev 2018; 90:411-27.

Hadders-Algra M. Neural substrate and clinical significance of general movements: an update. Developmental Neurology 2017; 60:39-46.

Hadders-Algra M. Putative neural substrate of normal and abnormal general movements. Neurosci Biobehav Rev 2007; 31:1181-90.

Hadders-Algra M. The neuronal group selection theory: a framework to explain variation in normal motor development. Developmental Medicine & Child Neurology 2000; 42:566-72.

Hadders-Algra M. Variation and variability: key words in human motor development. Physical Therapy 2010; 90(12):1823-37.

Harbourne RT, Lobo MA, Karst GM, Galloway JC. Sit happens: Does sitting development perturb reaching development, or vice versa? Infant Behav Dev 2013 Jun; 36(3):438-50.

KoutraK, Chatzi L, Roumeliotaki T et al. Socio-demographic determinants of infant neurodevelopment at 18 months of age: Mother–Child Cohort (Rhea Study) in Crete, Greece. Infant Behavior and Development, [s.l.], fev. 2012; 35(1):48-59.

Kyvelidou A, Harbourne RT, Stergiou N. Severity and characteristics of developmental delay can be assessed using variability measures of sitting posture. Pediatr Phys Ther 2010; 22(3):259-66.

Landau A. 'uher einen tonischen Lagereflex beim alteren Saugling.' Klin Wschr 1923; 2:1253.

Leighton AH, Lohmann C. The wiring of developing sensory circuits – from patterned spontaneous activity to synaptic plasticity mechanisms. Front Neural Circuits 2016; 10:71.

Mitchell RG. The Landau Reaction (Reflex) 1962; 4(1):65-70.

Nelson PG, Fields RD, Yu C, Liu Y. Synapse elimination from the mouse neuromuscular junction in vitro: a non-Hebbian activity-dependent process. J Neurobiol 1993 Nov; 24(11):1517-30.

Neto FR, Santos APM, Xavier RFC, Amaro KN. A importância da avaliação motora em escolares: análise da confiabilidade da Escala de Desenvolvimento Motor. Rev Bras Cineantropom Desempenho Hum [Internet] 2010; 12(6):422-7.

Neves KR, Morais RLS, Teixeira RA, Pinto PAF. Growth and development and their environmental and biological determinants. Jornal de Pediatria, [s.l.] maio 2016; 92(3):241-50.

Rachwani J, Santamaria V, Saavedra SL, Woollacott MH. The development of trunk control and its relation to reaching in infancy: a longitudinal study. Front Hum Neurosci 2015; 9:94.

Rochat P, Goubet N. Development of sitting and reaching in 5- to 6-month-old infants. Infant Behavior and Development 1995; 18(1):53-68.

Saavedra SL, van Donkelaar P, Woollacott MH. Learning about gravity: segmental assessment of upright control as infants develop independent sitting. J Neurophysiol 2012; 108(8):2215-29.

Sato NTS. Influência de diferentes posturas sentadas e nível de controle de tronco no movimento de alcance em lactentes a termo e pré-termo tardios [dissertação]. São Carlos: Departamento de Fisioterapia, Universidade Federal de São Carlos, 2017.

Schumway-Cook A, Woollacott M. Controle motor: teoria e aplicações práticas. P.1-3. 2. ed. Editora Manole, 2003.

Shumway-Cook A, Woollacott, MH. Developmental of postural control. In: Motor control – Translating research into clinical practice. 5. ed. Wolters Kluwer, 2017: 183-205.

Smith LB, Thelen E. Development as a dynamic system. Trends in Cognitive Sciences Aug 2003; 7(8).

Spittle AJ, Brown NC, Doyle LW et al. Quality of general movements is related to white matter pathology in very preterm infants. Pediatrics 2008; 121:e1184–e1189.

Thelen E, Corbetta D, Spencer JP. Development of reaching during the first year: role of movement speed. J Exp Psychol Hum Percept Perform 1996 Oct; 22(5):1059-76.

Thelen E. Motor development: A new synthesis. The American Psychological Association 1995; 50(2):79-95.

Toledo AM, Soares DA, Tudella E. Proximal and distal adjustments of reaching behavior in preterm infants. Journal of Motor Behavior 2011; 43(2):137-45.

Toledo AM, Soares-Marangoni DA, Fonseca MV, Tudella E. Introdução ao alcance manual de lactentes. In: Tudella et al. Intervenção precoce: Evidências para a prática clínica em lactentes de risco. 1. ed. Curitiba: Appris, 2019: 155-70.

Tudella E, Greco ALR, Pereira K. Desenvolvimento motor típico de recém-nascido a 12 meses de idade: uma breve revisão. In: Tudella et al. Intervenção precoce: Evidências para a prática clínica em lactentes de risco. 1. ed. Curitiba: Appris, 2019: 23-53.

Tudella et al. Intervenção precoce: Evidências para a prática clínica em lactentes de risco. 1.ed. Curitiba: Appris, 2019.

Van Balen LC, Dijkstra LJ, Hadders-Algra M. Development of postural adjustments during reaching in typically developing infants from 4 to 18 months. Exp Brain Res 2012; 220(2):109-19.

Van der Fits IB, Flikweert ER, Stremmelaar EF, Martijn A, Hadders-Algra, M. Development of postural adjustments during reaching in preterm infants. Pediatric Research 1999; 46:1-7.

Van der Fits IB, Hadders-Algra M. The development of postural response patterns during reaching in healthy infants. Neurosci Biobehav Rev 1998 Jul; 22(4):521-6.

Withagen R. On ecological conceptualizations of perceptual systems and action systems. Theory Psychology 2005; 15(5):603-20.

Capítulo 5

Torcicolo Muscular Congênito e Artrogripose Múltipla Congênita

Michelle Alexandrina dos Santos Furtado
Luana Cristina da Silva
Hércules Ribeiro Leite

1. (COREMU CCS/HUCAM, 2017 – adaptada) Acerca do torcicolo muscular congênito, assinale a opção correta.

(A) O torcicolo muscular congênito é causado pelo encurtamento unilateral do músculo esternocleidomastóideo, levando à inclinação e rotação da cabeça para o lado contralateral ao do músculo acometido

(B) O torcicolo muscular congênito é causado pelo encurtamento unilateral do músculo esternocleidomastóideo, levando à inclinação e rotação da cabeça para o mesmo lado do músculo acometido

(C) O tratamento conservador, que inclui a fisioterapia, não apresenta bons resultados no tratamento da criança com torcicolo muscular congênito, devendo ser realizada intervenção cirúrgica assim que o diagnóstico for confirmado

(D) O alongamento do músculo esternocleidomastóideo deve ser iniciado em posição neutra do pescoço e direcionado para rotação ipsilateral e inclinação da cabeça contralateral ao lado acometido

(E) O alongamento do músculo esternocleidomastóideo deve ser iniciado em posição neutra do pescoço e direcionado para rotação contralateral e inclinação da cabeça ipsilateral ao lado acometido

■ **Resposta: D.**

COMENTÁRIO: O torcicolo muscular congênito é definido como uma desordem musculoesquelética do pescoço que geralmente se manifesta no período neonatal ou em lactentes e é caracterizada pelo encurtamento do músculo esternocleidomastóideo, apresentando-se como uma inclinação cervical ipsilateral em direção ao lado do músculo afetado e rotação da cabeça para o lado oposto (contralateral) ao do músculo

acometido. Dentre os tratamentos conservadores, o alongamento é uma intervenção eficaz nessa condição de saúde, sendo a técnica mais frequentemente aplicada. O fisioterapeuta deve posicionar a criança na posição supina, estabilizar o peito e os ombros com uma das mãos e com a outra deixar o pescoço na posição neutra e direcionar a cabeça de modo que a rotação seja ipsilateral e a inclinação seja contralateral ao lado acometido[1,2].

2. (CIAAR, 2018 – adaptada) O torcicolo congênito é definido como uma contratura unilateral do músculo esternocleidomastóideo que, em geral, se manifesta no período neonatal ou em lactentes. O diagnóstico é clínico, considerando as limitações nos movimentos do pescoço, a elevação do ombro no lado contraturado e a posição da cabeça em inclinação ipsilateral e rotação contralateral. O tratamento fisioterapêutico deve ser o mais precoce possível e contar com a participação efetiva dos pais. Tomando por base os procedimentos adotados para o tratamento fisioterapêutico do torcicolo congênito e algumas precauções importantes durante esses procedimentos, analise as afirmativas a seguir.

I. A técnica passiva do alongamento do músculo esternocleidomastóideo, nos casos de torcicolo congênito, pode ser realizada apenas com flexão lateral da cabeça em direção ao ombro contralateral ou com associação de flexão lateral ipsilateral com a rotação contralateral.

II. O alongamento não deve ser levado até o ponto de a criança ficar cianótica. Em algumas situações, um nódulo volumoso do músculo esternocleidomastóideo pode comprimir os vasos sanguíneos do pescoço durante o alongamento com associação da rotação e provocar dor e cianose.

III. O fisioterapeuta deve estimular a participação efetiva dos pais, ensinando como alongar o músculo e como incentivar os movimentos necessários para tanto. É importante que os pais demonstrem o alongamento e os exercícios sempre que estiverem com o fisioterapeuta, até haver a certeza de que os executam com habilidade.

Está correto o que se afirma em:

(A) I e II

(B) I e III

(C) II e III

(D) I, II e III

■ **Resposta: C.**

COMENTÁRIO: O alongamento muscular é uma das principais estratégias em casos de torcicolo muscular congênito e deve ser realizado de maneira sustentada, livre de dor e com baixa intensidade para prevenir microtraumas na musculatura da criança. Durante a aplicação da técnica, caso a criança resista ou sejam percebidas mudanças em sua respiração ou circulação, o procedimento deve ser interrompido. Além disso, a educação dos pais/cuidadores é parte fundamental do tratamento fisioterapêutico, etapa em que devem ser ensinadas estratégias que devem ser integradas na rotina diária para potencializar os ganhos obtidos com o tratamento. A educação deve ser incorporada a cada sessão, e o fisioterapeuta deve sempre demonstrar a forma apropriada do alongamento e certificar-se de que os pais/cuidadores o estão realizando de maneira correta para evitar possíveis danos adicionais à musculatura da criança[2-4].

3. (Prefeitura de Macapá/AP, 2018 – adaptada) Uma criança apresenta torcicolo congênito e foi submetida à fisioterapia pós-operatória. Os procedimentos de educação do paciente e do cuidador, manutenção de amplitude passiva de movimento, maximização da força funcional dos músculos cervicais, desenvolvimento de conscientização/controle de alinhamento na linha média, desenvolvimento de reações ativas de endireitamento da cabeça e de consciência proprioceptiva e cuidados com os halos cervicais são procedimentos da fisioterapia pós-operatória que acontecem entre:

(A) O primeiro e o segundo dia

(B) O terceiro dia e a oitava semana

(C) A oitava e a 24ª semana

(D) A 24ª e a 28ª semana

(E) A 28ª e a 32ª semana

■ **Resposta: B.**

COMENTÁRIO: Na fase aguda do pós-operatório (1 ou 2 dias) de um paciente com torcicolo muscular congênito, a abordagem fisioterapêutica deve focar nos cuidados básicos da coluna vertebral, na educação do paciente e/ou cuidadores quanto às estratégias que devem ser utilizadas durante as transferências, a fim de proteger o local operado e minimizar

a dor, e na instrução quanto à importância de realizar o tratamento ambulatorial e o programa de exercícios domiciliares diariamente.

Na fase subaguda do pós-operatório (3 a 4 dias), o objetivo do tratamento fisioterapêutico deve ser maximizar os ganhos da amplitude de movimento ativa e passiva e a força muscular da região cervical, além de desenvolver a consciência sobre a linha média.

Entre a sexta e a oitava semana de pós-operatório, a reavaliação deve ser realizada pelo médico e, caso tenham sido obtidos menos de 5 graus de limitação de amplitude de movimento e força grau 1 para flexão lateral da cervical, a criança poderá progredir para a próxima etapa do processo de reabilitação fisioterapêutica[3].

4. A.M.J., do sexo feminino, tem 2 meses de idade e é recém-nascida pré-termo com 36 semanas de idade gestacional e de parto normal. Com 1 mês e 17 dias a mãe procurou o pediatra, após perceber que a criança mantinha a cabeça mais inclinada para um lado, sendo diagnosticada com torcicolo muscular congênito. Foi encaminhada pelo pediatra para o fisioterapeuta e iniciou o tratamento com 50 dias após o nascimento. Considerando o processo fisioterapêutico de avaliação da criança, assinale a opção INCORRETA.

(A) A escala motora infantil de Alberta pode ser utilizada para avaliação do desenvolvimento motor da criança, considerando que há aumento do risco de atraso no desenvolvimento motor em crianças com torcicolo muscular congênito

(B) O profissional pode classificar o nível de severidade do torcicolo muscular congênito, considerando a idade da criança, a presença ou não de massa no músculo esternocleidomastóideo e a diferença de amplitude de rotação entre os dois lados em uma escala que varia de 0 a 8

(C) A entrevista deve abordar questões relacionadas aos períodos pré e perinatais, como, por exemplo, a posição em que a criança estava nos exames (ultrassom) nos últimos 6 meses, a apresentação no momento do parto (cefálica ou pélvica) e o tipo de parto

(D) O profissional deve documentar as principais posturas adotadas pela criança, a preferência e a tolerância somente na posição de supino, visto ser essa a principal postura assumida pela criança

(E) A escala de função muscular pode ser utilizada para avaliação da amplitude de movimento ativa e da força muscular da região cervical da criança

■ **Resposta: D.**

COMENTÁRIO: Durante o processo de avaliação fisioterapêutica da criança com torcicolo muscular congênito, o profissional deve documentar e estar atento às preferências e à tolerância da criança em todas as posições em que ela permanece, ou seja, prono, supino, sentada com apoio e de pé com apoio. Avaliar a capacidade de movimento e a função muscular nas posições de desenvolvimento e de preferência da criança ajuda a direcionar o plano de tratamento e a educar os pais quanto às estratégias que podem ser adotadas na rotina diária para otimizar os ganhos obtidos na reabilitação[2].

5. Em relação ao torcicolo muscular congênito, marque verdadeiro (V) ou falso (F) e escolha a opção correspondente.

( ) Com base na apresentação clínica, as crianças podem ser classificadas em três subtipos: crianças com nódulo no esternocleidomastóideo, com torcicolo muscular ou com torcicolo postural.

( ) A presença de nódulo no esternocleidomastóideo e a limitação de amplitude de movimento estão relacionadas com pior prognóstico.

( ) A idade de início ao diagnóstico não influencia o tempo de tratamento conservador.

( ) O torcicolo postural é caracterizado pela limitação de amplitude de movimento < 15 graus e a ausência de nódulo no esternocleidomastóideo.

(A) V-V-F-F

(B) F-V-F-F

(C) V-V-F-V

(D) V-V-V-F

■ **Resposta: A.**

COMENTÁRIO: O torcicolo muscular congênito pode ser classificado em três subgrupos, de acordo com sua apresentação clínica: as crianças com nódulo no esternocleidomastóideo apresentam uma massa fibrótica palpável na musculatura e limitação de amplitude de movimento ativa e passiva; naquelas com torcicolo muscular há limitação da amplitude de movimento ativa e passiva devido ao encurtamento do músculo esternocleidomastóideo; e as com torcicolo postural, em que há a aparência dos demais, porém sem nódulo nem limitação de amplitude de movimento. A presença de nódulo, a limitação de amplitude de movimento da região cervical e a idade de início são fatores que determinam a classificação de gravidade do torcicolo muscular congênito e influenciam diretamente o prognóstico e o tempo de tratamento[1].

6. Após uma avaliação fisioterapêutica minuciosa, o fisioterapeuta pode predizer a gravidade do prognóstico de uma criança com torcicolo muscular congênito, embasando-se em alguns critérios, EXCETO:

(A) Classificação da gravidade

(B) Idade de início do tratamento

(C) Presença de alterações genéticas

(D) Adesão aos programas domiciliares

(E) Intensidade da intervenção

■ **Resposta: C.**

COMENTÁRIO: O fisioterapeuta deve determinar e documentar o prognóstico das crianças com torcicolo muscular congênito, observando alguns critérios, como idade de início do tratamento, classificação da gravidade, intensidade da intervenção, presença de comorbidades, taxa de mudança e adesão aos programas domiciliares, e buscando determinar o tempo de tratamento de acordo com as limitações existentes e a necessidade de encaminhamento para outros profissionais e intervenções mais invasivas[2].

7. A capacitação dos pais e cuidadores quanto ao manejo da criança se apresenta como um dos objetivos principais do tratamento fisioterapêutico do torcicolo muscular congênito. Todas as seguintes estratégias podem ser ensinadas, EXCETO:

(A) Estimular o bebê a realizar atividades na linha média do corpo

(B) Incentivar a postura do bebê em prono enquanto dorme

(C) Utilizar brinquedos para estimular a rotação do pescoço para o lado afetado

(D) Adaptar a cadeirinha do carro para promover a simetria do corpo

(E) Alternar os seios maternos ao amamentar o bebê

■ **Resposta: B.**

COMENTÁRIO: Dentre as principais intervenções para crianças com torcicolo muscular congênito está a educação de pais/cuidadores quanto ao incentivo ao posicionamento da criança, evitando assim as preferências por posições e deformidades cranianas. Recomenda-se que o fisioterapeuta encoraje e instrua os pais sobre a importância de posicionar o bebê de barriga para baixo (posição prona) de maneira supervisionada e mantê-lo o maior tempo possível acordado, considerando o risco de morte súbita durante o sono e promovendo o alongamento muscular e o fortalecimento dos músculos da cervical, ombros, cintura escapular e tronco por meio de estímulos de exercícios ativos[2,5].

8. (COFFITO, 2018 – adaptada) Com relação à artrogripose múltipla congênita, analise as sentenças abaixo e assinale a opção correta.

I. É uma condição clínica caracterizada por múltiplas contraturas articulares, de caráter progressivo, que acometem duas ou mais articulações, e pode ser detectada ao nascimento.

II. Sugere-se que a associação recentemente descrita à infecção congênita pelo Zika vírus se deve ao provável tropismo do vírus pelos neurônios fetais, ocasionando a diminuição da motilidade fetal intrauterina com subsequentes contraturas musculares.

III. O diagnóstico da artrogripose múltipla congênita é essencialmente clínico, podendo ser detectada redução da motilidade do feto intraútero, por meio da ultrassonografia, o que, no entanto, representa uma estimativa baixa de diagnóstico, visto que tal fator é pouco investigado no pré-natal.

(A) Apenas a sentença I está correta

(B) Apenas a sentença II está correta

(C) Apenas a sentença III está correta

(D) As sentenças II e III estão corretas

(E) As sentenças I e III estão corretas

■ **Resposta: D.**

COMENTÁRIO: A artrogripose múltipla congênita é uma doença que tem como característica a presença de contraturas em diversas articulações e rigidez dos tecidos moles, ocasionando a falta de movimento ativo e passivo nas extremidades afetadas.

Seu diagnóstico pode ocorrer no período gestacional ou pós-natal, sendo essa condição de saúde ainda pouco investigada nas consultas pré-natais e nas ultrassonografias[6]. Nesse período, é essencial a percepção de fatores como movimento fetal reduzido, disfunções musculoesqueléticas nas extremidades das mãos e dos pés, baixo peso ao nascer e anasarca fetal, entre outros[7]. Tem-se observado que a infecção pelo Zika vírus pode acarretar várias alterações visuais, auditivas e cognitivas, bem como transtornos no aparelho locomotor, sendo muito frequente a artrogripose, uma vez que as duas doenças estão relacionadas com a ausência de movimentos fetais ativos (acinesia) e com alterações nos neurônios motores periféricos[8].

9. (ENADE, 2019 – adaptada) A artrogripose múltipla congênita caracteriza-se pela presença de três ou mais articulações rígidas e tem caráter não progressivo. As articulações mais comumente acometidas são as dos membros inferiores, sendo possível encontrar contraturas em articulações dos membros superiores, como cotovelos e punhos. As crianças com essa condição de saúde podem apresentar desde dificuldade de manuseio de objetos até dependência de dispositivos para locomoção assistida, o que pode comprometer atividades próprias da infância, como brincar e até mesmo frequentar ambiente escolar não adaptado. Os objetivos fisioterapêuticos para esses casos incluem promover a maior independência possível para a participação da criança em atividades individuais e coletivas em cada etapa de seu desenvolvimento, respeitando sempre os limites impostos pela deficiência. Com base no texto, avalie as afirmações a seguir:

I. A principal deformidade causada pela artrogripose é o pé equino-varo, e no pós-operatório o fisioterapeuta deve prescrever e orientar exercícios de mobilização, alongamentos e o uso de órtese suropodálica em tempo integral.

II. O fisioterapeuta deve observar o contexto social da criança para a prescrição adequada e a orientação do uso de meios auxiliares de locomoção, como cadeiras de rodas, andadores e/ou muletas.

III. Nas deformidades de flexão de joelho, após a correção cirúrgica, devem ser prescritas órteses longas do tipo órtese joelho-tornozelo-pé (OJTP) sem cinto pélvico.

IV. As crianças com bom prognóstico de marcha apresentam tronco sem deformidades e força muscular mínima de grau 3 nos músculos dos membros superiores e são capazes de utilizar recursos auxiliares de marcha, como muletas e andadores.

Está correto apenas o que se afirma em:
(A) I e II
(B) I e III
(C) III e IV
(D) I, II e IV
(E) II, III e IV

■ **Resposta: D.**

COMENTÁRIO: As crianças com artrogripose múltipla congênita que apresentam alterações apenas nos membros inferiores geralmente realizam cirurgia para correção das deformidades dos

quadris, joelhos e/ou pés, o que deve ser feito de maneira precoce, proporcionando um bom prognóstico de marcha independente. Após a cirurgia, o fisioterapeuta deve realizar uma avaliação adequada, tomando por base o conceito estabelecido pela Classificação Internacional de Funcionalidade, Incapacidade e Saúde (CIF) que considera os domínios de estrutura e função, atividade e participação e os fatores contextuais com intuito de traçar um plano de tratamento individualizado e prescrever dispositivos auxiliares adequados (cadeiras de rodas, muletas ou andadores). Além disso, deve orientar a utilização de órteses suropodálicas e realizar alongamentos e mobilizações a fim de aumentar ou manter o ganho da amplitude de movimento, a manutenção do posicionamento adequado dessa região articular, o ganho de força nos membros inferiores e a aquisição de locomoção mais eficiente e funcional[6,9,10].

10. (Concurso Quadro de Oficiais de Saúde da PMMG, 2019 – adaptada) Em relação à artrogripose múltipla congênita, marque a opção correta.
(A) A expressão artrogripose múltipla congênita é usada para designar diversas entidades clínicas com evolução e história natural conhecidas e que apresentam em comum a limitação do arco de movimento articular a partir da adolescência
(B) A artrogripose múltipla congênita é uma condição muito frequente, que acontece em 20 a cada 3.000 nascidos vivos
(C) A classificação de Goldberg (classificação clínica das síndromes artrogripóticas) baseia-se na anamnese e no exame clínico e divide as artrogriposes múltiplas congênitas em quatro grupos: generalizada, acometendo extremidades, associada a pterígio e síndromes de sinostoses
(D) A artrogripose clássica, conhecida como amioplasia, é a forma menos comum e representa 20% de todos os casos de nascidos vivos com artrogripose

■ **Resposta: C.**

COMENTÁRIO: A classificação de Goldberg, uma das mais antigas, foi desenvolvida por Bonilla-Musoles, Machado e Osborne e se fundamenta no diagnóstico de alterações heterogêneas resultantes de distúrbios esqueléticos e na presença de contraturas comuns de múltiplas articulações ao nascimento, utilizando a ultrassonografia como exame para identificação precoce. Além disso, divide os casos em quatro tipos: artrogripose generalizada, em que os quatro membros são afetados; artrogripose distal, em que mãos, pés e rosto são afetados; artrogripose associada à síndrome de pterígio, quando as contraturas estão associadas à presença de uma membrana triangular de pele que se forma atrás da articulação, diminuindo a amplitude de movimento articular, podendo ser poplíteo ou antecubital, entre outros; e síndrome de sinostoses, quando, além das contraturas, ocorre falha na separação de um membro ou de parte dele, como sinostose radioumeral e sinostose periférica[11].

11. (Residência Médica – HUC/HSCMC/HMSB, 2017 – adaptada) Na artrogripose múltipla congênita, o ombro encontra-se:
(A) Rodado internamente e aduzido
(B) Rodado externamente e aduzido
(C) Rodado internamente e abduzido

(D) Rodado externamente, abduzido e com o trapézio alongado
(E) Rodado externamente, abduzido e com o trapézio encurtado

■ **Resposta: A.**

COMENTÁRIO: A artrogripose múltipla congênita consiste em um conjunto de mais de 150 doenças que têm como características comuns as múltiplas contraturas e a limitação congênita não progressiva do movimento de duas ou mais articulações diferentes. Dentre os vários tipos existentes, o mais comum é a amioplasia, caracterizada pelo posicionamento simétrico dos membros, sendo mais grave nas articulações distais. As deformidades principais são ombros rodados internamente e aduzidos, com cotovelos em extensão, antebraço em pronação, punhos e dedos em flexão[1,7].

12. A artrogripose múltipla congênita é uma condição de saúde não progressiva e presente ao nascimento que se caracteriza por múltiplas contraturas articulares e limitação do arco de movimento, devendo seu tratamento ser fundamentado em uma abordagem multidisciplinar. Em relação aos objetivos do tratamento fisioterapêutico em crianças com artrogripose múltipla congênita, analise as afirmativas a seguir e assinale a opção correta.

I. Uma importante etapa do tratamento consiste em educar a família sobre o posicionamento adequado da criança, a realização de atividades de higiene e alimentação, o estímulo à movimentação ativa, alongamentos adequados e as habilidades motoras a serem adquiridas pela criança.

II. Considerando a presente rigidez articular, o terapeuta deve realizar alongamentos passivos com o objetivo de minimizar o tônus articular.

III. Utilizar órteses e enfaixamentos para manter os ganhos de amplitude de movimento e evitar a piora das deformidades, respectivamente.

(A) Somente a afirmativa I está correta
(B) Somente as afirmativas II e III estão corretas
(C) Somente as afirmativas I e III estão corretas
(D) Somente as afirmativas I e II estão corretas
(E) Todas as afirmativas estão corretas

■ **Resposta: C.**

COMENTÁRIO: Considerando a variabilidade das alterações presentes em crianças com artrogripose múltipla congênita, o processo de reabilitação deve ser individualizado de acordo com as especificidades de cada caso. O processo de educação deve abranger questões relacionadas a atividades como banho, troca de roupas e alimentação; as etapas do desenvolvimento motor e as atividades que se espera que a criança realize; os alongamentos necessários e a estimulação da movimentação ativa por meio de brinquedos. Pais/cuidadores bem orientados quanto às necessidades e potencialidades de sua criança são mais empenhados no tratamento, favorecendo assim os ganhos funcionais no processo de reabilitação.

Além disso, é importante a orientação quanto ao posicionamento simétrico de cabeça, tronco e membros, sendo possível utilizar estratégias de acordo com a deformidade apresentada. Crianças que apresentam a postura de membros inferiores em flexão, abdução e rotação externa de quadris e flexão de joelhos podem se beneficiar do enfaixamento em oito para evitar a piora das deformidades. A utilização de órteses nesses pacientes promove adequado posicionamento e estabilidade articular, sendo indicada para aquelas crianças com grau de deformidade e fraqueza muscular menores para melhorar a função do membro acometido[1].

13. J.M.S., sexo masculino, 5 meses de idade, com diagnóstico intrauterino de artrogripose múltipla congênita por meio de ultrassonografia, nasceu de cesariana a termo com 40 semanas de gestação. Foi encaminhado para fisioterapia aos 11 meses e no exame físico observou-se que os quatro membros estavam afetados: membros superiores com ombros aduzidos e rodados internamente, punhos em flexão, polegares aduzidos e dedos semifletidos, e membros inferiores com abdução e rotação externa dos quadris, flexão dos joelhos e pés equinocavovaros adutos. As deformidades dos pés são comuns em muitos casos. Desse modo, a respeito deste tema, analise as afirmativas a seguir e marque a opção correta.

I. O objetivo do tratamento cirúrgico nesses casos é a obtenção de pés plantígrados e compatíveis com o uso de órteses.

II. O tratamento fisioterapêutico pode minimizar as deformidades e facilitar o preparo para o tratamento cirúrgico.

III. Após o tratamento cirúrgico, a criança deve utilizar órteses suropodálicas por período integral durante tempo indeterminado ou de acordo com a avaliação fisioterapêutica.

IV. Após o tratamento cirúrgico, os objetivos do tratamento fisioterapêutico são manter as correções cirúrgicas, aumentar a força muscular, prevenir a recidiva das deformidades e alcançar novas aquisições nas habilidades motoras.

(A) Somente as afirmativas I e II estão incorretas
(B) Somente as afirmativas I, II e III estão incorretas
(C) Somente as afirmativas II, III e IV estão incorretas
(D) Somente as afirmativas III e IV estão incorretas
(E) Nenhuma das afirmativas está incorreta

■ **Resposta: E.**

COMENTÁRIO: Em crianças com artrogripose múltipla congênita, a abordagem cirúrgica se faz necessária e tem como principais objetivos melhorar a função e prevenir a dor na idade adulta e a perda funcional progressiva. Isso se faz por meio do alinhamento das articulações, como, por exemplo, obter pés plantígrados. O tratamento fisioterapêutico pós-operatório objetiva maximizar os resultados funcionais obtidos na cirurgia, estimular a aquisição de novas etapas motoras e prevenir a perda de alinhamento articular. Para isso, o uso contínuo de órteses deve ser recomendado como estratégia para manter as articulações na posição corrigida. Por exemplo, a órtese suropodálica está indicada para todos os pacientes após cirurgia de pé, nos quais é comum a recidiva das deformidades. Quando há o acometimento dos membros superiores e a abordagem cirúrgica é necessária, alongamentos passivos precocemente podem aumentar a amplitude de movimento e evitar ou facilitar o procedimento cirúrgico[1,12]

14. A artrogripose múltipla congênita apresenta várias características, como contraturas articulares e limitação do arco de movimento ao nascimento. Desse modo, as desordens musculoesqueléticas mais comuns são a amioplasia e a artrogripose distal. Logo, numere os itens abaixo com 1 para amioplasia e 2 para artrogripose distal e marque a opção com a sequência correta.

( ) **Caracterizada pelo envolvimento simétrico dos membros, com presença de agravamento nas articulações mais distais.**

( ) **Ombros aduzidos e rodados internamente, cotovelos estendidos, antebraços pronados, punhos fletidos, polegares aduzidos e dedos semifletidos são as deformidades mais comuns.**

( ) **Apresenta deformidades típicas, como mãos com extensão de punhos, desvio ulnar e flexão dos dedos com polegares aduzidos e pés com equinovaros, calcaneovalgos, taloverticais ou metatarsos adutos.**

( ) **Normalmente apresenta contraturas leves em flexão.**

( ) **Normalmente apresenta contraturas fixas em flexão e extensão.**

(A) 1-2-2-1-1
(B) 1-1-2-2-1
(C) 2-1-2-2-1
(D) 2-2-1-1-2

■ **Resposta: B.**

COMENTÁRIO: A amioplasia é a forma mais clássica da artrogripose, tendo como características a simetria entre os membros e o agravamento nas articulações mais distais, provocando diminuição da mobilidade ativa e passiva das articulações e favorecendo contraturas fixas em flexão ou extensão. Além disso, apresenta como deformidades principais dos membros superiores: ombros aduzidos e rodados internamente, cotovelos estendidos, antebraços pronados, punhos fletidos, polegares aduzidos e dedos semifletidos; e dos membros inferiores: quadris fletidos, abduzidos e rodados externamente ou em extensão e joelhos estendidos ou fletidos e pés equinovaros.

Na artrogripose distal, as principais deformidades típicas encontradas estão localizadas nas mãos e nos pés e, quando as grandes articulações são acometidas, as contraturas costumam ser leves e em flexão. Dentre as características principais estão mãos com extensão de punhos, desvio ulnar e flexão dos dedos com polegares aduzidos e pés com equinovaros, calcaneovalgos, taloverticais ou metatarsos adutos[7,13].

15. Em crianças com diagnóstico de artrogripose múltipla congênita, o prognóstico de marcha depende de uma série de fatores, entre os quais severidade das deformidades de membros inferiores, força muscular, função dos membros superiores e equilíbrio do tronco. Considerando os vários fatores que podem estar associados à aquisição da marcha funcional nessas crianças, marque a opção correta.

(A) As órteses inguinopodálicas em polipropileno com apoio isquiático posicionam os joelhos em extensão e os pés plantígrados, sendo adequadas para auxiliar a marcha de crianças com artrogripose múltipla congênita com extensores de quadril e de joelhos fracos

(B) Para aquisição da marcha em crianças com acometimento apenas dos membros inferiores, é necessário haver um alinhamento entre as articulações do quadril e do joelho com no máximo 50 graus de flexão em ambas as articulações

(C) Quando ocorre o acometimento dos quatro membros, o prognóstico de marcha dependerá do grau de força dos músculos dos membros inferiores e superiores e da função de preensão para eventual uso de dispositivos de auxílio

(D) Crianças que apresentam somente os membros superiores acometidos não costumam ter atraso na aquisição de marcha

(E) Em crianças sem atividade de extensores e abdutores de quadril e extensores de joelhos, somente a utilização de órtese longa com cinto pélvico é capaz de auxiliar a realização da marcha funcional.

■ **Resposta: C.**

COMENTÁRIO: O prognóstico de marcha funcional em crianças com acometimento dos membros superiores e inferiores varia, havendo nesse grupo crianças que não deambulam, deambuladores não funcionais, deambuladores domiciliares e deambuladores comunitários, ou seja, há desde crianças que sempre necessitam de cadeira de rodas até as que utilizam dispositivos de auxílio à marcha para andar em ambiente comunitário.

Entre os vários fatores individuais e contextuais que podem influenciar o prognóstico de marcha, a amplitude de movimento articular e o grau de força muscular dos membros superiores e inferiores são determinantes[14]. Assim, a incapacidade dos membros superiores de realizarem apoio influencia a função de andar, visto que a capacidade de suporte de peso com o membro superior auxilia o processo de aquisição da marcha com a utilização de dispositivos de auxílio[15]. Quando é necessária a abordagem cirúrgica dos membros superiores, o prognóstico de marcha deve ser previamente estabelecido para avaliar a necessidade de manter ambos os cotovelos em extensão[1].

REFERÊNCIAS

1. Camargos A, Leite HR, Morais RLS, Lima VP. Fisioterapia em pediatria: Da evidência à prática clínica. 1. ed. Rio de Janeiro: Medbook, 2019.
2. Kaplan SL, Coulter C, Sargent B. Physical therapy management of congenital muscular torticollis: A 2018 evidence-based clinical practice guideline from the APTA Academy of Pediatric Physical Therapy. Pediatric Physical Therapy. 2018; 30(4): 240-90. doi:10.1097/PEP.0000000000000544
3. Oledzka M, Suhr M. Postsurgical physical therapy management of congenital muscular torticollis. Pediatr Phys Ther 2017; 29(2):159-65. doi:10.1097/PEP.0000000000000375.

4. Pommerol P, Jeandel C, Captier G. Muscle stretching techniques for congenital muscular torticollis: Review of the literature and practical applications. Austin J Musculoskelet Disord 2019; 6(September 2018).

5. Sargent B, Kaplan SL, Coulter C, Baker C. Congenital muscular torticollis: Bridging the gap between research and clinical practice. Pediatrics. 2019; 144(2):e20190582. doi:10.1542/peds. 2019-0582.

6. Skalsky AJ, McDonald CM. Prevention and management of limb contractures in neuromuscular diseases. Phys Med Rehabil Clin N Am 2012; 23(3):675-87. doi:10.1016/j.pmr.2012.06.009.

7. Valdés-Flores M, Casas-Avila L, Hernández-Zamora E, Kofman S, Hidalgo-Bravo A. Characterization of a group unrelated patients with arthrogryposis multiplex congenita. J Pediatr (Versão em Port.) 2016; 92(1):58-64. doi:10.1016/j.jpedp.2015.10.004.

8. Alvino ACMI, de Mello LRM, de Oliveira JAMM. Association of arthrogryposis in neonates with microcephaly due to Zika virus – a case serie. Rev Bras Saude Matern Infant 2016; 16:S83-S88. doi:10.1590/1806-9304201600S100007.

9. Farias N, Buchalla CM. A classificação internacional de funcionalidade, incapacidade e saúde da organização mundial da saúde: conceitos, usos e perspectivas. Rev Bras Epidemiol 2005;8(2):187-93. doi:10.1590/s1415-790x2005000200011.

10. Doco-Fenzy M, Mauran P, Lebrun JM et al. Muscle involvement and motor function in amyoplasia. Am J Hum Genet 2006; 221(3):212-21. doi:10.1002/ajmg.a.

11. Bonilla-Musoles F, Machado LE, Osborne NG. Multiple congenital contractures (congenital multiple arthrogryposis). J Perinat Med 2002; 30(1):99-104. doi:10.1515/JPM.2002.012.

12. Binkiewicz-Glińska A, Wierzba J, Szurowska E et al. Arthrogryposis multiplex congenital - multidisciplinary care – including own experience. Dev Period Med 2016; 20(3):191-6.

13. Bamshad M, Van Heest AE, Pleasure D. Arthrogryposis: A review and update. J Bone Jt Surg – Ser A 2009; 91(Suppl. 4):40-6. doi:10.2106/JBJS.I.00281.

14. Eriksson M, Gutierrez-Farewik EM, Broström E, Bartonek Å. Gait in children with arthrogryposis multiplex congenita. J Child Orthop 2010; 4(1):21-31. doi:10.1007/s11832-009-0234-1.

15. Hoffer MM, Swank S, Eastman F, Clark D TR. Ambulation in severe arthrogryposis. J Pediatr Orthop 1983; 3(3): 293-6.

Capítulo 6

Transtorno do Espectro Autista

Angélica Cristina Sousa Fonseca Romeros
Marina Faria Sales
Hércules Ribeiro Leite

1. (COFFITO, 2018) Luiz Henrique, 5 anos de idade, foi diagnosticado por volta de 3 anos com transtorno do espectro do autismo (TEA). Desde seu diagnóstico, Luiz Henrique realiza fisioterapia e terapia ocupacional. Quais são as características que o tratamento de Luiz Henrique deve seguir?

(A) Manutenção do horário da sessão, do espaço terapêutico e dos participantes da sessão, sendo o instrumento o ponto fundamental de inserção da pessoa, e mudanças podem ser inseridas a cada sessão

(B) Variação do horário da sessão e do espaço terapêutico e manutenção dos participantes da sessão e dos instrumentos, sendo o diálogo o ponto fundamental de inserção da pessoa

(C) Manutenção do horário da sessão e do espaço terapêutico e variação dos participantes da sessão e dos instrumentos, sendo este o ponto fundamental de inserção da pessoa

(D) Variação do horário da sessão, do espaço terapêutico, dos participantes da sessão e dos instrumentos a cada sessão, sendo os instrumentos o ponto fundamental da inserção da pessoa

(E) Manutenção do espaço terapêutico, do horário da sessão, dos participantes da sessão e dos instrumentos, devendo as mudanças do plano terapêutico serem feitas com planejamento

■ **Resposta: E.**

COMENTÁRIO: Crianças com TEA apresentam um repertório de interesses e atividades restrito e repetitivo e demonstram pouca flexibilidade quanto às mudanças de rotina. O estabelecimento de rotina na vida dessas crianças lhes oferece segurança e previsibilidade e deve ser aplicado tanto para novas atividades como para hábitos familiares. Algumas mudanças em suas rotinas até que podem ser feitas aos poucos para trabalhar a capacidade de flexibilização, mas devem ser estruturadas e planejadas para que não haja uma desorganização nessas crianças[1].

2. (COFFITO, 2017 – adaptada) Sobre os transtornos globais do desenvolvimento, assinale a opção INCORRETA.

(A) Os TEA são caracterizados por alterações qualitativas das interações sociais recíprocas e modalidades de comunicação e por um repertório de interesses e atividades restrito, estereotipado e repetitivo

(B) As crianças com TEA apresentam obrigatoriamente alteração das seguintes funções: motora grave, comunicação e interação social e comportamental

(C) A síndrome de Rett é uma anomalia genética que acomete meninas, as quais têm desenvolvimento motor normal até os 18 meses, aproximadamente

(D) As crianças com TEA apresentam dificuldade em se relacionar com pessoas, objetos e eventos

(E) É muito comum encontrar distúrbios do sono em crianças com TEA

■ **Resposta: B.**

COMENTÁRIO: Crianças com TEA apresentam alterações intrínsecas do transtorno do espectro, como dificuldades sociais e de comunicação e rigidez comportamental[2]. Podem apresentar ainda, mas não obrigatoriamente, alterações motoras sutis ou mais limitantes, que podem impactar o desenvolvimento ao longo de todo o ciclo de vida dessas crianças[3,4].

3. (Concurso Prefeitura de Macapá/AP, 2018 – adaptada) Observar o desenvolvimento de lactentes é de fundamental importância, pois há indicadores do desenvolvimento infantil que são sinais de alertas para o TEA. Considere as colunas I e II, abaixo.

Coluna I	Coluna II
I. Desenvolvimento infantil típico II. Sinais de alerta: TEA	1. Choro bastante diferenciado e gritos menos aleatórios 2. Repete gestos de acenos e palmas 3. Tendência ao silêncio e a não manifestar amplas expressões faciais com significado 4. Começa a atender ao ser chamada pelo nome 5. Ignora ou reage apenas após insistência ou toque

Na faixa etária de 6 meses a 12 anos, os indicadores de desenvolvimento infantil e os sinais de alerta para o TEA (coluna I) estão corretamente relacionados com os respectivos sinais (coluna II) em:
(A) I-2-3-4; II-1-5
(B) I-1-3-5; II-2-4
(C) I-2-4; II-1-3-5
(D) I-1-2-4; II-3-5
(E) I-3-5; II-1-2-4

▪ **Resposta: D.**

COMENTÁRIO: São sinais de alerta para TEA: perder habilidades já adquiridas, como balbucio ou gesto dêitico de alcançar, contato ocular ou sorriso social; não se voltar para sons, ruídos e vozes no ambiente; não apresentar sorriso social; baixo contato ocular e deficiência no olhar sustentado; baixa atenção à face humana; demonstrar maior interesse por objetos do que por pessoas; não seguir objetos e pessoas próximos em movimento; apresentar pouca ou nenhuma vocalização; não aceitar o toque; não responder ao nome; imitação pobre; baixa frequência de sorriso e reciprocidade social, bem como restrito engajamento social (pouca iniciativa e baixa disponibilidade de resposta); interesses não usuais, como fixação em estímulos sensoriovisuomotores; incômodo incomum com sons altos; distúrbio de sono moderado ou grave; irritabilidade no colo e pouca responsividade no momento da amamentação[5].

4. (Concurso Prefeitura Cruzeiro do Sul/PR, 2019). No TEA, a identificação de sinais iniciais dessa doença permite a implementação imediata de intervenções na criança, promovendo respostas terapêuticas mais positivas e significativas devido à maior neuroplasticidade do sistema nervoso central. Sobre os indicadores comportamentais de TEA, analise as afirmativas abaixo.
I. Movimentos motores estereotipados, como *flapping* de mãos "espremer-se", além de correr de um lado para outro.
II. Perfeita simetria em sua motricidade, com desenvolvimento psicomotor acima do aceitável para a idade.

III. Ações atípicas repetitivas: alinhar/empilhar brinquedos de forma rígida, criar uma atenção exagerada sobre certos detalhes, demonstrar obsessão por determinado objeto em movimento.
Assinale a opção correta.
(A) Apenas a afirmativa I está correta
(B) Apenas a afirmativa II está correta
(C) Apenas a afirmativa III está correta
(D) Apenas as afirmativas I e III estão corretas

▪ **Resposta: D.**

COMENTÁRIO: O TEA é um transtorno do desenvolvimento neurológico caracterizado por padrões restritos e repetitivos de comportamento, interesses ou atividades. Os comportamentos estereotipados ou repetitivos incluem estereotipias motoras simples (p. ex., agitar as mãos, estalar os dedos), manuseio atípico de objetos (p. ex., girar ou enfileirar objetos) e fala repetitiva (p. ex., ecolalia, repetição atrasada ou imediata de palavras ouvidas, uso estereotipado de palavras, frases ou padrões de prosódia)[6].

5. (Prefeitura de São José do Rio Preto/SP, 2019) Nas linhas de cuidado para pacientes dentro do espectro do autismo, o NASF é:
(A) Um recurso a ser acionado para contribuir de maneira conjunta e corresponsabilizada para o processo diagnóstico e a proposição do projeto terapêutico singular, bem como para sua viabilização
(B) Um serviço estratégico da Rede de Atenção Psicossocial e tem a importante tarefa de promover a articulação com os serviços de saúde e da rede intersetorial
(C) Um serviço que promove a reabilitação das alterações decorrentes do autismo e a integração social desses pacientes
(D) Um serviço que atua na promoção da saúde e nos processos de reabilitação psicossocial a partir do resgate e da criação de espaços de convívio solidário e fomento à sociabilidade
(E) A porta de entrada do SUS (Sistema Único de Saúde) e o local onde ocorre o acompanhamento ao longo da vida das pessoas e, no caso da organização da atenção às pessoas com TEA, destaca-se o acompanhamento do pré-natal e do processo de desenvolvimento infantil

▪ **Resposta: A.**

COMENTÁRIO: O NASF (Núcleo Ampliado de Saúde da Família) não se constitui como porta de entrada do SUS, pois não é um ambulatório, mas sim um dispositivo de apoio às ESF (Equipes de Saúde da Família), tendo como eixos a corresponsabilização, a gestão compartilhada e o apoio à coordenação do cuidado. Tem os objetivos de apoiar a inserção da Estratégia Saúde da Família na rede de serviços e ampliar a abrangência e o escopo das ações da Atenção Básica, bem como sua resolutividade, além dos processos de territorialização e regionalização. Portanto, em relação às pessoas com TEA, o NASF é um recurso a ser acionado para contribuir de maneira conjunta e corresponsabilizada para o processo diagnóstico e a proposição do projeto terapêutico singular, bem como para sua viabilização[7].

6. (UPE/PE, 2017) Sobre o TEA, assinale a opção INCORRETA.
(A) Apresenta ausência ou diminuição de contato visual
(B) Demonstra interesses restritos
(C) Tendência à adesão exagerada a rotinas/inflexibilidade
(D) Os sinais são sempre observados só tardiamente, na fase escolar
(E) Muitos apresentam repetições de palavras com comportamento ecolálico

■ **Resposta: D.**

COMENTÁRIO: Os sinais do TEA tendem a surgir durante o segundo ano de vida (12 a 24 meses), embora possam ser observados antes dos 12 meses de idade, se os atrasos do desenvolvimento forem graves, ou percebidos após os 24 meses, se os sintomas forem mais sutis[6].

7. A nova edição do *Manual Diagnóstico e Estatístico de Transtornos Mentais* (DSM-5) traz algumas mudanças nos conceitos e diagnósticos relacionados ao TEA. Segundo o DSM-5, quais transtornos mentais são englobados no TEA?
(A) Síndrome de Asperger, autismo, síndrome de Rett, transtorno global do desenvolvimento sem outra especificação
(B) Síndrome de Asperger, autismo, transtorno desintegrativo da infância, transtorno global do desenvolvimento sem outra especificação
(C) Autismo, síndrome de Rett, síndrome do transtorno global do desenvolvimento sem outra especificação
(D) Autismo, transtorno desintegrativo da infância, transtorno do desenvolvimento intelectual
(E) Todas as anteriores estão corretas

■ **Resposta: B.**

COMENTÁRIO: A partir da quinta edição do *Manual Diagnóstico e Estatístico de Transtornos Mentais* (DSM-5), em 2013, o rótulo diagnóstico TEA engloba o transtorno autista (autismo), a síndrome de Asperger, o transtorno desintegrativo da infância e o transtorno global do desenvolvimento sem outra especificação, que apareciam como subtipos do transtorno global do desenvolvimento na edição anterior, DSM-IV[6].

8. O TEA é uma condição de saúde caracterizada por déficit na comunicação social (socialização e comunicação verbal e não verbal) e comportamento (interesse restrito e movimentos repetitivos). Sobre a etiologia dessa condição, assinale a opção correta.
(A) É uma condição genética sem interferência ambiental
(B) É um distúrbio neurobiológico influenciado por fatores genéticos e ambientais que afetam o cérebro em desenvolvimento
(C) A deficiência de vitamina K durante a gravidez pode ser um fator de risco para o desenvolvimento do TEA por desempenhar um papel importante no desenvolvimento e função do sistema nervoso
(D) O principal fator de risco para o desenvolvimento do TEA é a prematuridade do parto
(E) Nenhuma das opções anteriores

■ **Resposta: B.**

COMENTÁRIO: Até o presente momento, nenhuma causa específica foi elucidada. No entanto, acredita-se que o TEA seja um distúrbio neurobiológico influenciado por fatores genéticos e ambientais que afetam o cérebro em desenvolvimento[8]. Alguns estudos sugerem a deficiência de vitamina D durante a gravidez como um possível fator de risco para o desenvolvimento do TEA, uma vez que crianças com TEA apresentam níveis significativamente menores de vitamina D do que as crianças típicas e que a suplementação de vitamina D em crianças com TEA está associada à redução das manifestações psiquiátricas. No entanto, os efeitos da deficiência de vitamina D durante a gravidez devem ser mais bem estudados[9]. A prematuridade do parto pode ser considerada um possível fator de risco, porém não o principal[10]. Como mencionado anteriormente, a principal causa do TEA está relacionada a uma combinação de fatores genéticos e ambientais.

9. O andar nas pontas dos pés em crianças com TEA é multifatorial. Dentre os fatores que o justificam está(ão):
(A) Hipersensibilidade tátil e busca proprioceptiva
(B) Instabilidade postural
(C) Comprometimento do sistema vestibular
(D) Hipertonia de tríceps sural
(E) Todas as opções estão corretas

■ **Resposta: E.**

COMENTÁRIO: Dentre os fatores sensoriais que justificam o andar nas pontas dos pés destacam-se as alterações de modulação sensorial, como hipersensibilidade tátil, busca proprioceptiva e vestibular. Já entre os aspectos motores estão o aumento do tônus extensor para um melhor controle postural como uma resposta adaptativa, instabilidade postural e alterações cerebrais corticais[11].

10. Apesar de não fazerem parte dos critérios diagnósticos do TEA, as alterações motoras são comuns em crianças e adolescentes com autismo. Assinale a opção que NÃO inclui alterações motoras características.
(A) Déficit de coordenação motora
(B) Transtorno do movimento estereotipado
(C) Hipersensibilidade tátil
(D) Tiques motores
(E) Todas as opções estão corretas

■ **Resposta: C**

COMENTÁRIO: No TEA estão presentes alguns distúrbios motores, como déficit do desenvolvimento da coordenação motora, caracterizado por déficits na aquisição e execução de habilidades motoras coordenadas, podendo se apresentar como falta de jeito e lentidão ou imprecisão no desempenho de habilidades motoras, as estereotipias, especificadas por comportamentos motores repetitivos, aparentemente direcionados e sem propósito, como agitar as mãos, balançar o corpo, bater os pés e bater a cabeça, entre outros, e os transtornos de tique, caracterizados pela presença de tiques motores ou vocais, que correspondem a movimentos ou vocalizações repentinos, rápidos, recorrentes, não ritmados e estereotipados[6]. A hipersensibilidade tátil, entretanto, consiste em uma alteração no processamento sensorial comum no TEA, e não em um distúrbio motor[12].

11. Sobre o TEA, marque verdadeiro (V) ou falso (F) e assinale a opção correta.

( ) É um transtorno global de desenvolvimento infantil que só pode ser diagnosticado a partir de 3 anos de idade e se prolonga por toda a vida.

( ) Síndrome de Asperger, autismo, síndrome de Rett e transtorno global do desenvolvimento sem outra especificação são transtornos de desenvolvimento que estão incluídos no TEA.

( ) Crianças autistas podem apresentar três diferentes níveis de gravidade do transtorno de acordo com a necessidade de suporte.

( ) O diagnóstico do TEA requer a presença de déficits na comunicação social, padrões restritos e repetitivos de comportamento, interesses ou atividades.

( ) O comportamento estereotipado comum em autistas pode ser minimizado com a prática de atividade física.

(A) V-V-V-V-F
(B) V-F-V-V-F
(C) V-F-F-V-F
(D) F-F-V-F-V
(E) F-F-V-V-V

■ **Resposta: E.**

COMENTÁRIO: O TEA é um transtorno global de desenvolvimento infantil que pode ser diagnosticado em qualquer idade, porém recomenda-se o diagnóstico precoce de acordo com a manifestação do quadro clínico. Os sinais tendem a surgir durante o segundo ano de vida (12 a 24 meses), embora possam ser observados antes dos 12 meses de idade, se os atrasos do desenvolvimento forem graves, ou percebidos após os 24 meses, se os sintomas forem mais sutis[6].

A partir da quinta edição do *Manual Diagnóstico e Estatístico de Transtornos Mentais* (DSM-5), em 2013, o rótulo diagnóstico TEA engloba o transtorno autista (autismo), a síndrome de Asperger, o transtorno desintegrativo da infância e o transtorno global do desenvolvimento sem outra especificação, que apareciam como subtipos do transtorno global do desenvolvimento na edição anterior (DSM-IV)[6].

Além dos déficits na comunicação social, o diagnóstico do TEA exige a presença de padrões restritos e repetitivos de comportamento, interesses ou atividades. A gravidade do transtorno é baseada em prejuízos na comunicação social e em padrões restritos ou repetitivos de comportamento, de acordo com a necessidade de apoio (nível 1), apoio substancial (nível 2) e apoio muito substancial (nível 3)[6].

A estimulação obtida pela atividade física tem para o autista um mecanismo de ação interno similar ao efeito produzido pelo comportamento estereotipado, que pode proporcionar um estímulo sensorial confortável e um ajuste sensorial, reduzindo os movimentos estereotipados[8].

12. Sabe-se da importância de uma avaliação fisioterapêutica bem-feita na população com TEA e o quanto isso se reflete no tratamento. A respeito dos instrumentos de avaliação, assinale a opção correta.

1. Escala Alberta: avaliação e identificação precoce de atrasos motores de crianças de 0 a 3 anos de idade.
2. Escala CARS: avalia e classifica o grau de comprometimento do TEA em leve, moderado e grave em crianças a partir de 2 anos de idade.
3. M-CHAT: identifica sinais de autismo e classifica as crianças em baixo, moderado e alto risco de desenvolvimento do TEA. Pode ser aplicada em todas as crianças de 16 a 30 meses de idade.
4. MABC-2: escala de avaliação e rastreamento precoce do TEA aplicada em forma de entrevista estruturada aos pais. Pode ser aplicada em crianças de 12 a 36 meses.

(A) Apenas as afirmativas 1 e 3 estão corretas
(B) Apenas a afirmativa 2 está correta
(C) Apenas as afirmativas 1 e 4 estão corretas
(D) Apenas as afirmativas 2 e 3 estão corretas
(E) Todas as afirmativas estão incorretas

■ **Resposta: D.**

COMENTÁRIO: A escala Alberta é uma escala de avaliação motora que tem por objetivo a identificação precoce de atrasos motores de crianças de 0 a 18 meses. A MABC-2 é um instrumento para detectar dificuldades motoras leves a moderadas em crianças e adolescentes[13].

REFERÊNCIAS

1. Formagio Martins AD, De Góes MCR. Um estudo sobre o brincar de crianças autistas na perspectiva histórico-cultural. Psicol Esc e Educ 2013; 17(1):25-34.
2. Asif M, Vicente AM, Couto FM. FunVar: A systematic pipeline to unravel the convergence patterns of genetic variants in ASD, a paradigmatic complex disease. J Biomed Inform [Internet] 2019; 98(February):103273. Available from: https://doi.org/10.1016/j.jbi.2019.103273.
3. Cassidy S, Hannant P, Tavassoli T, Allison C, Smith P, Baron-Cohen S. Dyspraxia and autistic traits in adults with and without autism spectrum conditions. Mol Autism [Internet] 2016; 7(1):1-6. Available from: http://dx.doi.org/10.1186/s13229-016-0112-x.
4. Gong L, Liu Y, Yi L, Fang J, Yang Y, Wei K. Abnormal gait patterns in autism spectrum disorder and their correlations with social impairments. Autism Res 2020; 13(7):1215-26.
5. Sociedade Brasileira de Pediatria. Transtorno do Espectro do Autismo – Manual de Orientação. 2016; 60. Available from: https://www.sbp.com.br/fileadmin/user_upload/Ped._Desenvolvimento_-_21775b-MO._Transtorno_do_Espectro_do_Autismo.pdf%0Ahttp://www.associacaoinspirare.com.br/wp-content/uploads/2017/05/flip.pdf
6. Cordioli A, Kieling C, Silva C, Passos I, Barcellos M. Transtorno do espectro autista. In: Manual Diagnóstico e Estatístico de Transtornos Mentais – DSM V. 5th ed. Porto Alegre: Artmed, 2014: 50-9.

7. Brasil. Ministério da Saúde. Linha de cuidado para a atenção às pessoas com transtornos do espectro do autismo e suas famílias. Comunicação e Educação em Saúde. 2013. 160 p.

8. Hodges H, Fealko C, Soares N. Autism spectrum disorder: definition, epidemiology, causes, and clinical evaluation. Transl Pediatr 2020; 9(S1):S55-65.

9. Principi N, Esposito S. Vitamin D deficiency during pregnancy and autism spectrum disorders development. Front Psychiatry 2020; 10(January):1-9.

10. Yoon SH, Choi J, Lee WJ, Do JT. Genetic and epigenetic etiology underlying autism spectrum disorder. J Clin Med 2020; 9(4):966.

11. Voos MC, Mendonça FS de, Garcia TIO, Jorge WC. As principais alterações sensório-motoras e a abordagem fisioterapêutica no transtorno do espectro autista. Atuação do fisioterapeuta nos transtornos do espectro autista. 2020; 227-52.

12. Robertson CE, Baron-Cohen S. Sensory perception in autism. Nat Rev Neurosci 2017; 18(11):671-84.

13. Hyman SL, Levy SE, Myers SM. Identification, evaluation, and management of children with autism spectrum disorder. Pediatrics 2020; 145(1).

Capítulo 7

Paralisia Cerebral – Avaliação Fisioterapêutica

Ricardo Rodrigues de Sousa Junior
Kênnea Martins Almeida Ayupe
Hércules Ribeiro Leite

1. (COFFITO, 2016 – adaptada) Para a população pediátrica, as mudanças relacionadas ao desenvolvimento e às atitudes dos cuidadores devem ser consideradas na avaliação. Da mesma maneira, devem ser determinadas as diferenças no desempenho funcional presentes em quadros clínicos semelhantes, como na paralisia cerebral (PC). As características específicas do desempenho funcional devem constar do diagnóstico neurofuncional, e para isso devem ser utilizadas as escalas classificatórias, como:

(A) GMFCS; GMFM
(B) AIMS; FMS
(C) TIMP; PEDI
(D) FMS; GMFCS
(E) GMFCS; TIMP

■ **Resposta: D.**

COMENTÁRIO: A questão trata principalmente dos sistemas de classificação da PC; portanto, o fisioterapeuta deve selecionar a opção que contenha os nomes dessas classificações. Dentre as opções disponíveis, existem dois sistemas de classificação da PC (FMS e GMFCS – opção D) e alguns instrumentos de avaliação de funcionalidade. Os sistemas de classificação estabelecem grupos que apresentam características semelhantes de funcionalidade ou incapacidade, como a classificação do desempenho em mobilidade ou de habilidade manual. Já os instrumentos de avaliação analisam a funcionalidade e a incapacidade de cada criança individualmente (Camargos et al., 2019.).

Dentre os diversos sistemas de classificação desenvolvidos para crianças e adolescentes com PC, o mais importante é o Sistema de Classificação da Função Motora Grossa (*Gross Motor Function Classification System* [GMFCS]), que classifica em cinco níveis a criança com PC quanto ao desempenho na mobilidade e à necessidade de dispositivo de locomoção: I – anda sem limitações; II – anda com limitações; III – anda utilizando um dispositivo manual de mobilidade; IV – automobilidade com limitações – pode utilizar mobilidade motorizada; V – transportada em cadeira de rodas manual (Palisano et al., 2008).

A Escala Funcional de Mobilidade (*Functional Mobility System* [FMS]) classifica a criança com PC em seis níveis quanto à mobilidade e aos dispositivos de auxílio para locomoção, considerando curtas (5m), médias (50m) e longas (500m) distâncias: 6 – anda independentemente em todas as superfícies; 5 – anda independentemente apenas em superfícies planas; 4 – utiliza bengalas; 3 – utiliza muletas ou bengalas canadenses; 2 – utiliza andador; 1 – utiliza cadeira de rodas (Graham et al., 2004).

Considerações sobre a redação da questão: (1) de acordo com a linguagem estabelecida pela Classificação Internacional de Funcionalidade, Incapacidade e Saúde (CIF) da Organização Mundial da Saúde (OMS), o termo "desempenho" é um qualificador dos componentes atividade e participação e não deve ser descrito como "desempenho funcional" (WHO, 2001); (2) de acordo com a Resolução 80, de 9 de maio de 1987, do Conselho Federal de Fisioterapia e Terapia Ocupacional (COFFITO), a expressão correta seria "Diagnóstico fisioterapêutico" e não "Diagnóstico neurofuncional" (COFFITO, 1987); (3) em questões de concurso, é recomendável redigir o nome completo das classificações ou instrumentos de avaliação, evitando o uso somente de suas siglas. Essa informação vale para outras questões que também utilizaram apenas as siglas dos instrumentos.

2. (Residência Multiprofissional em Saúde da Criança da UFES, 2018 – adaptada) Acerca das classificações de aspectos da funcionalidade e do prognóstico de crianças com PC, assinale a opção INCORRETA.

(A) Crianças classificadas no nível III do GMFCS apresentam marcha independente com dispositivo de auxílio na maioria dos contextos em que estão inseridas

(B) Crianças classificadas no nível V do GMFCS não são capazes de se locomover de maneira independente. São transportadas em cadeira de rodas

(C) Uma criança classificada no nível III do GMFCS pode necessitar de diferentes dispositivos de auxílio de marcha, dependendo do ambiente em que irá se locomover

(D) Os fatores contextuais (pessoais e ambientais) têm pouca ou nenhuma influência no prognóstico de mobilidade de crianças com PC, uma vez que a localização e a extensão da lesão cerebral determinam qual desempenho de marcha a criança apresentará

(E) A FMS classifica o desempenho da locomoção de crianças com PC em três diferentes contextos e suas respectivas distâncias aproximadas, quais sejam: casa (5 metros), escola (50 metros) e comunidade (500 metros)

◼ **Resposta: D.**

COMENTÁRIO: Essa questão aborda os sistemas de classificação da PC, além do prognóstico de funcionalidade dessas crianças. A PC é causada por uma lesão no sistema nervoso central imaturo. A localização e a extensão da lesão têm relação com o prognóstico de funcionalidade da criança com PC; no entanto, essa informação não é suficiente para determinar se a criança irá sentar, caminhar ou falar, dentre outros. O prognóstico é também influenciado por outros fatores pessoais, como condições de saúde, presença de epilepsia ou não, e por fatores ambientais, como tipo, intensidade e qualidade das intervenções que a criança receberá ao longo de seu desenvolvimento. Portanto, a opção D está incorreta (Rosenbaum et al., 2002).

3. (COFFITO, 2018) Em relação à criança com PC, para avaliação da capacidade de tolerância aos exercícios, principalmente da marcha em grandes distâncias, pode-se utilizar:

(A) O *Test of Infant Motor Performance* (TIMP)

(B) O *Timed Up and Go* (TUG)

(C) O Teste de Caminhada de 6 Minutos

(D) O Teste da Função Motora Grossa-88 (GMFM-88)

(E) O Teste da Função Motora Grossa-66 (GMFM-66)

◼ **Resposta: C.**

COMENTÁRIO: A função de tolerância ao exercício é a função relacionada às capacidades respiratória e cardiovascular necessárias para suportar esforços físicos (WHO, 2001). Dentre as opções oferecidas na questão, o teste de caminhada de 6 minutos (opção C) é o único que tem por objetivo avaliar a função de tolerância ao exercício. Nesse teste, a criança deve caminhar durante um período de 6 minutos, enquanto são registradas a frequência respiratória e a percepção de esforço pela escala de Borg, considerada o padrão ouro para avaliação

da tolerância ao exercício (Maher et al., 2008). Os demais testes citados avaliam outros aspectos relacionados à realização de tarefas motoras, como conseguir sentar, transferir-se, ficar de pé e andar.

4. (Residência Multiprofissional em Saúde da Criança da UFES, 2018 – adaptada) Os testes padronizados de avaliação de funcionalidade, utilizados por fisioterapeutas, auxiliam de maneira precisa a identificação de deficiências, limitações e restrições. Acerca desses testes de avaliação, assinale a opção correta.

(A) O GMFM é um teste que avalia as funções neuromusculares de crianças com diferentes condições de saúde, devendo a versão GMFM-66 ser utilizada apenas para crianças com PC

(B) Na avaliação do desenvolvimento infantil é importante priorizar os componentes de estruturas e funções do corpo, utilizando testes padronizados para avaliação de reflexos primitivos e tônus muscular

(C) A *Alberta Infant Motor Scale* (AIMS) é um teste ideal para ser utilizado na avaliação e no acompanhamento do desenvolvimento motor de crianças com PC até os 18 meses de idade ou até a aquisição da marcha independente

(D) O *Pediatric Evaluation of Disability Inventory* (PEDI) é um questionário de avaliação da funcionalidade de crianças normais ou com diferentes condições de saúde composto por três partes: habilidades funcionais, assistência do cuidador e modificações do ambiente

(E) Tendo em vista que a *Bayley Scale of Infant Development* é considerada o teste padrão ouro na avaliação do desenvolvimento infantil, o fisioterapeuta deve priorizar a utilização desse instrumento na avaliação de todas as crianças com risco de atraso no desenvolvimento até os 8 anos de idade

◼ **Resposta: D.**

COMENTÁRIO: Nas décadas de 1970 a 1990, a avaliação fisioterapêutica do desenvolvimento infantil priorizava os aspectos relacionados à integridade do sistema nervoso central mediante a avaliação do tônus muscular e de reflexos primitivos, dando pouco enfoque à realização de atividades e à participação social (Vaz et al., 2017). Nas últimas décadas, com o avanço dos estudos relacionados à funcionalidade humana e com a utilização do modelo biopsicossocial na avaliação fisioterapêutica, passamos a entender que todos os aspectos de funcionalidade devem ser avaliados na criança com PC (WHO, 2001).

Nesse contexto, novos instrumentos de avaliação, com foco nos componentes atividade e participação, têm sido desenvolvidos. A questão aborda alguns desses instrumentos (GMFM, AIMS, Bayley e PEDI); no entanto, os critérios para administração e os objetivos de três deles (GMFM, AIMS, Bayley) não estão descritos corretamente nas opções apresentadas. O GMFM avalia a capacidade de execução de atividades motoras grossas, não incluindo aspectos relacionados a funções neuromusculoesqueléticas. A AIMS foi desenvolvida para avaliar lactentes de 0 a 18 meses com suspeita ou risco de atraso no desenvolvimento motor e não é indicada para avaliação de crianças já diagnosticadas com PC. A escala Bayley foi desenvolvida para avaliação do desenvolvimento infantil de crianças até 3 anos e 6 meses e não de 8 anos, como descrito na opção E (Wright et al., 2013).

5. (COFFITO, 2017) A escala de Ashworth serve para avaliar:
(A) Força muscular
(B) Amplitude de movimento
(C) Tônus muscular
(D) Coordenação motora
(E) Equilíbrio

▣ **Resposta: C.**

COMENTÁRIO: A escala de Ashworth é uma das medidas clínicas mais utilizadas para avaliação do tônus muscular em pacientes com disfunções neurológicas. A escala apresenta cinco níveis de pontuação: 0 = sem aumento do tônus muscular; 1 = ligeiro aumento do tônus, que se manifesta por resistência mínima no final da amplitude de movimento; 2 = aumento acentuado no tônus muscular, manifestado por resistência durante toda a amplitude de movimento; 3 = aumento considerável do tônus muscular, sendo difícil o movimento passivo em toda a amplitude de movimento; e 4 = sem possibilidade de movimentação (Scholtes et al., 2006).

6. (COFFITO, 2017) Associe o domínio avaliado à correta avaliação fisioterapêutica e assinale a opção correta.

I. Tônus	(a) AIMS
II. Equilíbrio	(b) Escala de Ashworth
III. Desenvolvimento motor	(c) PEDI
IV. Capacidade motora grossa	(d) Escala de Berg
V. Atividades da vida diária	(e) GMFM

(A) I-d, II-e, III-a, IV-b, V-c
(B) I-b, II-d, III-e, IV-c, V-a
(C) I-c, II-e, III-b, IV-a, V-d
(D) I-b, II-e, III-d, IV-a, V-c
(E) I-b, II-d, III-a, IV-e, V-c

▣ **Resposta: E.**

COMENTÁRIO:
I. **TÔNUS MUSCULAR:** avaliado pela escala de Ashworth, conforme comentado na questão anterior (Scholtes et al., 2006).
II. **EQUILÍBRIO:** avaliado pela escala de Berg, que analisa o equilíbrio por meio de 14 itens de tarefas motoras. Uma versão adaptada dessa escala foi desenvolvida para a população pediátrica, a *Pediatric Balance Scale* (Franjoine et al., 2003), também validada para crianças com PC e traduzida para o português (Ries et al., 2012; Yi et al., 2012).
III. **DESENVOLVIMENTO MOTOR:** avaliado pela AIMS, que analisa o desenvolvimento das habilidades motoras do lactente de 0 a 18 meses de idade. Por meio do escore é possível identificar atrasos no desenvolvimento motor do lactente, utilizando as curvas percentilares (Darrah et al., 2014).
IV. **CAPACIDADE MOTORA GROSSA:** avaliada pelo teste GMFM. Conforme comentado na Questão 5, o teste avalia a capacidade de execução de atividades motoras grossas,

como rolar, sentar, engatinhar, andar, correr e pular (Rosenbaum et al., 2013).

V. **ATIVIDADES DE VIDA DIÁRIA (AVD):** avaliadas pela PEDI, que analisa o desempenho em autocuidado, mobilidade e funções sociais de crianças entre 6 meses e 7 anos e meio de idade. Além disso, a PEDI avalia o nível de assistência do cuidador e modificações do ambiente ao desempenhar as AVD (Darrah et al., 2014).

7. (COFFITO, 2018) Paciente hipotético, L.R.S., diplégico, tônus espástico, apresenta índice de migração da cabeça femoral ou índice de Reimers (IR) de 40% bilateralmente. Assinale a opção referente ao IR e ao grau de estabilidade articular do quadril desse paciente.
(A) Quadril luxado
(B) Quadril normal
(C) Quadril subluxado
(D) Quadril com risco de luxação
(E) Quadril deslocado

▣ **Resposta: C.**

COMENTÁRIO: A luxação e a subluxação de quadril são deficiências comumente encontradas em crianças e adolescentes com PC, especialmente naquelas que apresentam limitações mais graves (Reimers, 1980; Pruszczynski et al., 2016). A articulação do quadril é formada pelo osso ilíaco e pelo fêmur, em formato de bola-soquete. Para que a articulação do quadril se mantenha estável e móvel é necessário que haja congruência entre o acetábulo e a cabeça do fêmur. O índice de Reimers avalia o quanto a cabeça do fêmur se encontra deslocada do acetábulo, utilizando-se a imagem do raio-x do quadril. Em indivíduos sem deficiência, o índice de Reimers varia entre 0 e 5%; valores entre 5% e 33% indicam risco de subluxação; valores de 33% a 90% indicam subluxação do quadril, e valores > 90% indicam luxação do quadril (American Academy of Cerebral Palsy and Developmental Medicine – Hip Surveillance Care Pathway, 2018; Pruszczynski et al., 2016; Reimers, 1980).

8. (COFFITO, 2018) O prognóstico da função motora da pessoa com PC até os 21 anos pode ser baseado nas curvas do desenvolvimento motor para cada nível do GMFCS. Por essa curva, espera-se que a criança alcance 90% da capacidade de execução de atividades motoras grossas em determinada idade: a idade "90". Sobre a idade "90" e os níveis GMFCS, marque a opção correta.
(A) A progressão do desenvolvimento atinge seu ápice mais rapidamente nas crianças de nível V, por volta dos 2 anos e 5 meses
(B) O nível I é o que tem pior prognóstico da função motora, mantendo a locomoção dependente em cadeira de rodas mecânica
(C) O nível III é idêntico ao nível II tanto em relação ao momento de alcance da idade-90, 3 anos e 7 meses, como no que diz respeito ao prognóstico para o uso de cadeira de rodas por volta dos 15 anos de idade
(D) O prognóstico para o nível V é de manutenção da marcha independente até os 18 anos de idade
(E) O prognóstico para o ápice do potencial motor para o nível IV é aos 2 anos e 10 meses, com marcha com muletas

■ Resposta: A.

COMENTÁRIO: De acordo com Hanna e colaboradores (2008), as crianças e adolescentes com PC em cada nível do GMFCS (conforme descrito na Questão 1) apresentam pico de aquisição e estabilidade da capacidade de realizar atividades motoras grossas, como rolar, sentar, engatinhar, andar, correr e pular, avaliada pelo GMFM-66 (Figura 1)(Rosenbaum et al., 2002). As crianças nos níveis GMFCS I e II apresentam o melhor prognóstico motor e curvas percentilares (GMFCS × GMFM) similares, atingindo 90% de seu potencial nas habilidades motoras grossas entre os 4 e os 5 anos de idade. Crianças nos níveis GMFCS III e IV atingem a idade-90 aos 3 anos e 2 meses, e aquelas com GMFCS nível V atingem a idade-90 aos 2 anos e 5 meses. O estudo que estabeleceu essas curvas foi conduzido no Canadá com participantes de 1 a 15 anos (Hanna, 2009; Rosenbaum et al., 2002).

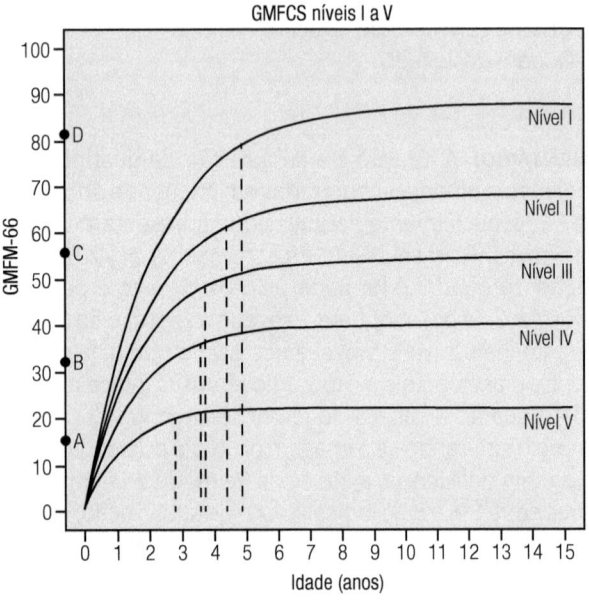

Figura 1 Curvas de crescimento do desenvolvimento motor grosso. (Rosenbaum et al., 2002.)

9. A utilização do modelo biopsicossocial (Classificação Internacional de Funcionalidade, Incapacidade e Saúde [CIF]) auxilia o fisioterapeuta em todos os seus processos de trabalho. Com base nesse modelo, assinale a opção INCORRETA a respeito da avaliação fisioterapêutica.

(A) Representa um processo dinâmico em que o fisioterapeuta realiza julgamentos clínicos com base nos dados coletados na entrevista e no exame individual

(B) A condição de saúde representa uma informação populacional, mas a avaliação fisioterapêutica da funcionalidade e incapacidade representa uma informação individual acerca do estado de saúde

(C) A avaliação deve iniciar pelas estruturas e funções corporais para que o fisioterapeuta levante hipóteses sobre quais atividades podem apresentar limitações

(D) O uso de instrumentos padronizados ao longo da avaliação possibilita a obtenção de dados objetivos para a elaboração de metas terapêuticas apropriadas

(E) A avaliação deve abranger todos os componentes de funcionalidade e os fatores ambientais, independentemente da condição de saúde

■ Resposta: C.

COMENTÁRIO: A CIF representa o modelo biopsicossocial da OMS, o qual é composto pelos componentes estruturas e funções do corpo, atividade e participação e fatores contextuais (pessoais e ambientais). O modelo esquemático conceitual traduz a interação dinâmica e complexa entre esses domínios, não havendo hierarquia entre eles. A avaliação fisioterapêutica, um processo de levantamento e comprovação de hipóteses, deve ser pautada no modelo biopsicossocial, abranger todos os componentes da CIF e ser realizada por meio de instrumentos padronizados e válidos (WHO, 2001; Camargos & Ayupe, 2020).

Com relação à sequência de avaliação dos componentes de funcionalidade, não há uma regra a seguir; entretanto, identificar primeiro as limitações de atividades pode direcionar para a avaliação das estruturas e funções do corpo que estão relacionadas à realização das tarefas comprometidas (Camargos et al., 2019; Camargos & Ayupe, 2020). Assim, a opção C está incorreta.

10. Em relação aos termos "capacidade" e "desempenho", assinale a opção correta.

(A) O desempenho da atividade "andar e mover-se" deve ser avaliado no laboratório de análise de marcha

(B) Capacidade e desempenho são qualificadores utilizados para todos os componentes de funcionalidade da CIF

(C) Uma criança com PC que consegue deambular dentro de casa sem auxílio, mas não deambular sozinha na escola, tem problemas com a capacidade de andar

(D) A diferença entre capacidade e desempenho reflete o impacto dos ambientes padronizado e real, respectivamente, na realização de uma tarefa

(E) A entrevista é a melhor maneira de avaliar a capacidade do indivíduo de realizar tarefas de mobilidade, como mudar, manter e transferir a posição do corpo

■ Resposta: D.

COMENTÁRIO: Os termos "capacidade" e "desempenho" são os qualificadores dos domínios de atividade e participação da CIF. A capacidade descreve a habilidade do indivíduo para executar uma atividade em um ambiente padronizado com a neutralização das influências do ambiente (p. ex., a avaliação da velocidade de marcha em um laboratório ou em uma clínica). O desempenho descreve a habilidade do indivíduo para executar uma tarefa em seu ambiente real, o que inclui o indivíduo em suas situações reais do dia a dia. O desempenho inclui, portanto, a influência dos fatores contextuais na realização de determinada tarefa, como, por exemplo, o desempenho de um indivíduo ao atravessar a rua enquanto o sinal está verde para o pedestre (WHO, 2001).

11. Uma criança com PC com dificuldade nas tarefas de passar da posição sentada para a de pé e deambular e com fraqueza nos músculos dos membros inferiores, de acordo com a CIF, apresenta quais alterações?

(A) Restrições na participação social

(B) Deficiências neuromusculoesqueléticas e restrições

(C) Limitações em atividades de mobilidade e deficiências em funções neuromusculoesqueléticas

(D) Fraqueza e limitações sociais

(E) Restrições sociais e limitações de mobilidade

■ **Resposta: C.**

COMENTÁRIO: Segundo a CIF, o termo "restrição" refere-se aos aspectos negativos da participação, o termo "limitação" diz respeito aos aspectos negativos das atividades e o termo "deficiência" designa aspectos negativos das estruturas e funções do corpo (WHO, 2001). A terminologia usada para definir as características da criança citada seria, portanto, "limitações em atividades de mobilidade" (dificuldades nas tarefas de passar de sentada para de pé e deambular) e "deficiências em funções neuromusculoesqueléticas" (fraqueza dos músculos dos membros inferiores).

12. L.G.S., 10 anos de idade, tem PC e apresenta restrição em participar de esportes, passeios da escola, brincadeiras com amigos e tarefas domésticas, bem como limitação da capacidade de deambular sem auxílio e em tarefas de mobilidade complexas, como subir escadas e andar de bicicleta. As principais deficiências são a baixa tolerância ao exercício e a fraqueza muscular. A superproteção da família e os modelos do andador e da órtese que L.G.S. utiliza configuram-se como barreiras à participação social. O apoio familiar e escolar e a disposição de L.G.S. para colaborar são fatores favoráveis para que ele atinja seus objetivos. De acordo com o diagnóstico fisioterapêutico desse caso, assinale a opção correta.

(A) A família, o andador e a órtese são fatores pessoais que estão interferindo negativamente na funcionalidade de L.G.S.

(B) As metas devem ser baseadas na condição de saúde "paralisia cerebral", uma vez que a história natural da doença determina o prognóstico dessa criança

(C) As metas fisioterapêuticas devem ser centradas nas funções corporais de tolerância ao esforço e força muscular, porque essa é a principal causa das restrições apresentadas por L.G.S.

(D) As metas fisioterapêuticas devem abordar as restrições e limitações identificadas, uma vez que representarão metas relevantes e direcionadas aos interesses de L.G.S.

■ **Resposta: D.**

COMENTÁRIO: A questão descreve o diagnóstico fisioterapêutico de uma criança com PC. Por meio do diagnóstico é possível identificar os seguintes aspectos: (1) participação: restrição em participar de esportes, passeios da escola, brincadeiras com amigos e tarefas domésticas; (2) atividade: limitação da capacidade de deambular sem auxílio e em tarefas de mobilidade complexas, como subir escadas e andar de bicicleta; (3) funções do corpo: baixa tolerância ao exercício e fraqueza muscular; (4) barreiras ambientais: superproteção da família, modelos do andador e da órtese; e (5) fatores pessoais (positivos): apoio familiar, apoio escolar e a disposição da criança para colaborar com o tratamento.

O processo de definição de metas terapêuticas deve ocorrer entre o fisioterapeuta, a família e a criança (Darrah, 2008). Essas metas devem ser específicas, mensuráveis, alcançáveis, relevantes e com tempo definido para serem alcançadas. Metas descritas nos componentes de atividade e participação são mais relevantes para a criança e sua família e estão mais alinhadas com intervenções atuais e baseadas em evidência científica de melhora da funcionalidade de crianças com PC (Camargos et al., 2019; Camargos & Ayupe, 2020; Darrah, 2008).

REFERÊNCIAS

AACPDM Hip Surveillance Care Pathway: Hip surveillance. Disponível em: www.aacpdm.org/publications/care-pathways/hip-surveillance. Acesso em 10 de janeiro de 2021.

Camargos ACR, Ayupe KMA. Avaliação e planejamento de metas terapêuticas em fisioterapia neurofuncional para crianças e adolescentes. In: Associação Brasileira de Fisioterapia Neurofucional. Faria CDCM, Leite HR. PROFISIO Programa de atualização em Fisioterapia Neurofuncional: Ciclo 7. Porto Alegre: Artmed Panamericana, 2020: 65-115.

Camargos ACR, Ayupe KMA, Figueiredo PRP, Gonçalves RV. Paralisia cerebral. In: Camargos ACR, Leite HR, Morais RLS, Lima VP. Fisioterapia em pediatria: da evidência à prática clínica. Rio de Janeiro: Medbook, 2019: 60-111.

Conselho Federal de Fisioterapia e Terapia Ocupational (COFFITO). Resolução 80, de 09 de maio de 1987 – Baixa Atos Complementares à Resolução COFFITO-8, relativa ao exercício profissional do FISIOTERAPEUTA, e à Resolução COFFITO-37, relativa ao registro de empresas nos Conselhos Regionais de Fisioterapia e Terapia Ocupacional, e dá outras providências. Disponível em: www.coffito.gov.br/nsite/?p=2838. Acesso em 10 de janeiro de 2021.

Darrah J. Using the ICF as a framework for clinical decision making in pediatric physical therapy. Adv Physiother 2008; 10(3):146-51.

Darrah J, Bartlett D, Maguire TO, Avison WR, Lacaze-Masmonteil T. Have infant gross motor abilities changed in 20 years? A re-evaluation of the Alberta Infant Motor Scale normative values. Dev Med Child Neurol 2014; 56(9):877-81.

Darrah J, Wiart L, Magill-Evans J. Do therapists goals and interventions for children with cerebral palsy reflect principles in contemporary literature? Pediatr Phys Ther 2008; 20(4):334-9.

Graham HK, Harvey A, Rodda J, Nattrass GR, Pirpiris M. The Functional Mobility Scale (version 2). J Pediatr Orthop 2004; 24:514-20.

Franjoine MR, Gunther JS, Taylor MJ. Pediatric balance scale: A modified version of the Berg Balance Scale for the school-age child with mild to moderate motor impairment. Pediatr Phys Ther 2003;15(2):114-28.

Hanna SE, Rosenbaum PL, Bartlett DJ et al. Stability and decline in gross motor function among children and youth with cerebral palsy aged 2 to 21 years. Dev Med Child Neurol 2009; 51(4):295-302.

Maher CA, Williams MT, Olds TS. The six-minute walk test for children with cerebral palsy. Int J Rehabil Res 2008;31:185-8.

Palisano RJ, Rosenbaum P, Bartlett D, Livingston H. Content validity of the expanded and revised Gross Motor Function Classification System. Dev Med Child Neurol 2008; 50(10):744-50.

Pruszczynski B, Sees J, Miller F. Risk factors for hip displacement in children with cerebral palsy: Systematic review. J Pediatr Orthop 2016; 36(8):829-33.

Reimers J. The stability of the hip in children. A radiological study of the results of muscle surgery in cerebral palsy. Acta Orthop Scand Suppl 1980; 184:1-100.

Ries LGK, Michaelsen SM, Soares PSA, Monteiro VC, Allegretti KMG. Adaptação cultural e análise da confiabilidade da versão brasileira da Escala de Equilíbrio Pediátrica (EEP). Brazilian J Phys Ther 2012; 16(3):205-15.

Rosenbaum PL, Walter SD, Hanna SE et al. Prognosis for gross motor function in cerebral palsy: creation of motor development curves. JAMA 2002; 288:1357-63.

Rosenbaum PL, Russell DJ, Wright M, Avery LM. Gross Motor Function Measure User's Manual (GMFM-66 & GMFM-88). 2. ed. London: Mac Keith Press, 2013.

Scholtes VAB, Becher JG, Beelen A, Lankhorst GJ. Clinical assessment of spasticity in children with cerebral palsy: A critical review of available instruments. Dev Med Child Neurol 2006; 48(1):64-73.

Vaz DV, Silva PL, Mancini MC, Carello C, Kinsella-Shaw J. Towards an ecologically grounded functional practice in rehabilitation. Hum Mov Sci 2017; 52:117-32.

Word Health Organization. International Classification of Functioning, Disability, and Health: ICF. Geneva: World Health Organization, 2001.

Wright V, Majnemer A, Maltais DB, Burtner PA, Sanders H. Motor measures: A moving target? Semin Pediatr Neurol 2013; 20(2):84-99.

Yi SH, Hwang JH, Kim SJ, Kwon JY. Validity of pediatric balance scales in children with spastic cerebral palsy. Neuropediatrics 2012; 43(6):307-13.

Capítulo 8

Paralisia Cerebral – Intervenção

Isabella Saraiva Christovão
Júlia Martins de Moraes
Ana Cristina Resende Camargos

1. (COFFITO, 2018 – adaptada) Recentes estudos confirmam que diversas estratégias de tratamento são capazes de modular a excitabilidade neural e promover mudanças estruturais no sistema nervoso. Atualmente, preconiza-se que as estratégias fisioterapêuticas para crianças com disfunções neurológicas deva ser baseada em:

I. **Evidência científica e preferências das crianças.**
II. **Atividades funcionais direcionadas a objetivos específicos.**
III. **Contextos ambientais relevantes.**
IV. **Informação aos familiares para que deem suporte e realizem todas as tarefas para a criança.**
V. **Exercícios passivos e alongamento no início dos primeiros minutos de todo atendimento fisioterapêutico.**

De acordo com as sentenças acima, assinale a opção correta.

(A) Somente as afirmativas I, II e V estão corretas
(B) Somente as afirmativas I, II e III estão corretas
(C) Somente as afirmativas I, IV e V estão corretas
(D) Somente as afirmativas I, III e V estão corretas
(E) Todas as afirmativas estão corretas

■ **Resposta: B.**

COMENTÁRIO: As tomadas de decisão na prática clínica do fisioterapeuta devem ser norteadas pela prática baseada em evidência (PBE), que envolve a integração da melhor evidência de pesquisa disponível, da experiência clínica do fisioterapeuta e dos valores e preferências da criança e de sua família[1]. As intervenções devem ser direcionadas para alcançar os objetivos estabelecidos de forma compartilhada com a criança e sua família. Deve-se atentar para a elaboração de objetivos claros, sendo recomendado o uso do método SMART, um acrônimo da língua inglesa para *specific* (S), *measurable* (M), *achievable* (A), *relevant* (R), *timed* (T), que aponta a importância de que sejam específicos, mensuráveis, alcançáveis, relevantes e temporalmente definidos[2].

Intervenções efetivas para crianças com paralisia cerebral (PC) devem envolver a prática de tarefas e atividades da vida real, considerando o contexto em que o indivíduo está inserido[3]. Fatores contextuais podem ser considerados barreiras ou facilitadores do desempenho de atividades e participação e devem ser sempre levados em consideração no planejamento das intervenções e tomadas de decisão[4]. Intervenções contemporâneas efetivas priorizam o papel ativo das crianças na realização de suas tarefas diárias. Em contrapartida, intervenções passivas não se têm mostrado benéficas para crianças com PC[3,5].

2. A capacidade de melhorar e adquirir novas habilidades motoras depende, entre outros fatores, do aprendizado motor. O treino específico da tarefa ou prática orientada à tarefa utiliza os princípios do aprendizado motor para alcançar as metas desejadas pela criança e sua família. Entre os elementos citados abaixo sobre esses princípios, qual seria a opção INCORRETA?

(A) Transferência de habilidades recém-adquiridas para outras tarefas similares
(B) Prática intensiva e específica de tarefas motoras com participação ativa da criança
(C) Manutenção das mudanças no comportamento motor após o período de aquisição das habilidades em razão

das modificações e adaptações dos diferentes sistemas envolvidos na tarefa

(D) Experiência passiva de um movimento com a utilização de manuseios fornecidos pelo terapeuta ou cuidador responsável

(E) Garantir a motivação e a atenção da criança para realizar as tarefas propostas

■ **Resposta: D.**

COMENTÁRIO: A literatura contemporânea tem identificado ingredientes comuns de intervenções que incorporam os princípios de aprendizado motor, como prática de tarefas e atividades da vida real, utilizando movimentos ativos e auto-iniciados pela criança, em alta intensidade, em que a prática vise diretamente ao alcance de metas estabelecidas pela criança e/ou sua família[3]. Nesse sentido, garantir a motivação e a atenção da criança é essencial para o aprendizado motor e a neuroplasticidade[6]. O aprendizado motor envolve mudanças e adaptações dos diferentes sistemas envolvidos na tarefa, sendo possível observar a transferência das habilidades recém-adquiridas para outras tarefas similares[5]. Por outro lado, intervenções motoras passivas têm se mostrado ineficazes para a mudança das atividades motoras, uma vez que não envolvem qualquer solução de problemas pela criança[3].

3. Crianças com PC apresentam deficiências de coordenação e destreza manual que podem prejudicar a função manual e limitar a realização de atividades de vida diária. Intervenções intensivas de treinamento dos membros superiores, como a terapia de movimento induzido por restrição (*Constraint-Induced Movement Therapy* [CIMT]) e o treino intensivo bimanual de braço e mão (*Hand Arm Bimanual Intensive Training* [HABIT]), têm se mostrado efetivas para melhora da função manual de crianças com PC. Ambas as técnicas apresentam os seguintes elementos em comum, EXCETO:

(A) Restrição de um dos membros superiores durante a prática, podendo ser o não afetado ou menos comprometido

(B) Prática estruturada de tarefas com foco nas limitações da atividade sem se preocupar com a correção de padrões considerados atípicos do movimento

(C) Aumento gradual da dificuldade e complexidade da tarefa

(D) Repetição da atividade e resolução de problemas por parte da criança

(E) Utilização de métodos comportamentais, visando aumentar a adesão da criança à intervenção

■ **Resposta: A.**

COMENTÁRIO: Crianças com PC unilateral apresentam limitação para o desempenho de atividades uni ou bimanuais que necessitam do uso coordenado de ambas as mãos. A CIMT é caracterizada pela restrição do membro superior não afetado, visando aumentar o uso do membro comprometido[7]. Considerando que a maioria das atividades desempenhadas no dia a dia consiste em atividades bimanuais e que a restrição do membro comprometido pode causar desconforto e frustração na criança, foi criado o HABIT, que tem como objetivo melhorar a quantidade e a qualidade do membro superior afetado em atividades bimanuais[8].

Ambas as técnicas mostram-se efetivas para os desfechos de melhora de função manual e têm algumas características em comum, como: (1) treino intensivo com utilização de métodos comportamentais a fim de aumentar a adesão da criança à intervenção; (2) prática estruturada para a execução da tarefa sem a preocupação com a correção de padrões considerados incorretos; (3) aumento gradual da dificuldade e da complexidade da tarefa, conhecido como *shaping*; (4) repetição da atividade e resolução de problemas por parte da criança, visando à aprendizagem motora[5].

4. Crianças com PC apresentam limitações na execução de tarefas motoras relacionadas à locomoção. O treino de marcha na esteira, com ou sem suporte parcial de peso corporal, tem se mostrado eficaz para o desfecho velocidade de marcha. Entre os objetivos da utilização do suporte parcial de peso é possível citar:

(A) Aumento das demandas impostas à criança para o treino específico da tarefa de deambular, possibilitando um treinamento com parâmetros de repetição e intensidade mais baixos do que ela suportaria caso tivesse de lidar com seu peso corporal total

(B) Redução das demandas impostas à criança para o treino específico da tarefa de deambular, possibilitando que ela se torne uma participante passiva do treinamento, uma vez que ela não consegue suportar seu peso corporal total

(C) Redução das demandas impostas à criança para o treino específico da tarefa de deambular, possibilitando um treinamento com parâmetros de repetição e intensidade mais altos do que ela suportaria caso tivesse de lidar com seu peso corporal total

(D) Aumento das demandas impostas à criança para o treino específico da tarefa de deambular com intensidade mais baixa do que ela suportaria caso tivesse de lidar com seu peso corporal total

■ **Resposta: C.**

COMENTÁRIO: O treino de marcha com suporte parcial de peso comumente é ofertado com o uso de equipamentos que proporcionam maior estabilidade postural. Caracteriza-se por suportar parcialmente o peso do paciente enquanto ele deambula, reduzindo as demandas impostas para a realização da marcha, o que possibilita a oferta de parâmetros de repetição e intensidade mais altos[5].

5. (COREMU CCS/HUCAM, 2017– adaptada) Acerca da terapia de suspensão parcial de peso corporal (SPPC) no processo de reabilitação da criança com PC, é correto afirmar, EXCETO:

(A) A SPPC tem como princípio fundamental a redução da força muscular mínima necessária para vencer a força gravitacional

(B) A SPPC proporciona aumento da velocidade de marcha e mudança nos padrões típicos da criança com PC que consegue deambular

(C) A SPPC não é indicada para crianças com PC classificadas no nível IV do *Gross Motor Function Classification Measure* (GMFCS), pois essa terapia não traz benefícios para essas crianças

(D) A SPPC pode ser realizada em diferentes superfícies de apoio, como solo ou esteira elétrica, proporcionando uma variabilidade de benefícios nos diferentes modelos

(E) Na SPPC, a escolha do modelo de fixação corporal depende, dentre outros fatores, do nível de controle de tronco e do grau de força muscular da criança.

■ Resposta: C.

COMENTÁRIO: O treino de marcha na esteira, quando realizado com suporte parcial de peso corporal, tem se mostrado efetivo em aumentar a velocidade de marcha de crianças com PC[3]. O suporte parcial de peso corporal alivia a carga corporal, reduzindo a demanda necessária para vencer a força gravitacional, sendo recomendado para crianças que não conseguem se manter em ortostatismo sem auxílio[5], como é o caso das crianças classificadas como GMFCS IV e V.

Além disso, o ortostatismo pode oferecer vários benefícios que precisam ser mais bem estudados, como melhora das funções dos aparelhos cardiovascular e respiratório e do sistema musculoesquelético, com aumento da densidade mineral óssea e prevenção de contraturas[9]. A posição pode ser realizada em diferentes superfícies de apoio, como solo ou esteira elétrica, por meio de diferentes equipamentos de SPPC, variando de acordo com o objetivo específico de cada paciente e sua família, a capacidade de controle do tronco e o grau de força muscular da criança[5,10].

6. Programas domiciliares consistem em atividades terapêuticas que a criança realiza com apoio dos pais, no ambiente doméstico, para alcançar os objetivos estabelecidos, sendo essencial a incorporação dos princípios da abordagem centrada na família. Nas opções abaixo estão listados alguns princípios básicos desse tipo de programa. Marque a que traz a afirmativa INCORRETA.

(A) Estabelecimento de parceria colaborativa, em que os pais são os principais conhecedores sobre a criança e o ambiente familiar

(B) Compartilhamento de informações e participação ativa de pais e crianças na elaboração de objetivos, no planejamento terapêutico e na tomada de decisão sobre as intervenções que serão realizadas

(C) O terapeuta determina intervenções baseadas em evidências para serem ofertadas pela família no ambiente doméstico

(D) Os resultados das intervenções são avaliados de maneira colaborativa com a família

■ Resposta: C.

COMENTÁRIO: Os programas domiciliares devem incorporar os princípios da abordagem centrada na família, que visam ao compartilhamento de informações e à participação ativa de pais e cuidadores da criança no planejamento terapêutico e na tomada de decisão sobre as intervenções[5]. Essa abordagem destaca a importância do estabelecimento de uma relação sólida e confiável entre os profissionais e a família e visa promover o empoderamento e o engajamento das famílias em todo o processo terapêutico, sendo considerada uma das melhores práticas na área da reabilitação infantil [11]. Ao se elaborar um programa para ser

realizado de forma domiciliar em parceria com a família, busca-se maximizar as oportunidades de prática no dia a dia da criança[12].

7. **Os programas de treinamento de força muscular referem-se à prática de exercícios progressivos que promovam esforços que superem os realizados no desempenho de atividades usuais, sendo muito utilizados na prática clínica dos fisioterapeutas. As evidências atuais apontam que o treinamento de força para crianças com PC mostra-se efetivo para o seguinte desfecho:**

(A) Aumento da força muscular de membros inferiores

(B) Melhora no controle postural e no equilíbrio

(C) Melhora nas atividades motoras grossas

(D) Melhora de parâmetros cinemáticos da marcha, como aumento da velocidade de marcha

(E) Melhora da participação social

■ Resposta: A.

COMENTÁRIO: Os programas de fortalecimento muscular são utilizados na prática clínica com o objetivo de aumentar a força, a potência e a resistência muscular[13]. O treino de força muscular tem mostrado efetividade em melhorar a força muscular de membros inferiores, porém mais estudos são necessários para verificar a eficácia dessa intervenção em outros desfechos, como para atividades motoras grossas, força de membros superiores e para melhora na função[3].

8. **(COREMU CCS/HUCAM, 2017 – adaptada) Acerca dos exercícios de fortalecimento muscular no tratamento da criança com PC, assinale a opção correta.**

(A) O treino de força muscular pode ser realizado em crianças com PC, com exceção das crianças com espasticidade, pois pode aumentar ainda mais seu tônus, prejudicando sua funcionalidade

(B) Crianças com PC apresentam redução da força muscular em aproximadamente 50% dos valores de contração máxima de uma criança normal; entretanto, têm capacidade para ganho de força semelhante a uma criança normal quando submetidas a programas de fortalecimento

(C) Os exercícios de força muscular para crianças com PC não devem oferecer esforços musculares superiores aos realizados no desempenho de atividades de vida diária, para não elevar o gasto de energia durante a execução do movimento

(D) Os exercícios resistidos podem ser realizados em crianças com PC, desde que a resistência ao movimento seja aplicada manualmente pelo terapeuta, para que ele controle objetivamente a resistência que está sendo aplicada

(E) Todas as afirmativas estão corretas

■ Resposta: B.

COMENTÁRIO: Crianças com PC, quando comparadas a crianças típicas, apresentam redução de aproximadamente 50% da força muscular. Para melhorar esse desfecho é recomendada a realização de programas de fortalecimento muscular com exercícios ativos gerados pelo indivíduo, e é necessário que esses exercícios gerem esforços superiores aos realizados no cotidiano para que sejam observadas mudanças em relação às curvas de comprimento-tensão dos músculos treinados[5].

9. (COREMU CCS/HUCAM, 2017 – adaptada) O uso de órteses rígidas no tratamento da criança com PC tem o objetivo de promover o alinhamento e a estabilidade articular e, como consequência, facilitar a execução de atividades motoras. Com base no estudo de órteses rígidas nessa população, assinale a opção correta.

(A) A órtese supramaleolar (SMO) é indicada para a correção da supinação do pé associada ao varismo do tornozelo e flexão plantar

(B) A órtese de reação ao solo favorece a extensão do joelho durante o segundo rolamento da marcha, sendo indicada nos casos de marcha *crouch* (agachada)

(C) O tutor curto rígido (AFO) restringe tanto os movimentos de flexão dorsal quanto de flexão plantar do tornozelo, sendo contraindicado para os casos de equinismo

(D) O tutor curto articulado permite o movimento de flexão plantar do tornozelo e restringe o movimento de flexão dorsal, sendo indicado para os casos de marcha *crouch* (agachada)

(E) O uso de órteses rígidas na criança com PC é indicado para a correção tanto das deformidades dinâmicas quanto das deformidades fixas

■ **Resposta: B.**

COMENTÁRIO: A marcha do tipo *crouch* é caracterizada por flexão excessiva do joelho e do tornozelo, sendo frequentemente recomendadas as órteses de reação ao solo e a órtese tornozelo-pé rígida[14]. A órtese tornozelo-pé (*ankle-foot orthosis* [AFO]) está indicada para promover mudanças nos parâmetros biomecânicos durante a caminhada em crianças com marcha equina, podendo ser rígida ou articulada[15]. A órtese supramaleolar (*supramalleolar orthosis* [SMO]) é utilizada para controle de movimentos da articulação subtalar durante a fase de apoio da marcha. Assim, em razão de seu corte mais proximal, não é capaz de restringir, controlar ou corrigir os movimentos da articulação tibiotársica, como flexão plantar e dorsiflexão, deixando-os livres[16,17].

10. A hipoterapia (ou equoterapia, como é conhecida no Brasil) consiste em uma intervenção que utiliza o cavalo como recurso terapêutico por meio de estímulos produzidos pelos movimentos triplanares do animal, o que acarreta uma demanda de ajustes contínuos do corpo do cavaleiro. Assinale a opção correta a respeito dos desfechos que já apresentam evidência científica comprovada para sua utilização em indivíduos com PC.

(A) Melhora do tônus muscular, podendo haver redução ou aumento, dependendo da demanda do paciente

(B) Melhora do equilíbrio e simetria corporal

(C) Melhora da força muscular de membros superiores e membros inferiores

(D) Melhora da flexibilidade muscular em membros inferiores

(E) Melhora das atividades de autocuidado

■ **Resposta: B.**

COMENTÁRIO: A equoterapia consiste no uso do cavalo (animal) como recurso terapêutico e, no Brasil, abrange a hipoterapia, a educação e reeducação equestre, o pré-esportivo e a prática esportiva paraequestre[5]. Os movimentos triplanares da marcha do cavalo demandam ajustes posturais contínuos no tronco da criança[18]. Considerando os achados da revisão sistemática publicada por Novak et al.[3], a hipoterapia tem se mostrado efetiva para crianças com PC quando são considerados os desfechos de equilíbrio e simetria corporal. Ainda são necessários mais estudos, com melhor qualidade metodológica, para confirmar seus efeitos relacionados aos desfechos de ganho de função motora grossa, função manual e redução da espasticidade. Além disso, a hipoterapia não se tem mostrado benéfica para melhora dos desfechos de autocuidado em crianças com PC[3].

11. Crianças com PC apresentam risco de desenvolvimento de subluxação ou luxação de quadril. Há forte recomendação para realização da vigilância do quadril a fim de permitir a identificação precoce e o encaminhamento em tempo hábil para avaliação e tratamento ortopédico do quadril de risco. Essa prática consiste em:

(A) Evitar colocar de pé a criança com PC com risco de subluxação de quadril, pois pode causar dor e desconforto

(B) Gerenciamento do alinhamento do quadril por meio das manobras de Barlow e Ortolani durante a sessão de atendimento fisioterapêutico

(C) Gerenciamento da prevenção de contraturas com a realização de alongamento passivo de adutores e flexores de quadril

(D) Gerenciamento do alinhamento biomecânico por meio de radiografias de rotina, de acordo com o nível de GMFCS da criança e o estado atual do quadril, o que possibilita o monitoramento em série do quadril de risco

(E) Realização de manuseios para dissociação dos membros inferiores e mobilidade do quadril

■ **Resposta: D.**

COMENTÁRIO: As manobras de Barlow e Ortolani devem ser utilizadas para diagnóstico de instabilidade do quadril e identificação de displasia de desenvolvimento do quadril apenas no período neonatal. No entanto, a partir dos primeiros meses de vida não é possível detectar os sinais de instabilidade por meio dessas manobras[19].

A vigilância do quadril em crianças com PC deve ser iniciada o mais precocemente possível[3] e deve incluir uma frequência de radiografias de rotina que varia de acordo com o nível do Sistema de Classificação da Função Motora Grossa (*Gross Motor Function Classification System* [GMFCS]) da criança e o estado atual do quadril[20]. Desse modo, é possível monitorizar a ocorrência de risco, subluxação e/ou luxação do quadril pela medição da porcentagem de migração. Essa diretriz já foi adotada na maioria dos estados da Austrália[20].

Além disso, o ortostatismo precoce (com abdução do quadril), por 60 minutos/dia, tem sido recomendado para crianças com PC a fim de melhorar a estabilidade do quadril[21]. Em contrapartida, alongamentos passivos tradicionais não se têm mostrado efetivos para gerenciamento de contraturas ou prevenção de luxação de quadril[3].

12. Algumas famílias têm por objetivo a redução da espasticidade de suas crianças a fim de permitir melhor posicionamento, reduzir a dor ou possibilitar higiene adequada. Considerando que existem intervenções médicas efetivas

com o objetivo de redução da espasticidade, qual deve ser a conduta do fisioterapeuta ao se deparar com essa demanda durante a avaliação de uma criança com PC?

(A) Utilizar técnicas fisioterapêuticas de facilitação e inibição do tônus, fornecendo suporte aos movimentos e à aquisição de posturas, de modo a oferecer estímulos que favoreçam os padrões normais para reduzir a espasticidade e atender à demanda da família

(B) Encaminhar essa criança para o neuropediatra e discutir com a família e a equipe multiprofissional e interdisciplinar as melhores intervenções para alcançar o desfecho almejado

(C) Explicar à família que os alongamentos e posicionamentos realizados podem reduzir a espasticidade

(D) Fornecer alta do serviço de fisioterapia até que a demanda da família seja solucionada, uma vez que esse desfecho não poderá ser alcançado pelo fisioterapeuta

(E) Utilização de recursos fisioterapêuticos, como a aplicação de calor e frio durante períodos prolongados e massagens rítmicas profundas, aplicando pressão sobre as inserções musculares para reduzir a espasticidade e atender à demanda da família

■ **Resposta: B.**

COMENTÁRIO: As intervenções médicas consideradas efetivas na redução da espasticidade consistem nos agentes farmacológicos (medicamentos) e nos procedimentos neurocirúrgicos, como toxina botulínica, baclofeno intratecal, diazepam e rizotomia dorsal seletiva. O uso da toxina botulínica associado ao tratamento fisioterapêutico, a hipoterapia, a vibração do corpo inteiro, a acupuntura e o tratamento neuroevolutivo ainda precisam ser mais bem estudados quanto à efetividade. Além disso, massagem, alongamento e posicionamento não se têm mostrado benéficos para a redução da espasticidade[3]. Assim, quando os fisioterapeutas se deparam com essa demanda clínica, é importante realizar o encaminhamento para o neuropediatra a fim de discutir o caso com a equipe multidisciplinar. Desse modo, a família será capaz de tomar uma decisão informada a respeito da melhor intervenção disponível para alcançar o objetivo esperado.

REFERÊNCIAS

1. Herbert R, Jamtvedt G, Hagen KB MJ. Practical evidence-based physiotherapy. 2005.

2. Bovend'Eerdt TJH, Botell RE, Wade DT. Writing SMART rehabilitation goals and achieving goal attainment scaling: A practical guide. Clin Rehabil 2009; 23(4):352-61.

3. Novak I, Morgan C, Fahey M et al. State of the Evidence Traffic Lights 2019: Systematic review of interventions for preventing and treating children with cerebral palsy. Vol. 20. Current Neurology and Neuroscience Reports. Springer, 2020.

4. Farias N, Buchalla CM. A Classificação Internacional de Funcionalidade, Incapacidade e Saúde da Organização Mundial da Saúde: Conceitos, usos e perspectivas. The International Classification of Functioning, Disability and Health: Concepts, uses and perspectives. Rev Bras Epidemiol 2005; 8.

5. Camargos A, Leite H, Morais R de S, Lima V de. Fisioterapia em pediatria – Da evidência à prática clínica. Rio de Janeiro: Medbook, 2019. 616 p.

6. Kleim JA, Jones TA. Principles of experience-dependent neural plasticity: Implications for rehabilitation after brain damage. Journal of Speech, Language, and Hearing Research 2008; 51.

7. Ilieva E, Ilieva A. What is the effect of constraint-induced movement therapy on children with unilateral cerebral palsy? A Cochrane Review summary with commentary. Dev Med Child Neurol [Internet] 2020 Nov 13; 62(11):1236-8. Available from: https://onlinelibrary.wiley.com/doi/10.1111/dmcn.14676.

8. Ouyang RG, Yang CN, Qu YL, Koduri MP, Chien CW. Effectiveness of hand-arm bimanual intensive training on upper extremity function in children with cerebral palsy: A systematic review. European Journal of Paediatric Neurology 2020; 25:17-28.

9. Goodwin J, Lecouturier J, Basu A et al. Standing frames for children with cerebral palsy: A mixed-methods feasibility study. Health Technol Assess (Rockv) 2018 Sep 1; 22(50):1-231.

10. Valentín-Gudiol M, Mattern-Baxter K, Girabent-Farrés M, Bagur--Calafat C, Hadders-Algra M, Angulo-Barroso RM. Treadmill interventions in children under six years of age at risk of neuromotor delay. Cochrane Database of Systematic Reviews 2017.

11. King G, Chiarello L. Family-centered care for children with cerebral palsy: Conceptual and practical considerations to advance care and practice. Journal of Child Neurology 2014; 29: 1046-54.

12. Longo E, de Campos AC, Schiariti V. COVID-19 Pandemic: Is this a good time for implementation of home programs for children's rehabilitation in low- and middle-income countries? Phys Occup Ther Pediatr [Internet] 2020 Jul 3; 40(4):361-4. Available from: https://www.tandfonline.com/doi/full/10.1080/01942638.2020.1759947.

13. Faigenbaum AD, Kraemer WJ, Blimkie CJR et al. Youth resistance training: Updated position statement paper from The National Strenght and Conditioning Association [Internet]. Available from: www.nsca-jscr.org.

14. Ries AJ, Schwartz MH. Ground reaction and solid ankle–foot orthoses are equivalent for the correction of crouch gait in children with cerebral palsy. Dev Med Child Neurol 2019 Feb 1; 61(2):219-25.

15. Lintanf M, Bourseul JS, Houx L, Lempereur M, Brochard S, Pons C. Effect of ankle-foot orthoses on gait, balance and gross motor function in children with cerebral palsy: a systematic review and meta-analysis. Clinical Rehabilitation 2018:1175-88.

16. Liu XC, Embrey D, Tassone C et al. Foot and ankle joint movements inside orthoses for children with spastic CP. J Orthop Res 2014 Apr; 32(4):531-6.

17. Davids JR, Rowan F, Davis RB. Indications for orthoses to improve gait in children with cerebral palsy. J Am Acad Orthop Surg [Internet] 2007 Mar; 15(3):178-88. Available from: http://journals.lww.com/00124635-200703000-00008.

18. Koca TT. What is hippotherapy? The indications and effectiveness of hippotherapy. North Clin Istanbul [Internet] 2016. Available from: https://www.journalagent.com/nci/pdfs/NCI_2_3_247_252.pdf.

19. Vaquero-Picado A, González-Morán G, Garay EG, Moraleda L. Developmental dysplasia of the hip: Update of management. EFORT Open Rev 2019 Sep 1; 4(9):548-56.

20. Gibson WM, Kentish M, Sc L, Thomason P. Australian hip surveillance guidelines for children with cerebral palsy 2014 [Internet]. Available from: www.ausacpdm.org.au/professionals/hip-surveillance.

21. Paleg GS, Smith BA, Glickman LB. Systematic review and evidence-based clinical recommendations for dosing of pediatric supported standing programs. Pediatric Physical Therapy 2013; 25:232-47.

Capítulo 9

Espinha Bífida

Déborah Ebert Fontes
Lara de Almeida Rodrigues
Ana Flávia de Souza Pascoal
Ana Cristina Resende Camargos

1. (CEFOR-RH/PB, 2017) Sobre a mielomeningocele, é correto afirmar que:

(A) Trata-se de um defeito de fechamento do tubo neural na porção caudal do tipo espinha bífida oculta

(B) A dilatação do sistema ventricular é vista em grande parte das crianças com mielomeningocele; no entanto, é rara a necessidade de colocação de válvula de derivação ventriculoperitoneal

(C) Pacientes com nível torácico de lesão neurológica apresentam déficit de ação muscular abaixo dos quadris, sendo mantida apenas a força muscular extensora de joelhos

(D) Pacientes com nível de lesão neurológica em S1-L5 possuem prognóstico de deambulação com necessidade de órteses

(E) São complicações associadas: luxação do quadril, incontinência urinária e fecal, deformidades ósseas e hipertonia de membros inferiores

■ **Resposta: D.**

COMENTÁRIO: A mielomeningocele é um defeito de fechamento do tubo neural na porção caudal (neuróporo posterior), do tipo espinha bífida aberta, que inclui os tecidos neurais (medula e raízes nervosas) com meninges[1]. A dilatação do sistema ventricular pode ser decorrente da hidrocefalia que se dá após o nascimento, quando a mielomeningocele é cirurgicamente fechada e a bolsa externa deixa de absorver o aumento da pressão liquórica[1,2]. Essa condição é vista em grande parte das crianças com mielomeningocele e exige a colocação de válvula de derivação ventriculoperitoneal (DVP), que irá drenar o liquor dos ventrículos para o peritônio[1,2].

O nível neurológico ou funcional representa o último nível das raízes medulares que têm atividade motora (força muscular contra a gravidade) e sensibilidade preservadas de ambos os lados do corpo, indicando o grau mínimo de função muscular esperado[2]. Pacientes com nível neurológico torácico apresentam paralisia completa de membros inferiores[2]. Pacientes com nível neurológico L5-S1 têm prognóstico de deambulação com necessidade de órteses, como a órtese tornozelo-pé (*ankle-foot orthosis* [AFO]), com ou sem muletas, uma vez que apresentam fraqueza de extensores de quadril e paralisia parcial dos músculos tríceps sural e eversores[2].

São complicações associadas à mielomeningocele: luxação do quadril, incontinências urinária e fecal, deformidades ósseas e hipotonia de membros inferiores devido às características de síndromes do neurônio motor inferior[1,2].

2. A mielomeningocele está associada a alterações musculoesqueléticas, malformações do sistema nervoso central e alterações do sistema imunológico. É papel do fisioterapeuta orientar os pais sobre essas alterações e seus possíveis sinais e sintomas. Dentre as opções relacionadas com essas alterações, assinale a correta.

(A) A malformação de Arnold-Chiari tipo II está comumente associada à mielomeningocele e causa obstrução do forame magno e aumento da pressão intracraniana. Dentre os sinais e sintomas podem ser citados dificuldade na deglutição, apneia, rouquidão, alterações dos membros superiores e nistagmo

(B) A síndrome da medula presa pode ocorrer, apresentando-se no primeiro ano de vida e causando estiramento medular. Essa síndrome repercute com alterações no padrão de marcha e alterações sensoriais (dor), musculo-esqueléticas, geniturinárias, de tônus e de reflexos

(C) A hidrocefalia ocorre na maioria dos pacientes com mielomeningocele, sendo a causa principal de malformação de Arnold-Chiari. Ela exige a implantação de válvulas que drenam o liquor, e os pais devem estar atentos aos sinais de obstrução dessa válvula, que são: olhar de sol poente, irritabilidade, sonolência, vômitos e cefaleia

(D) A alergia ao látex é comumente encontrada em pacientes com mielomeningocele. Entretanto, nesses pacientes aparece com sinais leves e facilmente manejáveis, como coceira nos olhos, espirros, tosse, urticárias e edema local

■ **Resposta: A.**

COMENTÁRIO: Uma das alterações neurológicas mais encontradas em indivíduos com mielomeningocele é a malformação de Arnold-Chiari tipo II, um defeito morfológico de herniação do vérmis cerebelar através do forame magno do osso occipital, frequentemente associada à hidrocefalia[1-3]. A hidrocefalia pode promover aumento da pressão intracraniana, sendo necessária a colocação de DVP ou derivação ventriculoatrial (DVA) para drenagem do excesso de liquor e melhora dos sinais clínicos[1]. No entanto, com o tempo, a derivação pode obstruir e precisar de ajustes, sendo importante manter-se atento aos sinais de obstrução, como cefaleia, vômito, letargia e o "sinal do sol poente", em que os olhos da criança se direcionam para baixo, evidenciando a esclera[3,4].

Outra alteração comum na mielomeningocele é a síndrome da medula presa, em geral evidente entre o segundo e o oitavo ano de vida, podendo apresentar sinais de súbita piora motora e sensitiva, incontinência fecal e urinária, dor lombar, alteração do padrão de marcha e dos reflexos e piora das deformidades musculoesqueléticas[2,5]. Além disso, há grande prevalência de alergia ao látex entre os indivíduos com mielomeningocele, o que pode ter relação com a exposição precoce e constante a esse material[2,6]. Desse modo, os cuidadores são orientados a manter o ambiente livre de látex[1,2]. A reação de hipersensibilidade ao látex pode se manifestar por meio de espirros, tosse, urticária, diarreia, rinite, edema palpebral e até mesmo anafilaxia, e levar a criança ao óbito[1,2,7].

Todos os sinais citados, em virtude da obstrução da derivação, da medula presa ou da alergia ao látex, devem receber a vigilância constante dos pais e/ou cuidadores e profissionais de saúde e, caso sejam identificados, precisam ser adequadamente manejados pela equipe responsável, uma vez que podem representar risco à vida[1-5,7].

3. Crianças com mielomeningocele apresentam diferentes graus de comprometimento da função muscular, os quais variam de acordo com o nível neurológico. O comprometimento pode ser torácico, lombar alto, lombar baixo ou sacral. Relacione o nível neurológico à função muscular e depois assinale a opção que contém a sequência correta.

I. T12.
II. L1-L2.
III. L3-L4.
IV. L5.
V. S1-S2.

( ) **Quadríceps normal, dorsiflexores e inversores normais, tríceps sural paralisado.**
( ) **Paralisia completa de membros inferiores (MMII).**
( ) **Abdutores de quadril paralisados, flexores de quadril fracos a bons, joelhos e pés flácidos.**
( ) **Extensores de quadril fracos a bons, músculos intrínsecos do pé paralisados.**
( ) **Extensores e abdutores do quadril paralisados, quadríceps fraco a bom.**

(A) III-I-IV-V-II
(B) V-II-III-IV-I
(C) IV-III-I-II-V
(D) IV-I-II-V-III
(E) II-III-I-IV-V

■ **Resposta: D.**

COMENTÁRIO: No nível neurológico T12 é evidenciada paralisia completa de MMII. Já o nível neurológico L1-L2 apresenta flexores do quadril fracos a bons, adutores do quadril pobres a fracos, paralisia dos extensores e abdutores do quadril e joelhos e pés flácidos. O nível neurológico L3-L4 demonstra flexores do quadril normais, adutores do quadril bons a normais, quadríceps fraco a bom e tibial anterior com esboço ou contração fraca. Ainda é apontada paralisia dos músculos extensores e abdutores do quadril, extensores do joelho, tríceps sural e eversores e inversores do pé.

Quanto ao nível neurológico L5, observa-se força normal dos músculos flexores e adutores do quadril, quadríceps, dorsiflexores e inversores, enquanto os tibiais mediais se apresentam de fracos a bons. Evidenciam-se também paralisia do tríceps sural, fraqueza dos eversores dos pés e esboço a pobre função muscular dos extensores do quadril. Por fim, no nível neurológico S1-S2 é demonstrada força normal dos músculos do quadril, joelhos e pés, exceto extensores do quadril, isquiotibiais e flexores dos dedos. Ademais, há paralisia dos músculos intrínsecos dos pés, fraqueza do bíceps femoral e dos flexores dos dedos, além de os extensores do quadril se mostrarem com força fraca ou boa.[2]

4. L.C.M., 4 anos de idade, tem mielomeningocele com nível neurológico torácico (T12) e foi avaliado por uma fisioterapeuta. Dentre as opções a seguir, assinale a que contém todas as características que podem ter sido encontradas na avaliação da criança e sejam compatíveis com o diagnóstico de mielomeningocele.

I. Presença de DVP.
II. Pé equino.
III. Disreflexia autonômica.
IV. Quadril subluxado.
V. Sinais principalmente relacionados à síndrome do neurônio motor superior.

(A) I-II-IV
(B) III-V
(C) I-IV
(D) II-III-IV
(E) I-III-V

■ **Resposta: A.**

COMENTÁRIO: Com frequência, crianças com mielomeningocele apresentam hidrocefalia, sendo necessária a implantação de DVP ou DVA para drenar o excesso de liquor dos ventrículos[1,2]. Como L.C.M. apresenta nível neurológico T12, não se espera que ele tenha disreflexia autonômica, visto se tratar de uma síndrome caracterizada por sintomas de hiperatividade simpática em indivíduos com lesão completa acima de T6 e em tetraplégicos[2,8].

Crianças com mielomeningocele apresentam acometimento das raízes nervosas e, em geral, são observadas características de síndromes do neurônio motor inferior, como fraqueza muscular, hipotonia e contraturas posicionais, sendo as principais em flexão, rotação externa e abdução de quadril (que podem contribuir para subluxação do quadril), flexão de joelho e flexão plantar (contribuindo para contratura ou deformidade em equino)[2,9].

5. (COFFITO, 2018) Maria Clara, 14 anos de idade, tem mielomeningocele com nível neurológico L3-L4. Com base no nível neurológico de Maria Clara, indique a função muscular preservada e as possibilidades de mobilidade externa e domiciliar de Maria Clara.

(A) Musculatura flexora de quadril e extensora de joelho totalmente preservada, musculatura flexora de joelho com grau < 3 de força muscular e traço de atividade em extensores e adutores de quadril. Dependente de cadeira de rodas para mobilidade externa. Deambulador domiciliar com órtese e dispositivos auxiliares

(B) Musculatura flexora de quadril pobre, elevadores da pelve totalmente preservados e com ausência de atividade muscular em extensores de joelho. Dependente de cadeira de rodas para mobilidade externa. Deambulador domiciliar com órtese e dispositivos auxiliares

(C) Musculatura flexora do quadril e extensora do joelho preservada, musculatura flexora do joelho com grau < 3 de força muscular e traço de atividade em extensores e adutores do quadril. Dependente de cadeira de rodas para mobilidade interna e externa

(D) Musculatura extensora e abdutora de quadril com grau 2-3 de força muscular, musculatura flexora de joelhos com grau > 3 de força muscular, musculatura flexora plantar com grau < 3 de força muscular. Deambulador comunitário com necessidade de órtese antiequino. Cadeira de rodas apenas para longas distâncias externas

(E) Nenhuma das alternativas

■ **Resposta: A.**

COMENTÁRIO: No nível neurológico de Maria Clara (L3-L4) espera-se a preservação da função dos músculos iliopsoas e quadríceps, responsáveis pela flexão do quadril e também pela extensão de joelho (o último)[2,10,11]. Os isquiotibiais, cujas funções são de extensão do quadril e flexão do joelho, são inervados por L4-S2 e por isso não são totalmente preservados, apresentando apenas traços de extensão do quadril e força dos flexores do joelho < 3[2,10]. O glúteo máximo, auxiliado pelos isquiotibiais na extensão do quadril, também é inervado por L4-S2[2,10].

A musculatura adutora de quadril de Maria Clara apresenta esboço de contração, já que esse grupo é inervado por L2-L4[2,10]. A partir do nível neurológico é possível inferir o prognóstico de deambulação do paciente e consequentemente o tipo de dispositivo de auxílio que seria mais apropriado[2,12]. Em indivíduos com nível neurológico L3-L4, considerando as funções musculares supracitadas, pode-se predizer que seria necessário o uso de órteses e dispositivos auxiliares para que se tornem deambuladores domiciliares, porém é necessário o uso da cadeira de rodas para o deslocamento em longas distâncias (comunidade)[2,12,13].

6. A escala de mobilidade funcional (*Functional Mobility Scale* [FMS]) classifica a mobilidade de crianças em três contextos distintos: casa (5m), escola (50m) e comunidade (500m). Em cada um desses contextos é dado um escore que varia de 0 a 6 com base na capacidade ambulatória, da seguinte maneira: 6 – caminha de maneira independente em todas as superfícies; 5 – independente em superfícies regulares, mas utiliza corrimão em escadas; 4 – usa bengalas (uma ou duas); 3 – usa muletas; 2 – usa andador; 1 – usa cadeira de rodas; C – engatinha em casa; N – sem classificação.

Sabemos que a funcionalidade de uma criança é multifatorial, mas, considerando apenas a condição de saúde (mielomeningocele) e o nível neurológico (lombar baixo) de uma criança com 4 anos de idade, qual seria a classificação mais provável da FMS?

(A) FMS: 6, 6, 1 = criança deambula de maneira independente em casa e na escola, mas precisa da cadeira de rodas para longas distâncias

(B) FMS: 3, 3, 1 = criança usa muletas e órtese para deambular em casa e na escola, mas precisa da cadeira de rodas para mover-se na comunidade

(C) FMS: 1, 1, 1 = criança não deambula nem com o uso de andador em casa, precisando da cadeira de rodas para todos os ambientes

(D) FMS: 5, 4, 4 = criança caminha de modo independente em casa, precisando de apoio apenas para subir e descer escadas, e deambula com auxílio de bengala na escola e na comunidade

■ **Resposta: B.**

COMENTÁRIO: A FMS tem sido adotada para classificar a mobilidade funcional dos indivíduos com mielomeningocele, considerando os dispositivos de auxílio que eles podem utilizar[2,14]. A FMS é aplicada por meio de uma entrevista com os pais e/ou cuidadores sobre a locomoção da criança em diferentes ambientes (casa, escola e comunidade)[15]. Pacientes com nível neurológico lombar baixo têm preservada a função muscular de quadríceps e isquiotibiais mediais, mas também apresentam fraqueza dos extensores e abdutores de quadril, necessitando de órtese tornozelo-pé (AFO) ou supramaleolar (*supramalleolar orthosis* [SMO]) para manter o alinhamento de tornozelo, e de andadores para manter-se de pé e deambular de maneira funcional em curtas e médias distâncias (FMS = 3)[12]. Já para longas distâncias pode ser necessário o uso de cadeira de rodas (FMS = 1)[12].

7 (COFFITO, 2018) Na má formação congênita do tubo neural denominada mielomeningocele, o nível do comprometimento medular pode variar, assim como a função muscular preservada. Em relação aos níveis medulares de L1-L3, a função muscular possível será:

(A) Apenas dos músculos do tronco

(B) Todos os músculos do tronco, flexores, abdutores e adutores de quadril, mínima de extensores de joelho e flexores dorsais de tornozelo

(C) Todos os músculos do tronco e dos membros inferiores, exceto os flexores plantares e eversores de tornozelo e flexores dos dedos

(D) Todos os músculos do tronco, flexores e adutores de quadril e mínima de extensores de joelho

(E) Todos os músculos do tronco e os extensores do quadril

■ **Resposta: D.**

Comentário: Como o comprometimento medular ocorreu nos níveis de L1-L3, espera-se que as funções musculares correspondentes aos níveis acima estejam totalmente preservadas, ou seja, toda a musculatura do tronco. Já nos membros inferiores, espera-se que estejam preservadas as funções dos flexores e adutores do quadril, além do quadríceps com função muscular fraca a boa. Em contrapartida, nesse nível, os extensores e abdutores de quadril, o tríceps sural, os inversores e eversores do tornozelo estão paralisados[2,10].

8. Durante a avaliação fisioterapêutica, a escolha de instrumentos adequados, que contemplem todos os aspectos abordados na Classificação Internacional de Funcionalidade, Incapacidade e Saúde (CIF), é importante para a organização do raciocínio clínico. Considerando a avaliação de crianças com mielomeningocele, qual dos instrumentos a seguir é relevante e está corretamente descrito de acordo com sua finalidade?

(A) O *Shuttle Ride Test* e o teste de caminhada de 6 minutos são testes que avaliam desempenho, fornecendo informações sobre a tolerância ao exercício, normalmente reduzida nesses pacientes

(B) A medida da função motora grossa (*Gross Motor Function Measure* [GMFM]) é um instrumento sensível para detectar mudanças na função motora grossa de pacientes com mielomeningocele ao longo do tempo, contemplando o domínio de estrutura e função do corpo da CIF

(C) O inventário de avaliação pediátrica de incapacidade (*Pediatric Evaluation of Disability Inventory* [PEDI]) pode ser utilizado para avaliar a limitação em atividades de autocuidado, mobilidade e função social, contemplando o qualificador capacidade dos domínios de atividade e participação

(D) A medida de participação e do ambiente – crianças e jovens (*Participation and Environment Measure – Children and Youth* [PEM-CY]) pode ser utilizada para avaliação da participação e dos fatores contextuais dessas crianças, identificando fatores pessoais que podem ser manejados durante o tratamento fisioterapêutico

(E) Em estrutura e função do corpo, a força muscular deve ser avaliada para auxiliar também a determinação do nível motor da criança. Teste muscular manual, teste de 1RM e dinamômetro são os mais utilizados em indivíduos com mielomeningocele

■ **Resposta: E.**

Comentário: O *Shuttle Ride Test* é um instrumento confiável para medir o condicionamento cardiorrespiratório em indivíduos que utilizam cadeira de rodas e já foi validado para jovens com espinha bífida[16,17]. Como deve ser realizado de maneira padronizada, em ambiente controlado, ele é considerado um teste que avalia a capacidade e não o desempenho[16,18].

A GMFM é um instrumento capaz de avaliar a função motora grossa e foi desenvolvida para crianças e adolescentes com paralisia cerebral[19] e validada para crianças com síndrome de Down[20]. Porém, não foi desenvolvida para crianças com mielomeningocele e, portanto, não é possível afirmar sua responsividade em documentar mudanças ao longo do tempo. Além disso, esse teste avalia a função motora grossa por meio da realização de atividades específicas, como marcha e transferências, entre outras, e por isso se enquadra no domínio de atividade da CIF[18,19].

O PEDI é utilizado para avaliar atividades de mobilidade, autocuidado e função social e considera o desempenho da criança em seu ambiente natural, ou seja, contempla aspectos de desempenho[21]. A PEM-CY pode ser utilizada para avaliar a participação e os fatores contextuais de crianças com deficiência, contemplando principalmente aspectos ambientais[22]. Por fim, a força muscular, que se enquadra no domínio de estrutura e função do corpo da CIF[18], auxilia a determinação do nível motor da criança com mielomeningocele por meio da detecção das musculaturas preservadas e pode ser testada com os testes muscular manual, de 1RM (teste de uma repetição máxima) e dinamômetro[2].

9. Ao considerarmos as deficiências em função e estrutura do corpo, limitações em atividade e restrições em participação comumente identificadas em crianças e adolescentes com mielomeningocele, quais das opções a seguir apresentam intervenções fisioterapêuticas benéficas para essas crianças e coerentes com cada objetivo?

I. Prescrição adequada de equipamentos de tecnologia assistiva, como órteses, andadores e cadeira de rodas, com o objetivo de melhorar a mobilidade.

II. Fortalecimento muscular isolado com o objetivo de melhorar o desempenho em atividades funcionais de autocuidado.

III. Treino orientado à tarefa com o objetivo de melhorar o desempenho em atividades-alvo da criança.

IV. Treino cardiorrespiratório com o objetivo de melhorar a capacidade aeróbia.

VI. Uso de eletroestimulação na musculatura paralisada com o objetivo de ganho de força muscular.

(A) II-IV-V

(B) I-II-V

(C) I-III-IV

(D) II-III-V

(E) I-II-III

■ **Resposta: C.**

COMENTÁRIO: A prescrição de tecnologia assistiva e o treino cardiorrespiratório podem ser utilizados com os objetivos de, respectivamente, melhora da mobilidade e da capacidade aeróbia, limitações e deficiências comumente encontradas em crianças com mielomeningocele[26,27]. O fortalecimento muscular também é indicado com o objetivo específico de ganho de força muscular[2], não sendo possível inferir mudanças diretas no desempenho de atividades funcionais de autocuidado. Para essa finalidade, o treino orientado à tarefa tem sido recomendado[27]. O uso de eletroestimulação na musculatura paralisada ainda é controverso em crianças com mielomeningocele, não havendo na literatura evidências de qualidade que o endossem[28].

10. João tem 8 anos de idade, apresenta mielomeningocele, no nível lombar, marcha domiciliar e em ambiente externo (curtas distâncias) com auxílio de muletas e utiliza órtese tornozelo-pé rígida bilateralmente. Compareceu à reavaliação fisioterapêutica com queixa predominante em atividade e participação, afirmando que não consegue brincar com os amigos na rua por se cansar rapidamente e que não consegue realizar atividades de autocuidado com independência, já que suas mãos estão sempre ocupadas, manuseando as muletas. Os pais são resistentes ao uso da cadeira de rodas, mas João afirma que sua prioridade é a independência. Na avaliação foram identificados: baixa resistência muscular de membros superiores; fraqueza muscular importante em glúteos máximo e médio, tríceps sural paralisado; baixo condicionamento cardiorrespiratório; ambiente domiciliar com portas estreitas. Qual seria a proposta de intervenção mais adequada nesse caso para ser compartilhada com a família?

(A) Treinamento cardiorrespiratório, ganho de resistência de membros superiores e treino de marcha com muletas com o objetivo de melhorar o desempenho de João na marcha em longas distâncias

(B) Ganho de força muscular de membros inferiores para futuramente recomendar o uso de órtese supramaleolar com o objetivo de reduzir o gasto energético da marcha, indicando cadeira de rodas apenas para longas distâncias

(C) Melhora do condicionamento cardiorrespiratório, ganho de resistência muscular de membros superiores (MMSS), adaptações no ambiente domiciliar para realização de atividades de vida diária sentado e aconselhamento aos pais sobre a importância da cadeira de rodas para independência de João

(D) Indicar o uso de cadeira de rodas para uso domiciliar e em ambientes externos, associado ao ganho de condicionamento cardiorrespiratório e de resistência de MMSS

■ **Resposta: C.**

COMENTÁRIO: Indivíduos com mielomeningocele, nível neurológico lombar, com fraqueza muscular em glúteos máximo e médio e tríceps sural paralisado necessitarão de órteses como AFO ou KAFO (*knee-ankle-foot orthosis*)[25,26]. Ademais, é exigido o uso de muleta para marcha independente, muitas vezes havendo a necessidade de cadeira de rodas para longas distâncias[2]. Considerando o baixo condicionamento cardiorrespiratório e a baixa resistência de MMSS do paciente, é preciso compartilhar com a família a importância da melhora do condicionamento e do aumento da resistência de MMSS para melhor desempenho na cadeira de rodas e para a marcha independente com muletas[4].

Com relação às queixas funcionais de João, relacionadas à independência, é preciso analisar o que é mais indicado para cada contexto: no contexto domiciliar, de portas estreitas, a cadeira de rodas pode não ser adequada, mas as limitações em atividades manuais causadas pelo manuseio constante das muletas podem exigir adaptações, como a realização de tarefas de autocuidado sentado; no contexto comunidade, como João apresenta nível lombar e relata cansaço ao brincar na rua com os amigos, é preciso considerar o uso da cadeira de rodas, já que a marcha independente pode representar maior gasto energético[2,4,25]. Uma conversa com João e sua família deve ser realizada com intuito de compartilhamento mútuo de informações e para traçar objetivos terapêuticos[29].

11. (COFFITO, 2018 – adaptada) Em relação às crianças com mielomeningocele, as que possuem lesões em níveis lombares são estimuladas a deambular e as com comprometimentos em níveis medulares mais altos têm maior probabilidade de fazerem uso constante da cadeira de rodas. Independentemente da forma de mobilidade que a criança venha a desenvolver, os objetivos da fisioterapia devem envolver:

(A) Ativar e aumentar a força dos músculos inervados; adquirir o controle postural e mobilidade funcional; prevenir deformidades musculoesqueléticas, dor e úlceras de pressão

(B) Adquirir a função da musculatura não preservada; deambular de forma independente sem dispositivos de auxílio; prevenir deformidades secundárias

(C) Estimular a marcha independente sem uso de dispositivos de auxílio em qualquer nível de lesão

(D) Prevenir atrasos cognitivos

(E) Controlar desvios comportamentais

■ **Resposta: A.**

COMENTÁRIO: O tratamento fisioterapêutico de crianças com mielomeningocele deve ser individualizado, levando em consideração as restrições em participação, limitações em atividade e deficiências em estruturas e funções do corpo, além dos fatores pessoais e ambientais[2]. Sabe-se que a mielomeningocele está relacionada a algumas alterações nesses domínios, dentre elas: deficiência nas funções motora e sensorial – principalmente de MMII, alterações cinemáticas e cinéticas da marcha, manutenção de posturas viciosas com desenvolvimento de deficiências secundárias (contraturas, escoliose, dentre outras), predisposição à dor e comprometimento de funções mentais e comportamentais[2,5,30].

É importante o acompanhamento de equipe multidisciplinar, envolvendo médicos de diferentes especialidades, fisioterapeutas, nutricionistas, fonoaudiólogos, terapeutas ocupacionais e psicólogos, dentre outros profissionais. Considerando as deficiências e limitações frequentemente encontradas, o tratamento fisioterapêutico visa, de modo geral, ao aumento da força da musculatura preservada, à melhora do controle postural, à prescrição de tecnologia assistiva – quando necessária, para melhora da mobilidade –, à prevenção de complicações relacionadas a posturas viciosas e ao manejo da dor[2,31,32]. Apesar de questões cognitivas e comportamentais terem influência na independência funcional[33], sua abordagem não é escopo da atuação fisioterapêutica; assim, cabe aos outros membros da equipe multidisciplinar a abordagem desses aspectos.

12. (COFFITO, 2016) Kleber, 3 anos de idade, apresenta mielomeningocele nível neurológico L2-L3 e está iniciando o treino de marcha. Indique o tipo de órtese que ele deve utilizar e a necessidade ou não de dispositivo de apoio.

(A) HKAFO com auxílio de muletas canadenses ou andador
(B) HKAFO sem auxílio de dispositivo de apoio
(C) AFO com auxílio de muletas canadenses ou andador
(D) KAFO sem auxílio de dispositivo de apoio
(E) AFO sem auxílio de dispositivo de apoio

▪ **Resposta: A.**

COMENTÁRIO: Para crianças de 3 ou 4 anos com mielomeningocele nível neurológico L2-L3 é indicado o uso da órtese quadril-joelho-tornozelo-pé (*hip-knee-ankle-foot orthosis* [HKAFO]) com auxílio de muletas canadenses ou andador no treino de marcha[2]. Como se trata de um nível neurológico lombar alto, os indivíduos não são capazes de realizar o treino de marcha sem auxílio de dispositivo de apoio, ainda que apresentem alguma ativação de flexores e adutores de quadril e extensores de joelho[2]. Extensores e abdutores de quadril e tríceps sural inativos exigem estabilização de quadril, joelho, tornozelo e pé e tornam necessário o uso de dispositivos auxiliares de apoio[12].

13. (COFFITO, 2018 – adaptada) Paciente hipotético, R.O.E., 5 anos de idade, diagnosticado ao nascimento com mielomeningocele, apresenta um nível motor S1. Com base em seus conhecimentos, marque qual seria a órtese mais indicada para que esse paciente deambule independentemente.

(A) Órtese tornozelo-pé (AFO)
(B) Órtese joelho-tornozelo-pé (KAFO)
(C) Órtese quadril-joelho-tornozelo-pé (HKAFO)
(D) Órtese de reciprocação (RGO)
(E) Órtese quadril-joelho-tornozelo-pé (HKAFO) e cinto pélvico

▪ **Resposta: A.**

COMENTÁRIO: O nível motor S1 tem como característica a preservação dos grupos musculares do quadril, joelhos e pés, exceto extensores de quadril, isquiotibiais e flexores dos dedos[2]. Portanto, esse nível tem preservadas quase todas as funções musculares de MMII, geralmente ocorrendo alterações apenas dos pés, comumente planos valgos e com dedos em garra[2]. Assim, a AFO (órtese tornozelo-pé) é a mais apropriada nesse caso[2,12,34]. As AFO são indicadas para acometimentos em níveis lombar baixo e sacral, visando à manutenção do posicionamento adequado das articulações tibiotársicas, subtalar e mediotársica[2,12,34].

14. (COFFITO, 2016 – adaptada) A mielomeningocele é um defeito congênito ligado ao fechamento incompleto do tubo neural, com protrusão das meninges, medula e raízes nervosas através dos arcos vertebrais defeituosos, ocasionando diversos déficits. Órteses são indicadas de acordo com o nível medular da mielomeningocele, sendo a órtese HKAFO indicada nos casos de comprometimento:

(A) Cervical
(B) Torácico
(C) Lombar alto e torácico
(D) Lombar baixo
(E) Lombar baixo e sacral

▪ **Resposta: C.**

COMENTÁRIO: A órtese HKAFO é indicada para promover a estabilidade dessas articulações quando o indivíduo apresenta mielomeningocele em nível lombar alto e torácico. O nível torácico corresponde aos indivíduos com paralisia completa dos MMII, e o nível lombar alto, àqueles que apresentam apenas os flexores e adutores do quadril funcionais, porém com déficit de força. A KAFO também é indicada para nível lombar alto e torácico, porém o indivíduo necessita de controle pélvico para usá-la. Em relação ao comprometimento lombar baixo e sacral, são indicadas SMO e AFO, porém a primeira possibilita dorsiflexão e plantiflexão e a última mantém as articulações tibiotársicas, subtalar e mediotarsal em posição neutra. A mielomeningocele é mais comum nos níveis torácicos, lombares e sacrais, sendo os acometimentos cervicais raros e pouco descritos na literatura[2].

REFERÊNCIAS

1. Bizzi JWJ, Machado A. Mielomeningocele: conceitos básicos e avanços recentes. J Bras Neurocir 2012; 23(2):138-51.
2. Leite HR, Sarsur LF, Sá MRC. Espinha bífida. In: Fisioterapia em pediatria: Da evidência à prática clínica. 1. ed. Rio de Janeiro: Medbook, 2019: 132-61.
3. Tecklin JS. Fisioterapia pediátrica. 3. ed. Porto Alegre: Artmed, 2002.
4. Melo ELA de. Lesão medular congênita ou adquirida na infância. In: Lesão medular: reabilitação e qualidade de vida. 1. ed. São Paulo: Atheneu, 2013: 219-33.
5. Brandão AD, Fujisawa DS, Cardoso JR. Características de crianças com mielomeningocele: implicações para a fisioterapia. Fisioter em Mov 2017; 22(1).

6. Yeh WSC et al. Prevalence of sensitivity signals to latex in meningomyelocele patients undergoing multiple surgical procedures. Brazilian J Anesthesiol 2012; 62(1):56-62.

7. Machado M et al. Alergia ao látex e à banana em crianças com mielomeningocele. Rev Assoc Med Bras 2004; 50(1):83-6.

8. Ramos AD, Rocha ER, Silva LB. Lesão medular traumática. In: Fisioterapia em pediatria: Da evidência à prática clínica. 1. ed. Rio de Janeiro: Medbook, 2019: 161-97.

9. Mendonça ASGB, Ribeiro LH, Abreu MG. Pé torto congênito. In: Fisioterapia em pediatria: Da evidência à prática clínica. 1. ed. Rio de Janeiro: Medbook, 2019: 307-30.

10. Roberts TT, Leonard GR, Cepela DJ. Classifications in brief: American Spinal Injury Association (ASIA) Impairment Scale. Clin Orthop Relat Res 2017; 475(5):1499-504.

11. Carreras E et al. Prenatal ultrasound evaluation of segmental level of neurological lesion in fetuses with myelomeningocele: development of a new technique. Ultrasound Obstet Gynecol 2016; 47(2):162-7.

12. Swaroop VT, Dias L. Orthopedic management of spina bifida. Part I: Hip, knee, and rotational deformities. 2009; 441-9.

13. Bartonek Å, Saraste H. Factors influencing ambulation in myelomeningocele: a cross-sectional study. Dev Med Child Neurol 2001; 43(4):253-60.

14. Battibugli S et al. Functional gait comparison between children with myelomeningocele: shunt versus no shunt. Dev Med Child Neurol 2007; 49(10):764-9.

15. Graham HK et al. The Functional Mobility Scale (FMS). J Pediatr Orthop 2004; 24(5):514-20.

16. Verschuren O et al. Reproducibility and validity of the 10-Meter Shuttle Ride Test in wheelchair-using children and adolescents with cerebral palsy. Phys Ther 2013; 93(7):967-74.

17. Bloemen MAT. Wheelchair Shuttle Test for assessing aerobic fitness in youth with spina bifida: validity and reliability. Phys Ther 2017; 97(10):1020-9.

18. Organização Mundial da Saúde. CIF: Classificação Internacional de Funcionalidade, Incapacidade e Saúde [Tradução Centro Colaborador da Organização Mundial da Saúde para a Família de Classificações Internacionais.]. São Paulo: Edusp, 2015.

19. Russell DJ et al. The Gross Motor Function Measure: a means to evaluate the effects of physical therapy. Dev Med Child Neurol 1989; 31(3):341-52.

20. Gémus M et al. Using the Gross Motor Function Measure to evaluate motor development in children with Down syndrome. Phys Occup Ther Pediatr 2002; 21(2–3):69-79.

21. Haley SM. Pediatric evaluation of disability inventory (PEDI). Development, standardization and administration manual. Therapy Skill Builders, 1992.

22. Coster W, Law M, Bedell G, Khetani M, Cousins M, Teplicky R. Development of the participation and environment measure for children and youth: conceptual basis. Disabil Rehabil 2012; 34(July 2011):238-46.

23. Marreiros H, Loff C, Calado E. Osteoporosis in paediatric patients with spina bifida. J Spinal Cord Med 2012; 35(1):9-21.

24. Paleg GS, Smith BA, Glickman LB. Systematic review and evidence-based clinical recommendations for dosing of pediatric supported standing programs. Pediatr Phys Ther 2013; 25(3):232-47.

25. Vladusic S, Phillips D. Independence in mobility. In: Spina bifida: Management and outcome. 1. ed. Springer, 2008: 349-78.

26. Lunsford CD, Abel MF, King KM. Orthoses for myelomeningocele. 5. ed. Atlas of Orthoses and Assistive Devices. Elsevier Inc., 2019: 350-358.e1 p.

27. Winstein CJ, Stewart JC. Conditions of task practice for individuals with neurologic impairments. Textb Neural Repair Rehabil 2006; 2:89-102.

28. Glinsky J, Harvey L. Efficacy of electrical stimulation to increase muscle strength in people with neurological conditions: a systematic review. Physiother Res Int 2007 Jul; 12:175-94.

29. Rosenbaum P et al. Family-centred service: A conceptual framework and research review. Phys Occup Ther Pediatr 1998; 18(1): 1-20.

30. Dennis M, Barnes MA. The cognitive phenotype of spina bifida meningomyelocele. Dev Disabil Res Rev 2010; 16.

31. Capelini CM. Intervenção fisioterápica em pessoas com mielomeningocele. Fisioter Bras 2016; 15(4):298-303.

32. Johnson KL, Dudgeon B, Kuehn C, Walker W. Assistive technology use among adolescents and young adults with spina bifida. Am J Public Health 2007; 97(2):330-6.

33. Schoenmakers MAGC et al. Determinants of functional independence and quality of life in children with spina bifida. Clin Rehabil 2005; 19(6):677-85.

34. Abelheira LA et al. Benefits from using an ankle-foot orthosis in children with myelomeningocele. Rev Bras Neurol 2016; 52(1).

Capítulo 10

Paralisia Braquial Perinatal

Amanda Lavarini
Mariane Gonçalves de Souza
Hércules Ribeiro Leite

1. (COFFITO, 2016 – adaptada) A fase inicial da intervenção fisioterapêutica na paralisia braquial perinatal (PBP) deve focar especialmente em:

(A) Melhora do posicionamento
(B) Aumento da amplitude de movimento
(C) Redução do desuso aprendido
(D) Aumento da força muscular
(E) Aumento da sensibilidade

■ **Resposta: A.**

COMENTÁRIO: O início da intervenção deve ter como focos a prevenção de deficiências e a avaliação da extensão e gravidade da lesão, além do monitoramento da recuperação[1]. Por isso, é importante que os cuidadores recebam orientações a respeito de como manipular e posicionar a criança adequadamente[2]. Algumas recomendações incluem as seguintes medidas: manter o membro afetado da criança em supinação e rotação externa; ao carregá-la, manter o membro estabilizado próximo ao corpo; ao vesti-la, começar pelo braço afetado e, ao despi-la, começar pelo membro não afetado; adaptar as posturas adequadas para cada idade, como a posição supina, dando suporte e proteção ao membro afetado[2]. Desse modo, os alongamentos podem ser mantidos por mais tempo, evitando limitações de amplitude de movimento e contraturas.

2. (COFFITO, 2016 – adaptada) O movimento de alcance, preensão e atividade do membro superior pode estar comprometido nas lesões periféricas em crianças e adolescentes. Alguns testes funcionais de membros superiores podem ser utilizados para avaliação e como parâmetros de intervenção fisioterapêutica. Dentre eles, podemos citar os seguintes, EXCETO:

(A) PAFT (*Pediatric Arm Function Test*)
(B) PMAL (*Pediatric Motor Activity Log*)
(C) TMAL (*Teenager Motor Activity Log*)
(D) INMAP (*Inventory of New Motor Activities and Program*)
(E) TUG (*Timed Up and Go*)

■ **Resposta: E.**

COMENTÁRIO: O PAFT torna possível avaliar a capacidade da criança para realizar tarefas utilizando os membros superiores de maneira unilateral e bilateral no contexto de brincadeiras estruturadas[3]. Desse modo, o avaliador pontua na escala de habilidade funcional a eficácia da utilização do membro afetado para realizar cada tarefa. Por meio dos questionários PMAL e TMAL é possível investigar a frequência e a qualidade com as quais a criança ou adolescente realiza 22 tipos diferentes de atividades que envolvem os membros superiores[4,5]. Assim, torna-se possível acompanhar o estado e a evolução da funcionalidade em tarefas unilaterais, bilaterais, básicas e instrumentais que geralmente fazem parte do dia a dia da criança.

O INMAP possibilita o registro de padrões motores e habilidades funcionais do indivíduo, os quais podem ser pontuados mediante a visualização das crianças em atividades como alcançar objetos, realizar o movimento de pinça para pegar e manipular objetos[6]. Assim, todos esses instrumentos podem ser úteis ao avaliar uma criança diagnosticada com PBP, exceto o TUG, que tem como objetivo principal avaliar a mobilidade do indivíduo e o risco de quedas[7].

3. (COFFITO, 2017 – adaptada) O plexo braquial pode sofrer lesão durante o parto, ocasionando sequelas que podem ser definitivas ou transitórias. Com relação a esse tema, assinale a opção FALSA.

(A) Os recém-nascidos afetados têm geralmente elevado peso de nascimento, assim como apresentação pélvica com cabeça derradeira

(B) A lesão das raízes superiores (C5 e C6) dá origem ao tipo de comprometimento conhecido como paralisia de Erb, e a lesão das raízes inferiores (C7, C8 e T1) é conhecida como paralisia de Klupke

(C) A paralisia de Erb pode comprometer os seguintes músculos do membro superior: romboides, elevador da escápula, serrátil anterior, deltoide, supraespinhoso, infraespinhoso, bíceps braquial, braquiorradial, braquial, supinador e extensores longos do carpo, dedos e do polegar

(D) Nos casos de neurotmese, em que há destruição do cilindro-eixo com preservação das fibras nervosas, a recuperação total da capacidade funcional ocorre no prazo de 4 a 5 meses

(E) Após o nascimento, observa-se postura assimétrica dos membros superiores. O membro superior afetado permanece flácido, ao lado do corpo, em vez de apresentar a postura normal do recém-nascido, no qual predomina a flexão

■ **Resposta: C.**

Comentário: A paralisia de Erb, também conhecida como lesão dos níveis superiores, é o tipo mais incidente e resulta do acometimento das raízes C5 e C6 e em uma parcela dos casos também da raiz C7. Desse modo, ocorre prejuízo na inervação realizada pelos nervos axilar, musculocutâneo, radial e mediano. Nesse sentido, os músculos acometidos são: serrátil anterior, romboides, deltoide, supraespinhoso, redondo menor, bíceps braquial, braquiorradial, supinadores e extensores do punho e dos dedos. A criança não costuma conseguir ou apresenta dificuldade para realizar os movimentos pelos quais esses músculos são responsáveis, como protração, retração e abdução escapular, abdução e rotação externa do ombro, flexão do cotovelo, supinação do antebraço e flexão do punho e dos dedos[3].

4. (COFFITO, 2018 – adaptada) A lesão do plexo braquial é definida como uma lesão por tração ou compressão, tendo como fatores obstétricos de risco o peso excessivo do feto, a desproporção cefalopélvica e a posição do feto, entre outros. Nas crianças com paralisia do plexo braquial, denominada Klumpke (paralisia baixa), o membro superior apresenta-se:

(A) Em extensão de cotovelo e rotação interna de ombro

(B) Em rotação externa de ombro e pronação de antebraço

(C) Em flexão de cotovelo e pronação de antebraço

(D) Em rotação interna de ombro e pronação de antebraço

(E) Em flexão de cotovelo e supinação de antebraço

■ **Resposta: E.**

Comentário: A paralisia de Klumpke é o tipo menos comum de PBP e resulta do acometimento das raízes inferiores, C8 e T1. Assim, os músculos da região escapular e do ombro não apresentam déficits, uma vez que sua inervação não é afetada.

Nesse sentido, os principais sinais desse tipo de PBP são: abolição do reflexo palmar, manutenção da flexão do cotovelo, supinação do antebraço, extensão do punho, semiflexão das articulações interfalangianas e extensão das metacarpofalangianas, podendo evoluir para a deformidade em garra, o que prejudica, principalmente, as funções manuais[3].

5. A respeito da evolução e prognóstico dos casos de PBP, assinale a opção correta.

(A) O único fator que influencia a recuperação espontânea é a extensão da lesão (superior, inferior ou total)

(B) O tempo necessário para definir se é necessário realizar intervenção cirúrgica é de aproximadamente 2 meses de vida da criança

(C) Um importante fator associado ao prognóstico de recuperação espontânea é a contração antigravitacional do bíceps braquial

(D) O tratamento conservador é o mais indicado nos casos de paralisia total

■ **Resposta: C.**

Comentário: Essa condição de saúde pode ser considerada transitória, uma vez que a maioria dos casos cursa com recuperação espontânea quando a criança atinge a idade de 3 a 4 meses. Os fatores comumente relacionados ao pior prognóstico são: fratura ou avulsão de clavícula associada, lesão total ou inferior, síndrome de Horner e não recuperação da força antigravitacional do bíceps por volta dos 3 aos 6 meses de vida da criança, sendo este último um indicativo de recuperação da funcionalidade do ombro[3].

6. O modelo teórico da Classificação Internacional de Funcionalidade, Incapacidade e Saúde pode ser utilizado para auxiliar os fisioterapeutas a escolherem instrumentos e ferramentas adequadas, considerando os aspectos biopsicossociais das crianças com PBP. Nesse sentido, assinale a opção que NÃO contém informações importantes para a escolha da intervenção.

(A) História gestacional e alteração da sensibilidade

(B) Idade da criança e histórico de fratura de clavícula

(C) Amplitude de movimento e presença de dor

(D) Gravidade da lesão e postura

(E) Hiper-reflexia e espasticidade

■ **Resposta: E.**

Comentário: Se levarmos em consideração os principais aspectos que devem ser analisados em um paciente com PBP, observamos que os fatores diretamente associados à escolha da intervenção são aqueles relacionados com a presença ou não de dor, gravidade da lesão, posicionamento adotado devido ao desuso aprendido, aumento ou diminuição da sensibilidade do membro afetado, idade da criança no início do tratamento, história gestacional com o relato de parto, relatos de fratura e limitações na amplitude de movimento[3].

Além disso, a criança com PBP perderá a função total ou parcial do membro acometido, não se observando, portanto, relato de hiper-reflexia ou espasticidade no paciente.

Leia o texto para responder as Questões 7 e 8.

7. Maria nasceu de parto vaginal com 4.500g e teve distócia de ombro, sendo diagnosticada posteriormente com PBP à esquerda. Começou a fisioterapia aos 20 dias de vida, e na primeira consulta a fisioterapeuta relatou que não exibia movimentação do ombro e cotovelo acometidos, entretanto não apresentava acometimento na extensão dos dedos e no reflexo de preensão palmar. De acordo com esses dados, assinale a opção que contém as raízes possivelmente lesadas e o nome da paralisia, respectivamente.
(A) C5 a C7/Paralisia de Erb ou Erb-Duchenne
(B) C5 e C6/Paralisia de Erb ou Erb-Duchenne
(C) C8 e T1/Paralisia de Klumpke
(D) C5 a T1/Paralisia de Erb-Klumpke

▪ **Resposta: B.**

COMENTÁRIO: A partir do relato, mediante a observação dos movimentos comprometidos, é possível identificar que a lesão se tratava de uma lesão alta. A lesão alta é nomeada como paralisia de Erb ou Erb-Duchenne e pode atingir tanto as raízes de C5 a C7 como apenas as de C5 e C6. O que nos permite identificar as raízes atingidas é o relato de que a paciente não apresentava acometimentos na extensão dos dedos e no reflexo de preensão palmar, que são movimentos realizados por músculos diretamente inervados pelas raízes de C7, ou seja, não houve comprometimento dessa raiz.

8. De acordo com o caso anterior, assinale a opção que contém todos os movimentos que NÃO serão realizados pela criança.
(A) Retração escapular, protração escapular, abdução de ombro, rotação externa de ombro, flexão de cotovelo e supinação de antebraço
(B) Elevação escapular, retração escapular, protração escapular, abdução de ombro, rotação externa de ombro, flexão de cotovelo e supinação de antebraço
(C) Retração escapular, protração escapular, abdução de ombro, rotação externa de ombro, flexão de cotovelo, supinação de antebraço e extensão de punhos, dedos e polegar
(D) Elevação escapular, retração escapular, protração escapular, abdução de ombro, rotação externa de ombro, flexão de cotovelo, supinação de antebraço e extensão de punhos, dedos e polegar

▪ **Resposta: A.**

COMENTÁRIO: Como a lesão ocorreu em C5 e C6, os músculos que perderão sua inervação são: romboides (responsáveis pela retração escapular), elevador da escápula (responsável pela elevação da escápula), serrátil anterior (responsável pela protração escapular), deltoide e supraespinhoso (responsáveis pela abdução do ombro), redondo menor e infraespinhoso (responsáveis pela rotação externa do ombro), bíceps braquial e coracobraquial (responsáveis pela flexão do cotovelo) e músculo supinador (responsável pela supinação do antebraço junto ao bíceps braquial).

A criança, portanto, não apresentará comprometimento na extensão de punhos, dedos e polegar, a qual é realizada pelos músculos extensores, inervados pelas raízes de C7. Além

disso, apesar de o músculo elevador da escápula perder sua inervação, ela não terá comprometimento nessa movimentação, porque o músculo trapézio é também responsável por esse movimento e sua inervação é acima do plexo braquial.

9. Ao avaliarmos uma criança com PBP, podemos fazer uso dos seguintes instrumentos de avaliação, EXCETO:
(A) Mini-CHEQ
(B) PEDI-CAT (*Pediatric Evaluation of Desability Inventory-Computer Adaptative Test*)
(C) Escala de Mallet modificada
(D) GMFM-88 (*Gross Motor Function Measure*)
(E) BPOM (*Brachial Plexux Outcome Measure*)

▪ **Resposta: D.**

COMENTÁRIO: O GMFM-88 não é validado para crianças com PBP, mas apenas para aquelas com paralisia cerebral, síndrome de Down e traumatismo cranioencefálico. Em contrapartida, todos os outros testes são validados para as crianças com PBP.

10. A PBP, além de comprometimento do membro superior afetado, pode resultar em outros comprometimentos associados, EXCETO:
(A) Torcicolo muscular congênito
(B) Ptose palpebral
(C) Alteração da sensibilidade
(D) Paralisia diafragmática
(E) Anidrose

▪ **Resposta: A.**

COMENTÁRIO: Sabe-se que os comprometimentos associados à PBP são sensibilidade do membro acometido e lesão no nervo frênico, o que acarreta paralisia do diafragma, síndrome de Horner, devido à avulsão de T1, podendo causar miose, ptose palpebral, anidrose e comprometimento do primeiro gânglio simpático. Além disso, apesar de raro, pode acontecer o acometimento bilateral.

11. Em relação à atuação do fisioterapeuta no tratamento da criança com PBP em seus primeiros meses de vida, assinale a opção que NÃO condiz com essa atuação.
(A) Fornecer suporte à recuperação espontânea
(B) Ajudar a criança a conseguir sua independência nas atividades de vida diária
(C) Evitar a piora da lesão neurológica
(D) Evitar o desuso aprendido
(E) Capacitar a família a cuidar da criança

▪ **Resposta: B.**

COMENTÁRIO: É de extrema importância que o terapeuta ajude a criança a conseguir sua independência nas atividades de vida diária, mas esse não deve ser o foco nos primeiros meses de vida. Nesse momento, portanto, o terapeuta deve preocupar-se em fornecer suporte à recuperação espontânea, evitar a piora da lesão e o desuso aprendido e orientar a família quanto ao manejo dessa criança.

12. Em relação aos fatores que influenciam o prognóstico da criança com PBP, assinale a opção que contém o tipo de lesão nervosa que repercute com melhor prognóstico.

(A) Degeneração walleriana

(B) Axoniotmese

(C) Neurotmese

(D) Neuropraxia

■ **Resposta: D.**

COMENTÁRIO: A lesão com melhor prognóstico é a neuropraxia, pois nesse tipo de lesão, durante o estiramento do plexo braquial, não há ruptura de nenhuma estrutura, apenas a formação de edema que comprime o axônio, o que, por sua vez, impede a condução nervosa. À medida que esse edema vai sendo reabsorvido, a condução retorna normalmente. A volta da movimentação pode ocorrer espontaneamente em até 1 mês.

REFERÊNCIAS

1. Duff Susan V, DeMatteo C. Clinical assessment of the infant and child following perinatal brachial plexus injury. Journal of Hand Therapy 2015 Apr 01; 28:126-13.

2. Sparrow JOTD et al. Constraint-induced movement therapy for children with brain tumors. Pediatric Physical Therapy 2017 jan; 29: 55–61.

3. Camargos ACR et al. Fisioterapia em pediatria: Da evidência à prática clínica. Rio de Janeiro: Medbook, 2019; 616 p.

4. Uswatte G et al. Pediatric arm function test: Reliability and validity for assessing more-affected arm Motor capacity in children with cerebral palsy. American Journal of Physical Medicine & Rehabilitation 2013 Dec 01; 91:1060-9.

5. Garcia JM et al. Terapia por contenção induzida (TCI) em adolescentes com hemiparesia espástica: relato de caso. Fisioterapia em movimento. 2012; 25:895-906.

6. Nicolini-Panisson RD, Donadio MVF. Teste Timed "Up & Go" em crianças e adolescentes. Rev Paul Pediatr 2013 set; 31(3):377-83.

7. Matuti GS et al. Translation and cross cultural adaptation of the Pediatric Motor Activity Log-Revised scale: Reliability and validity for assessing more-affected arm motor capacity in children with cerebral palsy. Arquivo de Neuro-Psiquiatria 2016 Jul; 74:555-60.

Capítulo 11

Síndrome de Down, Síndrome de West e Síndrome de Rett

Paula Silva de Carvalho Chagas
Carolyne de Miranda Drumond

1. (COFFITO, 2016) A criança com síndrome de Down tem como características principais, dentre outras:
1. **Hipotonia muscular e hipomobilidade articular generalizada.**
2. **Pescoço de aspecto longo com encurtamento muscular.**
3. **Mãos e quirodáctilos pequenos e espessos.**
4. **Perfil fácil aplainado com fenda palpebral oblíqua (em declive) e nariz achatado.**

Estão corretas:
- **(A)** 1-2-3-4
- **(B)** 1-2-3
- **(C)** 1-3-4
- **(D)** 3-4
- **(E)** 2-3-4

■ **Resposta: D.**

COMENTÁRIO: A criança com síndrome de Down tem como características principais, dentre outras: hipotonia muscular e hipermobilidade articular generalizada; pescoço de aspecto curto; mãos e quirodáctilos pequenos e espessos; perfil fácil aplainado com fenda palpebral oblíqua (em declive) e nariz achatado[1].

2. (COFFITO, 2017) Quanto às crianças com síndrome de Rett, é correto afirmar que:
- **(A)** Trata-se de uma desordem do desenvolvimento do sistema nervoso que acomete somente meninos
- **(B)** Está associada a mutações no cromossomo Y
- **(C)** Dentre os sinais da doença pode ser citada a estabilização na aquisição das habilidades motoras
- **(D)** A fisioterapia neurofuncional é a única possibilidade de cura dessa doença
- **(E)** Não é comum, nessas crianças, a alteração cognitiva, da linguagem e motora fina

■ **Resposta: C.**

COMENTÁRIO: A síndrome de Rett é uma condição de saúde progressiva causada por uma mutação genética que acomete somente meninas. Não há cura para essa doença. A reabilitação motora é fundamental para prevenir disfunções biomecânicas e retardar a perda de mobilidade. Comumente, essas meninas apresentam alterações cognitivas e de linguagem e perda da motricidade fina, caracterizada por diversas estereotipias manuais[2-4].

3. (COFFITO, 2018) A síndrome de West foi descrita em 1841 pelo Dr. West, que escreveu uma carta ao editor do *The Lancet* em que relatava espasmos em flexão que se repetiam diariamente em ataques de 10 a 20 contrações em seu filho. Essa doença normalmente acomete indivíduos do sexo masculino e consiste em uma tríade caracterizada por:
- **(A)** Atraso no desenvolvimento, espasmos infantis e traçado eletroencefalográfico com padrão de hipsarritmia
- **(B)** Espasmos infantis, estereotipias nas mãos e deficiência intelectual
- **(C)** Deficiência intelectual, traçado eletroencefalográfico com padrão de hipsarritmia e anomalia cardíaca
- **(D)** Hipotonia global, aumento do espaço do primeiro e segundo artelhos e epilepsia
- **(E)** Frouxidão ligamentar, fraqueza muscular e espasticidade

■ **Resposta: A.**

Comentário: A síndrome de West é uma desordem neurológica, geralmente de origem secundária a outra condição de saúde que acomete o sistema nervoso central. Ela é caracterizada por uma tríade: atraso no desenvolvimento, espasmos infantis de repetição e em flexão e traçado eletroencefalográfico com padrão de hipsarritmia[5,6].

4. (COFFITO, 2018) A pessoa com síndrome de Down tem como deficiências hipotonia muscular generalizada, fraqueza muscular e hipermobilidade articular. A hipermobilidade da articulação atlantoaxial pode causar lesão medular, e alguns sinais clínicos são considerados de alerta. São eles:

(A) Alterações de marcha, retenção urinária, torcicolo, movimento relutante de pescoço e aumento dos reflexos tendinosos profundos

(B) Ptose palpebral, disfagia e disartria

(C) Confusão mental, hipertonia muscular e rigidez articular cervical

(D) Sudorese intensa, disartria e rigidez cervical

(E) Rigidez cervical, hipertonia muscular, disfagia e ptose palpebral

■ **Resposta: A.**

Comentário: Na maioria dos casos de síndrome de Down, a instabilidade atlantoaxial ocorre de maneira assintomática, e apenas 1% a 2% dos indivíduos com essa alteração apresentam os sinais e sintomas de comprometimento neurológico secundário à compressão medular, como fadiga fácil, dificuldade em deambular, alterações da marcha, dor na região do pescoço, diminuição da mobilidade cervical, torcicolo, déficits sensoriais, espasticidade, retenção urinária, movimento relutante de pescoço e aumento dos reflexos tendinosos profundos, entre outros[7].

5. (COFFITO, 2018 – adaptada) Com base na Classificação Internacional de Funcionalidade, Incapacidade e Saúde (CIF), as crianças com síndrome de Down apresentam no domínio da estrutura e função do corpo as seguintes deficiências, EXCETO:

(A) Frouxidão ligamentar

(B) Hipotonia muscular

(C) Instabilidade atlantoaxial

(D) Hiper-reflexia

(E) Fraqueza muscular

■ **Resposta: D.**

Comentário: São características comuns à síndrome de Down as alterações nas funções neuromusculares e osteoarticulares, destacando-se hipotonia muscular, diminuição de força, frouxidão ligamentar e hipermobilidade articular[1,7].

6. A função motora grossa em crianças com síndrome de Down pode ser medida por meio do teste Medida da Função Motora Grossa (*Gross Motor Function Measure* [GMFM]). Em relação a esse teste, são feitas as seguintes constatações:

1. O teste é dividido em cinco dimensões: deitar e rolar, sentar, engatinhar e ajoelhar, em pé e andar, correr e pular.

2. **O GMFM-88 e o GMFM-66 foram validados para aplicação em crianças com síndrome de Down.**

3. **Curvas de função motora grossa também foram criadas para crianças com síndrome de Down.**

4. **Podemos usar um *software* de computador para calcular os escores obtidos no teste em cada dimensão.**

5. **As crianças com síndrome de Down podem apresentar dificuldades em compreender e demonstrar algumas habilidades.**

Estão corretas as afirmativas:

(A) 1-2-3

(B) 1-3-4

(C) 1-2-4

(D) 1-2-5

(E) 1-3-5

■ **Resposta: E.**

Comentário: O GMFM consiste em 88 itens que mensuram a função motora de crianças com incapacidades em cinco dimensões: deitar e rolar (dimensão A), sentar (dimensão B), engatinhar e ajoelhar (dimensão C), em pé (dimensão D) e andar, correr e pular (dimensão E). O GMFM-88 é considerado válido para crianças com síndrome de Down, mas cabe ressaltar que essas crianças podem apresentar dificuldade em compreender e realizar algumas habilidades. Não podemos utilizar o *software* disponibilizado no teste GMFM, chamado GMAE, para calcular os escores, pois ele foi desenvolvido com base no desempenho exclusivo de crianças com paralisia cerebral. Palisano et al. (2001) criaram uma curva de função motora por meio do GMFM-88 para estimar a probabilidade de crianças com síndrome de Down alcançarem as funções motoras nas diferentes idades[1,8].

7. Em geral, os lactentes com síndrome de Down são referenciados para fisioterapia logo após o diagnóstico, que costuma ocorrer ao nascimento. Portanto, são considerados objetivos terapêuticos comuns em lactentes com síndrome de Down nos seguintes domínios da CIF, EXCETO:

(A) Para atividade e participação: adquirir habilidades motoras grossas e finas

(B) Para atividade e participação: adquirir marcha independente na idade esperada

(C) Para atividade e participação: diminuir o atraso na aquisição de habilidades funcionais de autocuidado, mobilidade e função social

(D) Para estrutura e função do corpo: diminuir o tônus muscular

(E) Para estrutura e função do corpo: aumentar a força muscular e a estabilidade articular

■ **Resposta: D.**

Comentário: Os principais objetivos gerais do tratamento fisioterapêutico descritos na literatura para lactentes com síndrome de Down, considerando os domínios da CIF, são[1]:

- **Para atividade e participação:** adquirir habilidades motoras grossas e finas; adquirir marcha independente na idade esperada; diminuir o atraso na aquisição de habilidades funcionais de autocuidado, mobilidade e função social;

melhorar a realização de tarefas físicas no contexto escolar; diminuir as dificuldades para desempenhar habilidades práticas e sociais.

- **Para estrutura e função do corpo:** aumentar a força muscular; aumentar a estabilidade articular; melhorar o equilíbrio estático e dinâmico; adquirir e aumentar o controle postural; acompanhar a evolução da instabilidade atlantoaxial; melhorar o padrão de marcha independente[1].

8. A síndrome de Rett é uma desordem neurológica rara, caracterizada por disfunções físicas, sociais e cognitivas. As crianças com essa condição evoluem com alterações no eletroencefalograma, dispraxia na marcha e comportamento com características autísticas. A seguinte constatação é FALSA:

- **(A)** O teste *General Movements Assessment* (GMA) é preditivo para diagnóstico da síndrome de Rett antes dos 4 meses de vida
- **(B)** Os primeiros sintomas dessa condição de saúde costumam aparecer aos 6 meses de vida
- **(C)** São características dessa condição de saúde as estereotipias de mãos
- **(D)** Somente meninas têm esse diagnóstico
- **(E)** As meninas costumam evoluir com comportamento alterado, desinteresse por brinquedos e perda do uso funcional das mãos

■ **Resposta: A.**

COMENTÁRIO: O teste GMA pode mostrar alterações importantes nos primeiros 4 meses de vida, como pobre repertório, sequências de movimento monótonas e movimentos desengonçados. No entanto, ainda não foram feitos estudos sobre a validade preditiva desse teste para a síndrome de Rett[4,9-11].

9. Crianças com síndrome de Rett devem receber tratamento fisioterapêutico regular, de modo a preservar sua mobilidade e funções físicas. Analise as seguintes afirmativas:

1. **O método neuroevolutivo é a única técnica indicada para a reabilitação de crianças com síndrome de Rett.**
2. **A equoterapia pode promover benefícios para o equilíbrio nas crianças com síndrome de Rett.**
3. **A hidroterapia pode melhorar a comunicação e as habilidades motoras, aumentando o controle do paciente sobre as situações do dia a dia.**
4. **A musicoterapia pode facilitar o uso funcional das mãos.**
5. **Com a reabilitação motora é possível que as crianças com síndrome de Rett voltem a ter um desenvolvimento normal.**

Estão corretos os itens:
- **(A)** 1-2-3
- **(B)** 1-3-4
- **(C)** 2-3-4
- **(D)** 2-3-5
- **(E)** 1-3-5

■ **Resposta: C.**

COMENTÁRIO: O objetivo do tratamento fisioterapêutico é retardar ou mesmo prevenir o aparecimento das manifestações musculoesqueléticas inerentes à síndrome de Rett, observando-se sempre o desenvolvimento da escoliose e a manutenção da marcha (para as pacientes que desenvolveram a marcha).

Não existem técnicas e métodos fisioterapêuticos específicos para a síndrome de Rett, mas o fisioterapeuta competente conhece as manobras de diferentes técnicas que podem ser aplicadas de acordo com os objetivos terapêuticos traçados para a paciente[2,3].

10. Dentre os objetivos fisioterapêuticos para pacientes com síndrome de Down encontram-se treinos para desenvolver habilidades motoras básicas, treino de marcha e equilíbrio, além de manutenção e melhora da força muscular e da capacidade cardiopulmonar e o controle de peso. Considerando os benefícios do treino em esteira ergométrica, assinale a opção correta.

- **(A)** O principal e único objetivo terapêutico com o uso desse instrumento é o controle do índice de massa corporal, tendo efeito indireto sobre a melhora da capacidade cardiometabólica
- **(B)** A hipotonia muscular impede o ganho de massa muscular e o condicionamento físico, mesmo em treinos intensivos
- **(C)** Treinos em esteira ergométrica podem apresentar resultados positivos para melhor condicionamento cardiorrespiratório e metabólico, além de efeitos positivos sobre a marcha
- **(D)** O treino intensivo em esteira ergométrica não é indicado para crianças com síndrome de Down por aumentar muito o consumo de VO$_2$ máx, mas em baixa intensidade pode contribuir para o amadurecimento da marcha
- **(E)** Fortalecimento muscular sem treino de equilíbrio e de marcha em esteira ergométrica não tem qualquer efeito sobre a atividade e função muscular

■ **Resposta: C.**

COMENTÁRIO: O treino em esteira ergométrica, realizado no mínimo três vezes por semana por 60 minutos, pode ter efeitos positivos sobre a capacidade cardiorrespiratória e metabólica, aumentando a capacidade de absorção do VO$_2$máx. Além disso, pode promover benefícios para controle de peso, amadurecimento da marcha e equilíbrio[12-14].

11. Sobre a prescrição de dispositivos ortóticos para crianças e adolescentes com síndrome de Down, assinale a opção FALSA.

- **(A)** A órtese supramaleolar é o dispositivo mais indicado para essa população, para melhorar o alinhamento biomecânico
- **(B)** O melhor momento para prescrição parece ser a fase de aquisição da marcha
- **(C)** As palmilhas devem ser utilizadas apenas por adolescentes, para corrigir desalinhamentos biomecânicos
- **(D)** Os dispositivos ortóticos agem sobre a estrutura e função corporal e sobre as atividades
- **(E)** A indicação do melhor dispositivo ortótico deve levar em consideração a preferência do paciente

■ **Resposta: C.**

COMENTÁRIO: As palmilhas ou elementos podais podem ser prescritos tanto para crianças como para adolescentes de acordo com a necessidade e a preferência do paciente/família. A literatura ainda não registra um consenso sobre o melhor momento e o dispositivo para prescrição, mas os estudos têm apontado efeitos benéficos das palmilhas e elementos podais ainda em crianças na fase de aquisição da marcha e com utilização 8 horas por dia, para promover modificações na estrutura corporal que levarão a uma correta função corporal, melhorando o alinhamento biomecânico[12,14-17].

12. **Sobre a síndrome de West, considere as seguintes afirmações como verdadeiras (V) ou falsas (F) e assinale a opção com a sequência correta.**
( ) **São características das crises: contrações simétricas em flexão da nuca, tronco e extremidades em curto intervalo de tempo.**
( ) **As crises podem ser facilmente controladas com anticonvulsivantes convencionais e tratamento fisioterapêutico.**
( ) **As manifestações clínicas observadas são espasmos infantis, hipsarritmia e regressão neurodesenvolvimental.**
( ) **Déficits visuais e auditivos podem ser encontrados em até 50% dos pacientes.**
( ) **O diagnóstico só pode ser realizado após o primeiro ano de vida e ser, nesse caso, preditivo de melhor prognóstico.**
(A) V-V-V-F-F
(B) F-V-F-V-V
(C) V-V-F-F-V
(D) V-F-V-V-F
(E) V-V-V-V-F

■ **Resposta: D.**

COMENTÁRIO: As crises convulsivas na síndrome de West são de difícil controle com os anticonvulsivantes convencionais, sendo necessário recorrer a fármacos inibidores irreversíveis da enzima GABA-transaminase e aos hormônios, como adrenocorticotrópicos. O diagnóstico deve ser realizado antes do primeiro ano de vida, geralmente até os 7 meses. A demora para encontrar a etiologia das crises, que pode ser inespecífica ou decorrente de lesão cerebral anterior, e a dificuldade em controlar as crises são preditores de pior prognóstico[5,6].

13. **Crianças com síndrome de West apresentam características de desenvolvimento comuns a essa condição de saúde. As informações a seguir destacam algumas dessas características, EXCETO:**

(A) Noventa por cento apresentam comprometimento cognitivo severo
(B) O comportamento auditivo, visual e intelectual geralmente não apresenta comprometimento importante
(C) A desordem do espectro autista está entre as manifestações que podem ser observadas ao longo do tempo
(D) A apresentação motora mais comum é a hipotonia muscular
(E) A demora no controle das crises pode predizer pior prognóstico quanto ao desenvolvimento

■ **Resposta: B.**

COMENTÁRIO: Os sistemas auditivo e visual são fortemente impactados pelas repercussões motoras das crises, uma vez que a falta de controle muscular impede a condução de impulsos nervosos ao encéfalo e pode promover atrasos no desenvolvimento intelectual das crianças[5].

14. **Sobre o treino de força muscular em crianças com síndrome de Down, considerando as características dessa condição de saúde, é correto afirmar que:**
(A) As avaliações da força muscular não podem ser realizadas com instrumentos como dinamômetro isocinético devido à dificuldade de compreensão do teste
(B) É possível aumentar a força muscular de crianças com protocolos de fortalecimento isométrico concêntrico três vezes por semana, com retenção da força após o término do protocolo
(C) Mesmo com o fortalecimento, não é possível aumentar a rigidez muscular devido à hipotonia e a suas repercussões motoras
(D) Um protocolo de fortalecimento concêntrico isométrico com três séries de 10 repetições, três vezes por semana, apresenta resultados inferiores ou similares aos do protocolo de fortalecimento isotônico com 10 repetições, duas ou três vezes ao dia, 5 dias por semana
(E) É impossível que as pessoas com retardo mental participem de programas de treinos musculares e apresentem aumento adequado de força e resistência muscular

■ **Resposta: B.**

COMENTÁRIO: Protocolos de fortalecimento muscular têm sido utilizados com sucesso em pessoas com síndrome de Down e conseguido ganhos significativos de força muscular com retenção dos ganhos até 12 semanas após o término do treino. A avaliação da força com instrumentos objetivos pode favorecer a realização mais eficiente dos protocolos de treino[18].

REFERÊNCIAS

1. Camargos PSC, Chagas ACR, Chagas PSC. Síndrome de Down. In: Camargos HR, Leite HR, Morais RLS, Lima VP, editor. Fisioterapia em pediatria - Da evidência à prática clínica. 1. ed. Rio de Janeiro: Medbook, 2019: 112-31.
2. Fonzo M, Sirico F, Corrado B. Evidence-based physical therapy for individuals with Rett syndrome: A systematic review. Brain Sci 2020; 10(7).
3. Abre-te. Associação Brasileira de Síndrome de Rett 2020. Available from: https://www.abrete.org.br/sindrome_rett.php.
4. Cosentino L, Vigli D, Franchi F, Laviola G, De Filippis B. Rett syndrome before regression: A time window of overlooked opportunities for diagnosis and intervention. Neurosci Biobehav Rev 2019; 107:115-35.
5. Nasiri J, Kachuei M, Kermani R, Samaninobandegani Z. Neurodevelopmental outcomes of the West syndrome in pediatric patients: The first report from the Middle-East. Res Dev Disabil 2019; 89:114-9.

6. Song JM, Hahn J, Kim SH, Chang MJ. Efficacy of treatments for infantile spasms: A systematic review. Clin Neuropharmacol 2017; 40(2):63-84.

7. Defilipo EC, Amaral PC, Souza NTD, Ribeiro CTM, Chagas PSC, Ronzani FAT. Prevalence of atlanto-axial instability and its association with clinical signs in children with Down syndrome. Journal of Human Growth and Development 2015; 25(2):151-5.

8. Palisano RJ, Walter SD, Russell DJ et al. Gross motor function of children with down syndrome: creation of motor growth curves. Arch Phys Med Rehabil 2001; 82(4):494-500.

9. Einspieler C, Kerr AM, Prechtl HF. Abnormal general movements in girls with Rett disorder: the first four months of life. Brain Dev 2005; 27 Suppl 1:S8-S13.

10. Einspieler C, Kerr AM, Prechtl HF. Is the early development of girls with Rett disorder really normal? Pediatr Res 2005; 57(5 Pt 1):696-700.

11. Einspieler C, Freilinger M, Marschik PB. Behavioural biomarkers of typical Rett syndrome: moving towards early identification. Wien Med Wochenschr 2016; 166(11-12):333-7.

12. Ruiz-Gonzalez L, Lucena-Anton D, Salazar A, Martin-Valero R, Moral-Munoz JA. Physical therapy in Down syndrome: systematic review and meta-analysis. J Intellect Disabil Res 2019; 63(8):1041-67.

13. Committee PAGA. Physical Activity Guidelines Advisory Committee Scientific Report. Washington,: DC: U.S. Department of Health and Human Services, Services DoHaH; 2018.

14. Paleg G, Romness M, Livingstone R. Interventions to improve sensory and motor outcomes for young children with central hypotonia: A systematic review. J Pediatr Rehabil Med 2018; 11(1):57-70.

15. Endo Y, Kanai Y, Yozu A, Kobayashi Y, Fukaya T, Mutsuzaki H. Influence of a foot insole for a Down syndrome patient with a flat foot: A case study. Medicina (Kaunas) 2020; 56(5).

16. Kanai Y, Mutsuzaki H, Watanabe M et al. Use of malleoli as an indicator for flatfoot in patients with Down syndrome: development of a simple and non-invasive evaluation method through medial longitudinal arch. J Phys Ther Sci 2020; 32(5):315-8.

17. Kanai YMH, Nakayama T, Yozu A, Iwasaki N. The prevalence of the flat foot condition and insole prescription in people with Down's syndrome: a retrospective population-based study. J Phys Ther Sci 2018; 30:520-4.

18. Eid MA, Aly SM, Huneif MA, Ismail DK. Effect of isokinetic training on muscle strength and postural balance in children with Down's syndrome. Int J Rehabil Res 2017; 40(2):127-33.

Capítulo 12

Distrofia Muscular de Duchenne

Ana Flávia de Souza Pascoal
Rafaela Guimarães Ferreira
Hércules Ribeiro Leite

1. (COFFITO, 2017 – adaptada) As doenças neuromusculares em neonatos têm como indicadores clínicos hipotonia, redução de movimentos antigravitacionais e presença de contraturas. Em pacientes de idades superiores, a análise do grau de força muscular pode ser acrescentada a esses indicadores, porém pode apresentar limitação quanto à colaboração do examinando, à interpretação do teste pelo examinador e à baixa confiabilidade interexaminadores. Quanto a esse grupo de patologias, assinale a opção INCORRETA.

(A) A escassez de instrumento de avaliação funcional específico para as doenças neuromusculares, porém que abranja seu conjunto, motivou um grupo de pesquisadores do Serviço de Reeducação Pediátrica L'Escale, Lion, França, a elaborar a *Mesure de la Function Motrice* (MFM) 4 com o objetivo de avaliar quantitativamente a função motora

(B) A MFM é uma escala que compreende 32 itens, alguns estáticos, outros dinâmicos. Os itens são testados nas posições deitada, sentada ou de pé e são divididos em três dimensões

(C) Um dos objetivos da fisioterapia na distrofia muscular de Duchenne é o desenvolvimento da resistência, e não da potência ou hipertrofia. A resistência possibilita melhor qualidade na contração e no recrutamento das fibras parcialmente íntegras, promovendo a resposta muscular por período mais prolongado

(D) A distrofia muscular de Duchenne, uma miopatia geneticamente determinada, de herança recessiva ligada ao sexo, caracteriza-se por fraqueza muscular simétrica e não progressiva, observada clinicamente a partir do terceiro ou quarto ano de vida

(E) Algumas das características do paciente com distrofia muscular de Duchenne são: sinal de Gowers, caracterizado pela fraqueza da musculatura proximal de membros inferiores, que faz surgir o fenômeno do levantar miopático; marcha anserina, que compreende a fraqueza dos músculos glúteos médio e mínimo, extensores da coluna e paravertebrais; e hiperlordose lombar, devido à debilidade dos extensores da coluna, que desaparece na posição sentada

◼ **Resposta: D.**

COMENTÁRIO: A distrofia muscular de Duchenne, o tipo mais comum de distrofia muscular na infância, caracteriza-se por perda progressiva de força muscular e possível atraso motor, acompanhados ou não de deficiências intelectuais[1]. Os sintomas geralmente têm início entre os 3 e os 5 anos de idade com quadro de fraqueza muscular maior nos membros inferiores do que nos membros superiores e no tronco[2].

2. (UFES, 2018) As distrofias musculares constituem um conjunto de doenças genéticas caracterizadas por fraqueza muscular progressiva, deterioração das fibras musculares e regeneração parcial dessas fibras com deposição de tecido fibroso e gorduroso intramuscular. Sobre a distrofia muscular de Duchenne, é INCORRETO afirmar que:

(A) A ausência da proteína distrofina no miócito predispõe a ruptura da membrana plasmática durante a contração muscular, principalmente excêntrica

(B) Os principais grupos musculares encurtados ao longo da evolução da doença são: tríceps sural, adutores de quadril e flexores de joelho

(C) A principal causa de morte é a insuficiência respiratória, a partir da fase adulta

(D) Entre os 8 e os 12 anos de idade, os pacientes passam a necessitar do uso de cadeira de rodas

(E) O exercício submáximo não é prejudicial e pode contribuir para a manutenção da função física, caso o paciente não se exercite até o ponto de fadiga acentuada

■ **Resposta: B.**

COMENTÁRIO: Indivíduos com distrofia muscular de Duchenne desenvolvem encurtamentos musculares que progressivamente se agravam com redução da mobilidade, principalmente quando se tornam dependentes da cadeira de rodas. A musculatura geralmente encurtada é predominantemente de membros inferiores: flexores plantares, abdutores do quadril e flexores do quadril e do joelho[3].

3. (UFRJ, 2017) No que diz respeito à fisiopatologia da distrofia muscular de Duchenne, assinale o tratamento fisioterapêutico mais indicado aos pacientes na fase de aparecimento dos sinais dessa doença.

(A) Alongamento muscular passivo, prescrição de órteses de uso diurno e noturno, sem exercícios, para não causar fadiga

(B) Alongamento muscular ativo, sem prescrição de órteses; os exercícios ficam livres de acordo com a criança

(C) Alongamento muscular é proibido, as órteses são contraindicadas e não há indicação de exercícios para as crianças

(D) Alongamento muscular ativo ou ativo-assistido ou passivo, prescrição de órteses de uso noturno e não realização de exercícios para evitar fadiga

(E) Alongamento muscular ativo ou ativo-assistido ou passivo, prescrição de órteses de uso noturno e exercícios ativos sem causar fadiga

■ **Resposta: E.**

COMENTÁRIO: Para manter a mobilidade articular devem ser realizados alongamentos ativos, ativo-assistidos e/ou passivos, bem como exercícios ativos, sem causar fadiga, de maneira segura e controlada, evitando cargas excêntricas[3]. Além disso, a órtese é recomendada para prevenir deformidades do tornozelo e prolongar a deambulação. O condicionamento físico também é importante e para isso podem ser realizados exercícios aeróbicos diários de baixa intensidade[4].

4. (COFFITO, 2016) Luiz Miguel, 6 anos de idade, foi diagnosticado com distrofia muscular de Duchenne. Atualmente, apresenta Vignos 4 e realiza fisioterapia duas vezes por semana. Qual o objetivo da fisioterapia para Luiz Miguel?

(A) Manter a força muscular, retardar a progressão de contraturas para maximizar a função, promover ou prolongar a deambulação com órteses, controlar o desenvolvimento da escoliose e tratar as complicações respiratórias

(B) Retardar a progressão de contraturas para maximizar a função, não prolongar a deambulação com órteses apropriadas, controlar o desenvolvimento da escoliose e tratar as complicações respiratórias

(C) Retardar a progressão de contraturas para maximizar a função, prolongar a deambulação, controlar o desenvolvimento da escoliose e evitar escaras

(D) Manter a força muscular, realizar adaptações para as atividades de vida diária, não promover a deambulação com órteses apropriadas e evitar escaras

(E) Controlar a escoliose, não prolongar a deambulação com órteses apropriadas, evitar escaras e realizar adaptações para as atividades de vida diária

■ **Resposta: A.**

COMENTÁRIO: A fisioterapia na distrofia muscular de Duchenne deve ser implementada de acordo com as características e demandas individuais do paciente, a partir de uma avaliação específica e detalhada. No entanto, considerando que essa condição de saúde acarreta manifestações clínicas comuns e progressivas, a intervenção fisioterapêutica visa, de maneira geral, atrasar a evolução clínica da distrofia muscular de Duchenne, bem como atuar precocemente na prevenção das complicações secundárias, como as alterações respiratórias e deformidades musculoesqueléticas (p. ex., escoliose, contraturas articulares)[5,6]. A deambulação pode ser prolongada com o uso de órteses apropriadas para as demandas musculoesqueléticas do paciente, o que pode auxiliar o controle do desenvolvimento da escoliose e das contraturas musculares[7].

5. (COFFITO, 2016) Nas crianças com distrofia muscular de Duchenne surge o fenômeno do "levantar miopático", que interfere no processo de intervenção fisioterapêutica e é conhecido como:

(A) Sinal de Edwards

(B) Sinal de Thompson

(C) Sinal de Trendelenburg

(D) Sinal de Gowers

(E) Sinal de Patau

■ **Resposta: D.**

COMENTÁRIO: O levantar miopático característico de crianças com distrofia muscular de Duchenne, também chamado sinal de Gowers, consiste em levantar-se do chão fixando cada segmento dos membros em extensão, apoiando-se nas pernas, joelhos e quadris para assumir a posição ereta a partir da posição sentada[8].

6. (COFFITO, 2016 – adaptada) Sobre a distrofia muscular de Duchenne, marque verdadeiro (V) ou falso (F) e assinale a opção com a sequência correta.

( ) É uma doença progressiva, causada por uma anomalia recessiva em um gene no cromossomo X. Por ser recessiva e ligada ao X, os homens apresentam a doença, enquanto as mulheres são apenas portadoras. Isso explica por que apenas os homens são acometidos pela doença.

( ) A expressão "distrofia muscular" se refere a um grupo de doenças genéticas degenerativas que afetam progressivamente a musculatura esquelética sem qualquer anormalidade do neurônio motor.

( ) O sinal de Gowers surge quando a criança apresenta fraqueza dos músculos extensores do quadril e dos joelhos.

( ) O diagnóstico clínico se dá por identificação de níveis elevados de creatinase e ausência de distrofina.

( ) Indivíduos com essa distrofia podem apresentar regressão da capacidade motora grossa ao longo do tempo, marcha na ponta dos pés e base de sustentação alargada, pseudo-hipertrofia dos músculos da panturrilha, hiperextensão dos joelhos e hiperlordose.

(A) F-V-V-V-V
(B) V-V-V-V-V
(C) V-F-F-V-F
(D) F-V-V-F-V
(E) V-V-F-V-V

■ **Resposta: B.**

COMENTÁRIO: As distrofias musculares constituem um grupo que envolve condições heterogêneas de origem genética e cujas principais características são comprometimento motor progressivo, advindo da degeneração das fibras musculares, o que causa a fraqueza muscular progressiva, perda de massa muscular e, geralmente, alterações cardiorrespiratórias[3]. Uma dessas condições é a distrofia muscular de Duchenne, de caráter recessivo e herança ligada ao cromossomo X e, portanto, com acometimento principalmente dos indivíduos do sexo masculino[9].

O diagnóstico de Duchenne envolve a investigação da história clínica e familiar, além do teste de dosagem da creatinofosfoquinase sérica, teste genético para confirmação da mutação e/ou biópsia muscular, que analisará a presença ou ausência da distrofina[10]. Uma de suas manifestações clínicas no nível motor são as alterações cinemáticas e cinéticas da marcha, caracterizadas principalmente por pé caído, joelhos hiperestendidos e base de suporte alargada, além de aumento da cadência e redução da largura do passo[10,12].

Além disso, para se levantarem do chão os indivíduos com Duchenne comumente utilizam a estratégia denominada manobra de Gowers, em que usam os membros superiores para escalar, tentando compensar a fraqueza, principalmente, dos extensores de tronco, quadris e joelhos[13]. Outra manifestação clínica marcante dessa condição é a pseudo-hipertrofia de panturrilha, assim denominada porque se observa um aumento do volume muscular do tríceps sural por proliferação do tecido intersticial adiposo nessa região[14].

7. (COFFITO, 2016) A distrofia muscular de Duchenne é a segunda doença hereditária mais comum da infância. De acordo com suas características, analise se as sentenças a seguir são corretas ou incorretas e assinale a opção adequada.

1. A distrofia muscular de Duchenne é uma doença de progressão lenta e ainda não tem cura, porém, com os avanços da ciência e do tratamento fisioterapêutico adequado, as crianças podem chegar à fase adulta.

2. Alguns sinais, como manobra de Gowers, marcha anserina e observação do salto, são indicativos de fraqueza muscular distal.

3. As crianças do sexo feminino são mais afetadas pela distrofia muscular de Duchenne, e o gene responsável está no braço curto do cromossomo X.

4. A marcha anserina ou marcha miopática é caracterizada por afastamento das pernas e hiperlordose lombar.

(A) Apenas as afirmativas 1 e 3 estão corretas
(B) Apenas a afirmativa 4 está correta
(C) Apenas as afirmativas 1 e 4 estão corretas
(D) Apenas as afirmativas 2 e 4 estão corretas
(E) Apenas as afirmativas 3 e 4 estão corretas

■ **Resposta: C.**

COMENTÁRIO: A distrofia muscular de Duchenne é uma doença de progressão lenta causada por uma anomalia recessiva no cromossomo X e, por isso, os sintomas são prevalentes na população masculina. A distrofia muscular de Duchenne ainda não tem cura, mas com os avanços da ciência e o tratamento fisioterapêutico adequado as crianças podem chegar à fase adulta. Crianças com distrofia muscular de Duchenne podem apresentar sinais como a marcha anserina, que é caracterizada por afastamento das pernas e hiperlordose lombar e, assim como a manobra de Gowers e a observação do salto, indica fraqueza muscular proximal nos membros inferiores[8].

8. (COFFITO, 2016) A intervenção fisioterapêutica na distrofia muscular de Duchenne deve envolver:

(A) Exercícios de alto impacto e sem resistência
(B) Exercícios de baixo impacto e sem resistência
(C) Somente exercícios isométricos
(D) Exercícios de baixo impacto e com resistência
(E) Exercício de alto impacto e com resistência

■ **Resposta: B.**

COMENTÁRIO: O exercício físico é uma importante modalidade indicada para a manutenção da força muscular e da mobilidade e melhora da qualidade de vida dos indivíduos com distrofia muscular de Duchenne. Entretanto, seus parâmetros exatos ainda carecem de maiores investigações nessa população, visto que seu uso em excesso pode agravar os danos musculares já existentes devido ao fenótipo distrófico da condição[15]. Assim, os estudos atuais, predominantemente laboratoriais, demonstram que um efeito benéfico do exercício para a degeneração muscular pode ser alcançado se ele for realizado de maneira cautelosa, com menores impacto e intensidade e sem resistência, além de serem evitados os excêntricos e da atenção para não atingir o limite de exaustão do paciente[3,15,16].

9. Em relação às características clínicas apresentadas por indivíduos com distrofia muscular de Duchenne, assinale a opção correta.

(A) Indivíduos com distrofia muscular de Duchenne apresentam perda de força muscular com acometimento primário de músculos distais e de membros superiores e tronco e secundário de músculos proximais e de membros inferiores

(B) A capacidade de marcha está reduzida, com diminuição da cadência e do comprimento do passo

(C) Com o avançar da idade, os níveis de participação social e de qualidade de vida de adolescentes com distrofia muscular de Duchenne são semelhantes aos de seus pares

(D) Crianças com distrofia muscular de Duchenne realizam suas atividades prioritariamente no ambiente domiciliar e apresentam níveis menores de participação em ambientes comunitários, quando comparadas a seus pares

■ **Resposta: D.**

COMENTÁRIO: A perda de força muscular é um dos principais sintomas em indivíduos com distrofia muscular de Duchenne. A fraqueza é progressiva e ocorre inicialmente em músculos proximais e de membros inferiores e tronco, seguidos por músculos distais e de membros superiores[7]. Outro sintoma comum em pacientes com distrofia muscular de Duchenne é a diminuição da capacidade de marcha, observando-se, nesses pacientes, aumento da cadência e redução da largura do passo. São observadas ainda restrições na participação social dos pacientes com distrofia muscular de Duchenne, quando comparados a seus pares, além da realização de atividades prioritariamente no ambiente domiciliar[17]. Em relação aos níveis de qualidade de vida de pacientes com distrofia muscular de Duchenne, os estudos existentes ainda são inconclusivos e não utilizam os melhores métodos para avaliar a qualidade de vida dessa população[18].

10. Sobre as escalas de classificação funcional validadas para indivíduos com distrofia muscular de Duchenne, assinale a opção correta.

(A) A escala de Vignos, para classificação funcional do indivíduo com distrofia muscular de Duchenne, engloba funções de membros inferiores e superiores, não sendo necessária a utilização de outro instrumento para complementar as informações

(B) A escala de Vignos tem por objetivo classificar funcionalmente os indivíduos com distrofia muscular de Duchenne quanto à função de membros superiores

(C) Para a classificação funcional de indivíduos com distrofia muscular de Duchenne, a escala de Vignos, que avalia a função de membros inferiores, é usada em conjunto com a escala de Brooke, que avalia a função de membros superiores

(D) A escala de Brooke tem por objetivo classificar funcionalmente os indivíduos com distrofia muscular de Duchenne quanto à função de membros inferiores

■ **Resposta: C.**

COMENTÁRIO: A escala de Vignos tem o objetivo de classificar funcionalmente os pacientes com distrofia muscular de Duchenne quanto à função dos membros inferiores, enquanto a escala de Brooke objetiva classificar funcionalmente esses pacientes quanto à função dos membros superiores[19,20]. Por isso, essas escalas devem ser utilizadas em conjunto para a classificação dos indivíduos com distrofia muscular de Duchenne. Para uma avaliação completa, além da classificação funcional, o terapeuta deve utilizar também instrumentos gerais e específicos de avaliação de estrutura e função corporais, atividade e participação[3].

11. Sobre os instrumentos de avaliação validados para indivíduos com distrofia muscular de Duchenne, assinale a opção INCORRETA.

(A) A escala motora *Egen Klassifikation* (EK) é um instrumento que avalia a função dos membros superiores relacionada às atividades de vida diária, podendo ser utilizada para guiar a tomada de decisão sobre a introdução de ventilação mecânica para os pacientes com distrofia muscular de Duchenne

(B) A MFM avalia diversas atividades em pacientes com distrofia muscular de Duchenne e sua aplicação depende do nível de comprometimento motor e da fase de progressão da doença

(C) O teste de caminhada de 6 minutos, em sua versão adaptada para pacientes com distrofia muscular de Duchenne, é utilizado para mensurar o nível de progressão da doença

(D) Embora não seja específico para pacientes com distrofia muscular de Duchenne, o teste *Timed Up and Go* (TUG) oferece medidas confiáveis para a avaliação do equilíbrio dinâmico dessa população

■ **Resposta: B.**

COMENTÁRIO: A MFM é um instrumento de avaliação funcional específico para pacientes com doenças neuromusculares, com idades entre 6 e 60 anos, já traduzido e validado para o Brasil. A MFM pode ser usada para mensurar a disfunção motora, acompanhar a evolução da doença e traçar objetivos terapêuticos. Por isso, a aplicação do instrumento independe do nível de comprometimento ou da fase de progressão da doença[21].

12. Sobre as melhores intervenções para indivíduos com distrofia muscular de Duchenne, assinale a opção correta.

(A) Para a reabilitação de pacientes com distrofia muscular de Duchenne existem evidências já consolidadas sobre a frequência, o tipo e a intensidade dos exercícios

(B) O fisioterapeuta deve incentivar, nas sessões de reabilitação, a implementação de exercícios excêntricos e o treino de alta intensidade

(C) O fisioterapeuta deve evitar a implementação ou indicação de programas de atividade que envolvam hidroterapia, ciclismo e equoterapia

(D) O tratamento atual da distrofia muscular de Duchenne deve ser realizado por uma equipe multiprofissional, de maneira interdisciplinar, para que seja realizado o melhor gerenciamento possível dos estágios da doença

■ **Resposta: D.**

COMENTÁRIO: As evidências atuais em relação às intervenções fisioterapêuticas para indivíduos com distrofia muscular de Duchenne ainda são inconclusivas. Existem consensos indicando que a reabilitação desses pacientes deve ser implantada por uma equipe multidisciplinar, objetivando a prevenção de contraturas, deformidades, quedas e quadros álgicos, além do incentivo à realização de atividades físicas (de preferência atividades aquáticas, ciclismo ou equoterapia) e a manutenção dos níveis de qualidade de vida e participação social[10]. Nas intervenções cinesioterapêuticas, o fisioterapeuta deve evitar exercícios excêntricos e o treino de alta intensidade, já que nesses pacientes são maiores as chances de ruptura da membrana plasmática durante esse tipo de contração muscular[22].

13. Em relação à avaliação fisioterapêutica dos indivíduos com distrofia muscular de Duchenne, assinale a opção IN-CORRETA.

(A) Precisa conter a análise do padrão de marcha desses indivíduos, visto que sua alteração é uma das características marcantes dessa condição, geralmente apresentando cinemática alterada já visível aos 5 ou 6 anos de idade

(B) Um dos desfechos que podem estar alterados, e portanto devem ser avaliados, é a qualidade de vida desses indivíduos. Para isso, pode ser utilizado o *Life Satisfaction Index for Adolescents* (LSI-A), um instrumento validado para crianças e jovens com distrofia muscular de Duchenne de 5 a 18 anos de idade

(C) Deve envolver a investigação não somente das deficiências em estruturas e funções corporais, mas também das possíveis limitações em atividades e restrições em participação, bem como a influência dos fatores contextuais (pessoais e ambientais) na vida desses indivíduos

(D) Inclui medidas da função pulmonar – como a espirometria – que devem ser implementadas prioritariamente apenas quando a criança atinge os 11 ou 12 anos de idade, período em que a fraqueza muscular respiratória se encontra mais intensificada

(E) Precisa considerar as mudanças ao longo do tempo, sendo importante a realização de reavaliações frequentes, uma vez que a distrofia muscular de Duchenne é uma condição que causa deficiências progressivas, e essas, crescentes limitações em atividades e restrições em participação

▪ **Resposta: D.**

COMENTÁRIO: A função pulmonar é um desfecho que deve ser avaliado nas crianças e jovens com distrofia muscular de Duchenne, uma vez que a fisiopatologia dessa condição causa progressivamente fraqueza muscular respiratória, bem como acúmulo de secreção brônquica e restrição à ventilação[10,23]. Assim, sua avaliação deve ser implementada precocemente quando a criança ainda deambula, a partir dos 5 ou 6 anos de idade, uma vez ao ano e através da espirometria, buscando mensurar principalmente a capacidade vital forçada, e deve ser continuada e intensificada até o fim da vida[10,24].

14. Ainda sobre a avaliação fisioterapêutica dos indivíduos com distrofia muscular de Duchenne, assinale a opção correta.

(A) Deve envolver a coleta de dados sobre o ambiente em que a criança ou jovem está inserido, como as condições, possíveis adaptações e acessibilidade em casa, na escola e na comunidade para que futuramente sejam impostas modificações que facilitem a mobilidade e a qualidade de vida desses indivíduos

(B) Sabe-se que a mensuração da força muscular desses indivíduos por meio, por exemplo, do teste muscular manual é clinicamente mais relevante do que a utilização de testes

funcionais para determinar as mudanças das manifestações clínicas da distrofia muscular de Duchenne ao longo do tempo, visto que a fraqueza muscular progressiva é o desfecho mais marcante encontrado nessa população

(C) Fatores pessoais, como idade, personalidade, condições/comorbidades associadas e uso de tecnologia assistiva, por exemplo, devem ser coletados na entrevista, pois podem interferir no processo de tratamento fisioterapêutico

(D) É importante que contenha não só as informações acerca do paciente, mas também de seus pais, como dados da gestação e do parto e o número de filhos. Além disso, devem ser investigados seu conhecimento e sentimentos a respeito da condição da criança e suas expectativas com o tratamento fisioterapêutico para que o profissional responsável possa limitar a quantidade de informação a ser fornecida a respeito do prognóstico daquela criança

(E) Deve incluir a investigação dos padrões posturais assumidos em diversas posições, principalmente no uso de tecnologias assistivas, como a cadeira de rodas, uma vez que esses indivíduos, ao se tornarem dependentes desse dispositivo, geralmente apresentam alterações na postura relacionadas ao aumento rápido dos encurtamentos musculares e das deformidades ósseas, como a escoliose

▪ **Resposta: E.**

COMENTÁRIO: Ao serem identificadas barreiras no ambiente do paciente com distrofia muscular de Duchenne, deve ser feito um planejamento colaborativo para propor possíveis modificações, sendo, portanto, o fisioterapeuta um colaborador no processo sem, entretanto, impor as mudanças[17]. O uso de testes para avaliação funcional, em conjunto com os de mensuração de força muscular (como o teste muscular manual), fornece medidas clinicamente mais relevantes para o acompanhamento clínico e a investigação do efeito dos tratamentos[25,26].

Segundo a Classificação Internacional de Funcionalidade, Incapacidade e Saúde, os fatores pessoais incluem, entre outros, a idade, a personalidade e as condições e comorbidades associadas; as tecnologias assistivas são incluídas na investigação dos fatores ambientais[3,27]. Uma das funções do fisioterapeuta consiste em orientar e fornecer o máximo de informações aos familiares e cuidadores da criança com distrofia muscular de Duchenne quanto à condição e ao prognóstico motor, caso eles assim o desejem[28].

15. Sobre a intervenção fisioterapêutica para indivíduos com distrofia muscular de Duchenne, assinale a opção IN-CORRETA.

(A) A maioria dos pacientes com essa condição precisará de órteses de membros inferiores em sua primeira década de vida, sendo, portanto, amplamente recomendado o uso dos tipos tornozelo-pé ou joelho-tornozelo-pé durante o período noturno para prevenir encurtamentos musculares e prolongar a deambulação

(B) A fisioterapia é o tratamento principal dos pacientes com essa condição, devendo ser iniciada o mais precocemente possível e visando atingir os seguintes objetivos: promover o máximo de funcionalidade, equilíbrio e coordenação, retardar a fraqueza muscular, evitar a fadiga, manter a função respiratória e prevenir as complicações secundárias, como os encurtamentos musculares precoces, contraturas e deformidades

(C) Nos estágios finais, a fisioterapia pode auxiliar o manejo da dor e da dispneia, a manutenção da mobilidade e da independência funcional, o controle e suporte da ventilação mecânica não invasiva, bem como o tratamento de distúrbios respiratórios do sono e o suporte psicossocial, fornecendo os cuidados paliativos necessários ao paciente e aos familiares e/ou cuidadores

(D) Tem grande importância a implementação de maiores períodos de descanso entre os exercícios, aliada à utilização de cargas moderadas e de modalidades que respeitem os limites físicos do paciente, seja nas sessões de fisioterapia, seja em casa, visto que esses indivíduos apresentam maior predisposição à fadiga muscular

(E) Devem ser feitos e orientados aos pais e/ou cuidadores alongamentos diários, excepcionalmente em fases avançadas dessa condição, visando, principalmente, à manutenção da flexibilidade da musculatura de tríceps sural, flexores do quadril e isquiotibiais, de modo a prevenir deformidades articulares

■ **Resposta: E.**

COMENTÁRIO: As evidências científicas mostram que os alongamentos diários devem ser implementados já na fase inicial (ou "estágio ambulatório") da distrofia muscular de Duchenne, dentro de um programa domiciliar com orientação fisioterapêutica e com foco maior nos tornozelos, joelhos e quadris, devendo ser continuados até as fases mais tardias[3,24].

16. Leia as afirmativas a seguir sobre a intervenção fisioterapêutica para indivíduos com distrofia muscular de Duchenne:

1. A realização de exercícios respiratórios é importante para a manutenção da função muscular respiratória desses indivíduos, cabendo, entretanto, atentar para que não causem fadiga e, sempre que possível, sejam lúdicos para garantir a motivação.

2. Adaptações em brincadeiras e esportes podem ser feitas para garantir uma melhor participação dos indivíduos com distrofia muscular de Duchenne nas atividades físicas e recreativas, sendo importante para isso o estabelecimento de um contato direto com a escola, por exemplo, já que é o ambiente em que esses indivíduos possivelmente passam a maior parte do tempo.

3. Exercícios de fortalecimento ou de resistência muscular são recomendados para os indivíduos com distrofia muscular de Duchenne, visto que, segundo as evidências atuais, não têm efeitos deletérios à musculatura distrófica.

4. Sabe-se que a vibração de corpo inteiro é uma modalidade eficaz para aumentar as massas muscular e óssea dos indivíduos com distrofia muscular de Duchenne, promovendo, assim, melhora de seu desempenho funcional, e por isso pode ser implementada no tratamento fisioterapêutico.

5. Os jogos de realidade virtual estão entre as modalidades que auxiliam a manutenção da função de indivíduos com essa condição, principalmente em fases mais avançadas, quando as limitações em atividades e restrições em participação estão mais presentes.

É correto apenas o que se afirma em:
(A) 2-3-5
(B) 3-4-5
(C) 1-2-3
(D) 1-2-5
(E) 1-3-4

■ **Resposta: D.**

COMENTÁRIO: A escassez de estudos com qualidade metodológica que investiguem o efeito da realização dos exercícios de fortalecimento ou resistência muscular para indivíduos com distrofia muscular de Duchenne mostra que sua eficácia ainda é inconclusiva, havendo a possibilidade de serem deletérios às funções musculares[3,15,29]. O mesmo acontece com a modalidade de vibração de corpo inteiro: ainda são necessários mais estudos para elucidar seus efeitos nas massas óssea e muscular desses indivíduos, apesar de ser aparentemente viável e bem tolerada por esses pacientes[3,30,31].

REFERÊNCIAS

1. Araujo APQC, Carvalho AAS, Cavalcanti EBU et al. Brazilian consensus on Duchenne muscular dystrophy. Part 1: diagnosis, steroid therapy and perspectives. Arq Neuropsiquiatr 2017; 75(8): 104-13. doi:10.1590/0004-282x20170112.

2. Moraes FM, Fernandes RCS, Medina-Acosta E. Distrofia muscular de Duchenne: relato de caso. Rev Cient da FMC. 2011;6(2):11-15.

3. Gaiad TP, Pedrosa AKSM, Sousa AP. Distrofias musculares. In: Camargos ACR, Leite HR, Morais RL de S, Lima VP, eds. Fisioterapia em pediatria – Da evidência à prática clínica. 1. ed. Rio de Janeiro: Medbook, 2019: 199-222.

4. Araujo APQC, Nardes F, Fortes CPDD et al. Brazilian consensus on Duchenne muscular dystrophy. Part 2: Rehabilitation and systemic care [Consenso Brasileiro para distrofia muscular de Duchenne. Parte 2: Reabilitação e cuidados sistêmicos]. Arq Neuropsiquiatr 2018; 76(7):481-9.

5. Barbosa A, Campos R. Em crianças com distrofia muscular. Rev Eletrônica Atualizada Saúde 2018; 7(7):84-94.

6. Frezza RM, Silva SRN, Fagundes SL. Atualização bibliográfica do tratamento fisioterapêutico das distrofias musculares de Duchenne e de Becker. Rev Bras em Promoção da Saúde. Published online 2005: 41-9. doi:10.5020/18061230.2005.p41

7. Yiu EM, Kornberg AJ. Duchenne muscular dystrophy. J Paediatr Child Health 2015; 51(8):759-64. doi:10.1111/jpc.12868.

8. Reed UC. Doenças neuromusculares. J Pediatr (Rio J) 2002; 78:S89-S103. doi:10.1590/s0021-75572002000700012.

9. Ryder S, Leadley RM, Armstrong N et al. The burden, epidemiology, costs and treatment for Duchenne muscular dystrophy: An evidence review. Orphanet J Rare Dis 2017; 12(1):1-21.

10. Birnkrant PDJ, Bushby PK, Bann CM et al. Diagnosis and management of Duchenne muscular dystrophy, part 1: diagnosis,

and neuromuscular, rehabilitation, endocrine, and gastrointestinal and nutritional management. Lancet Neurol 2018; 17(3):251. Available from: https://www.ncbi.nlm.nih.gov/pmc/articles/PMC 5869704/.

11. Goudriaan M, Van den Hauwe M, Simon-Martinez C et al. Gait deviations in Duchenne muscular dystrophy—Part 2. Statistical non-parametric mapping to analyze gait deviations in children with Duchenne muscular dystrophy. Gait Posture 2018; 63:159-64.

12. Martini J, Hukuda ME, Caromano FA, Favero FM, Fu C, Voos MC. The clinical relevance of timed motor performance in children with Duchenne muscular dystrophy. Physiother Theory Pract 2015; 31(3):173-181. doi:10.3109/09593985.2014.989294.

13. Chang RF, Mubarak SJ. Pathomechanics of Gowers' sign: A video analysis of a spectrum of Gowers' maneuvers. Clin Orthop Relat Res 2012; 470(7):1987-91. doi:10.1007/s11999-011-2210-6.

14. Budel E, Claro F Del. Distrofia muscular de Duchenne: Revisão da literatura. Rev Eletrônica Biociências, Biotecnol e Saúde 2018; 21(DMD):77.

15. Hyzewicz J, Ruegg UT, Takeda S. Comparison of experimental protocols of physical exercise for mdx mice and Duchenne muscular dystrophy patients. J Neuromuscul Dis 2015;2(4):325-342. doi:10.3233/JND-150106

16. Hoepers A, Alberti A, Freiberger V, et al. Effect of aerobic physical exercise in an animal model of Duchenne muscular dystrophy. J Mol Neurosci 2020; 70(10):1552-64.

17. Bendixen RM, Senesac C, Lott DJ, Vandenborne K. Participation and quality of life in children with Duchenne muscular dystrophy using the International Classification of Functioning, Disability, and Health. Health Qual Life Outcomes 2012; 10:1-9. doi: 10.1186/1477-7525-10-43.

18. Uttley L, Carlton J, Woods HB, Brazier J. A review of quality of life themes in Duchenne muscular dystrophy for patients and carers. Health Qual Life Outcomes 2018; 16(1):1-16. doi:10.1186/s12955-018-1062-0.

19. Gomes ALO, Pinto AN, Góes ER et al. Avaliação do desempenho funcional e do grau de incapacidade na distrofia muscular de Duchenne. J Heal Sci Inst 2013; 31(3):311-5.

20. Lue YJ, Lin RF, Chen SS, Lu YM. Measurement of the functional status of patients with different types of muscular dystrophy. Kaohsiung J Med Sci 2009; 25(6):325-33.

21. Iwabe C, Miranda-Pfeilsticker B, Nucci A. Medida da função motora: versão da escala para o português e estudo de confiabilidade. Rev Bras Fisioter 2008; 12(5):417-24.

22. Jansen M, Jm De Groot I, Van Alfen N, Geurts AC. Physical training in boys with Duchenne muscular dystrophy: the protocol of the No Use is Disuse study. Biomed Cent Pediatr 2010; 10(55).

23. Finder J, Mayer OH, Sheehan D et al. Pulmonary endpoints in Duchenne muscular dystrophy a workshop summary. Am J Respir Crit Care Med 2017; 196(4):512-9.

24. Sheehan DW, Birnkrant DJ, Benditt JO et al. Respiratory management of the patient with Duchenne muscular dystrophy. Pediatrics 2018; 142(October):S62-S71.

25. Lerario A, Bonfiglio S, Sormani MP et al. Quantitative muscle strength assessment in Duchenne muscular dystrophy: longitudinal study and correlation with functional measures. BMC Neurol 2012; 12. doi:10.1186/1471-2377-12-91.

26. Mazzone ES, Vasco G, Palermo C et al. A critical review of functional assessment tools for upper limbs in Duchenne muscular dystrophy. Dev Med Child Neurol 2012; 54(10):879-85. doi:10.1111/j.1469-8749.2012.04345.x.

27. Organização Mundial de Saúde. Classificação Internacional de Funcionalidade, Incapacidade e Saúde. São Paulo: Centro Colaborador da Organização Mundial de Saúde para a Família das Classificações Internacionais, 2003.

28. de Lucca SA, Petean EBL. Fatherhood: Experiences of fathers of boys diagnosed with Duchenne muscular dystrophy. Ciência e Saúde Coletiva 2016; 21(10):3081-9. doi:10.1590/1413-812320152110. 20302016.

29. Gianola S, Pecoraro V, Lambiase S, Gatti R, Banfi G, Moja L. Efficacy of muscle exercise in patients with muscular dystrophy: A systematic review showing a missed opportunity to improve outcomes. PLoS One 2013; 8(6):1-9. doi:10.1371/journal.pone.0065414.

30. Söderpalm AC, Kroksmark AK, Magnusson P, Karlsson J, Tulinius M, Swolin-Eide D. Whole body vibration therapy in patients with Duchenne muscular dystrophy – A prospective observational study. J Musculoskelet Neuronal Interact 2013; 13(1):13-8.

31. Moreira-Marconi E, Sá-Caputo D, Dionello CF et al. Whole-body vibration exercise is well tolerated in patients with Duchenne muscular dystrophy: a systematic review. African J Tradit Complement Altern Med 2017; 14(4S):2-10. doi:10.21010/ajtcam.v14i4s.1.

Capítulo 13

Identificação e Intervenção Precoce

Karoline Tury de Mendonça
Rafaela Silva Moreira
Rosane Luzia de Souza Morais
Ana Cristina Resende Camargos

1. (COFFITO, 2017 – adaptada) Entende-se por intervenção precoce:

(A) Processo multifacetado para auxiliar a habilitação e a reabilitação do lactente, sendo privativo ao fisioterapeuta

(B) Processo multifacetado para auxiliar o desenvolvimento de lactentes com atraso e com incapacidades e as necessidades de seus familiares

(C) Processo multifacetado e multidisciplinar com o objetivo de aumentar as competências do lactente e minimizar os atrasos do desenvolvimento, sendo iniciado após a correção das deficiências existentes ou emergentes

(D) Processo multifacetado e multidisciplinar para auxiliar o desenvolvimento de lactentes com atraso e com incapacidades e as necessidades de seus familiares, sendo exclusivamente uma prevenção secundária

(E) Processo multifacetado para auxiliar o desenvolvimento de lactentes, devendo ser realizado antes que se detectem as atipicidades no desenvolvimento do lactente de risco, não sendo efetivo nos lactentes com lesão neurológica já instalada

■ **Resposta: B.**

COMENTÁRIO: A intervenção precoce é um processo multifacetado e multidisciplinar para crianças com risco de atraso ou alteração do desenvolvimento cognitivo, motor, psicossocial ou adaptativo desde o nascimento até os 3 ou 5 anos de idade. Dentre os riscos para o desenvolvimento global estão os fatores psicossociais/ambientais, os fatores biológicos e os diagnósticos estabelecidos (incluindo lesão neurológica já instalada). Portanto, considerando o público-alvo, engloba todos os níveis de prevenção: primária, secundária e terciária.

Ao longo dos anos, as estratégias para a intervenção precoce têm sido modificadas, e atualmente os programas são baseados no modelo biopsicossocial, centrado na família e com abordagem integral. Assim, o foco da intervenção não está apenas na deficiência, mas também na atividade e participação com valorização das expectativas e desejos da criança e de sua família. Além disso, é preconizado que toda a intervenção seja realizada de maneira transdisciplinar, em que a família e os profissionais compartilhem suas perspectivas a fim de tomar decisões informadas[1,2].

2. Quanto aos conceitos relacionados à intervenção precoce, NÃO é possível afirmar que:

(A) Fatores de risco biológicos são aqueles relacionados a eventos pré/peri ou pós-natais, como prematuridade, baixo peso, asfixia perinatal, hemorragias periventriculares, entre outros

(B) A intervenção precoce é exclusiva para bebês que podem apresentar atrasos ou comportamento fora do esperado em um ou mais domínios do desenvolvimento infantil em virtude de uma condição de saúde estabelecida ou exposição a fatores de risco biológicos

(C) Período crítico se refere ao intervalo de tempo durante o qual determinado evento/estímulo ou a ausência desse evento/estímulo tem impacto no desenvolvimento da criança, considerando uma maior possibilidade de plasticidade cerebral para a aquisição de habilidades

(D) Fatores de risco ambientais/psicossociais são considerados eventos adversos ou condições que ocorrem fora do indivíduo, ou seja, estão relacionados ao ambiente físico e social familiar ou comunitário em que a criança está inserida (p. ex., violência doméstica, contexto de guerra ou pobreza crônica)

(E) Fatores de risco psicossociais/ambientais podem deixar a saúde do bebê mais suscetível no período intra/peri e pós-natal, ficando, portanto, também exposta a fatores de risco biológicos

■ **Resposta: B.**

COMENTÁRIO: A intervenção precoce é também indicada para crianças com fatores de risco ambientais/psicossociais, considerando o efeito negativo de um contexto ambiental adverso, principalmente, no desenvolvimento cognitivo/linguagem dessas crianças durante toda a primeira infância (0 a 6 anos). Isso pode afetar especialmente suas habilidades escolares e, no futuro, dificultar que atinjam suas capacidades profissionais, sociais, emocionais e econômicas plenas. Além disso, indiretamente, há impacto na sociedade como um todo[2,3].

3. Recentes recomendações indicam a importância da identificação precoce de bebês com alto risco de apresentar paralisia cerebral (PC). O diagnóstico em período oportuno possibilita o encaminhamento precoce para serviços de intervenção a fim de prover adequado suporte aos pais e reduzir a ocorrência de comorbidades. A respeito dessas recomendações, assinale a opção INCORRETA.

(A) O diagnóstico de PC baseia-se na história clínica, nos exames de neuroimagem e nas avaliações motoras e neurológicas padronizadas

(B) Exames de neuroimagem, como o ultrassom transfontanela e a ressonância magnética cerebral, são recomendados para avaliar e identificar a presença de alterações estruturais cerebrais em bebês pré-termo

(C) O diagnóstico de PC deve ser realizado entre 12 e 24 meses de idade

(D) A avaliação dos movimentos gerais (*General Movements*) torna possível uma avaliação qualitativa dos movimentos espontâneos do bebê a fim de identificar precocemente aqueles com alto risco de PC

(E) O uso combinado do exame neurológico *Hammersmith Infant Neurological Evaluation* (HINE) e do *General Movements* aos 3 meses de idade corrigida aumenta a chance de identificar bebês com PC

■ **Resposta: C.**

COMENTÁRIO: Diretrizes recomendam a utilização de exames de neuroimagem e avaliações padronizadas neurológicas (HINE) e motoras (*General Movements*) para identificação precoce de crianças com PC ou com alto risco de PC antes dos 5 meses de idade corrigida[4]. A ressonância magnética cerebral é considerada uma das três principais ferramentas para identificar precocemente bebês com PC antes dos 5 meses de idade corrigida[4], demonstrando forte capacidade de predição de PC (sensibilidade de 86% a 100% e especificidade de 89% a 97%)[5]. O ultrassom transfontanela tem sido recomendado e utilizado repetidamente nas unidades neonatais para avaliar a estrutura cerebral de bebês pré-termo[5], apresentando sensibilidade de 74% e especificidade de 92% para predizer PC[6].

O *General Movements* consiste em uma avaliação observacional com alta capacidade de predição (98% de sensibilidade e 91% de especificidade) para identificação precoce de PC aos 3 meses de idade corrigida[6] e tem sido considerado a principal ferramenta para predizer PC[7]. O HINE é um exame neurológico que contempla a avaliação de cinco domínios: função dos nervos cranianos, postura, qualidade do movimento, tônus e reflexos e reações de bebês entre 3 e 24 meses de idade. Esse exame fornece um escore global entre 0 e 78 pontos – um escore < 57 pontos aos 3 meses de idade corrigida tem 96% de sensibilidade e 85% de especificidade para predizer PC[8].

Desse modo, a identificação precoce tem sido recomendada antes dos 5 meses de idade, e as três principais ferramentas consideradas com melhor validade preditiva para identificação de PC são: ressonância magnética cerebral, *General Movements* e HINE[4].

4. A vigilância do desenvolvimento faz parte da avaliação integral da saúde da criança, e o modelo da Classificação Internacional de Funcionalidade, Incapacidade e Saúde (CIF) pode ser útil na organização do processo de raciocínio clínico para o acompanhamento do desenvolvimento da criança e de sua família. Considere o uso adequado de medidas de avaliação do desenvolvimento infantil como parte dessa vigilância e o modelo da CIF para o desenvolvimento infantil e assinale a opção INCORRETA.

(A) A CIF amplia a visão do profissional e o ajuda a direcionar a seleção do instrumento de avaliação a ser utilizado

(B) Instrumentos de triagem são muito utilizados no processo de vigilância do desenvolvimento; entretanto, exigem que o profissional realize uma avaliação mais completa posteriormente

(C) Para a seleção apropriada de um instrumento de avaliação há a necessidade de definir claramente os objetivos de seu uso. Além disso, o profissional precisa considerar a forma de administração, as propriedades de medida e a acessibilidade do teste

(D) O modelo da CIF mostra que crianças com atraso no desenvolvimento podem ter manifestações nas funções e estruturas corporais, nas atividades diárias e também no engajamento social. Fatores pessoais e ambientais são igualmente importantes. Assim, a seleção de um instrumento de avaliação deve abranger todos os domínios da CIF

(E) Instrumentos de avaliação de habilidades são recomendados quando o profissional sente a necessidade de fazer uso de um instrumento padronizado mais detalhado, contendo maior número de itens

■ **Resposta: D.**

COMENTÁRIO: A escolha de um instrumento de medida apropriado para vigilância do desenvolvimento infantil requer clareza do profissional em sua pergunta clínica. A decisão do profissional deve estar fundamentada também no formato e na administração do teste, bem como em aspectos como propriedades de medidas aceitáveis e acessibilidade (custo, treinamento e tempo de administração do teste)[2,9]. Instrumentos de triagem são medidas breves usadas para rastrear crianças em risco de apresentar problemas de desenvolvimento. São viáveis na prática clínica (rápidos e de fácil aplicação) e geralmente de baixo custo.

Instrumentos de habilidades são medidas mais detalhadas que foram projetadas para avaliar o nível máximo de habilidade de uma criança, mas exigem mais tempo de aplicação, requerem um treinamento especial e têm custo maior. Alguns testes de habilidades permitem assegurar o diagnóstico de alterações no desenvolvimento[2,9].

A CIF é um modelo de saúde que apresenta os conceitos de funcionalidade e incapacidade por meio de quatro domínios que estão interconectados (estrutura e funções do corpo, atividades e participação, fatores ambientais e pessoais), fornecendo uma estrutura conceitual que direciona o raciocínio clínico nas intervenções para crianças e adolescentes[10]. Assim, o profissional, ao selecionar um instrumento padronizado, deve considerar a estrutura multidimensional da CIF e escolher o domínio da CIF que deseja avaliar e priorizar, considerando sua pergunta clínica e os objetivos individuais da família. Com frequência, a seleção da medida mais apropriada pode exigir a combinação de diferentes instrumentos, pois nenhum teste isoladamente irá conseguir capturar todos os componentes da CIF[11].

5. (UFPA, 2016) A escala de Denver é uma escala de triagem que verifica o atraso no desenvolvimento infantil a ser aplicada em crianças de 0 a 6 anos de idade. As áreas de avaliação são:

(A) Pessoal-social, motor fino-adaptativo, marcha e motor grosso

(B) Motor grosseiro, motor fino-adaptativo, inteligência e linguagem

(C) Pessoal-social, motor fino-adaptativo, linguagem e motor grosso

(D) Pessoal-social, motor-adaptativo, inteligência e qualidade de vida

(E) Motor grosso, motor fino-adaptativo, equilíbrio e linguagem

■ **Resposta: C.**

COMENTÁRIO: O teste de triagem do desenvolvimento Denver-II (Denver II) é um instrumento de triagem de fácil e rápida aplicação, utilizado para detectar atraso no desenvolvimento global em crianças de 0 a 6 anos de idade e composto por 125 itens divididos em quatro domínios: pessoal-social, motor fino-adaptativo, linguagem e motor grosseiro[12].

6. (Prefeitura Municipal de Quixeramobim/CE, 2019 – adaptada) Considerando o uso de testes padronizados para avaliação do desenvolvimento infantil, atente para o que se afirma a seguir e assinale com V o que for verdadeiro e com F o que for falso.

( ) *Bayley Scales of Infant Development III* **informam sobre a participação da criança na escola de ensino regularam.**

( ) **Inventário de avaliação pediátrica de incapacidade (PEDI) informa sobre a funcionalidade da criança em atividades da rotina diária.**

( ) *Craig Hospital Inventory of Environmental Factors* (CHIEF) **avalia a participação das crianças e adolescentes nas tarefas domésticas.**

( ) *Alberta Infant Motor Scale* (AIMS) **avalia o desenvolvimento motor grosso de crianças.**

Está correta, de cima para baixo, a seguinte sequência:

(A) V-V-F-F

(B) V- F-V-F

(C) F-V-F-V

(D) F-F-V-V

■ **Resposta: C.**

COMENTÁRIO: As *Bayley Scales of Infant Development III* representam um instrumento padronizado padrão ouro que avalia e identifica atraso no desenvolvimento global de bebês e jovens crianças entre 1 e 42 meses de idade. Esse instrumento contém cinco escalas: cognitiva, linguagem, motora, social-emocional e comportamento adaptativo[13].

O PEDI contém três partes: habilidades funcionais, assistência do cuidador e modificações do ambiente, e cada parte abrange três áreas: autocuidado, mobilidade e função social, sendo importante para documentar a funcionalidade da criança em atividades da rotina diária[14].

O CHIEF é um questionário que visa documentar o impacto de fatores ambientais na participação de pessoas com deficiência[15]. Desse modo, o *Children Helping Out: Responsibilities, Expectations and Supports* (CHORES) é o questionário utilizado para mensurar, sob a perspectiva dos pais, a participação de crianças e adolescentes com idade escolar em atividades do contexto domiciliar[16].

Por fim, a AIMS tem como finalidade avaliar e acompanhar o desenvolvimento motor grosso de crianças de 0 a 18 meses e identificar aquelas com atraso no desenvolvimento motor[17].

7. (COFFITO, 2016 – adaptada) Sobre o posicionamento terapêutico no recém-nascido, assinale a opção INCORRETA.

(A) O posicionamento deve promover a flexão para obter um padrão postural e de movimento semelhante ao do recém-nascido a termo saudável

(B) O decúbito prono promove estabilidade para a caixa torácica, favorecendo a excursão diafragmática, melhorando a sincronia toracoabdominal, o movimento das costelas e, consequentemente, a mecânica respiratória

(C) O decúbito prono dificulta o esvaziamento gástrico e, portanto, favorece episódios de refluxo gastroesofágico

(D) O decúbito supino diminui a incidência de síndrome da morte súbita

(E) O decúbito supino permite movimentos amplos dos membros superiores e inferiores, elicitando o reflexo de Moro

■ **Resposta: C.**

COMENTÁRIO: O posicionamento adequado, considerado uma das intervenções de suporte e cuidado com o neurodesenvolvimento, possibilita a aquisição de um estado comportamental calmo e maior organização do bebê, integrando as estratégias clínicas do ambiente da Unidade de Terapia Intensiva Neonatal (UTIN)[18-20]. Ao alternar a posição do recém-nascido em supino, prono e decúbito lateral, o cuidador pode promover mudanças fisiológicas e motoras com a manutenção da integridade musculoesquelética, o alinhamento das articulações, a orientação das extremidades na linha média e a oportunidade de interação visual com o ambiente[19,20].

O decúbito supino é recomendado pela Academia Americana de Pediatria como nível A (evidência de boa qualidade orientada ao paciente), sendo considerado a postura ideal para um sono seguro por diminuir o risco de síndrome da morte súbita do lactente[21]. O supino possibilita também ampla movimentação dos membros superiores e inferiores. Essa movimentação rápida dos membros superiores pode desencadear o reflexo de Moro, caracterizado principalmente por abdução das extremidades superiores e extensão dos braços[22].

A posição prona está especialmente relacionada com o alívio da dor em consequência do aumento da pressão abdominal e a tarefa motora de elevação da cabeça[18], maior oxigenação[19], sinais vitais mais estáveis, limitação da movimentação desordenada de extremidades e redução da ocorrência de refluxo gastroesofágico[20]. Khatony et al.[23] também relacionaram a posição prona com menor volume residual gástrico e maior absorção de nutrientes.

8. (COFFITO, 2018 – adaptada) Sobre a estimulação sensório-motora, analise as afirmativas e marque V para verdadeiro e F para falso.

( ) Recomenda-se que esta intervenção tenha início antes que o recém-nascido pré-termo (RNPT) atinja a idade gestacional (IG) corrigida de termo.

( ) Por se tratar de uma intervenção precoce importante para o desenvolvimento neuropsicomotor, a estimulação sensório-motora deve ser realizada com uma frequência de duas a três vezes por dia, com duração de 10 minutos, independentemente das respostas apresentadas pelo RNPT.

( ) Na estimulação tátil-cinestésica, o estímulo deve ser a mobilização articular, e um dos efeitos esperados é o ganho de componente/densidade mineral óssea.

( ) O toque gentil e a contenção facilitada fazem parte da prática da estimulação tátil, devendo ser aplicados antes, durante e após procedimentos de avaliação e de intervenção.

A opção que representa a sequência correta, de cima para baixo, é:

(A) F-V-V-F
(B) V-V-V-V
(C) V-F-V-V
(D) F-V-F-F
(E) V-F-V-F

■ **Resposta: C.**

Comentário: Segundo o protocolo desenvolvido por Oberg et al.[24], a intervenção sensório-motora duas a três vezes ao dia, com a duração de 10 minutos, deve ser realizada conforme as respostas e condições clínicas do recém-nascido. Conforme a teoria síncrono-ativa do desenvolvimento, um modelo da teoria dos sistemas dinâmicos, descrita por Als[25], é possível reconhecer as respostas comportamentais do recém-nascido mediante a interação e a interdependência dos sistemas autonômico, motor, estados comportamentais, atenção, interação e o regulador[26,27]. O neonato expressará sua prontidão para se orientar ou evitar os estímulos/intervenção por meio de sinais de retraimento ou aproximação. Os sinais de retraimento ou estresse indicam estimulação excessiva ou inadequada, evidenciando o desequilíbrio dos subsistemas, ao passo que os sinais de aproximação indicam estímulos adequados, evidenciando a organização da criança e a harmonia dos subsistemas[27].

9. (ENADE, 2019 – adaptada) Em um município de 35.000 habitantes, a fisioterapeuta do Núcleo de Apoio à Saúde da Família (NASF) identificou uma situação de encaminhamentos frequentes de bebês ao Serviço de Fisioterapia do Centro de Especialidades (CES) para estimulação precoce. Avaliando a situação com a equipe técnica, ela observou que as crianças, em sua maioria, não apresentavam nenhuma lesão ou diagnóstico de doença neurológica. Considerando essa situação, avalie as asserções a seguir e a relação proposta entre elas.

I. A avaliação do problema em conjunto com as equipes da Estratégia de Saúde da Família (ESF), a criação de um projeto de monitoramento do desenvolvimento neuropsicomotor da criança e a orientação à comunidade com a equipe de saúde local são proposições viáveis, considerando-se os objetivos do NASF e da Atenção Primária de Saúde (APS).

PORQUE

II. A ESF, principal estratégia de reorganização da APS, possibilita uma vigilância efetiva frente às suspeitas de atraso no desenvolvimento infantil, uma vez que entende o indivíduo como singular e parte integrante de um contexto mais amplo – família e comunidade –, conforme a Política Nacional de Atenção Básica em Saúde.

A respeito dessas asserções, assinale a opção correta.

(A) As asserções I e II são proposições verdadeiras, e a II é uma justificativa correta da I

(B) As asserções I e II são proposições verdadeiras, mas a II não é uma justificativa correta da I

(C) A asserção I é uma proposição verdadeira, e a II é uma proposição falsa

(D) A asserção I é uma proposição falsa, e a II é uma proposição verdadeira

(E) As asserções I e II são proposições falsas

■ **Resposta: A.**

Comentário: O NASF tem como objetivos a ampliação da abrangência e o escopo das ações da Atenção Básica, a contribuição para a integralidade do cuidado aos usuários do SUS, principalmente por meio da ampliação da clínica, e o auxílio ao aumento da capacidade de análise e de intervenção sobre problemas e necessidades de saúde, tanto em termos clínicos como sanitários. Assim, atua de maneira integrada e complementar às ações da UBS, contribuindo para a resolubilidade do cuidado. Uma de suas ações é a construção conjunta de projetos terapêuticos[28].

Considerando a atuação do fisioterapeuta como integrante do NASF e sua atuação em condições diversas, como em ações de promoção de saúde e prevenção de doenças para crianças típicas, monitoramento do desenvolvimento neuropsicomotor de bebês de alto risco e abordagem integral em situações de obesidade, asma, PC, entre outras condições de saúde, seus objetivos no contexto da saúde da criança são promover a saúde da criança e de sua família, desenvolver a avaliação e o diagnóstico funcionais, intervir considerando os três níveis de prevenção, atender às demandas individuais e coletivas e encaminhar as crianças para serviços especializados para ações complementares não disponíveis na atenção primária.

Desse modo, é possível garantir a resolubilidade da atenção primária com maior satisfação dos usuários e redução dos custos com atendimentos em média e alta complexidades[1]. Dentro dessa perspectiva, foi instituída pelo Ministério da Saúde a Rede Cegonha, destinada à organização e implantação de ações para a atenção à saúde da criança de 0 a 24 meses de risco biológico (baixo peso ao nascer/prematuridade). A terceira etapa, ou seja, após a alta hospitalar, poderá ocorrer na atenção primária, onde a equipe de saúde deverá prestar assistência a essa criança e sua família, de preferência por meio de visita domiciliar[29].

10. **Bebês com alto risco de apresentar PC devem iniciar suas intervenções precocemente, em um período crítico de desenvolvimento infantil, com maiores possibilidades de plasticidade cerebral. A respeito das intervenções recomendadas precocemente, assinale a opção INCORRETA.**

(A) A terapia de movimento induzida pela restrição (*Constraint-Induced Movement Therapy* [CIMT]) e o treino bimanual têm sido adaptados e indicados para bebês com PC com comprometimento unilateral

(B) As intervenções devem conter elementos que busquem a iniciação de movimento pelo próprio bebê, incentivando sempre a movimentação ativa

(C) As intervenções devem priorizar atividades funcionais em vez de buscarem a "normalização" de deficiências

(D) O tratamento neuroevolutivo tem sido recomendado como intervenção precoce efetiva para bebês com PC por apresentar fortes evidências científicas

(E) As intervenções motoras para bebês com PC devem envolver a educação/*coaching* dos pais

▪ **Resposta: D.**

Comentário: Uma revisão sistemática identificou que ainda são necessários mais estudos para confirmar o efeito das intervenções motoras em bebês com PC ou com alto risco de PC[30]. As intervenções promissoras, com melhores resultados em aspectos motores e cognitivos, têm como ingredientes ativos o movimento autoiniciado pelo bebê, a educação dos pais e o treino específico da tarefa[30,31]. Em contrapartida, intervenções com ingredientes passivos e que priorizem facilitações e inibições de movimentos, como o tratamento neuroevolutivo em seu formato original, não se têm mostrado efetivas e, portanto, não são recomendadas para bebês com PC[32,33]. Já o CIMT adaptado para bebês (*baby-CIMT*) e o treino bimanual para bebês (*baby-bimanual*) têm influenciado positivamente o desenvolvimento precoce da função manual e mostrado desfechos positivos similares em bebês com PC unilateral[34,35].

11. **As evidências científicas atuais sobre intervenção precoce em crianças com alto risco de apresentar PC estão de acordo com as afirmativas abaixo, EXCETO:**

(A) A família é um membro ativo e, dentro de seu papel, é incentivada a propiciar oportunidades naturais de aprendizagem motora e cognitiva para o bebê em seu dia a dia

(B) As metas devem ser elaboradas pelo terapeuta de modo a possibilitar o alcance das atividades

(C) O GAME (*Goals-Activity-Motor Enrichment*) e a COPCA (*COPyng with and CAring for infants with special needs*) são programas de intervenção contemporâneos promissores

(D) A criança precisa estar ativamente explorando o ambiente

(E) O enriquecimento ambiental é um componente importante

▪ **Resposta: B.**

Comentário: Uma revisão sistemática apontou resultados promissores de intervenções que usam os princípios da abordagem centrada na família e visam à exploração motora ativa da criança, bem como ao enriquecimento do ambiente domiciliar[33]. Desse modo, a elaboração das metas deve ser sempre realizada em parceria com as famílias, para que as intervenções sejam desenvolvidas diariamente no ambiente domiciliar, dentro do contexto do cuidado e do brincar da criança[34]. Os pais são incentivados e treinados, em conjunto com o terapeuta, a identificar formas de simplificar a tarefa e aumentar progressivamente os desafios motores à medida que a criança adquire novas habilidades[35]. O enriquecimento do ambiente domiciliar tem por objetivo proporcionar oportunidades motoras e promover a prática intensiva de atividades motoras e cognitivas[18].

12. **Considerando a intervenção precoce para crianças de risco ambiental/psicossocial, NÃO é possível afirmar que:**

(A) Depressão materna, ansiedade, estresse, uso de substâncias ilícitas e/ou violência doméstica são problemas maternos que têm desfechos negativos para o desenvolvimento infantil; portanto, as intervenções necessitam ser direcionadas já no período pré/perinatal para assegurar cuidado e assistência de qualidade às crianças

(B) Outra importante estratégia para famílias de risco psicossocial têm sido os programas de apoio parental, com a formação de vínculo entre os pais e os bebês desde o início da vida extrauterina e orientações sobre o desenvolvimento global

(C) As estratégias de intervenção precoce para crianças de risco psicossocial são uma atribuição dos profissionais da saúde, embora os profissionais dos setores da educação e desenvolvimento social possam assessorar

(D) Programas que objetivam proporcionar segurança/proteção social às crianças e suas famílias por meio da transferência de renda têm efeitos indiretos positivos, como diminuição da ocorrência de doenças e das morbidades e aumento do peso ao nascimento. Há ainda a possibilidade de aumento dos recursos financeiros das famílias com a melhora das condições de vida, influenciando múltiplos níveis do desenvolvimento infantil

(E) O acesso à educação de qualidade pode promover o desenvolvimento infantil, melhorando a aprendizagem escolar e as habilidades sociais das crianças. Uma creche de boa qualidade terá efeito maior em crianças que vivem em ambiente familiar de risco psicossocial

▪ **Resposta: C.**

COMENTÁRIO: Na intervenção precoce em caso de crianças de risco psicossocial, considerando a complexidade das adversidades e um efeito sobre o desenvolvimento global, é necessário um esforço conjunto e equitativo entre saúde, educação e desenvolvimento social. O objetivo é promover benefícios para o futuro do indivíduo, mas também para a sociedade como um todo[2].

13. (COFFITO, 2016 – adaptada) As abordagens terapêuticas em neurofuncional da criança atualmente se baseiam na teoria dos sistemas dinâmicos. Assim, ao traçarmos um plano terapêutico para as crianças com disfunções neuromotoras visando à melhora da movimentação, devemos pensar na interação de três fatores. Quais?

(A) Tarefa, ambiente e patologia
(B) Patologia, tarefa e oportunidade
(C) Indivíduo, patologia e tarefa
(D) Indivíduo, ambiente e tarefa
(E) Oportunidade, tarefa e movimento

■ **Resposta: D.**

COMENTÁRIO: Segundo a teoria dos sistemas dinâmicos, o desenvolvimento infantil é entendido como um processo dinâmico e complexo e não linear, resultado da interação de múltiplos sistemas que produzem, assim, um comportamento funcional. De acordo com essa teoria, o comportamento motor emerge da interação dinâmica de muitos subsistemas do indivíduo (p. ex., sistema nervoso central, sistema musculoesquelético, sistema cardiovascular, sistemas sensoriais, dentre outros) com o ambiente e a tarefa[36]. Dessa maneira, novas habilidades motoras são adquiridas pela criança a partir de sua interação no ambiente em que está inserida e considerando a tarefa realizada[36,37], de modo que mudanças em todos esses componentes podem contribuir potencialmente para a emergência de um comportamento motor[38].

REFERÊNCIAS

1. Andrade PMO, Morais RLS, Mendonça AP. Fisioterapia na Atenção Primária: uma abordagem integral à saúde da criança. In: Camargos ACR, Leite HR, Morais RLS, Lima VP. Fisioterapia em pediatria: Da evidência à prática clínica. 1. ed. Rio de Janeiro: Medbook, 2019: 43-53.

2. Morais RLS, Moreira RS, Costa KB. Intervenção precoce: lidando com crianças de alto risco biológico e psicossocial e suas famílias. In: Camargos ACR, Leite HR, Morais RLS, Lima VP. Fisioterapia em pediatria: Da evidência à prática clínica. 1. ed. Rio de Janeiro: Medbook, 2019: 19-42.

3. Comitê Científico do Núcleo Ciência pela Infância (2014). Estudo nº 1: O impacto do desenvolvimento na primeira infância sobre a aprendizagem [Internet]. São Paulo: Fundação Maria Cecília Vidigal, 2014: 1-14. Disponível em: http://www.ncpi.org.br.

4. Novak I, Morgan C, Adde L et al. Early, accurate diagnosis and early intervention in cerebral palsy: advances in diagnosis and treatment. JAMA Pediatr 2017 Sep 1; 171(9):919. PMID: 28715518.

5. Spittle AJ, Morgan C, Olsen JE, Novak I, Cheong JLY. Early diagnosis and treatment of cerebral palsy in children with a history of preterm birth. Clin Perinatol 2018 Sep; 45(3):409-20. doi: 10.1016/j.clp.2018.05.011. Epub 2018 Jul 2. PMID: 30144846.

6. Bosanquet M, Copeland L, Ware R, Boyd R. A systematic review of tests to predict cerebral palsy in young children. Dev Med Child Neurol 2013 May; 55(5):418-26. doi: 10.1111/dmcn.12140. PMID: 23574478.

7. Goyen TA, Morgan C, Crowle C et al. Sensitivity and specificity of general movements assessment for detecting cerebral palsy in an Australian context: 2-year outcomes. J Paediatr Child Health 2020 Sep; 56(9):1414-8. doi: 10.1111/jpc.14953. Epub 2020 Aug 7. PMID: 32767642.

8. Romeo DMM, Guzzetta A, Scoto M et al. Early neurologic assessment in preterm infants: integration of traditional neurologic examination and observation of general movements. Eur J Paediatr Neurol 2008; 12(3):183-9. https://doi.org/10.1016/j.ejpn.2007.07.008.

9. Fernald LCH, Prado E, Kariger P, Raikes A. A toolkit for measuring early childhood development in low and middle-income countries. World Bank, Washington, DC. 2017. https://openknowledge.worldbank.org/handle/10986/29000.

10. Abdel Malek S, Rosenbaum P, Gorter JW. Perspectives on cerebral palsy in Africa: Exploring the literature through the lens of the International Classification of Functioning, Disability and Health. Child Care Health Dev 2020; 46(2):175-86. doi:10.1111/cch.12733.

11. Calder S, Ward R, Jones M, Johnston J, Claessen M. The uses of outcome measures within multidisciplinary early childhood intervention services: a systematic review. Disabil Rehabil 2018 Nov; 40(22):2599-22. doi: 10.1080/09638288.2017.1353144. Epub 2017 Jul 18. PMID: 28715915.

12. Frankenburg WK, Dodds J, Archer P, Shapiro H, Bresnick B. The Denver II: A major revision and restandardization of the Denver Developmental Screening Test. 1992; 89(1):91-7.

13. Bayley N. Bayley scales of infant and toddler development. 3. ed. San Antonio, Texas: Harcourt Assessment, 2006.

14. Mancini MC. Inventário de avaliação pediátrica de incapacidade (PEDI). Manual da versão brasileira adaptada. Belo Horizonte: Editora UFMG, 2005.

15. Furtado SR, Sampaio RF, Vaz DV, Pinho BA, Nascimento IO, Mancini MC. Brazilian version of the instrument of environmental assessment Craig Hospital Inventory of Environmental Factors (CHIEF): translation, cross-cultural adaptation and reliability. Braz J Phys Ther 2014 May-Jun; 18(3):259-67.

16. Amaral M, Paula RL, Drummond A, Dunn L, Mancini MC. Tradução do questionário Children Helping Out – Responsibilities, Expectations and Supports (CHORES) para o português – Brasil: equivalências semântica, idiomática, conceitual, experiencial e administração em crianças e adolescentes normais e com paralisia cerebral. Rev Bras Fisioter, São Carlos, Dec 2012; 16(6):515-22. Disponível em: <http://www.scielo.br/scielo.php?script=sci_arttext&pid=S1413-35552012000600011&lng=en&nrm=iso>. Acesso em: 16 Dec. 2020. http://dx.doi.org/10.1590/S1413-35552012000600011.

17. Piper M, Darrah J. Motor assessment of the developing infant. Philadelphia: Saunders, 1994.

18. Novak I, Morgan C. High-risk follow-up: Early intervention and rehabilitation. Handb Clin Neurol 2019; 162:483-510. doi: 10.1016/B978-0-444-64029-1.00023-0.

19. Griffiths N, Spence K, Loughran-Fowlds A, Westrup B. Individualised developmental care for babies and parents in the NICU: Evidence-based best practice guideline recommendations. Early Hum Dev 2019 Dec; 139:104840. doi: 10.1016/j.earlhumdev.2019.104840. Epub 2019 Aug 21. PMID: 31445697.

20. Byrne E, Garber J. Physical therapy intervention in the neonatal intensive care unit. Phys Occup Ther Pediatr 2013 Feb; 33(1):75-110. doi: 10.3109/01942638.2012.750870. PMID: 23311523.

21. Task Force on Sudden Infant Death Syndrome. SIDS and other sleep-related infant deaths: Updated 2016 Recommendations for a Safe Infant Sleeping Environment. Pediatrics 2016; 138(5):e20162938. doi: 10.1542/peds.2016-2938.

22. Edwards CW, Al Khalili Y. Moro Reflex. [Atualizado em 30 de agosto de 2020]. In: StatPearls [Internet]. Treasure Island (FL): StatPearls Publishing; Janeiro de 2020 Disponível em: https://www.ncbi.nlm.nih.gov/books/NBK542173/.

23. Khatony A, Abdi A, Karimi B, Aghaei A, Brojeni HS. The effects of position on gastric residual volume of premature infants in NICU. Ital J Pediatr 2019 Jan 8; 45(1):6. doi: 10.1186/s13052-018-0591-9. PMID: 30621733; PMCID: PMC6323801.

24. Oberg GK, Campbell SK, Girolami GL, Ustad T, Jørgensen L, Kaaresen PI. Study protocol: an early intervention program to improve motor outcome in preterm infants: a randomized controlled trial and a qualitative study of physiotherapy performance and parental experiences. BMC Pediatr 2012 Feb 15; 12:15. doi: 10.1186/1471-2431-12-15. PMID: 22336194; PMCID: PMC3305610.

25. ALS H. Toward synactive theory of development: Promise for the assessment and support of infant individuality. Infant Mental Health Journal 1982 [S.l.]; 3(4):229-43.

26. Sweeney JK, Heriza CB, Blanchard Y, Dusing SC. Neonatal physical therapy. Part II: Practice frameworks and evidence-based practice guidelines. Pediatr Phys Ther 2010 Spring; 22(1):2-16. doi: 10.1097/PEP.0b013e3181cdba43.

27. Brasil. Ministério da Saúde. Secretaria de Atenção à Saúde. Departamento de Ações Programáticas Estratégicas. Atenção humanizada ao recém-nascido: Método Canguru: manual técnico / Ministério da Saúde, Secretaria de Atenção à Saúde, Departamento de Ações Programáticas Estratégicas. 3. ed. Brasília: Ministério da Saúde, 2017. 340 p.: il.

28. Brasil. Ministério da Saúde. Secretaria de Atenção à Saúde. Departamento de Atenção Básica. Política Nacional de Atenção Básica / Ministério da Saúde. Secretaria de Atenção à Saúde. Departamento de Atenção Básica. Brasília: Ministério da Saúde, 2012.

29. Brasil. Ministério da Saúde. Secretaria de Atenção à Saúde. Departamento de Ações Programáticas Estratégicas. Atenção humanizada ao recém-nascido de baixo peso: método mãe canguru: manual técnico. Brasília, 2013.

30. Morgan C, Darrah J, Gordon AM et al. Effectiveness of motor interventions in infants with cerebral palsy: a systematic review. Dev Med Child Neurol 2016; 58(9):900-9. doi: 10.1111/dmcn.13105. Epub 2016 Mar 29. PMID: 27027732.

31. Novak I, Morgan C, Fahey M, Finch-Edmondson M, Galea C, Hines A. State of the Evidence Traffic Lights 2019: Systematic review of interventions for preventing and treating children with cerebral palsy. Curr Neurol Neurosci Rep 2020; 21;20(2):3. doi: 10.1007/s11910-020-1022-z.

32. Eliasson A-C, Nordstrand L, Ek L et al. The effectiveness of baby-CIMT in infants younger than 12 months with clinical signs of unilateral-cerebral palsy; an explorative study with randomized design. Res Dev Disabil 2018; 72:191-201. doi: 10.1016/j.ridd.2017.11.006. Epub 2017 Nov 23. PMID: 29175749.

33. Chamudot R, Parush S, Rigbi A, Horovitz R, Gross-Tsur V. Effectiveness of modified constraint-induced movement therapy compared with bimanual therapy home programs for infants with hemiplegia: a randomized controlled trial. Am J Occup Ther: Off Publ Am Occup Ther Assoc 2018; 72(6):7206205010p1 p9. doi: 10.5014/ajot.2018.025981. PMID: 30760393.

34. Ziegler AS, Dirks T, Hadders-Algra M. Coaching in early physical therapy intervention: the COPCA program as an example of translation of theory into practice. Disabil Rehabil 2019; 41(15):1846-54. doi: https://doi.org/10.1080/09638288.2018.1448468.

35. Morgan C, Novak I, Dale RC, Badawi N. Optimising motor learning in infants at high risk of cerebral palsy: a pilot study. BMC Pediatr 2015 Apr 1; 15:30. doi: 10.1186/s12887-015-0347-2.

36. Aubert EJ. Motor development in the normal child. In: Tecklin JS. Pediatric physical therapy. 5. ed. Baltimore: Lippincott Williams & Wilkins, 2015.

37. Sweeney JK, Heriza CB, Blanchard Y, Dusing SC. Neonatal physical therapy. Part II: Practice frameworks and evidence-based practice guidelines. Pediatr Phys Ther 2010 Spring; 22(1):2-16.

38. Golenia L, Schoemaker MM, Otten E, Mouton LJ, Bongers RM. What the dynamic systems approach can offer for understanding development: An example of mid-childhood reaching. Front Psychol 2017; 8:1774. doi: 10.3389/fpsyg.2017.01774.

Capítulo 14

Lesão Medular na Criança e no Adulto

Ana Paula Santos
Roger Burgo de Souza
Wladimir Gama da Silva

1. (COFFITO, 2017 – adaptada) Adolescente de 14 anos fraturou a vértebra C7 após acrobacia. Apresenta sensibilidade intacta na cabeça, pescoço e parte lateral dos membros superiores (MMSS) e insensibilidade na parte medial dos MMSS, tronco, abaixo do ângulo esternal e nos membros inferiores (MMII). Todos os movimentos da cabeça e dos ombros têm força normal, exceto os de extensão do ombro. Os flexores do cotovelo e os extensores radiais do punho têm força normal, e o restante dos músculos dos MMSS, do tronco e dos MMII não apresenta qualquer vestígio de movimentos voluntários. Com o uso do equipamento de adaptação é capaz de comer, vestir-se e atender sua higiene de maneira independente. Usa cadeira de rodas. Não consegue voluntariamente controlar a bexiga e o reto. O objetivo da fisioterapia para essa paciente, além de evitar complicações secundárias à lesão, é:

(A) Fortalecer a musculatura íntegra dos MMSS para auxiliá-la a tocar a cadeira de rodas em locais planos, desempenhar as atividades de alimentação e higiene de maneira independente e manter a integridade articular nos MMII

(B) Fortalecer a musculatura íntegra dos MMSS e do tronco superior, visando ao ganho de controle de tronco, e manter a integridade articular nos MMII

(C) Fortalecer a musculatura do tronco superior e treinar a deambulação com equipamento adequado

(D) Manter a integridade articular

(E) Adaptar o equipamento para possível marcha

■ **Resposta: C.**

COMENTÁRIO: Os objetivos da fisioterapia para um paciente com trauma raquimedular são fortalecer e reeducar a musculatura residual (íntegra), evitar complicações decorrentes

do trauma, oferecer a maior independência funcional que a lesão do paciente possa permitir e auxiliar a reintegração social. No caso descrito, como a adolescente não apresenta extensão de cotovelo (C7), é correto que o uso da cadeira de rodas seja treinado em locais planos, uma vez que locais com aclives e declives exigem controle maior do membro superior, como a ajuda do tríceps braquial nas frenagens da cadeira de rodas. A adolescente possui flexão do cotovelo (C5) e extensão do punho (C6), o que, com o auxílio de dispositivos de tecnologia assistiva, possibilita as atividades de alimentação e higiene básica.

2. (COFFITO, 2016 – adaptada) A intervenção fisioterapêutica nas lesões medulares envolve o treinamento do ortostatismo, que apresenta diversos benefícios, EXCETO:

(A) Prevenção de deformidades

(B) Redução da espasticidade

(C) Melhora do controle postural

(D) Melhora das funções vesicais e intestinais

(E) Redução da autoestima e da imagem corporal

■ **Resposta: E.**

COMENTÁRIO: O treinamento do ortostatismo deve ser iniciado o quanto antes na reabilitação neurofuncional de indivíduos (adultos e crianças) com lesão medular, mesmo dos que não têm prognóstico de deambulação. Os benefícios descritos (faltam estudos com níveis altos de evidência), relacionados ao treinamento do ortostatismo, são: redução da espasticidade; prevenção de deformidades e da osteoporose; melhora do controle postural e das funções vesical, intestinal e cardiovascular; melhora das condições respiratórias, principalmente em pacientes com níveis altos de lesão (tetraplégicos); diminuição dos riscos de úlceras de pressão, e favorecimento do bem-estar psicológico. Caso o paciente utilize seus MMSS para manter o ortostatismo, há ainda o benefício de aumentar a resistência da musculatura íntegra.

3. (COFFITO, 2016) Nas lesões medulares, a intervenção fisioterapêutica deve envolver o uso de Parapodium, indicado particularmente para aquelas crianças que apresentem:

(A) Lesões em níveis mais baixos da medula
(B) Lesões em níveis mais altos da medula
(C) Condições de deambulação
(D) Controle de MMII, pelve e tronco
(E) Osteopenia ou osteoporose

■ **Resposta: B.**

COMENTÁRIO: O Parapodium é um equipamento de tecnologia assistiva projetado para auxiliar a criança a manter a postura em pé e se mover por curtas distâncias, bem como para promover mobilidade no ambiente doméstico, escolar e terapêutico. Seja estático ou dinâmico, oferece suporte para os MMII e para o tronco e está indicado para crianças com lesões mais altas na medula espinhal com pouco controle de tronco. O Parapodium libera os MMSS para atividades funcionais e possibilita que a criança interaja com seus pares no nível dos olhos.

4. (COFFITO, 2018 – adaptada) A lesão medular é uma patologia com grande impacto socioeconômico no Brasil, uma vez que cerca de 60% das vítimas se encontram na faixa de 10 a 30 anos de idade. Considerando-se as possíveis consequências decorrentes da lesão medular e sua classificação de acordo com a Classificação Internacional de Funcionalidade, Incapacidade e Saúde (CIF), correlacione as colunas e assinale a opção com a sequência correta.

1. **Função ou estrutura.**
2. **Atividade ou participação.**
3. **Fatores ambientais.**
   ( ) **Bexiga neurogênica.**
   ( ) **Necessidade de um cuidador.**
   ( ) **Incapacidade para deambular.**
   ( ) **Contraturas em membros inferiores.**
   ( ) **Uso de cadeira de rodas.**

(A) 1-3-2-1-3
(B) 2-3-1-2-3
(C) 1-3-1-1-3
(D) 2-3-2-2-3
(E) 1-2-2-1-1

■ **Resposta: A.**

COMENTÁRIO: O componente "funções e estruturas do corpo" da CIF refere-se às funções fisiológicas dos sistemas do corpo, inclusive funções psicológicas, e às partes anatômicas do corpo, como órgãos, membros e seus componentes (outros exemplos: alterações na força muscular [nível motor] e na sensibilidade [nível sensitivo] em indivíduos com lesão medular).

No componente "atividades e participação", as atividades abrangem a execução de uma tarefa ou uma ação (outros exemplos: vestir-se, tomar banho, alimentar-se, transferir-se).

Avaliam-se a capacidade (execução da tarefa em ambiente padrão) e o desempenho (execução da tarefa em ambiente habitual) do indivíduo. A participação compreende o envolvimento em situações de vida diária (como é a participação do indivíduo com lesão medular em casa, na escola, no trabalho, nas atividades esportivas e de lazer, na comunidade).

O componente "fatores ambientais" consiste nos ambientes físico, social e de atitudes em que vivem os indivíduos. Trata-se de fatores externos aos indivíduos, podendo exercer influência positiva (facilitadores) ou negativa (barreiras) sobre a funcionalidade e interagindo com os componentes "funções e estruturas do corpo" e "atividade e participação" (outros exemplos: dispositivos de auxílio para alimentação e higiene pessoal, transporte, fatores arquitetônicos, serviços de saúde, suporte familiar e de amigos).

5. (COFFITO, 2017 – adaptada) O paciente A.B.R., de 26 anos, deu entrada no pronto-socorro de um hospital terciário após ferimento por arma branca em região torácica direita. Após avaliação médica, fisioterapêutica e radiológica, o paciente foi diagnosticado com síndrome de Brown-Sequard (síndrome de hemissecção medular) à direita. Qual o quadro motor e sensitivo encontrado para a definição do diagnóstico?

(A) Anestesia superficial homolateral à lesão, anestesia profunda contralateral e plegia homolateral à lesão
(B) Anestesia profunda homolateral à lesão, anestesia superficial e plegia contralateral à lesão
(C) Plegia homolateral à lesão, anestesia superficial contralateral e anestesia profunda homolateral à lesão
(D) Plegia e anestesia superficial e profunda contralaterais à lesão
(E) Plegia e anestesia superficial e profunda homolaterais à lesão

■ **Resposta: C.**

COMENTÁRIO: A plegia homolateral à lesão é decorrente de lesão na via da motricidade voluntária conduzida pelo trato corticoespinhal lateral, localizado no funículo lateral na medula espinhal, sendo uma via descendente que não cruza de um lado para o outro em qualquer segmento medular.

A anestesia superficial contralateral se deve à lesão dos tratos espinotalâmicos lateral e anterior, que estão localizados nos funículos lateral e anterior na medula espinhal, respectivamente. Desse modo, há comprometimento das vias da dor e da temperatura, do tato protopático e da pressão (barestésica), pois ambos os tratos, ao tentarem cruzar pela comissura branca, não alcançam o outro lado da medula em seus vários segmentos.

A anestesia profunda homolateral se deve à lesão dos fascículos grácil e cuneiforme, localizados no funículo posterior da medula espinhal. Desse modo, ocorre o comprometimento das vias da propriocepção consciente, do tato epicrítico, da estereognosia e da vibração, pois esses fascículos não cruzam de um lado para o outro em qualquer segmento medular.

6. (COFFITO, 2017 – adaptada) O paciente F.N.S., de 21 anos, foi encaminhado de um centro de reabilitação para dar continuidade ao tratamento fisioterapêutico no serviço onde você trabalha com as seguintes informações (por

escrito): *"O paciente tem paraplegia Frankel A–T10 por ferimento de arma de fogo há 4 meses, estava fazendo fisioterapia 3×/semana e já se encontra com grau 5 de força muscular em MMSS, amplitude de movimento (ADM) normal em MMSS e MMII, escala de Ashworth 2 em MMII, sem lesões dérmicas. Junto ao paciente estão sendo encaminhados uma órtese e um andador para dar início ao programa de tratamento fisioterapêutico para o treino de marcha.*

Sem mais para o momento,
Dra. M.A.P. – Centro de Reabilitação XX."

Qual a provável órtese que está sendo encaminhada junto ao paciente para o treino de deambulação?

(A) Tutor curto + muletas
(B) Tutor longo + muletas
(C) Tutor longo + cinto pélvico + muletas
(D) Tutor longo + cinto pélvico + colete + muletas
(E) Lokomat

■ Resposta: C.

COMENTÁRIO: Como se trata de um paraplégico T10–A, ou seja, toda a musculatura do tronco está preservada, partindo da cicatriz umbilical para cima, com plegia abaixo desse nível, é necessária a indicação de uma órtese que estabilize a pelve, os quadris, os joelhos, os tornozelos e os pés. Esse aparelho é comumente denominado tutor longo bilateral com cinto pélvico, também conhecido como *hip-knee-ankle-foot orthosis* (HKAFO) ou órtese inguinopodálica.

7. (COFFITO, 2018 – adaptada) Lesões medulares completas em níveis acima de T6 podem causar anormalidades da regulação autonômica e promover uma série de complicações. Nesse contexto, assinale a opção correta.

(A) Disreflexia autonômica é a atividade excessiva do sistema nervoso simpático, evocada por estímulos abaixo do nível da lesão, e que se caracteriza, dentre outros aspectos, por queda abrupta da pressão arterial
(B) A interrupção das vias simpáticas pode ocasionar diminuição da sudorese abaixo do nível da lesão e sudorese excessiva compensatória acima do nível lesionado, caso a temperatura ambiente esteja muito alta. Por esse motivo, pessoas com lesão acima de T6 devem evitar a exposição a temperaturas elevadas
(C) A hipotensão ortostática consiste no aumento abrupto da pressão arterial ao assumir a posição ereta. Isso ocorre devido à perda da vasoconstrição simpática, combinada à perda da função de bombeamento dos músculos para o retorno do sangue
(D) O treino de deambulação precoce pode diminuir o risco de aparecimento de disfunções autonômicas nesses pacientes
(E) Nenhuma das opções anteriores

■ Resposta: B.

COMENTÁRIO: Quando há aumento da temperatura corporal, esse aquecimento é reconhecido pelo hipotálamo, que inicia uma resposta efetora por meio do sistema nervoso simpático, ativando as glândulas sudoríparas, as quais produzem o suor como um dos mecanismos de resfriamento corporal. Por

outro lado, quando a comunicação entre o hipotálamo e o simpático medular é comprometida pela lesão na medula espinhal, não ocorre sudorese abaixo do nível da lesão, ocasionando sudorese excessiva compensatória acima do nível neurológico como mecanismo termorregulatório. Vale lembrar que o componente simpático do sistema nervoso autônomo está localizado na região toracolombar, do primeiro segmento medular torácico até o segundo segmento lombar (T1 a L2).

8. D.H.S., 59 anos, sexo masculino, conduzia sua motocicleta em via urbana e, ao desviar de outro veículo, perdeu o controle e caiu na pista. Apresentou perda imediata de sensibilidade e motricidade dos MMSS e MMII, sendo removido pelo SAMU e levado para o hospital municipal. Fez exames radiológicos e foi constatada lesão cervical sem outras lesões associadas ao trauma. Foi submetido a procedimento neurocirúrgico na coluna cervical e na alta foram indicados o uso do colar cervical por 90 dias e fisioterapia.

Após 1 mês, apresentou melhora neurológica progressiva, sobretudo do dimídio direito, e por meio do membro superior correspondente consegue comer alimentos previamente cortados e faz a higiene de face e oral, porém não consegue se barbear, assim como não realiza escrita manual. Auxilia as transferências, ficando na posição ortostática, amparado por terceiros; ainda não consegue trocar passos e se locomove em cadeira de rodas.

Segundo a avaliação da ASIA, apresentou sensibilidades tátil e dolorosa: C2 a C4 = 2 e C5 a S5 = 1 bilateralmente. Força muscular nos MMSS à direita: C5 a C8 = 2, T1 = 1; à esquerda: C5 = 2, C6 a T1 = 1. MMII à direita: L2a S1 = 3; à esquerda: L2 a L4 =3, L5 e S1 =1. De acordo com este caso clínico, classifique os níveis da lesão medular.

(A) Nível neurológico = C4; nível sensitivo = C4; nível motor = L5
(B) Nível neurológico = C4; nível sensitivo = C4; nível motor = C4
(C) Nível neurológico = C5; nível sensitivo = S5; nível motor = C5
(D) Nível neurológico = T1; nível sensitivo = T1; nível motor = T1
(E) Nível neurológico = L2; nível sensitivo = C4; nível motor = L4

■ Resposta: B.

COMENTÁRIO: O nível neurológico consiste no segmento mais caudal da medula espinhal que apresenta as funções sensitivas e motoras normais de ambos os lados. O nível sensitivo refere-se ao segmento mais distal da medula que tem função sensitiva normal em ambos os lados do corpo. Segundo a ASIA, 2 equivale a normal, 1, a hipoestesia ou hiperestesia, e 0, a anestesia.

O nível motor refere-se ao segmento mais distal da medula que tem força muscular igual a 3 em ambos os lados, desde que os músculos proximais tenham força normal. A avaliação do nível motor é fundamentada na força muscular (escala de gradação do Medical Research Council [MRC]) de músculos conhecidos como músculos-chave (miótomos): de C5 a T1, nos MMSS (C5: bíceps braquial [flexão do cotovelo]; C6: extensor radial curto e longo do punho [extensão do punho]; C7: tríceps braquial [extensão de cotovelo]; C8: flexor profundo dos dedos [flexão da falange distal do terceiro dedo]; T1: abdutor do dedo mínimo [abdução do dedo mínimo]) e de L2 a S1 nos MMII (L2: iliopsoas [flexão do quadril]; L3: quadríceps [extensão do joelho]; L4: tibial anterior [flexão dorsal do pé]; L5: extensor longo do hálux [extensão do hálux]; S1: gastrocnêmio e sóleo [flexão plantar do tornozelo]); acima de C5, entre T2 e L1 e entre S2 e S5, o nível motor é presumido ser o mesmo que o nível sensitivo.

9. Sobre a escala de deficiência da ASIA (modificada de Frankel):
   I. ASIA A – Completa. Não há função motora ou sensitiva preservada nos segmentos sacrais S4-S5.
   II. ASIA B – Incompleta. Há funções sensitiva e motora preservadas abaixo do nível neurológico, estendendo-se até os segmentos sacrais S4-S5.
   III. ASIA C – Incompleta. Há função motora preservada abaixo do nível neurológico e mais da metade dos músculos-chave abaixo do nível neurológico apresenta grau de força muscular < 3.
   IV. ASIA D – Incompleta. Há função motora preservada abaixo do nível neurológico e pelo menos metade dos músculos-chave abaixo do nível neurológico apresenta grau de força muscular ≥ 3.
   V. ASIA E – Normal. As funções sensitivas e motoras são normais.

Assinale a opção correta.
(A) Todas as afirmativas estão corretas
(B) Nenhuma das afirmativas está correta
(C) As afirmativas I, II e IV estão corretas
(D) As afirmativas I, III, IV e V estão corretas
(E) As afirmativas I e II estão corretas

■ Resposta: D.

COMENTÁRIO: A escala de deficiência da ASIA (*ASIA Impairment Scale* [AIS]) é baseada na escala de Frankel e, assim como ela, descreve cinco diferentes gravidades da lesão da medula espinhal (A a E). A descrição da ASIA B caracteriza a lesão como incompleta: a função sensitiva (mas não motora) está preservada abaixo do nível neurológico e se estende pelos segmentos sacrais S4-S5.

10. Em um ciclo miccional normal é necessário que na fase de armazenamento a bexiga tenha uma boa capacidade e sensibilidade preservada, o que possibilita a sensação de enchimento e complacência adequada, evitando a incontinência urinária. Pacientes com lesão medular, traumática ou não, podem apresentar disfunções vesicoesfincterianas com comprometimento no padrão miccional nas fases de enchimento, armazenamento e esvaziamento, podendo ocorrer aumento da pressão intravesical ou arreflexia conforme o nível da lesão. As disfunções vesicoesfincterianas podem interferir negativamente na qualidade de vida do indivíduo com lesão medular. Podemos afirmar que, no sistema motor visceral, os neurônios que inervam o trato urinário inferior estão localizados nos segmentos:
(A) Toracolombar T10-L2 e sacral S2-S4
(B) Toracolombar T9-L2 e sacral S2-S4
(C) Toracolombar T9-L1 e sacral S2-S4
(D) Toracolombar T11-L2 e sacral S2-S5
(E) Toracolombar T11-L1 e sacral S1-S3

■ Resposta: A.

COMENTÁRIO: Perifericamente, o trato urinário inferior é inervado por três tipos de fibras: parassimpáticas, simpáticas e somáticas. A inervação vesical parassimpática origina-se de neurônios localizados na coluna intermediolateral dos segmentos S2 a S4 da medula e é conduzida pelo nervo pélvico até os gânglios localizados no plexo pélvico, que dá origem às fibras parassimpáticas pós-ganglionares que se dirigem para a bexiga.

A inervação eferente simpática é originada no segmento toracolombar da medula, de T10 a L2, e se direciona, através da cadeia simpática, ao plexo hipogástrico superior (pré-aórtico). A subdivisão caudal desse plexo forma o nervo hipogástrio, contendo os eferentes pós-ganglionares simpáticos para a bexiga e a uretra.

A inervação da musculatura estriada do esfíncter uretral é predominantemente somática. Origina-se no núcleo de Onuf, localizado no corno anterior de um ou mais segmentos da medula espinhal sacral (S2-S4). Desse núcleo se originam as fibras somatomotoras, que inervam o esfíncter uretral através do nervo pudendo.

11. O impacto fisiológico, psicossocial e financeiro da lesão medular espinhal em crianças é significativo. Sobre o trauma raquimedular na infância, assinale a opção INCORRETA.
(A) As crianças podem apresentar lesão medular sem anormalidades radiográficas
(B) O desenvolvimento cronológico normal da criança tem influência na progressão da reabilitação
(C) As complicações do trauma raquimedular nas crianças são as encontradas nos indivíduos adultos com trauma raquimedular
(D) Jogos e brincadeiras são maneiras úteis para trabalhar o equilíbrio e a força muscular residual das crianças com lesão medular
(E) Dependendo da idade da criança no momento da lesão medular, a aquisição de certas habilidades (p. ex., a continência da bexiga) é uma habilitação

■ Resposta: C.

COMENTÁRIO: Apesar de apresentarem muitas complicações similares às dos adultos, as crianças exibem deformidades espinhais quando a lesão medular ocorre antes ou durante a fase do estirão de crescimento. A escoliose neuromuscular tem impacto devastador e pode evoluir para alterações na obliquidade pélvica e na integridade da pele, comprometimento respiratório, declínio funcional e dor. Outra complicação comum nas crianças é a subluxação do quadril, observada em 90% das crianças de até 10 anos de idade. A incidência é inversamente proporcional à idade e, quando presente, interfere nos posicionamentos, nas transferências e na higiene.

12. A criança com lesão medular deve ter seu tratamento fisioterapêutico baseado nas necessidades de crescimento e desenvolvimento. Qual das afirmativas abaixo deve ser desconsiderada?
(A) Crianças com lesão medular podem ter aumento da massa corpórea gorda, podendo acarretar obesidade, diabetes *mellitus* e doenças coronarianas

(B) As úlceras por pressão são complicações pouco comuns em crianças com lesão medular

(C) Em virtude da espasticidade, as crianças com lesão medular podem desenvolver limitações funcionais, o que pode interferir nas atividades de vida diária

(D) As deformidades espinhais e as contraturas são complicações comuns nas crianças

(E) A criança com lesão medular consegue chegar à fase adulta com bom índice de independência, desde que tenha uma reabilitação neurofuncional adequada

■ **Resposta: B.**

COMENTÁRIO: Como nos adultos, as úlceras por pressão são muito comuns em pacientes pediátricos com lesão medular, tanto paraplégicos como tetraplégicos, e são causadas por pressão, cisalhamento e fricção em áreas sem sensibilidade. A umidade é um fator desfavorável. As crianças mais novas podem apresentar feridas por causa de suas brincadeiras, aumento do tempo de uso do solo e habilidades cognitivas variadas que podem afetar o cumprimento das medidas preventivas. Os adolescentes têm risco aumentado em razão de problemas relacionados com a imagem corporal e a falta de vontade de realizar exames de pele.

Os pacientes pediátricos e seus responsáveis devem ser orientados sobre os cuidados essenciais com a pele, boa higiene, nutrição adequada e cuidados e ajustes nas cadeiras de rodas e órteses. A inspeção da pele deve ser realizada, no mínimo, duas vezes ao dia. As úlceras por pressão, além de comuns, podem levar à morte.

13. Pacientes com nível neurológico ≥ T6 são suscetíveis ao desencadeamento de disreflexia autonômica, séria desordem cardiovascular que pode precipitar um acidente vascular encefálico, crises convulsivas e até a morte. O fisioterapeuta precisa estar atento para reconhecer a disreflexia autonômica, que apresenta sinais como sudorese intensa, pressão arterial elevada, bradicardia, cefaleia e piloereção, e agir de maneira adequada. Qual dessas ações está contraindicada em caso de suspeita de disreflexia autonômica?

(A) Verificar distensão vesical

(B) Verificar vestimenta

(C) Posicionar o paciente em decúbito dorsal e elevar os MMII

(D) Verificar funcionamento intestinal

(E) Monitorar pressão arterial e frequência cardíaca

■ **Resposta: C.**

COMENTÁRIO: Recomenda-se sentar o paciente para facilitar a redução da pressão arterial por meio da redistribuição hidrostática do sangue para as extremidades inferiores. As roupas devem ser afrouxadas. Deve-se remover a causa; entretanto, são vários os fatores desencadeantes conhecidos. Os mais comuns são os relacionados com a bexiga (distensão, obstrução do cateter e infecção), mas há outros, como úlcera de pressão, unha encravada, impactação fecal e fatores que podem precisar até mesmo de um procedimento cirúrgico.

Medicamentos para controle da pressão arterial, conforme prescrição médica, e serviço de urgência devem ser considerados. Indivíduos com lesão medular de nível neurológico T6

ou acima, assim como seus familiares e cuidadores, devem ser orientados sobre a disreflexia autonômica a fim de preveni-la com a abolição dos fatores precipitantes.

14. Um indivíduo foi classificado com paraplegia T12–B conforme classificação da ASIA devido a um trauma raquimedular (TRM) ocorrido há 8 meses. Encontra-se em serviço de fisioterapia neurofuncional com a proposta terapêutica de iniciar o treino de marcha entre as barras paralelas. Sobre os exercícios propostos para o primeiro dia desse treino vestido com sua órtese indicada para esse nível, assinale a opção correta.

(A) Treino de controle do músculo transverso para estabilização do *core* durante a passagem de sedestação para a posição ortostática sem órteses

(B) Treino de oscilação de um membro inferior para a frente e para trás alternadamente com o terapeuta posicionado posteriormente, auxiliando a pelve

(C) Treino de transferência da cadeira de rodas para o solo com o intuito de fortalecimento dos músculos dos MMSS

(D) Treino de empinar, girar e equilibrar-se sobre a cadeira de rodas entre as barras paralelas com o intuito de se familiarizar com esse novo ambiente

(E) Treino de oscilação dos MMII nas diagonais anterossuperior e posteroinferior com deslocamento pélvico para a frente e para trás, com o intuito de marcha de um ponto

■ **Resposta: B.**

COMENTÁRIO: Como se trata de uma paraplegia T12–B, o indivíduo apresenta todos os movimentos voluntários acima da região inguinal e alguma sensibilidade abaixo desse dermátomo-chave, inclusive nas raízes sacrais. Portanto, ele apresenta força muscular de grau 5 em todos os músculos acima do segmento medular comprometido e musculatura de tronco entre 80% e 100%, bem como tem controle voluntário na elevação, rotação e inclinação pélvica.

Para a execução desse exercício, o paciente terá condições de ortostatismo com sua órtese, permitindo que o fisioterapeuta assista o movimento de oscilação dos MMII mediante facilitação manual na pelve para que o paciente a eleve e rode, fazendo o membro inferior se elevar do solo e conseguir oscilar anterior e posteriormente.

15. Sobre a reabilitação neurofuncional de indivíduos com trauma raquimedular, assinale a afirmativa INCORRETA.

(A) A reabilitação neurofuncional não se concentra apenas na aquisição das habilidades físicas perdidas

(B) A escala de medida de independência da medula espinhal versão III (SCIM-III) avalia a capacidade de desempenho nas atividades de vida diária de indivíduos com TRM e foi desenvolvida para fornecer uma medida mais sensível do que a medida de independência funcional (MIF) em detectar melhora em relação à função de pacientes com lesão medular

(C) A fisioterapia respiratória é importante principalmente para os pacientes com lesão medular cervical e torácica alta, os quais apresentam tosse ineficaz e dificuldade em mobilizar secreções pulmonares, aumentando o risco de atelectasias e pneumonia

(D) Os exoesqueletos ainda não são suficientemente versáteis para substituir a cadeira de rodas, mas vêm apresentando resultados promissores na reabilitação de pacientes com lesão medular

(E) Na fase de choque medular, o fisioterapeuta encontrará um paciente com hipotonia, plegia, anestesia e reflexos preservados abaixo da lesão

■ **Resposta: E.**

COMENTÁRIO: O choque medular é definido como uma condição de depressão fisiológica transitória da função da medula espinhal abaixo do nível da lesão. Há perda completa da atividade reflexa (superficial e profunda), do tônus e das funções motoras e sensoriais abaixo do nível da lesão, além de retenção urinária e fecal. O choque medular pode ter a duração de horas a dias ou semanas. O término é caracterizado pelo retorno dos reflexos cutâneo-anal e/ou bulbocavernoso, exceto nas lesões de cone medular e cauda equina, em que há interrupção dos arcos reflexos medulares e a flacidez persiste.

BIBLIOGRAFIA

Adriaansen JJ, van Asbeck FW, Tepper M et al. Bladder-emptying methods, neurogenic lower urinary tract dysfunction and impact on quality of life in people with long-term spinal cord injury. J Spinal Cord Med 2017; 40(1):43-53.

American Spinal Injury Association. International Standards for Neurological Classification of Spinal Cord Injury. Richmond: American Spinal Injury Association, 2019.

Ares MJJ, Cristante ARL, Rodrigues LMR. Lesão medular. In: Fernandes AC, Ramos ACR, Morais Filho MC, Ares MJJ, organizadores. Reabilitação. 2. ed. Barueri: Manole, 2015: 211-25.

Batista KT, Pereira ICC, Romano ACL. Pressure ulcer treatment in the pediatric unit of a rehabilitation hospital. Rev Bras Cir Plast 2017; 32(4):570-8.

Brasil. Ministério da Saúde. Secretaria de Atenção à Saúde. Departamento de Ações Programáticas Estratégicas. Diretrizes de Atenção à Pessoa com Lesão Medular/Ministério da Saúde, Secretaria de Atenção à Saúde, Departamento de Ações Programáticas Estratégicas e Departamento de Atenção Especializada. Brasília: Ministério da Saúde, 2013.

Bromley I. Tetraplegia and paraplegia. A guide for physiotherapists. 6. ed. Philadelphia: Elsevier, 2006.

Calhoun CL, Schottler J, Vogel LC. Recommendations for mobility in children with spinal cord injury. Top Spinal Cord Inj Rehabil 2013;19(2):142-51.

Carvalho JA. Órteses um recurso terapêutico complementar. 2. ed. Barueri: Manole, 2013.

Duprat-Ramos A, Rocha e Rocha E, Silva LB. Lesão medular traumática. In: Camargos ACR, Leite HR, Morais RLS, Lima VP, organizadores. Fisioterapia em pediatria: Da evidência à prática clínica. Rio de Janeiro: Medbook, 2019: 161-97.

Eckert MJ, Martin MJ. Trauma: Spinal cord injury. Surg Clin North Am 2017; 97(5):1031-45.

Eldahan KC, Rabchevsky AG. Autonomic dysreflexia after spinal cord injury: Systemic pathophysiology and methods of management. Auton Neurosci 2018; 209:59-70.

Florio RTB. Mielomeningocele. In: Kopczynski MC, coordenador. Fisioterapia em neurologia. 1. ed. Barueri: Manole, 2012: 413-29.

Harvey LA. Physiotherapy rehabilitation for people with spinal cord injuries. J Physiother 2016; 62(1):4-11.

Hou S, Rabchevsky AG. Autonomic consequences of spinal cord injury. Compr Physiol 2014; 4(4):1419-53.

Kirshblum S, Snider B, Rupp R, Read MS, International Standards Committee of ASIA and ISCoS. Updates of the International Standards for Neurologic Classification of Spinal Cord Injury: 2015 and 2019. Phys Med Rehabil Clin N Am 2020; 31(3):319-30.

Kirshblum S, Waring W 3rd. Updates for the International Standards for Neurological Classification of Spinal Cord Injury. Phys Med Rehabil Clin N Am 2014; 25(3):505-17.

McCarthy JJ, Betz RR. Hip disorders in children who have spinal cord injury. Orthop Clin North Am 2006; 37(2):197-202.

Medeiros CLP. Quadro motor do paciente tetraplégico. In: Assis RD, editor. Condutas práticas em fisioterapia neurológica. 1. ed. Barueri: Manole, 2012: 41-55.

Mulcahey MJ, Gaughan JP, Betz RR, Samdani AF, Barakat N, Hunter LN. Neuromuscular scoliosis in children with spinal cord injury. Top Spinal Cord Inj Rehabil 2013; 19(2):96-103.

Murphy RF, Mooney JF 3rd. Current concepts in neuromuscular scoliosis. Curr Rev Musculoskelet Med 2019; 12(2):220-7.

Organização Mundial da Saúde (OMS). CIF: Classificação Internacional de Funcionalidade, Incapacidade e Saúde. São Paulo: Edusp, 2003.

Powell A, Davidson L. Pediatric spinal cord injury: a review by organ system. Phys Med Rehabil Clin N Am 2015; 26(1):109-32.

Riberto M, Tavares DA, Rimoli JR et al. Validation of the Brazilian version of the Spinal Cord Independence Measure III. Arq Neuropsiquiatr 2014; 72(6):439-44.

Samson G, Cardenas DD. Neurogenic bladder in spinal cord injury. Phys Med Rehabil Clin N Am 2007; 18(2):255-74.

Shams S, Arain A. Brown-Sequard syndrome. In: StatPearls. Treasure Island: StatPearls Publishing, 2020.

Solinsky R, Kirshblum SC, Burns SP. Exploring detailed characteristics of autonomic dysreflexia. J Spinal Cord Med 2018; 41(5):549-55.

Sweis R, Biller J. Systemic complications of spinal cord injury. Curr Neurol Neurosci Rep 2017;17(2):8.

Trbovich M, Ford A, Wu Y, Koek W, Wecht J, Kellogg D Jr. Correlation of neurological level and sweating level of injury in persons with spinal cord injury. J Spinal Cord Med 2020; 21:1-8.

Vall J. Lesão medular: reabilitação e qualidade de vida. 1. ed. São Paulo: Atheneu, 2013.

Vall J, Costa CMC, Pereira LF, Friesen TT. Application of International Classification of Functioning, Disability and Health (ICF) in individuals with spinal cord injury. Arq. Neuro-Psiquiatr 2011; 69:513-8.

Vogel LC, Betz RR, Mulcahey MJ. Spinal cord injuries in children and adolescents. Handb Clin Neurol 2012; 109:131-48.

Zebracki K, Melicosta M, Unser C, Vogel LC. A primary care provider's guide to pediatric spinal cord injuries. Top Spinal Cord Inj Rehabil 2020; 26:91-9.

Zidek K, Srinivasan R. Rehabilitation of a child with a spinal cord injury. Semin Pediatr Neurol 2003; 10(2):140-50.

Ziu E, Mesfin FB. Spinal Shock. In: StatPearls. Treasure Island: StatPearls Publishing, 2020.

Capítulo 15

Atualidades em Avaliação e Intervenção na Fisioterapia Neurofuncional da Criança e do Adolescente

Ana Carolina de Campos
Egmar Longo
Camila Araújo Santos Santana
Cléa Emanuela Barreto de Medeiros

1. (COFFITO, 2018) O prognóstico da função motora da pessoa com paralisia cerebral (PC) até os 18 anos pode ser baseado nas curvas do desenvolvimento motor para cada nível do Sistema de Classificação da Função Motora Grossa (GMFCS). Por essa curva, espera-se que a criança alcance 90% de seu potencial motor em determinada idade: a idade-90. Sobre a idade-90, considera-se:

(A) Que a progressão do desenvolvimento atinge seu ápice mais rapidamente nas crianças de nível V, por volta dos 2 anos e 7 meses

(B) Que o nível I é o que tem pior prognóstico da função motora, mantendo a locomoção dependente em cadeira de rodas mecânica

(C) Que o nível III é idêntico ao nível II, tanto em relação ao momento de alcance da idade-90, 3 anos e 7 meses, quanto ao prognóstico de uso de cadeira de rodas, por volta dos 15 anos de idade

(D) Que o prognóstico para o nível V é a manutenção da marcha independente até os 18 anos

(E) Que o prognóstico para o ápice do potencial motor para o nível IV é aos 2 anos e 10 meses com marcha com muletas

■ **Resposta: A.**

COMENTÁRIO: Com base na função motora grossa avaliada pelo *Gross Motor Function Measure* (GMFM-66), o curso do desenvolvimento da função motora de indivíduos com PC foi estimado de acordo com cada nível funcional segundo o GMFCS. Com base nesses componentes, estimou-se a idade-90, que se refere à média de idade na qual indivíduos com PC atingem 90% de seu desenvolvimento motor.

De acordo com essa estimativa, observa-se que há uma tendência de progressão mais rápida até a idade-90 conforme aumenta o nível GMFCS do indivíduo. Nesse contexto, estima-se que, em geral, 90% da função motora de indivíduos com PC (conforme pontuação no GMFM-66) são atingidos por volta dos 5 anos de idade ou antes, de acordo com cada nível GMFCS. Assim, indivíduos classificados com GMFCS nível I (menor comprometimento motor) atingem a idade-90 por volta dos 4 anos e 8 meses de idade, e aqueles com GMFCS nível V (maior comprometimento motor) atingem a idade-90 por volta dos 2 anos e 7 meses[1].

2. (COFFITO, 2018 – adaptada) Recentes estudos confirmam que diversas estratégias de tratamento são capazes de modular a excitabilidade neural e promover mudanças estruturais no sistema nervoso. Atualmente, preconiza-se que as estratégias fisioterapêuticas para crianças com disfunções neurológicas devam ser baseadas em:

I. **Evidência científica e preferências das crianças.**

II. **Atividades funcionais direcionadas a objetivos específicos.**

III. **Contextos ambientais relevantes.**

IV. **Informação aos familiares para que deem suporte e realizem todas as tarefas para a criança.**

V. **Exercícios passivos e alongamento no início dos primeiros minutos de todo atendimento fisioterapêutico.**

De acordo com as sentenças acima, assinale a opção correta.

(A) Somente as afirmativas I, II e V estão corretas

(B) Somente as afirmativas I, II e III estão corretas

(C) Somente as afirmativas II, IV e V estão corretas

(D) Somente as afirmativas I, III e V estão corretas

(E) Todas as afirmativas estão corretas

■ **Resposta: B.**

COMENTÁRIO: A prática baseada em evidência (PBE) diz respeito ao planejamento e à execução de intervenções fundamentadas em pesquisas científicas relevantes na área, que devem ser aliadas à experiência clínica do profissional e às preferências do paciente[2]. Assim, a intervenção deve ser embasada em atividades funcionais e relevantes para o paciente, uma vez que a plasticidade neural depende da realização ativa e contínua de tarefas específicas que levem a ganho funcional que preferencialmente será incorporado na vida diária do paciente, facilitando sua interação com o ambiente[3]. Desse modo, seguir recomendações realizando PBE possibilita a adoção de estratégias terapêuticas adequadas e com eficácia conhecida, evitando intervenções que podem ser inefetivas, desnecessárias ou até prejudiciais para o paciente[4].

3. Inicialmente observado após testes de laboratório com macacos, o fenômeno conhecido como "não uso aprendido" também é observado em humanos após lesão no sistema nervoso central (SNC). Assim, devido à dificuldade em realizar atos motores com o membro mais afetado pela lesão, esse membro passa a ser negligenciado pelo indivíduo no uso espontâneo em atividades de vida diária (AVD). Com foco no aumento do uso do membro mais afetado em AVD, minimizando os efeitos do não uso aprendido, terapias com base comportamental, como a terapia de contenção induzida (TCI), vêm se mostrando efetivas como estratégias de intervenção em pacientes com lesões no SNC, como acidente vascular encefálico e PC. Sobre os mecanismos do não uso aprendido e a abordagem prática da TCI, leia as afirmativas abaixo e assinale a opção correta.

I. **As dificuldades motoras causam constantes frustrações durante a realização do movimento. Na prática da TCI, a execução de atividades funcionais relevantes para o paciente e a adoção de metas motoras inicialmente mais simples, que progridem conforme a melhora do desempenho motor, evitam essas constantes frustrações, favorecendo o uso mais frequente do membro mais afetado e sua inserção na realização de AVD.**

II. **A realização de movimentos compensatórios leva à maior utilização do membro menos afetado pela lesão na execução das AVD. A contenção do membro mais afetado durante a prática da TCI favorece a neuroplasticidade relacionada à representação cortical desse membro, uma vez que diminui a realização de movimentos compensatórios realizados com o membro menos afetado.**

III. **Devido à diminuição de atos motores e à representação cortical do membro mais afetado, a execução de atos motores com esse membro torna-se mais difícil. O treino intensivo e repetitivo realizado durante a TCI promove aumento na realização de atos motores com o membro mais afetado, fortalecendo o aprendizado motor e o não uso aprendido.**

(A) Apenas as afirmativas I e III estão corretas
(B) Apenas as afirmativas II e III estão corretas
(C) Apenas a afirmativa I está correta
(D) Apenas a afirmativa III está correta
(E) Todas as afirmativas estão corretas

■ **Resposta: C.**

COMENTÁRIO: Um dos componentes-chave da TCI é a contenção do membro menos afetado pela lesão cerebral, ou seja, o membro mais funcional, uma vez que esse membro acaba sendo utilizado como alternativa de compensação para que o indivíduo execute seus atos motores devido às constantes dificuldades e frustrações motoras em utilizar o membro mais afetado, o que leva ao não uso aprendido relacionado ao membro mais afetado.

A contenção do membro menos afetado, associada aos outros componentes essenciais da terapia, como o treino intensivo e repetitivo, e o pacote de transferência com o treino e a realização em contexto real de atividades funcionais com complexidade progressivamente aumentada, estabelecidas em conjunto com o paciente, são estratégias que favorecem a neuroplasticidade, pois contribuem para a melhora do desempenho e do aprendizado motor, minimizando as frustrações motoras e aumentando o engajamento para o uso espontâneo do membro mais afetado em AVD. Esses fatores colaboram para a diminuição da negligência e minimizam o não uso aprendido relacionado ao membro mais afetado[5,6].

4. Além das desordens de movimento e postura, indivíduos com PC apresentam relevantes comprometimentos sensoriais. Estima-se que comprometimentos táteis estejam presentes em mais de 40% dos indivíduos com PC unilateral. Com relação ao processamento tátil, o estímulo aplicado na pele deve percorrer seu caminho até o cérebro, porém, devido à lesão no SNC, diversas barreiras podem dificultar a transmissão e o processamento desse estímulo. Desse modo, considerando princípios de neurofisiologia e visando estimular o uso das informações táteis para guiar os movimentos, podem ser utilizadas diferentes abordagens de intervenção. Assim, ao oferecer estímulos sensoriais para o paciente, deve-se considerar essencialmente:

(A) A condição motora do paciente, uma vez que os comprometimentos sensoriais não estão relacionados com o desempenho motor
(B) Identificar as barreiras que estão dificultando a transmissão e o processamento do estímulo, visando à eliminação dessas barreiras e da lesão no SNC
(C) Evidências científicas sobre o tema, considerando a individualidade de cada paciente, como sua condição neurológica, motora, sensorial e cognitiva
(D) O limiar sensorial do paciente, utilizando intervenções com atividades passivas e com apenas um estímulo tátil por vez, a fim de não sobrecarregar o sistema somatossensorial

■ **Resposta: C.**

COMENTÁRIO: Com base em recentes evidências científicas relacionadas aos comprometimentos táteis em indivíduos com PC, a "teoria dos blocos de apartamento" propõe três estratégias de intervenção com diferentes níveis de eficácia, levando em consideração a condição neurológica, motora, sensorial e cognitiva de cada paciente.

Assim, uma estratégia consiste em fornecer um estímulo tátil específico, porém associado a uma atividade engajadora e ativa. Outra estratégia consiste em oferecer estímulo sensório-motor com foco concomitante na atividade sensorial e motora, utilizando atividades funcionais que exigem atenção do paciente aos estímulos oferecidos por meio de abordagens como o treino intensivo bimanual (HABIT). Na terceira estratégia utiliza-se de forma conjunta um componente sensorial diferente do foco da intervenção, como a visão, cuja adição pode facilitar o processamento da informação tátil comprometida (abordagem conhecida como toque aprimorado pela visão), sendo a terapia do espelho um exemplo de intervenção que aborda esse quesito[7].

5. Com o aumento da longevidade de indivíduos com condições crônicas de saúde, é necessário que o planejamento de estratégias de habilitação e reabilitação considere o contínuo desenvolvimento do indivíduo ao longo da vida dentro de um contexto biopsicossocial. Nesse contexto, os indivíduos com condições crônicas de saúde passam cada vez mais por transições entre as etapas da vida. Durante a transição da adolescência para a vida adulta, a abordagem terapêutica precisa ser adaptada às demandas inerentes a essa fase da vida do paciente com foco também na fase subsequente. Assim, ao planejar estratégias de habilitação ou reabilitação para adolescentes em transição para a vida adulta, um dos principais papéis do terapeuta é:

(A) Buscar intervenções com foco exclusivo em estrutura e função do corpo, a fim de melhorar a funcionalidade do paciente

(B) Usar principalmente seu conhecimento como terapeuta e planejar sozinho estratégias que irão melhorar os níveis de atividade do paciente

(C) Trabalhar dentro de uma equipe multiprofissional e em conjunto com o paciente e seus familiares, buscando estratégias com foco na aquisição de novas habilidades e desenvolvimento de autonomia e participação

(D) Focar em promover a participação social do paciente, utilizando diversas estratégias de intervenção que sejam realizadas dentro do ambiente controlado da clínica

▣ **Resposta: C.**

COMENTÁRIO: Com base no modelo biopsicossocial proposto pela Organização Mundial da Saúde, o modelo de desenvolvimento de saúde ao longo da vida define o desenvolvimento da saúde como um processo complexo e dinâmico de desenvolvimento de capacidades que se inicia mesmo antes da concepção e continua por toda a vida, de modo não linear[8].

Entre outros fatores, esses modelos impulsionaram a mudança de paradigma em curso na área da reabilitação pediátrica, que é apoiada por três conceitos: (1) visão mais ampla do conceito de saúde; (2) maior compreensão da necessidade de facilitar as capacidades dos indivíduos em contextos da vida real; e (3) adoção de intervenções ecológicas e baseadas na experiência.

Muito afetada por fatores pessoais e ambientais, a transição para a vida adulta é um processo ativo e multifacetado que exige que os profissionais da equipe de cuidado deixem de ter um papel essencial de guias do desenvolvimento e passem a atuar mais como facilitadores, identificando e elaborando estratégias não apenas direcionadas ao indivíduo, mas às metas identificadas pelos indivíduos, sempre visando promover a aquisição de novas habilidades e o desenvolvimento de autonomia e participação social do paciente[9].

6. De acordo com os princípios contemporâneos de aprendizagem motora, a prática de movimentos funcionais específicos em atividades da vida diária é mais relevante do que a prática de movimentos passivos e/ou sem significado para a criança. Essa abordagem é conhecida como:

(A) Treino orientado à tarefa
(B) Terapia neuroevolutiva
(C) Fortalecimento muscular
(D) Treino intensivo
(E) Fisioterapia motora

▣ **Resposta: A.**

COMENTÁRIO: Evidências sugerem que a prática de tarefas específicas de maneira repetitiva e desafiadora resulta em maiores representações cerebrais do movimento praticado e em mudanças duradouras na função motora[10]. Ao promover a prática estruturada e repetida de atividades funcionais, o treino orientado à tarefa contrasta com as abordagens terapêuticas focadas nas deficiências (p. ex., fortalecimento muscular isolado, facilitação de movimentos e reações). Inclui elementos como a seleção de tarefas relevantes para o paciente e o contexto, praticadas de modo repetitivo em diferentes situações, e com fornecimento de *feedback* em momentos oportunos[11].

7. Suzana é uma criança de 12 meses de idade encaminhada para um centro de referência devido à preocupação dos pais com seu desenvolvimento. Após algum tempo, foi diagnosticada com PC bilateral e provável nível GMFCS IV. A família, composta por pai, mãe e avó, tem diversas dúvidas sobre o prognóstico de mobilidade e deseja aprender mais sobre como lidar com diversos aspectos da rotina diária, principalmente na hora da alimentação e das brincadeiras. A equipe está ajudando a família a preencher a folha de metas das "Minhas palavras favoritas", como mostra a Figura 1. Assinale a opção que pode preencher corretamente as metas que faltam.

(A) Função: participar da hora da alimentação, indicando preferências; iniciar um programa de mobilidade motorizada precoce/Saúde: ficar em pé em meu parapódio todos os dias

(B) Função: participar da hora da alimentação sem ajuda da família; realizar marcha independente sem auxílio/Saúde: diminuir meu tônus muscular

(C) Função: ensinar aos meus pais formas de me alimentar, pois não consigo participar desse momento/Saúde: melhorar meu equilíbrio na posição em pé sem apoio

(D) Função: treinar marcha em equipamento de suspensão durante a terapia/Saúde: alongar os músculos de todo o corpo, pois fico deitada o dia todo

(E) Nenhuma das opções anteriores

▣ **Resposta: A.**

CanChild **Folha de Metas das Palavras Favoritas (F-words)** F-words for Child Development

Nome: Suzana **Data:**

Instruções: Por favor, use esse formulário para escrever uma meta para cada uma das suas Palavras Favoritas (F-words - Função, Família, Saúde, Diversão, Amigos & Futuro) e explique o porquê elas são importantes para você. Elas podem ser metas que você gostaria de desenvolver em casa, na terapia, na escola e/ou na comunidade. Juntos, vamos em busca das metas que são importantes para você!

FUNÇÃO:

Meta:

Por quê?!

FAMÍLIA:

Meta: Apoiar a minha família quanto às dúvidas sobre o futuro; orientar a família sobre possibilidades de interação nas situações cotidianas.

Por quê?! A família é o principal apoio e deve receber informações e suporte que permitam tomar decisões e realizar as atividades diárias da forma mais adequada à sua realidade.

SAÚDE:

Meta:

Por quê?!

DIVERSÃO:

Meta: Ter pelo menos um momento diário de brincadeiras envolvendo outros membros da família e interação com meus brinquedos favoritos.

Por quê?! A brincadeira é essencial para o desenvolvimento motor, social e cognitivo.

AMIGOS:

Meta: Ter oportunidades de conhecer e interagir com outras crianças

Por quê?! Ter amigos e oportunidades de interações sociais variadas é muito importante para crianças.

FUTURO:

Meta: Entrar na escola; Crescer com saúde e alegria.

Por quê?! É possível ter uma vida significativa e cheia de realizações tendo paralisia cerebral!

CanChild Adaptado de Fuller & Susini,2015 ©CanChild F-words Research Team,2017

Figura 1 Folha de metas das "Minhas palavras favoritas".

COMENTÁRIO: As "Minhas palavras favoritas" encorajam os profissionais que atuam no campo da deficiência na infância a evitar o pensamento baseado no modelo biomédico, em que se procura "consertar os problemas" das crianças, movendo-se para uma abordagem que privilegie suas capacidades, promovendo a função do modo como a criança for capaz de realizá-la[12]. As ferramentas das *f-words*, como a "Folha de metas", ajudam a implementar essa abordagem[13].

Embora seja importante reclassificar o nível GMFCS após algum tempo para confirmação, a literatura refere que crianças classificadas como nível GMFCS IV aos 2 anos de vida têm grande probabilidade de continuar com essa classificação após os 4 anos[14]. Assim, mesmo que Suzana não tenha o prognóstico de ficar em pé e realizar marcha independente, é possível estimular sua mobilidade por meio de equipamentos motorizados.

Além disso, quaisquer adaptações necessárias na tarefa podem e devem ser realizadas para que ela tenha a oportunidade de participar durante as refeições, ainda que de maneira simples, como indicando preferências e usando as mãos para levar alimentos à boca. Dentre as ações importantes para manter a saúde de crianças não deambuladoras encontra-se a implementação precoce de programas de ortostatismo, que têm se mostrado mais efetivos do que o alongamento passivo para manter a amplitude de movimento de membros inferiores.

8. O modelo biopsicossocial proposto pela Classificação Internacional de Funcionalidade, Incapacidade e Saúde (CIF) convida os profissionais a considerarem o indivíduo de maneira abrangente. Uma das implicações para a avaliação fisioterapêutica é o estímulo ao emprego de instrumentos que permitam mensurar aspectos relacionados aos diversos

componentes da CIF. Associe o componente avaliado com o instrumento de avaliação correspondente e assinale a opção correta.

(a) PEM-CY
(b) Ashworth
(c) Inventário PEDI
(d) Teste de força muscular manual
(e) GMFM
   I. Estruturas e funções do corpo
   II. Atividades
   III. Participação
   IV. Fatores contextuais

(A) a-I/b- II/c-III/d-IV/e-III
(B) a-IV/b-II/c-II/d-II/e-I
(C) a-III/b-I/c-II/d-I/e-II
(D) a-III/b-I/c-II/d-I/e-I
(E) a-II/b-I/c-III/d-II/e-IV

■ **Resposta: C.**

COMENTÁRIO: O modelo biopsicossocial da CIF incentiva os profissionais a avaliarem crianças e adolescentes para além do aspecto fisiológico ou biológico das deficiências (funções e estruturas do corpo), adotando uma abordagem mais abrangente, focada na funcionalidade[15]. O uso de instrumentos padronizados é importante por favorecer a mensuração e o acompanhamento dos resultados de intervenções de maneira mais confiável. O Ashworth e o teste de força muscular manual são instrumentos que avaliam, respectivamente, o tônus muscular (categoria CIF b735, funções relacionadas com o tônus muscular) e a força muscular (b730, funções relacionadas com a função muscular), compreendidos dentro do componente estruturas e funções corporais.

O componente atividades pode ser avaliado de modo bastante abrangente pelos instrumentos GMFM (exemplos de categorias CIF contempladas: d415, manter uma posição corporal; d450, caminhar) e PEDI (exemplos de categorias CIF contempladas: d415, manter uma posição corporal; d450, caminhar; d440, uso fino da mão; d550, comer; d710, interações interpessoais básicas). Adicionalmente, o PEDI pode contemplar alguns fatores contextuais, ao documentar a assistência do cuidador e o uso de modificações do ambiente.

O instrumento PEM-CY documenta a frequência e o envolvimento em participação (exemplos de categorias CIF contempladas: d760, relações familiares; d460, mover-se em diferentes locais). Adicionalmente, são também contemplados fatores ambientais (e115, produtos e tecnologia para uso pessoal na vida diária; e310, família imediata; e460, atitudes da sociedade)[16].

9. Ao longo da infância, o risco total de deslocamento do quadril é de aproximadamente 90% para crianças com nível GMFCS V, 70% para GMFCS IV, 40% para GMFCS III e de 15% nos casos de GMFCS II. O risco para aqueles com nível GMFCS I é muito baixo, exceto em alguns casos de PC unilateral com envolvimento do quadril. Embora as evidências sejam limitadas, convém identificar as estratégias atualmente recomendadas para acompanhamento e prevenção da luxação de quadril:

   I. Monitoramento por raio-x para acompanhamento da porcentagem de migração do quadril.

II. Manejo postural, incluindo posicionamento adequado na postura deitada que minimize assimetrias.
III. Implementação de programa de ortostatismo regular, preferencialmente com abdução dos quadris.
IV. Imobilização com gesso com abdução de quadril e aplicação de um protocolo de alongamento passivo da musculatura abdutora após a retirada.

(A) As afirmativas I e II estão corretas
(B) As afirmativas I e IV estão corretas
(C) As afirmativas III e IV estão corretas
(D) As afirmativas I, II e III estão corretas
(E) Todas as afirmativas estão corretas

■ **Resposta: D.**

COMENTÁRIO: O deslocamento pode progredir para displasia acetabular secundária, deformidade da cabeça femoral, luxação completa e artrite degenerativa. Os efeitos em longo prazo incluem dor e perda da capacidade de sentar-se confortavelmente, além de dificuldades com higienização, escoliose, comprometimento do equilíbrio na postura sentada e perdas na capacidade de permanecer em pé e caminhar[17].

A prevenção dessas complicações passa pela vigilância do quadril, que deve ser iniciada entre 12 e 24 meses de vida para todas as crianças com diagnóstico de PC e com esquema de acompanhamento variado de acordo com o nível GMFCS. Sempre que houver presença de dor, e/ou porcentagem de migração ascendente ou > 30%, o paciente deve passar por consulta ortopédica.

O manejo postural é especialmente recomendado para os níveis GMFCS IV e V, ou seja, para pacientes não deambuladores, e inclui o cuidado postural durante o sono, na postura sentada e em pé[17,18]. Particularmente, os programas de ortostatismo que promovem 60 minutos diários na posição em pé com o quadril posicionado entre 30 e 60 graus de abdução têm demonstrado bons resultados com relação à estabilidade do quadril. Por outro lado, o alongamento passivo tem mostrado efetividade limitada[19].

10. Pesquisas recentes indicam que programas domiciliares são eficazes para melhorar a função motora de crianças com PC, que é a principal causa de incapacidade infantil no Brasil e no mundo. O modelo de referência para oferecer um programa domiciliar eficaz inclui cinco etapas e considera elementos da prática centrada na família. Analise as assertivas abaixo e assinale a opção INCORRETA.

(A) Estabelecimento de uma parceria de colaboração em que os pais são especialistas em conhecer seus filhos e seu ambiente doméstico
(B) O terapeuta define as metas do tratamento
(C) Estabelecer programas em casa, escolhendo intervenções baseadas em evidências que correspondam aos objetivos da criança e da família e capacitando os pais a variarem as atividades de maneira a corresponder às preferências da criança e à rotina familiar única
(D) Fornecer apoio e treinamento regulares à família para identificar as melhorias da criança e ajustar a complexidade do programa conforme necessário
(E) Avaliar os resultados em equipe

■ **Resposta: B.**

COMENTÁRIO: Um dos principais aspectos dos programas domiciliares em parceria é que, ao contrário daqueles em que o terapeuta dirige a intervenção, as tomadas de decisão, desde a definição de metas, são compartilhadas com a família e com a criança, quando ela já tem idade para opinar. Programas domiciliares geralmente exigem uma avaliação, uma sessão de definição de metas e desenvolvimento de programa, uma sessão de treinamento, chamadas telefônicas de acompanhamento e uma sessão de avaliação em horário predeterminado.

Em geral, todas as sessões são realizadas em casa, o que reduz as necessidades de infraestrutura da clínica. Os programas domiciliares parecem ser opções financeiramente atraentes para atendimentos individualizados em setores sobrecarregados ou em situações de pandemia, como a da COVID-19. Eles são percebidos pelos terapeutas como essenciais para crianças com PC e mais eficazes do que as abordagens tradicionais porque fornecem oportunidades para a prática estruturada e repetida em ambientes naturais, o que é fundamental para uma aprendizagem e generalização bem-sucedidas, envolvendo os pais, que são os cuidadores vitalícios dessas crianças, e reconhecendo a primazia do contexto familiar[4,20,21].

11. O cenário da reabilitação infantil tem impulsionado mudanças significativas no cuidado prestado às crianças e jovens com deficiência. Recomendações atuais para as intervenções de reabilitação em crianças com deficiência devem levar em consideração, EXCETO:
(A) Medidas centradas na família
(B) Objetivos funcionais
(C) Foco em mudanças na estrutura e função do corpo
(D) Participação como desfecho principal

▪ **Resposta: C.**

COMENTÁRIO: Pesquisas recentes destacam o papel do ambiente – físico, social e atitudinal – como variável potencialmente modificável para melhorar os níveis de atividade e participação de crianças com deficiência, como PC. Terapias baseadas no contexto, programas domiciliares e treinamento orientado à tarefa são exemplos de intervenções de cima para baixo classificadas como "Faça'" por Novak et al.[4], que enfatizam a importância das interações pessoa-ambiente para a atividade e a participação das crianças na vida diária.

Essas intervenções, bem como a abordagem PREP (Caminhos e Recursos para Engajamento e Participação), demonstraram eficácia na melhora do engajamento na comunidade de adolescentes com deficiência física. Esse grupo de abordagens, em vez de focar na deficiência, promove mudanças no ambiente, além da acessibilidade física, e inclui outros aspectos modificáveis, como fatores atitudinais, sociais e institucionais, para melhorar os resultados de participação.

Um elemento comum da estrutura de intervenção focada na participação consiste na incorporação de um elemento educacional (p. ex., na forma de *coaching* ou treinamento) com o objetivo de capacitar adolescentes e famílias para se tornarem solucionadores de problemas e autodefensores[13,22].

12. Telemedicina ou telessaúde é definida pela Organização Mundial da Saúde (OMS) como a oferta de serviços de saúde nos casos em que a distância é um fator crítico, sendo considerada um instrumento para planejar e executar ações em saúde. O COFFITO, por meio da Resolução 516, de 20 de março de 2020, autoriza a realização do atendimento não presencial. Sobre a regulamentação da telessaúde pelo COFFITO, assinale a afirmativa INCORRETA.
(A) O telemonitoramento consiste no acompanhamento à distância de paciente atendido previamente de forma presencial, por meio de aparelhos tecnológicos
(B) A permissão para atendimento não presencial se dará apenas nas modalidades teleconsulta, teleconsultoria e telemonitoramento
(C) A teleconsulta consiste na consulta clínica registrada e realizada pelo fisioterapeuta ou terapeuta ocupacional à distância
(D) Na realização do telemonitoramento, o fisioterapeuta e o terapeuta ocupacional utilizam apenas os métodos assíncronos, ou seja, qualquer forma de comunicação à distância não realizada em tempo real
(E) A teleconsultoria consiste na comunicação registrada e realizada entre profissionais, gestores e outros interessados da área da saúde com a finalidade de esclarecer dúvidas sobre procedimentos clínicos, ações de saúde e questões relativas ao processo de trabalho

▪ **Resposta: D.**

COMENTÁRIO: Considerando a publicação da OMS de 11 de março de 2020, classificando como pandemia o surto do novo coronavírus, o COFFITO liberou a realização dos atendimentos não presenciais nas modalidades de teleconsulta, teleconsultoria e telemonitoramento. O telemonitoramento consiste no acompanhamento à distância, por meio de aparelhos tecnológicos, de paciente atendido previamente de maneira presencial. Nessa modalidade, o fisioterapeuta ou terapeuta ocupacional pode utilizar métodos síncronos e assíncronos, bem como decidir sobre a necessidade de encontros presenciais para a reavaliação sempre que necessário, o que também pode ser feito, de comum acordo, por outro fisioterapeuta ou terapeuta ocupacional local[23].

13. As mudanças impostas pela pandemia causada pela COVID-19 tiveram grande impacto nos sistemas de saúde. Os processos de atendimento em saúde sofreram significativas alterações; com relação à reabilitação neurológica infantil, a pandemia possibilitou o uso de tecnologias, como os serviços de telessaúde, para dar continuidade aos processos de reabilitação das crianças e adolescentes. Considerando o uso da telessaúde nos serviços de reabilitação infantil, assinale a afirmativa INCORRETA.
(A) Os serviços de telessaúde têm sido promovidos para melhorar o acesso a cuidados pediátricos especializados em situações em que não é possível o atendimento presencial
(B) A telerreabilitação, quando comparada aos métodos de reabilitação tradicionais, é capaz de produzir resultados semelhantes, fornecendo uma terapia adaptável às necessidades da família

(C) São necessários a capacitação e o aprimoramento dos profissionais que trabalham com telessaúde para que a terapia seja entregue da maneira mais direcionada e adequada

(D) Os pais não relatam benefícios com a realização das sessões de terapia via telessaúde, visto que eles se sentem sobrecarregados com as atividades que envolvem esse sistema

(E) A telerreabilitação é uma estratégia possível, mostrando-se efetiva e segura para o tratamento de doenças frequentes em crianças e adolescentes

■ **Resposta: D.**

COMENTÁRIO: A telessaúde já era utilizada antes da pandemia pela COVID-19, embora ainda fosse pouco explorada no campo da reabilitação infantil[24]. Com o advento da pandemia, a telessaúde revelou-se uma alternativa viável para dar continuidade ao processo de reabilitação das crianças e adolescentes.

Os pais relataram os seguintes benefícios das sessões da terapia via telessaúde: economia de tempo, esforço e dinheiro, uma vez que as consultas virtuais os livraram das viagens, dos custos de estacionamento e da espera; mais facilidade em integrar as propostas de terapia em suas rotinas sem a necessidade de adaptar o que era feito na clínica para o ambiente domiciliar; maiores flexibilidade e disponibilidade dos atendimentos virtuais; momentos de trégua na programação de suas rotinas, com menos consultas e pressão menor para fazer as terapias; passar mais tempo com os filhos, proporcionando momentos de diversão. O uso da terapia via telessaúde durante a pandemia forçou a utilização de práticas mais colaborativas e a projeção de serviços mais acessíveis e de acordo com a realidade de cada família, colocando em prática a terapia centrada na família e no ambiente[25].

14. *Tummy time* é uma expressão norte-americana utilizada para definir o tempo durante o qual a criança é colocada na posição prono, quando acordada e com supervisão. A orientação para a prática dessa posição está incluída em diretrizes de atividade física para crianças. Considere as afirmativas abaixo sobre a prática do *tummy time* e assinale a opção correta.

I. O *tummy time* promove o fortalecimento dos músculos extensores da cabeça, pescoço, ombro e tronco do bebê, favorecendo o controle de cabeça e estimulando o desenvolvimento das habilidades motoras.

II. Tempo reduzido da criança na posição prono é considerado um fator de risco para a plagiocefalia posicional.

III. A recomendação é que a criança seja colocada na posição prono 7 dias após o nascimento.

IV. À medida que a criança vai ficando mais velha, deve-se aumentar o tempo em que permanece na posição prono.

V. Recomenda-se que a criança seja colocada uma vez ao dia na posição prono.

(A) As afirmativas I, II e III estão corretas
(B) As afirmativas II, III e IV estão corretas
(C) As afirmativas I, II e IV estão corretas
(D) As afirmativas I, III e IV estão corretas
(E) Todas as afirmativas estão corretas

■ **Resposta: C.**

COMENTÁRIO: O *tummy time*, tempo em que a criança permanece na posição prono quando acordada e com a supervisão de um adulto, é uma atividade física recomendada para bebês com menos de 6 meses de vida[26]. Essa posição promove o ganho das habilidades motoras, como rolar e engatinhar, e impede a manutenção da pressão na mesma área do crânio, o que previne a plagiocefalia posicional[27].

Além dos benefícios para o desenvolvimento motor e a prevenção da plagiocefalia posicional, as evidências atuais confirmam a importância de um tempo adequado em prono para outros aspectos da saúde infantil, como índice de massa corporal (IMC), tendo em vista a associação entre o aumento do tempo em que a criança permanece em prono e um declínio no IMC, e nas habilidades de comunicação, como atesta a associação entre o tempo em que ela permanece em prono e as habilidades de comunicação até 1 ano de idade[26].

O posicionamento pode ser iniciado no dia em que os bebês são levados para casa, e o tempo durante o qual a criança é colocada nessa posição deve ser estabelecido diariamente, duas a três vezes ao dia, iniciando com períodos curtos e aumentando o tempo à medida que ela cresce[28].

15. Criança de 3 anos de idade com quadro característico da síndrome congênita do Zika (SCZ) e a presença de calcificações intracranianas, anomalias cerebrais graves e microcefalia encontra-se em acompanhamento em serviço de reabilitação especializado. A equipe identificou que a criança apresenta alterações sensoriais, cognitivas e de linguagem e quadro motor compatível com o nível V do Sistema de Classificação da Função Motora Grossa (GMFCS). Ela não tem uma forma efetiva de locomoção independente nem dispositivo de mobilidade motorizado. Levando em consideração o caso descrito, com relação à indicação da mobilidade motorizada, analise as afirmativas abaixo e assinale a opção correta.

I. A utilização da mobilidade motorizada pode impactar negativamente o desenvolvimento motor da criança.

II. Levando em consideração o nível de classificação da criança pelo GMFCS, o uso da mobilidade motorizada por meio de carrinhos de brinquedo modificados é indicado devido ao não prognóstico de marcha independente

III. O uso da mobilidade motorizada pode promover resultados nos domínios de estrutura e função corporal e atividade e participação da CIF.

IV. A mobilidade motorizada não é indicada para o caso descrito devido à idade da criança.

(A) Apenas as afirmativas II e IV estão corretas
(B) Apenas as afirmativas II e III estão corretas
(C) Apenas as afirmativas I e IV estão corretas
(D) Apenas as afirmativas I e III estão corretas

■ **Resposta: B.**

COMENTÁRIO: A mobilidade motorizada é uma intervenção que pode proporcionar mobilidade eficiente e independente e promover impacto positivo no desenvolvimento global da criança. A utilização desse meio de locomoção deve ser oferecida a crianças que apresentam redução na mobilidade independente de maneira precoce. Estudos indicam que a partir dos 9 meses de vida as crianças podem utilizar carrinhos de brinquedo motorizados e modificados como uma primeira opção de mobilidade independente. Além disso, dos 18 aos 24 meses, elas podem aprender a usar as cadeiras de rodas motorizadas, sendo necessárias adaptações e estratégias de aprendizagem de acordo com a criança[29].

Existe a preocupação de que a introdução precoce da mobilidade motorizada tenha impacto negativo no desenvolvimento motor; no entanto, identificou-se que a independência promovida pela mobilidade pode estimular o interesse em atividades motoras, melhorar as habilidades sociais e a participação em atividades lúdicas com seus pares e diminuir o nível de assistência do cuidador.

Os ganhos promovidos pela mobilidade motorizada têm impacto positivo e global, envolvendo os variados componentes da CIF[30,31]. Nas crianças com SCZ que apresentam deficiência motora grave e que não têm prognóstico de mobilidade independente, identificam-se os impactos positivos da mobilidade motorizada, sendo então indicada sua prescrição[30].

REFERÊNCIAS

1. Rosenbaum PL, Walter SD, Hanna SE et al. Prognosis for gross motor function in cerebral palsy: creation of motor development curves. JAMA 2002; 288:1357-63.

2. Jette DU, Bacon K, Batty C et al. Evidence-based practice: beliefs, attitudes, knowledge, and behaviors of physical therapists. Phys Ther 2003; 83(9):786-805.

3. Kleim JA. Neural plasticity and neurorehabilitation: Teaching the new brain old tricks. J Commun Disord 2011; 44(5):521-8.

4. Novak I, Morgan C, Fahey M et al. State of the evidence traffic lights 2019: systematic review of interventions for preventing and treating children with cerebral palsy. Curr Neurol Neurosci 2020; 20(2):1-21.

5. Taub E, Uswatte G, Mark V, Morris D. The learned nonuse phenomenon: implications for rehabilitation. Eura Medicophys 2006; 42:241-55.

6. Taub E. The behavior-analytic origins of constraint-induced movement therapy: an example of behavioral neurorehabilitation. Behav Anal 2012; 35(2):155-78.

7. Auld ML, Johnston LM. Perspectives on tactile intervention for children with cerebral palsy: a framework to guide clinical reasoning and future research. Disabil Rehab 2017; 40(15):1849-54.

8. Halfon N, Larson K, Lu M, Tullis E, Russ S. Lifecourse health development: Past, present and future. Matern Child Health J 2014; 18(2):344-65.

9. King G, Imms C, Stewart D, Freeman M, Nguyen T. A transactional framework for pediatric rehabilitation: shifting the focus to situated contexts, transactional processes, and adaptive developmental outcomes. Disabil Rehab 2018; 40(15):1829-41.

10. Hubbard IJ, Parsons MW, Neilson C, Carey LM. Task-specific training: evidence for and translation to clinical practice. Occup Ther Int 2009; 16(3-4):175-89.

11. Westcott SL, Goulet C. Sistema neuromuscular: estruturas, funções, diagnóstico e avaliação. In: Effgen SK. Fisioterapia pediátrica – Atendendo às necessidades das crianças. Rio de Janeiro: Guanabara Koogan, 2007:159-208.

12. Rosenbaum P, Gorter JW. The 'F-words' in childhood disability: I swear this is how we should think! Child Care Health Dev 2012; 38(4):457-63.

13. De Campos AC, Longo E. Intervenção focada no contexto: crianças e adolescentes com deficiências físicas. Profisio – Fisioterapia Neurofuncional. Ciclo 8, v.2; 2021.

14. Palisano RJ, Avery L, Gorter JW et al. Stability of the gross motor function classification system, manual ability classification system, and communication function classification system. Dev Med Child Neurol 2018; 60(10):1026-32.

15. Schiariti V, Tatla S, Sauve K, O'Donnell M. Toolbox of multiple-item measures aligning with the ICF Core Sets for children and youth with cerebral palsy. Eur J Paediatr Neurol 2017; 21(2):252-63.

16. World Health Organization. ICF: International Classification of Functioning Disability and Health. Geneva: WHO, 2001.

17. Wynter M, Gibson N, Willoughby KL et al. Australian hip surveillance guidelines for children with cerebral palsy: 5-year review. Dev Med Child Neurol 2015; 57(9):808-82.

18. Sato H. Postural deformity in children with cerebral palsy: Why it occurs and how is it managed. Phys Ther Res 2020; 23(1):8-14.

19. Paleg GS, Smith BA, Glickman LB. Systematic review and evidence-based clinical recommendations for dosing of pediatric supported standing programs. Pediatr Phys Ther 2013; 25(3):232-47.

20. Novak I, Cusick A. Home programmes in paediatric occupational therapy for children with cerebral palsy: Where to start? Australian Occupational Therapy Journal 2006; 53(4):251-64.

21. Novak I, Cusick A, Lannin N. Occupational therapy home programs for cerebral palsy: double-blind, randomized, controlled trial. Pediatrics 2009; 124(4):e606-e614.

22. Longo E, de Campos A C, Palisano RJ. Let's make pediatric physical therapy a true evidence-based field! Can we count on you? Brazilian Journal of Physical Therapy 2019; 23(3):187.

23. Conselho Federal de Fisioterapia e Terapia Ocupacional. Resolução COFFITO n. 516, de 20 de março de 2020. Diário Oficial da União.

24. Santos MTN, Moura SCDO, Gomes LMX et al. Telehealth application on the rehabilitation of children and adolescents. Rev Paul Pediatr 2014; 32(1):136-46.

25. Rosenbaum PL, Silva M, Camden C. Let's not go back to 'normal'! lessons from COVID-19 for professionals working in childhood disability Telehealth application on the rehabilitation of children and adolescents. Disability and Rehabilitation 2020: 1-7.

26. Hewitt L, Kerr E, Rebecca M et al. Tummy time and infant health outcomes: A systematic review. 2020; 145(6).

27. Vlimmeren LA, Graaf Y, Boere-Boonekamp MM et al. Risk factors for deformational plagiocephaly at birth and at 7 weeks of age: a prospective cohort study. Pediatrics 2007; 119 (2):408-18.

28. Ricard, Alissa; Metz, Alexia E. Caregivers' Knowledge, Attitudes, and Implementation of Awake Infant Prone Positioning. Journal of Occupational Therapy, Schools, & Early Interventionn 2014; (7): 16-28.

29. Livingstone R, Field D. Systematic review of power mobility outcomes for infants, children and adolescents with mobility limitations. Clin Rehabil 2014; 28:954-64.

30. Longo E, De Campos AC, Barreto AS et al. Go Zika Go: A feasibility protocol of a modified ride-on car intervention for children with congenital Zika syndrome in Brazil. International Journal of Environmental Research and Public Health 2020; 17(18):6875.

31. Bray N, Kolehmainen N, McAnuff J et al. Powered mobility interventions for very young children with mobility limitations to aid participation and positive development: the EMPoWER evidence synthesis. Health Technology Assessment 2020; 24(50):1.

Capítulo 16

Hemiparesia após Acidente Vascular Encefálico no Indivíduo Adulto

Aline Alvim Scianni
Lucas Rodrigues Nascimento

1. Sobre intervenções de mobilização precoce para a melhora de desfechos funcionais em caso de acidente vascular encefálico(AVE) agudo, assinale a afirmativa INCORRETA.

(A) Não é recomendado o início de atividades intensivas fora do leito dentro de 24 horas após o AVE

(B) A mobilização muito precoce (< 24 horas) pode aumentar as chances de um desfecho indesejável.

(C) A mobilização muito precoce (< 24 horas) pode levar ao aumento da mortalidade

(D) Todos os pacientes com AVE devem começar a mobilização (atividade fora do leito) dentro de 48 horas após o início do AVE, a menos que haja contraindicação (p. ex., recebendo cuidados de fim de vida)

(E) A mobilização muito precoce (< 24 horas) induz melhora significativa do desempenho nas atividades de vida diária

■ **Resposta: E.**

COMENTÁRIO: A mortalidade e a morbidade são reduzidas quando sobreviventes de AVE recebem cuidados em unidades de AVE (Stroke Unit Trialists, 2013). Um componente dos cuidados da unidade de AVE é a mobilização precoce. Mobilização é definida como a realização de atividades fora da cama e pode incluir sentar-se fora da cama, ficar em pé e caminhar (Bernhardt et al., 2015).

O ensaio controlado aleatorizado (Fase III) AVERT (Bernhardt et al., 2015) envolveu 2.104 pacientes e investigou a eficácia do início da mobilização intensiva precoce dentro de 24 horas após o AVE, em comparação com o tratamento usual. O protocolo de mobilização precoce consistiu em pelo menos três sessões de atividade fora do leito por dia, começando em até 24 horas após o início do AVE; Em média, os participantes do grupo de intervenção realizaram sete sessões por dia fora da cama, começando 19 horas após o AVE. Os participantes do grupo controle (cuidado usual) receberam uma média de três sessões de atividade fora do leito por dia, começando 22 horas após o AVE, com 93% mobilizados dentro de 48 horas após o início do quadro.

Os resultados desse estudo de alta qualidade mostraram que o protocolo de mobilização muito precoce e mais intensivo foi associado a chances reduzidas de desfecho favorável em 3 meses. Não houve diferenças significativas entre os grupos em eventos adversos não fatais, eventos adversos relacionados à imobilidade ou chances de morrer. No entanto, houve a indicação de desfecho menos favorável (mRS > 2) em pessoas com AVE mais grave (NIHSS > 16) ou hemorragia intracerebral. Ademais, análises adicionais sugeriram que melhores resultados foram associados a sessões de mobilização de curta duração, porém mais frequentes (Bernhardt et al., 2016).

Uma revisão sistemática (Lynch et al., 2014) incluiu dados de pequenos ensaios clínicos aleatorizados e estudos observacionais que compararam os resultados quando a mobilização ou o treinamento de mobilidade foram iniciados em diferentes pontos de tempo após o AVE. A revisão forneceu evidências fracas de que começar o treinamento de mobilização fora da cama dentro de 3 dias após o AVE estava associado a melhores resultados do que aguardar mais de 3 dias.

2. Sobre intervenções para aumentar a força de sobreviventes de AVE, assinale a afirmativa INCORRETA.

(A) O treinamento de resistência progressiva aumenta a força de sobreviventes após AVE

(B) O treinamento de resistência progressiva sempre se reflete em melhora do desempenho de atividade

(C) A estimulação elétrica pode ser usada para ganho de força em sobreviventes de AVE com força reduzida em membros superiores ou inferiores (particularmente para aqueles com menos força antigravitacional)

(D) Tecnologia assistiva, terapia por contenção induzida, terapia de contenção induzida e robótica podem ser usados como tratamento adjunto para melhorar força de membros superiores de sobreviventes de AVE

(E) Treinamento específico da tarefa, prática repetitiva ou estimulação elétrica podem ser usados para melhorar a força de membros inferiores de sobreviventes de AVE

■ **Resposta: B.**

Comentário: A fraqueza é o fenômeno clínico mais comum após o AVE. Tradicionalmente, o treinamento de força e o treinamento orientado à tarefa têm sido usados para melhorar a fraqueza. Nos últimos anos, os efeitos de diferentes tipos de treinamento têm sido investigados, incluindo a prática repetitiva (De Sousa et al., 2018) e o treinamento de resistência progressiva (Dorsch et al., 2018).

A prática repetitiva é definida como contração voluntária repetida dos músculos dos membros superiores ou inferiores afetados e pode incluir uma tarefa completa (como levantar-se e caminhar) ou componentes de uma tarefa (como extensão/flexão do cotovelo). Podem ser usadas diferentes modalidades de terapia, como eletroterapia, robótica e terapia de contenção induzida.

O treinamento de resistência progressiva, por sua vez, é definido pelo American College of Sports Medicine como treinamento de resistência utilizando uma carga de oito a 12 repetições (pelo menos duas séries), com aumento progressivo das cargas. A atualização de uma revisão sistemática (Dorsch et al., 2018) sobre os efeitos do treinamento de resistência progressiva após AVE demonstrou um grande efeito na força em comparação com nenhuma intervenção ou placebo. Entretanto, os resultados sobre a transferência dos ganhos de força para melhora no desempenho de atividades são incertos.

Ademais, outra revisão sistemática (Nascimento et al., 2014) demonstrou que a estimulação elétrica melhora a força após o AVE, aumentando a ativação de unidades motoras e/ou a área transversa de um músculo mesmo quando os pacientes são incapazes de realizar intervenções que envolvam exercícios de resistência.

3. Sobre as estratégias para implementação do treinamento de força dos membros superiores e inferiores de pessoas com hemiparesia após AVE, assinale a afirmativa INCORRETA.

(A) Técnicas de indução da ativação muscular, como eletroestimulação e *biofeedback* com eletromiografia, caracterizam-se como estratégias indicadas para o fortalecimento de indivíduos paralisados (torque = 0)

(B) O treinamento direcionado para a amplitude média de comprimento muscular deve ser implementado quando os indivíduos são fracos, ou seja, apresentam torque maior que a gravidade e menor que o normal

(C) A prática mental se constitui em uma estratégia indicada para a abordagem dos indivíduos paralisados com o objetivo de induzir ativação muscular

(D) Indivíduos muito fracos (torque menor que a gravidade) podem se beneficiar do treinamento de contrações sustentadas

(E) Exercícios resistidos são indicados para o fortalecimento dos músculos fracos, ou seja, que apresentam torque maior que a gravidade e menor que o normal

■ **Resposta: B.**

Comentário: Estudos diversos demonstram que é possível aumentar a força de indivíduos com hemiparesia decorrente de AVE sem aumentar a espasticidade. Um grande desafio para os fisioterapeutas é implementar o treinamento de força em indivíduos muito fracos ou paralisados. Após o AVE, na fase aguda, quando há fraqueza grave devido à falta de ativação de unidades motoras, os princípios do fortalecimento devem ser modificados por meio de duas estratégias: direcionando o treinamento para a amplitude média de comprimento muscular, posição na qual o músculo apresenta maior capacidade de geração de tensão ativa, e diminuindo o efeito da gravidade por meio de mudanças nas posições corporais (p. ex., uso de suspensão axial, diminuição de fricção entre superfícies, diminuição do braço de força).

Recursos como eletroestimulação e *biofeedback* associado à eletromiografia, além da prática mental, estão indicados. Indivíduos muito fracos (ou seja, torques menores que a gravidade) beneficiam-se de exercícios em aplitudes completas, contrações sustentadas, aumento da velocidade e implementação de resitência na amplitude média. Indivíduos fracos (com torques maiores que a gravidade e menores que o normal) devem realizar exercícios resistidos por meio de pesos livres, aparelhos de academia, faixas elásticas ou mesmo dinamômetros.

4. Sobre o déficit do condicionamento cardiovascular após o AVE, assinale a afirmativa INCORRETA.

(A) Para sobreviventes de AVE, a reabilitação deve incluir intervenções de exercícios individualizadas para melhorar a aptidão cardiorrespiratória

(B) O treinamento cardiorrespiratório melhora a aptidão física (VO$_2$ pico [mL/kg/min])

(C) O treinamento cardiorrespiratório melhora a resistência ao caminhar

(D) O treinamento cardiorrespiratório não reflete melhora nas medidas de desempenho de atividades de vida diária

(E) Não existem evidências fortes que indiquem ou refutem o treinamento cardiorrespiratório para melhora da qualidade de vida relacionada à saúde

■ **Resposta: D.**

Comentário: Sobreviventes de AVE apresentam frequentemente descondicionamento físico e são predispostos a um estilo de vida sedentário, o que afeta negativamente o desempenho das atividades de vida diária, aumenta o risco de quedas e pode contribuir para um risco elevado de AVE recorrente e outras doenças cardiovasculares. Estudos que investigaram a aptidão cardiorrespiratória de sobreviventes de AVE demonstraram baixa aptidão (Marsden et al., 2013; Saunders et al.,

2016), com valores de consumo de oxigênio de pico (VO$_2$ pico) variando de 26% a 87%, em comparação às pessoas que não tiveram AVE (Smith et al., 2012). Consequentemente, níveis baixos de condicionamento físico podem dificultar ou impedir a realização de muitas atividades diárias (Ivey et al., 2005).

A melhora da aptidão cardiorrespiratória de sobreviventes de AVE tem o potencial de aumentar a capacidade de realizar atividades da vida diária e reduzir o risco de eventos subsequentes. Com a melhora do condicionamento físico, a porcentagem de VO$_2$ pico necessária para a realização de uma tarefa é reduzida, o que pode aumentar a tolerância e a resistência ao exercício submáximo (Billinger et al., 2014). Mesmo quantidades modestas de treinamento aeróbio podem melhorar a aptidão cardiorrespiratória em até 15% (Marsden et al., 2013); entretanto, pouco foco tem sido dado ao treinamento cardiorrespiratório (Mackay-Lyons et al., 2002; Kuys et al., 2006; Polese et al., 2014).

A reabilitação desses indivíduos deve incluir intervenções de exercícios individualizadas para melhorar a aptidão cardiorrespiratória. O treinamento cardiorrespiratório induz melhora da aptidão cardiorrespiratória, refletindo-se em melhora no desempenho de atividades de vida diária e resistência ao caminhar. Entretanto, não existem evidências suficientes que indiquem o reflexo dessa melhora na qualidade de vida relacionada à saúde (Saunders et al., 2020).

5. A capacidade de equilibrar a massa corporal em relação à base de suporte possibilita a realização de atividades de vida diária eficiente e efetivamente. A habilidade de se equilibrar e manter uma postura estável é imprescindível para a execução de tarefas motoras, mas sobreviventes de AVE podem apresentar disfunções de equilíbrio na postura sentada. Essas disfunções estão associadas a pobres desfechos funcionais. Sobre o equilíbrio sentado após AVE, é correto afirmar que:

(A) Diminuição da base de suporte, restrição da velocidade e da amplitude do movimento da massa corporal e utilização das mãos para suporte representam adaptações espaço-temporais de sobreviventes de AVE com pobre equilíbrio

(B) A prática do alcance além do comprimento do braço enquanto sentados sem supervisão deve ser realizada por indivíduos após AVE para garantir a independência

(C) Para que o treinamento do equilíbrio durante o alcance de objetos seja efetivo é necessário aumentar a força dos músculos flexores de membros inferiores para o suporte da massa corporal

(D) A dificuldade da prática da tarefa de alcance de objetos pode ser aumentada mediante aumento da distância do objeto a ser alcançado

(E) A restrição do tempo para a realização da tarefa de alcance de objetos não deve ser implementada para não aumentar o estresse emocional e consequentemente a espasticidade

■ **Resposta: D.**

COMENTÁRIO: Dificuldades de equilíbrio sentado são comuns após o AVE, e o equilíbrio sentado é um preditor de recuperação. As intervenções de treinamento do equilíbrio sentado

incluem treinamento de transferência lateral de peso, exercícios de tronco e a prática de alcançar além do comprimento do braço enquanto sentado. Esta última apresenta a melhor evidência de eficácia (Veerbeek et al., 2014).

A prática do alcance deve ser realizada por meio de tarefas diárias (p. ex., pegar um copo). Na prática clínica, é possível identificar a incapacidade de indivíduos com AVE de sustentar o alinhamento corporal necessário para manter a estabilidade e as adaptações espaço-temporais que são implementadas em resposta ao medo de perder o equilíbrio. Essas adaptações incluem o alargamento da base de suporte, a restrição do movimento da massa corporal (p. ex., mudança do alinhamento segmentar ou diminuição da velocidade) e a utilização das mãos para suporte.

As diretrizes de treinamento incluem o treino do alcance de objetos além do comprimento do braço, a prevenção de encurtamento dos tecidos moles de membros inferiores e o aumento da força da musculatura extensora e coordenação de membros inferiores para suporte da massa corporal. A maximização da habilidade deve ser alcançada mediante aumento da distância do objeto a ser alcançado, variação da velocidade, redução do suporte nas coxas, aumento do peso e do tamanho dos objetos para envolvimento de ambos os membros superiores e adição de restrição de tempo externa (Carr & Shepherd, 2002).

6. Sobre o manejo da contratura em pessoas com hemiparesia após AVE, é INCORRETO dizer que:

(A) O uso diário de *splints* ou o posicionamento prolongado dos músculos de membro superior ou inferior paréticos em alongamento não é recomendado em função do risco de desenvolver contraturas

(B) Gesso seriado pode ser uma intervenção viável para reduzir contratura grave e persistente quando a terapia convencional falhou no manejo da contratura após AVE

(C) Para sobreviventes de AVE com risco de desenvolver contratura ou que já desenvolveram contratura, deve ser fornecido treinamento motor ativo ou estimulação elétrica para induzir a atividade muscular

(D) O alongamento tradicional tem pouca ou nenhuma diferença na mobilidade articular de pessoas com hemiparesia após AVE com contraturas

(E) O alongamento por meio do posicionamento prolongado (30 minutos) melhora o desempenho em atividades de vida diária

■ **Resposta: E.**

COMENTÁRIO: Definida como a perda da amplitude de movimento articular passiva devido à redução da extensibilidade e ao aumento da rigidez dos tecidos moles que cruzam uma articulação, a contratura é uma das principais complicações secundárias após o AVE. A inatividade, o desuso e a manutenção dos músculos do membro acometido em posições encurtadas por longos períodos resultam em uma série de alterações nas unidades musculotendíneas, como redução do número de sarcômeros em série, remodelagem do tecido conjuntivo e redução da extensibilidade, levando a aumento da rigidez e redução da amplitude de movimento articular.

Essa complicação pode limitar o movimento de diversas articulações, resultando em incapacidades funcionais. Estudos sugerem que a contratura se desenvolve precocemente após AVE, sendo encontrada a partir da segunda semana, com incidência variando de 16% a 60%.

Perda de destreza, dor, espasticidade e fraqueza muscular têm sido reportados como potenciais preditores da contratura após AVE. Na prática clínica, o manejo das contraturas costuma ser feito com movimento e alongamento passivo, posicionamento prolongado e uso de talas. Além disso, estudos atuais sugerem combinações de estratégias terapêuticas, como treino específico da tarefa, eletroestimulação e aplicação da toxina botulínica, dentre outras.

Diversos ensaios clínicos analisaram os efeitos dessas intervenções, porém nenhuma delas demonstrou eficácia em prevenir ou promover reduções sustentadas na contratura após o AVE. O alongamento não produz mudanças na amplitude articular e provavelmente faz pouca ou nenhuma diferença na dor, espasticidade e limitação da atividade. Em conformidade com a literatura, diretrizes recentes de reabilitação após AVE contraindicam o uso de talas para o tratamento das contraturas e sugerem que, para indivíduos em risco de desenvolver contratura, deve ser priorizado o treinamento motor ativo.

7. Sobre o manejo da dor e da subluxação do ombro e seu reflexo na função motora em indivíduos hemiparéticos após AVE, é correto afirmar que:

(A) A estimulação elétrica é mais eficaz para melhorar a função motora do que a terapia convencional isolada

(B) Os efeitos da estimulação elétrica na subluxação de ombro parecem não ser influenciados pelo tempo após lesão encefálica

(C) Em sobreviventes de AVE com risco de subluxação do ombro, a fita adesiva de ombro é recomendada para prevenir ou reduzir a subluxação

(D) Sobreviventes de AVE em risco de subluxação do ombro não devem utilizar dispositivos de suporte firme (p. ex., dispositivos como uma bandeja de colo) ou tipoia para ficar de pé ou caminhar

(E) Uma vez que a dor no ombro se desenvolveu em pacientes com AVE, o tratamento deve ser fundamentado em intervenções baseadas em evidências para dor musculoesquelética aguda

■ **Resposta: E.**

COMENTÁRIO: A fraqueza, a imobilidade articular e o desuso podem provocar alterações nos tecidos moles e articulares, capsulite adesiva, tendinites e bursites no ombro de pessoas com hemiparesia após AVE. A dor no ombro é comumente causada por capsulite adesiva, desenvolvida em razão da imobilidade associada à manutenção permanente da articulação glenoumeral em rotação medial e adução.

A subluxação do ombro ocorre em 3% a 4% dos sobreviventes na admissão, mais comumente com dor no ombro. O manejo da subluxação consiste em estratégias para prevenir seu agravamento. As intervenções destinadas a reduzir o trauma no ombro, como orientação aos funcionários, cuidadores

e sobreviventes de AVE, devem prevenir a ocorrência de subluxação do ombro e a dor resultante da fraqueza. Essa orientação pode incluir estratégias para cuidar do ombro durante o manuseio e transferências e métodos de posicionamento.

As intervenções podem incluir reabilitação ativa para estimular a atividade muscular ao redor do ombro. A estimulação elétrica é eficaz em reduzir a subluxação de ombro (DMP: -1,2; IC 95%: –1,6 a –0,7); entretanto, evidências sugerem que melhores resultados são obtidos em pessoas na fase aguda ou subaguda após AVE (Lee et al., 2017). Além disso, a estimulação elétrica não é mais eficaz do que a terapia convencional isoladamente para melhorar a função motora desses indivíduos.

Como não há evidências claras a respeito de intervenções eficazes, uma vez que a dor no ombro se desenvolveu em pacientes com AVE, o manejo deve ser fundamentado em intervenções baseadas em evidências para dor musculoesquelética aguda.

8. Muitas pessoas após o AVE apresentam dificuldade de sentar ou levantar de modo independente. Sobre a avaliação e o treinamento da atividade de sentar e levantar após AVE, é INCORRETO afirmar que:

(A) A prática da atividade de sentar e levantar semissupervisionada pode ser adotada como estratégia segura para aumentar a quantidade de treinamento sem potencializar o risco de quedas

(B) O uso de instruções direcionadas ao objetivo, que incluem descrição da atividade, número de repetições, modo de execução e incentivo, pode até mesmo dobrar a quantidade de repetições da atividade de sentar/levantar nas sessões

(C) Quantificar a prática por meio do número de repetições da atividade de sentar/levantar é mais acurado do que por meio do tempo total da sessão ou do tempo ativo em sessões de fisioterapia

(D) O teste de sentar e levantar em 5 repetições é recomendado para avaliação clínica da atividade de sentar e levantar, apresentando adequada validade de critério e confiabilidade em pessoas com AVE

(E) O treinamento repetitivo da atividade de sentar e levantar deve ser iniciado apenas quando os indivíduos são capazes de sentar e levantar de modo independente, para minimizar o risco de quedas

■ **Resposta: E.**

COMENTÁRIO: O treinamento da atividade de sentar/levantar deve ser iniciado precocemente e embasado nos princípios do treino orientado à tarefa, com ênfase na repetição e no foco externo ao movimento (Carr & Shepherd, 2010; de Souza et al., 2019). Estratégias como prática parcial da tarefa, mudanças de posicionamento e *feedback* do terapeuta podem ser utilizadas para o treinamento de pessoas ainda incapazes de sentar/levantar de modo independente (de Souza et al., 2019).

O aumento da quantidade de prática pode ser obtido sem a supervisão direta do fisioterapeuta. Em estudo conduzido por Dorsch et al. (2019), a inclusão de prática semissupervisionada determinou tempo de prática similar ao estabelecido em estudos com prática supervisionada sem a ocorrência de efeitos adversos, como quedas.

Ademais, as instruções para a prática da atividade de sentar/levantar podem influenciar a quantidade de prática realizada. Em estudo conduzido por Hillig et al. (2019), três tipos de instruções foram investigados para avaliar o efeito na intensidade da prática. A instrução mais efetiva: "Levante e sente 25 vezes, o mais rápido que você conseguir. Tente fazer o seu melhor!" resultou em duas vezes mais repetições em comparação a uma instrução não direcionada ao objetivo: "Levante e sente 25 vezes."

A quantidade de repetições pode ser utilizada como método para avaliar a quantidade de prática, uma vez que estudos prévios indicaram alta variabilidade e pouca acurácia quando a avaliação foi realizada por meio do tempo de sessão ou do tempo ativo em sessão (Kaur et al., 2013; Dorsch & Elkins, 2020). Em termos de avaliação clínica, uma revisão sistemática conduzida por Silva et al. (2014) demonstrou que o teste de sentar e levantar em 5 repetições é o mais investigado, o mais utilizado e o com melhores propriedades psicométricas para avaliação da atividade de sentar/levantar em pessoas com AVE.

9. Após AVE, muitos indivíduos apresentam velocidade para andar, comprimento de passo e cadência reduzidos, bem como assimetria temporal. Sobre o treinamento da atividade de andar para pessoas após AVE capazes de deambular, é INCORRETO afirmar que:

(A) O treinamento da atividade de andar com base nos princípios do treino orientado à tarefa promove benefícios na marcha com efeitos superiores aos de treinamentos baseados na terapia Bobath

(B) O treinamento da atividade de andar promove benefícios em velocidade e distância percorrida, podendo ser realizado em solo ou em esteiras ergométricas

(C) Os benefícios do treinamento em esteira incluem a manipulação de parâmetros como velocidade e inclinação de modo a promover prática desafiadora, bem como *feedback* sobre a distância para aumentar o engajamento e a motivação dos pacientes

(D) O treinamento em esteira de moderada intensidade (40% a 60% da frequência cardíaca de reserva) ou superior deve ser evitado, pois prejudica a qualidade e o padrão de movimento

(E) O uso de pistas auditivas em sincronismo com a cadência potencializa os efeitos do treinamento, melhorando parâmetros como velocidade, comprimento de passo, cadência e simetria

▪ **Resposta: D.**

COMENTÁRIO: Embora muitos indivíduos recuperem a habilidade de andar após AVE, muitos parâmetros espaço-temporais permanecem reduzidos, minimizando a independência (Nascimento et al., 2015). O treinamento da atividade de andar é prioritariamente baseado nos princípios do treino orientado à tarefa, com ênfase em melhores quantidade e qualidade do movimento. Benefícios na velocidade e na distância percorrida são obtidos por meio do treinamento realizado em solo ou em esteiras ergométricas e envolvem a prática intensa e repetitiva da tarefa.

Em uma revisão sistemática, Nascimento et al. (2021) indicaram que 20 a 60 minutos de atividade, cinco vezes por semana, durante 10 semanas, em média, aumentam em 0,13m/s (IC 95%: 0,08a 0,19) a velocidade e em 46m (IC 95%: 24 a 68) a distância. Embora os treinos em solo e em esteira promovam efeitos similares, parâmetros manipuláveis e registráveis da esteira podem facilitar a prescrição de treinamentos mais individualizados aos pacientes e podem contribuir para maiores engajamento e motivação com o treinamento.

Ademais, estudos de viabilidade prévios (Kuys et al., 2011) demonstraram que o treinamento em esteira é seguro e não prejudicial à qualidade do movimento, ou seja, não promove compensações em variáveis cinemáticas dos membros inferiores de pessoas após AVE. Mais recentemente, Scrivener et al. (2020) indicaram que o treinamento baseado nos princípios do treino orientado à tarefa, em solo ou esteira, supera a terapia Bobath no que diz respeito à melhora da atividade de andar após AVE (DMP: 0,64; IC 95%: 0,06 a 1,21).

Os efeitos do treinamento da atividade de andar podem, ainda, ser potencializados por meio do uso de pistas auditivas. Com o auxílio de um metrônomo, é solicitado que os passos do paciente estejam em sintonia com a frequência dos sons, de modo que o ritmo atue como uma pista auditiva. Em revisão sistemática, Nascimento et al. (2015) demonstraram que o uso de pistas auditivas potencializa em 0,23m/s (IC 95%: 0,18 a 0,27) os ganhos em velocidade e em 0,11m (IC 95%: 0,07 a 0,14) os ganhos em comprimento do passo, com benefícios adicionais em cadência e simetria.

10. Em reabilitação, fatores extrínsecos ao indivíduo, como órteses e outros dispositivos de auxílio, podem ser prescritos para melhorar a atividade de andar após AVE. É INCORRETO afirmar que:

(A) Órteses do tipo tornozelo-pé podem ser prescritas para aumentar a velocidade ao andar, embora os efeitos no equilíbrio ainda sejam incertos

(B) Eletroestimulação funcional contínua, ou seja, aplicada durante todo o dia, pode ser prescrita para aumentar a velocidade ao andar, embora os efeitos no equilíbrio ainda sejam incertos

(C) Pacientes após AVE podem apresentar percepções positivas ou negativas acerca do uso de bengalas para deambulação, devendo ser considerados os fatores pessoais antes da prescrição

(D) Bengalas de apoio simples demandam alto consumo de oxigênio em comparação às bengalas de quatro pontos e andadores, devendo ser prescritas para uso ipsilateral à hemiparesia

(E) As preferências do paciente devem ser consideradas antes da prescrição de órteses tornozelo-pé ou eletroestimulação funcional contínua, uma vez que ambas as intervenções têm efeitos similares na velocidade

▪ **Resposta: D.**

COMENTÁRIO: Órteses e outros dispositivos de auxílio podem ser prescritos em reabilitação de modo a reduzir a demanda exigida em atividades do dia a dia e consequentemente melhorar o desempenho de pessoas com AVE. Em revisão sistemática,

Nascimento et al. (2020) identificaram que órteses do tipo tornozelo-pé ou eletroestimulação funcional contínua, ou seja, aplicada durante todo o dia, aumentam a velocidade ao andar.

Órteses do tipo tornozelo-pé, utilizadas em média por 10 semanas (variando entre 8 e 12 semanas), aumentam em 0,24m/s (IC 95%: 0,06 a 0,41) a velocidade, mas os efeitos no equilíbrio são incertos. Eletroestimulação funcional contínua, visando à dorsiflexão na fase de balanço, controlada por meio de sensores, na frequência de 15 a 50Hz por 11 semanas (variando entre 8 e 12 semanas), aumenta em 0,09m/s (IC 95%: 0,03 a 0,14) a velocidade, mas os efeitos no equilíbrio são incertos. Ademais, em comparações diretas, não houve diferença entre as órteses tornozelo-pé e a eletroestimulação funcional, de modo que as preferências do paciente podem ser imperativas na prescrição.

Ao contrário das intervenções citadas, o uso de bengalas foi avaliado em apenas um ensaio clínico aleatorizado (Avelino et al., no prelo); os resultados sugerem que a provisão de bengala melhora a velocidade ao andar apenas quando os indivíduos andam com a bengala. O uso da bengala por 1 mês não melhorou os parâmetros relacionados com a atividade de andar quando os indivíduos foram avaliados sem a bengala. Esses resultados são similares aos encontrados em revisão sistemática que incluiu apenas estudos transversais (Avelino et al., 2020). Estudos experimentais (Allet et al., 2009; Jeong et al., 2015) demonstraram que bengalas de apoio simples costumam ser preferidas pelos pacientes e demandam menor consumo de oxigênio em determinada velocidade. Devem ser prescritas para uso contralateral à hemiparesia, sendo a altura da bengala individualmente ajustada à altura do processo ulnar mensurada com o paciente em pé e com o cotovelo estendido.

Um estudo qualitativo (Nascimento et al., 2019) indicou que os pacientes pós-AVE têm percepções positivas (isto é, melhora de mobilidade/independência ou melhora de segurança/equilíbrio) e/ou negativas (isto é, estigmas sociais ou interferência com o uso do membro superior não parético) que devem ser consideradas antes da prescrição.

11. Atividades de vida diária são dependentes de boa função dos membros superiores, especialmente em tarefas como alimentar-se ou vestir-se. Inúmeras técnicas foram desenvolvidas visando à reabilitação da função e atividade do membro superior parético após um AVE. É INCORRETO afirmar que:

(A) A terapia por contenção induzida envolve prática intensa e repetitiva de atividades com o membro superior parético, bem como restrição do membro superior não parético, sendo recomendada para melhorar a quantidade e a qualidade do uso do membro superior parético em pessoas com incapacidades leves e moderadas

(B) O treino orientado à tarefa envolve a prática intensa, desafiadora e repetitiva de atividades do dia a dia, sendo recomendado para melhorar a função da mão e as atividades realizadas com o membro superior parético

(C) O uso da realidade virtual, definida como simulações interativas com o objetivo de engajar indivíduos em ambientes similares a objetos e eventos reais, é benéfico para melhorar a função e as atividades do membro superior parético quando em conjunto com a terapia convencional para aumentar o tempo de prática

(D) A terapia do espelho, na qual um espelho é posicionado entre os membros superiores de um indivíduo de modo que a imagem de movimento do membro não parético forneça a ilusão de movimento do membro parético, é recomendada para melhorar a função motora e as atividades do membro superior parético

(E) A estimulação transcraniana por corrente contínua (tDCS), um método não invasivo usado para modular a excitabilidade cortical, é recomendada como terapia adjuvante à reabilitação após AVE e promove benefícios na força e nas atividades do dia a dia realizadas com o membro superior parético

■ **Resposta: E.**

COMENTÁRIO: Revisões sistemáticas e diretrizes clínicas fornecem indicações sobre as estratégias de intervenção recomendadas para a reabilitação do membro superior parético após AVE. Dentre as intervenções citadas, a tDCS não é recomendada (Stroke Foundation, 2020) ou tem recomendação para não uso (Gittler & Davis, 2018) devido à ausência de ensaios clínicos capazes de atestar sua eficácia. Uma revisão sistemática (Elsner et al., 2016), baseada em 12 ensaios clínicos, apresentou evidência de baixa qualidade, indicando ausência do efeito do tDCS para melhorar a função do membro superior parético após AVE (DMP: 0,01; IC 95%: -0,48 a 0,50).

Por outro lado, as demais intervenções são recomendadas pelas diretrizes clínicas e apresentam evidências que fundamentam a utilização visando à reabilitação do membro superior. A terapia por contenção induzida, em suas diferentes variações, desde que combinando a prática do membro superior parético com a restrição do membro superior não parético, melhora em 0,9 ponto a quantidade de uso (IC 95%: 0,6 a 1,1) e em 0,7 ponto a qualidade do uso (IC 95%: 0,5 a 1,0) em uma escala de 5 pontos (Peurala et al., 2012). Ademais, o uso dessa terapia é fortemente recomendado pelo consenso australiano (Gittler & Davis, 2018). Entretanto, devido aos requisitos mínimos de amplitude de movimento ativa, indivíduos com incapacidades graves podem não ser elegíveis (Kwakkel et al., 2015).

O treino orientado à tarefa, fortemente recomendado pelo consenso americano (Stroke Foundation, 2020), apresenta evidências significativas de melhora de função e atividades com o membro superior parético (DMP: 0,25; IC 95%: 0,01 a 0,49) ou mais especificamente com a mão (DMP: 0,25; IC 95%: 0,01 a 0,50) (French et al., 2016).

O uso da realidade virtual, embora isoladamente não promova mudanças significativas na função do membro superior, demonstrou eficácia quando associado à terapia convencional, estimulando a prática adicional de tarefas, na melhora da função e das atividades do membro superior parético (DMP: 0,49; IC 95%: 0,21 a 0,77) (Laver et al., 2017).

Evidências significativas foram também encontradas em relação à terapia do espelho (Thieme et al., 2018), sugerindo que a prática realizada durante 15 a 60 minutos, três a sete vezes por semana, por 2 a 8 semanas, é eficaz em melhorar a função motora (DMP: 0,47; IC 95%: 0,27 a 0,67) com benefícios traduzidos em melhora das atividades (DMP: 0,48; IC 95%: 0,30 a 0,65).

12. Muitas pessoas sobrevivem a um episódio de AVE, mas convivem com limitações para a realização de atividades e restrições para o retorno à participação social. Sobre o retorno ao trabalho após AVE, é correto afirmar que:

(A) A maioria dos sobreviventes de AVE no Brasil retorna ao trabalho, com ou sem modificações, em até 6 meses após o episódio

(B) O retorno ao trabalho após AVE é um processo complexo, facilitado ou dificultado por fatores organizacionais, pessoais e sociais

(C) Evidências provenientes de múltiplos ensaios clínicos indicam que estratégias centradas na reabilitação da força muscular e da atividade de andar são eficazes para aumentar a taxa de retorno ao trabalho

(D) Fatores associados à lesão encefálica, como localização e tipo de AVE, são os principais preditores de retorno ao trabalho após AVE no Brasil

(E) Profissionais de saúde e empregadores devem atuar de maneira independente quando o assunto é o retorno ao trabalho após AVE, uma vez que seus interesses são distintos

■ **Resposta: B.**

Comentário: A maioria dos estudos sobre AVE enfoca as deficiências em estruturas e funções do corpo, bem como as limitações de atividades. Relativamente poucos se dedicam a compreender aspectos relacionados à participação social, como o retorno ao trabalho. Uma revisão sistemática (Brouns et al., 2019) com o objetivo de identificar intervenções para a promoção de retorno ao trabalho após AVE concluiu que não há evidências suficientes provenientes de ensaios clínicos para recomendar ou refutar intervenções.

Esses dados são preocupantes e, embora as taxas de retorno ao trabalho variem entre os países, uma grande porcentagem de sobreviventes ao AVE não retorna ao trabalho.

Especificamente no Brasil, uma coorte longitudinal de 6 meses identificou que menos da metade dos sobreviventes retorna ao trabalho (Nascimento et al., 2019). Ademais, esse estudo constatou que fatores modificáveis, como tipo de trabalho, contribuição de renda familiar e nível de independência funcional, podem predizer aos 3 meses a taxa de retorno em 6 meses.

Duas revisões sistemáticas (Brannigan et al., 2017; Schwarz et al., 2017) investigaram, por meio qualitativo, barreiras e facilitadores do retorno ao trabalho após AVE. O retorno ao trabalho foi definido como um processo complexo que exige um olhar para além dos fatores biológicos envolvidos na lesão, mas modificações em fatores pessoais, sociais e no ambiente de trabalho que permitam acessibilidade para o retorno ao trabalho. Há uma necessidade de integrar serviços de suporte social de modo a otimizar o retorno ao trabalho após AVE. Uma melhor comunicação entre os pacientes, os profissionais de saúde e os empregadores pode auxiliar o retorno ao trabalho, associada a adaptações no ambiente de serviço e à flexibilização do trabalho, visando aumentar a participação social.

Referências

Ada L, Canning C. Changing the way we view the contribution of motor impairments to physical disability after stroke. In: Refshauge K, Ada L, Ellis E. Science-based rehabilitation – Theories into practice. Sydney: Butterworth Heinemann, 2005: 87-106.

Ainsworth BE, Haskell WL, Whitt MC et al. Compendium of physical activities: an update of activity codes and MET intensities. Medicine and Science in Sports and Exercise 2000; 32(9 Suppl):S498-504.

Allet L, Leemann B, Guyen E et al. Effect of different walking aids on walking capacity of patients with poststroke hemiparesis. Arch Phys Med Rehabil 2009 Aug; 90(8):1408-13. doi: 10.1016/j.apmr.2009.02.010. PMID: 19651276.

American College of Sports Medicine. ACSM's guidelines for exercise testing and prescription. Wolters Kluwer/Lippincott Williams & Wilkins, 2010.

Appel C, Perry L, Jones F. Shoulder strapping for stroke-related upper limb dysfunction and shoulder impairments: systematic review. NeuroRehabilitation 2014; 35(2):191-204.

Avelino PR, Nascimento LR, Ada L, de Menezes KKP, Teixeira-Salmela LF. Using a cane for one month does not improve walking or social participation in chronic stroke: An attention-controlled randomized trial. Clin Rehabil 2021 May 30:2692155211020864. doi: 10.1177/02692155211020864. Epub ahead of print. PMID: 34053229.

Avelino PR, Nascimento LR, Menezes KKP, Ada L, Teixeira-Salmela LF. Canes may not improve spatiotemporal parameters of walking after stroke: a systematic review of cross-sectional within--group experimental studies. Disabil Rehabil 2020 Aug 28:1-8. doi: 10.1080/09638288.2020.1808088. Epub ahead of print. PMID: 32857674.

Bernhardt J, Churilov L, Ellery F et al. Prespecified dose-response analysis for A Very Early Rehabilitation Trial (AVERT). Neurology 2016; 86(23):2138-45.

Bernhardt J, Langhorne P, Lindley RI et al. Efficacy and safety of very early mobilisation within 24 h of stroke onset (AVERT): a randomised controlled trial. Lancet (London, England) 2015; 386(9988):46-55.

Billinger SA, Arena R, Bernhardt J et al. Physical activity and exercise recommendations for stroke survivors: a statement for healthcare professionals from the American Heart Association/American Stroke Association. Stroke, a journal of cerebral circulation, 2014; 45(8):2532-53.

Brannigan C, Galvin R, Walsh ME et al. Barriers and facilitators associated with return to work after stroke: a qualitative meta-synthesis. Disabil Rehabil 2017 Feb; 39(3):211-22. doi: 10.3109/09638288.2016.1141242. Epub 2016 Apr 21. PMID: 27097520.

Brouns R, Valenzuela Espinoza A, Goudman L, Moens M, Verlooy J. Interventions to promote work participation after ischaemic stroke: A systematic review. Clin Neurol Neurosurg 2019 Oct; 185:105458. doi: 10.1016/j.clineuro.2019.105458. Epub 2019 Aug 9. PMID: 31425911.

Carr J, Shepherd R. Balance. In: Carr & Shepherd Eds. Stroke rehabilitation - Guidelines for exercise and training to optimize motor skill. 1st ed. Butterworth-Heinemann, 2002: 35-75.

Carr J, Shepherd R. Neurological rehabilitation: Optimizing motor performance. 2nd ed. Edinburgh: Churchill Livingstone, 2010. Canadian Distributor: Elsevier. ISBN-13 978-0-7020-4051-1.

De Sousa DG, Harvey LA, Dorsch S, Glinsky JV. Interventions involving repetitive practice improve strength after stroke: a systematic review. J Physiother 2018; 64(4):210-21.

De Sousa DG, Harvey LA, Dorsch S et al. Two weeks of intensive sit-to--stand training in addition to usual care improves sit-to-stand ability in people who are unable to stand up independently after stroke: a randomised trial. J Physiother 2019 Jul; 65(3):152-158. doi: 10.1016/j.jphys.2019.05.007. Epub 2019 Jun 18. PMID: 31227279.

Dorsch S, Ada L, Alloggia D. Progressive resistance training increases strength after stroke but this may not carry over to activity: a systematic review. J Physiother 2018; 64(2):84-90.

Dorsch S, Elkins MR. Repetitions and dose in stroke rehabilitation. J Physiother 2020 Oct; 66(4):211-212. doi: 10.1016/j.jphys.2020.04.001. Epub 2020 Jun 11. PMID: 32536590.

Dorsch S, Weeks K, King L, Polman E. In inpatient rehabilitation, large amounts of practice can occur safely without direct therapist supervision: an observational study. J Physiother 2019 Jan; 65(1):23-27. doi: 10.1016/j.jphys.2018.11.004. Epub 2018 Dec 17. PMID: 30573440.

Elsner B, Kugler J, Pohl M, Mehrholz J. Transcranial direct current stimulation (tDCS) for improving activities of daily living, and physical and cognitive functioning, in people after stroke. Cochrane Database Syst Rev 2016 Mar 21; 3(3):CD009645. doi: 10.1002/14651858.CD009645.pub3. Update in: Cochrane Database Syst Rev. 2020 Nov 11;11:CD009645. PMID: 26996760; PMCID: PMC6464909.

French B, Thomas LH, Coupe J et al. Repetitive task training for improving functional ability after stroke. Cochrane Database Syst Rev 2016 Nov 14; 11(11):CD006073. doi: 10.1002/14651858.CD006073.pub3. PMID: 27841442; PMCID: PMC6464929.

Gittler M, Davis AM. Guidelines for adult stroke rehabilitation and recovery. JAMA 2018 Feb 27; 319(8):820-21. doi: 10.1001/jama. 2017.22036. PMID: 29486016.

Harvey LA, Katalinic OM, Herbert RD, Moseley AM, Lannin NA, Schurr K. Stretch for the treatment and prevention of contractures. Cochrane Database Syst Rev 2017 Jan 9; 1(1):CD007455. doi: 10.1002/14651858.CD007455.pub3. Epub ahead of print. PMID: 28146605; PMCID: PMC 6464268.

Hillig T, Ma H, Dorsch S. Goal-oriented instructions increase the intensity of practice in stroke rehabilitation compared with non-specific instructions: a within-participant, repeated measures experimental study. J Physiother 2019 Apr; 65(2):95-98. doi: 10.1016/j.jphys.2019.02.007. Epub 2019 Mar 23. PMID: 30910568.

Jeong YG, Jeong YJ, Kim T et al. A randomized comparison of energy consumption when using different canes, inpatients after stroke. Clin Rehabil 2015 Feb; 29(2):129-34. doi: 10.1177/0269215514543932. Epub 2014 Aug 20. PMID: 25142276.

Kaur G, English C, Hillier S. Physiotherapists systematically overestimate the amount of time stroke survivors spend engaged in active therapy rehabilitation: an observational study. J Physiother 2013 Mar; 59(1):45-51. doi: 10.1016/S1836-9553(13)70146-2. PMID: 23419915.

Kuys SS, Brauer SG, Ada L. Routine physiotherapy does not induce a cardiorespiratory training effect post-stroke, regardless of walking ability. Physiotherapy Research International: the journal for researchers and clinicians in physical therapy 2006; 11(4):219-27.

Kuys SS, Brauer SG, Ada L. Higher-intensity treadmill walking during rehabilitation after stroke in feasible and not detrimental to walking pattern or quality: a pilot randomized trial. Clin Rehabil 2011 Apr; 25(4):316-26. doi: 10.1177/0269215510382928. Epub 2010 Oct 4. PMID: 20921032.

Kwah LK, Harvey LA, Diong JH, Herbert RD. Half of the adults who present to hospital with stroke develop at least one contracture within six months: an observational study. J Physiother 2012; 58(1):41-7. doi: 10.1016/S1836-9553(12)70071-1. PMID: 22341381.

Kwakkel G, Veerbeek JM, van Wegen EE, Wolf SL. Constraint-induced movement therapy after stroke. Lancet Neurol 2015; 14(2):224-34. doi:10.1016/S1474-4422(14)70160-7

Langhorne P, Collier JM, Bate PJ, Thuy MN, Bernhardt J. Very early versus delayed mobilisation after stroke. The Cochrane Database of Syst Rev 2018; 10 CD006187.

Laver KE, Lange B, George S, Deutsch JE, Saposnik G, Crotty M. Virtual reality for stroke rehabilitation. Cochrane Database Syst Rev 2017 Nov 20; 11(11):CD008349. doi: 10.1002/14651858.CD008349.pub4. PMID: 29156493; PMCID: PMC6485957.

Lee JH, Baker LL, Johnson RE, Tilson JK. Effectiveness of neuromuscular electrical stimulation for management of shoulder subluxation post-stroke: a systematic review with meta-analysis. Clin Rehabil 2017 Nov; 31(11):1431-44. doi: 10.1177/0269215517700696. Epub 2017 Mar 27. PMID: 28343442.

Lynch E, Hillier S, Cadilhac D. When should physical rehabilitation commence after stroke: a systematic review. International Journal of Stroke: official journal of the International Stroke Society 2014; 9(4):468-78.

MacKay-Lyons MJ, Makrides L. Cardiovascular stress during a contemporary stroke rehabilitation program: is the intensity adequate to induce a training effect? Archives of Physical Medicine and Rehabilitation 2002; 83(10):1378-83.

Marsden DL, Dunn A, Callister R, Levi CR, Spratt NJ. Characteristics of exercise training interventions to improve cardiorespiratory fitness after stroke: a systematic review with meta-analysis. Neurorehabilitation and Neural Repair 2013; 27(9):775-88.

Matozinho CVO, Teixeira-Salmela LF, Samora GAR, Sant'Anna R, Faria CDCM, Scianni A. Incidence and potential predictors of early onset of upper-limb contractures after stroke. Disabil Rehabil 2019 Jul 22:1-7. doi: 10.1080/09638288.2019.1637949. Epub ahead of print. PMID: 31328966.

Nascimento LR, Ada L, Rocha GM, Teixeira-Salmela LF. Perceptions of individuals with stroke regarding the use of a cane for walking: A qualitative study. J Bodyw Mov Ther 2019 Jan; 23(1):166-70. doi: 10.1016/j.jbmt.2018.02.001. Epub 2018 Feb 5. PMID: 30691747.

Nascimento LR, da Silva LA, Araújo Barcellos JVM, Teixeira-Salmela LF. Ankle-foot orthoses and continuous functional electrical stimulation improve walking speed after stroke: a systematic review and meta-analyses of randomized controlled trials. Physiotherapy 2020 Dec; 109:43-53. doi: 10.1016/j.physio.2020.08.002. Epub 2020 Aug 20. PMID: 33120054.

Nascimento LR, de Oliveira CQ, Ada L, Michaelsen SM, Teixeira-Salmela LF. Walking training with cueing of cadence improves walking speed and stride length after stroke more than walking training alone: a systematic review. J Physiother 2015 Jan; 61(1):10-5. doi: 10.1016/j.jphys.2014.11.015. Epub 2014 Dec 17. PMID: 25529836.

Nascimento LR, Michaelsen SM, Ada L, Polese JC, Teixeira-Salmela LF. Cyclical electrical stimulation increases strength and improves activity after stroke: a systematic review. J Physiother 2014; 60(1):22-30.

Nascimento LR, Scianni AA, Ada L, Fantauzzi MO, Hirochi TL, Teixeira-Salmela LF. Predictors of return to work after stroke: a prospective, observational cohort study with 6 months follow-up. Disabil Rehabil 2021 Feb; 43(4):525-529. doi: 10.1080/09638288.2019.1631396. Epub 2019 Jun 26. PMID: 31242399.

Nascimento LR, Boening A, Galli A, Polese JC, Ada L. Treadmill walking improves walking speed and distance in ambulatory people after stroke and is not inferior to overground walking: a systematic review. J Physiother 2021 Apr; 67(2):95-104. doi: 10.1016/j.jphys.2021.02.014. Epub 2021 Mar 17. PMID: 33744188.

Norton K, Norton L, Sadgrove D. Position statement on physical activity and exercise intensity terminology. Journal of Science and Medicine in Sport/Sports Medicine Australia 2010; 13(5):496-502.

Peurala SH, Kantanen MP, Sjögren T, Paltamaa J, Karhula M, Heinonen A. Effectiveness of constraint-induced movement therapy on activity and participation after stroke: a systematic review and meta-analysis of randomized controlled trials. Clin Rehabil 2012 Mar; 26(3):209-23. doi: 10.1177/0269215511420306. Epub 2011 Nov 9. PMID: 22070990.

Polese JC, Scianni AA, Kuys S, Ada L, Teixeira-Salmela LF. Cardiorespiratory stress is not achieved during routine physiotherapy in chronic stroke. International Journal of Physical Medicine & Rehabilitation 2014; 2:4.

Rethnam V, Langhorne P, Churilov L et al. Early mobilisation post-stroke: a systematic review and meta-analysis of individual participant data. Disability and Rehabilitation 2020; 1-8.

Saunders DH, Sanderson M, Hayes S et al. Physical fitness training for stroke patients. Cochrane Database of Systematic Reviews 2020.

Schwarz B, Claros-Salinas D, Streibelt M. Meta-synthesis of qualitative research on facilitators and barriers of return to work after stroke. J Occup Rehabil 2018 Mar; 28(1):28-44. doi: 10.1007/s10926-017-9713-2. PMID: 28536888.

Scrivener K, Dorsch S, McCluskey A et al. Bobath therapy is inferior to task-specific training and not superior to other interventions in improving lower limb activities after stroke: a systematic review. J Physiother 2020 Oct; 66(4):225-35. doi: 10.1016/j.jphys.2020.09.008. Epub 2020 Oct 14. PMID: 33069609.

Silva PF, Quintino LF, Franco J, Faria CD. Measurement properties and feasibility of clinical tests to assess sit-to-stand/stand-to-sit tasks in subjects with neurological disease: a systematic review.

Braz J Phys Ther 2014 Mar-Apr; 18(2):99-110. doi: 10.1590/s1413-35552012005000155. PMID: 24839043; PMCID: PMC4183244.

Stroke Foundation. Clinical Guidelines for Stroke Management. Melbourne, Australia, 2020.

Stroke Unit Trialists' Collaboration: Organised inpatient (stroke unit) care for stroke. The Cochrane Database of Systematic Reviews 2013; (9):CD000197.

Thieme H, Morkisch N, Mehrholz J et al. Mirror therapy for improving motor function after stroke. Cochrane Database Syst Rev 2018 Jul 11; 7(7):CD008449. doi: 10.1002/14651858.CD008449.pub3. PMID: 29993119; PMCID: PMC6513639.

Vafadar AK, Côté JN, Archambault PS. Effectiveness of functional electrical stimulation in improving clinical outcomes in the upper arm following stroke: a systematic review and meta-analysis. BioMed Research International 2015; 2015:729768

Veerbeek JM, van Wegen E, van Peppen R et al. What is the evidence for physical therapy poststroke? A systematic review and meta-analysis. PLoS ONE 2014; 9(2):e87987.

Capítulo 17

Doença de Parkinson

Ana Elisa Lemos Silva
Vera Lúcia Santos de Britto
Clynton Lourenço Corrêa

1. (UNIFESP, 2016 – Programa de Residência Multiprofissional em Saúde) Maria Lúcia, 60 anos, há cerca de 1 ano apresenta aumento de tônus em membro superior e membro inferior esquerdo, dificuldade de movimento e instabilidade na marcha; recentemente, desenvolveu discreto tremor de repouso na mão esquerda. Qual é o provável diagnóstico de Maria Lúcia?
(A) Acidente vascular encefálico
(B) Traumatismo cranioencefálico
(C) Doença de Huntington
(D) Esclerose lateral amiotrófica
(E) Doença de Parkinson

■ Resposta: E.

COMENTÁRIO: A doença de Parkinson idiopática tem início assimétrico com aumento do tônus muscular de progressão lenta e tremor de repouso, bem como instabilidade postural, que são dois dos quatro sinais cardinais da doença de Parkinson (bradicinesia, rigidez, tremor de repouso e instabilidade postural).

2. (UFRJ, 2014 – Residência Multiprofissional HUCFF) A classificação de Hoehn e Yahr é usada na avaliação de:
(A) Acidente vascular encefálico
(B) Esclerose lateral amiotrófica
(C) Esclerose múltipla
(D) Doença de Parkinson

■ Resposta: D.

COMENTÁRIO: A doença de Parkinson apresenta sintomas motores e não motores. O diagnóstico clínico é baseado nas manifestações clínicas, principalmente nos sintomas motores que caracterizam a tétrade parkinsoniana, a saber:

bradicinesia, tremor de repouso, rigidez (ou hipertonia plástica) e instabilidade postural. Assim, a escala de Hoehn e Yahr é utilizada para o estadiamento da progressão da doença e considera comprometimento unilateral ou bilateral e preservação ou não do equilíbrio e da independência funcional.

3. A doença de Parkinson é uma desordem neurodegenerativa e, portanto, progressiva. Os pacientes com essa doença desenvolvem comprometimentos motores e não motores. As estruturas neuroanatômicas inicialmente envolvidas que desencadeiam os prejuízos motores são:
(A) Substância negra, parte compacta, e globo pálido
(B) Substância negra, parte reticulada, e globo pálido
(C) Substância negra, parte compacta, e putâmen
(D) Substância negra, parte reticulada, e putâmen
(E) Substância negra, parte reticulada, e caudado

■ Resposta: C.

COMENTÁRIO: A doença de Parkinson decorre de degeneração na via nigroestriatal, constituída pela substância negra, parte compacta (ou *pars compacta*), e o núcleo putâmen, principal via de entrada (aferência) dos núcleos da base.

4. (COFFITO, 2018) A avaliação do paciente com doença de Parkinson pode ser feita por diversos instrumentos de medidas, sempre correlacionando-os com a CIF.
 I. **Participação → UPDRS.**
 II. **Atividade → Teste de caminhada de 10 metros.**
 III. **Atividade → Sentar e levantar cinco vezes.**
 IV. **Estrutura e função corporal → PDQ-8 ou PDQ-39.**
 V. **Estrutura e função corporal → MoCA.**

Qual ou quais relações estão corretas?

(A) Apenas II, III e V

(B) Apenas II e V

(C) Apenas II e III

(D) Apenas III e V

(E) Apenas I e IV

■ **Resposta: A.**

COMENTÁRIO: A UPDRS (*Unified Parkinson's Disease Rating Scale*) não contém itens que contemplem a interação social das pessoas com doença de Parkinson e, portanto, não pode ser considerada uma avaliação que abranja o domínio participação. O teste de caminhada de 10 metros indica, por meio da velocidade (m/s), a independência da marcha do paciente: quanto maior a velocidade da marcha, mais independente é o paciente; quanto menor a velocidade da marcha, mais dependente é o paciente. O teste sentado para de pé cinco vezes reproduz uma atividade do dia a dia. O *Parkinson's Disease Questionnaire*-8 (PDQ-8) e o *Parkinson's Disease Questionnaire*-39 (PDQ-39) são escalas que avaliam majoritariamente a pessoa com doença de Parkinson e suas relações sociais.

5. Na doença de Parkinson, o instrumento de avaliação indicado para determinar o diagnóstico físico-funcional é a escala:

(A) Modificada de Ashworth

(B) Tardieu

(C) Granger

(D) Hoehn e Yahr

■ **Resposta: D.**

COMENTÁRIO: A escala de Hoehn e Yahr é indicada para classificação do estágio da doença. A versão original classifica o paciente em seis estágios, a saber: 0 – sem sinal da doença; 1 – acometimento axial sem comprometimento do equilíbrio; 2 – acometimento unilateral sem comprometimento do equilíbrio; 3 – acometimento bilateral com resposta ao teste do empurrão; 4 – acometimento bilateral com comprometimento do equilíbrio e dificuldade para caminhar; 5 – restrito à cadeira de rodas ou à cama, se não tiver ajuda.

6. (INEP, 2016 – ENADE – Fisioterapia – adaptada) Um homem de 56 anos de idade com diagnóstico de Parkinson há 1 ano e meio apresentou, na avaliação fisioterapêutica, grau 1 de acometimento pela escala de Hoehn e Yahr com tremor de repouso na mão e no pé esquerdos nos momentos em que está nervoso ou cansado. O paciente relata que consegue realizar suas atividades cotidianas e que não apresenta comprometimento axial nem alterações musculoesqueléticas. Considerando essa situação, avalie as afirmativas abaixo a respeito da conduta do fisioterapeuta.

I. O posicionamento do paciente no leito deve ser orientado a fim de reduzir a espasticidade provocada pela síndrome piramidal.

II. O paciente deve ser orientado a realizar rotação de tronco pela manhã, antes de se levantar, na posição sentada e ao longo do dia em pé, a fim de melhorar a mobilidade e prevenir a rigidez do tronco.

III. O paciente deve ser orientado sobre os sintomas comuns na evolução dessa doença, que são dismetria, tremor de movimento, disdiadococinesia e nistagmo.

IV. Devem ser oferecidas estratégias que envolvam ritmos e/ou música para que o paciente realize compasso rítmico, a fim de evitar episódios de congelamento.

É correto o que se afirma em:

(A) I, apenas

(B) II e IV, apenas

(C) III e IV, apenas

(D) I, II e III, apenas

(E) I, II, III e IV

■ **Resposta: B.**

COMENTÁRIO: Pessoas com a doença de Parkinson não apresentam espasticidade. A hipertonia é do tipo rigidez ou hipertonia plástica ou hipertonia rígida, característica de síndromes extrapiramidais, incluindo a doença de Parkinson. Dismetria, nistagmo e tremor de movimento (ou de ação) são manifestações comuns das síndromes cerebelares.

7. Em relação à doença de Parkinson, assinale a afirmativa INCORRETA.

(A) A terapia com levodopa impede a progressão da doença

(B) O tratamento é à base de anticolinérgicos e reposição com levodopa

(C) Está associada à depleção de dopamina na substância negra e no núcleo estriado

(D) Doença clinicamente caracterizada por uma combinação de tremor, rigidez, bradicinesia e instabilidade postural

■ **Resposta: A.**

COMENTÁRIO: A terapia farmacológica para a doença de Parkinson consiste no uso de levodopa. Ainda assim, o medicamento não impede a progressão, mas melhora os sinais clínicos da doença.

8. (COFFITO, 2015 – adaptada) Assinale a opção correta relativa à intervenção fisioterapêutica nas síndromes parkinsonianas.

(A) Intervenções baseadas em movimentos rotacionais e alongamentos passivos diminuem a rigidez do parkinsoniano; por isso, melhoram os movimentos desses pacientes

(B) A utilização de pistas visuais pode ajudar o paciente a engajar sua atenção no comprimento da passada durante o ato de caminhar

(C) Para a melhora do desempenho funcional devem ser enfatizados exercícios lentos e de pequena amplitude

(D) Os exercícios passivos levam a uma melhora do desempenho das ações funcionais

(E) A manutenção de um estilo de vida ativo deve ser monitorizada, pois os exercícios físicos pioram os sintomas da doença de Parkinson

■ **Resposta: B.**

COMENTÁRIO: Durante a marcha, os indivíduos com doença de Parkinson apresentam grande dificuldade na manutenção da amplitude e no comprimento da passada, o que é atribuído à perda de automaticidade dos movimentos, exigindo do indivíduo maior controle voluntário de sequências de ações. Por isso, esses indivíduos se beneficiam de pistas externas para orientar o movimento.

9. O indivíduo com doença de Parkinson pode apresentar sinais, como tremor de repouso e bradicinesia, que causam prejuízos na destreza manual e digital. Com relação à avaliação da funcionalidade dos membros superiores, assinale a opção que contém um instrumento específico para a avaliação da destreza digital.
(A) Teste da caixa e blocos
(B) Teste dos nove pinos e buracos
(C) Dinamometria de preensão palmar
(D) Teste de alcance funcional
(E) Escala de Fugl-Meyer

■ **Resposta: B.**

COMENTÁRIO: Os sinais motores característicos da doença de Parkinson podem acarretar prejuízos na funcionalidade dos membros superiores. A dificuldade na realização de tarefas de destreza motora fina é frequentemente observada em pessoas com a doença. O teste dos nove pinos e buracos é uma ferramenta desenvolvida para avaliação da destreza digital por meio da mensuração do tempo gasto para encaixar nove pinos nos orifícios e em seguida retirar o mais rápido possível. É um instrumento válido e confiável para avaliação da destreza digital de pessoas com doença de Parkinson.

10. Assinale a opção que apresenta os sinais que compõem a tétrade parkinsoniana.
(A) Tremor de repouso, bradicinesia, rigidez (hipertonia elástica) e instabilidade postural
(B) Tremor de intenção, bradicinesia, rigidez (hipertonia plástica) e instabilidade postural
(C) Tremor de intenção, bradicinesia, rigidez (hipertonia elástica) e marcha festinada
(D) Tremor de repouso, bradicinesia, rigidez (hipertonia plástica) e instabilidade postural
(E) Tremor de repouso, bradicinesia, rigidez (hipertonia elástica) e marcha festinada

■ **Resposta: D.**

COMENTÁRIO: A doença de Parkinson é caracterizada por sintomas motores e não motores; no entanto, as manifestações clínicas mais conhecidas da doença de Parkinson são os sinais motores, que compõem a chamada tétrade parkinsoniana, a saber: tremor de repouso, rigidez (hipertonia plástica ou hipertonia rígida), bradicinesia e instabilidade postural. A marcha festinada também é uma característica da doença, mas não compõe a tétrade clássica.

11. São manifestações clínicas comuns na doença de Parkinson associadas aos episódios de queda, EXCETO:
(A) Instabilidade postural
(B) Incontinência urinária

(C) Congelamento da marcha
(D) Aumento da acuidade visual
(E) Bradicinesia

■ **Resposta: D.**

COMENTÁRIO: A bradicinesia (lentidão dos movimentos), a instabilidade postural e o congelamento da marcha são sinais motores da doença de Parkinson que podem contribuir para a ocorrência de quedas. A lentidão das respostas motoras dificulta as reações de equilíbrio diante de uma mudança da orientação do corpo. Durante o congelamento da marcha, fenômeno caracterizado por bloqueio motor súbito ao iniciar o passo, ao mudar de direção e ao continuar a marcha, ocorre uma mudança na orientação do centro de pressão sem que haja uma resposta de ajuste dos membros inferiores.

Além desses sinais, a incontinência urinária é um sintoma não motor bastante comum que também tem forte associação com episódios de quedas, uma vez que o indivíduo apresenta incapacidade de controlar a micção e a necessidade urgente de deslocamento até o sanitário, contribuindo para a ocorrência de quedas.

12. (EBSERH, 2019 – adaptada) Sobre a doença de Parkinson, leia atentamente as afirmativas abaixo:
I. A doença de Parkinson é uma doença neurológica progressiva do sistema piramidal.
II. Caracterizada por bradicinesia, tremor de repouso, rigidez e instabilidade postural.
III. Outros achados clínicos importantes são: distúrbio da marcha, fácies em máscara, alteração da voz, disartria, sialorreia, disfunção olfatória, hipotensão ortostática, hiperidrose, seborreia, disfunção sexual, câimbras, dores, parestesias, disfagia, incontinência urinária, distúrbios do sono, depressão e demência.
IV. A fisioterapia voltada para a doença de Parkinson tem como objetivo minimizar os problemas motores, ajudando o paciente a manter a independência para realizar as atividades de vida diária e melhorando sua qualidade de vida.
Assinale a opção correta.
(A) Apenas as afirmativas II, III e IV estão corretas
(B) Apenas as afirmativas I e II estão corretas
(C) Apenas as afirmativas III e IV estão corretas
(D) Apenas a afirmativa IV está correta
(E) Apenas a afirmativa I está correta

■ **Resposta: A.**

COMENTÁRIO: A doença de Parkinson é caracterizada pela degeneração progressiva dos neurônios dopaminérgicos da substância negra, parte compacta, e, portanto, conta com o envolvimento dos núcleos da base e de estruturas relacionadas, que compõem o sistema extrapiramidal. O processo degenerativo dessas estruturas leva ao surgimento das manifestações motoras, caracterizadas por tremor de repouso, rigidez, bradicinesia, instabilidade postural e distúrbios da marcha, além de outras manifestações, como disautonomia, distúrbios do sono, alterações sensitivas, comprometimento da fala, disfagia, anosmia, sialorreia, incontinência urinária, comprometimento cognitivo e depressão.

Considerando a complexidade de manifestações da doença, o objetivo da fisioterapia é minimizar os efeitos dos sinais motores e manter a funcionalidade, a independência e a qualidade de vida das pessoas com a doença.

13. A Sra. P é uma mulher de 58 anos de idade diagnosticada com a doença de Parkinson há 2 anos. Durante a avaliação fisioterapêutica, apresentou estágio 1 de acometimento pela escala de Hoehn e Yahr, bradicinesia leve nos membros superior e inferior direitos, sem comprometimento axial e limitações ao realizar suas atividades de vida diária. Considerando esse caso, avalie as afirmativas a seguir a respeito da conduta do fisioterapeuta.

I. **A mobilidade do paciente no leito deve ser orientada a fim de reduzir a espasticidade provocada pela síndrome piramidal.**

II. **O paciente deve ser orientado a realizar rotação e extensão da coluna vertebral para manter a independência para as atividades de vida diária.**

III. **O paciente deve ser orientado sobre os sintomas comuns na evolução dessa doença, que são hipermetria, tremor cinético e nistagmo.**

IV. **O paciente deve ser orientado a praticar exercícios de equilíbrio dinâmico.**

Assinale a opção correta.

(A) Apenas as afirmativas II e IV estão corretas

(B) Apenas a afirmativa I está correta

(C) Apenas as afirmativas III e IV estão corretas

(D) Apenas as afirmativas I, II e III estão corretas

(E) Todas as afirmativas estão corretas

■ **Resposta: A.**

COMENTÁRIO: Os pacientes com doença de Parkinson, mesmo nos estágios iniciais da doença, necessitam de estímulos, e o movimento em amplitude completa é fundamental. Assim, o aumento da amplitude de rotação e a extensão da coluna auxiliam a mobilidade do tronco e da caixa torácica, mantendo o paciente ativo em suas atividades de vida diária. A prática de exercícios de equilíbrio em diversos ambientes é necessária nos estágios iniciais para auxiliar os ajustes posturais.

14. O Sr. M é um homem de 80 anos de idade com diagnóstico da doença de Parkinson. Atualmente, apresenta os principais sintomas compatíveis com a morte dos neurônios dopaminérgicos da parte compacta da substância negra. Considerando o caso, avalie as afirmativas a seguir:

I. **A etiologia da doença de Parkinson permanece desconhecida.**

II. **A doença de Parkinson é caracterizada por rigidez, bradicinesia, micrografia, face em máscara, alterações posturais e tremor de repouso.**

III. **Na lesão dos núcleos da base, o tônus muscular caracteriza-se como hipertonia elástica.**

IV. **A instabilidade postural é sintoma precoce na doença de Parkinson.**

Assinale a opção correta.

(A) Apenas as afirmativas I e II estão corretas

(B) Apenas as afirmativas I, II e IV estão corretas

(C) Apenas as afirmativas III e IV estão corretas

(D) Apenas as afirmativas I, II e III estão corretas

(E) Todas as afirmativas estão corretas

■ **Resposta: A.**

COMENTÁRIO: A etiologia da doença de Parkinson continua desconhecida, apesar de existirem algumas hipóteses. A doença apresenta características motoras, como rigidez (hipertonia plástica), bradicinesia, micrografia, face em máscara, alterações posturais e tremor de repouso. A instabilidade postural acontece com a evolução da doença.

15. Assinale o sintoma não motor da doença de Parkinson.

(A) Sonolência diurna

(B) Instabilidade postural

(C) Rigidez

(D) Tremor

(E) Bradicinesia

■ **Resposta: A.**

COMENTÁRIO: Além dos motores, outros sintomas não motores podem estar presentes na doença de Parkinson, como a sonolência diurna com redução do sono à noite. Sua fisiopatologia ainda é desconhecida e pode estar relacionada com a medicação.

16. A opção que apresenta uma característica correta da doença de Parkinson é:

(A) Tremor de repouso

(B) Tremor essencial

(C) Tremor ao esforço

(D) Tremor durante o sono

(E) Tremor que aumenta durante o movimento

■ **Resposta: A.**

COMENTÁRIO: O tremor na doença de Parkinson é definido como um tremor de repouso e é um sinal cardinal da doença. O tremor é caracterizado pela oscilação rítmica, mecânica, de uma parte do corpo, e no caso da doença de Parkinson, quando presente, pode ser observado na mandíbula, nas mãos e/ou nos pés. O tremor de repouso tende a desaparecer ou diminuir ao movimento.

17. A opção que apresenta a marcha característica de um paciente com Parkinson é:

(A) Marcha de pequenos passos

(B) Marcha claudicante

(C) Marcha vestibular

(D) Marcha ceifante

(E) Marcha anserina

■ **Resposta: A.**

COMENTÁRIO: A marcha característica da doença de Parkinson é a de pequenos passos, ou seja, uma marcha com passos curtos e arrastada, comprimento dos passos desigual, postura fletida típica e movimento reduzido dos braços.

BIBLIOGRAFIA

Bloem BR, Hausdorff JM, Visser JE, Giladi N. Falls and freezing of gait in Parkinson's disease: a review of two interconnected, episodic phenomena. Movement Disorders: official journal of the Movement Disorder Society 2004; 19(8):871-84.

Canning CG, Paul SS, Nieuwboer A. Prevention of falls in Parkinson's disease: a review of fall risk factors and the role of physical interventions. Neurodegenerative Disease Management 2014; 4(3):203-21.

Carr, JH, Shepherd R. Reabilitação neurológica – Otimizando o desempenho motor. 1. ed. Barueri (SP): Manole, 2008:322-325.

Earhart GM, Cavanaugh JT, Ellis T, Ford MP, Foreman KB, Dibble L. The 9-hole PEG test of upper extremity function: average values, test-retest reliability, and factors contributing to performance in people with Parkinson disease. Journal of Neurologic Physical Therapy 2011; 35(4):157-63.

Keus S, Munneke M, Graziano M et al. European physiotherapy guideline for Parkinson's disease. The Netherlands: KNGF/ParkinsonNet. Published online 2014.

Lees AJ, Hardy J, Revesz T. Parkinson's disease. Lancet 2009; 373:2055-66. doi: 10.1016. S0140-6736 (09).

Proud EL, Miller KJ, Martin CL, Morris ME. Upper-limb assessment in people with Parkinson's disease: is it a priority for therapists, and which assessment tools are used? Physiotherapy Canada 2013; 65(4):309-16.

Shulman LM, Gruber-Baldini AL, Anderson KE et al. The evolution of disability in Parkinson disease. Movement Disorders 2008; 23(6): 790-6.

Umphred DA. Reabilitação neurológica. 5. ed. Rio de Janeiro (RJ): Elsevier, 2009: 704-5, 708, 710, 715.

Capítulo 18

Doença de Alzheimer

Mariana Asmar Alencar
Leonardo Cruz de Souza
Marcela Ferreira de Andrade Rangel

1. (COFFITO, 2018 – adaptada) A doença de Alzheimer (DA) é considerada a causa mais frequente de transtornos demenciais no idoso, afetando pelo menos 5% dos indivíduos com mais de 65 anos e 20% daqueles com mais de 80 anos. É INCORRETO afirmar que:

(A) A DA é uma doença cerebral degenerativa caracterizada por perda progressiva da memória e de outras funções cognitivas superiores, o que prejudica o paciente em suas atividades de vida diária (AVD)

(B) O idoso com DA pode apresentar distúrbios de comportamento e sintomas neuropsiquiátricos

(C) O nível de incapacidade funcional do idoso com DA pode ser avaliado por meio das AVD, sendo este, atualmente, um dos critérios utilizados para classificação das fases da demência

(D) O grau maior de comprometimento na DA é em relação à capacidade funcional sem alterações no nível cognitivo

(E) Na fase inicial da DA, observam-se comprometimento da memória e das atividades sociais e desorientação progressiva em relação ao tempo e ao espaço com repercussões em atividades instrumentais complexas

■ **Resposta: D.**

COMENTÁRIO: A DA apresenta início insidioso e é caracterizada como uma significativa, persistente e progressiva perda de memória, combinada a outras alterações cognitivas e mudanças de comportamento[1,2]. A perda de memória e o declínio cognitivo estão associados à morte neuronal e à perda de substância cinzenta, principalmente na região do córtex frontal e do hipocampo[2]. Essas alterações impactam a capacidade do indivíduo de realizar as atividades instrumentais

complexas e, à medida que a doença progride, podem conduzir à dependência completa[1,2]. Os instrumentos utilizados para classificar as fases da demência levam em consideração tanto o declínio das funções cognitivas superiores como os prejuízos nas AVD.

2. (UFU, 2017 – adaptada) Qual(is) dos seguintes achados é(são) comumente visto(s) na imagem do cérebro de pacientes com DA? Assinale a opção correta.

(A) Ventrículos cerebrais normais e atrofia do tecido cerebral

(B) Aumento dos ventrículos cerebrais e atrofia do tecido cerebral

(C) Atrofia do tecido cerebral e deficiência de acetilcolina

(D) Aumento dos ventrículos cerebrais sem atrofia do tecido cerebral

(E) Ventrículos e tecidos cerebrais normais e deficiência de acetilcolina

■ **Resposta: B.**

COMENTÁRIO: O achado radiológico mais comum à investigação por ressonância magnética estrutural do paciente com DA é a atrofia cerebral, que predomina em regiões temporais internas (notadamente nos hipocampos) e em regiões posteriores, como o córtex parietal. Os ventrículos podem estar aumentados em decorrência da atrofia cerebral e sem características de hidrocefalia[1].

3. (EBSERH, 2017 – adaptada) Demências são definidas como condições clínicas em que o paciente, anteriormente normal, perde múltiplas funções cognitivas. Assinale a opção INCORRETA.

(A) A DA é a causa mais comum de demência, sendo idade avançada e antecedente familiar positivo importantes fatores de risco

(B) Os critérios para demência vascular incluem perda de memória, disfunção executiva, sinais corticais focais, alteração de personalidade e/ou afetiva, além de evidências clínicas e laboratoriais de doença cerebrovascular

(C) Na demência frontotemporal, o SPECT já mostra alterações antes que a atrofia seja evidente nas demais neuroimagens

(D) Na demência de corpos de Lewy, os corpos que dão nome à doença são corpos de inclusão neuronal intracitoplasmáticos esféricos e eosinofílicos com halo pálido ao redor

(E) Quadros demenciais são muito afetivos, principalmente para familiares, pois, embora tenha ocorrido grande avanço no diagnóstico, as terapias são paliativas e para controle dos sintomas, sendo os quadros, muitas vezes, irreversíveis

▪ **Resposta: E.**

COMENTÁRIO: Os quadros demenciais podem ter diferentes etiologias e mecanismos fisiopatológicos[3]. Algumas demências podem ser consideradas potencialmente reversíveis e outras não reversíveis. Dentre as demências reversíveis estão hidrocefalia de pressão normal, tumores, hematoma subdural, doenças infecciosas, carências nutricionais (p. ex., deficiência de vitamina B_{12}) e doenças endocrinológicas (p. ex., hipotireoidismo). As principais causas de demências não reversíveis são DA, demência vascular, demência por corpos de Lewy, demência frontotemporal e demência na doença de Parkinson[3]. O diagnóstico diferencial das demências, estabelecido pelo médico, é realizado a partir das informações coletadas da história, do exame clínico, de avaliações neuropsicológicas e de exames laboratoriais e de imagem.

4. A DA é um importante problema de saúde individual e coletiva, uma vez que acarreta significativa incapacidade com impacto sobre os familiares e cuidadores, além de ocasionar altos custos diretos e indiretos. Portanto, a implementação de um tratamento adequado é de extrema importância. Sobre o tratamento da DA, marque a opção correta.

  I. O tratamento da DA é um processo dinâmico, variando em nível de complexidade ao longo da evolução da doença.
  II. Abordagens não farmacológicas abrangem um conjunto amplo de medidas que envolvem desde orientações adequadas e contínuas dos familiares e cuidadores e incluem intervenções no ambiente em que a pessoa vive até intervenções específicas com um profissional especializado.
  III. Nenhuma terapia farmacológica disponível é capaz de curar a DA ou inibir significativamente a progressão dos sintomas.
  IV. O cuidado multidisciplinar tem se mostrado benéfico apenas nas fases mais avançadas da DA.

(A) As afirmativas I e IV estão corretas
(B) As afirmativas II e III estão corretas
(C) As afirmativas I, II e III estão corretas
(D) Todas as afirmativas estão corretas

▪ **Resposta: C.**

COMENTÁRIO: A abordagem terapêutica deve ser realizada por equipe multidisciplinar desde o diagnóstico. Deverão ser utilizadas intervenções farmacológicas e não farmacológicas com intuito de postergar o declínio da função cognitiva e minimizar os declínios funcionais, além de tratar as manifestações não cognitivas[4,5]. É importante que a equipe se reúna e discuta o plano de tratamento, o progresso e os problemas subjacentes ao processo de reabilitação para que os objetivos possam ser ajustados e redefinidos de acordo com a condição do paciente. A abordagem não farmacológica deve envolver desde orientações adequadas e contínuas aos familiares/cuidadores até intervenções sobre ambiente (seguro e funcional)[5]. Não existe tratamento curativo para a DA, e a terapia farmacológica tem por objetivo retardar a velocidade de progressão da doença em pacientes já diagnosticados e controlar sintomas neurocognitivos[2,6].

5. (COFFITO, 2018 – adaptada) Dentre as doenças relacionadas ao envelhecimento, as demências cursam com grande impacto na independência funcional e sobrecarga de familiares e cuidadores. Analise as afirmações abaixo:

  I. Uma das principais manifestações da demência é a perda da função executiva. Ocorrem comprometimentos funcionais no cotidiano do idoso, inicialmente nas atividades básicas de vida diária e progressivamente das atividades instrumentais de vida diária.
  II. O uso de canais sensoriais (tato, olfato, gustação, audição), assim como a realização dos mesmos exercícios na mesma sequência, é estratégia importante na abordagem do idoso com demência.
  III. O miniexame do estado mental (MEEM) é um instrumento já adaptado para a população idosa brasileira, de fácil e rápida aplicação, com o objetivo de identificar os indivíduos com demência.
  IV. Embora a demência seja um fator que pode limitar o uso de dispositivos de auxílio à marcha, a prescrição e o treinamento adequado desse recurso, com supervisão do fisioterapeuta e do cuidador, podem trazer benefícios especialmente para a prevenção dos efeitos da imobilidade.
  V. Na fase inicial da DA, a função motora não apresenta alterações. Os objetivos do fisioterapeuta devem ser voltados para a abordagem do estado emocional e comportamental do paciente, assim como para adaptações para prevenção de quedas.

Considerando as afirmativas, assinale a opção correta.
(A) As afirmativas II, III e IV estão corretas
(B) Todas as afirmativas estão corretas
(C) As afirmativas II e IV estão corretas
(D) Apenas a afirmativa II está correta

▪ **Resposta: C.**

COMENTÁRIO: À medida que a DA progride, a pessoa com demência experimenta declínio funcional e perda da autonomia[7]. A redução da capacidade de realização de atividades, que permite ao indivíduo cuidar de si próprio e viver independentemente, ocorre de modo gradual e hierárquico, impactando primeiro as atividades instrumentais e posteriormente as atividades básicas de vida diária[7].

A abordagem fisioterapêutica, independentemente da fase da doença, tem por objetivo central manter a função e proporcionar independência pelo maior tempo possível. Para isso, é importante que o fisioterapeuta realize um trabalho de prevenção do declínio funcional e cognitivo, de recuperação das deficiências, limitações e restrições e, se necessário, implemente estratégias de compensação para a manutenção da funcionalidade.

Diferentes estratégias de intervenção podem ser adotadas pela fisioterapia, como o uso de estímulos sensoriais e a realização dos exercícios em uma mesma sequência[8,9]. A prescrição de dispositivo de auxílio à locomoção ainda é um desafio na prática clínica, uma vez que pode aumentar a demanda cognitiva, reduzir a velocidade de marcha e levar à ocorrência de quedas[10].

Entretanto, com o intuito de prevenir os efeitos da imobilidade, a prescrição e o treinamento adequado desse recurso podem trazer benefícios. Ademais, o uso de dispositivos de auxílio é visto de maneira positiva por pacientes e cuidadores[11]. O MEEM é um instrumento que objetiva identificar alterações na função cognitiva e não deve ser usado isoladamente para confirmar ou excluir o diagnóstico de demência[12].

6. (IMIP Fisioterapia – Secretária de Saúde de Pernambuco, 2015 – adaptada) As alterações da memória e de outras funções cognitivas são características da DA e geralmente precedem às alterações motoras que acontecem nos estágios mais avançados da doença. A intervenção fisioterapêutica dependerá do comprometimento do paciente. Sobre isso, analise as opções a seguir e assinale a INCORRETA.

(A) Na fase inicial da DA deverão ser avaliadas: amplitude articular, força muscular, alterações posturais e capacidade respiratória

(B) Na fase tardia da DA, um programa de alongamento e exercícios com carga e aeróbios é necessário para prevenção de problemas cardiovasculares

(C) A cinesioterapia deve ser utilizada para manter ou melhorar a amplitude articular e a força muscular

(D) A psicomotricidade deverá enfatizar a lateralidade, a autoimagem, a percepção corporal, a coordenação e o equilíbrio

(E) Um programa de exercícios respiratórios é necessário para a manutenção da capacidade pulmonar

■ **Resposta: B.**

COMENTÁRIO: A DA apresenta uma progressão tipicamente lenta, que pode ser dividida em três fases: inicial (leve), intermediária (moderada) e tardia (avançada). A abordagem terapêutica poderá variar de acordo com o estágio, as deficiências, as limitações e restrições decorrentes da doença e os fatores contextuais.

Na fase inicial, o paciente apresenta comprometimentos leves e experimenta um declínio da memória e dificuldades cognitivas. Nessa fase, em geral, apresenta dificuldade nas atividades instrumentais de vida diária e mudanças de personalidade

e comportamento[13]. Os objetivos fisioterapêuticos nessa fase são auxiliar a manutenção da independência e preservar as funções motoras ao máximo. Itens como amplitude articular, força muscular, alterações posturais e capacidade respiratória devem ser avaliados[14].

Na fase intermediária, as disfunções cognitivas são mais evidentes, e o indivíduo normalmente apresenta dificuldade na linguagem, no raciocínio e no processamento das informações. A perda de memória e a desorientação no tempo e no espaço são agravadas. Em geral, a pessoa tem dificuldade em aprender novas habilidades, executar atividades com múltiplas tarefas e realizar as atividades básicas de vida diária[13]. A intervenção fisioterapêutica nessa fase envolve medidas de manutenção das capacidades remanescentes, prevenção e compensação[14].

No estágio tardio, o indivíduo apresenta um grave comprometimento cognitivo e motor, estando completamente dependente de outra pessoa para realizar as AVD. Com frequência, apresenta sérios problemas de comunicação e pode estar restrito à cadeira de rodas ou ao leito[13]. Nas fases mais tardias, os objetivos da intervenção fisioterapêutica são prevenir complicações secundárias ao imobilismo, promover suporte à função respiratória e orientar o uso de dispositivos que facilitem a mobilidade e a transferência[14].

7. (Prefeitura de Mariana/MG, 2019 – adaptada) Em relação às demências nos idosos, uma de suas doenças mais frequentes e impactantes, assinale com V as afirmativas verdadeiras e com F as falsas.

( ) Uma importante causa do comprometimento da capacidade funcional nos diversos tipos de demência é a apraxia.

( ) Há ênfase no treino do equilíbrio e da marcha na fase moderada da demência devido ao maior risco de queda.

( ) A manifestação motora na demência vascular tem relação com o quadro clínico da doença cerebrovascular, sendo dependente do tipo de lesão e de sua localização.

( ) Na demência por hidrocefalia de pressão normal, o diagnóstico é baseado na presença da tríade clínica de prejuízo cognitivo, incontinência urinária e alteração da marcha (com ou sem quedas).

Assinale a sequência correta.

(A) V-F-F-F

(B) F-F-F-V

(C) F-V-V-F

(D) V-V-V-V

■ **Resposta: D.**

COMENTÁRIO: A apraxia é considerada a incapacidade de realizar tarefas motoras voluntárias aprendidas ao longo da vida[15,16]. A apraxia não se deve à fraqueza muscular, à dificuldade de compreensão ou à incoordenação, mas a alterações em áreas cerebrais responsáveis pelo planejamento e sequenciamento das funções motoras[15]. Essa disfunção abrange diversos aspectos, como movimentação dos membros, marcha e motricidade da fala. A apraxia fica evidente nas dificuldades em realizar ações ordenadas e sequenciais e pode causar insegurança, frustração e acidentes.

As quedas podem ocorrer em qualquer fase da demência e ter desfechos adversos[17,18], sendo de extrema importância avaliar o risco e adotar medidas de prevenção que podem variar de acordo com a fase da doença. Nas fases leve e moderada devem ser enfatizados os treinos de marcha e equilíbrio[19].

Na demência vascular, as alterações cognitivas e motoras são decorrentes de lesões cerebrovasculares, e as disfunções encontradas estão relacionadas às características e à localização da lesão[20]. Já nos quadros demenciais decorrentes da hidrocefalia de pressão normal, a manifestação clínica se dá pela presença de disfunção cognitiva (principalmente disfunção executiva), de incontinência (urinária) e alteração da marcha[21]. Assim, é importante saber a etiologia para contemplar questões específicas de cada doença na avaliação e no plano de tratamento.

8. Para que possam ser implementadas intervenções efetivas no tratamento da DA, é importante que o fisioterapeuta realize uma avaliação criteriosa e identifique as disfunções e metas a serem alcançadas. É recomendável que, no processo de avaliação, sejam utilizados questionários específicos à condição de saúde. São escalas específicas de avaliação funcional no indivíduo com demência, EXCETO:

(A) Índice de Pfeffer

(B) *Southampton Assessment of Mobility* (SAM-BR)

(C) Escala de Katz

(D) *Informant Questionnaire on Cognitive Decline in Elderly* (IQCODE)

(E) Escala de Bayer-AVD

◼ **Resposta: C.**

COMENTÁRIO: Os principais instrumentos de medida específicos para os pacientes com demência utilizados para avaliação funcional são[22]: (1) índice de Pfeffer – avalia as atividades instrumentais de vida diária[23]; (2) SAM-BR – avalia o desempenho da mobilidade orientada para as AVD[24]; (3) IQCODE – combina questões relacionadas com o funcionamento cognitivo e com o desempenho funcional[25]; (4) escala de Bayer-AVD (Bayer-AVD) – avalia as AVD instrumentais e básicas, além de atividades de lazer[26]; (5) escala de avaliação de incapacidade em demência (*Disability Assessment for Dementia* [DAD]) – avalia AVD instrumentais e básicas, além de atividades de lazer[27]. Dentre os questionários genéricos, ou seja, instrumentos não específicos a uma condição de saúde, frequentemente utilizados na avaliação funcional em indivíduos com demência estão: (1) escala de Lawton-Brody – avalia as AVD instrumentais; (2) escala de Katz – avalia as AVD básicas; (3) índice de Barthel – avalia as AVD básicas[22].

9. As metas fisioterapêuticas do atendimento de um indivíduo com o diagnóstico de DA devem ser traçadas levando em consideração as deficiências, limitações e restrições identificadas na avaliação. Entretanto, algumas das metas gerais do tratamento fisioterapêutico seriam, EXCETO:

(A) Aumentar a segurança para realização das atividades funcionais

(B) Reduzir o risco secundário de imobilismo

(C) Prescrever dispositivo de auxílio à locomoção, como cadeira de rodas, independentemente do estágio da doença

(D) Acompanhar a saúde do cuidador do idoso com demência

◼ **Resposta: C.**

COMENTÁRIO: Dentre os principais objetivos gerais fisioterapêuticos estão: aumentar a segurança na realização de atividades funcionais, reduzindo o risco de quedas; manter a funcionalidade do indivíduo; manter e/ou aumentar a força, resistência e potência muscular; manter a mobilidade articular; manter e/ou aumentar o condicionamento cardiorrespiratório; reduzir o risco secundário de imobilidade e suas consequências; manejar a dor; manter a densidade mineral óssea; dar suporte aos cuidadores e familiares desses idosos[4,9]. A necessidade de estratégias de compensação, como prescrição de órteses e de dispositivos para facilitar a mobilidade e a transferência, e a implementação de tecnologia assistiva devem ser consideradas de acordo com a necessidade individual identificada na avaliação[9].

10. A disfunção cognitiva decorrente da DA pode dificultar a implementação de uma intervenção fisioterapêutica. Portanto, o fisioterapeuta deve se utilizar de algumas estratégias para aumentar a efetividade de sua intervenção. Algumas das seguintes abordagens auxiliam o atendimento, EXCETO:

(A) O espelhamento é uma técnica muito utilizada, na qual o fisioterapeuta servirá de espelho para mostrar ao indivíduo o movimento a ser realizado

(B) Utilizar pistas auditivas, ou seja, dar comandos verbais, orientando a execução de uma atividade. O fisioterapeuta deve se utilizar de um linguajar simples, com frases curtas, e ser consistente em suas informações

(C) O pareamento de estímulos verbais, físicos e visuais não deve ser utilizado por dificultar o aprendizado de novas informações

(D) Selecionar atividades de acordo com a história de vida da pessoa

◼ **Resposta: C.**

COMENTÁRIO: Os fisioterapeutas se utilizam de uma variedade de estratégias e intervenções com intuito de auxiliar a pessoa com DA a ser capaz de desempenhar suas atividades[8]. São exemplos: repetição no desempenho de uma tarefa; fragmentar uma tarefa em partes e treiná-la; modificar ou utilizar compensações na execução de uma tarefa ou de um ambiente e, ainda, utilizar pistas externas (auditivas, táteis e visuais) para auxiliar o desempenho de uma atividade[8,9].

Além dessas estratégias, também podem auxiliar o atendimento do paciente com demência: (1) orientar o indivíduo no tempo e espaço e se identificar no início da sessão; (2) ter consistência nas informações a serem passadas; (3) simplificar a linguagem utilizada; (4) repetir o conteúdo quando necessário; (5) utilizar o pareamento de estímulos verbais, físicos e visuais, uma vez que facilita a aprendizagem de novas informações; (6) utilizar poucos recursos durante as sessões; (7) ter atenção para não solicitar tarefas que estejam além da capacidade do paciente; (8) utilizar atividades de acordo com a história de vida da pessoa; (9) evitar ambientes excessivamente estimulantes ou ruidosos; (10) incrementar gradativamente a dificuldade de uma tarefa; (11) dar atenção aos conteúdos discutidos diante do idoso com demência; (12) evitar discutir a realidade ou discordar do paciente.

11. Um senhor de 86 anos, com diagnóstico recente de DA, foi encaminhado para fisioterapia. A filha informou que as dificuldades na função cognitiva (principalmente memória de curto prazo) iniciaram após o falecimento da esposa. Ele já foi encontrado perambulando na vizinhança, em busca do caminho para casa, e também fica muito agitado e implicante no fim da tarde. Com base nas informações descritas no caso, as orientações a serem passadas à cuidadora com o objetivo de evitar que o idoso se perca ou fique muito agitado ao entardecer incluem todas as opções a seguir, EXCETO:

(A) Ao entardecer, utilizar estratégias de redução de barulho no ambiente, tentar distraí-lo com algo de que goste e acender a luz antes de escurecer

(B) Em caso de muita agitação, não restringir o paciente fisicamente, pois essa atitude irá deixá-lo mais agitado, podendo gritar e tentar fugir

(C) Colocar informações, como o contato, em roupas, pulseiras, ou utilizar dispositivos tecnológicos que possibilitem a localização

(D) Procurar tirar a autonomia do idoso, trancando as portas, e retirar todo o dinheiro para que ele não possa ir para longe

▪ **Resposta: D.**

COMENTÁRIO: Nos casos de distúrbios comportamentais e psicológicos, as intervenções não farmacológicas devem ser sempre implementadas com o objetivo de reduzir os sintomas e melhorar a convivência familiar e social[28]. Para um tratamento efetivo, é importante identificar os fatores que precipitam ou determinam os sintomas e tentar controlá-los[28,29]. Algumas das possíveis ações não farmacológicas envolvem orientar o cuidador quanto ao estilo de comunicação e como proceder diante dos sintomas (tentar distrair o idoso com algo de que goste, fazer uma caminhada, controlar o ruído no ambiente, verificar se alguma necessidade fisiológica não foi atendida ou se há a presença de dor)[28].

Outras medidas envolvem evitar ambientes com muito barulho e mudanças na rotina, corrigir déficits sensoriais, garantir um ambiente seguro, estimular a independência do indivíduo, promover a interação social, ampliar as atividades durante o dia e utilizar música e terapia de reminiscências[29]. Muitos distúrbios de comportamento ocorrem ao final da tarde, um fenômeno conhecido como síndrome do entardecer ou do pôr do sol[29]. Portanto, os cuidadores e familiares devem dar uma atenção especial a esse horário e adotar previamente medidas que controlem o aparecimento das alterações do comportamento.

A perambulação é um grande problema para indivíduos com demência e seus cuidadores e pode colocar o idoso em risco de queda ou de se perder[30]. Portanto, é fundamental manter um ambiente seguro, iluminado e sinalizado e adotar medidas que evitem que o idoso se perca em ambientes externos. Algumas possíveis ações consistem em colocar identificação nos cômodos, evitar que a pessoa saia de casa sem que se saiba aonde ela vai, procurar acompanhar o idoso quando sair, colocar identificação em roupas, pulseiras ou dispositivos tecnológicos com localizador, avisar os vizinhos próximos, explicar a doença e deixar o endereço e um telefone para contato, bem como evitar deixar as chaves na porta ou em local de fácil acesso[30].

12. Com relação à prática de atividade física e à DA, considere as afirmativas a seguir e assinale a opção correta.

I. Os exercícios têm sido considerados um tratamento pré-clínico, em estágios avançados e como uma estratégia de prevenção.

II. Os exercícios parecem melhorar o fluxo cerebral, aumentar o volume hipocampal e melhorar a neurogênese.

III. Estudos prospectivos indicam que a inatividade física é um dos fatores de risco preveníveis mais comuns para o desenvolvimento da DA.

IV. Altos níveis de atividade física estão associados ao aumento do risco de desenvolver a DA.

V. A adoção de exercícios no tratamento da DA promove melhora na função cognitiva, redução dos sintomas neuropsiquiátricos e declínio mais lento das atividades de vida diária.

VI. Exercícios têm demonstrado menos efeitos colaterais, mas pior aderência em comparação à terapia medicamentosa.

(A) Apenas as afirmativas I, II, III e IV estão corretas

(B) Apenas as afirmativas I, II, III e V estão corretas

(C) Apenas as afirmativas II, III, IV e VI estão corretas

(D) Todas as afirmativas estão corretas

▪ **Resposta: B.**

COMENTÁRIO: A prática de atividade física e exercícios tem efeitos positivos sobre a função cognitiva em idosos[6,31-33]. A atividade física regular tem sido considerada uma estratégia de prevenção e tratamento (pré-clínico e em estágios avançados) em caso de disfunções cognitivas[31-33]. A prática regular tem o efeito de reduzir o declínio cognitivo e até mesmo melhorar a função cognitiva em indivíduos com a DA[32].

Além do efeito sobre a função cognitiva, a atividade física reduz os sintomas neuropsiquiátricos e proporciona um declínio mais lento nas atividades de vida diária[6,31-33]. Uma grande vantagem da atividade é, além dos benefícios descritos, ter baixo custo e menos efeitos colaterais e promover melhor aderência que outros tratamentos[31].

Os parâmetros de prescrição dos exercícios e os métodos de treinamento utilizados entre os estudos são bastante variáveis[5,31,32]. No entanto, atividades de intensidade tanto moderada como alta parecem ser benéficas para o indivíduo com DA[31,32].

13. Para o desenvolvimento de ações que contribuam positivamente para o tratamento da DA, é importante que a fisioterapia atue em diversos aspectos relacionados à saúde. Marque a opção INCORRETA.

(A) O fisioterapeuta deve estimular o desempenho social da pessoa com demência

(B) O desenvolvimento de ações sobre os sintomas decorrentes da DA deve estar baseado nas metas fisioterapêuticas

(C) O fisioterapeuta deve intervir sobre os aspectos físico-funcionais e cognitivos, inclusive de maneira associada

(D) Intervenções junto ao cuidador do indivíduo com DA não são de responsabilidade do fisioterapeuta

▪ Resposta: D.

COMENTÁRIO: Ao longo da evolução da DA, a presença de um cuidador e a participação da família para auxiliar o indivíduo com demência se tornam fundamentais[34,35]. A assistência à pessoa com demência é especialmente desafiadora, e muitas vezes o cuidador é exposto a situações estressantes e de sobrecarga. Muitos acabam desenvolvendo problemas físicos, psicológicos, sociais e financeiros[35].

A fisioterapia, como parte da equipe multiprofissional, tem por objetivo geral diminuir a progressão e os efeitos dos sintomas da doença, reduzir ou evitar deformidades e manter as capacidades cardiorrespiratórias e funcionais durante o curso da doença[4]. Para que a proposta terapêutica seja mais efetiva, é importante que o fisioterapeuta tenha uma atenção especial e se preocupe com a intervenção junto ao cuidador/familiar, uma vez que o suporte ao cuidador é de responsabilidade de todos os membros de uma equipe multidisciplinar.

14. Uma senhora de 72 anos, em fase inicial da DA, apresenta dificuldade para se lembrar de compromissos e acontecimentos e necessita de ajuda para preparar a própria comida e fazer compras. É capaz de realizar todas as atividades básicas de vida diária de maneira independente. Ao ser avaliada, apresentou alteração do equilíbrio (apoio unipodal, marcha *tanden* e durante o giro) e grau 4 de força muscular nos membros inferiores (teste de força muscular manual). No que diz respeito ao caso apresentado, marque a opção correta.

(A) A intervenção fisioterapêutica deve contemplar apenas o treino de equilíbrio e de força, uma vez que as demais funções se encontram preservadas

(B) O plano de tratamento fisioterapêutico deve contemplar estímulos à função física, cognitiva e sensorial e promover a interação social

(C) Pelo fato de a idosa estar em fase inicial da DA, a intervenção fisioterapêutica não seria indicada nesse momento

(D) O plano de intervenção fisioterapêutico deve ser centrado apenas na função física da idosa, com treinos funcionais e de equilíbrio

▪ Resposta: B.

COMENTÁRIO: O tratamento de pessoas com DA exige uma abordagem ampla, incluindo prevenção, reabilitação e maximização das habilidades cognitivas e funcionais. O fisioterapeuta deve identificar e priorizar as necessidades e expectativas dos pacientes e cuidadores ao estabelecer os desfechos a serem alcançados com a intervenção[9]. Entretanto, adicionalmente ao tratamento individualizado, ao implementar a proposta terapêutica o fisioterapeuta deve contemplar estímulos à função física, cognitiva e sensorial e promover a interação social[4,9]. A terapia instituída precocemente pode ser mais efetiva, uma vez que tem como foco postergar o declínio funcional e prevenir intercorrências, como quedas e imobilidade[9]. À medida que a doença progride, devem ser realizadas reavaliações periódicas e ajustados os planos terapêuticos.

REFERÊNCIAS

1. Eratne D, Loi SM, Farrand S, Kelso W, Velakoulis D, Looi JC. Alzheimer's disease: clinical update on epidemiology, pathophysiology and diagnosis. Australas Psychiatry 2018; 26(4):347-57.

2. Graham WV, Bonito-Oliva A, Sakmar TP. Update on Alzheimer's disease therapy and prevention strategies. Annu Rev Med 2017; 68:413-30.

3. Shaji KS, Sivakumar PT, Rao GP. Clinical practice guidelines for management of dementia. Indian J Psychiatry 2018; 60(3):312-28.

4. Marques CLS, Borgato MH, Neto EM, Bazan R, Luvizutto GJ. Physical therapy in patients with Alzheimer's disease: a systematic review of randomized controlled clinical trials. Fisioter Pesqui 2019; 26(3):311-21.

5. Zucchella C, Sinforiani E, Tamburin S et al. The multidisciplinary approach to Alzheimer's disease and dDementia. A narrative review of non-pharmacological treatment. Front Neurol 2018; 9:1058.

6. Epperly T, Dunay MA, Boice JL. Alzheimer disease: Pharmacologic and nonpharmacologic therapies for cognitive and functional symptoms. Am Fam Physician 2017; 95(12):771-8.

7. Cipriani G, Danti S, Picchi L, Nuti A, Fiorino M. Daily functioning dementia. Dement Neuropsychol 2020; 14(2):93-102.

8. Harrison SL, Laver KE, Ninnis K, Rowett C, Lannin NA, Crotty M. Effectiveness of external cues to facilitate task performance in people with neurological disorders: a systematic review and meta-analysis. Disabil Rehabil 2019; 41(16):1874-81.

9. Carmeli E. Physical therapy for neurological conditions in geriatric populations. Front Public Health 2017; 5:333.

10. Hunter SW, Divine A, Omana H et al. Effect of learning to use a mobility aid on gait and cognitive demands in people with mild to moderate Alzheimer's disease: Part 1 – Cane. Journal of Alzheimer's Disease 2019; 71(s1):S115-S124.

11. Hunter SW, Meyer C, Divine A et al. The experience of people with Alzheimer's dementia and their caregivers in acquiring and using a mobility aid: a qualitative study. Disabil Rehabil 2020Apr; 1:1-8.

12. Creavin ST, Wisniewski S, Notel-Storr AH et al. Mini-Mental State Examination (MMSE) for the detection of dementia in clinically unevaluated people aged 65 and over in community and primary care populations. Cochrane Database Syst Rev 2016; 13(1).

13. Alzheimer's Society. The progression of Alzheimer's disease and other dementias. Fact sheet 458LP. 2015.

14. Pereira LSM, Dias RC, Dias JMD et al. Fisioterapia em gerontologia. In: De Freitas EV, Py L. Tratado de geriatria e gerontologia. 4. ed. Rio de Janeiro (RJ): Guanabara Koogan, 2017.

15. Chandra SR, Issac TG, Abbas MM. Apraxias in neurodegenerative dementias. Indian J Psychol Med 2015; 37(1):42-7.

16. Lesourd M, Le Gall D, Baumard J, Croisile B, Jarry C, Osiurak F. Apraxia and Alzheimer's disease: review and perspectives. Neuropsychol Rev 2013; 23(3):234-56.

17. Perttila NM, Öhman H, Strandberg TE et al. How do community-dwelling persons with Alzheimer disease fall? Falls in the FINALEX Study. Dement Geriatr Cogn Dis Extra 2017; 7(2):195-203.

18. Fernando E, Fraser M, Hendriksen J, Kim CH, Muir-Hunter SW. Risk factors associated with falls in older adults with dementia: A systematic review. Physiother Can 2017; 69(2):161-70.

19. Zhang W, Low LF, Gwynn JD, Clemson L. Interventions to improve gait in older adults with cognitive impairment: a systematic review. Journal of American Geriatrics Society 2019; 67(2):381-91.

20. American Psychiatric Association. Manual diagnóstico e estatístico de transtornos mentais. 5. ed. Porto Alegre: Artmed, 2014.

21. Oliveira LM, Nitrini R, Román GC. Normal-pressure hydrocephalus. A critical review. Dement Neuropsychol 2019; 13(2):133-43.

22. Novelli MMPC, Canon MBF. Estudo dos instrumentos de avaliação funcional em demência comumente utilizados no Brasil. Ver Ter Ocup Univ São Paulo 2012; 23(3):253-62.

23. Marra T A, Pereira LSM, Faria CDCM et al. Evaluation of the activities of daily living of elderly people with different levels of dementia. Revista Brasileira Fisioterapia 2007; 11(4):267-73.

24. Pereira LSM, Marra TA, Faria CDCM et al. Adaptação transcultural e análise da confiabilidade do Southampton Assessment of Mobility para avaliar a mobilidade de idosos brasileiros com demência. Cad Saúde Pública 2006; 22(1):2085-95.

25. Sanchez MA, Lourenço RA. Informant questionnaire on cognitive decline in the elderly (IQCODE): adaptação transcultural para o uso no Brasil. Cad Saúde Pública 2009; 25:1455-65.

26. Mapi Research Institute. Cultural adaptation of the Bayer Activities of Daily Living Scale (B-ADL) into Brazilian Portuguese: Report. Lyon, 1999.

27. Cathery-Goulart MT, Areza-Fegyveres R, Schutz RR et al. Adaptação transcultural da escala de avaliação de incapacidade em demência (Disability Assessment for Dementia – DAD). Arquivos de Neuropsiquiatria 2007; 65(3):916-9.

28. Kolanowski A, Boltz M, Galik E et al. Determinants of behavioral and psychological symptoms of dementia: A scoping review of the evidence. Nurs Outlook 2017; 65(5):515-29.

29. Cloak N, Al Khalili Y. Behavioral and psychological symptoms in dementia. In: StatPearls [Internet]. Flórida: StatPearls Publishing, 2020. Disponível em: https://www.ncbi.nlm.nih.gov/books/NBK551552/.

30. Ilha S, Backes DS, Santos SSC, Gautério-Abreu DP, Silva BT, Pelzer MT. Doença de Alzheimer na pessoa idosa/família: Dificuldades vivenciadas e estratégias de cuidado. Esc. Anna Nery 2016; 20(1):138-46.

31. Meng Q, Lin M-S, Tzeng I-S. Relationship between exercise and Alzheimer's Disease: a narrative literature review. Front Neurosci 2020; 14:131.

32. Jia R-X, Liang J-H, Xu Y, Wang Y-Q. Effect of physical activity and exercise on cognitive function of patients with Alzheimer disease: a meta-analysis. BMC Geriatrics 2019; 19:181.

33. Cass S. Alzheimer's disease and exercise: a literature review. Curr Sports Med Rep 2017; 16(1):19-22.

34. Pudelewicz A, Talarska D, Baczyk G. Burden of caregivers of patients with Alzheimer's disease. Scandinavian Journal of Caring Sciences 2018; 33(2):336-41.

35. Montgomery W, Goren A, Kahle-Wrobleski K, Nakamura T, Ueda K. Alzheimer's disease severity and its association with patient and caregiver quality of life in Japan: results of a community-based survey. BMC Geriatrics 2018; 18(1):141.

Capítulo 19

Lesões no Sistema Nervoso Periférico e Neuropatias Progressivas no Adulto

Rogério José de Souza

1. (COFFITO, 2017 – adaptada) Ao exame de reatividade pupilar, o paciente apresentou apenas reflexo fotomotor consensual ao incidir o feixe de luz no olho esquerdo. Podemos interpretar como:

(A) Lesão do II par à direita

(B) Lesão do II par à esquerda

(C) Lesão do III par à direita

(D) Lesão do III par à esquerda

(E) Lesão do II par bilateralmente

◼ Resposta: D.

COMENTÁRIO: A avaliação da reatividade pupilar através do reflexo fotomotor é mediada pelos nervos óptico (II par) e oculomotor (III par). O nervo óptico é responsável por receber o estímulo visual (feixe de luz). Na questão, como o paciente apresentou alguma resposta reflexa, é possível afirmar que o II par está íntegro, ou seja, o estímulo visual foi recebido pelo nervo oculomotor. Entretanto, a resposta motora ocorreu apenas do lado direito, já que no reflexo consensual é observada miose no olho contralateral ao estímulo. Desse modo, se não houve miose do lado esquerdo, pode-se concluir que a lesão do paciente está localizada no nervo oculomotor homolateral, já que esse nervo é responsável pela constrição da pupila (miose).

2. Paciente H.I.P., sexo feminino, 33 anos, procurou atendimento no pronto-socorro após quadro de dor intensa na face e de dente do lado direito. Após avaliação e realização de exames complementares, a paciente foi diagnosticada com neuralgia em um dos pares cranianos. Qual dos pares cranianos está relacionado com o quadro clínico, sendo responsável pela sensibilidade exteroceptiva da face e dos dentes?

(A) II par

(B) VII par

(C) X par

(D) IV par

(E) V par

◼ Resposta: E.

COMENTÁRIO: O nervo trigêmeo (V par craniano) consiste em um nervo misto, ou seja, cumpre funções motoras e sensoriais. Como principal função motora, o V par é responsável pela inervação dos músculos mastigatórios (como masseter, temporal, pterigóideo lateral, pterigóideo medial, milo-hióideo e o ventre anterior do digástrio), enquanto a principal função sensorial desse nervo é a sensibilidade exteroceptiva/superficial (tato, pressão, dor e temperatura) da face e dos dentes. Além dessas funções, é responsável também pela sensibilidade dos dois terços anteriores da língua, conjuntiva ocular e dura-máter, entre outros. O quadro mais frequente de lesão desse nervo é a neuralgia (nevralgia), que se manifesta por crises dolorosas intensas no território cutâneo de inervação do trigêmeo[6].

3. Um paciente que apresente lesão dos pares cranianos pode desenvolver algum tipo de oftalmoparesia, levando à presença de estrabismo e/ou diplopia, dependendo do nervo acometido. Portanto, é extremamente importante avaliar a motricidade ocular no exame neurológico. Assim, um paciente que apresente estrabismo convergente pode ter tido uma lesão de qual nervo?

(A) Oftálmico
(B) Oculomotor
(C) Trigêmeo
(D) Abducente
(E) Facial

■ **Resposta: D.**

COMENTÁRIO: Os movimentos de lateralidade do olho são realizados principalmente por dois músculos: o reto lateral (RL), que leva o globo ocular para fora (divergência), e o reto medial (RM), que leva o globo ocular em direção ao meio/nariz (convergência). O estrabismo ocorre especialmente se um desses músculos está fraco. Em uma analogia para melhorar a compreensão de como ocorre o estrabismo, é como se esses músculos estivessem em um cabo de guerra em que, se um deles estiver fraco, o outro levará o globo ocular em sua direção. Desse modo, o globo ocular ficará direcionado para o músculo que estiver sendo inervado, pois seu antagonista estará comprometido/fraco.

O músculo RM é inervado pelo III par (oculomotor), enquanto o RL é inervado pelo VI par (abducente). Voltando ao caso clínico, o paciente apresenta um estrabismo convergente, por isso o globo ocular está sendo direcionado para o meio, pois o músculo RM está integro e o RL está plégico; portanto, esse indivíduo apresentou uma lesão do nervo abducente[5,6].

4. A paralisia de Bell (PB) é a principal afecção do nervo facial, sendo também a mononeuropatia aguda mais comum. Sua incidência anual é de 11,5 a 55,3 casos por 100.000 pessoas, promovendo impacto negativo na qualidade de vida desses indivíduos. Por isso, é de extrema importância que os fisioterapeutas conheçam o quadro clínico do paciente para realizar uma avaliação adequada e um tratamento assertivo. Portanto, assinale a opção correta.
(A) O paciente com PB apresenta ptose palpebral em razão da paralisia do músculo elevador da pálpebra
(B) O músculo masseter também está envolvido, sendo a mastigação uma função comprometida na PB
(C) A sensibilidade da face está preservada, já que o nervo facial não é responsável por conduzir esse tipo de informação
(D) Os músculos de mímica facial são comprometidos do lado oposto à lesão
(E) Todas as afirmativas estão corretas

■ **Resposta: C.**

COMENTÁRIO: O nervo facial não inerva todos os músculos da mímica facial – por exemplo, o elevador da pálpebra é inervado pelo nervo oculomotor. Portanto, não ocorre ptose palpebral em casos de PB, já que a dificuldade nesses casos reside em fechar o olho em razão da plegia do músculo orbicular do olho. Outro ponto interessante é que a inervação dos músculos mastigatórios e a sensibilidade exteroceptiva da face são funções de outro par craniano, o nervo trigêmeo. Por isso, pacientes com paralisia facial terão mantidas as funções de mastigação e sensibilidade, sendo o principal envolvimento a mímica facial do lado da lesão[5,6,12].

5. Sobre o quadro clínico da lesão do VII par craniano, assinale a opção correta.
(A) Plegia da hemiface, hiperacusia, ageusia, epífora e desvio de rima para o lado sadio
(B) Plegia da musculatura mastigatória e anestesia da face e da língua
(C) Ptose palpebral, midríase, oftalmoparesia e estrabismo divergente
(D) Plegia da hemiface, sinal de Bell e desvio de rima para o lado comprometido
(E) Anacusia, vertigem e déficit de equilíbrio

■ **Resposta: A.**

COMENTÁRIO: O VII par craniano é o nervo facial, um nervo misto relacionado especialmente com os movimentos de mímica facial (com exceção da abertura ocular), a gustação dos dois terços anteriores da língua, a sensibilidade do pavilhão auditivo e do meato acústico interno e a inervação das glândulas lacrimal, submandibular e sublingual. A lesão desse nervo acarreta plegia da face homolateral, desvio de rima para o lado sadio, ageusia (perda do paladar) e epífora (escorrimento lacrimal).

Quanto à questão, a plegia da musculatura mastigatória e a anestesia da face e da língua são características da lesão do nervo trigêmeo (V par), enquanto a lesão do nervo oculomotor (III par) cursa com ptose palpebral, midríase, oftalmoparesia e estrabismo divergente. Já anacusia, vertigem e déficit de equilíbrio podem estar relacionados ao envolvimento do nervo vestibulococlear (VIII par)[5,6].

6. (COFFITO, 2016) Paciente S.A.S., sexo masculino, 29 anos, procurou Serviço de Fisioterapia devido a acidente com motocicleta e subsequente intervenção cirúrgica em plexo braquial à direita (6 meses atrás). Durante avaliação fisioterapêutica, constatou-se lesão do tronco superior do plexo braquial. A partir da topografia da lesão, assinale os músculos primariamente comprometidos nesse tipo de lesão.
(A) Peitoral maior e grande dorsal
(B) Extensor do indicador e extensor curto do polegar
(C) Extensor longo do polegar e flexor ulnar do carpo
(D) Flexor profundo dos dedos e lumbricais
(E) Supraespinhoso e deltoide

■ **Resposta: E.**

COMENTÁRIO: O plexo braquial é formado pelas raízes de C5, C6, C7, C8 e T1, as quais se unem para formar os troncos superior (C5 e C6), médio (C7) e inferior (C8 e T1). O paciente teve uma lesão do tronco superior, o que indica que as raízes mais acometidas foram as de C5 e C6, responsáveis por inervar principalmente os músculos proximais de membro superior.

Desse modo, é possível excluir as opções B, C e D, porque a inervação da mão tem origem principalmente no tronco inferior. Se levarmos em consideração que o músculo grande dorsal é inervado pelo nervo toracodorsal (C6, C7 e C8) e o músculo peitoral maior é inervado pelos nervos peitorais (C5 à T1), podemos concluir que a opção A também está incorreta. Portanto, nesse caso clínico, os músculos supraespinhoso (nervo supraescapular – C4, C5 e C6) e deltoide (axilar – C5 e C6) estarão comprometidos[3].

7. A paralisia de Klumpke é uma neuropatia que envolve o plexo braquial. O principal mecanismo de lesão está relacionado à tração em abdução do ombro. Qual das opções abaixo descreve o quadro clínico desse tipo de lesão?

(A) Fraqueza em musculatura de mão e preservação de musculatura proximal

(B) Fraqueza em musculatura de ombro e preservação de musculatura distal

(C) Fraqueza em musculatura de cotovelo apenas

(D) Paralisia total do membro superior

(E) Envolvimento sensorial apenas

■ **Resposta: A.**

COMENTÁRIO: A paralisia de Klumpke é caracterizada pelo envolvimento do tronco inferior (raízes de C8 e T1). Levando em consideração que a distal é a principal musculatura inervada pela porção inferior do plexo braquial, esse paciente vai apresentar envolvimento da mão e preservação da musculatura proximal. Em contrapartida, a paralisia de Erb-Duchenne envolve o tronco superior do plexo; assim, o envolvimento motor é proximal com preservação da musculatura distal. Já a paralisia total, conhecida como Erb-Klumpke, envolve todas as raízes do plexo braquial, sendo caracterizada por plegia do membro superior homolateral[1,3,7].

8. (COFFITO, 2018 – adaptada) Paciente A.F.N., 23 anos, sexo masculino, deu entrada no pronto-socorro de um hospital terciário após sofrer ferimento por arma branca na região do membro superior direito. Na avaliação da fisioterapia, após mapeamento motor, foram encontrados os seguintes sinais e sintomas:

• **Ombro: movimentos de flexão, extensão, abdução, adução e rotações íntegros.**

• **Cotovelo: incapacidade de realizar extensão do cotovelo, porém a flexão está íntegra.**

• **Articulação radioulnar: dificuldade na supinação do antebraço, porém a pronação está íntegra.**

• **Punho: incapacidade de estender o punho, porém a flexão está íntegra.**

• **Dedos: incapacidade de estender os dedos, inclusive o polegar, adicionado à dificuldade em abduzir o polegar.**

• **Movimentos de flexão dos dedos preservados, assim como oponência do polegar e do dedo mínimo.**

Assinale a opção correta, correlacionando os achados da avaliação à topografia da lesão. É possível afirmar que houve:

(A) Lesão do nervo radial

(B) Lesão do nervo mediano

(C) Lesão do nervo ulnar

(D) Lesão do nervo musculocutâneo

(E) Lesão do nervo axilar

■ **Resposta: A.**

COMENTÁRIO: Nesse caso clínico é possível observar que o paciente apresenta fraqueza dos músculos inervados pelo nervo radial (extensores de cotovelo, punho e dedos); portanto, o quadro clínico é característico de lesão do nervo radial.

Em uma análise mais aprofundada do caso, observa-se que o paciente consegue realizar abdução de ombro e, como o músculo deltoide é inervado pelo nervo axilar, conclui-se que ele está íntegro. Adicionalmente, verifica-se que o nervo musculocutâneo também está preservado, já que o paciente realiza flexão de cotovelo e o músculo bíceps braquial é inervado por ele. Os nervos mediano e ulnar também estão preservados, já que o paciente realiza oponência (mediano), pronação (mediano) e flexão de dedos (mediano e ulnar)[3].

9. (COFFITO, 2016 – adaptada) Um paciente sofreu lesão do nervo radial por projétil de arma de fogo (PAF). Ao exame, apresenta grau zero de força muscular dos extensores de punho e dedos. Assinale a opção que aponta uma conduta para aumentar a força muscular que não seja indicada para este fim.

(A) Estímulo tátil, térmico e proprioceptivo

(B) Percussão

(C) Cocontração

(D) Prática mental

(E) Exercícios passivos

■ **Resposta: E.**

COMENTÁRIO: Os exercícios passivos não têm como função o aumento da força muscular. A indicação dessa modalidade de exercício está relacionada, principalmente, com a manutenção da amplitude de movimento disponível, prevenindo as complicações decorrentes da imobilidade. Portanto, já que o treino passivo não estimula a ativação muscular, não é indicado para o aumento de força[4].

10. Paciente de 15 anos de idade foi vítima de uma ferida penetrante com vidro localizada na região posterolateral distal da coxa direita e foi encaminhado ao serviço de urgência apresentando plegia em dorsiflexores e marcha escarvante. Após a realização de eletroneuromiografia, foi observada uma neurotmese de um nervo específico do membro inferior. De acordo com esse quadro clínico, qual nervo foi lesionado?

(A) Nervo tibial

(B) Nervo fibular superficial

(C) Nervo fibular profundo

(D) Nervo obturatório

(E) Nervo femoral

■ **Resposta: C.**

COMENTÁRIO: A marcha escarvante é caracterizada pela ausência da dorsiflexão, em que há o envolvimento do músculo tibial anterior. O nervo fibular profundo é responsável pela inervação desse músculo; portanto, o quadro clínico corresponde ao envolvimento desse nervo. Vale ressaltar que as lesões do nervo tibial cursam com fraqueza especialmente dos plantiflexores, enquanto a lesão do nervo femoral está relacionada com a plegia do quadríceps. O quadro clínico de lesão do nervo obturatório é caracterizado por fraqueza dos músculos adutores do quadril, ao passo que a lesão do nervo fibular superficial cursa com envolvimento dos músculos fibulares[3,8].

11. O nervo ciático é o maior nervo do corpo humano e exerce importante função motora e sensorial no membro inferior. Dentre as musculaturas citadas, qual é inervada diretamente por esse nervo?

(A) Quadríceps
(B) Isquiotibiais
(C) Flexores de quadril
(D) Plantiflexores
(E) Todas as opções estão corretas

■ **Resposta: C.**

COMENTÁRIO: O nervo ciático inerva diretamente os músculos isquiotibiais (bíceps femoral, semimembranoso e semitendíneo), além da porção isquiática do adutor magno. Assim, permite a flexão do joelho e a adução do quadril. Se levarmos em consideração que o nervo ciático se divide em nervos tibial e fibular comum, ele promove inervação indireta da musculatura da perna (plantiflexores e dorsiflexores) e do pé (musculatura intrínseca). Vale ressaltar que os principais flexores de quadril (ilíaco e psoas) são inervados por nervos do plexo lombar (p. ex., nervo femoral). Da mesma maneira, o quadríceps também é inervado pelo nervo femoral; portanto, as funções de flexão do quadril e extensão do joelho não estão diretamente envolvidas em casos de lesão do nervo ciático[2,7].

12. As radiculopatias lombares são frequentes e na maioria dos casos causadas por uma hérnia de disco em que a raiz do nervo é comprimida pelo material do disco que se rompeu através do anel circundante. Essa compressão pode cursar com envolvimento motor e sensorial, tornando necessária uma avaliação minuciosa. Na avaliação da sensibilidade exteroceptiva utilizando pincel, qual dermátomo estará envolvido em casos de compressão da raiz L5?

(A) Face anterior da coxa
(B) Côndilo femoral medial
(C) Maléolo medial
(D) Região dorsal do pé
(E) Face poplítea

■ **Resposta: D.**

COMENTÁRIO: Em casos de compressão de raízes nervosas, assim como de lesões medulares, a avaliação da sensibilidade superficial (exteroceptiva) é feita através dos dermátomos, que são regiões cutâneas inervadas por uma determinada raiz espinhal ou segmento medular. O dermátomo que corresponde à raiz L5 envolve a região dorsal do pé, ao passo que a face anterior da coxa (L2), o côndilo femoral medial (L3), o maléolo medial (L4) e a face poplítea (S2) não são regiões dos membros inferiores inervadas pela raiz de L5[3,9].

13. (COFFITO, 2016 – adaptada) Uma paciente sofre de neuropatia diabética e procurou um serviço de fisioterapia neurofuncional para acompanhamento de seu caso. Ao exame, apresentou perda de força, hiporreflexia e hipotonia dos dorsiflexores do pé direito, além de perda da sensibilidade tátil no pé direito. Sua queixa principal é a incapacidade de subir escadas de maneira independente, o que

a impede de ir ao culto religioso aos domingos por causa de uma grande escadaria que dá acesso ao local, a menos que sua filha vá e a ajude. Das opções abaixo, qual descreve melhor as condições de saúde apresentadas nesse caso, segundo a CIF (Classificação Internacional de Funcionalidade, Incapacidade e Saúde)?

(A) Estrutura: nervo periférico; função: subir escadas; limitação da atividade: da força, da sensibilidade, dos reflexos e do tônus; restrição de participação: ajuda da filha
(B) Estrutura: dermátomos do membro superior e encéfalo; função: subir escadas; limitação da atividade: deixar de ir ao culto; restrição de participação: ajuda da filha
(C) Estrutura: da força, da sensibilidade, dos reflexos e do tônus; função: subir escadas; limitação da atividade: deixar de ir ao culto; restrição de participação: ajuda da filha
(D) Estrutura: músculos dorsiflexores, dermátomos do membro inferior e nervo periférico; função: força, tônus, reflexos e sensibilidade; limitação da atividade: deixar de ir ao culto; restrição de participação: subir escadas
(E) Estrutura: músculos dorsiflexores do pé, dermátomos do membro inferior e nervo periférico; função: força, tônus, reflexos e sensibilidade; limitação da atividade: subir escadas; restrição de participação: deixar de ir ao culto

■ **Resposta: E.**

COMENTÁRIO: Para responder essa questão é necessário saber apenas uma coisa a respeito da CIF: o componente "participação" está relacionado com situações da vida diária (aspectos sociais). Portanto, ao se pensar em participação, ir ao culto seria a opção correta. Entretanto, vale aprofundar um pouco em relação ao caso. O que seria um envolvimento do componente "atividade" da CIF? O indivíduo não executar uma tarefa ou ação (p. ex., subir uma escada). Já as "estruturas do corpo" são as partes anatômicas (músculos, nervos, dermátomos), enquanto as "funções do corpo" são as funções fisiológicas dos sistemas (p. ex., força, sensibilidade, reflexos)[10].

14. (COFFITO, 2017 – adaptada) Com relação à síndrome de Guillain-Barré (SGB), marque V (verdadeiro) ou F (falso).
( ) **O paciente acometido pela SGB apresenta disfunção, de início agudo, dos nervos periféricos e cranianos.**
( ) **Fraqueza simétrica rapidamente progressiva, perda de reflexos, diplegia facial, paresia orofaríngea e respiratória, além de déficit sensorial nas mãos e nos pés, são sintomas da SGB.**
( ) **A SGB é a causa mais comum de paralisia generalizada aguda ou subaguda.**
( ) **Embora a SGB tenha caráter sistêmico, o sistema autônomo quase nunca é afetado.**
Assinale a opção que apresenta a sequência correta.

(A) V-F-V-V
(B) V-V-V-F
(C) V-F-F-V
(D) F-V-F-V
(E) V-V-F-F

■ **Resposta: B.**

COMENTÁRIO: Após a erradicação da poliomielite, a SGB tornou-se a causa mais comum de paralisia flácida no mundo e apresenta uma característica ascendente e simétrica, acometendo os nervos periféricos. Por se tratar de uma polineuropatia, todas as informações transportadas pelos nervos, sejam elas motoras, sensoriais ou autonômicas, serão comprometidas. Portanto, a única opção falsa é a última, pois as disfunções autonômicas são altamente prevalentes na síndrome, podendo acometer mais de dois terços dessa população[11].

15. (COFFITO, 2018 – adaptada) Em relação à SGB, marque a opção correta.
(A) A progressão dos sinais e sintomas motores é lenta
(B) É possível identificar a presença de parestesias e hiperestesias
(C) O acometimento da força muscular é assimétrico
(D) A presença de disfunção autonômica não se aplica a essa doença

(E) Sinais de lesão de primeiro neurônio estão sempre presentes

■ **Resposta: B.**

COMENTÁRIO: A SGB tem uma característica aguda e rapidamente progressiva; portanto, a primeira opção erra ao afirmar que sua progressão é lenta. Outra característica da síndrome é o acometimento simétrico, ou seja, o envolvimento motor e sensorial dos dois lados tende a ser igual; portanto, a opção C também está errada.

As disfunções autonômicas são altamente prevalentes na SGB, entre as quais podem ser citadas flutuações na pressão arterial e disfunções geniturinárias e gastrointestinais. Como a síndrome envolve os nervos periféricos, há o comprometimento do segundo neurônio motor e não do primeiro; assim, a opção E está incorreta. Os aspectos clínicos mais conhecidos da síndrome estão relacionados com o envolvimento motor (plegia e/ou paresia) e sensorial (anestesia, parestesia e hiperestesia); portanto, a opção correta é a B[11].

REFERÊNCIAS

1. Camargos ACR, Leite HR, Morais RLS, Lima VP. Fisioterapia em pediatria – Da evidência à prática clínica. 1. ed. Rio de Janeiro (RJ): Medbook, 2019.
2. Giuffre BA, Jeanmonod R. Anatomy, sciatic nerve. StatPearls (in press) 2020.
3. Kendall FP, McCreary EK, Provance PG, Rodgers MM, Romani WA. Músculos – Provas e funções com postura e dor. 5. ed. Barueri (SP): Manole, 2007.
4. Kisner C, Colby LA. Exercícios terapêuticos: Fundamentos e técnicas. 6. ed. Barueri (SP): Manole, 2015.
5. Luvizutto GJ, Souza LAPS. Avaliação neurológica funcional. 1. ed. Curitiba (PR): Appris, 2020.
6. Machado M, Haertel LM. Neuroanatomia funcional. 3. ed. São Paulo (SP): Atheneu, 2014.
7. Merryman J, Varacallo M. Klumpke palsy. StatPearls (in press) 2020.
8. Nascimento M, Diogo C, Alves C. Lesão do nervo peroneal comum: uma urgência ortopédica pouco habitual. Rev Port Ortop Traum [online] 2017; 25(1):42-8.
9. Ostelo RW. Physiotherapy management of sciatica. J Physiother 2020; 66(2):83-8.
10. Organização Mundial da Saúde. Como usar a CIF: um manual prático para o uso da Classificação Internacional de Funcionalidade, Incapacidade e Saúde (CIF). Versão preliminar para discussão. OMS, 2013.
11. Zaeem Z, Siddiqi Z, Zochodne DW. Autonomic involvement in Guillain–Barré syndrome: an update. Clin Auton Res 2019; 29:289-99.
12. Zhang W, Xu L, Luo T, Wu F, Zhao B, Li X. The etiology of Bell's palsy: a review. J Neurol 2020; 267(7):1896-905.

Capítulo 20

Neuroplasticidade Pós-Lesão

Camila Torriani-Pasin
Gisele Carla dos Santos Palma
Tatiana Beline de Freitas
Marina Portugal Makhoul

1. (COFFITO, 2016 – adaptada) O fisioterapeuta neurofuncional, em sua prática cotidiana, vale-se dos princípios de neuroplasticidade que ocorrem após lesões do sistema nervoso para promover a recuperação da funcionalidade de seus pacientes. Marque a opção que indique exemplos de neuroplasticidade que podem ocorrer após uma lesão periférica do tipo neurotmese.

(A) Brotamento axonal e dendrítico, no entanto, não ocorre mudança na sensibilidade de sinapses preexistentes

(B) Brotamento axonal e dendrítico, e um hemisfério assume as funções do outro afetado

(C) Aumento da produção de fibroblastos, células de Schwann e mudança na sensibilidade de sinapses preexistentes

(D) Reativação da expressão dos genes de crescimento, e ocorre o crescimento ordenado de células de Schwann

(E) Diásquise, e um hemisfério assume as funções do outro afetado

■ **Resposta: C.**

COMENTÁRIO: *Neurotmese*, conforme descrito por Seddon (1965), é o tipo mais grave de lesão envolvendo nervos periféricos com base na qualidade e quantidade de trauma ao nervo e no impacto dos danos na regeneração e recuperação. As etiologias incluem laceração, compressão severa ou lesão por tensão, afetando o nervo. Assim como na axonotmese, o axônio está lesionado em maiores grau e complexidade (Elliott et al., 2009). Além disso, em função da separação física dos axônios e da perda de continuidade e do encapsulamento dos tecidos conjuntivos, ocorrem muitas alterações neurais retrógradas que impedem a regeneração. Em geral, a recuperação é muito difícil, e há a

perda completa da função motora, sensorial e autonômica (Ferreira, 2001).

A neurotmese é definida por uma lesão ou secção completa no nervo periférico que causa a perda axonal e de mielina, na qual os túbulos endoneurais, perineuro e epineuro são gravemente comprometidos e não existe possibilidade de recuperação espontânea sem intervenção cirúrgica (Robinson, 2000; Silva & Camargo, 2010).

Na classificação de Sunderland (1990), a neurotmese pode ser dividida em de terceiro, quarto ou quinto grau. O terceiro grau descreve uma interrupção da fibra nervosa com a ruptura do endoneuro, mas o epineuro e o perineuro permanecem intactos. A recuperação de uma lesão de terceiro grau é possível, mas raramente acontece sem que seja realizada a intervenção cirúrgica. A lesão de quarto grau de Sunderland resulta apenas na permanência do epineuro intacto, enquanto todas as demais estruturas encapsuladas são interrompidas. Uma lesão de quinto grau é uma lesão completa de transecção do nervo periférico. Lesões de quarto e quinto graus exigem intervenção cirúrgica.

Portanto, em função da gravidade da neurotmese, podemos dizer que ocorre neuroplasticidade, no entanto, o fenômeno é marcado por um importante processo de cicatrização e tentativa de reparação tecidual ineficaz, que inclui infiltrados de macrófagos, fibroblastos e células de Schwann, as quais preenchem o espaço entre os terminais do nervo seccionado.

A *diásquise* é apenas uma das várias teorias gerais de recuperação da função, que classicamente incluem: (a) vicariação: a tomada de funções da área danificada por regiões não originalmente envolvidas na execução do comportamento

perdido; (b) recuperação de redundância baseada em neurônios ilesos que normalmente contribuem para esse comportamento, ou seja, a distribuição de uma função em todo o
córtex cerebral; (c) substituição comportamental: a aprendizagem de novas estratégias comportamentais para compensar o déficit; (d) recuperação da diásquise: o "choque"
funcional temporário ou desativação de regiões remotas do
cérebro intactas, conectadas à área da lesão primária (Feeney & Baron, 1986).

Os mecanismos não especificados para o alívio da diásquise podem envolver o crescimento de novos terminais de
axônio ou a multiplicação de receptores pós-sinápticos (Bütefisch et al., 2003; Gharbawie & Whishaw, 2006). A diásquise
é um fenômeno que ocorre após lesões no sistema nervoso
central, não sendo utilizada para lesões periféricas.

Portanto, diferenciando as lesões nervosas centrais e periféricas e considerando a neuroplasticidade um fenômeno que
reflete a resposta do tecido a uma lesão, seja essa resposta
positiva e suficiente para a recuperação, seja negativa e insuficiente para a restauração da funcionalidade, a única opção
possível é a letra C.

**2. (CREFFITO-criança, 2018 – adaptada) Sobre a plasticida-
de neural, leia as afirmativas abaixo e em seguida assinale
a opção correta.**

I. **A plasticidade neural ocorre somente nos primeiros 2
anos de vida. A partir daí, os ganhos acontecem com base
nas adaptações e compensações, não sendo mais possível uma recuperação funcional adequada.**

II. **A plasticidade neural ocorre exclusivamente no sistema
nervoso central, porém essas mudanças se refletem em
mudanças indiretas no sistema nervoso periférico.**

III. **As células de Schwann favorecem a regeneração axonal no sistema nervoso periférico.**

IV. **A plasticidade neural após uma lesão do sistema nervoso central ocorre somente nos primeiros 6 meses após
a lesão, o que justifica as técnicas e recomendações de
estimulação precoce preconizadas atualmente.**

V. **A prática baseada na atividade, a repetição e a motivação favorecem a aprendizagem motora, levando a
mudanças estruturais no sistema nervoso.**

(A) Apenas as afirmativas I, III e V estão corretas
(B) Apenas as afirmativas III e V estão corretas
(C) Apenas a afirmativa III está incorreta
(D) Apenas a afirmativa V está correta
(E) Todas as afirmativas estão corretas

■ **Resposta: B.**

COMENTÁRIO: A sentença I afirma que a plasticidade neural
ocorre somente nos primeiros 2 anos de vida e que a partir
daí os ganhos acontecem com base nas adaptações e compensações, não sendo mais possível uma recuperação funcional adequada. Sabe-se que a plasticidade neural ocorre
em qualquer estágio ou fase da vida e depende de estímulo
ou de novas experiências para acontecer (Brown & Weaver,
2012; Fuchs & Flügge, 2014). As pesquisas mais recentes
nessa área mostram que a maximização do potencial do cérebro deve ser priorizada em qualquer idade, e isso ocorre

por meio de experiências e estímulos direcionados (Bherer,
2015). Nesse sentido, podemos afirmar que a sentença I está
incorreta.

Já a sentença II afirma que a plasticidade neural ocorre
exclusivamente no sistema nervoso central, o que não está
correto, pois o sistema nervoso periférico é dotado de alta
capacidade neuroplástica. Além disso, mudanças ocorridas
no sistema nervoso central se refletem em mudanças indiretas no sistema nervoso periférico. Desse modo, consideramos essa sentença incorreta, pois há inúmeras evidências de
plasticidade neural em diferentes níveis do sistema nervoso
central e no sistema nervoso periférico (Kandel et al., 2013).

Já a sentença III afirma que as células de Schwann favorecem a regeneração axonal no sistema nervoso periférico. Sabe-se que as células gliais são formadoras de mielina no sistema nervoso. No sistema nervoso central, os oligodendrócitos
realizam essa tarefa, enquanto no sistema nervoso periférico
a formação da mielina é realizada pelas células de Schwann
(Gazzaniga, Ivry & Mangun, 2014). Nesse sentido, a presença
das células de Schwann na reparação da lesão no sistema
nervoso periférico é fundamental, sendo a afirmação correta.
A Figura 1, retirada de Gazzaniga et al. (2014), ilustra a localização da célula de Schwann no sistema nervoso periférico e seu
papel regenerativo nos neurônios.

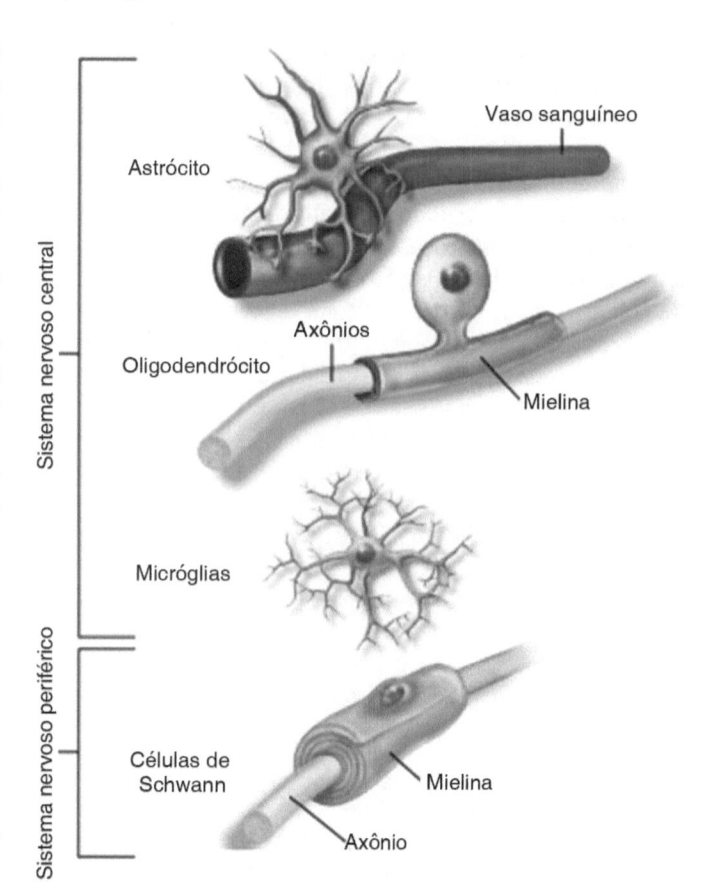

Figura 1 Ilustração dos vários tipos de células da glia nos sistemas
nervosos central e periférico de mamíferos. O astrócito é ilustrado
com uma terminação conectada a um vaso sanguíneo. O oligoden-
drócito e as células de Schwann produzem mielina ao redor dos axônios dos neurônios – os oligodendrócitos estão no sistema nervoso
central e as células de Schwann no sistema nervoso periférico. Também são ilustradas as micróglias. (Retirada de Gazzaniga et al., 2014.)

A sentença IV afirma que a plasticidade neural após uma lesão do sistema nervoso ocorre somente nos primeiros 6 meses após a lesão, o que justificaria as técnicas e recomendações de estimulação precoce. Sabe-se que o intervalo entre a primeira semana e o primeiro mês após acidente vascular encefálico (AVE) – agudo e subagudo inicial – é crítico para a plasticidade neural, e incentivar a recuperação deve ser um objetivo fundamental. Contudo, há alguma incerteza sobre quão precoce e em qual dose o tratamento deve ser implementado (Bernhardt et al., 2017). No entanto, a possibilidade de mudanças comportamentais, mesmo anos após o AVE, é reconhecida e descrita na literatura (Bernhardt et al., 2017; Winstein et al., 2016). Nesse sentido, a sentença IV está incorreta.

Já a sentença V afirma que a prática baseada na atividade, a repetição e a motivação favorecem o aprendizado motor, levando a mudanças estruturais no sistema nervoso. Sabe-se que diferentes fatores afetam a aquisição de novas habilidades motoras, dentre os quais podem ser citados a estrutura, a distribuição e o tipo de prática, além da motivação (Torriani-Pasin, Palma & Freitas, 2016). Além disso, há evidências na literatura de mudanças estruturais no sistema nervoso durante o processo de aprendizagem motora (Nackaerts et al., 2019). Nesse sentido, a sentença V está correta.

3. Nos processos de plasticidade sináptica, uma das leis que caracterizam esse processo é a *Lei de Hebb*. Hebb postulou que "se as atividades pré e pós-sinápticas forem elevadas, a sinapse se fortalece, e se as atividades pré e pós-sinápticas forem baixas, a sinapse se enfraquece". Nesse caso, no processo de aprendizagem e recuperação de um indivíduo pós-AVE que aprende uma habilidade com alta demanda de equilíbrio, por exemplo, quais processos celulares/moleculares representariam a fase de aquisição da habilidade?

(A) Indução, modificações estruturais e morfológicas da sinapse, ativação de proteínas intracelulares e estimulação de receptores pós-sinápticos específicos ao neurotransmissor

(B) Aumento da potenciação de longo prazo (LTP), estimulação tetânica de alta frequência (PEPS), conversão dos receptores dopaminérgicos e repolarização

(C) Diminuição do potencial de ação (PIPS), exocitose, aumento da resposta pós-sináptica e fosforilação de acetilcolina

(D) LTP e depressão de longo prazo (LTD), estimulação de receptores específicos ao neurotransmissor, repolarização e fosforilação de acetilcolina

(E) Mudança na função e no número de receptores, padrões específicos de atividade pré e pós-sinápticos, PEPS e repolarização

▪ **Resposta: A.**

COMENTÁRIO: A Lei de Hebb ou teoria hebbiana resume os mecanismos principais de mudança na transmissão sináptica durante a aprendizagem (Hebb, 1949). Nesse processo ocorrem basicamente alterações na potencialização e depressão das sinapses ativas tanto no neurônio pré-sináptico como no neurônio pós-sináptico. Especificamente, os processos que ocorrem são:

1. **Indução:** nesse processo ocorrem mudanças que buscam o fortalecimento da sinapse, facilitando a transmissão

sináptica e o PEPS com LTP. Ao perceber esse aumento de atividade, a célula identifica a necessidade de modificação a fim de facilitar a transmissão sináptica.

2. **Estimulação dos receptores pós-sinápticos específicos:** ocorre o estímulo aos receptores (glutamatérgicos) alfa-amino-3-hidróxi-metil-5-4-isoxazolpropiônico (AMPA) e N-metil-D-aspártico (NMDA), que facilitam a PEPS, fazendo a célula permanecer em atividade durante um tempo prolongado (minutos, horas ou dias).

3. **Ativação de proteínas intracelulares:** nessa fase há um estímulo gerado pela estimulação tetânica nessa célula, disparando a produção de proteínas (PKC, ERK, AMPc), permitindo a criação de novos receptores AMPA e aumentando o número de receptores no neurônio pós-sináptico. Outra maneira de aumentar o número de receptores é ativando sinapses silentes.

4. **Modificações estruturais e morfológicas da sinapse:** nessa fase, após a síntese de proteínas, a célula produz um novo terminal axônico com mais receptores AMPA e NMDA para que esse neurônio seja capaz de transmitir a informação.

Esses mecanismos produzem a memória celular (Kandel et al., 2013; Purves et al., 2004).

Portanto, com base nessas informações, a única resposta possível é a opção A.

4. A recuperação da funcionalidade de pessoas com lesão neurológica exige que o profissional conheça e entenda o quanto as estruturas e funções cerebrais podem remodelar-se em dias, meses ou anos após a lesão. Com base nos 10 princípios da neuroplasticidade definidos por Kleim & Jones (2008), marque como verdadeiras (V) ou falsas (F) as afirmativas abaixo e assinale a sequência correta.

I. ( ) **Use ou perca: a falta do uso de estruturas cerebrais pode degradar funções do sistema nervoso central.**

II. ( ) **Use e melhore: a plasticidade pode ser induzida em regiões cerebrais específicas. Isso somente ocorre mediante a repetição de um tipo único de treinamento.**

III. ( ) **Especificidade: a natureza da experiência treinada regula a natureza da plasticidade.**

IV. ( ) **Repetição: a aquisição de algumas habilidades depende da repetição continuada ao longo do tempo para a consolidação.**

V. ( ) **Intensidade: a intensidade do estímulo de treinamento é muito importante; por isso, o treino intensivo deve ser selecionado para todos os pacientes, pois não tem risco de *overuse* nem de deteriorar a função treinada.**

VI. ( ) **Tempo: o treinamento iniciado a qualquer momento após a lesão vai estimular os mesmos tipos de neuroplasticidade. Portanto, não importa quando comece a estimulação, os resultados serão sempre os mesmos em longo prazo.**

VII. ( ) **Relevância: motivação e atenção suficientes são essenciais para promover o engajamento do paciente na tarefa.**

VIII. ( ) Idade: a capacidade do potencial sináptico depende da experiência e da prática, assim como a sinaptogênese e a reorganização do mapa cortical ocorrem ao longo de toda a vida nas mesmas velocidade e proporção.

IX. ( ) Transferência: a plasticidade permite que as habilidades treinadas possam ser executadas apenas durante o desempenho da habilidade treinada, não se estendendo a habilidades similares.

X. ( ) Interferência: a plasticidade em resposta a um treinamento pode interferir na aquisição de outros comportamentos.

(A) V-F-V-V-V-V-V-F-F-F
(B) V-V-V-V-F-V-V-F-F-V
(C) V-F-V-V-F-F-V-F-F-V
(D) V-F-V-V-V-F-V-F-F-V
(E) V-F-V-V-F-V-V-F-F-F

■ **Resposta: C.**

COMENTÁRIO: Kleim & Jones (2012) definem os princípios da neuroplasticidade e apontam a dependência da experiência do indivíduo como um fator determinante para a ocorrência desse fenômeno. Tomando como base esse preceito, a sentença I é verdadeira, já que as experiências comportamentais, após um dano cerebral, também podem proteger neurônios e redes que de outro modo seriam perdidos após a lesão (Kleim & Jones, 2008).

A sentença II é falsa, porque não basta um único treino para promover a melhora da habilidade treinada. A repetição é fundamental, mas não precisa ser sempre constante (Bernhardt et al., 2017). Já a sentença III é verdadeira, porque o treino específico promove mudanças neuroplásticas nos padrões de conectividade neural em regiões encefálicas da mesma especificidade da natureza da tarefa (Kleim & Jones, 2008).

A sentença do princípio IV é verdadeira, pois o fato de haver envolvimento de apenas um circuito neural no desempenho da tarefa não é suficiente para conduzir à plasticidade. O papel da repetição na condução da plasticidade à aprendizagem pode ser crítico para a recuperação. A plasticidade pode representar um marcador substituto de recuperação indicativa de mudança comportamental que é resistente à decomposição (compensação). Sugere-se que um nível suficiente de estímulo será necessário para se obter um nível suficiente de melhora e reorganização cerebral. Isso se faz necessário para que o paciente continue a usar a função afetada no ambiente domiciliar, manter e obter mais ganhos funcionais (Kleim & Jones, 2008).

A sentença V é falsa, pois, apesar de sabermos que a intensidade promove mudanças celulares, como aumento do número de sinapses, é preciso respeitar a resistência dos sistemas musculoesquelético e cardiorrespiratório e a fadiga do indivíduo (Takeuchi & Izumi, 2012).

A sentença VI é falsa, pois, com o tempo, diferentes formas de neuroplasticidades são ativadas. Além disso, a estabilidade da mudança também pode depender do tempo após o treinamento, de modo que, se a intervenção promove reestruturação neural, então trará benefícios mais duradouros (Bernhardt et al., 2017). A estimulação por meio da fisioterapia, que se inicia tardiamente, pode permitir o estabelecimento maior de comportamentos compensatórios aprendidos e alterações secundárias, o que pode interferir nos custos do tratamento e no prognóstico de recuperação (Kleim & Jones, 2008).

A sentença VII é verdadeira, pois para que haja o engajamento do paciente é necessário que a atividade treinada seja relevante e motivadora (Clark et al., 2018). Engajar o indivíduo no processo de recuperação tem grande importância para dirigir a plasticidade dependente da experiência (Kleim & Jones, 2008).

A sentença VIII é falsa, porque a capacidade de neuroplasticidade está reduzida com o envelhecimento do sistema; no entanto, pode ocorrer até o final da vida, não sendo exclusiva de cérebros jovens. Na verdade, o envelhecimento pode ser análogo a um insulto cerebral agudo, e pode-se dizer que a plasticidade é o mecanismo pelo qual o cérebro compensa o envelhecimento. O declínio cognitivo, por exemplo, pode refletir a falha progressiva dos processos de plasticidade. No entanto, o cérebro em envelhecimento também responde claramente à experiência, mesmo que as mudanças cerebrais sejam menos profundas ou ocorram mais lentamente do que as observadas em cérebros mais jovens. Os efeitos do envelhecimento variam com as experiências ao longo da vida e são geralmente melhores em indivíduos com nível maior de atividade física mental (Kleim & Jones, 2008).

A sentença IX é falsa, pois a transferência se refere a um conjunto de circuitos neurais que são capazes de promover plasticidade localizada ou distribuída em outros locais do cérebro. Isso significa que habilidades treinadas em uma tarefa específica podem ajudar a melhorar o desempenho de outras habilidade semelhantes (Kleim & Jones, 2008).

A sentença X é verdadeira porque a interferência se refere à capacidade plástica que ocorre em um circuito neural e que impede a indução de um novo circuito ou sua expressão dentro desse mesmo circuito. Isso, por sua vez, pode prejudicar o aprendizado (Kleim & Jones, 2008). Dessa maneira, a única opção correta é a C.

5. A neuroplasticidade é capaz de mudar a estrutura e função corporal, assim como de minimizar as limitações na atividade de pessoas que tiveram AVE. No entanto, esses mecanismos nem sempre direcionam respostas desejadas, e surgem as compensações como estratégias para execução de habilidades motoras, também chamadas de plasticidade mal adaptativa. Com base nessa premissa, assinale a opção FALSA.

(A) Distonia e dor fantasma são exemplos da ocorrência de plasticidade mal adaptativa.
(B) O uso excessivo do lado menos comprometido pode inibir a ativação do lado mais comprometido, fenômeno conhecido como aprendizado do não uso ou não uso aprendido.
(C) A longo prazo, a neuroplasticidade mal adaptativa de um movimento compensatório pode causar a redução da amplitude de movimento e dor.
(D) A estimulação inibitória por estimulação magnética transcraniana do hemisfério não afetado piora os movimentos dos indivíduos após AVE.
(E) Aprender uma habilidade motora utilizando somente o lado menos comprometido reduz a possibilidade de recuperação funcional do lado mais comprometido.

■ **Resposta: D.**

COMENTÁRIO: A importância dos mecanismos de neuroplasticidade para a recuperação dos indivíduos após uma lesão cerebral é inquestionável. No entanto, sabe-se que esses mesmos mecanismos também são responsáveis por permitir que o indivíduo se adapte a uma nova realidade e realize as atividades com compensações, visando à independência funcional (Takeuchi & Izumi, 2012).

Indivíduos que tiveram um AVE podem desenvolver uma hiperatividade compensatória no lado menos afetado, na região proximal do lado mais afetado ou em movimento do tronco para realizar tarefas diárias. O desenvolvimento de comportamentos compensatórios é uma estratégia vantajosa que possibilita a realização de atividades diárias, apesar das dificuldades motoras. No entanto, o reforço de compensações motoras pode evitar que o lado mais afetado consiga se movimentar. Além disso, suas consequências neurais e comportamentais de longo prazo não são bem compreendidas e podem, em última instância, limitar o resultado funcional final do paciente (Takeuchi & Izumi, 2012).

A longo prazo, a repetição desse movimento compensatório, além de demandar grande gasto de energia, também pode causar a diminuição da amplitude de movimento e dor, o que novamente terá um impacto negativo sobre a função (Jones, 2017; Takeuchi & Izumi, 2012).

Estudos que utilizam a estimulação magnética transcraniana demonstraram a ocorrência de inibição inter-hemisférica, fenômeno que acontece quando o hemisfério menos afetado se encontra hiperativo e por isso não permite que o hemisfério mais afetado consiga ser ativado. Percebeu-se que, quando eram dados estímulos inibitórios ao hemisfério menos afetado, eram obtidos melhores resultados funcionais (Takeuchi et al., 2005). Desse modo, essa relação competitiva inter-hemisférica é destacada como um mecanismo de plasticidade mal adaptativa e é um alvo do tratamento para os indivíduos pós-AVE (Takeuchi & Izumi, 2012). A partir dessas premissas, a única opção possível é a D.

6. O BDNF (*Brain-Derived Neurotrophic Factor*) é um membro da família das neurotrofinas, um grupo de proteínas envolvidas na neuroproteção, neurogênese e neuroplasticidade, e tem sido identificado como um mediador-chave da aprendizagem motora e recuperação funcional após AVE. Novas áreas de pesquisa buscam formas para a produção desse fator neurotrófico. A produção de BDNF ocorre através de:
- **(A)** Ingestão alimentar (peixes e derivados)
- **(B)** Indução ao sono após treinamento
- **(C)** Treino de habilidades motoras de maneira intensiva
- **(D)** Prática de exercício aeróbio
- **(E)** Prática de exercícios em dupla tarefa

■ **Resposta: D.**

COMENTÁRIO: Novas áreas de pesquisa sinalizam a importância do BDNF na recuperação motora após AVE. Essas áreas de pesquisa consideram os efeitos do exercício aeróbio na função cerebral. Evidências sugerem que o exercício aeróbio é uma intervenção valiosa para melhorar a função cerebral (Colcombe & Kramer, 2003; Lambourne & Tomporowski, 2010) e que esses efeitos são mediados, em parte, pela regulação positiva de BDNF. Assim, os aumentos de BDNF induzidos pelo exercício aeróbio poderiam facilitar a neuroplasticidade relacionada à aprendizagem motora para reabilitação após AVE.

O BDNF exerce seus efeitos na neuroplasticidade ao facilitar a potenciação de longo prazo (LTP), ao promover aumento de longa duração na força da conexão entre dois neurônios que são repetidamente ativados juntos e ao estimular o crescimento dendrítico e a remodelação. Ao contrário de outros fatores de crescimento, o BDNF é secretado no sistema nervoso central (SNC) através de uma via atividade-dependente. A secreção atividade-dependente ocorre perifericamente nos vasos sanguíneos e centralmente em regiões como o hipocampo. Essa circulação de BDNF na corrente sanguínea é crucial para a promoção da neuroplasticidade em circuitos ativados em resposta à experiência (Mang et al., 2013).

O exercício aeróbio pode ser um meio eficaz para melhorar os níveis de BDNF, pois induz uma cascata de eventos que levam ao aumento da expressão do gene BDNF em múltiplas regiões do SNC, incluindo hipocampo, cerebelo, córtex cerebral e medula espinhal (Cotman & Berchtold, 2002). Além disso, evidências mostram que o aumento de BDNF induzido por exercício beneficia a função cognitiva (p. ex., atenção, memória, inibição de respostas e planejamento) (Erickson, Miller & Roecklein, 2012; Kluding, Tseng & Billinger, 2011; Laurin et al., 2001; Rand et al., 2010).

Portanto, com base em todas as informações apresentadas, a única resposta possível é a opção D.

7. A doença de Parkinson (DP) é causada pela degeneração dos neurônios dopaminérgicos da substância negra dos núcleos da base, que tem como consequência a diminuição progressiva da produção de dopamina (Hamani & Lozano, 2003; Rodriguez-Oroz et al., 2009). Sobre a DP, é correto afirmar que:
- **(A)** Os déficits cognitivos e motores apresentados na DP podem afetar a aprendizagem motora, uma vez que o núcleo estriado está envolvido na aquisição de novas habilidades. Portanto, indivíduos com DP não são capazes de aprender novas habilidades motoras
- **(B)** A DP apresenta sintomas motores e cognitivos, e os primeiros sintomas aparecem no início da degeneração dos neurônios dopaminérgicos da substância negra
- **(C)** Por ser uma doença neurodegenerativa, o processo de neuroplasticidade pode estar afetado em indivíduos com DP; por isso, para que eles aprendam novas habilidades é necessário que a prática seja realizada somente de maneira constante e com *feedback* aumentado
- **(D)** Indivíduos com DP são capazes de aprender novas habilidades motoras, porém podem necessitar de mais prática, a qual irá depender do nível de complexidade da tarefa
- **(E)** Os déficits cognitivos apresentados na DP não afetam a aprendizagem de novas habilidades, já que esses déficits são exclusivamente atencionais

■ **Resposta: D.**

COMENTÁRIO: Os déficits cognitivos e motores na DP podem afetar a aprendizagem motora, uma vez que o núcleo estriado está envolvido na aquisição de novas habilidades, em especial na consolidação do ato motor aprendido (Nieuwboer et al., 2009) conduziram uma revisão sobre a aprendizagem motora na DP e verificaram que indivíduos com DP apresentam o aspecto de persistência da aprendizagem motora, medido por meio de testes de retenção. Nesse sentido, eles têm a capacidade de aprender novas habilidades motoras.

Outros estudos evidenciam que indivíduos com DP são capazes de aprender habilidades motoras (Agostino, Sanes & Hallett, 1996; Chiviacowsky et al., 2012; Fernandes et al., 2013; Jessop, Horowicz & Dibble, 2006; Mendes et al., 2012; Mirelman et al., 2011; Mochizuki-Kawai, Mochizuki & Kawamura, 2010; Muslimovic et al., 2007; Park & Quincy, 2017; Platz, Brown & Marsden, 1998; Pompeu et al., 2014; Rochester et al., 2010; Smiley-Oyen, Worringham & Cross, 2003; Soliveri et al., 1992; Terpening et al., 2013), porém sua aquisição poderá depender do estágio da doença (Pompeu et al., 2014) e do nível de complexidade das tarefas (Mendes et al., 2012).

Além disso, os indivíduos com DP necessitam de mais prática do que os não acometidos para atingir o mesmo desempenho (Chiviacowsky et al., 2012; Fernandes, Park & Quincy, 2017; Muslimovic et al., 2007; Pompeu et al., 2014; Soliveri et al., 1992).

Portanto, com base em todas as informações apresentadas, a única resposta possível é a opção D.

8. O processo pelo qual o sistema nervoso responde às lesões, estabelecendo novas conexões sinápticas ou alterando a força das sinapses existentes, é conhecido como neuroplasticidade. Não apenas o encéfalo tem essa capacidade, mas a medula espinhal também. A respeito da neuroplasticidade da medula espinhal, assinale a opção INCORRETA.

(A) Após uma lesão medular, os mecanismos de neuroplasticidade ocorrem não apenas na própria medula, mas também no encéfalo e nos núcleos fora do sistema nervoso

(B) Não há neuroplasticidade mal adaptativa na medula espinhal, pois esse fenômeno ocorre apenas em lesões encefálicas

(C) Após uma lesão primária, os axônios afetados perdem a comunicação com o encéfalo e com os músculos e passam a sinalizar a necessidade de novas conexões, o que pode ser interpretado como neuroplasticidade

(D) As intervenções terapêuticas devem visar atingir três alvos responsáveis pela neuroplasticidade: os axônios lesionados ou remanescentes, o microambiente da lesão e a limitação de lesões secundárias

(E) A recuperação motora após a lesão medular é uma forma de neuroplasticidade

■ **Resposta: B.**

COMENTÁRIO: A neuroplasticidade é um fenômeno que ocorre no sistema nervoso central e periférico. Quanto à neuroplasticidade da medula espinhal, que faz parte do SNC, ela pode ocorrer de diferentes maneiras, incluindo neuroplasticidade estrutural (p. ex., respostas de crescimento regenerativo de projeções motoras e sensoriais lesionadas e brotamento colateral de fibras intactas próximas), mudanças na expressão gênica, como perfis de expressão alterados de neurotransmissores, neuropeptídeos, fatores de crescimento e seus receptores associados, e mudanças nos canais iônicos da membrana (Brown & Weaver, 2012).

O processo de neuroplasticidade após a lesão medular está relacionado ao tipo de lesão primariamente e a eventos pós-lesão que podem ser considerados secundários, como excitotoxicidade, isquemia tecidual e inflamação. Ambos os processos desencadeiam os mecanismos da neuroplasticidade em direção à recuperação, mas também podem direcionar para a plasticidade mal adaptativa. São exemplos de plasticidade mal adaptativa na medula espinhal: espasticidade muscular, dor neuropática, disreflexia autonômica, bexiga neurogênica, disfunção intestinal, arritmias e disfunção sexual (Brown & Weaver, 2012).

A lesão medular desnerva parcialmente os neurônios espinhais, interrompendo as vias ascendentes e descendentes e sua comunicação com o cérebro, bem como as entradas dos núcleos da raiz dorsal. Essa desnervação fornece um estímulo para axônios intactos de interneurônios, tratos de substância branca e neurônios sensoriais substituírem as entradas perdidas para os neurônios espinhais que têm sinapses inativadas. Além disso, a perda de conexões de sistemas sensoriais ascendentes intactas pode levar ao surgimento de colaterais em busca de novos alvos caudais à lesão (Brown & Weaver, 2012).

Por muito tempo os pesquisadores têm projetado manipulações terapêuticas com o objetivo de promover o crescimento regenerativo ou colateral, direcionando ainda mais os sistemas de recuperação inatos. Dessa maneira, foram consideradas três categorias amplas de tratamento que têm maior probabilidade de levar à neuroplasticidade. Os primeiros alvos são os axônios lesionados ou poupados que promovem o surgimento regenerativo na esperança de melhorar a recuperação neurológica. A segunda categoria de tratamento tem como alvo o microambiente da lesão medular que inibe ativamente o crescimento do axônio e inclui tratamentos que removem ou bloqueiam os inibidores do crescimento do axônio. A terceira categoria de tratamentos é amplamente denominada neuroprotetora porque se concentra em limitar a lesão secundária que pode ser um estímulo para a plasticidade mal adaptativa (Brown & Weaver, 2012).

O número de casos em que a neuroplasticidade promove a melhora da função locomotora após a lesão medular é realmente notável e sugere que os axônios estimulados a crescer após a lesão apresentam uma capacidade intrínseca de religar os circuitos espinhais de modo a produzir a recuperação funcional (Brown & Weaver, 2012).

Assim, a única opção incorreta é a B.

REFERÊNCIAS

Agostino R, Sanes J, Hallett M. Motor skill learning in Parkinson's disease. J Neurol Sci 1996; 139:218-26.

Bernhardt J et al. Agreed definitions and a shared vision for new standards in stroke recovery research: The Stroke Recovery and Rehabilitation Roundtable Taskforce. 2017; 12(5):444-50.

Bherer L. Cognitive plasticity in older adults: Effects of cognitive training and physical exercise. Annals of Rehabilitation Medicine 2015; 1337:1-6.

Brown A, Weaver LC. The dark side of neuroplasticity. Experimental Neurology 2012; 235(1):133-41.

Bütefisch CM et al. Remote changes in cortical excitability after stroke. Brain 2003; 126(2):470-81.

Chiviacowsky S et al. Motor learning benefits of self-controlled practice in persons with Parkinson's disease. Gait and Posture 2012; 35(4):601-5.

Clark E et al. The key features and role of peer support within group self-management interventions for stroke? A systematic review. Disability and Rehabilitation 2018; 1-10.

Colcombe S, Kramer AF. Fitness effects on the cognitive function of older adults: A meta-analytic study. Psychological Science Mar 2013; 14(2):125-30.

Cotman CW, Berchtold NC. Exercise: A behavioral intervention to enhance brain health and plasticity trends. In Neuroscience Strends Neurosci. Jun. 2002.

Elliott MB et al. High force reaching task induces widespread inflammation, increased spinal cord neurochemicals and neuropathic pain. Neuroscience Jan 2009; 158(2):922-31.

Erickson KI, Miller DL, Roecklein KA. The aging hippocampus: Interactions between exercise, depression, and BDNF. Neuroscientist Neuroscientist Fev 2012.

Feeney DM, Baron JC. Diaschisis. Stroke Set 1986; 17(5):817-30.

Fernandes HA, Park NW, Quincy J. Effects of practice and delays on learning and retention of skilled tool use in Parkinson's disease. Neuropsychologia 2017; 96:230-9.

Ferreira AS. Lesões nervosas periféricas: Diagnóstico e tratamento. 2. ed. São Paulo: [S.N.].

Foreman KB et al. The effects of practice on the concurrent performance of a speech and postural task in persons with Parkinson disease and healthy controls. Parkinson's Disease 2013:1-8.

Fuchs E, Flügge G. Adult neuroplasticity: More than 40 years of research. Neural Plasticity 2014:1-11.

Gazzaniga MS, Ivry RB, Mangun GR. Cognitive neuroscience: The biology of the mind. Fourth Edit Ed. [S.L: S.N.].

Gharbawie OA, Whishaw IQ. Parallel stages of learning and recovery of skilled reaching after motor cortex stroke: "Oppositions" organize normal and compensatory movements. Behavioural Brain Research Dez 2006; 175(2):249-62.

Hamani C, Lozano A. Physiology and pathophysiology of Parkinson's disease. Annals of the New York Academy of Sciences 2003; 991:15-21.

Hebb DO. The organization of behavior. New York: John Wiley & Sons, Inc, 1949.

Jessop RT, Horowicz C, Dibble LE. Motor learning and Parkinson disease: Refinement of movement velocity and endpoint excursion in a limits of stability balance task. Neurorehabilitation and Neural Repair 2006; 20(4):459-67.

Jones TA. Motor compensation and its effects on neural reorganization after stroke. Nature Reviews Neuroscience 23 Maio 2017; 18(5):267-80.

Júnior C A M, Faria N C. Memory. Psycology 2015; 28(4):780-8.

Kandel ER et al. Synaptic integration in the central nervous system. In: Principles of Neural Science. 5. ed. New York: Mc Graw Hill, 2013: 210-35.

Kleim JA, Jones TA. Principles of experience-dependent neural plasticity: Implications for rehabilitation after brain damage. Journal of Speech, Language, and Hearing Research Fev 2008; 51(1):S225-39.

Kluding PM, Tseng BY, Billinger SA. Exercise and executive function in individuals with chronic stroke: A pilot study. Journal of Neurologic Physical Therapy Mar 2011; 35(1):11-7.

Lambourne K, Tomporowski P. The effect of exercise-induced arousal on cognitive task performance: A meta-regression analysis brain research. Brain Res Jun 2010.

Laurin D et al. Physical activity and risk of cognitive impairment and dementia in elderly persons. Archives of Neurology 2001; 58(3):498-504.

Levin M, Kleim, JA, Wolf SL. what do motor "recovery" and "compensation" mean in patients following stroke? Neurorehabilitation And Neural Repair 2009; 23(4):313-9.

Mang et al. Promoting neuroplasticity for motor rehabilitation after stroke: considering the effects of aerobic brain-derived neurotrophic factor. Physical Therapy 2013; 93(12):1707-16.

Mendes et al. Motor learning, retention and transfer after virtual-reality-based training in Parkinson's disease – effect of motor and cognitive demands of games: a longitudinal, controlled clinical study. Physiotherapy 2012; 98(3):217-23.

Mirelman et al. Virtual reality for gait training: can it induce motor learning to enhance complex walking and reduce fall risk in patients with Parkinson's disease? Journals of Gerontology - Series A Biological Sciences and Medical Sciences 2011; 66(2):234-40.

Mochizuki-Kawai H, Mochizuki S, Kawamura M. A flexible sequential learning deficit in patients with Parkinson's disease: a 2 x 8 button-press task. Experimental Brain Research 2010; 202:147-53.

Muslimovic et al. Motor procedural learning in Parkinson's disease. Brain 2007; 130(11):2887-97.

Nackaerts et al. Towards understanding neural network signatures of motor skill learning in Parkinson's disease and healthy aging. British Journal of Radiology 2019.

Nieuwboer et al. Motor learning in Parkinson's disease: limitations and potential for rehabilitation. Parkinsonism and Related Disorders 2009; 15(Suppl. 3):53-8.

Platz T, Brown RG, Marsden CD. Training improves the speed of aimed movements in Parkinson's disease. Brain 1998; 121(3):505-14.

Pompeu et al. Feasibility, safety and outcomes of playing Kinect Adventures! for people with Parkinson's disease: a pilot study. Physiotherapy 2014; 100(2):162-8.

Purves et al. Synaptic transmission. In: Dale Purves (ed.) Neuroscience. 3rd. ed., 2004: 93-127.

Rand et al. Feasibility of a 6-month exercise and recreation program to improve executive functioning and memory in individuals with chronic stroke. Neurorehabilitation and Neural Repair 2010; 24(8):722-9.

Robinson,LR. Traumatic injury to peripheral nerves. Muscle and Nerve 2000; 23(6):863-73.

Rochester et al. Evidence for motor learning in Parkinson's disease: acquisition, automaticity and retention of cued gait performance after training with external rhythmical cues. Brain Research 2010; 1319:103-111.

Rodriguez-Oroz et al. Initial clinical manifestations of Parkinson's disease: features and pathophysiological mechanisms. The Lancet Neurology 2009; 8(12):1128-39.

Schmidt RA. Motor skills. 1st ed. London: Harper & Row, 1975.

Seddon H. Nerve injuries. Med Bull (Ann Arbor) 1965; 31:4-10.

Silva CK, Camargo EA. Mecanismos envolvidos na regeneração de lesões nervosas periféricas. Saúde e Pesquisa 2010; 3(1).

Smiley-Oyen A, Worringham CJ, Cross CL. Motor learning processes in a movement-scaling task in olivopontocerebellar atrophy and Parkinson's disease. Experimental Brain Research 2003; 152(1):453-65.

Soliveri et al. Effect of practice on performance of a skilled motor task in patients with Parkinson's disease. Journal of Neurology, Neurosurgery and Psychiatry 1992; 55:454-60.

Sunderland SS. The anatomy and physiology of nerve injury. Muscle & Nerve 1990; 13(9):771-84.

Takeuchi et al. Repetitive transcranial magnetic stimulation of contralesional primary motor cortex improves hand function after stroke. Stroke 2005; 36(12):2681-6.

Takeuchi N, Izumi SI. Maladaptive plasticity for motor recovery after stroke: mechanisms and approaches. Neural Plasticity 2012; 2012:1-9.

Terpening et al. The contribution of nocturnal sleep to the consolidation of motor skill learning in healthy ageing and Parkinson's disease. Journal of Sleep Research 2013; 22:398-405.

Torriani-Pasin C, Palma GCS, Freitas TB. Aprendizagem motora após lesão encefálica no paciente adulto: aplicabilidade na reabilitação. In: Garcia C, Facchinetti L. (eds.) Associação Brasileira de Fisioterapia Neurofuncional. Ciclo 3. Porto Alegre: Artmed Panamericana, 2016: 131-84.

Winstein et al. Guidelines For adult stroke rehabilitation and recovery. Stroke 2016; 47:1-73.

Capítulo 21

Neuroplasticidade: Implicações para a Fisioterapia

Camila Torriani-Pasin
Gisele Carla dos Santos Palma
Tatiana Beline de Freitas
Marina Portugal Makhoul

1. (COFFITO, 2018 – adaptada) A fisioterapia neurofuncional desempenha um papel crucial no manejo multidisciplinar de pacientes com lesões encefálicas. A respeito dos princípios e diretrizes para a recuperação desses pacientes neurológicos, analise as afirmativas a seguir:

I. **A recuperação motora após lesão encefálica está relacionada com a capacidade do cérebro de reorganizar-se, fenômeno denominado neuroplasticidade.**

II. **O principal objetivo da fisioterapia neurofuncional após uma lesão encefálica é promover a recuperação total do tecido cerebral.**

III. **A recuperação neurológica espontânea é associada à resolução de edema e/ou ao retorno da circulação na zona de penumbra isquêmica.**

IV. **Diretrizes de prática clínica recomendam o início da fisioterapia neurofuncional o mais precoce possível, mesmo que o paciente ainda não tenha atingido a estabilização hemodinâmica.**

V. **A recuperação neurológica ocorre, principalmente, nos primeiros 3 meses após lesão, sendo residual nos primeiros anos e inexistente após 5 anos.**

Assinale a opção correta.

(A) Apenas a afirmativa II está incorreta
(B) As afirmativas I e IV estão corretas
(C) As afirmativas I e III estão corretas
(D) As afirmativas I, III e V estão corretas
(E) Todas as afirmativas estão corretas

■ **Resposta: C.**

COMENTÁRIO: A neuroplasticidade pode ser definida como a capacidade de adaptação do sistema nervoso diante das mudanças ambientais que ocorrem no dia a dia dos indivíduos (Lent, 2010). Essa capacidade se reflete em mudanças estruturais e funcionais em resposta às novas experiências (Kleim & Jones, 2008). Esse fenômeno ocorre em qualquer estágio ou fase da vida e depende de estímulo ou novas experiências, ou seja, não ocorre somente após uma lesão no sistema nervoso (Brown & Weaver, 2012; Fuchs & Flügge, 2014). Com base nessa definição, a afirmativa I está correta.

Com relação ao objetivo da fisioterapia neurofuncional comentada na sentença II, é possível inferir que a reabilitação neurofuncional é um processo centrado no paciente, cujo resultado depende de múltiplos fatores que interagem entre si. Dentre eles, a extensão da lesão das estruturas corporais desempenha um importante papel. No entanto, mudanças na funcionalidade, refletindo-se na limitação para realizar atividades e na restrição para a participação social, não serão necessariamente resultado apenas da recuperação das deficiências (Fuchs & Flügge, 2014; OMS, 2004).

A verdadeira e completa recuperação é definida como o retorno do repertório de comportamentos motores típicos que estavam disponíveis antes da lesão. Sem dúvida, o reparo neural é necessário para a verdadeira recuperação; no entanto, a melhora da funcionalidade deve ser o principal objetivo da fisioterapia neurofuncional. Nesse sentido, algum grau de verdadeira recuperação quase sempre é alcançado (Bernhardt et al., 2017), mas frequentemente essa recuperação não é completa (Levin, Kleim & Wolf, 2009a).

Desse modo, o termo *recuperação* pode ser representado de duas maneiras (Bernhardt et al., 2017): (1) a mudança (principalmente a melhora) de determinado resultado alcançado por um indivíduo, comparando-se dois (ou mais) pontos de tempo, ou (2) o mecanismo subjacente a esse, com melhora em termos de restituição (recuperação) ou compensação de estratégias comportamentais.

A equipe multidisciplinar (da qual fazem parte os fisioterapeutas) visa maximizar a independência funcional para realização de atividade e a participação (integração social) usando uma abordagem biopsicossocial holística, conforme definida pela Classificação Internacional de Funcionalidade, Incapacidade e Saúde (CIF) (Bernhardt et al., 2017). Com base em todos os argumentos citados, pode-se afirmar que a sentença II está incorreta.

Na sentença III é defendido que a recuperação neurológica espontânea está associada à resolução de edema e/ou ao retorno da circulação na zona de penumbra isquêmica. Sabe-se que durante o processo fisiopatológico de acidente vascular encefálico (AVE), a interrupção do fluxo sanguíneo priva os neurônios, as células da glia e as células vasculares de oxigênio e glicose. A morte neuronal vai depender do tipo e da gravidade da lesão.

No processo de recuperação da lesão, dois mecanismos estão envolvidos: a zona de penumbra e o edema vasogênico. A zona de penumbra circunda o tecido isquêmico central e é definida como uma região em que há um tecido neuronal em risco, onde ocorre a manutenção do tecido lesionado por meio de mecanismos de compensação. A recuperação funcional está relacionada com o retorno do funcionamento das células na zona de penumbra porque nessa região, apesar de não haver potenciais espontâneos ou induzidos, permanecem a homeostase iônica e o potencial de membrana das células.

Assim, se o AVE não for tratado rapidamente, a zona central isquêmica poderá aumentar devido ao recrutamento de células da zona de penumbra para a isquemia central, havendo aumento da morte neural. No entanto, se a lesão for tratada adequadamente, a zona de penumbra retomará seu funcionamento e a recuperação tenderá a ser maior.

Já o edema vasogênico é caracterizado pelo extravasamento do líquido intravascular para o parênquima cerebral. Esse edema costuma ocorrer alguns dias após o AVE e pode causar herniação cerebral e consequentemente o óbito.

A recuperação neurológica espontânea refere-se à recuperação do comportamento na ausência de um tratamento específico e direcionado. Esse fenômeno ocorre durante uma janela sensível ao tempo que começa logo após a lesão e diminui lentamente (Sacco et al., 2013). A recuperação espontânea está relacionada com os dois fatores supracitados: zona de penumbra e edema vasogênico. Portanto, a sentença III está correta.

Por sua vez, a sentença IV afirma que as diretrizes de prática clínica recomendam o início da fisioterapia neurofuncional o mais precocemente possível, mesmo que o paciente ainda não tenha alcançado a estabilização hemodinâmica. A mobilização precoce compreende o início da prática de movimentos fora do leito hospitalar. Assim, refere-se à movimentação ativa, que pode incluir o treinamento de sentar, levantar e caminhar ainda na UTI.

As primeiras descrições de unidades de AVE salientam a importância da mobilização precoce, porém, atualmente, há divergência sobre o papel da mobilização precoce nos pacientes pós-AVE (Langhorne et al., 2017). O ensaio clínico aleatorizado multicêntrico *A Very Early Rehabilitation Trial* (AVERT) pretendeu esclarecer essa questão. O objetivo principal do estudo foi investigar a segurança e a efetividade de um protocolo para implementação da mobilização precoce imediatamente após o AVE em comparação com os cuidados usuais, que tradicionalmente são iniciados pouco mais tarde (após 24 horas) (Bernhardt et al., 2016; Langhorne et al., 2017) que a mobilização precoce (antes das 24 horas).

Nesse estudo, a estimulação precoce não se mostrou superior aos cuidados usuais para o desfecho primário do estudo, qual seja, a sobrevida 3 meses após o AVE, com grau menor de deficiência (pontuação na escala de Rankin modificada [mRS] de 0–2). Além disso, esse grupo apresentou maior ocorrência de óbitos, quando comparado ao de cuidados usuais. Os autores ainda discutem sobre a importância da continuidade do estudo para a verificação da dose da mobilização precoce (Langhorne et al., 2017). Portanto, *é possível* afirmar que a sentença IV está incorreta.

A sentença V afirma que a recuperação neurológica ocorre, principalmente, nos primeiros 3 meses após a lesão, sendo residual nos primeiros anos e inexistente após 5 anos. Segundo Bernhardt e colaboradores (2017), o momento ideal para o início das intervenções focadas na recuperação e reparo ainda é um desafio para nossa área de atuação. Sabe-se que da primeira semana até o primeiro mês após o AVE (agudo e subagudo inicial) é um momento crítico para a plasticidade neural e deve ser um alvo para o estímulo à recuperação, havendo alguma incerteza sobre quão cedo e em qual dose deve ser implementado o tratamento (Bernhardt et al., 2017). No entanto, a possibilidade de mudanças comportamentais mesmo anos após o AVE é reconhecida e descrita na literatura (Bernhardt et al., 2017; Winstein et al., 2016). Nesse sentido, a sentença V está incorreta.

2. (COFFITO, 2018 – adaptada) O entendimento dos princípios e fundamentos da neuroplasticidade e dos mecanismos celulares envolvidos nesse fenômeno guia o fisioterapeuta na elaboração do programa terapêutico. Com base nos princípios da plasticidade neural, marque a opção INCORRETA.

(A) Circuitos neurais que não são engajados em tarefas por um período prolongado degradam-se

(B) O treino motor deve incluir a repetição de sequência de movimentos. A repetição da sequência de movimentos é fundamental para a consolidação das mudanças plásticas ocorridas nos circuitos neurais; no entanto, a repetição precisa ser sempre constante e igual, não podendo haver nenhuma variação

(C) Especificidade, intensidade e duração dos treinos são fatores que influenciam a plasticidade neural

(D) A recuperação de funções motoras após um AVE poderá estar relacionada com o recrutamento de áreas do hemisfério não lesionado

(E) O treino motor deve ser suficientemente relevante para demandar a atenção e a motivação, potencializando a neuroplasticidade

▪ **Resposta: B.**

COMENTÁRIO: Kleim & Jones (2008) descrevem 10 princípios que podem potencializar a neuroplasticidade após uma lesão no sistema nervoso central (SNC) e que podem ser considerados pilares da plasticidade neural para a reabilitação (termo utilizado na questão proposta). Para encontrar a única resposta incorreta nessa questão o leitor necessita conhecer os 10 princípios:

1. **Use ou perca:** falha nas funções específicas do SNC pode conduzir à degradação funcional; portanto, não utilizar circuitos neurais favorecerá sua deterioração.
2. **Use e melhore:** treinar o direcionamento da função específica pode levar à melhora da função mediante o fortalecimento sináptico relacionado ao uso e à prática.
3. **Especificidade:** a natureza das experiências treinadas regula a natureza da plasticidade.
4. **Repetição:** a indução da plasticidade exige a suficiente repetição (seja realizada de maneira constante, seja variada).
5. **Intensidade:** a indução da plasticidade exige intensidade suficiente do estímulo em função da prática e do treinamento.
6. **Tempo:** formas diferentes de plasticidade ocorrem em momentos diversos do treinamento.
7. **Relevância:** a experiência do treinamento deve ser suficientemente relevante para induzir a plasticidade. A relevância está relacionada às preferências do indivíduo.
8. **Idade:** treinamento induzido ocorre mais prontamente em cérebros mais novos.
9. **Transferência:** a plasticidade em resposta a um treinamento pode realçar a aquisição de comportamentos similares. Nesse sentido, a prática com variabilidade pode ser benéfica ao paciente.
10. **Interferência:** a plasticidade em resposta a uma experiência pode interferir na aquisição de outros comportamentos.

Adicionalmente, para que o leitor possa responder essa questão, vale a pena comentar os princípios descritos por Winstein e colaboradores (2014). Em seu artigo, os autores discutem os princípios que devem ser considerados na reabilitação neurofuncional, propondo inclusive um método de treinamento específico que segue tais princípios, quais sejam:

1. **Assegure-se de que a prática seja desafiadora e com significado:** chegar ao limite do desafio para cada paciente (o limite de desempenho acima do qual o movimento falha e não é bem-sucedido e abaixo do qual a tarefa pode ser executada com bastante êxito). Uma prática com significado está relacionada a *hobbies*, lazer e preferências pessoais e profissionais do paciente.
2. **Foque na área lesionada:** concentre-se na atenuação das deficiências nas estruturas e funções corporais, como fraqueza muscular, dor ou outro sintoma que esteja interferindo no progresso da funcionalidade do paciente.
3. **Melhore a capacidade motora, fornecendo sobrecarga e especificidade ao treino:** pratique a tarefa em nível intenso, promovendo repetições suficientes para que sejam atingidos os limites físicos.

4. **Preserve o natural direcionamento do movimento:** realize a tarefa real, praticada com demandas naturais de coordenação próprias da tarefa selecionada.
5. **Evite tarefas artificiais sempre que possível:** quando viável, pratique a tarefa em sua totalidade funcional. Divida a tarefa funcional quando for necessário identificar ou abordar uma parte específica da tarefa; em geral, quando houver um déficit específico na execução do paciente.
6. **Certifique-se do envolvimento ativo do paciente; dê oportunidade para a autorregulação:** encoraje o paciente a resolver os problemas que ocorreram durante a atividade proposta.
7. **Pondere a respeito das necessidades atuais e futuras:** a resolução de problemas deve ocorrer com a participação ativa do paciente (identificação de problemas, geração de soluções e discussão de planos de ação focados no futuro, extrapolações do plano de ação das atividades da sessão para a prática e possibilidade de execução em casa); o foco está no conhecimento e nas escolhas para o futuro. Avalie a autoeficácia do paciente para a realização das tarefas.
8. **Mostre os progressos através de unidades da própria tarefa, aumentando a autoconfiança:** demonstrar progresso através de medição clara (desempenho cronometrado, contagens, repetições, aumento de peso, fotos ou vídeos, entre outros.). Celebre com o paciente o sucesso na tarefa.

De posse desses conhecimentos, a única opção que apresenta informações incorretas é a letra B.

3. (COFFITO, 2018 – adaptada) O processo de aprendizagem resulta de plasticidade sináptica que ocorre em vários locais do SNC. Quando observamos a aprendizagem de habilidades sensório-motoras adquiridas pelo bebê durante o desenvolvimento sensório-motor, podemos destacar três locais que são particularmente importantes:

(A) As sinapses corticocorticais do córtex cerebral, as sinapses paralelas das células de Purkinje do córtex cerebelar e a via cerebelo-tálamo-córtex
(B) Córtex cerebral, amígdala e medula espinhal
(C) Núcleo *accumbens*, tronco cerebral e córtex visual
(D) As sinapses corticocorticais do córtex cerebral, as sinapses nos núcleos da base e a sinapse na junção neuromuscular
(E) As sinapses no córtex visual, as sinapses paralelas das células de Purkinje do córtex cerebelar e as sinapses da medula espinhal

■ **Resposta: A.**

COMENTÁRIO: A aprendizagem motora é definida como uma série de processos associados à prática e/ou à experiência que levam a uma mudança relativamente permanente na capacidade de desempenhar uma habilidade motora (Schmidt, 1975). Sabe-se que algumas áreas cerebrais são de extrema importância durante o processo de aprendizagem motora, em especial córtex motor, pré-motor dorsolateral, cerebelo e núcleos da base, bem como o lobo parietal superior e inferior esquerdo (Jackson et al., 2004; Kitago & Krakauer, 2013).

Para entender melhor o papel dessas áreas no processo de aprendizagem motora, os estudos com pacientes que apresentam alterações nessas áreas são de extrema importância. O cerebelo desempenha um papel fundamental na aprendizagem motora implícita, especialmente relacionada aos aspectos temporais das tarefas. A função do cerebelo vai muito além das funções motoras e por isso é essencial para o processo de aquisição de novas habilidades. Sua contribuição consiste em armazenar um modelo interno preditivo para sequências de movimentos que contém parâmetros sensoriais preditivos e atuais para a realização do movimento (Levin, Kleim & Wolf, 2009b). Os pacientes com lesões cerebelares apresentam déficits importantes na adaptação motora (Kitago & Krakauer, 2013). Já os pacientes com lesão nos núcleos da base apresentam a adaptação motora intacta, mas exibem alterações na aprendizagem de tarefas que necessitam de maiores acurácia e precisão (Kitago & Krakauer, 2013; Marinelli et al., 2009, 2017).

4. (CREFITO-criança, 2017 – adaptada) O desenvolvimento motor de lactentes, um dos aspectos do desenvolvimento infantil, tem sido estudado por muitos pesquisadores com o objetivo de determinar padrões motores típicos universais. Entretanto, o conhecimento sobre os fatores que influenciam o desenvolvimento é fundamental para o diagnóstico de atraso ou de desenvolvimento motor típico ou atípico. Desse modo, o desenvolvimento motor dos lactentes é resultado:

(A) Exclusivo da plasticidade do SNC e do crescimento musculoesquelético universalmente determinados em todos os lactentes saudáveis

(B) Do desenvolvimento neurológico, de fatores pessoais (genéticos) e de experiências ambientais

(C) Da similaridade ao padrão motor típico universal, que se enquadra em todos os lactentes independentemente da localização geográfica mundial e da cultura

(D) Da sequência maturacional, sempre natural, universal e hierárquica, do SNC

(E) Exclusivo do ambiente no qual o lactente vive

▪ **Resposta: B.**

COMENTÁRIO: A neuroplasticidade depende da maleabilidade do SNC, que é modulada pela genética, por mecanismos moleculares e celulares. Esses mecanismos interferem na dinâmica das conexões neurais sinápticas e moldam a circuitaria neural no ganho ou perda de um comportamento ou função. A neuroplasticidade no cérebro saudável depende do perfil de desenvolvimento cortical definido como contexto-dependente (ambiente) e está relacionada ao período de maturação pré e pós-natal do desenvolvimento cerebral. Existem, portanto, períodos críticos e sensíveis para construção e consolidação das estruturas funcionais e estruturais durante o desenvolvimento cerebral (Ismail, Fatemo & Johnston, 2017). Nesse sentido, a interação entre genótipo e fenótipo é fundamental.

Portanto, para responder essa questão com base no que foi descrito previamente, a única resposta possível seria a opção B.

5. (CREFITO-criança, 2017 – adaptada) Correlacione a coluna I com a coluna II.

Coluna I	Coluna II
I. Aprendizagem motora II. Plasticidade neuronal III. Restauração motora IV. Compensação motora V. Memória	(a) Surgimento de novos padrões motores (não existentes antes da lesão) que resultam da adaptação/substituição dos elementos perdidos com a lesão no sistema nervoso. (b) Processo de aquisição e aperfeiçoamento do movimento ou habilidade motora. (c) Processo pelo qual o conhecimento é codificado, armazenado e posteriormente evocado. (d) Capacidade de criar novas conexões, enfraquecer ou fortalecer sinapses e alterar funções do sistema nervoso. (e) Recuperação de padrões motores presentes antes da lesão no sistema nervoso, sendo considerados típicos.

(A) Ib/IId/IIIe/IVa/Vc
(B) Ib/IId/IIIa/IVe/Vc
(C) Ib/IIa/IIIe/IVa/Vc
(D) Id/IIa/IIIe/IVc/Vb
(E) Ic/IId/IIIe/IVa/Vb

▪ **Resposta: A.**

COMENTÁRIO: Para estar habilitado a responder essa questão, o leitor deve conhecer a definição dos termos mencionados:

- **Aprendizagem motora:** processo de aquisição e aperfeiçoamento do movimento ou habilidade motora. É definida classicamente por Schmidt (1975) como uma série de processos associados à prática e/ou à experiência que levam a uma mudança relativamente permanente na capacidade de desempenhar uma habilidade motora.

- **Plasticidade neuronal:** capacidade de criar novas conexões, enfraquecer e fortalecer sinapses e alterar funções do sistema nervoso. É definida como a capacidade do sistema nervoso de mudar, adaptar-se e moldar-se estrutural e/ou funcionalmente ao longo do desenvolvimento neuronal. Esse fenômeno ocorre em qualquer estágio ou fase da vida e depende de estímulo ou novas experiências para ocorrer, ou seja, não ocorre somente após uma lesão no sistema nervoso (Brown & Weaver, 2012; Fuchs & Flügge, 2014).

- **Restauração motora:** recuperação de padrões motores presentes antes da lesão no sistema nervoso, sendo considerados típicos. A restituição comportamental foi definida como um retorno em direção a padrões mais típicos de controle motor com o efetor que sofreu uma lesão (uma parte do corpo, como uma das mãos ou um pé, que interage com um objeto ou com o ambiente) e reflete o processo em direção à "verdadeira recuperação". A verdadeira recuperação define o retorno de alguns ou de todos os repertórios típicos de comportamentos que estavam disponíveis antes da lesão. O reparo neural é fundamental para a verdadeira recuperação. Embora raramente se complete após a lesão, algum grau de verdadeira recuperação é quase sempre alcançado (Bernhardt et al., 2017).

- **Compensação motora:** surgimento de novos padrões motores, resultando na adaptação/substituição dos elementos perdidos com a lesão no sistema nervoso. A capacidade de um paciente atingir um objetivo por meio de substituição por uma nova abordagem, em vez de usar seu repertório comportamental pré-lesão, constitui uma compensação. Esse comportamento não requer reparo neural, mas pode exigir prática, repetição e, portanto, aprendizagem. A compensação pode ser vista em todos os domínios funcionais (Bernhardt et al., 2017; Levin, Kleim & Wolf, 2009).

- **Memória:** processo pelo qual o conhecimento é codificado, armazenado e posteriormente evocado. A memória consiste na capacidade que os seres vivos têm de adquirir, armazenar e evocar informações (Júnior & Faria, 2015). A memória é um dos mais importantes processos psicológicos, pois, além de responsável pela identidade pessoal e por guiar em maior ou menor grau o dia a dia, está relacionada a outras funções corticais igualmente importantes, como a função executiva e a aprendizagem (Júnior & Faria, 2015).

Os termos citados nessa questão foram reunidos na Figura 1, na qual é possível verificar que a recuperação e a compensação estão em lados opostos da balança, o que

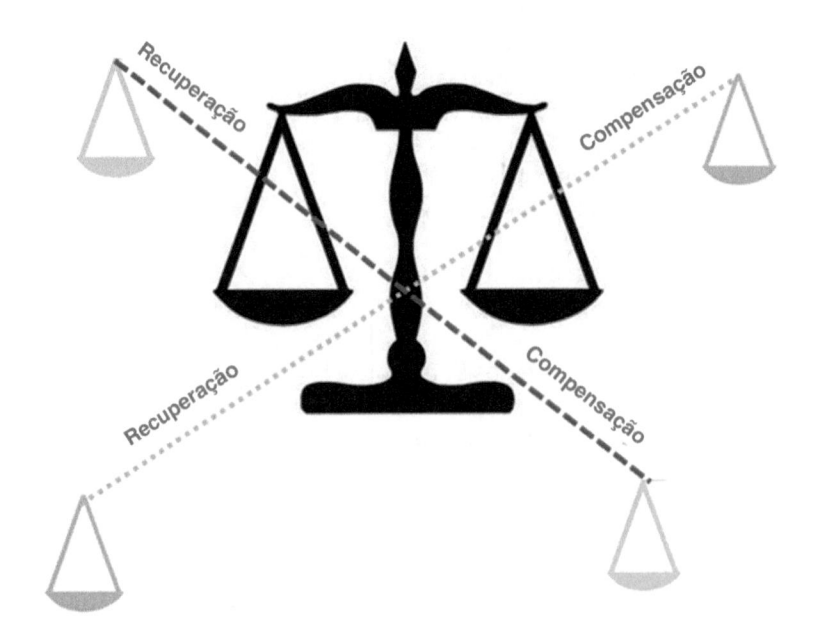

Recuperação
- Plasticidade positiva
- Prevenção de alterações secundárias
- Ênfases no treino qualitativo
- Aprendizado
- Restituição

Compensação
- Plasticidade mal adaptada
- Alterações secundárias
- Aprendizagem do não uso/não uso aprendido

Figura 1 Ilustração dos fenômenos de compensação e recuperação como pratos de uma mesma balança. Nessa ilustração, adicionamos os conceitos que estão associados a cada lado e apresentamos a possibilidade de ajustar a quantidade de incentivo à recuperação de forma contrabalançada por compensações que porventura sejam necessárias.

significa que, quando um lado da balança é estimulado, o outro recebe menos estímulo e tende a ocorrer em menor proporção. Ao avaliar a figura, pode-se pensar que sempre se deve estimular a recuperação e evitar mecanismos compensatórios.

Essa afirmação é parcialmente verdadeira, pois nem sempre ocorre em todas as situações com os pacientes. Em algumas situações específicas, permitimos compensações, como para favorecer a independência funcional de um paciente com uma condição de saúde progressivamente deteriorante ou quando o paciente não é capaz de realizar a atividade e não tem condições de treiná-la.

A título de exemplo, citamos o caso de um paciente pós--AVE no qual se objetiva evitar a hiperatividade do lado menos comprometido, incentivando o uso do lado mais comprometido. No entanto, se ele mora em uma casa cujo acesso se dá por uma escada e é incapaz de subir os degraus sem se apoiar no corrimão com o lado menos comprometido, permitimos a compensação para que ele seja independente e possa executar a atividade. No entanto, nosso objetivo será na direção do treino para que esse apoio seja leve e adequado e no futuro ele não mais precise se apoiar no corrimão.

Portanto, com base nessas definições, a única combinação possível que relaciona o fenômeno à sua definição é a mostrada na opção A.

6. A síntese de proteínas neurais (RNA) é necessária para o sucesso da aprendizagem motora entre as sessões de fisioterapia, ou seja, para consolidação e retenção da habilidade aprendida. Qual estrutura do córtex seria primordial nesse processo?

(A) Córtex visual
(B) Tálamo
(C) Córtex motor
(D) Medula espinhal
(E) Tronco cerebral

▪ **Resposta: C.**

COMENTÁRIO: Consolidação da memória refere-se à estabilização pós-aquisição progressiva da memória de longo prazo, bem como à(s) fase(s) de memória durante a(s) qual(is) ocorre a estabilização (Dudai, 2004). Existe a proposição de que novas memórias precisam de tempo para se estabilizar e que muitas vezes esses traços estão sujeitos à interferência de estímulos distratores, lesões ou toxinas que, no entanto, perdem sua eficácia com o passar do tempo.

A inibição da síntese de proteínas de RNA interfere na aprendizagem e na memória por prejudicar a consolidação

dos conhecimentos adquiridos. Esta observação levou à hipótese de que a consolidação exigiria modificações no circuito neuronal – isto é, mudança plástica na estrutura neuronal. Proteínas são expressas e utilizadas para construir uma nova estrutura (Luft & Buitrago, 2005).

A síntese de proteínas também é necessária para o sucesso da aprendizagem motora. Estudos em animais mostram que, quando administrado sistemicamente, o inibidor da síntese de proteínas (cicloeximida) prejudica a aprendizagem de uma habilidade motora (Buitrago et al., 2004). Esse inibidor da síntese de proteínas afeta a aprendizagem entre as sessões, mas não dentro da mesma sessão. Isso sugere que a síntese de proteína é necessária para a ocorrência de processos de aprendizagem lentos que exigem consolidação, ou seja, para manter o desempenho da habilidade adquirida durante os períodos de descanso entre as sessões.

Para caracterizar a síntese de proteínas durante a aprendizagem motora, um inibidor da síntese de proteínas (anisomicina) foi injetado no córtex motor, no córtex parietal e no cerebelo imediatamente após o final da sessão de prática. Apenas as injeções no córtex motor prejudicaram a aprendizagem, sugerindo ser necessária a síntese de proteínas no córtex motor após o treinamento para o sucesso da aprendizagem motora (Luft et al., 2004).

A aprendizagem de habilidades também é acompanhada por aumento da densidade sináptica nas camadas II e III do córtex motor (Kleim et al., 1996). Estudos em animais mostram a necessidade de modificação dos receptores locais do ácido N-metil-D-aspártico (NMDA) para a plasticidade dependente da experiência (Rema, Armstrong-James & Ebner, 1998).

Com base em registros fisiológicos, parece que as forças sinápticas em conexões horizontais no córtex motor podem ser modificadas, formando um substrato que altera a topografia dos mapas motores corticais. Por exemplo, no córtex motor de ratos, a potenciação de longo prazo (LTP) e a depressão de longo prazo podem ser induzidas nas conexões horizontais das camadas II e III (Kleim et al., 1996). A indução de LTP altera a morfologia dos neurônios piramidais da camada III do córtex motor. Além disso, essa manipulação resulta em duplicação do tamanho das representações motoras corticais (Nudo, 2003).

A Figura 2, traduzida e adaptada de Luft & Buitrago (2005), ilustra o processo de aprendizagem de uma habilidade motora. Nela é possível verificar os processos que ocorrem no nível da análise comportamental, em termos sistêmicos de ativações de áreas cerebrais e molecular.

Portanto, com base nessas informações, a única resposta possível é a opção C.

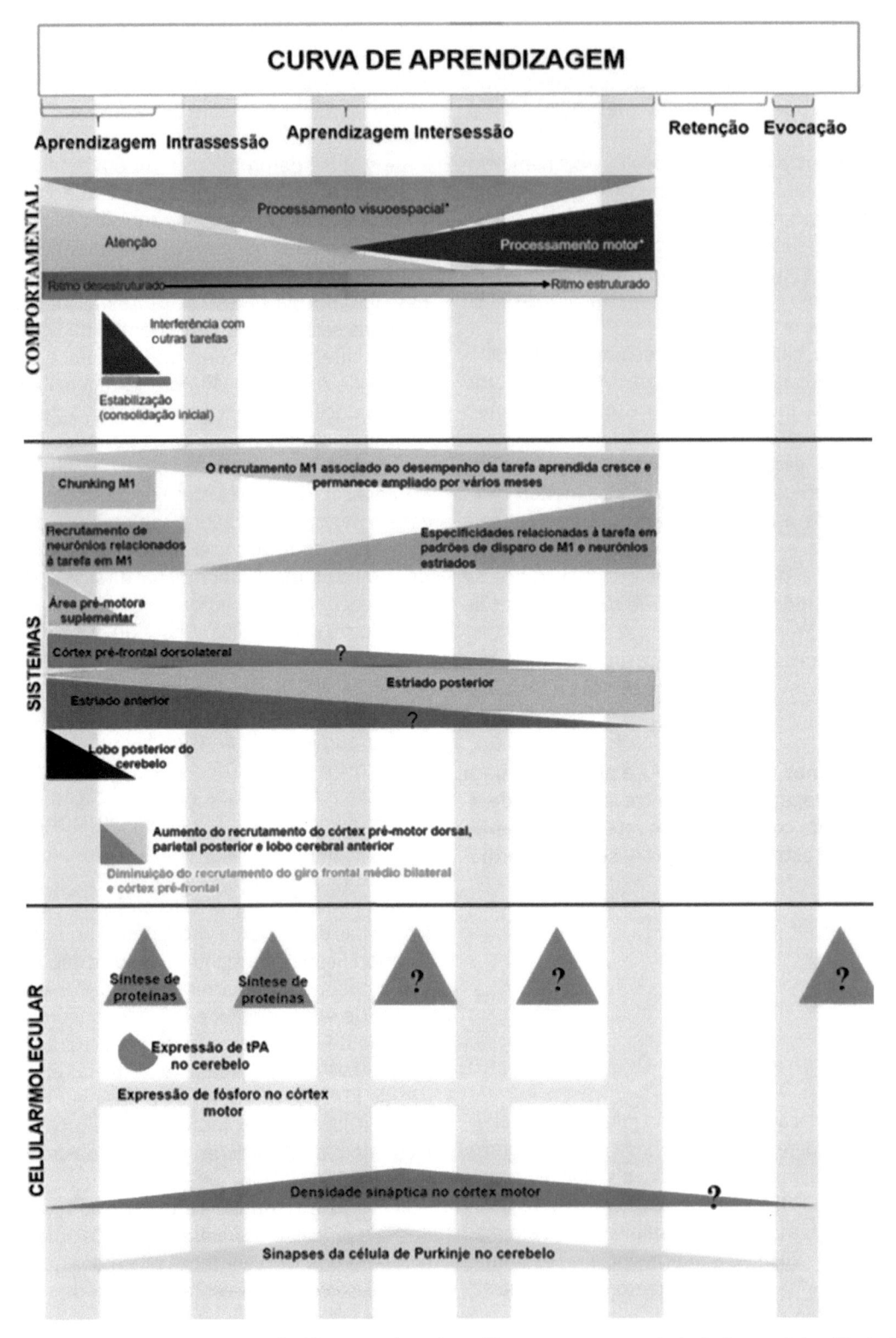

Figura 2 Processo de aprendizagem motora em três diferentes níveis de análise: comportamental, sistêmico e celular. (Traduzida pelas autoras e adaptada de Luft & Buitrago, 2005.)

7. A habituação é uma das formas de neuroplasticidade. Com relação a essa sentença, é correto afirmar que:
   I. A habituação é uma diminuição na resposta a um estímulo benigno repetido.
   II. A habituação é um aumento na resposta a um estímulo benigno repetido.
   III. Clinicamente, o termo habituação é aplicado a técnicas e exercícios que visam diminuir a resposta neural a um estímulo.
   IV. Clinicamente, o termo habituação é aplicado a técnicas e exercícios que visam aumentar a resposta neural a um estímulo.

V. É contraindicada a realização de estímulos táteis em pacientes que apresentem hipersensibilidade tátil, já que pode potencializar a reação exacerbada do paciente.

(A) Apenas as afirmativas I e III estão corretas

(B) Apenas as afirmativas II, IV e V estão corretas

(C) Apenas as afirmativas IV e V estão corretas

(D) Apenas a afirmativa II está incorreta

(E) Apenas a afirmativa I está correta

■ **Resposta: A.**

COMENTÁRIO: A neuroplasticidade é um termo geral que engloba os seguintes mecanismos (Lundy-Ekman, 2004):

- Habituação.
- Recuperação celular após lesões.
- Aprendizagem e memória.

A habituação, uma das formas mais simples de neuroplasticidade, consiste na diminuição da resposta a um estímulo benigno repetido. Esse fenômeno foi investigado em estudos com locomoção em animais realizados pelo neurocientista Charles Sherrington no final do século XIX. Sherrington observou que certos comportamentos reflexos, como a retração de um membro a um estímulo relativamente doloroso, cessavam após várias repetições do mesmo estímulo e propôs que a menor resposta decorreria de uma diminuição funcional na eficácia sináptica das vias do neurônio motor estimulado. Estudos posteriores confirmaram que a habituação do reflexo flexor se deve a uma diminuição da atividade sináptica entre os neurônios sensoriais e interneurônios (Lundy-Ekman, 2004).

Clinicamente, o termo *habituação* é aplicado a técnicas, estímulos ou exercícios que visam diminuir a resposta neural a um estímulo (Lundy-Ekman, 2004). Um exemplo é dado pelos pacientes com hipersensibilidade tátil, que devem ser estimulados com estímulos sensoriais para que diminua essa hipersensibilidade, aumentando o limiar de excitabilidade neural.

Nesse sentido, apenas as sentenças I e III estão corretas, e a resposta certa para a questão é a opção A.

8. Diferentes fatores podem influenciar a neuroplasticidade. Nesse sentido, analise as sentenças a seguir e assinale a opção correta.

I. O treino aeróbio é benéfico para a neuroplasticidade, pois pode influenciar a liberação de fatores neurotróficos no sistema nervoso.

II. O SNC consome grande quantidade de energia para realizar suas funções; nesse sentido, a ingestão correta de nutrientes é de extrema importância para os mecanismos de neuroplasticidade.

III. O sono não afeta os processos de consolidação da memória durante a aquisição de novas habilidades motoras.

IV. A prática de uma nova habilidade motora envolve um esforço consciente de organização, execução, avaliação e modificação de ações motoras a cada execução e, nesse sentido, envolve requisitos cognitivos.

(A) Todas as afirmativas estão corretas

(B) Todas as afirmativas estão incorretas

(C) Apenas a afirmativa III está incorreta

(D) Apenas as afirmativas I e II estão corretas

(E) Apenas as afirmativas II e IV estão corretas

■ **Resposta: C.**

COMENTÁRIO: A sentença I afirma que o treino aeróbio é benéfico para a neuroplasticidade, pois ele pode influenciar a liberação de fatores neurotróficos no sistema nervoso. Sabe-se que o exercício aeróbio pode ser um meio eficaz para melhorar os níveis de fatores neurotróficos em múltiplas regiões do SNC, incluindo hipocampo, cerebelo, córtex cerebral e medula espinhal (Cotman & Berchtold, 2002). Nesse sentido, a sentença está correta.

A sentença II afirma que o SNC consome grande quantidade de energia para realizar suas funções. Assim, a ingestão correta de nutrientes é de extrema importância para os mecanismos de neuroplasticidade. A literatura aponta que o cérebro consome uma quantidade imensa de energia em relação ao resto do corpo. Assim, os mecanismos que estão envolvidos na transferência de energia dos alimentos para os neurônios são fundamentais para o controle da função cerebral (Gomez-Pinilla, 2008). Pode-se afirmar, portanto, que a sentença II está correta.

Já a sentença III afirma que o sono não afeta os processos de consolidação da memória durante a aquisição de novas habilidades motoras. Já há evidências na literatura de que o sono afeta de maneira significativa os processos de aprendizagem motora, em especial a consolidação da memória (Siengsukon & Boyd, 2009). Desse modo, é de extrema importância investigar como é o sono dos pacientes durante o processo de recuperação funcional. Portanto, a sentença está incorreta.

A sentença IV afirma que a prática de uma nova habilidade motora envolve um esforço consciente de organização, execução, avaliação e modificação de ações motoras a cada execução e, nesse sentido, envolve requisitos cognitivos. Sabe-se que a prática não pode ser encarada simplesmente como a execução de movimentos sem um significado em si, mas sim como um processo de exploração das muitas possibilidades de solução de um problema motor, havendo diferentes possibilidades para se atingir a mesma meta (Tani et al., 2004; Torriani-Pasin, Palma & Freitas, 2016), envolvendo alto processamento cognitivo. Assim, a sentença está correta.

Portanto, com base em todas as informações apresentadas, a única resposta possível é a opção C.

REFERÊNCIAS

Bernhardt J et al. Prespecified dose-response analysis for a very early rehabilitation trial (avert). Neurology 2016; 86(23):2138-45.

Bernhardt J et al. Agreed definitions and a shared vision for new standards in stroke recovery research: the stroke recovery and rehabilitation roundtable task force. 2017; 12(5):444-50.

Brown A, Weaver LC. The dark side of neuroplasticity. Experimental Neurology 2012; 235(1):133-41.

Buitrago MM et al. Characterization of motor skill and instrumental learning time scales in a skilled reaching task in rat. Behavioural Brain Research Dez 2004; 155(2):249-56.

Cotman CW, Berchtold NC. Exercise: A behavioral intervention to enhance brain health and plasticity trends. In Neuroscience Strends Neurosci Jun 2002.

Dudai Y. The neurobiology of consolidations, or, how stable is the engram? Annual Review of Psychology 2004; 55(1):51-86.

Fuchs E, Flügge G. Adult neuroplasticity: More than 40 years of research. Neural Plasticity 2014; 2014:1-11.

Gómez-Pinilla F. Brain foods: The effects of nutrients on brain function. Nature Reviews Neurology 2008; 9(7):568-78.

Ismail FY, Fatemi A, Johnston MV. Cerebral plasticity: Windows of opportunity in the developing brain. European Journal of Paediatric Neurology. W.B. Saunders Ltd, Jan 2017.

Jackson PL et al. Task after stroke: A case report, 2004.

Kitago T, Krakauer JW. Motor learning principles for neurorehabilitation. Handbook of Clinical Neurology 2013; 110.

Kleim JA et al. Synaptogenesis and Fos expression in the motor cortex of the adult rat after motor skill learning. Journal of Neuroscience Jul 1996; 16(14):4529-35.

Kleim JA, Jones TA. Principles of experience-dependent neural plasticity: Implications for rehabilitation after brain damage. Journal of Speech, Language, and Hearing Research Fev 2008; 51(1): S225-39.

Langhorne P et al. A Very Early Rehabilitation Trial after stroke (AVERT): A phase III, multicentre, randomised controlled trial. Health Technol Assess 2017; 21(54).

Lent R. Cem bilhões de neurônios? Conceitos Fundamentais de Neurociência. 1. ed. São Paulo: Atheneu, 2010.

Levin MF, Kleim JA, Wolf SL. What do motor "recovery" and "compensation" mean in patients following stroke? Neurorehabilitation and Neural Repair 2009a; 23(4):313-9.

Levin MF, Kleim JA, Wolf SL. What do motor "recovery" and "compensation" mean in patients following stroke? Neurorehabilitation and Neural Repair 2009b; 23(4):313-9.

Luft AR et al. Motor skill learning depends on protein synthesis in motor cortex after training. Journal of Neuroscience Jul 2004; 24(29):6515-20.

Luft AR, Buitrago MM. Stages of motor skill learning. Molecular Neurobiology 2005; 32(3):205-16.

Lundy-Ekman L. Neurociência: Fundamentos para a reabilitação. 2. ed. Rio de Janeiro: Elsevier, 2004.

Marinelli L et al. Learning and consolidation of visuo-motor adaptation in Parkinson's disease. Parkinsonism & Related Disorders 2009; 15(1):6-11.

Marinelli L et al. The many facets of motor learning and their relevance for Parkinson's disease. Clinical Neurophysiology 2017; 128(7):1127-41.

Nudo RJ. Adaptive plasticity in motor cortex: Implications for rehabilitation after brain injury. Journal of Rehabilitation Medicine 2003; 35(Suppl. 41):7-10.

OMS. Classificação Internacional de Funcionalidade, Incapacidade e Saúde. [S.L: S.N.].

Rema V, Armstrong-James M, Ebner FF. Experience-dependent plasticity of adult rat S1 cortex requires local NMDA receptor activation. Journal of Neuroscience Dez 1998; 18(23):10196-206.

Sacco RL et al. An updated definition of stroke for the 21st century: A statement for healthcare professionals from The American Heart Association/American Stroke Association. Stroke, a journal of Cerebral Circulation Jul 2013; 44(7):2064-89.

Schmidt RA. Motor skills. 1st ed. London: Harper & Row, 1975.

Siengsukon CF, Boyd LA. Sleep to learn after stroke: Implicit and explicit off-line motor learning. Neuroscience Letters 2009; 451(1): 1-5.

Tani G et al. Aprendizagem motora: Tendências, perspectivas e aplicações. Revista Brasileira de Educação Física e Esporte 2004; 18:55-72.

Torriani-Pasin C, Palma GCS, Freitas TB. Aprendizagem motora após lesão encefálica no paciente adulto: Aplicabilidade na reabilitação. In: Garcia C, Facchinetti L (eds.) Associação Brasileira de Fisioterapia Neurofuncional. Ciclo 3. Porto Alegre: Artmed Panamericana, 2016:131-84.

Winstein C et al. Infusing motor learning research into neurorehabilitation practice. Journal of Neurologic Physical Therapy 2014; 38(3):190-200.

Winstein CJ et al. Guidelines for adult stroke rehabilitation and recovery. Stroke 2016; 47(1–73).

Capítulo 22

Avaliação e Intervenção Fisioterapêutica em Fisioterapia Neurofuncional do Adulto

Christina Danielli Coelho de Morais Faria
Larissa Tavares Aguiar
Sherindan Ayessa Ferreira de Brito

1. (COFFITO, 2018 – adaptada) Em um movimento usual (como mexer um dedo), o impulso nervoso ocorre a partir de estruturas encefálicas, percorre as vias motoras medulares e passa pelo nervo periférico até chegar ao músculo. Pensando nessa última etapa, na junção neuromuscular, analise os itens abaixo e assinale verdadeiro (V) ou falso (F).

( ) **Unidade motora corresponde ao neurônio motor inferior e às fibras musculares que ele inerva.**

( ) **O neurotransmissor liberado na fenda sináptica da junção neuromuscular para realizar a contração muscular é a dopamina.**

( ) **Quanto maior a quantidade de fibras musculares que um único neurônio inerva, maior será a destreza do movimento.**

( ) **Doenças que afetam a transmissão do impulso nervoso na junção neuromuscular, como miastenia grave e botulismo, não acarretam sintomas sensoriais.**

Marque a opção com a sequência correta.

(A) V-V-V-V
(B) F-F-F-F
(C) V-F-V-F
(D) V-F-F-V
(E) F-V-V-F

■ Resposta: D.

COMENTÁRIO: O neurotransmissor liberado na fenda sináptica da junção neuromuscular para realizar a contração muscular é a acetilcolina[1] e não a dopamina. A dopamina é um neurotransmissor liberado no sistema nervoso central e periférico e também nos vasos sanguíneos, rins, coração, retina e adrenais e que está relacionada com funções que regulam neurônios motores, função de memória espacial e motivação[2]. Os músculos que exigem um controle motor fino, ou seja, maior destreza manual, estão geralmente associados a unidades motoras de tamanho menor[1]. Essas unidades são caracterizadas por um número menor de fibras inervadas por um axônio[1].

2. (COFFITO, 2016 – adaptada) Sobre o aprendizado motor, considere as afirmativas:

  I. **O desempenho motor é uma mudança permanente no comportamento motor do indivíduo.**

 II. **O aprendizado motor pode ser definido como uma série de processos associados à prática ou à experiência, que geram mudanças relativamente permanentes para produzir uma ação hábil.**

III. **Durante a fase associativa do aprendizado motor, há uma grande exigência cognitiva para a realização da tarefa, além de uma grande variabilidade no desempenho.**

IV. **O conhecimento do desempenho é definido como um *feedback* terminal referente ao resultado do movimento, em termos do objetivo motor.**

Assim, assinale a opção com a(s) afirmativa(s) correta(s).

(A) I
(B) II
(C) III
(D) IV
(E) I, II, III e IV

■ Resposta: B.

COMENTÁRIO: O aprendizado motor está relacionado à aquisição e/ou à modificação do movimento e pode ser definido como "uma série de processos associados à prática ou à experiência que leva a mudanças relativamente permanentes na capacidade de produzir ações hábeis". Nesse contexto, a palavra "desempenho" deve ser diferenciada do termo "aprendizado", pois desempenho se refere a "uma mudança temporária no comportamento motor" e é "observado durante as sessões de prática".

O aprendizado motor pode ser analisado sob a perspectiva temporal. Uma das formas propostas para essa análise está relacionada às fases envolvidas no aprendizado de uma habilidade nova. Nesse caso, três fases são descritas: cognitiva, associativa e autônoma, e o nível de atenção exigido para o desempenho motor, a variedade de estratégias utilizadas e a variabilidade no desempenho diminuem da primeira para a última fase.

Portanto, durante a fase cognitiva há uma grande exigência cognitiva, como o nível de atenção para a realização da tarefa, a qual é executada pelo indivíduo ao experimentar uma variedade de estratégias, com o desempenho motor tendendo a ser bastante variável. Durante a fase associativa, o indivíduo já selecionou a melhor estratégia para a tarefa e começa a refinar sua habilidade com menos variabilidade no desempenho. Finalmente, para a aplicação prática do conhecimento relacionado à área de aprendizagem motora, o *feedback* é um dos fatores a serem considerados e é definido como "toda a informação sensorial que está disponível como resultado do movimento que a pessoa executou". O *feedback* pode ser intrínseco/herdado (relacionado às informações recebidas pelos sistemas sensoriais como consequência do movimento) ou extrínseco/aumentativo (relacionado às informações que são oferecidas ao indivíduo, seja concomitantemente à realização da tarefa, seja no final da tarefa, quando é denominado *feedback* terminal). O *feedback* extrínseco terminal pode ser dividido em: (a) conhecimento de desempenho e (b) conhecimento de resultados. O conhecimento de desempenho se refere ao *feedback* terminal relacionado ao padrão de movimento utilizado, enquanto o conhecimento de resultados diz respeito ao *feedback* terminal relacionado ao resultado do movimento, considerando seu objetivo[3].

3. (COFFITO, 2017 – adaptada) Considerando a biomecânica da passagem de sentado para de pé, assinale abaixo um fator facilitador.

(A) Posicionamento dos pés cerca de 10cm à frente dos joelhos

(B) Início da extensão dos membros inferiores a partir de uma extensão do tronco

(C) Aumento da velocidade

(D) Posicionamento da pelve em retroversão

(E) Posicionamento da cabeça posteriormente ao quadril

▪ Resposta: C.

COMENTÁRIO: Para a análise biomecânica da passagem de sentado para de pé, essa atividade pode ser definida em duas fases. A primeira fase se inicia com a flexão anterior da cabeça/tronco e termina com a retirada da região glútea do assento. A segunda fase se inicia e termina com a postura de pé assumida após os movimentos dos segmentos. Quando ocorre a retirada do quadril do assento, o tronco ainda está se movimentando anteriormente e algumas articulações dos membros inferiores já iniciaram o movimento de extensão.

Essa dinâmica dos movimentos é essencial para que a passagem de sentado para de pé seja eficiente. Os segmentos conjuntos cabeça/tronco apresentam grande concentração de massa corporal que se movimenta anteriormente durante a passagem de sentado para de pé. O produto dessa massa pela velocidade linear de deslocamento desses segmentos no plano sagital durante essa fase de flexão é definido como *momentum* flexor. Esse *momentum* flexor é uma medida relacionada à quantidade de energia cinética (energia gerada quando a massa de um corpo apresenta velocidade) que contribui para a extensão do tronco e dos membros inferiores.

Portanto, dentre as opções apresentadas, o único facilitador é o aumento da velocidade. Já foi claramente identificado que, quando a passagem de sentado para de pé é realizada com maior velocidade, o movimento é mais eficiente e a duração de algumas fases é mais curta. Além disso, o aumento da velocidade de deslocamento anterior dos segmentos conjuntos cabeça/tronco facilita o movimento de passagem de sentado para de pé.

Iniciar o movimento de sentado para de pé com o tronco na posição ereta, e portanto com a pelve em neutro, é um fator facilitador, pois permite a realização da melhor estratégia para geração e transferência do *momemtum* flexor para auxiliar a extensão dos membros inferiores e do tronco. Portanto, o posicionamento da pelve em retroversão não é um facilitador.

Dada a importância do posicionamento e do movimento conjunto dos segmentos cabeça/tronco, a cabeça deve ser mantida alinhada ao tronco. Portanto, a cabeça posicionada posteriormente ao quadril não é um facilitador. Inicialmente, a cabeça deve estar alinhada ao tronco ereto e se movimentar em conjunto com este durante sua flexão anterior.

Ainda com relação à posição dos segmentos, quando os pés são posicionados posteriormente ao joelho, a passagem de sentado para de pé é facilitada, e essa atividade é realizada em menos tempo. Portanto, o posicionamento dos pés cerca de 10cm à frente dos joelhos não é um facilitador.

Finalmente, o início da extensão dos membros inferiores ocorre a partir da flexão anterior do tronco e não da extensão do tronco. A energia gerada pelo *momentum* flexor contribui para a extensão dos membros inferiores e, para assegurar a eficiência do movimento e a transferência dessa energia, a extensão dos membros inferiores deve ocorrer a partir da flexão anterior do tronco e não a partir de uma extensão[4-10].

4. (COFFITO, 2017 – adaptada) Sobre a fisioterapia neurofuncional baseada em evidência, é correto afirmar que:

(A) A prática baseada em evidências na fisioterapia neurofuncional, como o próprio nome diz, se refere simplesmente à utilização de intervenções fisioterapêuticas que apresentam as melhores evidências científicas atuais de sua eficácia

(B) A prática baseada em evidências consiste na utilização das melhores evidências atuais, acompanhada da experiência profissional do fisioterapeuta e dos valores e circunstâncias específicos do paciente ao serem tomadas decisões sobre a avaliação e o tratamento

(C) Apesar de as evidências científicas estarem muito em alta e serem muito importantes, são as experiências clínicas dos profissionais especialistas em fisioterapia neurofuncional que devem prevalecer nas tomadas de decisões sobre a avaliação e o tratamento

(D) Atualmente, não existe nenhum recurso, método ou técnica da fisioterapia neurofuncional que apresente nível I ou II de evidência para o tratamento de indivíduos com acidente vascular encefálico (AVE)

(E) Intervenções para a recuperação funcional da mobilidade utilizando mobilização passiva e alongamentos devem ser as escolhas primárias do fisioterapeuta neurofuncional para a efetividade do treinamento locomotor de indivíduos pós-AVE

■ **Resposta: B.**

COMENTÁRIO: A prática baseada em evidências na fisioterapia neurofuncional se refere ao uso das melhores e mais atuais evidências científicas, associado à experiência clínica dos profissionais especialistas em fisioterapia neurofuncional e aos valores e circunstâncias especificamente relacionados com o paciente para a tomada de decisão clínica sobre a avaliação e o tratamento[11]. Esses três pilares são igualmente importantes, e nenhum deles deve prevalecer sobre outro[11].

Na área neurofuncional há vários recursos, métodos ou técnicas que apresentam nível I ou II para o tratamento de indivíduos com AVE[12]. Mobilização passiva e alongamentos não são recomendados para melhora da mobilidade pós-AVE[12].

5. (COFFITO, 2018 – adaptada) O entendimento dos princípios e fundamentos da neuroplasticidade e dos mecanismos celulares envolvidos nesse fenômeno guia o fisioterapeuta na elaboração do programa terapêutico. Baseado nos princípios da plasticidade neural para reabilitação, marque a opção INCORRETA.

(A) Circuitos neurais que não são engajados em tarefas por um período prolongado se degradam

(B) O treino motor deve incluir repetição de sequência de movimentos. A repetição da sequência de movimentos é fundamental para a consolidação das mudanças plásticas ocorridas nos circuitos neurais

(C) Especificidade, intensidade e duração dos treinos e o sexo do paciente são fatores que influenciam a plasticidade neural

(D) A recuperação de funções motoras após um AVE poderá estar relacionada com o recrutamento de áreas do hemisfério não lesado

(E) O treino motor deve ser suficientemente relevante para demandar atenção e potencializar a promoção de neuroplasticidade

■ **Resposta: C.**

COMENTÁRIO: Os princípios da plasticidade neural são importantes porque impactam a reabilitação[13]. A especificidade,

a intensidade e a duração dos treinos do paciente são fatores que influenciam a plasticidade neural. Entretanto, o sexo não é um fator que afeta a neuroplasticidade[13].

6. (COFFITO, 2018) As recomendações atuais da educação, pesquisa e prática na fisioterapia neurofuncional estão vinculadas ao que nomeamos de 5 Ps. O que significa esta sigla?

(A) Predição, Prevenção, Prescrição, Plasticidade e Proteção

(B) Prevenção, Plasticidade, Personalizado, Polarizado e Prescrição

(C) Plasticidade, Participação, Prevenção, Proteção e Prescrição

(D) Prevenção, Predição, Personalizado, Prescrição e Participação

(E) Predição, Prevenção, Plasticidade, Participação e Personalizado

■ **Resposta: E.**

COMENTÁRIO: A sigla significa predição, prevenção, plasticidade, participação e personalizado. A predição de desfechos é importante para a prática clínica, uma vez que pode melhorar a tomada de decisão clínica sobre a seleção de estratégias de intervenção e aumentar a clareza de expectativas dos pacientes. Os objetivos do tratamento fisioterapêutico devem incluir a prevenção de condições secundárias, como a recorrência da lesão.

Os fisioterapeutas devem adotar estratégias de intervenção que possam facilitar a plasticidade positiva. A participação, um dos componentes da Classificação Internacional de Funcionalidade, Incapacidade e Saúde (CIF), é definida como envolvimento em situações de vida, constitui um direito de toda pessoa e deve ser o objetivo final do processo terapêutico. Não existe uma intervenção única eficaz para todos. Assim, é importante que o cuidado em saúde seja individualizado com o uso de estratégias de intervenção personalizadas para cada pessoa em determinado momento, considerando os objetivos e as necessidades do paciente[14].

7. (COFFITO, 2018 – adaptada) A avaliação adequada de um indivíduo com diagnóstico neurológico é fundamental para o planejamento, a evolução e a modificação do programa de treinamento. Com relação aos testes e medidas da avaliação da funcionalidade e diagnóstico em fisioterapia neurofuncional, marque a opção INCORRETA.

(A) O teste dos pinos em nove buracos testa a destreza e a velocidade de uma tarefa que exige movimento do braço e da mão e tem sido aplicado em pacientes com nível baixo de desempenho motor

(B) A dinamometria mede a força muscular estática ou dinâmica através de dinamômetros

(C) A escala de Ashworth é uma escala desenvolvida para testar tônus muscular. Nessa escala, o tônus é graduado de acordo com a resistência apresentada ao movimento passivo

(D) O índice de Barthel é um índice que apresenta uma avaliação geral da condição do indivíduo e fornece informações gerais sobre a habilidade do paciente em realizar atividades de vida diária

(E) A escala de Fulg-Meyer avalia o padrão de recuperação funcional de pacientes pós-AVE

■ **Resposta: A.**

Comentários: A avaliação fisioterapêutica é um processo complexo e, para que seja realizado de maneira apropriada, é importante compreender os testes e medidas utilizados.

O teste dos pinos em nove buracos avalia de maneira objetiva a destreza manual de uma tarefa que exige movimento do braço e da mão e tem sido utilizado em indivíduos com diversos níveis de desempenho motor[15-17] e não apenas naqueles com nível baixo de desempenho motor. Para realizar esse teste, o indivíduo é orientado a colocar e remover nove pinos dos buracos de uma estrutura quadrada o mais rápido possível[16]. Tradicionalmente, a pontuação final do teste é dada pelo tempo necessário para a realização da tarefa em segundos. Entretanto, estudos recentes têm determinado também a velocidade de realização da tarefa, em pinos/segundo[15]. As opções B a E estão corretas.

8. **Em 28 de abril de 2011 foi publicada a Lei 12.401, que define que o Ministério da Saúde (MS) do Brasil tem como atribuições a incorporação, exclusão ou alteração de novos medicamentos, produtos e procedimentos, bem como a constituição ou alteração de Protocolos Clínicos e Diretrizes Terapêuticas (PCDT). Desde então, o MS publicou vários PCDT que são muito importantes para o fisioterapeuta da área neurofuncional. Sobre esses PCDT, marque a opção INCORRETA.**

(A) Um dos objetivos dos PCDT do MS é a qualificação do cuidado dos indivíduos no âmbito do Sistema Único de Saúde, incluindo aqueles com deficiências nas estruturas e funções do sistema nervoso

(B) Os PCDT do MS foram elaborados a partir de discussões com um grupo multiprofissional de especialistas na assistência e pesquisa de diversas regiões do Brasil, incluindo fisioterapeutas da área neurofuncional

(C) São PCDT importantes para o fisioterapeuta da área neurofuncional as Diretrizes de Atenção à Reabilitação da Pessoa com Traumatismo Cranioencefálico e com Acidente Vascular Encefálico e as Diretrizes de Atenção à Pessoa com Lesão Medular

(D) Os PCDT foram elaborados com rigor metodológico, envolvendo um processo baseado em evidências científicas, e fornecem informações com foco de ação em prevenção, diagnóstico, tratamento e acompanhamento clínico

(E) As recomendações inclusas nos PCDT são de observação obrigatória e restrita a gestores, profissionais e serviços de saúde no âmbito do Sistema Único de Saúde com o objetivo de otimizar a eficiência do sistema e a qualidade do cuidado

■ **Resposta: E.**

Comentário: Os PCDT devem ser obrigatoriamente observados pelos gestores, profissionais e serviços de saúde no âmbito do Sistema Único de Saúde com o objetivo de otimizar a eficiência do sistema e a qualidade do cuidado, mas também podem ser consultados por quaisquer pessoas interessadas. Dados a importância e os objetivos desse material, a coleção institucional do MS pode e deve ser acessada por todos os profissionais da saúde, incluindo os fisioterapeutas da área neurofuncional, assim como por usuários do sistema e do Poder Judiciário, como auxílio administrativo e material informativo destinado ao esclarecimento de programas, serviços e direitos. O material é disponibilizado na íntegra na Biblioteca Virtual em Saúde do MS (www.saude.gov.br/bvs) e sua distribuição é gratuita[5,6,9,10].

9. **A abordagem biopsicossocial, o modelo e a terminologia da Classificação Internacional de Funcionalidade, Incapacidade e Saúde (CIF), da Organização Mundial da Saúde (OMS), são comumente utilizados e recomendados por diferentes guias clínicos da área de fisioterapia neurofuncional. Sobre os construtos de capacidade e desempenho da CIF, marque a opção INCORRETA.**

(A) Esses construtos são utilizados para o componente atividades e participação da CIF, sendo a capacidade definida como a execução de tarefas em um ambiente padrão e o desempenho como a execução de tarefas em um ambiente habitual

(B) O qualificador de capacidade visa indicar o nível máximo provável de funcionalidade que os indivíduos podem atingir em um domínio específico em determinado momento

(C) Para a avaliação da capacidade é necessário ter um ambiente "padronizado" para neutralizar o impacto variável dos diferentes ambientes sobre a capacidade do indivíduo

(D) O padrão ou norma com o(a) qual se compara a capacidade ou o desempenho de um indivíduo corresponde à capacidade ou desempenho de uma pessoa com a mesma condição de saúde (doença, perturbação ou lesão etc.)

(E) A diferença entre a capacidade e o desempenho reflete a diferença entre os impactos do ambiente padronizado e os do ambiente habitual, proporcionando uma orientação sobre o que pode ser feito no ambiente do indivíduo para melhorar seu desempenho

■ **Resposta: D.**

Comentário: Os construtos de capacidade e desempenho da CIF são utilizados como qualificadores do componente atividades e participação, como descrito nas opções A, B, C e E. Para cada domínio desse componente pode ser elaborada uma matriz de informação com o qualificador de desempenho e de capacidade, sendo o desempenho esperado a norma populacional, que representa a experiência de pessoas sem essa condição de saúde específica. Portanto, o padrão ou norma com o(a) qual se compara a capacidade ou o desempenho de um indivíduo corresponde à capacidade ou desempenho de uma pessoa sem a mesma condição de saúde (doença, perturbação ou lesão etc.), uma vez que a referência utilizada é a norma populacional[2].

10. **A utilidade de medidas na prática clínica e em pesquisa científica depende de o quanto se pode confiar na acurácia dos dados como indicadores de um comportamento, atributos ou fenômenos. As propriedades de medida são aspectos relacionados à qualidade de um instrumento e**

incluem confiabilidade, validade e responsividade. Sobre as propriedades de medida de instrumentos para avaliação de indivíduos acometidos por doenças do sistema nervoso, marque a opção correta.

(A) O teste do esfigmomanômetro modificado (TEM) apresenta adequada validade para medir a força muscular em indivíduos pós-AVE. Portanto, pode ser usado para medir o mesmo desfecho em indivíduos com doença de Parkinson

(B) O teste de cinco repetições de levantar/sentar em cadeira apresenta adequada confiabilidade para avaliar essa tarefa em indivíduos com doença de Parkinson. Portanto, esse teste mede aquilo que se propõe medir nessa população

(C) O teste *timed up and go* (TUG) apresenta adequada validade para avaliação da mobilidade de indivíduos após AVE. Portanto, esse teste mede aquilo que se propõe medir nessa população

(D) O teste de caminhada de 6 minutos (TC6M) apresenta adequada responsividade para avaliar a capacidade de caminhada de indivíduos com lesão medular. Portanto, esse teste mede aquilo que se propõe medir nessa população

(E) O teste de caminhada de 10 metros apresenta adequada validade para avaliação da velocidade de caminhada de indivíduos pós-AVE. Portanto, esse teste pode ser usado para medir a mudança nesse desfecho nessa população

■ Resposta: C.

COMENTÁRIO: As propriedades de medida não são características universais de um instrumento, devendo ser considerado o contexto[18]. Não é possível afirmar que, apesar de o TEM conter adequadas propriedades de medida para medir a força muscular em indivíduos pós-AVE[19-21], ele também apresentará essa capacidade em indivíduos com doença de Parkinson.

A confiabilidade revela até que ponto a medida é consistente e livre de erro aleatório[18]. A validade é atribuída ao instrumento que mede aquilo que se propõe medir[18]. Assim, como o teste de cinco repetições de levantar/sentar em cadeira apresenta adequada confiabilidade para avaliar essa tarefa em indivíduos com doença de Parkinson[22], ele é capaz de fornecer uma medida consistente e livre de erro aleatório nesses indivíduos.

A responsividade é a habilidade de detectar mudanças quando elas ocorrem. Portanto, como o TC6M apresenta adequada responsividade para avaliar indivíduos com lesão medular[23], ele é capaz de detectar mudança nesse desfecho quando esta ocorre realmente nesses indivíduos. Como o teste de caminhada de 10 metros apresenta adequada validade para avaliação da velocidade de caminhada em indivíduos pós-AVE[24], pode-se afirmar que esse teste mede aquilo que se propõe medir nesses indivíduos; contudo, não é possível afirmar que ele possa ser usado para medir mudança.

11. As inovações tecnológicas estão progredindo rapidamente, e para o avanço da profissão é importante que o fisioterapeuta neurofuncional saiba utilizar tecnologias que possam facilitar, melhorar ou viabilizar a prática clínica. O uso dessas tecnologias é promissor, principalmente no contexto de teleconsulta, teleconsultoria e telemonitoramento. Considerando a atuação do fisioterapeuta neurofuncional nesse contexto, marque a opção correta.

(A) Há evidências científicas de que o telemonitoramento é menos eficaz em comparação à intervenção presencial em melhorar os desfechos funcionais e a qualidade de vida dos indivíduos após AVE

(B) A partir da pandemia da COVID-19, o Conselho Federal de Fisioterapia e Terapia Ocupacional (COFFITO) liberou o uso de telemonitoramento, definido como comunicação registrada e realizada entre profissionais e gestores de saúde

(C) O telemonitoramento possibilita a realização dos procedimentos fisioterapêuticos no ambiente domiciliar do paciente, o que pode facilitar a avaliação do desempenho de atividades e a identificação de barreiras e facilitadores ambientais

(D) O fisioterapeuta neurofuncional tem autonomia para determinar quais pacientes podem ser acompanhados à distância, e para tomar essa decisão é facultativo o uso de evidências científicas

(E) Os monitores de atividade física, como acelerômetros e aplicativos de celular, apresentam características que impedem seu uso durante o telemonitoramento

■ Resposta: C.

COMENTÁRIO: Há evidências científicas de que o telemonitoramento é igualmente eficaz, e não menos eficaz, em comparação à intervenção presencial em melhorar os desfechos funcionais e a qualidade de vida de indivíduos pós-AVE[25]. Durante a pandemia da COVID-19, o COFFITO[26] permitiu o atendimento não presencial nas modalidades de teleconsulta, teleconsultoria e telemonitoramento. A teleconsulta se refere à consulta clínica realizada à distância. A teleconsultoria, e não o telemonitoramento, consiste na comunicação registrada e realizada entre profissionais, gestores e outros interessados da área da saúde. O telemonitoramento caracteriza-se pelo acompanhamento remoto dos pacientes previamente atendidos presencialmente. O fisioterapeuta tem autonomia para determinar quais pacientes serão acompanhados à distância, e essa decisão deve ser baseada em evidências científicas sobre eficácia e segurança. Os monitores de atividade física possibilitam a obtenção de dados sobre a atividade física de indivíduos pós-AVE de maneira acurada[27] e podem ser usados no telemonitoramento.

12. O conhecimento científico e os métodos utilizados em fisioterapia neurofuncional passaram por muitas mudanças desde seu surgimento. Conhecer e refletir sobre esse percurso é importante para compreender o processo de avaliação e intervenção dessa área. Com base na perspectiva histórica da fisioterapia neurofuncional, analise as sentenças e assinale a opção correta.

I. Com o surgimento das abordagens de neurofacilitação, os principais métodos da fisioterapia neurofuncional eram fundamentados nos efeitos restabelecedores da estimulação de padrões de desenvolvimento motor,

enfatizando a estabilidade postural e os padrões de movimento típicos.

II. **O avanço científico e tecnológico promoveu maior compreensão dos mecanismos de reorganização cerebral e dos processos envolvidos no controle e desempenho motores e tornou possível o desenvolvimento da reabilitação neurológica por meio de um processo mais dedutivo (conclusões a partir da análise de premissas).**

III. **Lesões de neurônio motor superior comumente cursam com hipertonia e hiper-reflexia. Com o desenvolvimento científico foi possível constatar que o fortalecimento muscular deve ser utilizado com cautela nesses indivíduos por aumentar a espasticidade.**

IV. **Uma importante mudança de paradigma na fisioterapia neurofuncional foi o surgimento de evidências demonstrando os efeitos das intervenções fisioterapêuticas na reorganização neuronal após uma lesão encefálica.**

(A) Apenas as afirmativas II e IV estão corretas
(B) Apenas as afirmativas I e II estão corretas
(C) Apenas as afirmativas I, II e IV estão corretas
(D) Apenas as afirmativas I, III e IV estão corretas
(E) Todas as afirmativas estão corretas

■ Resposta: C.

COMENTÁRIO: Com o surgimento das abordagens de neurofacilitação, os principais métodos de tratamento eram baseados nos efeitos restabelecedores da estimulação de padrões de desenvolvimento motor, enfatizando a estabilidade postural e os padrões de movimento típicos[28]. Com o avanço científico surgiram novos métodos embasados em estudos sobre fisiologia, biomecânica, controle e aprendizagem motora, reorganização neuronal e recuperação funcional[28].

O desenvolvimento científico e tecnológico proporcionou maior compreensão dos mecanismos de reorganização cerebral e dos processos envolvidos no controle e desempenho motor e tornou possível o desenvolvimento de métodos por um processo dedutivo (conclusões a partir da análise de premissas)[28]. As lesões de neurônio motor superior comumente cursam com hipertonia e hiper-reflexia. Existem evidências científicas de que o fortalecimento muscular não aumenta a espasticidade e pode ser uma estratégia de tratamento para indivíduos sempre que indicado[28].

13. Várias mudanças ocorreram na fisioterapia neurofuncional nas últimas décadas, sendo uma delas a substituição do foco na doença para o foco no indivíduo. Considerando essa mudança, assinale a opção INCORRETA.

(A) O processo avaliativo, o estabelecimento de metas e a seleção das intervenções devem ser realizados em parceria com o paciente, a família e o cuidador, entre outras pessoas de seu círculo social
(B) Como o fisioterapeuta é o profissional que obtém o conhecimento acadêmico sobre o processo de reabilitação, após estabelecer as metas com o paciente, ele deve ser o responsável por ranquear a prioridade das metas

(C) O fisioterapeuta pode utilizar instrumentos para auxiliar o estabelecimento de metas em parceria com o paciente, como a escala de aproximação do objetivo (GAS)
(D) A participação do paciente durante a tomada de decisão clínica passou a ser vista como um processo ativo, no qual ele é o agente da ação. Essa nova abordagem interfere na motivação do paciente
(E) As metas devem ser estabelecidas em parceria com o paciente; no entanto, o fisioterapeuta deve atentar para que as metas estabelecidas sejam realistas, alcançáveis e passíveis de atingir no tempo determinado

■ Resposta: B.

COMENTÁRIO: O processo avaliativo, o estabelecimento de metas e a seleção de intervenções devem ser definidos em parceria com o paciente, a família e o cuidador, entre outros atores do círculo social do paciente[29]. O ranqueamento das prioridades também deve ser estabelecido em conjunto[29]. Instrumentos como a GAS podem ser utilizados para auxiliar o estabelecimento e a prioridade dessas metas terapêuticas[30].

Esse processo, em que o paciente tem participação ativa em seu tratamento, tem promovido efeitos positivos na motivação e satisfação do paciente[29]. As metas devem ser definidas com o paciente, porém o fisioterapeuta deve garantir que elas sejam realistas, alcançáveis e passíveis de atingir no tempo estabelecido para o tratamento[31].

14. Doenças do sistema nervoso costumam impactar a qualidade de vida dos indivíduos. Portanto, os fisioterapeutas da área neurofuncional devem atentar para esse construto durante o tratamento fisioterapêutico desses pacientes. Sobre a qualidade de vida, assinale a opção correta.

(A) Instrumentos específicos de avaliação da qualidade de vida, como a escala de qualidade de vida específica para acidente vascular encefálico (EQVE-AVE), não permitem a comparação de indivíduos com diferentes doenças do sistema nervoso, o que limita sua utilidade clínica
(B) Em virtude da complexidade e da multidimensionalidade do construto qualidade de vida, sua melhora ainda não é observada em indivíduos com doenças do sistema nervoso após tratamento fisioterapêutico
(C) Instrumentos genéricos de avaliação da qualidade de vida não devem ser utilizados em pacientes com doenças do sistema nervoso por não analisarem aspectos específicos da condição de saúde desses indivíduos
(D) Doenças do sistema nervoso comumente afetam a qualidade de vida; por isso, esse desfecho deve ser automaticamente avaliado e elencado como meta terapêutica no processo de reabilitação desses pacientes
(E) A qualidade de vida é considerada um construto multidimensional e subjetivo, uma vez que avalia a percepção do indivíduo sobre sua inserção na vida, em diversas dimensões, como a espiritual, a física, a mental, a psicológica e a emocional

■ Resposta: E.

COMENTÁRIOS: Instrumentos específicos de avaliação da qualidade de vida, como a EQVE-AVE[32], não permitem a comparação de indivíduos com diferentes doenças do sistema nervoso[33]. Entretanto, apresentam a vantagem de avaliar aspectos específicos de determinada condição de saúde[32]. Para uma avaliação mais completa e informativa da qualidade de vida, recomenda-se o uso de um instrumento específico, quando disponível, e de um instrumento genérico[33]. Apesar de ser um construto complexo e multidimensional[32], há evidências de melhora da qualidade de vida após tratamento fisioterapêutico em indivíduos com diferentes doenças que afetam o sistema nervoso, como pós-AVE[34] e com doença de Parkinson[35].

REFERÊNCIAS

1. Neumann DA. Cinesiologia do aparelho musculoesquelético: fundamentos para reabilitação. 2. ed. Elsevier Health Sciences, 2010: 47-73.

2. Klein MO, Battagello DS, Cardoso AR, Hauser DN, Bittencourt JC, Correa RG. Dopamine: functions, signaling, and association with neurological diseases. Cellular and Molecular Neurobiology, 2019; 39(1):31-59.

3. Shumway-Cook A, Woollacott MH. Controle motor: teoria e aplicações práticas. 3. ed. Barueri(SP): Manole, 2010. 632 p.

4. Boukadida A, Piotte F, Dehail P, Nadeau S. Determinants of sit-to-stand tasks in individuals with hemiparesis post stroke: A review. Ann Phys Rehabil Med 2015 Jun; 58(3):167-72.

5. Brasil. Ministério da Saúde. Secretaria de Ciência, Tecnologia e Insumos Estratégicos. Departamento de Gestão e Incorporação de Tecnologias em Saúde. Comissão Nacional de Incorporação de Tecnologias no SUS. Guia de elaboração: escopo para protocolos clínicos e diretrizes terapêuticas. 2. ed. Brasília: Ministério da Saúde, 2019. 28 p.

6. Brasil. Ministério da Saúde. Secretaria de Atenção à Saúde. Diretrizes de atenção à reabilitação da pessoa com traumatismo cranioencefálico. 2.d ed. Brasília: Ministério da Saúde, 2015. 132 p.

7. Hamill J. Knutzen KM, Derrick TR. Bases biomecânicas do movimento humano. 4. ed. São Paulo(SP): Manole, 2016. 512 p.

8. Janssen WG, Bussmann HB, Stam HJ. Determinants of the sit-to-stand movement: a review. Phys Ther 2002 Sep; 82(9):866-79.

9. Brasil. Ministério da Saúde. Secretaria de Atenção à Saúde. Departamento de Ações Programáticas Estratégicas. Diretrizes de Atenção à Pessoa com Lesão Medular. 2. ed. Brasília: Ministério da Saúde, 2015. 68 p.

10. Brasil. Ministério da Saúde. Secretaria de Atenção à Saúde. Departamento de Ações Programáticas Estratégicas. Diretrizes de atenção à reabilitação da pessoa com acidente vascular cerebral. 1. ed. Brasília: Ministério da Saúde, 2013. 72 p.

11. Herbert R, Jamtvedt G, Hagen KB, Mead J, Chalmers SL. Evidence-based physiotherapy: what, why and how? In: Herbert R, Jamtvedt G, Hagen KB, Mead J, Chalmers SL. Practical evidence-based physiotherapy. 2. ed. London, GB: Churchill Livingstone, 2011: 1-10.

12. Winstein CJ, Stein J, Arena R et al. Guidelines for adult stroke rehabilitation and recovery: A guideline for healthcare professionals from the American Heart Association/American Stroke Association. Stroke 2016 Jun; 47(6):e98-e169.

13. Kleim JA, Jones TA. Principles of experience-dependent neural plasticity: implications for rehabilitation after brain damage. J Speech LangHear Res 2008 Feb; 51(1):S225-39.

14. Kimberley TJ, Novak I, Boyd L, Fowler E, Larsen D. Stepping up to rethink the future of rehabilitation: IV STEP Considerations and Inspirations. Pediatr Phys Ther 2017 Jul; 29(3):S76-s85.

15. Feys P, Lamers I, Francis G et al. The Nine-Hole Peg Test as a manual dexterity performance measure for multiple sclerosis. Mult Scler 2017 Apr; 23(5):711-20.

16. Mathiowetz V, Weber K, Kashman N, Volland G. Adult norms for the Nine Hole Peg Test of finger dexterity. OTJR1985 Jan; 5(1):24-38.

17. Grice KO, Vogel KA, Le V, Mitchell A, Muniz S, Vollmer MA. Adult norms for a commercially available Nine Hole Peg Test for finger dexterity. Am J Occup Ther 2003 Sep; 57(5):570-3.

18. Portney LG, Watkins MP. Foundations of clinical research: Applications to practice. 3. ed. Philadelphia, PA, 2015: 913.

19. Aguiar LT, Lara EM, Martins JC et al. Modified sphygmomanometer test for the assessment of strength of the trunk, upper and lower limbs muscles in subjects with subacute stroke: reliability and validity. Eur J Phys Rehabil Med 2016 Oct; 52(5):637-49.

20. Martins JC, Teixeira-Salmela LF, Castro e Souza LA et al. Reliability and validity of the modified sphygmomanometer test for the assessment of strength of upper limb muscles after stroke. J Rehabil Med 2015 Sep; 47(8):697-705.

21. Souza LA, Martins JC, Teixeira-Salmela LF et al. Validity and reliability of the modified sphygmomanometer test to assess strength of the lower limbs and trunk muscles after stroke. J Rehabil Med 2014 Jul; 46(7):620-8.

22. Paul SS, Canning CG, Sherrington C, Fung VS. Reproducibility of measures of leg muscle power, leg muscle strength, postural sway and mobility in people with Parkinson's disease. Gait Posture 2012 Jul; 36(3):639-42.

23. van Hedel HJ, Wirz M, Curt A. Improving walking assessment in subjects with an incomplete spinal cord injury: responsiveness. Spinal Cord 2006 Jun; 44(6):352-6.

24. Tyson S, Connell L. The psychometric properties and clinical utility of measures of walking and mobility in neurological conditions: a systematic review. Clin Rehabil 2009 Nov; 23(11):1018-33.

25. Laver KE, Adey-Wakeling Z, Crotty M, Lannin NA, George S, Sherrington C. Telerehabilitation services for stroke. Cochrane Database Syst Rev. 2020 Jan; 1(1):CD010255.

26. Resolução do Conselho Federal de Fisioterapia e Terapia Ocupacional (COFFITO) N° 516, de 20 de março de 2020 – Teleconsulta, Telemonitoramento e Teleconsultoria.

27. Duclos NC, Aguiar LT, Aissaoui R, Faria CDCM, Nadeau S, Duclos C. Activity monitor placed at the nonparetic ankle is accurate in measuring step counts during community walking in poststroke individuals: A validation study. PMR 2019 Sep; 11(9):963-71.

28. Carr JH, Shepherd RB. The changing face of neurological rehabilitation. Braz J Phys Ther 2006 Dec; 10(2):147-56.

29. Doig E, Fleming J, Cornwell PL, Kuipers P. Qualitative exploration of a client-centered, goal-directed approach to community-based occupational therapy for adults with traumatic brain injury. Am J Occup Ther 2009 Sep; 63(5):559-68.

30. Santos PSA. Adaptação transcultural da Goal Attainment Scaling (GAS) para a língua portuguesa brasileira: uma ferramenta para dimensionar o cumprimento de metas em programas de reabilitação.Brasília. [Monografia – Graduação] – Universidade de Brasília, 2018.

31. Vaz DV, Jubilini LG, Queiroz LC. Prática centrada no cliente na reabilitação: definição, instrumentos e desafios. Rev Ter Ocup Univ São Paulo 2017 Jun; 28:122-7.

32. Lima RC, Teixeira-Salmela LF, Magalhães LC, Gomes-Neto M. Propriedades psicométricas da versão brasileira da escala de qualidade de

vida específica para acidente vascular encefálico: aplicação do modelo Rasch. Braz J Phys Ther 2008 Apr; 12(2):149-56.

33. Pereira EF, Teixeira CS, Santos AD. Qualidade de vida: abordagens, conceitos e avaliação. Rev Bras Educ Fís Esporte 2012 Jun; 26(2):241-50.

34. Han P, Zhang W, Kang L et al. Clinical evidence of exercise benefits for stroke. Adv Exp Med Biol 2017; 1000:131-51.

35. Wu PL, Lee M, Huang TT. Effectiveness of physical activity on patients with depression and Parkinson's disease: A systematic review. PLoS One 2017 Jul; 12(7):e0181515.

Seção II

Fisioterapia Cardiovascular, Respiratória e Terapia Intensiva (Neonatologia, Pediatria e Adulto)

Capítulo 23

Fisiologia do Sistema Respiratório e Diferenças Anatômicas e Fisiológicas do Recém-Nascido

Évelim Leal de Freitas Dantas Gomes

1. (COFFITO, 2018 – adaptada) São algumas características que predispõem o lactente à insuficiência respiratória aguda, EXCETO:

(A) Menor número de alvéolos, vias aéreas de menor calibre, músculos intercostais pouco desenvolvidos

(B) Menor número de alvéolos, musculatura respiratória pouco desenvolvida e pouco resistente à fadiga

(C) Menor ventilação colateral, maior número de fibras oxidativas, complacência torácica aumentada

(D) Menor ventilação colateral, menor número de fibras oxidativas, menor complacência pulmonar

(E) Menor área de justaposição diafragmática, menor complacência pulmonar, maior complacência torácica

■ Resposta: C.

COMENTÁRIO: O sistema respiratório do recém-nascido (RN) é imaturo de modo geral; apenas as vias aéreas condutoras são semelhantes às do adulto, à exceção do tamanho e do diâmetro, que são menores. As fibras musculares do RN em maior quantidade são as do tipo II, e apenas 25% são do tipo I oxidativas e resistentes à fadiga. No RN pré-termo, o percentual de fibras tipo I é de apenas 10%. Percentual de fibras tipo I semelhante ao do adulto (55%) é atingido somente com 1 ano de idade, o que predispõe a fadiga muscular mediante o aumento da demanda ventilatória.

A complacência torácica é duas vezes maior que a pulmonar em virtude da presença de costelas cartilaginosas, o que reduz a eficiência da contração muscular, pois o braço de alavanca é muito complacente, dissipando energia mecânica. A ventilação colateral inicia seu desenvolvimento por volta dos 2 anos de idade, mas se torna funcional aos 6 anos de idade e totalmente desenvolvida aos 13 anos[1,2].

2. (COFFITO, 2018 – adaptada) Em relação à curva de dissociação da hemoglobina, é CORRETO afirmar que:

(A) Quando há desvio da curva para a direita, há aumento da afinidade da hemoglobina pelo oxigênio

(B) Quando há acidose respiratória, há aumento da afinidade da hemoglobina pelo oxigênio

(C) Quando há alcalose respiratória e hipotermia, há desvio da curva para a esquerda e, portanto, diminuição da afinidade da hemoglobina pelo oxigênio

(D) Quando há hipertermia e acidose respiratória, há desvio da curva para a direita com diminuição da afinidade da hemoglobina pelo oxigênio

(E) Quando há desvio da curva para a esquerda, há diminuição da afinidade da hemoglobina pelo oxigênio

■ Resposta: D.

COMENTÁRIO: A curva de dissociação da hemoglobina pode desviar para a direita ou para a esquerda. O desvio para a direita é decorrente de hipertermia, acidose respiratória e reação com o 2,3 DPG, que facilita a entrega de oxigênio para o tecido. O desvio para a esquerda ocorre quando há hipotermia, alcalose respiratória e pouca reação com 2,3 DPG, o que aumenta a afinidade do oxigênio pela hemoglobina e dificulta a entrega de oxigênio ao tecido (efeito Bohr)[3].

3. Em que estágio da fase de crescimento e desenvolvimento pulmonar tem início a produção do surfactante?
(A) Pseudoglandular
(B) Canalicular
(C) Sacular
(D) Alveolar

◼ Resposta: B.

COMENTÁRIO: O período fetal é composto por quatro fases/estágios: pseudoglandular, canalicular, sacular e alveolar. Cada fase tem uma característica marcante. O início da produção do surfactante primário em pequenas quantidades e o surgimento do pneumócito do tipo II ocorrem no estágio canalicular (17 a 27 semanas)[1,2].

4. O sistema respiratório infantil sofre mudanças gradativas, iniciadas a partir da fecundação, passando pela infância e culminando na vida adulta, sendo mais marcantes as diferenças anatômicas e fisiológicas em RN prematuros. Com base nessa afirmativa, consideramos:
(A) A complacência pulmonar aumentada devido ao pequeno número de alvéolos
(B) A complacência torácica diminuída devido ao diâmetro reduzido das vias aéreas
(C) O RN é respirador nasal porque tem a laringe alta e a língua maior, comparada ao tamanho da mandíbula
(D) As costelas são horizontalizadas devido à pequena quantidade de tecido cartilaginoso

◼ Resposta: C.

COMENTÁRIO: Várias estruturas no sistema respiratório do RN e do lactente são imaturas. As vias aéreas superiores são influenciadas pelo posicionamento mais alto da laringe, o que torna a língua mais posterior e maior no eixo anteroposterior do que no longitudinal, impedindo a passagem de ar pela boca, exceto nas condições de choro intenso, e tornando a criança um respirador nasal até aproximadamente o sexto mês de vida.

A complacência torácica é alta devido à constituição cartilaginosa da caixa torácica, ao passo que a complacência pulmonar é baixa em razão do número reduzido de alvéolos e tecido elástico. As vias aéreas inferiores têm diâmetro muito reduzido, o que aumenta a resistência das vias aéreas, e também são mais suscetíveis ao colapso dinâmico por serem bastante complacentes e cartilaginosas. As costelas são horizontalizadas devido ao formato arredondado da caixa torácica em um corte transversal[1,4].

5. A anatomia humana é uma ciência secular que se propõe a estudar a constituição do corpo humano com descrições e correlações estruturais. O RN e a criança apresentam uma anatomia distinta, em contínua modificação para o aprimoramento de seus sistemas e adaptações ao novo meio ambiente, e que não pode ser entendida como resquício embriológico, tampouco como miniaturização do adulto. Levando em conta essa afirmação, como se caracterizam, respectivamente, a anatomia da caixa torácica e a das vias aéreas inferiores no RN?

(A) Arcos costais menos cartilaginosos/suporte cartilaginoso pouco eficiente
(B) Arcos costais horizontalizados/pobre suporte cartilaginoso
(C) Arcos costais verticalizados/pouco suporte cartilaginoso
(D) Arcos costais horizontalizados/suporte cartilaginoso pouco eficiente

◼ Resposta: D.

COMENTÁRIO: As vias aéreas inferiores são muito estreitas e bastante complacentes e cartilaginosas, o que aumenta a resistência e a suscetibilidade ao colapso dinâmico. As costelas são horizontalizadas devido ao formato arredondado da caixa torácica em um corte transversal[1,4].

6. (COFFITO, 2016 – adaptada) Entendendo que a criança apresenta especificidades relacionadas com o desenvolvimento e a maturidade de seu sistema respiratório, marque a opção correta.
(A) O desenvolvimento pulmonar intrauterino, do ponto de vista histológico, pode ser dividido em cinco fases, sendo a primeira delas o período alveolar
(B) As características anatomofisiológicas da criança que a tornam mais vulnerável aos quadros de insuficiência respiratória, quando comparada ao adulto, não apresentam diferenças em relação à população neonatal, tendo ambas o mesmo grau de desenvolvimento
(C) Uma particularidade que tende a causar obstrução das vias aéreas na criança é o fato de seu pescoço ser mais longo e a língua ser grande
(D) As narinas da criança têm calibre menor, tornando-se uma estrutura facilmente obstruída com alta resistência ao fluxo aéreo
(E) A caixa torácica do RN é extremamente cartilaginosa e apresenta menor complacência, comparada à de crianças maiores e da população adulta

◼ Resposta: D.

COMENTÁRIO: As crianças são respiradoras exclusivamente nasais até o sexto mês de idade; além disso, proporcionalmente, os diâmetros tanto das narinas como das vias aéreas inferiores são menores e interferem de modo inversamente proporcional na resistência (aumento na resistência), dificultando o fluxo aéreo e aumentando o gasto energético da respiração[3,4].

7. (COFFITO, 2018 – adaptada) Quando há alteração do volume pulmonar, há variações no calibre dos vasos sanguíneos, e isso modifica a resistência vascular pulmonar. É correto afirmar que:
(A) Na capacidade residual funcional (CRF), a resistência vascular total está aumentada
(B) No aumento do volume pulmonar, próximo à capacidade pulmonar total (CPT), há redução da resistência vascular pulmonar principalmente pela redução do calibre dos vasos extra-alveolares
(C) Na diminuição do volume pulmonar, próximo ao volume residual, há aumento da resistência vascular pulmonar

(D) Na CPT, a resistência vascular pulmonar está diminuída

E) Quando o volume pulmonar é reduzido abaixo da CRF, a resistência vascular total pulmonar está diminuída

■ **Resposta: C.**

COMENTÁRIO: A resistência vascular pulmonar se altera com o volume pulmonar. Se a pressão alveolar ultrapassar a pressão capilar, os vasos serão comprimidos e a resistência aumentará. Isso acontece nos extremos de volume pulmonar, como CPT ou próximo ao volume residual. A diferença é o mecanismo de aumento da resistência, que na CPT é o estiramento dos capilares com redução do calibre e no volume residual é a compressão desses capilares[3].

8. Em relação aos volumes e capacidades pulmonares, classifique as afirmações a seguir como verdadeiras (V) ou falsas (F) e escolha posteriormente a opção correta.

I. **O volume de gás que permanece no pulmão após uma expiração máxima é chamado de volume residual.**

II. **O volume de gás que permanece no pulmão após uma expiração tranquila é a capacidade residual funcional.**

III. **A capacidade vital é a quantidade de ar que pode ser exalada do pulmão após uma inspiração tranquila.**

IV. **O volume de reserva inspiratório é o volume máximo de gás que pode ser inspirado além de uma inspiração tranquila.**

V. **O volume de reserva expiratório é o volume máximo de gás que pode ser exalado após o final de uma expiração tranquila.**

(A) Apenas as afirmativas I, II e III estão corretas

(B) Apenas as afirmativas III e V estão incorretas

(C) Todas as afirmativas estão corretas

(D) Apenas as afirmativas I, II, IV e V estão corretas

(E) Todas as afirmativas estão incorretas

■ **Resposta: D.**

COMENTÁRIO: Os pulmões têm quatro volumes e quatro capacidades. Os volumes são: volume corrente (VC) – a quantidade de ar que entra e sai dos pulmões após uma respiração tranquila; volume de reserva inspiratório (VRI) – a quantidade de ar inspirado acima de uma inspiração tranquila; volume de reserva expiratório (VRE) – a quantidade de ar exalada após uma expiração tranquila, e volume residual (VR) – a quantidade de ar que permanece nos pulmões após uma expiração forçada. A capacidade pulmonar total (CPT) é a soma de todos os volumes (VC, VRI, VRE e VR), a capacidade vital (CV) é a soma do VC, VRI e VRE, a capacidade residual funcional (CRF) é o VRE e VR, e a capacidade inspiratória (CI), o VRI e o VC[2,3].

9. Em relação à constante de tempo do sistema respiratório, é correto afirmar que:

(A) É o tempo necessário para insuflar os pulmões, sendo dependente somente da complacência pulmonar

(B) É dependente diretamente das forças resistivas e elásticas do sistema respiratório e, portanto, da complacência pulmonar e da resistência das vias aéreas

(C) Para que ocorra o equilíbrio de pressões nas vias aéreas e nos pulmões há necessidade de uma a duas constantes de tempo

(D) É dependente somente da resistência das vias aéreas e normalmente está aumentada nas crianças

(E) No RN pré-termo, uma constante de tempo é igual a 0,3 segundo

■ **Resposta: B.**

COMENTÁRIO: Constante de tempo (CT) é o tempo necessário para que as pressões entre as vias aéreas e os alvéolos se equilibrem, sendo representada pelo produto da resistência pela complacência, ou seja, das forças elásticas e resistivas. Uma CT normal tem em torno de 0,12 segundo, sendo normalmente necessárias de três a cinco CT para insuflar o pulmão[2].

10. Os quimiorreceptores centrais estão envolvidos no controle da ventilação minuto a minuto e estão situados próximo à superfície ventral do bulbo. Assim, é correto afirmar que:

(A) Quando há aumento da concentração de gás carbônico no sangue, há estímulo para que os quimiorreceptores centrais diminuam a ventilação

(B) Quando há redução do pH em virtude da elevação do gás carbônico no sangue, há estímulo para que os quimiorreceptores aumentem a ventilação

(C) A concentração de oxigênio no sangue é o único fator que regula a ventilação do paciente

(D) Quando há elevação do pH em razão da diminuição do gás carbônico no sangue, há estímulo para que os quimiorreceptores aumentem a ventilação

(E) Nos pacientes pneumopatas crônicos, retentores de gás carbônico, o estímulo para elevar ou reduzir a ventilação nos quimiorreceptores centrais ocorre da mesma maneira que nos indivíduos sem doença pulmonar

■ **Resposta: B.**

COMENTÁRIO: Os quimiorreceptores são sensores que detectam alterações no pH sanguíneo pela alteração na $PaCO_2$ e na PaO_2. Ao detectar alterações nessas variáveis, o centro respiratório promove respostas inibitórias ou excitatórias para ajustar a ventilação pulmonar. Na presença de pH baixo (acidose) em razão da $PaCO_2$ alta (hipercapnia) ou na presença de PaO_2 baixa (hipoxemia), a resposta é excitatória e ocorre aumento na ventilação (volume minuto). Em pacientes com doença pulmonar crônica que cursa com hipercapnia (redução no pH), os quimiorreceptores param de responder ao aumento da $PaCO_2$ e passam a responder à hipoxemia, diferentemente do que acontece com os indivíduos saudáveis, que respondem às alterações de PaO_2 e pH[2,3].

11. A CRF dinâmica acontece até aproximadamente 1 ano de idade e envolve alguns mecanismos:

I. **Aumento da frequência respiratória.**

II. **Relaxamento do diafragma na expiração.**

III. **Reflexo de Hering-Breuer.**

IV. **Abertura da laringe na expiração para favorecer a saída do ar que tende a ficar retido.**

Assinale a opção correta.

(A) Todos os itens estão corretos

(B) Apenas os itens I e III estão corretos

(C) Apenas os itens I e II estão corretos

(D) Apenas os itens II, III e IV estão corretos

(E) Apenas os itens III e IV estão corretos

■ Resposta: B.

COMENTÁRIO: A CRF dinâmica ocorre por meio de quatro mecanismos que acontecem de maneira simultânea: (I) frequência respiratória alta, aprisionando o ar que tende a sair com muita facilidade devido à alta complacência torácica e à alta elastância pulmonar; (II) o diafragma não relaxa e mantém atividade tônica na fase expiratória para impedir a saída do ar; (III) o reflexo de Hering-Breuer consiste em um suspiro reflexo que é deflagrado quando a CRF reduz e diminui o volume de reserva expiratório; (IV) a laringe se estreita na expiração para reduzir o fluxo expiratório de modo a manter o ar nos pulmões para assim manter a CRF[2,3].

12. (COFFITO, 2017 – adaptada) Durante o uso da posição prona, o conteúdo cardíaco e mediastinal pesa sobre a região esternal, levando à redução das forças de compressão sobre o parênquima pulmonar e consequentemente ao aumento da área disponível para realização das trocas gasosas. Sobre a fisiologia da posição prona, todas as afirmativas a seguir estão corretas, EXCETO:

(A) Há redução do *shunt* pulmonar

(B) Melhora da complacência estática

(C) Melhora da oxigenação

(D) A pressão intrapleural (Ppl) sofre variações entre as diferentes áreas pulmonares (ápice e base), sugerindo uma distribuição mais uniforme e homogênea da ventilação

(E) Apresenta valores maiores de $PaCO_2$

■ Resposta: E.

COMENTÁRIO: A posição prona facilita a abertura das regiões posteriores do pulmão, melhorando a troca gasosa, especialmente a oxigenação, mas não provoca a retenção de gás carbônico[3]. Como melhora a sincronia toracoabdominal, tende a reduzir o gasto energético da respiração, o que na verdade impede a fadiga e a retenção de CO_2. Nessa posição há melhora na complacência pulmonar e a pressão intrapleural tende a ficar mais homogênea. Áreas previamente não ventiladas são abertas, o que reduz o *shunt* pulmonar.

13. (COFFITO, 2017 – adaptada) Após procedimentos cirúrgicos torácicos ou abdominais (com indução anestésica), são observadas consequências na função pulmonar. Sobre esta afirmativa, marque a opção correta.

(A) Há aumento da CRF

(B) Há diminuição da CV

(C) Há diminuição da água extravascular pulmonar

(D) Há estimulação do centro respiratório

(E) Há menos chance de colapso alveolar

■ Resposta: B.

COMENTÁRIO: A anestesia reduz a capacidade respiratória devido à inibição do centro respiratório (rebaixamento); além disso, a manipulação cirúrgica do abdome e do tórax promove áreas de atelectasia, acúmulo de líquido extravascular e paresia reflexa do diafragma, o que resulta em respiração mais superficial e se traduz pela redução da CV[2].

REFERÊNCIAS

1. Kopelman BI ed. Distúrbios respiratórios do período neonatal. Atheneu, 1998.

2. Eber E, Midulla F ed. Paediatric respiratory medicine. ERS Handbook, 2013.

3. West JB. Fisiologia respiratória. 6. ed. Manole, 2002.

4. Postiaux G. Fisioterapia respiratória pediátrica. Artmed, 2004.

Capítulo 24

Técnicas de Remoção de Secreção Pulmonar no Paciente Adulto

Jaqueline Lopes Rocha
Caroline Maschio de Censo
Celso Ricardo Fernandes Carvalho

1. (EBSERH, 2019 – adaptada) **Segundo o guia prático da American Association for Respiratory Care (AARC), assinale a opção que NÃO apresenta as principais indicações da drenagem postural.**
(A) Retenção de secreção e bronquiectasia
(B) Atelectasia causada por tamponamento mucoso
(C) Secreção abundante e presença de corpo estranho nas vias aéreas
(D) Fibrose cística
(E) Insuficiência respiratória, fibrose cística e bronquiectasia

■ Resposta: E.

COMENTÁRIO: De acordo com a AARC, a drenagem postural não é indicada em caso de insuficiência respiratória, como, por exemplo, edema agudo pulmonar associado a insuficiência cardíaca congestiva e tromboembolismo pulmonar. Como a técnica utiliza o efeito da gravidade para mobilizar secreções para as vias aéreas centrais, essa manipulação pode potencializar a descompensação respiratória preexistente[1].

2. (EBSERH, 2019 – adaptada) **Leia as afirmativas abaixo:**
I. **A técnica do método de reeducação toracoabdominal consiste em um manuseio dinâmico sobre o tronco, visando restabelecer a respiração abdominal.**
II. **A tapotagem deve ser evitada em indivíduos com osteoporose, presença de broncoespasmo e lesões sobre a pele.**
III. **A compressão e descompressão torácica tem como objetivo principal promover a restauração da ventilação alveolar, utilizando-se de variação de pressão pleural e alveolar.**

IV. **Capacidade reduzida de eliminar secreções é uma indicação de aspiração endotraqueal.**

Assinale a opção correta.
(A) Apenas a afirmativa I está correta
(B) As afirmativas I, II, III e IV estão corretas
(C) Apenas as afirmativas I e II estão corretas
(D) Apenas as afirmativas III e IV estão corretas
(E) Apenas a afirmativa IV está correta

■ Resposta: B.

COMENTÁRIO: Todas as afirmativas estão corretas porque:
1. A técnica de reeducação toracoabdominal, ou reeducação diafragmática, objetiva melhorar a ventilação pulmonar, sobretudo em regiões basais, por meio da maior excursão do músculo diafragma, e pode ser associada a manobras de higiene brônquica. Aplicando-se um estímulo manual na região abdominal e com leve compressão, solicita-se inspiração nasal suave com deslocamento anterior da região abdominal[2].
2. A tapotagem deve ser bem tolerada pelo paciente, porém sua aplicação deve ser evitada em caso de risco, como tumores, tuberculose pulmonar, lipomas, cistos sebáceos, cirurgias de tórax e cabeça, osteoporose, fraturas de arcos costais, osteomielites, cardiopatias graves, hemoptise e dor torácica, pois pode aumentar o broncoespasmo e a dispneia[3].
3. A manobra de compressão e descompressão torácica, também conhecida como manobra de pressão negativa de Farley Campos, busca a negativação da pressão pleural com consequente direcionamento do fluxo de ar para essa área[4,5].

4. A intubação endotraqueal impede que os pacientes fechem a glote e é um passo essencial para a tosse eficaz, bem como ajuda a proteger o trato respiratório de possíveis infecções. Uma vez que os pacientes estejam impossibilitados de tossir, é necessária a aspiração de secreções através do tubo endotraqueal para higiene brônquica, sendo um procedimento fundamental nesse contexto[6,7].

3. (EBSERH, 2019 – adaptada) A aspiração endotraqueal é um procedimento realizado pelo fisioterapeuta com intuito de remoção de secreções que se acumulam nas vias aéreas. Segundo a AARC, é possível afirmar que:

I. **A aspiração pode ser realizada de três maneiras: orotraqueal, nasotraqueal e endotraqueal com presença de via aérea artificial.**

II. **Alterações nos gráficos de monitorização depressão-volume são indicação para realização de aspiração.**

III. **Aumento na pressão média das vias aéreas é uma contraindicação.**

IV. **Procedimento estéril por meio do uso de sistema de pressão positiva.**

Assinale a opção correta.

(A) As afirmativas I, II, III e IV estão corretas
(B) Apenas a afirmativa I está correta
(C) Apenas a afirmativa II está correta
(D) Apenas as afirmativas I e II estão corretas
(E) Apenas as afirmativas III e IV estão corretas

■ Resposta: D.

COMENTÁRIO: As afirmativas I e II estão corretas porque o procedimento de aspiração pode ser realizado em pacientes com ou sem via aérea artificial[8]. Em caso de aspiração endotraqueal em pressão positiva, é possível identificar alteração das curvas no monitor do ventilador mecânico, bem como é possível que haja aumento da pressão de pico devido ao acúmulo de secreção brônquica[8]. O procedimento de aspiração deve ser estéril em todas as ocasiões; contudo, não é realizado exclusivamente em casos de uso de pressão positiva. O paciente extubado ou com traqueostomia em nebulização é um exemplo dessa situação[9].

4. (EBSERH, 2019 – adaptada) Sobre os exercícios com pressão positiva oscilatória, assinale a opção INCORRETA.

(A) O mecanismo de ação envolve: fluxo expiratório, geração de pressão positiva e oscilação do fluxo nas vias aéreas
(B) Pneumotórax, insuficiência cardíaca direita e hemoptise são contraindicações
(C) Equipamentos conhecidos são Ezpap®, Acapella® e Flutter®
(D) Aparelho nacional com essa finalidade é o Shaker®
(E) O mecanismo de ação envolve vibração, alterando a viscoelasticidade de muco

■ Resposta: C.

COMENTÁRIO: O Ezpap® não é um exercício de pressão positiva oscilatória, mas um sistema de pressão positiva das vias aéreas para expandir os pulmões, aumentando a capacidade residual funcional (CRF) e contribuindo para a reversão de atelectasias[10].

5. Em relação à manobra ELTGOL (expiração lenta total da glote aberta), assinale a opção correta.

(A) É importante o posicionamento adequado do indivíduo, uma vez que ocorrem a ação da gravidade sobre a pressão intrapleural e a compressão de vísceras em sentido caudal por ação da musculatura abdominal
(B) O profissional que vai realizar a manobra deve situar-se anteriormente ao paciente, posicionando uma de suas mãos na região abdominal inferiormente e a outra no terço inferior do tórax superior, de modo a realizar, durante a expiração, uma compressão no sentido diagonal
(C) O indivíduo deve posicionar-se em decúbito lateral, de modo que o pulmão a ser tratado esteja em posição infralateral, mantendo a glote aberta durante a realização da técnica
(D) Devem ser realizadas uma inspiração nasal no nível da capacidade pulmonar total (CPT) e uma expiração oral lenta com a glote aberta no nível do volume residual (VR). É importante o uso de um bucal para manter a glote aberta e aumentar a caixa de ressonância do pulmão
(E) A manobra ELTGOL é indicada para crianças cooperativas de até 12 anos de idade devido à propriedade de alta mobilização de secreção que essa população apresenta

■ Resposta: C.

COMENTÁRIO: O posicionamento lateral do paciente auxilia a desobstrução brônquica das vias aéreas médias do pulmão infralateral em razão da ação da gravidade sobre a pressão intrapleural, do peso do mediastino sobre o pulmão infralateral e da compressão das vísceras em direção cefálica durante a expiração lenta por ação da musculatura abdominal. Esses fatores contribuem para maior desinsuflação infralateral, facilitando o deslocamento das secreções das vias aéreas médias para as proximais com fluxo expiratório lento[11].

6. Leia as seguintes afirmações:

I. **A drenagem postural pode ser realizada com a inclinação da cabeça abaixo do nível dos pés, conhecida como posição de Trendelenburg, e apresenta eficácia no tratamento de doenças pulmonares com hipersecreções, garantindo a estabilidade hemodinâmica dos pacientes.**

II. **O Flutter® utiliza o princípio EPAP (pressão expiratória positiva na via aérea), pressurizando a via aérea por meio de um resistor aplicado durante a expiração. Assim, o colapso prematuro das vias aéreas será evitado e, além disso, ocorrerá o recrutamento de unidades periféricas, auxiliando a mobilização de secreção.**

III. **Pacientes com doenças respiratórias crônicas podem apresentar, após tosse sequencial, tendência à abertura das vias aéreas periféricas, facilitando o deslocamento do muco da periferia para as regiões centrais. A técnica de *huffing* também pode ser usada para eliminar secreções brônquicas, mas com gasto menor de energia.**

IV. **Em relação à aerossolterapia, a deposição das partículas ao longo da árvore brônquica depende basicamente de três mecanismos físicos: impactação inercial, sedimentação e difusão.**

Assinale a opção que contém as afirmativas corretas.

(A) Apenas as afirmativas I e II estão corretas
(B) Apenas as afirmativas II e III estão corretas
(C) Apenas as afirmativas I, III e IV estão corretas
(D) Apenas as afirmativas II e IV estão corretas
(E) Todas as afirmativas estão corretas

■ Resposta: D.

COMENTÁRIO: A drenagem postural pode causar efeitos adversos, como hipoxemia, broncoespasmo, hipotensão aguda, aumento da pressão intracraniana, hemoptise, vômito e broncoaspiração[12-15]. A elevação da esfera no interior do cone ocorrerá quando a pressão expiratória atingir valores entre 10 e 25cmH$_2$O, permitindo, assim, a passagem do fluxo expiratório. A elevação e a queda da esfera ocorrem várias vezes durante cada expiração, criando, desse modo, uma pressão oscilatória endobrônquica que varia de 0,8 a 25cmH$_2$O e um aumento intermitente de fluxo aéreo, produzindo o chamado "efeito *flutter*"[16].

Os pacientes com doenças respiratórias crônicas podem apresentar, após tosse sequencial, tendência ao fechamento das vias aéreas periféricas, dificultando o deslocamento do muco da periferia para as regiões centrais. Além disso, a tosse pode provocar um gasto excessivo de energia, ocasionando exaustão nesses pacientes, o que também pode levar a aumento da pressão arterial, micção involuntária, síncope e tontura, entre outras manifestações, principalmente em virtude do aumento da pressão intratorácica no momento da fase compressiva[13-17].

Sem a compressão excessiva das vias aéreas periféricas e com a glote aberta, a técnica de *huffing* de fato acarreta um gasto menor de energia[18-20]. Os três mecanismos físicos são:

- **Impactação inercial:** a tendência da partícula em movimento de resistir à mudança de velocidade e direção.
- **Sedimentação:** ocorre quando as partículas são capazes de se depositar nas pequenas vias aéreas e alvéolos (partículas entre 2 e 58µm).
- **Difusão:** as partículas com baixa massa chegam à região alveolar e colidem com moléculas do gás transportador e assim se depositam sobre as superfícies circundantes[21].

7. (COFFITO, 2016 – adaptada) As técnicas de remoção de secreção brônquica são classificadas, de acordo com o consenso de Lyon (1994), quanto ao emprego da ação da gravidade, quanto ao emprego da aplicação de ondas de choque ou choque mecânico na parede torácica e quanto ao emprego da compressão do gás ou variação do fluxo expiratório. Assinale a opção que contém somente técnicas classificadas quanto à variação do fluxo expiratório lento.

(A) ELTGOL (expiração lenta total com glote aberta), drenagem autógena, oscilação oral de alta frequência e ELPr (expiração lenta prolongada)
(B) Aumento do fluxo expiratório (AFE), percussão, drenagem postural e ELPr
(C) Drenagem autógena, ciclo ativo da respiração, tosse e pressão expiratória
(D) Técnica de expiração forçada, direcionamento de fluxo, compressão e descompressão e alongamento de intercostais com sustentação máxima

(E) Aumento do fluxo expiratório (AFE) lento, ciclo ativo da respiração, drenagem postural e ELPr (expiração lenta prolongada)

■ Resposta: A.

COMENTÁRIO: O consenso de Lyon[23] abrange como técnicas de fluxo: ELTGOL, drenagem autógena, técnica de expiração forçada e tosse assistida ou estimulada. Dentre essas, as técnicas que utilizam o fluxo lento são ELTGOL e drenagem autógena[24,25].

A drenagem autógena é comumente aplicada com *huffing* ao final, porém de tal modo que cause fadiga ou dispneia no paciente. Ao final dessa técnica, é recomendado o emprego de expiração lenta com fluxo semelhante ao utilizado em aparelhos de oscilação oral de alta frequência, fazendo uma inspiração e expiração a baixos volumes e passando para volumes maiores até a inspiração seguida do *huffing* com baixo fluxo, sempre mantendo a glote aberta[24]. É necessário instruir o paciente a realizar a inspiração e a expiração lentas, de modo a evitar tosses sucessivas e fadiga[24,26].

8. (COFFITO, 2016 – adaptada) Equipamentos como Flutter®, Shaker® e Acapella® são frequentemente utilizados durante o atendimento fisioterapêutico. Assim, analise as afirmativas abaixo e em seguida assinale a opção correta quanto à sua utilização e efeitos.

I. **O Shaker® e o Flutter® são equipamentos que podem melhorar a expansão pulmonar pelo efeito da PEEP (pressão positiva ao final da expiração).**
II. **O Acapella® tem a vantagem de poder ser associado à aerossolterapia, mas tem o efeito negativo de reduzir o *clearance* mucociliar.**
III. **A utilização dos equipamentos pode ser associada à tosse para facilitar a expectoração da secreção brônquica.**
IV. **Os equipamentos podem ser utilizados somente em pacientes com nível de consciência rebaixado.**

(A) Apenas as afirmativas I e II estão corretas
(B) Apenas as afirmativas II e IV estão corretas
(C) Apenas as afirmativas I, II e IV estão corretas
(D) Apenas as afirmativas I e III estão corretas
(E) Apenas as afirmativas III e IV estão corretas

■ Resposta: D.

COMENTÁRIO: O efeito principal do dispositivo é a vibração proveniente da oscilação da esfera de aço em seu interior (ou da vibração causada pelo dispositivo do Acapella®), que torna o muco menos denso, facilitando sua mobilização e expulsão[27]. A EPAP (pressão expiratória nas vias aéreas) é um efeito secundário, pois, ao ser realizada a expiração no Shaker® ou Flutter®, ocorre aumento da pressão em virtude da resistência da esfera dentro do dispositivo, que, com o mínimo escape, estende essa pressão até as vias aéreas, auxiliando assim a expansão pulmonar devido ao efeito da PEEP[24,28].

9. (COFFITO, 2018 – adaptada) A drenagem autógena é um recurso terapêutico para a tosse dirigida que foi projetado como um mecanismo de depuração das vias aéreas. Sobre essa proposta terapêutica, marque a opção INCORRETA.

(A) A drenagem autógena combina períodos de hiperpneia com períodos de hipopneia seguidos de apneia, e isso facilita a remoção de secreção brônquica

(B) A fase 1 da drenagem autógena envolve uma manobra de inspiração máxima, seguida de baixos volumes

(C) A fase 2 da drenagem autógena envolve respirações com baixos e médios volumes

(D) A fase 3 é a fase de evacuação, preparada para expelir o muco deslocado

(E) Essa intervenção terapêutica pode ser utilizada de maneira autônoma pelos pacientes, após as instruções

■ Resposta: A.

COMENTÁRIO: A drenagem autógena ocorre por meio de respiração com baixo volume corrente, seguido de volume corrente de médio e por fim de altos volumes, seguidos de *huffing* ou tosse, estimulando assim a expectoração (Figura 1). O paciente é comumente instruído a realizar a técnica para automanejo da doença, assim como aprende a usar o Shaker®[24], por exemplo. Em nenhum momento ocorre hiperpneia, tampouco apneia, pois essas técnicas podem provocar dessaturação, broncoespasmo, ou piorar a característica de hiperinsuflação[25].

10. As técnicas de remoção de secreção auxiliam o paciente a expectorar o muco retido nas vias aéreas, evitando assim infecções e reduzindo sintomas de congestão pulmonar. Em relação às vias aéreas e às técnicas de remoção de secreção, assinale a opção INCORRETA.

(A) Fisiologicamente, as paredes dos brônquios apresentam células mucociliares que produzem o muco e o movimento em que este é "empurrado" em direção à glote, auxiliando assim sua expectoração

(B) Materiais particulados, em geral, são retidos nos brônquios e bronquíolos. Caso cheguem aos alvéolos, é papel do macrófago alveolar fagocitar o corpo invasor

(C) Para a escolha de uma técnica de remoção de secreção é necessário levar em conta a pneumopatia, o local afetado, a quantidade de muco, a frequência das exacerbações, o acometimento dos músculos do assoalho pélvico (MAP), as alterações anatômicas das vias aéreas, a cognição do paciente, a adesão ao tratamento e as condições socioeconômicas

(D) É necessário incentivar e instruir o paciente a tossir sempre que sentir sintomas como sibilos e dispneia

(E) A sequência da tosse é: inspiração, obstrução da glote e contração das cordas vocais, contração dos músculos intercostais e abdominais, abertura da glote e relaxamento das cordas vocais e, por fim, expiração

■ Resposta: D.

COMENTÁRIO: A tosse em si é muito eficaz, mas é recomendável instruir o paciente a tossir apenas ao sentir que o muco está próximo à glote[29]. A tosse é um reflexo e, se realizada repetidamente, pode ocasionar dessaturação, dispneia, broncoconstrição, refluxo, enjoos e fadiga[26]. Caso persista a queixa de acometimento das vias aéreas, o paciente pode ser instruído a realizar outras manobras ou a associar técnicas de remoção de secreção à nebulização[29,30].

11. Assinale verdadeiro (V) ou falso (F).

( ) O uso de equipamentos que promovam efeito da EPAP tem como objetivo expandir alvéolos e canais colaterais de vias aéreas, causando o chamado efeito *Pendluft*.

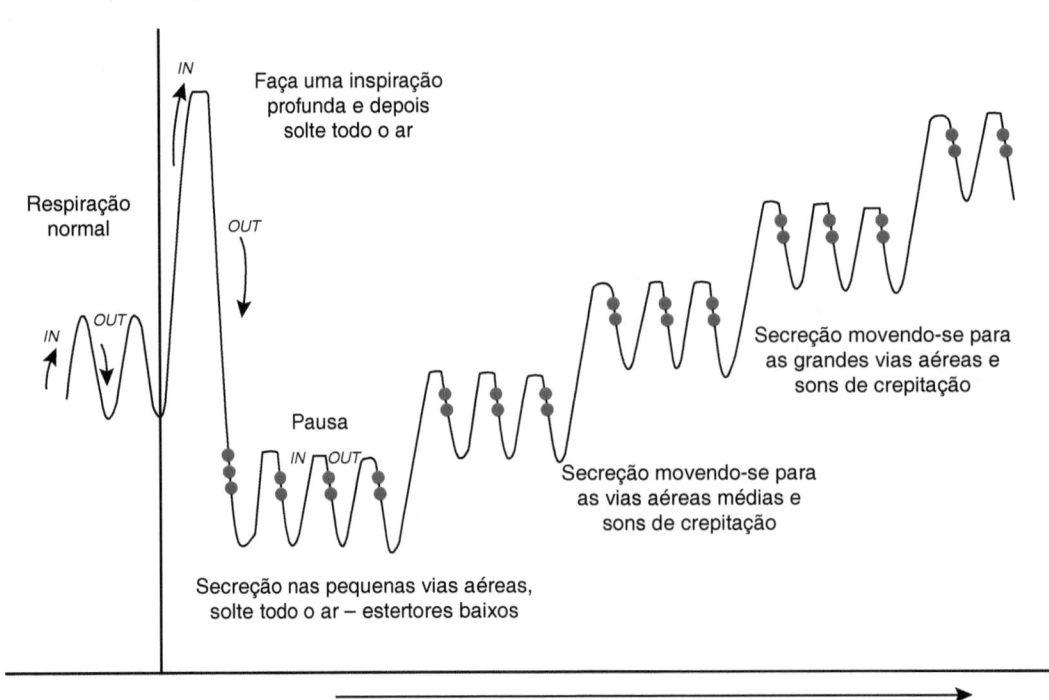

Respiração normal

IN OUT

IN — Faça uma inspiração profunda e depois solte todo o ar

OUT

Pausa

IN OUT

Secreção nas pequenas vias aéreas, solte todo o ar – estertores baixos

Secreção movendo-se para as vias aéreas médias e sons de crepitação

Secreção movendo-se para as grandes vias aéreas e sons de crepitação

Respire mais profundamente de maneira gradativa para eliminar as secreções
(pode ser um número maior de respirações do que aparece aqui)

Figura 1 Representação das variações da respiração (mudanças de volume) durante a técnica de drenagem autógena. Em cada parte da técnica mobiliza-se secreção de diferentes regiões do pulmão.

( ) **Tosse com pequenos volumes mobilizam secreções de vias aéreas de grande calibre.**

( ) **Técnicas de oscilação de alta frequência que utilizam aparelhos como Flutter® e Shaker® realizam o mesmo efeito de vibrocompressão que o colete vibratório.**

( ) **A técnica de ciclo ativo da respiração é contraindicada por induzir um período de apneia.**

( ) **Nas situações em que o muco se apresenta muito espesso, pode-se utilizar nebulização e associá-la ao Acapella® ou realizar drenagem autógena após nebulização.**

Assinale a opção que mostra a sequência correta.
- (A) F-V-F-V-F
- (B) V-V-V-F-F
- (C) V-F-F-F-V
- (D) F-F-V-V-V
- (E) V-F-V-F-V

■ Resposta: C.

Comentário: O uso de equipamentos, como máscara para ventilação não invasiva (VNI), ou até mesmo de aparelhos que promovam a técnica de oscilação de alta frequência tem como efeito secundário o aumento da pressão nos momentos finais da expiração. Essa pressão promove, além da mobilização da secreção, expansão dos alvéolos colapsados por meio dos poros de Kohn[25]. Quando o muco se apresenta muito espesso por diferentes motivos, a nebulização seguida de Shaker® ou Acapella® pode ajudar a alterar a viscosidade, tornando mais fácil sua expulsão, assim como associar a nebulização à técnica de drenagem autógena[25,29].

12. (HUAC-UFCG, 2014 – adaptada) Sobre a drenagem rinofaríngea retrógrada (DRR), está INCORRETA a opção:
- (A) Tem como objetivo principal a desobstrução de vias aéreas superiores
- (B) É frequentemente usada em crianças < 24 meses para evitar lesão laríngea
- (C) Está indicada para lactentes com obstrução de vias superiores de qualquer etiologia, como rinites, sinusites ou faringites, com a presença de tosse
- (D) Durante a manobra, deve-se promover a abertura da boca para facilitar a eliminação das secreções faríngeas
- (E) A manobra deve ser realizada durante inspiração forçada, aproveitando o tempo inspiratório, sendo a boca ocluída e a mandíbula elevada no final do tempo expiratório

■ Resposta: D.

Comentário: Ao realizar a manobra de DRR, o fisioterapeuta deve sustentar a mandíbula e fechar a boca, forçando uma nasoaspiração[31].

13. Sobre a aerossolterapia, são consideradas afirmativas verdadeiras, EXCETO:
- (A) Ao serem aperfeiçoados os sistemas de nebulização, a válvula inspiratória permite que o paciente inspire ar adicional durante a inalação, reciclando a medicação para o reservatório que não está sendo inalado
- (B) O calor gerado pelo sistema ultrassônico através do cristal piezoelétrico pode alterar as estruturas moleculares da medicação, em especial as proteínas
- (C) Os nebulizadores ultrassônicos são recomendados na prática clínica em razão do baixo custo e da alta eficiência
- (D) Em hospitais, os nebulizadores comuns necessitam de um fluxo de 6 a 8L/m para gerar partículas em 4 a 6mL de solução
- (E) A posição do copinho reservatório influencia o volume residual do líquido e pode sofrer variação de 0,5 a 2mL para um volume de 4 a 6mL de solução

■ Resposta: C.

Comentário: Os nebulizadores ultrassônicos têm custo maior, e sua eficiência depende de outros fatores[34]. As demais afirmativas estão corretas.

14. O benefício atribuído aos equipamentos de oscilação oral de alta frequência (p. ex., Shaker® e Flutter®) provém de um conjunto de mecanismos presentes em sua utilização, EXCETO:
- (A) Posicionamento correto do equipamento
- (B) Fluxo expiratório
- (C) Geração de pressão positiva
- (D) Oscilação de fluxo nas vias aéreas
- (E) Vibração

■ Resposta: A

Comentário: O posicionamento não é um mecanismo[35] que auxilie a mobilização de secreção nos dispositivos de oscilação oral de alta frequência, como o nome diz, mas a pressão positiva, bem como o tixotropismo causado pela oscilação.

REFERÊNCIAS

1. AARC clinical practice guideline. Postural Drainage Therapy. Reprinted from the December 1991 issue of Respiratory Care. Respir Care 1991; 36(12):1418-26.
2. Stigol LC. Voluntary control of the diaphragm in one subject. J Appl Physiol 1966; 21(6):1911-2.
3. Ruben BK. Physiology of airway mucus clearance. Resp Care 2002; 47(7):761.
4. Fownfelter DL. Chest physical therapy and pulmonary rehabilitation. 1. ed. Chicago: Year Book, 1978. 470p.
5. Azeredo CAC. Fisioterapia respiratória. 1. ed. Panamed Editorial, 1984. 282p.
6. . Miller EK et al. Assessing the clinical competence of health care professionals who perform airway suctioning in adults. Respiratory Care Jul 2019; 64(7).
7. Coutinho WM et al. Comparison of mechanical insufflation–exsufflation and endotracheal suctioning in mechanically ventilated patients: Effects on respiratory mechanics, hemodynamics, and volume of secretions.Indian J Crit Care Med 2018 Jul; 22(7):485-90.
8. AARC clinical practice guideline. Endotracheal suctioning of mechanically ventilated patients with artificial airways 2010. Respiratory Care Jun 2010; 55.

9. Miller EK et al. Assessing the clinical competence of health care professionals who perform airway suctioning in adults. Respiratory Care Jul 2019; 64(7).

10. Ilberl G. Respiratory therapy with Ez-PAP for treatment of dynamic hyperinflation in patients with severe COPD and emphysema. Pneumologie 2014 Sep; 68(9):604-12.

11. Postiaux G. Principales técnicas de fisioterapia de limpieza broncopulmonar en pediatría. In: Postiaux G. Fisioterapia respiratória en el nino. Madrid: McGraw-Hill Interamericana de Espana, 2000: 139-241.

12. Desmond KJ et al. Immediate and long-term effects of chest physiotherapy in patients with cystic fibrosis. J Pediatr 1983; 103(4): 538-42.

13. Irwin RS et al. Managing cough as a defense mechanism and as symptom. A consensus panel report of the American College of Chest Physicians. Chest 1998; 114(2 suppl managing):133-181s.

14. Tyler ML. Complications of posiotioning and chest physiotherapy. Respir Care 1982; 27(4):458-66.

15. Fink JB. Bronchial hygiene andlung expansion. In: Fink JB Hunt GE. Clinical practice in respiratory care. Philadelphia: Lippincott Williams & Wilkins, 1999: 343-78.

16. Mcllwaine PM et al. Long-term comparative trial of positive expiratory pressure versus oscillating positive expiratory pressure (flutter) physiotherapy in the treatment of cystic fibrosis. J Pediatr 2001; 138(6):845-50.

17. Lagenderfer B. Alternative to percussion and postural dranaige. A review of mucus clearance therapies: percussion and postural, autogenic drainage, positive expiratory pressor, flutter valve, intrapulmonary percursive ventilation, and high-frequency chest compression with the VEST® therapy. J Cardiopulm Rehabil 1998; 18(4):283-9.

18. Pryor JA et al. Evaluation of the forced expiration technique as an adjunct to postural drainage in treatment of cystic fibrosis. Br Med J 1979; 2(6187):417-8.

19. Webber BA et al. Effects of drainage, incorporating the forced expiration technique, on pulmonary in cystic fibrosis. Br J Dis Chest 1986; 80(4):353-9.

20. Sutton PP et al. Assessment of the forced expiration technique, postural, drainage and directed coughting in chest physiotherapy. Eur J Resp Dis 1983; 64(1):62-8.

21. O'Doherty MJ, Miller RF. Aerosols for therapy and diagnosis. Eur J Nucl Med 1993; 20(12):1201-13.

22. Britto RR, Brant TC, Parreira VF. Recursos manuais e instrumentais em fisioterapia respiratória. 1. ed. Barueru (SP): Manole, 2009: 147.

23. Feltrim MIZ, Parreira V F. Fisioterapia respiratória: Consenso de Lyon 1994-2000 [tradução]. São Paulo, 2001.

24. Lapin CD. Airway physiology, autogenic drainage, and active cycle of breathing. Respiratory Care 1 jul. 2002. Disponível em: <https://europepmc.org/article/med/12088548>. Acesso em: 14 jan. 2021.

25. Mcilwaine M et al. Personalising airway clearance in chronic lung disease. European Respiratory Review 1 jan. 2017. Disponível em: <https://doi.org/10.1183/16000617.0086-2016>. Acesso em: 14 jan. 2021.

26. Button BM, Button B. Structure and function of the mucus clearance system of the lung. Cold Spring Harbor Perspectives in Medicine 2013; 3(8). Disponível em: </pmc/articles/PMC3721269/?report=abstract>. Acesso em: 14 jan. 2021.

27. Brooks D et al. The Flutter device and expiratory pressures. Journal of Cardiopulmonary Rehabilitation 2002; 22(1):53-7. Disponível em: <https://pubmed.ncbi.nlm.nih.gov/11839998/>. Acesso em: 14 jan. 2021.

28. Volsko T A, Difiore JM, Chatburn RL. Performance comparison of two oscillating positive expiratory pressure devices: Acapella versus Flutter. Respiratory Care 2003; 48(2).

29. Boe J, Dennis JH, O'Driscoll BR. European Respiratory Society guidelines on the use of nebulizers. European Respiratory Journal 2001; 18(1):228-42. Disponível em: <https://pubmed.ncbi.nlm.nih.gov/11510796/>. Acesso em: 14 jan. 2021.

30. Möller W et al. Mucociliary and long-term particle clearance in airways of patients with immotile cilia. Respiratory Research Jan. 2006; 7(1). Disponível em: <https://pubmed.ncbi.nlm.nih.gov/16423294/>. Acesso em: 14 jan. 2021.

31. Stopiglia MCS, Coppo MRG. Técnicas passivas de desobstrução de vias aéreas. In: Sarmento GJV, Ribeiro DC, Shiguemoto TS (eds.) O ABC da fisioterapia respiratória. 1. ed. Baruri (SP): Manole, 2015: 101-18.

32. David A. Autogenic drainage — the German approach. In: Pryor JA (Ed.) Respiratory care. Edinburgh: Churchill Livingstone, 1991: 65-78.

33. Berthune DD, Potter HM, McKenzie D. Técnicas fisioterapêuticas. In: Pryor JA, Webber BA. Fisioterapia para problemas respiratórios e cardíacos. 2. ed. Rio de Janeiro: Guanabara Koogan, 2002.

34. Aguiar SS, Ribeiro DC, Crispilho SF. Aerossolterapia. In: Sarmento GJV, Ribeiro DC, Shiguemoto TC. O ABC da fisioterapia respiratória. 1. ed. Barueri (SP): Manole, 2015: 238-52.

35. Torsani V. Shaker/Flutter. In: Sarmento GJV, Ribeiro DC, Shiguemoto TS. O ABC da fisioterapia respiratória. 1. ed. Barueri (SP): Manole, 2015: 163-72.

36. Sarmento GJV, Ribeiro DC, Shiguemoto TC. O ABC da fisioterapia respiratória. 1. ed. Barueri (SP): Manole, 2015: 119-24.

Capítulo 25

Técnicas de Remoção de Secreção Pulmonar no Paciente Neonatal e Pediátrico

Marcos Giovanni Santos Carvalho
Aléxia Gabriela da Silva Vieira
Cássio Daniel Araújo da Silva

1. (COFFITO, 2016) Podemos destacar como achados na avaliação da criança que podem sugerir secreção brônquica, EXCETO:

(A) Roncos na ausculta pulmonar
(B) Alteração na curva fluxo-volume
(C) Desconforto respiratório com tiragens intercostais e subdiafragmáticas
(D) Crepitações tardias na ausculta pulmonar
(E) Alteração na oxigenação

■ Resposta: D.

COMENTÁRIO: A ausculta pulmonar de crepitações tardias é encontrada principalmente na doença intersticial pulmonar e no edema pulmonar, nem sempre podendo sugerir secreção brônquica.

2. (COFFITO, 2016 – adaptada) A técnica de drenagem autógena é baseada nos princípios de fisiologia da respiração e envolve a utilização de alguns modos ventilatórios. Assinale a opção com o conceito correto dessa técnica.

(A) Envolve baixo, médio ou alto volume pulmonar, a depender da localização do muco
(B) Envolve o esvaziamento passivo de secreções por aumento do fluxo expiratório e estreitamento das vias aéreas superiores (VAS)
(C) Envolve uma pressão passiva durante a expiração e consequente diminuição do fluxo inspiratório
(D) Envolve um aumento de pressão expiratória com pausa inspiratória e fechamento das VAS
(E) Envolve variações bruscas de pressões e fluxos sem o *feedback* para o paciente

■ Resposta: B.

COMENTÁRIO: A técnica de drenagem autógena utiliza alterações de volumes e fluxo aéreo. O objetivo é alcançar um fluxo expiratório ideal por todas as gerações brônquicas através de expirações lentas sem causar colapso dinâmico das vias aéreas.

3. (COFFITO, 2016) A técnica de fisioterapia respiratória que emprega movimentos rítmicos e rápidos, produzidos por contração isométrica dos músculos dos membros superiores e mãos do fisioterapeuta sobre o tórax do recém-nascido, é chamada de:

(A) Vibração torácica
(B) Aumento do fluxo expiratório
(C) Percussão manual torácica
(D) Glossopulsão retrógrada
(E) Hiperinsuflação manual pulmonar

■ Resposta: A.

COMENTÁRIO: A técnica de vibração torácica consiste na aplicação de movimentos cíclicos e rápidos resultantes da contração isométrica dos membros superiores e das mãos do terapeuta sobre o tórax da criança/lactente. A intensidade dos movimentos deve ser suficiente para transmitir uma vibração em nível brônquico, facilitando assim a remoção das secreções.

4. (COFFITO, 2018 – adaptada) A expiração lenta e prolongada (ELPr) é uma técnica passiva de ajuda expiratória aplicada ao lactente, obtida por meio de uma pressão manual toracoabdominal lenta que se inicia ao final de uma

expiração espontânea e prossegue até o volume residual. Com relação à aplicação da ELPr em lactentes, assinale a opção INCORRETA.

(A) A pressão aplicada é lenta e se opõe a duas ou três tentativas inspiratórias do lactente

(B) A ELPr é indicada nos casos de acúmulo de secreção em lactentes < 24 meses de idade

(C) O broncoespasmo constitui uma contraindicação absoluta para a realização da técnica

(D) Devido à pressão abdominal exercida ao final da expiração, a técnica pode acentuar um refluxo gastroesofágico existente

(E) O local de ação da ELPr situa-se nas primeiras cinco ou seis gerações brônquicas do lactente

■ Resposta: C.

COMENTÁRIO: O broncoespasmo não constitui contraindicação para aplicação da ELPr, uma vez que a técnica não produz oscilações mecânicas abruptas no tórax que poderiam resultar em ou acentuar hiper-reatividade brônquica. Além disso, a mobilização de fluxo na ELPr ocorre de modo laminar, o que auxilia o aumento do tempo expiratório e previne a obstrução de pequenas vias aéreas com aprisionamento de ar decorrentes do broncoespasmo.

5. (COFFITO, 2017 – adaptada) No tratamento da fibrose cística (FC), a terapia de remoção das secreções pulmonares deve ser realizada da forma frequente; no entanto, alguns pacientes podem apresentar desconforto ou sintomas indesejáveis durante a aplicação das técnicas. Quais são as principais reações adversas que podem acontecer com a realização das terapias para remoção de secreção em pacientes com FC?

(A) Nos pacientes com função pulmonar reduzida, a realização das técnicas de remoção de secreção pode dificultar a mobilização das secreções

(B) Nesses pacientes, a remoção de secreção é responsável pela melhora do desempenho muscular respiratório, porém o paciente pode apresentar queda da SpO_2

(C) A realização da fisioterapia respiratória em pacientes com comprometimento pulmonar grave pode acarretar queda da saturação e aumento do esforço respiratório em decorrência da mobilização da secreção e diminuição da ventilação pulmonar

(D) A mobilização de secreção nunca interfere na oxigenação dos pacientes, quando avaliada constantemente a saturação periférica de oxigênio

(E) Todas as afirmativas estão corretas

■ Resposta: C.

COMENTÁRIO: Doenças pulmonares crônicas supurativas, como a FC, acarretam secreção brônquica impactada de difícil mobilização. Dessa maneira, durante a terapia de higiene brônquica, o paciente pode apresentar episódios breves de desconforto respiratório e quedas de SpO_2 momentâneas, decorrentes da mobilização ativa das secreções pulmonares que causam a diminuição da ventilação no momento em que são deslocadas as vias aéreas de maior calibre.

6. A aplicação das técnicas de fisioterapia respiratória para remoção de secreção pulmonar deve ser baseada na fisiologia e fisiopatologia das vias aéreas e do parênquima pulmonar. De modo geral, as técnicas podem ser classificadas didaticamente como atuais e convencionais. Entre aquelas consideradas atuais estão:

(A) Drenagem postural, ELPr e vibração torácica

(B) ELTGOL, percussão torácica e drenagem autógena modificada

(C) ELPr, AFE e vibrocompressão

(D) AFE, ELPr e drenagem autógena

(E) AFE, tapotagem e ELTGOL

■ Resposta: D.

COMENTÁRIO: As técnicas descritas como atuais têm seu princípio fisiológico baseado nas variações do fluxo aéreo respiratório como agente mobilizador das secreções pulmonares realizadas de forma manual, ativa ou ativo-assistida. São elas: AFE (lento e/ou rápido), ELPr, drenagem autógena (modificada e/ou assistida), técnica de expiração forçada (TEF), ciclo ativo da respiração (CAR) e ELTGOL.

7. A fisioterapia respiratória faz parte da rotina diária de cuidados dos pacientes com FC e tem como um dos objetivos otimizar a desobstrução brônquica e a remoção da secreção pulmonar de maneira rotineira, melhorando a relação ventilação/perfusão e consequentemente aumentando a qualidade de vida desses pacientes. Sobre essa atuação, é INCORRETO afirmar que:

(A) A abordagem fisioterapêutica deve ser integrada aos objetivos e condutas multidisciplinares do tratamento, já que se trata de uma condição crônica de caráter progressivo e acometimento sistêmico

(B) A terapia de higiene brônquica ideal deve seguir a lógica de fluidificar/umedecer a secreção impactada para facilitar sua desobstrução, deslocamento e remoção

(C) As técnicas de fisioterapia utilizadas nessa população podem variar de acordo com a faixa etária e a aceitação do paciente, sendo preferidas as técnicas ativo-assistidas ou ativas, pois estimulam a autonomia e facilitam a adesão ao tratamento

(D) É imprescindível a presença do fisioterapeuta domiciliar para aplicar as técnicas de remoção de secreção nesses pacientes, considerando seus efeitos adversos e a recomendação de utilização preferencial das técnicas manuais/passivas

(E) Técnicas como drenagem autógena, ciclo ativo da respiração e *huffing* são fortemente recomendadas e apresentam fácil entendimento/realização pelos pacientes

■ Resposta: D.

COMENTÁRIO: O tratamento fisioterapêutico da FC deve ser realizado diariamente e deve acompanhar a rotina de cuidados integrados com a terapia inalatória e medicamentosa. Assim, estimular a autonomia dos pacientes e seus familiares com relação à realização da higiene brônquica de maneira ativa no domicílio, de acordo com orientação prévia do fisioterapeuta de referência, ajuda a prevenir as complicações respiratórias que resultam em internações e aumento de morbidade.

Recomendação brasileira de fisioterapia na FC: Um guia de boas práticas clínicas. ASSOBRAFIR Ciência 2019 Maio; 10(Supl 1):13-187.

8. Sobre o procedimento de aspiração endotraqueal, analise as afirmações a seguir:

I. **Avaliado o custo-benefício do procedimento e seus possíveis efeitos adversos, especialmente em pacientes graves, não existem contraindicações absolutas.**

II. **Deve ser realizada rotineiramente a cada horário de manipulação do fisioterapeuta ou da equipe de enfermagem a fim de prevenir complicações por obstrução de via aérea.**

III. **Alguns dos possíveis efeitos adversos durante o procedimento são hipoxemia, hipo/hipertensão, trauma de mucosa, hemorragia e atelectasias.**

Com relação às sentenças acima, é correto afirmar que:
(A) Somente a sentença I está correta
(B) Somente as sentenças I e II estão corretas
(C) As sentenças I e II estão incorretas
(D) As sentenças II e III estão incorretas
(E) Somente a sentença II está incorreta

■ Resposta: E.

COMENTÁRIO: A aspiração endotraqueal, embora seja procedimento corriqueiro em pacientes sob ventilação mecânica, representa riscos reais de instabilidade e lesão do paciente. Assim, sua realização exige cuidadosa avaliação da real necessidade e do custo-benefício, não sendo recomendada a programação de aspirações em horários preestabelecidos.

9. O conhecimento a respeito da fisiologia e da execução correta das técnicas de remoção de secreção brônquica faz parte da competência do fisioterapeuta intensivista neonatal e pediátrico. Analise as afirmativas abaixo e classifique-as em verdadeiras (V) ou falsas (F); em seguida, assinale a sequência correta.

( ) **A drenagem postural não depende da ação da gravidade; o deslocamento das secreções periféricas para regiões proximais do pulmão é favorecido manualmente ou por meio de aparelhos específicos que produzem movimentos oscilatórios empregados no tórax por meio da contração isométrica da musculatura do antebraço.**

( ) **O aumento do fluxo expiratório é uma técnica que consiste em um movimento toracoabdominal sincronizado, aproximando as mãos do terapeuta, que se encontram uma no tórax e a outra no abdome, do início ao fim da expiração.**

( ) **A técnica de expiração lenta total com glote aberta em infralateral é realizada com a glote aberta, iniciada na capacidade residual funcional continuada até a capacidade inspiratória máxima.**

( ) **O ciclo ativo da respiração consiste na combinação de ciclos respiratórios divididos em controle respiratório,**

exercícios de expansão torácica e técnica de expiração forçada.
(A) V-V-V-V
(B) V-F-F-F
(C) F-V-F-V
(D) F-V-V-V
(E) V-F-F-V

■ Resposta: C.

COMENTÁRIO: A drenagem postural depende da ação da gravidade, ou seja, do deslocamento das secreções periféricas para regiões proximais do pulmão. O posicionamento é aliado nessa técnica, pois a drenagem baseia-se na anatomia da árvore brônquica. Ao se posicionar o paciente com o segmento pulmonar acometido invertido, a secreção é encaminhada para uma porção mais central.

A técnica de expiração lenta total com glote aberta é realizada com a glote aberta e inicia na capacidade residual funcional continuada e segue até o volume residual.

10. Paciente de 1 mês de vida, sexo masculino, com idade gestacional de 32 semanas, apresenta diagnóstico de síndrome do coração esquerdo hipoplásico. Submetido à cirurgia cardíaca complexa do tipo Norwood clássico, dá entrada em UTIP sedado, com drogas vasoativas, intubado, com tórax aberto, SpO_2 = 75%, frequência cardíaca = 100bpm. Durante exame físico, observam-se frêmito discreto em região posterior de tórax e ausculta pulmonar com roncos difusos, principalmente à direita. Diante da descrição do caso, qual conduta realizada pelo fisioterapeuta seria a mais efetiva?
(A) Drenagem postural, posicionando o paciente em decúbito lateral esquerdo
(B) Aspiração endotraqueal
(C) Tapotagem
(D) Vibrocompressão, principalmente no hemitórax direito

■ Resposta: B.

COMENTÁRIO: Embora as técnicas de fisioterapia respiratória atuais demonstrem efetividade na remoção de secreções brônquicas, o reconhecimento de contraindicações para sua aplicação é fundamental para a segurança do paciente. No caso apresentado, o paciente encontra-se com tórax instável, sendo contraindicados posicionamentos abruptos para deslocamento de secreção e técnicas de vibração na parede torácica. Diante do quadro de ausculta ruidosa, a aspiração endotraqueal revela-se uma alternativa segura para remoção de secreção brônquica.

11. Em dezembro de 2019 foram diagnosticados e divulgados pelo médico chinês Li Wenliang casos de infecção respiratória diferentes dos observados anteriormente, em Wuhan, província de Hubei, na China. Rapidamente a contaminação em massa da nova doença chamou a atenção das autoridades sanitárias. Poucos dias depois, em janeiro de 2020, uma nova cepa de coronavírus foi identificada no lavado brônquico de uma das pacientes infectadas, sendo

denominada pela Organização Mundial da Saúde (OMS) *Coronavirus Disease 19* (COVID-19). A pandemia causada pela COVID-19 registrou inúmeras mortes; felizmente, observou-se que a população infantil é menos suscetível à agressividade do vírus. Em relação aos cuidados que o fisioterapeuta deve ter ao atender crianças com suspeita ou diagnosticadas com a COVID-19, podem ser consideradas as seguintes afirmativas, EXCETO:

(A) Aspiração em sistema fechado, quando for observada ausculta ruidosa

(B) Otimização das técnicas de higiene brônquica, combinando-as quando possível e atentando para o uso de equipamento de proteção individual pelo fisioterapeuta para prevenção de infecção

(C) Quaisquer técnicas que possam provocar tosse, como vibração e compressão torácicas, tosse manualmente assistida ou oscilação oral de alta frequência, têm o potencial de gerar gotículas/aerossóis e por isso não devem ser usadas em hipótese nenhuma em virtude do risco de exposição/contaminação dos profissionais da saúde

(D) Uma alternativa ao uso da técnica de hiperinsuflação manual em pacientes em ventilação mecânica invasiva com secreção brônquica consiste em utilizar o ventilador mecânico em vez do ressuscitador manual, pois, além da obtenção de valores de volume corrente em níveis seguros, evitando barotrauma com a técnica, o risco de exposição a aerossóis é reduzido, tendo em vista o circuito fechado, de ramo duplo, e o emprego dos devidos filtros HMEF ou HME e HEPA

■ Resposta: C.

COMENTÁRIO: As técnicas de higiene brônquica, quando indicadas, podem ser aplicadas nos pacientes com COVID-19. Entretanto, o fisioterapeuta deve estar atento à execução da técnica em ambiente adequado (de preferência, quarto com pressão negativa) e com o equipamento de proteção individual apropriado e padronizado na instituição de saúde à qual está vinculado.

12. Durante a avaliação física, você observa que o lactente apresenta obstrução das VAS e realiza a técnica de desobstrução rinofaríngea retrógrada (DRR). Sobre essa técnica, é possível afirmar que:

(A) A DRR não deve ser realizada em lactentes e crianças em respiração espontânea

(B) A ausência do reflexo de tosse não é contraindicação à DRR

(C) Para a realização da DRR há a instilação nasal de soro fisiológico a 0,9%

(D) A técnica baseia-se em manipulação pelo fisioterapeuta para favorecer a inspiração forçada

■ Resposta: D.

COMENTÁRIO: A DRR é muito frequentemente realizada e bem tolerada por lactentes e crianças, mas não pode ser executada na ausência do reflexo de tosse devido à possibilidade de broncoaspiração. Caso haja instilação de soro fisiológico a 0,9%, a técnica deixa de se chamar DRR e passa a ser denominada DRRi (instilação).

BIBLIOGRAFIA

Coppo MRC, Stopiglia MS. Técnicas fisioterapêuticas atuais e convencionais. In: Sarmento GJV. Fisioterapia respiratória em pediatria e neonatologia. São Paulo: Manole, 2007: 357-81.

Furlanetto KC, Hernandes NA, De Mesquita RB. Recursos e técnicas fisioterapêuticas que devem ser utilizadas com cautela ou evitadas em pacientes com COVID-19. ASSOBRAFIR Ciência 2020; 11(Suplemento 1):93-100.

Lahóz ALC et al. Fisioterapia em UTI pediátrica e neonatal. São Paulo: Manole, 2009: 160.

Prado C, Vale LA. Fisioterapia neonatal e pediátrica. São Paulo: Manole, 2012: 564.

Recomendação brasileira de fisioterapia na fibrose cística: Um guia de boas práticas clínicas. ASSOBRAFIR Ciência 2019 Maio; 10(Supl 1): 13-187.

Scanlan CL, Simmons KF. Manejo das vias aéreas. In: EGAN, Fundamentos da terapia respiratória. Rio de Janeiro: Elsevier, 2009: 693-742.

Capítulo 26

Técnicas Instrumentais de Fisioterapia Respiratória

Franciele Ângelo de Deus
Sabrina Pinheiro Tsopanoglou
Vanessa Pereira de Lima

1. Em relação à utilização de instrumentos para auxiliar a tosse em crianças e adolescentes que apresentam diminuição da força dos músculos respiratórios, podem ser citados os dispositivos de insuflação e exsuflação mecânica. Sobre esses dispositivos, assinale a opção correta.

(A) A dosagem dos instrumentos de insuflação e exsuflação mecânica já está bem estabelecida na literatura, com indicação de pressão de insuflação de +60cmH$_2$O e de exsuflação de −60cmH$_2$O

(B) Quanto à indicação dos instrumentos de insuflação e exsuflação mecânica, são priorizados os pacientes mais velhos e com força muscular suficiente para se manterem em respiração espontânea

(C) Quando os instrumentos de insuflação e exsuflação mecânica são utilizados na população infantil, preconizam-se as manobras sucessivas, solicitando sempre a tosse ao final da técnica

(D) Não existe recomendação para a finalização da técnica instrumental de insuflação e exsuflação mecânica, a qual pode ser finalizada no momento de insuflação ou exsuflação

(E) A dosagem dos instrumentos de insuflação e exsuflação mecânica não está bem estabelecida na literatura, havendo a indicação de pressão de insuflação de +40cmH$_2$O e de exsuflação de −40cmH$_2$O

■ Resposta: E.

COMENTÁRIO: A dosagem e a frequência de uso dos instrumentos de insuflação e exsuflação mecânica não estão bem estabelecidas na literatura. Sabe-se que a aplicação de pressões de insuflação de +40cmH$_2$O e de pressões de exsuflação de −40cmH$_2$O em um indivíduo que não apresenta tosse

espontânea eficaz é possível se for atingido um pico de fluxo expiratório médio de 120L/min. No entanto, esses valores devem ser individualizados e aumentados de acordo com o objetivo alcançado, sendo aplicadas pressões maiores nos pacientes com menos força da musculatura inspiratória e expiratória; em crianças, as pressões aplicadas são proporcionais à idade.

Quando os instrumentos de insuflação e exsuflação são utilizados em crianças, recomendam-se, durante as sessões de tratamento, períodos de descanso longos o suficiente para prevenir a fadiga dos músculos respiratórios em decorrência da tosse. Além disso, recomenda-se finalizar a sessão com uma insuflação, de modo a manter uma adequada capacidade residual funcional.

2. Criança do sexo masculino, 9 anos de idade, com diagnóstico de fibrose cística (FC) aos 7 meses de vida, faz tratamento com fisioterapia respiratória desde os 9 meses e no momento está em fase controlada da doença, sem infecção oportunista. No entanto, apresenta tosse com secreção espessa, permanece em ar ambiente, e na radiografia de tórax apresenta aumento dos espaços intercostais associado à hipertransparência difusa bilateralmente, bem como áreas discretas de espessamento brônquico. Para auxiliar o paciente com FC na depuração das secreções das vias aéreas, muitas vezes é necessária a associação de técnicas ativo-assistidas a técnicas instrumentais, sendo a máscara de pressão expiratória positiva (PEP) um dos instrumentos mais utilizados com essa população.

Em relação ao princípio de ação dessa técnica instrumental em pacientes com FC, marque verdadeiro (V) ou falso (F) e assinale a opção com a sequência correta.

( ) **A máscara de PEP aumenta a pressão na fase inspiratória; portanto, é capaz de aumentar o volume pulmonar inspirado e promover uma tosse mais eficaz.**

( ) **A máscara de PEP aumenta a pressão na fase expiratória; portanto, é capaz de prolongar a expiração e o volume pulmonar expirado, prevenindo o colapso das vias aéreas periféricas.**

( ) **A máscara de PEP apresenta como principal objetivo a expansão pulmonar, quando aplicada em pacientes com FC.**

( ) **A máscara de PEP aumenta a pressão e o volume pulmonar na fase expiratória, possibilitando maior ventilação de áreas hipoventiladas e mobilização de secreções dessas áreas.**

(A) F-V-V-F

(B) F-F-V-F

(C) F-V-F-V

(D) V-F-F-V

(E) V-V-V-F

■ Resposta: C.

COMENTÁRIO: A FC é uma doença que cursa com obstrução crônica ao fluxo aéreo causada pelo acúmulo de secreção, evoluindo com áreas de hiperinsuflação pulmonar. Portanto, um dos principais objetivos do tratamento dos pacientes com FC é promover o aumento do volume pulmonar expirado através de expiração prolongada, de modo a auxiliar o quadro de hiperinsuflação. A PEP aumenta a pressão na fase expiratória, prolongando a fase expiratória e o volume pulmonar expirado, possibilitando maior ventilação de áreas hipoventiladas através da ventilação colateral pulmonar, prevenindo o colapso das vias aéreas periféricas e mobilizando as secreções das regiões distais para as proximais.

3. As crianças asmáticas, quando apresentam quadro de infecção respiratória, cursam com crises de broncoespasmo e acúmulo de secreção pulmonar. Nesses casos, o fisioterapeuta deve tomar cuidado com a utilização de técnicas instrumentais, elegendo instrumentos que promovam a mobilização da secreção pulmonar e não ofereçam riscos à obstrução brônquica causada pelo broncoespasmo. Uma das técnicas instrumentais indicadas é o oscilador oral de alta frequência (OOAF). **Sobre o mecanismo de ação do OOAF (Acapella®), é possível afirmar que:**

(A) É um instrumento que oferece vibração intrapulmonar com pressão oscilatória positiva intrabrônquica na fase expiratória, sendo dependente da ação da gravidade

(B) É um instrumento que oferece vibração intrapulmonar com pressão oscilatória positiva intrabrônquica na fase inspiratória, sendo independente da ação da gravidade

(C) É um instrumento que oferece vibração intrapulmonar com pressão oscilatória positiva intrabrônquica na fase inspiratória, sendo dependente da ação da gravidade

(D) É um instrumento que não pode ser utilizado associado à nebulização para aerossolterapia

(E) É um instrumento que oferece vibração intrapulmonar com pressão oscilatória positiva intrabrônquica na fase expiratória, sendo independente da ação da gravidade

■ Resposta: E.

COMENTÁRIO: O Acapella® é um instrumento que oferece vibração intrapulmonar com pressão oscilatória positiva intrabrônquica na fase expiratória. A oscilação nesse instrumento ocorre através de um cone pivotante que contém uma válvula que regula a resistência, possibilitando, portanto, a aplicação do Acapella® em qualquer posição, independentemente da ação da gravidade, como ocorre em outros instrumentos OOAF. Além disso, o instrumento conta com uma entrada para ser associado à aerossolterapia.

4. Um dos principais objetivos do fisioterapeuta que trata de adolescentes com doença neuromuscular ou lesão medular alta é a manutenção do volume pulmonar, visando à prevenção da hipoventilação e das complicações pulmonares associadas. A manobra de insuflação máxima pulmonar por empilhamento de ar, com uso de um reanimador pulmonar manual (*airstacking*), é uma das técnicas instrumentais de recrutamento do volume pulmonar mais utilizadas nessa população. **Sobre a técnica *airstacking*, analise as seguintes asserções e assinale a opção correta.**

I. A técnica de insuflação máxima pulmonar por empilhamento de ar visa promover a expansão pulmonar até o volume máximo desejado, aumentando assim a capacidade inspiratória.

II. Durante a realização da técnica de insuflação máxima pulmonar por empilhamento de ar, o paciente deve permanecer com a glote aberta, ao mesmo tempo que o terapeuta realiza a insuflação manual, expirando após cada insuflação manual máxima.

III. Com a realização da técnica *airstacking* também é promovido um aumento do volume de ar expirado.

IV. Durante a realização da técnica de insuflação máxima pulmonar por empilhamento de ar, o paciente deve permanecer com a glote aberta, ao mesmo tempo que o terapeuta realiza a insuflação manual, e, ao ser atingida a capacidade inspiratória, deve-se manter uma pausa de 6 a 10 segundos.

V. Com o objetivo de prevenir complicações pulmonares em razão do excesso de pressão intratorácica, a técnica *airstacking* não deve ser associada à tosse, manual ou assistida, no final de sua realização.

(A) Todas as afirmativas estão corretas

(B) Apenas as afirmativas I, II e III estão corretas

(C) Apenas as afirmativas II, III e V estão corretas

(D) Apenas as afirmativas I, III e IV estão corretas

(E) Apenas as afirmativas I, II e V estão corretas

■ Resposta: D.

COMENTÁRIO: O principal objetivo da técnica de insuflação máxima pulmonar por empilhamento de ar (*airstacking*) é promover a expansão pulmonar até a capacidade de insuflação máxima, aumentando assim a capacidade inspiratória e consequentemente o volume de ar expirado. Em pacientes com distrofia muscular de Duchenne, a técnica é capaz de aumentar em 94,9% o volume expiratório, promovendo maior eficácia da tosse, a qual deve ser solicitada ao final da técnica, ou o terapeuta deve auxiliar o paciente por meio de manobras manuais ou com dispositivos mecânicos.

5. (COFFITO, 2017 – adaptada) Dentre os procedimentos fisioterapêuticos na criança intubada, ressaltamos a terapia de remoção das secreções. Em relação ao tema, assinale a opção verdadeira.

(A) A utilização da manobra de hiperinsuflação manual, também conhecida como *bag squeezing*, tem como objetivo favorecer o deslocamento das secreções periféricas através de insuflações rápidas com formação de turbulência de fluxo inspiratório

(B) Durante a sucção realizada pela sonda de aspiração, não devemos nos preocupar com o tempo de realização dessa manobra e sim com a eficiência do procedimento

(C) Devemos limitar o tempo de aspiração e associar a realização de manobras de hiperinsuflação manual para favorecer a eliminação das secreções

(D) A percussão torácica deve ser empregada na terapia de remoção de secreções em crianças submetidas à ventilação pulmonar mecânica em decorrência de bronquiolite viral aguda

(E) Todas as afirmativas são verdadeiras

◼ Resposta: C.

COMENTÁRIO: A manobra de hiperinsuflação manual é realizada através de insuflações lentas, acompanhadas de pausas curtas (cerca de 2 a 3 segundos), seguidas de uma expiração rápida, uma vez que o fluxo expiratório deve ser maior do que o inspiratório com o objetivo de mobilizar as secreções das vias aéreas de médio e pequeno calibres. A associação da manobra de hiperinsuflação manual à técnica manual de vibração ou vibrocompressão durante a fase expiratória é denominada *bag squeezing*.

O procedimento de aspiração associado à técnica instrumental de hiperinsuflação manual tem como objetivo otimizar a mobilização e remoção das secreções, uma vez que o procedimento de aspiração na população pediátrica deve ser realizado em tempo mínimo para não gerar instabilidades no paciente.

A técnica de percussão torácica está contraindicada nos pacientes com bronquiolite viral aguda devido ao risco maior de causar broncoespasmo e agitação no lactente, acarretando queda da saturação periférica de oxigênio e instabilidade clínica. Entre as técnicas manuais utilizadas em pacientes com bronquiolite viral aguda, são preconizadas as técnicas atuais, de baixo fluxo e sem compressão torácica prolongada.

6. (COFFITO, 2017 – adaptada) Paciente em uso de ventilação pulmonar mecânica (VPM) por tempo prolongado geralmente cursa com fraqueza muscular respiratória, o que dificulta a saída da respiração artificial. Assinale a opção correta sobre avaliação e treinamento muscular inspiratório em uma criança de 10 anos, acordada e consciente, dependente da VPM e com traqueostomia.

(A) Valor de pressão inspiratória máxima (PImáx) < 30cmH$_2$O é indicativo de redução de força muscular e de dependência do suporte ventilatório. O treinamento de força deve ser realizado com instrumento que gere carga inspiratória constante (linear), a exemplo do Threshold®, com carga ajustada entre 40% e 60% da PImáx

(B) A dependência da ventilação mecânica ocorre quando o paciente apresenta PImáx < 90% do previsto.

O treinamento de força deve ser realizado com instrumento que gere carga inspiratória constante entre 40% e 60% da PImáx

(C) Valor de PImáx < 30cmH$_2$O é indicativo de redução de força muscular e de dependência do suporte ventilatório. O treinamento deve ser feito com carga não constante (alinear), a exemplo do Pflex®, entre 40% e 60% da PImáx

(D) O treinamento muscular respiratório não pode ser realizado em pacientes traqueostomizados devido ao aumento da resistência gerado pela prótese ventilatória

(E) A avaliação e o treinamento da força muscular respiratória em terapia intensiva pediátrica só podem ser realizados nos pacientes que estejam ventilados com equipamentos microprocessados que mensurem essa pressão

◼ Resposta: A.

COMENTÁRIO: Os valores de PImáx descritos como aceitáveis na literatura para a população pediátrica variam em torno de –30cmH$_2$O a –50cmH$_2$O. Portanto, valores < –30cmH$_2$O são indicativos de redução de força muscular e dependência do suporte ventilatório, sendo necessário o treinamento dos músculos respiratórios. São recomendados os instrumentos que trabalham com sistema de carga inspiratória linear, como o Threshold®.

A carga de treinamento varia entre 30% e 80% da PImáx, dependendo do objetivo do treinamento, força ou resistência. A frequência do treinamento preconizado é de duas vezes ao dia, e a duração da sessão e o período de treinamento variam de 10 a 30 minutos e de 3 semanas a 24 meses, de acordo com os objetivos propostos e a doença que levou à necessidade de suporte ventilatório.

7. (EBSERH HU/UFJF, 2015 – adaptada) A tosse assistida (de forma mecânica ou manual) pode ser aplicada em crianças com idade > 6 anos e com doenças neuromusculares e/ou doenças respiratórias crônicas, que cursem com alterações no pico de fluxo expiratório (PFE em L/min) a partir de qual valor de referência?

(A) PFE < 300L/min
(B) PFE < 270L/min
(C) PFE < 200L/min
(D) Nenhum, pois esse método de mensuração não é utilizado em pediatria
(E) PFE < 270L/min

◼ Resposta: B.

COMENTÁRIO: Para que a criança com doença neuromuscular e/ou respiratória crônica apresente tosse eficaz, é necessária força inspiratória máxima, capaz de atingir cerca de 85% a 90% da capacidade inspiratória. No entanto, apenas uma força inspiratória eficaz não é suficiente para uma tosse eficaz, sendo necessário um PFE > 270L/min.

8. (COFFITO, 2018 – adaptada) A espirometria de incentivo (EI) é amplamente utilizada na prática clínica, especialmente com o objetivo de promover a expansão pulmonar. Em relação às afirmativas a seguir, assinale verdadeiro (V) ou falso (F). Posteriormente, assinale a opção correta.

( ) Os espirômetros de incentivo fluxo-dependentes apresentam três esferas que são elevadas de acordo com o fluxo expiratório gerado pelo paciente.

( ) O espirômetro de incentivo volume-dependente demarca a capacidade inspiratória, ou seja, o volume alcançado pelo paciente.

( ) A pressão gerada na via aérea é maior quando se utiliza um espirômetro de incentivo a fluxo em comparação com o espirômetro de incentivo a volume.

( ) O volume gerado na via aérea é maior quando se utiliza um espirômetro de incentivo a volume em comparação com o espirômetro de incentivo a fluxo.

( ) Enquanto o espirômetro de incentivo a fluxo oferece *biofeedback* visual instantâneo, o espirômetro de incentivo a volume pode registrar e quantificar os dados em computador.

(A) F-V-V-V-F
(B) V-F-F-V-F
(C) F-V-V-F-F
(D) V-V-V-V-F
(E) F-F-V-F-V

■ Resposta: A.

Comentário: Os espirômetros de incentivo podem ser de dois tipos: orientados a fluxo ou a volume. Ambos têm como objetivo a expansão pulmonar por meio do estímulo a inspirações profundas, associado ao estímulo visual. No entanto, os dois tipos de incentivadores têm características diferentes.

O espirômetro orientado a fluxo, segundo alguns estudos, promove maior atividade do músculo esternocleidomastóideo, o que nos leva a pensar em maior trabalho imposto, comparado ao orientado a volume. Contudo, parece promover a recuperação mais rápida da pressão inspiratória no pós-operatório de cirurgia cardíaca.

O incentivador a volume apresenta maior volume inspiratório, quando comparado ao inspirômetro a fluxo, e da caixa torácica, bem como maior mobilidade abdominal.

9. (COFFITO, 2017 – adaptada) A imagem a seguir (Figura 1) ilustra uma técnica muito utilizada pelos fisioterapeutas. Qual o nome do procedimento, um risco da técnica e um efeito fisiológico esperado com o procedimento?

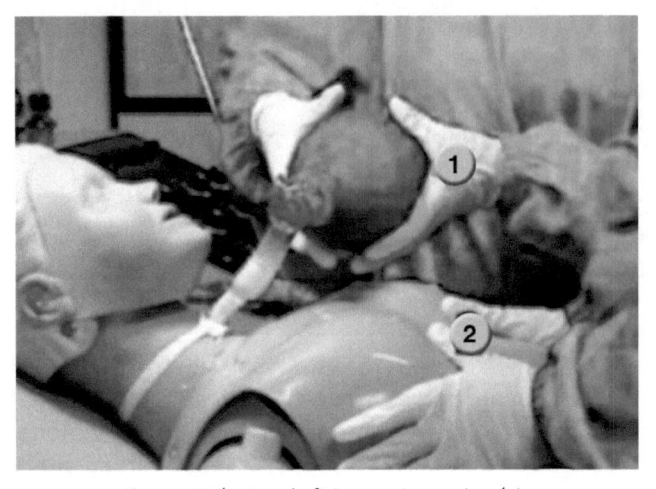

Figura 1 Técnica de fisioterapia respiratória.

(A) Manobra ZEEP/fratura de costela/hiperventilação
(B) *Bag squeezing*/barotrauma/simula a tosse
(C) Manobra PEEP/volutrauma/desinsuflação
(D) *Bag squeezing*/aumento da PIC/remoção de secreções
(E) ELTGOL/previne atelectasias/desencadeia tosse

■ Resposta: B.

Comentário: A técnica de *bag squeezing* ou hiperinsuflação manual consiste em hiperinsuflações manuais rítmicas com uma bolsa ventilatória (ressuscitador manual) acoplada ao fluxômetro de oxigênio (O_2) a 5 a 15L/min, associadas a compressões torácicas durante a expiração, e está indicada para pacientes em ventilação mecânica com quadros hipersecretivos, simulando a tosse. Visa mobilizar secreções brônquicas, principalmente da periferia para as vias áreas superiores, onde serão facilmente removidas por meio de aspiração. Alguns autores sugerem ainda que a técnica possa reverter áreas colapsadas, melhorar a complacência estática e a oxigenação, acelerar o desmame e reduzir o tempo de internação em UTI.

Apesar dos benefícios, a técnica não é isenta de complicações, como barotrauma, predisposição a lesões pulmonares e impactação de secreções em vias mais periféricas. No entanto, não há relatos de alterações hemodinâmicas significativas ou da PIC.

10. (Concurso Público Edital nº 01/2016 – UNIRIO) A oscilação oral de alta frequência é muito utilizada como um recurso para remoção da secreção pulmonar. O dispositivo que combina a ação da pressão positiva expiratória nas vias aéreas com a oscilação oral de alta frequência denomina-se:

(A) EPAP
(B) *Peak flow*
(C) Threshold®
(D) Flutter®
(E) Power Breathe®

■ Resposta: D.

Comentário: Os dispositivos de OOAF integram o arsenal dos equipamentos e técnicas na prática clínica de fisioterapia com intuito de remover (mobilizar) secreções pulmonares. O princípio básico de funcionamento dos OOAF consiste na associação de dois efeitos fisiológicos: a pressão positiva expiratória final (PEEP), que previne o colabamento mediante a estabilização da via aérea durante o esforço expiratório, e a oscilação do fluxo aéreo, que estimularia o movimento ciliar.

Além disso, esse fluxo mais turbulento promove a redução da viscosidade do muco e seu deslocamento de áreas periféricas para áreas mais centrais, onde será eliminado. Os OOAF mais utilizados no Brasil são Flutter™ VRP1, Shaker® e Acapella™, que por vezes apresentam características diferentes, mas que visam ao mesmo objetivo.

Há variações na frequência das oscilações geradas pelos diversos dispositivos, assim como dos valores de PEEP obtidos. Segundo a literatura, para a obtenção dos efeitos supracitados a oscilação deverá estar ≥ 12Hz ao atingir o valor de PEEP ≥ 10cmH$_2$O.

11. (Concurso Fundação Municipal de Saúde do Piauí/ PI [FMS/PI], 2011 – adaptada) A manovacuometria é um exame não invasivo de extrema importância para o fisioterapeuta durante a avaliação da força muscular respiratória e consiste na mensuração das pressões respiratórias estáticas máximas: PImáx e PEmáx (pressão expiratória máxima). De acordo com a literatura atual, são indicações concretas para a realização da manovacuometria, EXCETO:

(A) Doenças pulmonares com repercussões sistêmicas, como a doença pulmonar obstrutiva crônica (DPOC)
(B) Doenças neuromusculares
(C) Em pré e pós-operatório de cirurgias toracoabdominais
(D) Hérnias abdominais altas

■ Resposta: D.

COMENTÁRIO: A manovacuometria é uma forma de avaliação da musculatura respiratória de baixa complexidade e alta disponibilidade, o que favorece sua utilização na prática clínica. Objetiva avaliar a força da musculatura respiratória (inspiratória e expiratória) de maneira não específica. Caso os valores obtidos com essa avaliação estejam dentro dos valores de referência para a população estudada, exclui-se a possibilidade de fraqueza muscular respiratória.

As principais indicações da manuovacuometria são o diagnóstico diferencial de dispneia, doenças neuromusculares, deformidades torácicas, doenças respiratórias que afetam a função pulmonar, o pré e pós-operatório de cirurgias toracoabdominais, o acompanhamento de pacientes em programas de reabilitação pulmonar e a avaliação de possibilidade de desmame da ventilação mecânica, entre outras. Quanto às contraindicações, incluem as patologias que podem ser agravadas por alterações da pressão abdominal ou torácica (p. ex., pneumotórax não drenado, hérnias abdominais, infarto agudo do miocárdio e glaucoma) e cirurgia ou traumatismo recente das vias aéreas superiores, tórax ou abdome, entre outras.

12. Um dos efeitos indesejáveis da PEEP é:
(A) Diminuição do *shunt* intrapulmonar
(B) Diminuição do retorno venoso
(C) Redistribuição do líquido extravascular
(D) Remoção de secreções brônquicas
(E) Recrutamento alveolar

■ Resposta: B.

COMENTÁRIO: O objetivo da PEEP é aumentar a oxigenação arterial, mantendo a pressão positiva na via aérea por toda a fase expiratória e promovendo melhora na troca gasosa devido ao recrutamento de alvéolos calapsados, aumento da pressão arterial de oxigênio (PaO_2) e diminuição da pressão arterial de dióxido de carbono ($PaCO_2$). A aplicação da PEEP também acarreta alterações hemodinâmicas, aumento da pressão intratorácica e redução do débito cardíaco, pois com a compressão da artéria pulmonar o fluxo pulmonar diminui, aumentando a resistência vascular periférica e ocasionando a diminuição do retorno venoso e consequentemente do enchimento ventricular.

13. Paciente J.P.M., 45 anos de idade, foi submetido à cirurgia torácica em razão de câncer de pulmão (nodulectomia). Com base no fato de no pós-operatório de cirurgias abdominais e torácicas haver redução de volumes e capacidades, são indicadas as técnicas e/ou instrumentos que promovam expansão pulmonar. Dentre as técnicas instrumentais que poderão ser utilizadas para a expansão pulmonar destacam-se as citadas abaixo, EXCETO:

(A) Respiração com pressão positiva intermitente (RPPI)
(B) Inspirômetros de incentivo
(C) EPAP
(D) Shaker™ e/ou Flutter™

■ Resposta: D.

COMENTÁRIO: O Shaker™ e o Flutter™ são equipamentos que associam técnicas de oscilação de alta frequência à pressão expiratória positiva e são utilizados para melhorar a depuração mucociliar. As oscilações são causadas oralmente e criadas por meio de resistências variáveis dentro das vias aéreas, o que gera pressão positiva oscilante. Ambos os dispositivos contêm uma esfera metálica que se eleva quando o fluxo de ar expelido pelo indivíduo passa por ela, retornando à posição inicial devido a seu peso. A sucessão rápida desses eventos promove a vibração aérea no interior do aparelho, a qual é transmitida para a caixa torácica, mobilizando as secreções.

14. Sobre a terapia incentivadora da inspiração, NÃO é correto afirmar que:
(A) A técnica de *breath-stacking* é uma alternativa ao uso de incentivadores inspiratórios em pacientes que apresentam doenças neuromusculares, promovendo melhora da expansão pulmonar, assim como alívio da dispneia
(B) O uso dos espirômetros de incentivo a fluxo promove maior ativação da musculatura acessória da respiração, quando comparado ao de espirômetros de incentivo a volume
(C) O uso da técnica de *breath-stacking* em pacientes com DPOC é indicado por promover maior hiperinsuflação pulmonar (*airtrapping*)
(D) A orientação sobre a técnica correta para o uso de espirômetros de incentivo consiste em solicitar ao paciente uma inspiração lenta e profunda até a capacidade pulmonar total (CPT), a partir da capacidade residual funcional (CRF). Deve-se solicitar a sustentação da inspiração máxima em torno de 3 segundos, seguida de expiração normal

■ Resposta: C.

COMENTÁRIO: A técnica denominada *breath-stacking* consiste na utilização de uma válvula unidirecional que possibilita inspirações sucessivas e cumulativas desde a CRF até a CPT, promovendo aumento progressivo do volume pulmonar. Trata-se de uma técnica segura, não invasiva e eficaz em melhorar a ventilação pulmonar por meio do aumento dos volumes pulmonares e da capacidade vital forçada, ocasionando a melhora da função respiratória e da mecânica pulmonar em diferentes contextos clínicos, dentre eles o de DPOC.

15. Deve ser considerado uma contraindicação absoluta ao uso de ventilação intrapulmonar percussiva (VIP):

(A) Paciente com fibrose cística

(B) Paciente com DPOC crônica ou agudizada

(C) Paciente queimado

(D) Paciente com pneumotórax não tratado

■ **Resposta: D.**

COMENTÁRIO: A VIP é uma técnica ventilatória que fornece pequenas correntes de alto fluxo para os pulmões, sobrepondo o padrão da respiração espontânea e promovendo oscilações entre as pressões das vias aéreas e, consequentemente, a vibração de suas paredes. Essa técnica é utilizada para desobstrução de via aérea, mas é contraindicada em pacientes com pneumotórax não tratado, uma vez que o alto fluxo pode perpetuar a fístula pleurobrônquica.

BIBLIOGRAFIA

American Thoracic Society/European Respiratory Society. ATS/ERS Statement on respiratory muscle testing. Am J Respir Crit Care Med 2002 Aug 15; 166(4):518-624.

Barros AF, Barros LC, Sangean MC, Vega JM. Análise das alterações ventilatórias e hemodinâmicas com utilização de ventilação mecânica não-invasiva com binível pressórico em pacientes com insuficiência cardíaca congestiva. Arq Bras Cardiol Jan 2007; 88(1).

Bushby K, Finkel R, Birnkrant DJ et al. Diagnosis and management of Duchenne muscular dystrophy, part 2: implementation of multidisciplinary care. Lancet Neurol 2010 Feb; 9(2):177-89.

Camargos ACR, Leite HR, Morais RLS, Lima VP. Fisioterapia em pediatria: Da evidência à prática clínica. 1. ed. Rio de Janeiro: Medbook, 2019.

Cerqueira Neto ML, Moura AV, Cerqueira TC et al. Acute effects of physiotherapeutic respiratory maneuvers in critically ill patients with craniocerebral trauma. Clinics (Sao Paulo) 2013 Sep; 68(9):1210-4.

Chatwin M et al. Airway clearance techniques in neuromuscular disorders: A state of the art review. Respir Med 2018 Mar; 136:98-10. doi:10.1016/j.rmed.2018.01.012.

I Consenso Brasileiro de Ventilação Mecânica Pediátrica. AMIB, 2012.

Faria ICB, Freire LMS, Sampaio WNO. Incentivadores da inspiração: atualidades nas técnicas de espirômetro de incentivo e breath-stacking. Rev Med Minas Gerais 2013; 23(2):228-34.

Ferreira EV. Respiratory muscles: myths and secrets. J Bras Pneumol 2015 Mar-Apr; 41(2):107-9.

Franks LJ, Walsh JR, Hall K, Jacuinde G, Yerkovich S, Morris NR. Comparing the performance characteristics of different positive expiratory pressure devices. Respir Care 2019 Apr; 64(4):434-44.

Ides K, Vos W, Backer LD et al. Acute effects of intrapulmonary percussive ventilation in COPD patients assessed by using conventional outcome parameters and a novel computational fluid dynamics technique. Int J Chron Obstruct Pulmon Dis 2012; 7:667-71.

Lanza FC, Gazzotti MR, Palazzin A. Fisioterapia em pediatria e neonatologia: da UTI ao ambulatório. 2. ed. Barueri (SP): Manole, 2019.

Lobo DML, Cavalcante LA, Mont'alverne DGB. Aplicabilidade das técnicas de bag squeezing e manobra ZEEP em pacientes submetidos à ventilação mecânica. Rev Bras Ter Intensiva, São Paulo, Jun 2010; 22(2):186-91.

Manapunsopee S, Thanakiatpinyo T, Wongkornrat W, Chuaychoo B, Thirapatarapong W. Effectiveness of incentive spirometry on inspiratory muscle strength after coronary artery bypass graft surgery. Heart Lung Circ 2020 Aug; 29(8):1180-6.

McIlwaine M, Button B, Nevitt SJ. Positive expiratory pressure physiotherapy for airway clearance in people with cystic fibrosis. Cochrane Database Syst Rer 2019 Nov 27; 2019(11):CD003147. doi: 10.1002/14651858.CD003147.pub5.

Morrison L, Innes S. Oscillating devices for airway clearance in people with cystic fibrosis. Cochrane Database Syst Rev 2017 May 4; 5(5):CD006842.

Nascimento Osorio A, Medina Cantillo J, Camacho Salas A, Madruga Garrido M, Vilchez Padilla JJ. Consenso para el diagnóstico, tratamiento y seguimiento del paciente con distrofia muscular de Duchenne. Neurología 2019; 34:469-81.

Nunes GS, Botelho GV, Schivinski CIS. Hiperinsuflação manual: revisão de evidências técnicas e clínicas. Fisioter Mov, Curitiba, Jun 2013; 26(2):423-35.

Paisani DM, Lunardi AC, da Silva CC, Porras DC, Tanaka C, Carvalho CR. Volume rather than flow incentive spirometry is effective in improving chest wall expansion and abdominal displacement using optoelectronic plethysmography. Respir Care 2013 Aug; 58(8):1360-6.

Polkey MI. Respiratory muscle assessment in clinical practice. Clin Chest Med 2019 Jun; 40(2):307-15.

Poncin W, Reychler G, Liistro M, Liistro G. Comparison of 6 oscillatory positive expiratory pressure devices during active expiratory flow. Respir Care 2020 Apr; 65(4):492-9.

Reychler G, Debier E, Contal O, Audag N. Intrapulmonary percussive ventilation as an airway clearance technique in subjects with chronic obstructive airway diseases. Respir Care 2018 May; 63(5): 620-31.

Rodrigues MVH, Lima PA. Técnicas de remoção de secreções brônquicas em pacientes ventilados mecanicamente. In: Sarmento JV. Recursos em fisioterapia cardiorrespiratória. Barueri (SP): Manole, 2012: 236-44.

Sermet-Gaudelus I, Brouard J, Audrézet M-P et al. Guidelines for the clinical management and follow-up of infants with inconclusive cystic fibrosis diagnosis through newborn screening. Arch Pediatr 2017 Dec; 24(12):e1-e14.

Souza RB. Pressões respiratórias estáticas máximas. J Pneumol 2002; 28(Supl 3):S155-65.

Torsani V. Respiron®/Voldayne®. In: Sarmento JV. Recursos em fisioterapia cardiorrespiratória. Barueri (SP): Manole, 2012: 245-54.

Tremblay MS et al. New Canadian physical activity guidelines. Appl Physiol Nutr Metab 2011 Feb; 36(1):36-46; 47-58. doi: 10.1139/H11-009.

Tucci MR, Nakamura MA, Carvalho NC, Volpe MS. Manual hyperinflation: Is it effective? Respir Care 2019 Jul; 64(7):870-3. doi: 10.4187/respcare.07152.

Vaz SFA, Matos TFV, Mendes MER, Preto LSR, Fernandes HJ, Novo AFMP. Eficácia da técnica de breathstacking na função respiratória em mulheres submetidas a cirurgia bariátrica. Revista de Enfermagem Referência 2019; IV(23). ISSN: 0874-0283/2182-2883..

Vendrusculo FM, Johnstone Z, Dhouieb E et al. Airway clearance physiotherapy improves ventilatory dynamics during exercise in patients with cystic fibrosis: a pilot study. Arch Dis Child 2018; 0:1-6.

Woszezenki CT, Heinzmann-Filho JP, Donadio MVF. Treinamento muscular inspiratório em pediatria: principais indicações e características dos protocolos. Fisioter Mov [online] 2017; 30(suppl.1):317-24.

Capítulo 27

Conceitos Básicos da Ventilação Mecânica no Adulto

Anderson José
Karina da Silva
Leandro Ferracini Cabral

1. (COFFITO, 2018 – adaptada) **Paciente do sexo feminino, 86 anos, 60kg, 1,70m, encontra-se internada na UTI, recebendo suporte ventilatório invasivo (diagnóstico clínico de pneumonia adquirida na comunidade [PAC] grave + síndrome do desconforto respiratório agudo [SDRA]). Ao exame físico, destacam-se: AP: MV↓ bases com crepitantes e roncos difusos, expansibilidade pulmonar reduzida e SpO$_2$: 90% (FiO$_2$: 0,60). Dados da ventilação mecânica: ventilação controlada à pressão, PC sobre PEEP: 23cmH$_2$O, relação I:E: 1:3, FR: 15 irpm, PEEP: 17cmH$_2$O, VC médio: 278mL (variação entre 250 e 280mL), sensibilidade: –1cmH$_2$O. RX de tórax: presença de hipoinsuflação e infiltrado intersticial difuso. Gasometria arterial: PaO$_2$ = 55mmHg; pH = 7,20; PaCO$_2$ = 63mmHg; HCO$_3$ = 22mEq/L. Sobre este caso, é correto afirmar que:**

(A) Os valores arteriais de PaCO$_2$ encontram-se acima da faixa de normalidade, caracterizando uma alcalose respiratória importante

(B) A FR deve ser reduzida, visando normalizar os valores de PaCO$_2$ e pH

(C) A redução dos níveis de PEEP para 5 a 8cmH$_2$O permitiria uma melhor oxigenação do paciente nesse caso, visando ao recrutamento alveolar

(D) A elevação da FR pode facilitar a redução da PaCO$_2$ arterial, o que tende a normalizar o pH, além de proporcionar um volume minuto mais adequado

(E) A relação PaO$_2$/FiO$_2$ encontrada nesse caso descarta o diagnóstico de SDRA, o qual foi estabelecido equivocadamente

Resposta: D.

COMENTÁRIO: Nesse caso clínico, a paciente apresenta acidose respiratória revelada por PaCO$_2$ de 63mmHg. Sabe-se que a PaCO$_2$ é inversamente proporcional à ventilação alveolar; portanto, quando se eleva a frequência respiratória, aumenta-se o volume minuto e/ou se diminui o espaço morto e ocorre aumento da ventilação alveolar, o que provocará redução da PaCO$_2$ e aumento do pH, corrigindo a acidose respiratória. Essa informação contradiz as afirmações presentes nas opções A e B.

Ao contrário do enunciado na opção C, uma redução dos níveis da PEEP para 5 a 8cmH$_2$O poderá provocar aumento das áreas alveolares colapsadas, piorando a oxigenação em virtude de uma possível diminuição das áreas funcionais de troca gasosa. Por fim, a opção E está incorreta, pois a relação PaO$_2$/FiO$_2$ nesse caso clínico corresponde a 91,7 (PaO$_2$: 55/FiO$_2$: 0,60), um índice compatível com o diagnóstico de SDRA.

2. (COFFITO, 2018 – adaptada) **Paciente feminino, 59 anos, 54kg, tabagista há 30 anos, foi hospitalizada por exacerbação de doença pulmonar obstrutiva crônica (DPOC). Evoluiu com piora do quadro, apresentando sinais de esforço ventilatório importante (sudorese intensa, taquicardia, dessaturação, taquipneia, tiragens subcostais e uso de musculatura acessória grau IV). Realizada IOT + suporte ventilatório avançado. AP: MV diminuído difusamente (+ em bases), roncos nos dois terços inferiores à direita. RX de tórax: sinais de hiperinsuflação pulmonar e infiltrado grosseiro bilateral. Ao ajustarmos os parâmetros iniciais de ventilação mecânica, com base no caso acima, devemos preconizar:**

(A) Utilizar modo PCV, VAC < 6mL/kg, fluxo baixo e FR entre 15 e 25irpm

(B) Utilizar modo PSV, VAC entre 7 e 10mL/kg, fluxo normal, FR entre 12 e 20irpm

(C) Utilizar modo PCV, VAC entre 6 e 8mL/kg, fluxo baixo e FR entre 10 e 12irpm

(D) Utilizar modo PCV, VAC < 6mL/kg, fluxo alto e FR entre 10 e 12irpm

(E) Utilizar modo PCV, VAC de 6mL/kg, fluxo alto e decrescente e FR entre 8 e 12irpm

▪ Resposta: E.

COMENTÁRIO: Os parâmetros da ventilação mecânica estabelecidos após a intubação de indivíduos com DPOC exacerbada têm como objetivo promover a manutenção das trocas gasosas e o repouso da musculatura respiratória. Por essa razão, o indivíduo deve ser sedado para permitir que ocorra esse repouso, e a adoção de uma adequada estratégia ventilatória deve levar em conta modalidades controladas para possibilitar esse repouso, enquanto modalidades espontâneas devem ser evitadas nesse momento.

O volume corrente e a frequência respiratória devem ser estabelecidos de maneira que sejam suficientes para promover uma ventilação adequada. No entanto, devem ser evitados volumes > 6mL/kg e frequência respiratória > 12irpm para minimizar as chances de provocar auto-PEEP, hiperinsuflação dinâmica, barotrauma e as demais lesões induzidas pela ventilação mecânica.

Considerando o aumento da resistência ao fluxo expiratório presente em indivíduos com exacerbação da DPOC, o fluxo inspiratório alto e decrescente tem como objetivo diminuir o tempo inspiratório e melhorar a distribuição do gás, monitorando o tempo expiratório para proporcionar uma relação I:E com valores < 1:3 para que, desse modo, haja tempo suficiente para uma expiração adequada e para evitar a incidência de auto-PEEP e hiperinsuflação dinâmica.

3. As modalidades ventilatórias são formas pelas quais o ventilador mecânico administra o fluxo de gás ao paciente. Doenças e situações clínicas diferentes exigem modalidades adequadas para uma ventilação eficiente, de modo a promover adequadas trocas gasosas e evitar lesões induzidas pela ventilação mecânica. Sobre as modalidades ventilatórias, analise as afirmativas a seguir e assinale a opção correta.

I. A ventilação por volume controlado (VCV) é superior à ventilação por pressão controlada (PCV). A VCV proporciona melhor controle do volume corrente, do fluxo inspiratório e da ventilação minuto, levando a uma ventilação mais fisiológica e à redução do tempo de internação e da mortalidade

II. A ventilação por meio da modalidade denominada pressão de suporte (PSV) possibilita a administração de um fluxo inspiratório livre, que irá depender do nível de pressão de suporte estabelecido, do esforço inspiratório do paciente e da mecânica do sistema ventilatório

III. As modalidades denominadas PSV e pressão contínua nas vias aéreas (CPAP) são modalidades espontâneas, cujo disparo e ciclagem são determinados pelo

paciente e que, por essa razão, devem ser utilizadas exclusivamente durante um processo de desmame da ventilação mecânica

IV. A modalidade PCV apresenta como principal característica o fato de ter seu ciclo determinado por meio de um limite de pressão que é estabelecido manualmente na programação do ventilador mecânico. Sua principal vantagem é realizar o controle direto da pressão inspiratória e com isso diminuir a incidência de barotrauma

(A) Apenas as afirmativas I e II estão corretas

(B) Apenas as afirmativas II e III estão corretas

(C) Apenas as afirmativas III e IV estão corretas

(D) Apenas a afirmativa II está correta

(E) Apenas a afirmativa IV está correta

▪ Resposta: D.

COMENTÁRIO: O fluxo inspiratório administrado durante a ventilação por meio da modalidade PSV é diretamente proporcional à pressão de suporte estabelecida, ao esforço inspiratório do paciente e à complacência pulmonar e inversamente proporcional à resistência das vias aéreas. Isso possibilita a administração de um fluxo livre para o paciente que irá auxiliar o estabelecimento de uma boa sincronia entre ele e o ventilador mecânico.

Por outro lado, é incorreto afirmar que a VCV é melhor que a PCV e que pode promover uma ventilação mais eficaz e reduzir o tempo de internação e a mortalidade. Caso as modalidades sejam utilizadas de maneira correta e individualizada, de acordo com as condições clínicas dos pacientes, não há superioridade de uma modalidade em detrimento da outra.

A PSV pode ser utilizada como estratégia ventilatória em pacientes com *drive* ventilatório e em condições clínicas estáveis, não sendo uma modalidade usada exclusivamente no processo de desmame da ventilação mecânica. Por fim, apesar de a PCV tornar possível um controle direto da pressão inspiratória, o término de seu ciclo ventilatório se dá pela programação do tempo inspiratório, e não pela pressão inspiratória.

4. O auto-PEEP ou PEEP intrínseco, como também é chamado, consiste em uma situação comum durante a ventilação mecânica e necessita de correção imediata sob o risco de provocar lesão induzida pela ventilação mecânica, alterações cardiovasculares e aumento do esforço do paciente para iniciar um ciclo ventilatório. Alguns pacientes têm maior propensão para desenvolver esse distúrbio ventilatório e por essa razão devem ser monitorizados quanto à presença de auto-PEEP regularmente. Podem ser considerados pertencentes ao grupo de risco para essa condição os seguintes pacientes:

(A) Pacientes com SDRA

(B) Pacientes em assincronia com o ventilador mecânico

(C) Pacientes sedados ou sem estímulo ventilatório

(D) Pacientes com traumatismo cranioencefálico

(E) Pacientes com pneumonia associada à ventilação mecânica

▪ Resposta: B.

COMENTÁRIO: Pacientes apresentando assincronia com o ventilador mecânico podem apresentar auto-PEEP com frequência, o que acontece quando o paciente realiza um início do ciclo ventilatório antes que o gás inalado seja totalmente expirado, levando à retenção de volume aéreo.

A pneumonia, associada ou não à ventilação mecânica, pode levar à instalação de auto-PEEP apenas quando há produção e retenção de secreções pulmonares significativas a ponto de provocar o aumento da resistência das vias aéreas e limitar o fluxo expiratório. Embora esses pacientes possam desenvolver auto-PEEP, nem toda pneumonia conduz a esse quadro clínico. Essa mesma situação pode ser apresentada por diversos outros pacientes, como aqueles com SDRA, pacientes sedados, sem estímulos respiratórios e com traumatismo cranioencefálico.

5. Quando se realiza o manejo da ventilação mecânica invasiva, quaisquer das estratégias ventilatórias adotadas devem ter como objetivo reduzir a lesão pulmonar induzida pela ventilação (LPIV). Dentre as atitudes tomadas com essa finalidade, NÃO é correto:

(A) Evitar volumes correntes > 6mL/kg de peso predito
(B) Limitar pressões nas vias aéreas < 40cmH$_2$O para evitar barotrauma
(C) Manter a *driving pressure* sempre monitorizada e < 15cmH$_2$O para evitar lesão pulmonar induzida pela ventilação mecânica
(D) Manter PEEP baixa para evitar atelectraumas
(E) Adequar a FiO$_2$ ao menor valor possível, a fim de evitar a lesão induzida pelo excesso de O$_2$

■ Resposta: D.

COMENTÁRIO: Com os objetivos de identificar, prevenir e minimizar os efeitos da agressão pulmonar promovida pela ventilação mecânica, os mecanismos fisiopatológicos da LPIV têm sido cada vez mais estudados, incluindo os fatores relacionados com a lesão por altos volumes pulmonares (volutrauma), associados à elevação da pressão transpulmonar e à abertura e fechamento cíclicos de unidades alveolares (atelectrauma) em virtude de valores de PEEP insuficientes e *driving pressure* > 15cmH$_2$O, ocasionando lesão pulmonar.

6. A instalação de ventilação mecânica invasiva deve ser indicada após avaliação minuciosa do paciente. Uma decisão inadequada pode submeter o paciente a riscos evitáveis. Qual das opções abaixo é uma indicação para a instalação do suporte ventilatório invasivo?

(A) Reanimação cardiopulmonar em virtude de parada cardiorrespiratória
(B) *Drive* respiratório instável, hipoventilação e apneia
(C) Falência da musculatura respiratória e hipoventilação grave
(D) Todas as opções acima
(E) Nenhuma das opções acima

■ Resposta: D.

COMENTÁRIO: De acordo com as Diretrizes Brasileiras de Ventilação Mecânica (SBPT, 2013), existem critérios objetivos de indicação da necessidade de suporte ventilatório invasivo. A ventilação mecânica invasiva substitui total ou parcialmente a ventilação espontânea do paciente e está indicada durante quadros de insuficiência respiratória aguda ou crônica agudizada. Seus objetivos fisiológicos incluem melhora da troca gasosa e diminuição do trabalho muscular respiratório. Portanto, a necessidade de instalação de ventilação mecânica contempla todas as situações propostas nas opções apresentadas.

7. O ciclo ventilatório de um paciente submetido à ventilação mecânica pode ser dividido em quatro fases distintas, e sua monitorização deve ser realizada continuamente para verificar a adequação da ventilação mecânica ao paciente e evitar assincronia entre este e o ventilador. Com relação às fases do ciclo ventilatório, é correto afirmar que:

(A) A fase inspiratória é iniciada pelo disparo que necessariamente é realizado pelo paciente em todos os modos ventilatórios
(B) Nos modos controlados, a ciclagem é realizada pelos determinantes de tempo e pressão
(C) A fase expiratória é ativamente ajustada de acordo com a programação da ventilação mecânica, sendo importante parâmetro para adequada sincronia ventilatória
(D) O disparo realizado pelo paciente é o que determina os ciclos como espontâneos ou assistidos
(E) Na ventilação mecânica, o disparo sempre é realizado pelo paciente, e a ciclagem é sempre realizada pelo ventilador

■ Resposta: D.

COMENTÁRIO: O disparo dos ciclos ventilatórios pode ocorrer com ou sem a participação do paciente. Quando o paciente apresenta estímulo neuromuscular capaz de atingir valores titulados para sensibilidade, ocorre o chamado disparo do ventilador mecânico, que inicia prontamente um ciclo assistido ou espontâneo. Já a ciclagem (término da inspiração e início da expiração) pode ocorrer por pressão, fluxo, volume e/ou tempo. A fase expiratória ocorre normalmente de maneira passiva dentro da janela de tempo estipulada.

8. Com relação às características das modalidades ventilatórias, relacione as colunas que correspondem à resposta correta.

1. VCV A/C   x. Modalidade muito utilizada durante o desmame da ventilação mecânica.
2. PCV A/C   y. Modalidade que apresenta como desvantagem a falta de controle da pressão nas vias aéreas.
3. PSV   z. Modalidade em que é possível o ajuste da pressão inspiratória e do tempo inspiratório.

(A) 1z/2x/3y
(B) 1y/2z/3x
(C) 1z/2y/3x
(D) 1x/2z/3y

■ Resposta: B.

COMENTÁRIO: Na modalidade VCV A/C, a variável de ciclagem é o volume corrente, o qual é fixo e garantido, ajustando-se, portanto, os outros parâmetros permitidos para o modo, que são frequência respiratória, fluxo inspiratório, PEEP, sensibilidade e FiO_2. As pressões atingidas no sistema respiratório são resultantes da relação desses parâmetros com as características mecânicas do paciente (complacência pulmonar e de caixa torácica, resistência das vias aéreas e impedância do sistema respiratório).

A modalidade PCV libera um ciclo ventilatório limitado a pressão predeterminada em resposta ao esforço do paciente (ventilação assistida) ou mediante uma frequência respiratória, caso o paciente não apresente esforço respiratório (ventilação controlada). A PVC é ciclada a tempo, ou seja, o tempo inspiratório é o que determina o fim da inspiração. O volume corrente (VC) e o pico de fluxo inspiratório variam conforme as mudanças na impedância do sistema respiratório e o esforço inspiratório do paciente.

A modalidade PSV apresenta como característica a ciclagem a fluxo, em que pressão predeterminada é mantida até que haja uma queda crítica no fluxo inspiratório, habitualmente a 25% do pico de fluxo. A ventilação com suporte pressórico é uma modalidade controlada a pressão em que cada ciclo é iniciado e mantido pelo paciente, sendo por isso considerada um modo espontâneo de ventilação. Tende a ser confortável e melhorar a assincronia entre o paciente e o ventilador, uma vez que o paciente detém o controle sobre o ciclo respiratório, o volume corrente, o fluxo inspiratório e a frequência respiratória.

9. Em relação ao modo ventilação assistida ajustada neuralmente (NAVA), marque a opção correta.

(A) É um modo ventilatório que captura a atividade elétrica do diafragma e a utiliza como critério para disparar e ciclar o ventilador, oferecendo suporte inspiratório proporcional à atividade elétrica do diafragma

(B) É um modo espontâneo que tem como objetivo diminuir o trabalho resistivo imposto ao paciente pela presença da via aérea artificial – tubo orotraqueal ou tubo de traqueostomia

(C) É um modo espontâneo que utiliza a equação do movimento para oferecer pressão inspiratória (Pvent) proporcional ao esforço do paciente (Pmus)

(D) É um modo que utiliza um algoritmo para escolher a combinação entre volume corrente e frequência respiratória, visando atingir o volume minuto regulado pelo cuidador, através de ciclos espontâneos e controlados com a mínima pressão possível nas vias aéreas

(E) É um modo limitado a pressão e ciclado a tempo, sendo considerado um modo espontâneo. O operador ajusta a pressão superior (*PEEPhigh*), a pressão inferior (*PEEPlow*) e a relação *PEEPhigh:PEEPlow*, bem como a frequência de alternância entre os dois níveis de PEEP, sendo o tempo em *PEEPhigh* obrigatoriamente superior ao tempo em *PEEPlow*

■ Resposta: A.

COMENTÁRIO: A definição na opção A representa a descrição do modo ventilatório NAVA, que para funcionar precisa que seja colocado um cateter esofagogástrico com sensores posicionados no terço distal do esôfago, capazes de captar a atividade elétrica do diafragma. A opção B apresenta a definição do modo compensação automática do tubo (ATC). A opção C descreve o modo ventilação assistida proporcional (PAV). A opção D define o modo ventilação de suporte adaptativa (ASV). Por fim, a opção E traz a definição do modo ventilação com liberação de pressão nas vias aéreas (APRV).

10. Dentre as opções abaixo, qual pode corrigir a assincronia de ciclagem tardia entre paciente e ventilador mecânico?

(A) Na VCV, o fluxo deverá ser reduzido; na PCV e na PSV, o tempo de subida (*rise time*) deve ser diminuído até que desapareça o *overshoot*

(B) Descartada ou corrigida a presença de vazamentos ou condensado no circuito, deve-se reduzir progressivamente a sensibilidade do ventilador

(C) Nas modalidades em que o operador ajusta o tempo inspiratório, este deverá ser reduzido. Em PSV, pode-se aumentar a porcentagem do critério de ciclagem (p. ex., de 25% para 40% ou até mais)

(D) A sensibilidade deve ser ajustada para o valor mais sensível possível, evitando-se, porém, o autodisparo, ou ainda modificar o tipo de disparo de pressão para fluxo (geralmente mais sensível)

(E) Em VCV, convém aumentar o fluxo inspiratório e/ou o volume corrente, respeitando-se os limites de segurança. Outra opção é a mudança para a modalidade PCV ou PSV, nas quais o fluxo inspiratório ofertado varia conforme os esforços do paciente. Caso ocorra na PCV, pode-se aumentar o tempo inspiratório e/ou o valor da PC. Na PSV, pode-se tentar aumentar o nível de pressão ou reduzir a porcentagem do critério de ciclagem

■ Resposta: C.

COMENTÁRIO: A assincronia e suas correções devem ser buscadas ativamente durante a avaliação dos pacientes em ventilação mecânica. Na assincronia de ciclagem tardia, o tempo inspiratório mecânico do ventilador ultrapassa o desejado pelo paciente, ou seja, é maior que o tempo neural do paciente. Desse modo, para correção dessa assincronia a opção correta é a letra C. A opção A representa a correção da assincronia por fluxo inspiratório excessivo. A opção B descreve a correção da assincronia por autodisparo. A opção D mostra a correção da assincronia por disparo ineficaz. A opção E apresenta a correção da assincronia por duplo disparo.

11. Em relação ao paciente com distúrbio neurológico, assinale a opção INCORRETA.

(A) O fluxo sanguíneo cerebral é regulado continuamente por diversos mecanismos, destacando-se a autorregulação mediada pela pressão e mecanismos químicos, por meio das variações de gás carbônico (CO_2), oxigênio (O_2) e sistema simpático

(B) Os efeitos da PEEP são exacerbados pela presença de hipovolemia e podem ser minimizados com adequada reposição volêmica e uso de aminas vasoativas

(C) Pacientes com escala de coma de Glasgow ≤ 8, que são incapazes de proteger as vias respiratórias ou desenvolvem deterioração do quadro neurológico, devem ser imediatamente intubados com o objetivo de minimizar o risco de lesão secundária cerebral

(D) Recomenda-se evitar as modalidades espontâneas de ventilação mecânica na fase aguda da doença e em casos com alta probabilidade de hipertensão intracraniana

(E) Sugere-se utilizar o modo pressão controlada (PCV) em pacientes com lesão neurológica grave na fase aguda, visando evitar oscilações dos níveis de volume corrente

■ Resposta: E.

COMENTÁRIO: A ventilação mecânica é frequentemente utilizada em pacientes neurológicos, sobretudo quando o nível de consciência está visivelmente comprometido, na presença de insuficiência respiratória associada, ou ainda em caso de incapacidade de proteger as vias aéreas. A despeito de seus benefícios, é importante assegurar que a ventilação mecânica não produza efeitos deletérios em parâmetros cerebrais básicos, como pressão intracraniana (PIC), pressão de perfusão cerebral (PPC) e fluxo sanguíneo cerebral (FSC). Para pacientes na fase aguda da lesão neurológica grave, sugere-se evitar oscilações do volume corrente utilizando a VCV. Desse modo, exceto pela opção E, todas as outras são corretas.

12. A ventilação mecânica em pacientes obesos deve ser realizada com muito critério em virtude das alterações mecânicas encontradas nesses indivíduos. Sobre essa condição, marque com V as afirmativas verdadeiras e com F as falsas e depois assinale a sequência correta.

I. ( ) **Deve-se adotar a posição de Trendelenburg durante a ventilação.**

II. ( ) **Considerar todo paciente obeso como de via aérea potencialmente difícil.**

III. ( ) **Sugere-se utilizar níveis de PEEP ≥ 10cmH$_2$O.**

IV. ( ) **Sugere-se utilizar a ventilação não invasiva em casos de insuficiência respiratória hipercápnica com os cuidados pertinentes à técnica.**

(A) V-F-V-V
(B) V-V-F-F
(C) F-V-F-V
(D) F-V-V-V
(E) F-F-V-V

■ Resposta: D.

COMENTÁRIO: Os pacientes com índice de massa corporal ≥ 30kg/m^2 são considerados obesos. Essa condição cursa com uma série de alterações fisiopatológicas, como redução da complacência pulmonar, capacidade residual funcional, capacidade pulmonar total, aumento do trabalho respiratório por aumento da resistência das vias aéreas e da parede torácica e necessidade de alto volume minuto. Nesses pacientes, deve-se adotar a posição de Trendelenburg reverso durante a ventilação. Desse modo, exceto pela primeira afirmativa, todas as outras são verdadeiras.

BIBLIOGRAFIA

Associação de Medicina Intensiva Brasileira (AMIB) e Sociedade Brasileira de Pneumologia e Tisiologia (SBPT). Diretrizes Brasileiras de Ventilação Mecânica. 2013.

Carvalho CRR, Ferreira JC, Costa ELV. Ventilação mecânica: princípios e aplicação. São Paulo: Atheneu, 2015.

Sarmento GJV, Carr AMG, Berlando M. Princípios e práticas da ventilação mecânica. 2. ed. São Paulo: Manole, 2013.

Gajic O, Dara SI, Mendez JL et al. Ventilator-associated lung injury patients without acute lung injury at the onset of mechanical ventilation. Crit Care Med 2004 Sep; 32(9):1817-24.

Carvalho CRR, Toufen Junior C, Franca SA. Ventilação mecânica: princípios, análise gráfica e modalidades ventilatórias. J Bras Pneumol 2007 Jul; 33 Supl 2:954-70.

Faria LM, Gazolla NLG, Biscaro RRM. Modos ventilatórios básicos: base física e características técnicas. In: Associação Brasileira de Fisioterapia Cardiorrespiratória e Fisioterapia em Terapia Intensiva (Sistema de Educação Continuada a Distância, v. 4); Martins JA, Reis LFF, Andrade FMD, organizadores. PROFISIO Programa de Atualização em Fisioterapia em Terapia Intensiva Adulto: Ciclo 7. Porto Alegre: Artmed Panamericana, 2017: 121-44.

Valiatti JLS, Amaral JLG, Falcão LFR. Ventilação mecânica – Fundamentos e prática clínica. 1. ed. Roca, 2016.

Capítulo 28

Descontinuação da Ventilação Mecânica

Daniel da Cunha Ribeiro
Camilla Vittória Garcia Leão

1. (COFFITO – Prova de especialidade de Fisioterapia em Terapia Intensiva Adulto, 2016 – adaptada) Os músculos respiratórios apresentam características peculiares que permitem sua funcionalidade e os diferem dos músculos esqueléticos dos membros, possuindo também capacidade de modificar suas propriedades como adaptação a situações fisiológicas e patológicas. Acerca dos músculos respiratórios, importantes para o processo de descontinuação da ventilação mecânica, assinale a opção INCORRETA.

(A) Contraem contra cargas resistivas e elásticas, ao contrário da musculatura dos membros, que vence cargas inerciais

(B) O diafragma é mais resistente à fadiga, em parte por conter 60% de fibras com capacidade oxidativa e maior densidade mitocondrial que as fibras dos músculos periféricos

(C) A posição de repouso desses músculos é determinada pelo equilíbrio das forças de recolhimento elástico do pulmão e expansão da caixa torácica

(D) Na respiração basal ocorre maior acionamento das fibras de contração lenta, sendo as fibras de contração rápida recrutadas quando ocorre aumento da frequência respiratória

■ Resposta: D.

COMENTÁRIO: O diafragma gera força contra cargas elásticas dos pulmões e da caixa torácica, sendo um músculo bastante resistente à fadiga por apresentar grande quantidade de fibras do tipo I. A posição de repouso do diafragma é no nível da capacidade residual funcional, que é o equilíbrio das forças de fechamento do pulmão contrapostas às de expansão da caixa torácica. Durante a respiração, basal, lenta ou rápida, todas as fibras entram em ação para efetivar a contração muscular[1].

2. (COFFITO – Prova de especialidade de Fisioterapia em Terapia Intensiva Adulto, 2016 – adaptada) O modo ventilação com pressão de suporte (PSV) é amplamente utilizado em UTI no processo de descontinuação (desmame) da ventilação mecânica. Sobre as características desse modo, NÃO é possível afirmar que:

(A) É um modo ciclado e limitado à pressão

(B) O paciente tem controle sobre a frequência respiratória, o tempo inspiratório, o fluxo inspiratório e o volume corrente

(C) Pode ocasionar acomodação do paciente à ventilação mecânica com consequente atraso no desmame

(D) Há possibilidade de a ventilação alveolar ser inadequada em pacientes com *drive* ventilatório instável e/ou mudanças na complacência e resistência do sistema respiratório

■ Resposta: A.

COMENTÁRIO: No modo ciclado a fluxo, a ciclagem acontece quando há queda de 25% do fluxo inspiratório. Na maior parte dos ventiladores microprocessados é possível o ajuste da porcentagem de fluxo para ciclagem. A redução diária gradativa e lenta da pressão de suporte pode retardar o processo de descontinuação, pois o paciente muitas vezes consegue manter a ventilação com suporte mais baixo do que o ajustado. A complacência e a resistência pulmonar alteram a ventilação na modalidade de pressão de suporte. Indivíduos com *drive* respiratório instável podem apresentar hipoventilação nos momentos de redução do impulso nervoso ao diafragma[2].

3. (COFFITO – Prova de especialidade de Fisioterapia em Terapia Intensiva Adulto, 2016 – adaptada) A adequada manutenção da ventilação pulmonar exercida pela musculatura respiratória é fundamental para a preservação da vida humana e importante no processo de descontinuação da ventilação mecânica. Os músculos respiratórios, assim como os demais músculos esqueléticos, podem melhorar sua função com o treinamento muscular. Acerca dessa temática, assinale a opção correta.

(A) Desordens neuromusculares, alterações metabólicas, sepse e choque são fatores não relacionados com a redução da força muscular respiratória

(B) Alterações intrínsecas do parênquima pulmonar, como queda da complacência e obstrução das vias aéreas, além de alterações da caixa torácica, como cifoescoliose, estão relacionadas com a diminuição do trabalho respiratório

(C) *Endurance* muscular consiste na capacidade de manutenção de atividade de contração muscular ao longo do tempo e relaciona-se com a resistência de um músculo ou grupo muscular com o desenvolvimento de fadiga

(D) Entende-se por fadiga muscular a perda da capacidade de gerar força, situação irreversível mesmo com o repouso

■ Resposta: C

COMENTÁRIO: Sepse e alterações bioquímicas e metabólicas comprometem a contração diafragmática e dos demais músculos esqueléticos, pois reduzem o aporte de energia e oxigênio a esses tecidos.

Alterações no parênquima pulmonar e na caixa torácica aumentam o trabalho respiratório devido à necessidade de esforço maior do diafragma para favorecer a ventilação pulmonar.

A fadiga muscular é revertida com repouso de cerca de 48 horas, diferentemente da fraqueza muscular, em que é necessário treinamento para a resolução[2,3].

4. (COFFITO – Prova de especialidade de Fisioterapia em Terapia Intensiva Adulto, 2016 – adaptada) A fraqueza muscular respiratória na UTI é um fator importante em caso de falha da descontinuação da ventilação mecânica. Muitas vezes, o treinamento muscular é o meio para aumentar a chance de sucesso da descontinuação. No que diz respeito a dispositivos e recursos para o treinamento muscular respiratório, assinale a opção INCORRETA.

(A) São fatores relacionados ao sucesso do treinamento muscular respiratório: a habilidade e o conhecimento do terapeuta, as condições do paciente, considerando-se a estabilidade hemodinâmica e/ou doença de base, o estado nutricional do paciente e seu nível de consciência

(B) O treinamento de força muscular inspiratória pode ser realizado na UTI; dispositivos de carga pressórica linear ou alinear estão descritos na literatura para essa abordagem

(C) O Pflex®, dispositivo de carga pressórica alinear, é composto por uma válvula bidirecional que permite o ajuste de uma peça com orifícios de tamanho variável, responsável por gerar a carga de trabalho a ser imposta no treinamento

(D) O Threshold IMT®, dispositivo de carga pressórica linear, contém uma válvula que é mantida por pressão negativa e se abre quando a pressão positiva é gerada com o esforço inspiratório do paciente, permitindo a passagem de ar

■ Resposta: D.

COMENTÁRIO: O conhecimento da técnica e o nível de cooperação do paciente são essenciais para constatar o benefício do treinamento muscular respiratório (TMR). A instabilidade hemodinâmica é critério de contraindicação desse processo[2,3].

Embora haja consenso de que os dispositivos de carga linear são prioritários no TMR, os dispositivos com carga alinear também são descritos na literatura.

O Pflex® é um dispositivo de carga alinear com válvula unidirecional.

5. (Concurso para o Hemocentro – DF, 2021 – adaptada) O índice de respiração rápida e superficial (IRSS) tem sido usado como referência para se obter um indicador de previsão de sucesso ou insucesso no processo de desmame ventilatório. Levando em consideração a hipótese clínica de um paciente com volume minuto de 2L e frequência respiratória de 15irpm, assinale a opção que corresponde ao IRSS desse paciente.

(A) 30
(B) 100
(C) 105
(D) 112

■ Resposta: D.

COMENTÁRIO: O IRRS, também chamado de índice de Tobin, é calculado pela fórmula: IRSS = Frequência respiratória/Volume corrente (em litros)[2].

Como não é informado o valor do volume corrente, também é necessário calculá-lo por meio da fórmula: Volume corrente = Volume minuto/Frequência respiratória:

$$\text{Volume corrente} = 2/15 = 0{,}133333 \text{ litro}$$
$$\text{IRSS} = 15/0{,}13 \rightarrow 112{,}50$$

6. (Hemocentro – DF, 2021 – adaptada) Acerca da ventilação mecânica e das respectivas modalidades, assinale a opção correta.

(A) A ventilação mandatória intermitente sincronizada (SIMV) com pressão controlada tem os seguintes parâmetros definidos: frequência respiratória, tempo inspiratório ou relação TI:TE e limite de pressão inspiratória

(B) A SIMV com volume controlado tem os seguintes parâmetros definidos: frequência respiratória, volume corrente, tempo inspiratório ou relação TI:TE e pressão inspiratória

(C) Na ventilação mecânica com volume controlado, tanto o volume corrente como o fluxo são variáveis independentes e podem ser usados no processo de descontinuação da ventilação mecânica

(D) Na ventilação mecânica com pressão controlada, o volume corrente passa a não depender da pressão inspiratória preestabelecida e não pode ser usado no processo de descontinuação da ventilação mecânica

■ **Resposta: A**

COMENTÁRIO: Na SIMV com volume controlado não há ajuste da pressão inspiratória e do tempo inspiratório, variáveis ajustadas na modalidade pressão controlada.

O fluxo e o volume corrente não são variáveis independentes. A transição entre a inspiração e a expiração (ciclagem) ocorre após a liberação do volume corrente predeterminado em velocidade predeterminada pelo fluxo. Essa modalidade pode ser usada no processo de descontinuação da ventilação mecânica.

O volume corrente depende da pressão inspiratória preestabelecida, das condições de impedância do sistema respiratório e do tempo inspiratório selecionado pelo operador e pode ser usado no processo de descontinuação da ventilação mecânica[3].

7. (Concurso da Prefeitura de São José do Barreiro/SP, 2018) A causa fundamental do insucesso do desmame no suporte ventilatório geralmente é:

(A) O desequilíbrio entre a capacidade ventilatória diminuída e a demanda ventilatória aumentada nesses indivíduos

(B) O desequilíbrio entre a capacidade ventilatória diminuída e a demanda ventilatória diminuída nesses indivíduos

(C) O desequilíbrio entre a capacidade ventilatória aumentada e a demanda ventilatória diminuída nesses indivíduos

(D) O desequilíbrio entre a capacidade ventilatória aumentada e a demanda ventilatória aumentada nesses indivíduos

■ **Resposta: A.**

COMENTÁRIO: A capacidade ventilatória se dá à custa de adequado padrão respiratório e músculos respiratórios com força e função suficientes para suportar a demanda de oxigenação dos tecidos do corpo. Assim, quando a capacidade ventilatória está reduzida e há aumento na demanda respiratória para suprir a troca gasosa, ocorre o insucesso do desmame da ventilação mecânica[4].

8. (Prefeitura de Catanduvas/PR, 2021 – adaptada) Analise as afirmativas a seguir e assinale a opção correta.

1. **A SIMV é um modo ventilatório indicado para pessoas que necessitam de suporte ventilatório parcial e no processo de desmame de ventilação mecânica.**

2. **A PSV é o modo que facilita a ventilação espontânea iniciada pela pessoa por meio de uma pressão positiva inspiratória predeterminada no início da fase inspiratória.**

(A) Nenhuma afirmativa está correta

(B) Apenas a afirmativa 1 está correta

(C) Apenas a afirmativa 2 está correta

(D) As duas afirmativas estão corretas

■ **Resposta: B.**

COMENTÁRIO: Há descrições evidentes na literatura de que a SIMV promove atraso no processo de desmame da ventilação mecânica, pois a redução gradativa de seus parâmetros desfavorece a autonomia do paciente para alcançar a respiração espontânea[4].

A PSV facilita a ventilação espontânea por meio da pressão que auxilia a fase inspiratória da respiração.

9. (Prefeitura de Porto Alegre/RS, 2021 – adaptada) Qual dos critérios listados abaixo NÃO é um parâmetro correto para descontinuar a ventilação mecânica (extubação)?

(A) $PaO_2/FiO_2 > 150$ a $200mmHg$ com $FiO_2 \leq 50\%$ e $PEEP \leq 8$

(B) $PaCO_2$ de 35 a $45mmHg$

(C) Frequência cardíaca no repouso $\leq 140bpm$

(D) Escala de coma de Glasgow ≥ 11

■ **Resposta: C.**

COMENTÁRIO: A troca gasosa deve estar adequada para o processo de descontinuação da ventilação mecânica, que abrange os níveis descritos em A e B. O nível de consciência do paciente deve estar adequado para manter a respiração espontânea, ou seja, escala de Glasgow > 11[5]. A frequência cardíaca deve estar < 120bpm para que se considere a extubação; valores elevados indicam aumento na demanda cardiovascular, o que pode ser indicativo de falha.

10. (COFFITO – Prova da especialidade de Fisioterapia em Terapia Intensiva Adulto, 2017) São características do modo de ventilação com pressão de suporte, EXCETO:

(A) Ciclagem a fluxo, cuja variação é denominada sensibilidade expiratória

(B) Volume corrente variável, dependente do esforço muscular ventilatório, valor da pressão de suporte e mecânica respiratória

(C) Limitado a pressão e utilizado durante o teste de respiração espontânea, normalmente se ajustando um valor de pressão de suporte = $7cmH_2O$

(D) Quando utilizado precocemente, pode atenuar o declínio da força muscular respiratória

(E) Disparo a fluxo, pressão ou tempo, sendo empregado no desmame prolongado e difícil da ventilação mecânica

■ **Resposta: D.**

COMENTÁRIO: No modo PSV, para que ocorra o disparo é necessária a ativação dos músculos respiratórios. Com isso há perda menor de massa muscular durante a ventilação mecânica[4,5].

11. (COFFITO – Prova da especialidade de Fisioterapia em Terapia Intensiva Adulto, 2016 – adaptada) Em certas situações, o aumento da pressão positiva expiratória final (PEEP) pode reduzir a PO_2 arterial. Isso se deve à(ao):

(A) Queda importante no débito cardíaco, que reduz a PO_2 do sangue venoso e, portanto, a PO_2 arterial

(B) Aumento da capacidade residual funcional

(C) Aumento do *shunt*

(D) Queda dos níveis de CO_2

(E) Queda na produção de espécies reativas de oxigênio

■ **Resposta: A.**

COMENTÁRIO: O aumento da PEEP promove aumento da pressão na caixa torácica, diminuindo a pré-carga do ventrículo esquerdo (comprimindo as veias cavas e diminuindo assim o retorno venoso ao coração) e reduzindo, consequentemente, a pós-carga dessa câmara. Esses mecanismos levam à redução do volume sistólico, bem como do débito cardíaco, diminuindo também o aporte de sangue oxigenado, misturado ao sangue venoso, e finalmente a PO_2 arterial[5].

12. (COFFITO – Prova da especialidade de Fisioterapia em Terapia Intensiva Adulto, 2016 – adaptada) A ventilação não invasiva (VNI) é considerada uma estratégia com nível de evidência A para o tratamento do edema agudo pulmonar cardiogênico. Sobre o uso da VNI, é possível afirmar que:

(A) Pacientes hipovolêmicos se beneficiam do uso de altas pressões, quando há aumento da pressão intratorácica e redução do retorno venoso

(B) Não há superioridade do modo PSV em relação ao modo CPAP (pressão positiva contínua nas vias aéreas), quando avaliados parâmetros como diminuição do trabalho respiratório, alívio da dispneia e exaustão

(C) O aumento da pressão da artéria pulmonar pela compressão dos capilares pulmonares com a presença de PEEP aumenta a resistência ao débito cardíaco ventricular direito, diminuindo o volume diastólico final

(D) Nas disfunções vasculares pulmonares e do ventrículo direito, a pressão positiva pode aumentar a resistência vascular pulmonar e piorar a função dessa câmara

(E) Nas disfunções do ventrículo esquerdo, a pressão positiva promove redução das pressões transmurais do ventrículo esquerdo e da aorta, reduzindo o desempenho dessa câmara

■ Resposta: D.

Comentário: O aumento da PEEP promove aumento da pressão na caixa torácica, comprimindo os vasos pulmonares e elevando a pós-carga do ventrículo direto. Nas condições de saúde caracterizadas por hipertensão pulmonar e *cor pulmonale*, o aumento da pressão positiva pode prejudicar ainda mais a função ventricular direita, exceto nos casos em que sua aplicação reduza o *shunt* e consequentemente as áreas de vasoconstrição pulmonar hipóxica[3,5].

REFERÊNCIAS

1. West JB. Fisiologia respiratória, princípios básicos. 9. ed. Porto Alegre (RS): Artmed, 2013.

2. Luque A, Veja JM, Moderno L, Sarmento G. Tratado de fisioterapia hospitalar – Assiatência intgral ao paciente. 1. ed. Rio de Janeiro: Atheneu, 2016.

3. Hess D, Kacmarek R. Essentials of mechanical ventilation. 4th ed. New York: Mc Graw Hill, 2018.

4. Nasi L, Torres G, Manfroi W. Interação coração-pulmão em pacientes críticos: aplicação da ventilação mecânica como terapêutica não farmacológica na disfunção ventricular. Revista HCPA 1999; 19:382-7.

5. Rodrigues Machado MG. Bases da fisioterapia respiratória terapia intensiva e reabilitação. 2. ed. São Paulo: Guanabara Koogan, 2018. 233 p.

Capítulo 29

Conceitos Básicos da Ventilação Mecânica em Pediatria e Neonatologia

Marcos Galdino

1. (EBSERH, 2013) Na ventilação mecânica, a variável de controle é aquela que o ventilador utiliza para promover a inspiração. Quando o ventilador está em volume controlado, as ondas que permanecem constantes são:
(A) Volume e pressão
(B) Fluxo e pressão
(C) Volume e fluxo
(D) Pressão, volume e fluxo

■ Resposta: C.

COMENTÁRIO: Na ventilação com volume controlado durante a fase inspiratória e em determinado tempo inspiratório, o ventilador mecânico fornece um fluxo constante e um volume corrente programado pelo operador. Já a onda de pressão inspiratória será variável.

2. (EBSERH, 2013 – adaptada) Nos modos convencionais de ventilação mecânica na modalidade respiração espontânea, o suporte nas variáveis de fase – disparo, limite e ciclagem – é feito, respectivamente:
(A) Pela máquina/paciente/máquina
(B) Pelo paciente/máquina/paciente
(C) Pelo paciente/paciente/máquina
(D) Pelo paciente/máquina/máquina

■ Resposta: B.

COMENTÁRIO: A tabela a seguir mostra a relação dos modos ventilatórios convencionais nas formas controlada, assistida e espontânea. Na última coluna, no modo espontâneo (ou de suporte), percebe-se que o paciente tem autonomia para disparo e ciclagem do ventilador e que o limite (a variável limite) é dado pela máquina.

	Controlado	Assistido	Espontâneo
Disparo	Máquina	Paciente	Paciente
Limite	Máquina	Máquina	Máquina
Ciclagem	Máquina	Máquina	Paciente

3. (COFFITO, 2016 – adaptada) Em relação à análise da curva fluxo-volume, podemos afirmar que:
(A) Os limites superior e inferior representam, respectivamente, o pico de fluxo expiratório e o pico de fluxo inspiratório, que devem ser aproximadamente equivalentes
(B) A curva não consegue demonstrar modificações da função pulmonar da criança após a utilização de broncodilatador
(C) Um achado comum na curva é a identificação de vazamentos, frequente em neonatos devido à ausência de *cuff*. Nesse caso, será observada a presença do padrão denteado na curva
(D) É considerado um marcador sensível para indicação da necessidade de aspiração traqueal, sendo observado o fechamento inadequado do *loop*
(E) Todas as afirmativas estão corretas

■ Resposta: A.

COMENTÁRIO: Na curva fluxo × tempo, o segmento superior mostra o fluxo expiratório e o segmento inferior, o fluxo inspiratório (Figura 1).

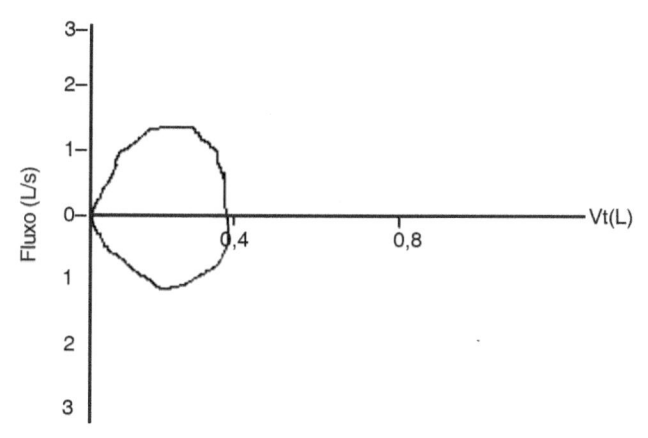

Figura 1 Curva fluxo-volume.

4. (COFFITO, 2016 – adaptada) Sobre a monitorização da mecânica respiratória em pediatria, assinale a opção IN-CORRETA.

(A) As principais dificuldades em realizar a monitorização da mecânica pulmonar podem ser devidas ao uso de volumes e taxas de fluxo menores nos pequenos pacientes e ao vazamento de ar ao redor do tubo

(B) Para o cálculo da mecânica respiratória não é necessário sedar o paciente pediátrico, pois, devido à imaturidade, a ativação da musculatura respiratória não interfere no cálculo

(C) A pressão de pico reflete o componente resistivo do sistema respiratório

(D) A pressão de platô indica o componente elástico do sistema respiratório

(E) Nos ventiladores mecânicos mais atuais, as medidas de mecânica respiratória podem ser realizadas nos modos controlados a pressão ou a volume

■ Resposta: B.

Comentário: É necessário sedar e até curarizar os pacientes pediátricos para evitar que a ativação da musculatura respiratória interfira no cálculo da mecânica respiratória da criança.

5. (COFFITO, 2017 – adaptada) Sobre ventilação e mecânica pulmonar da criança, complete a frase:

A fase _____ na ventilação espontânea é ativa e ocorre por meio da contração da musculatura respiratória, principalmente do(s) _____, o que gera um gradiente de pressão entre o _____ e a _____.

(A) Expiratória/diafragma/intercostais/abdome/parede torácica

(B) Inspiratória/diafragma/alvéolo/atmosfera

(C) Inspiratória/diafragma/alvéolo/parede torácica

(D) Expiratória/diafragma/reto do abdome/abdome/atmosfera

(E) Inspiratória/diafragma/intercostais/alvéolo/parede torácica

■ Resposta: C.

Comentário: Sabe-se que o diafragma é o principal músculo inspiratório e que sua contração é fundamental na ventilação espontânea. Durante a inspiração, com a contração do diafragma, a parede torácica sofre expansão e a pressão intrapleural declina, o que faz aumentar o gradiente pressórico entre o espaço intrapleural e os alvéolos, conceito de pressão transmural ou transpulmonar (pressão alveolar – pressão intrapleural), causando a distensão dos pulmões. Cabe lembrar que o gradiente pressórico responsável pela condução do ar ao longo das vias aéreas está localizado entre a boca e os alvéolos.

6. (EBSERH, 2019 – adaptada) Uma modalidade ventilatória muito utilizada na neonatologia ainda é a ventilação mandatória intermitente (IMV), que apresenta a característica de ser ciclada a tempo, limitada a pressão e de fluxo contínuo. Assinale a opção correta sobre os parâmetros ajustados nessa modalidade e qual o principal problema dessa modalidade.

(A) Os parâmetros ajustados são: pressão inspiratória (Pinsp), pressão positiva expiratória final (PEEP), fração inspirada de oxigênio (FiO_2) e pressão de suporte (PS). Principal problema: assincronia

(B) Os parâmetros ajustados são: Pinsp, PEEP, FiO_2, fluxo e PS. Principal problema: assincronia

(C) Os parâmetros ajustados são: Pinsp, PEEP, FiO_2, tempo inspiratório (Tins), frequência de ciclagem (FC) e PS. Principal problema: esforços inefetivos

(D) Os parâmetros ajustados são: Pinsp, PEEP, FiO_2, Tinsp, FC e fluxo. Principal problema: assincronia

(E) Os parâmetros ajustados são: volume corrente, PEEP, FiO_2 e PS. Principal problema: esforços inefetivos

■ Resposta: D.

Comentário: Nas modalidades cicladas a tempo, como a IMV, o Ti é predeterminado, a pressão é limitada e o volume corrente não é programável. Essa modalidade fornece ao paciente uma frequência respiratória mandatória programada pelo operador (outro parâmetro ajustável), sem a possibilidade de disparo pelo paciente, de maneira que, em casos de *drive* respiratório, o recém-nascido ou o lactente seja obrigado a respirar espontaneamente por meio do fluxo contínuo (parâmetro ajustável) entre os ciclos mandatórios. Nessa modalidade, uma das desvantagens é a ocorrência comum de assincronia, pois o paciente pode receber um ciclo mandatório sobreposto à inspiração fisiológica ou mesmo durante a expiração (p. ex., a fase inspiratória do aparelho coincidindo com a fase expiratória do bebê). Uma das complicações dessa assincronia é o pneumotórax em virtude dos altos níveis de pressão nas vias aéreas.

7. (EBSERH, 2020 – adaptada) Em relação à ventilação mandatória intermitente sincronizada (SIMV), assinale a opção correta.

(A) Os ciclos mandatórios não podem ser controlados a pressão

(B) A ciclagem é determinada pela queda do fluxo inspiratório nos ciclos mandatórios

(C) O disparo é realizado pelo paciente em todos os ciclos

(D) O volume minuto não pode ser garantido em pacientes sem estímulo respiratório

(E) Os ciclos espontâneos podem ser assistidos com pressão de suporte

■ Resposta: E.

COMENTÁRIO: A SIMV pode ciclar a volume ou ser limitada a pressão, a qual é mais comum em neonatos e lactentes. Os ciclos espontâneos estão associados à pressão de suporte (PSV), de modo a evitar baixos valores de volume e aumento do trabalho respiratório por excessivos ciclos espontâneos. No modo SIMV, na mesma janela de tempo podem ocorrer ciclos controlados, assistidos e espontâneos. Cabe ressaltar que o ciclo controlado só acontecerá se não houver um disparo assistido na janela de tempo imediatamente anterior.

8. (EBSERH, 2020) Qual dos seguintes modos de suporte ventilatório deve ser utilizado quando for necessário manter fixa a relação entre o tempo inspiratório e o expiratório?
(A) Ventilação controlada
(B) SIMV
(C) PSV
(D) Ventilação assisto-controlada
(E) Ventilação assistida

■ Resposta: A.

COMENTÁRIO: Na ventilação controlada, todas as respirações são fornecidas pelo aparelho. Nessa ventilação são predeterminados: frequência respiratória, pressão (ou volume), fluxo inspiratório e tempo inspiratório.

9. A pressão média de vias aéreas (PMVA) é uma grandeza ventilatória bastante monitorizada em pacientes em uso de ventilação mecânica na unidade de terapia intensiva neonatal e pediátrica. PMVA traduz a média pressórica a que o alvéolo é submetido durante o ciclo respiratório e é um importante componente do índice de oxigenação (IO). Com relação à PMVA, qual das opções a seguir contém a grandeza que não interfere em seu valor?
(A) FiO_2
(B) Pressão positiva inspiratória (PPI)
(C) PEEP
(D) Tempo inspiratório (TE)
(E) Tempo expiratório (TI)

■ Resposta: A.

COMENTÁRIO: A PMVA é definida matematicamente como[1]:

$$PMVA= (TI \times PPI) + (TE \times PEEP)/Tempo\ total$$
A FiO_2 não influencia diretamente o valor da PMVA.

10. Em relação à ventilação mecânica e sobre os modos usados em pediatria, marque a opção correta.
(A) Na PSV é aplicada uma pressão positiva no circuito do aparelho, e as variáveis pressão e volume corrente são predeterminadas pelo operador
(B) No modo de ventilação mecânica controlada, o volume ou a pressão são predeterminados pelo operador, e a frequência dos ciclos de ventilação é determinada pelo paciente
(C) No modo de ventilação mecânica assisto-controlada pode ocorrer uma interação entre o paciente e o ventilador, a partir da qual o paciente consegue disparar o ventilador mecânico

(D) No modo de ventilação mecânica mandatória intermitente, o aparelho não permite que o paciente respire espontaneamente no intervalo entre os ciclos controlados
(E) A pressão positiva contínua das vias respiratórias (CPAP) é uma modalidade de assistência respiratória em que uma pressão positiva é transmitida às vias respiratórias de um paciente que não é capaz de respirar espontaneamente[3,4]

■ Resposta: C.

COMENTÁRIO: No modo assisto-controlado, uma sensibilidade é estabelecida com o objetivo de perceber o esforço do doente, seja na geração de um fluxo, seja na negativação de um determinado valor pressórico, levando ao disparo (início do ciclo respiratório) que impõe uma maior interação entre o paciente e a máquina. Vale ressaltar que uma frequência respiratória é determinada pelo operador e, caso o paciente não consiga disparar o aparelho, um ciclo controlado é desencadeado.

11. Analise o gráfico Fluxo × Tempo no modo PSV (Figura 2) e em seguida assinale a opção correta.

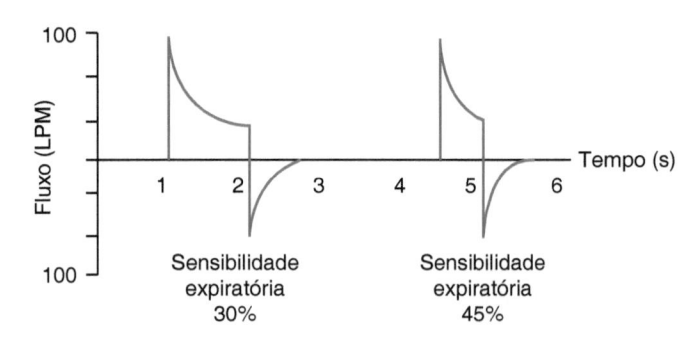

Figura 2 Curva fluxo x tempo no modo ventilação com pressão de suporte.

(A) O gráfico mostra a presença de auto-PEEP
(B) O gráfico mostra um ajuste feito no *rise time*
(C) Ao analisar a figura, a mudança da sensibilidade expiratória de 30% para 45% possibilitou a redução do tempo inspiratório
(D) A mudança da sensibilidade expiratória de 30% para 45% não é um ajuste permitido no modo PSV
(E) Nenhuma das afirmativas está correta

■ Resposta: C.

COMENTÁRIO: O modo PSV apresenta ciclagem, passagem da fase inspiratória para fase expiratória a fluxo. Quando o fluxo cai até determinada porcentagem, o ventilador cicla, e essa taxa pode ser regulada mediante a alteração da ciclagem. O ajuste desse mecanismo pode ser muito útil para diminuir o tempo inspiratório, pois quanto maior o valor da ciclagem menor é o tempo inspiratório e consequentemente maior o tempo expiratório da criança[5,6].

12. No gráfico a seguir (Figura 3), a criança encontra-se no modo PCV com base nas curvas e nas características do modo. Assinale a opção INCORRETA.

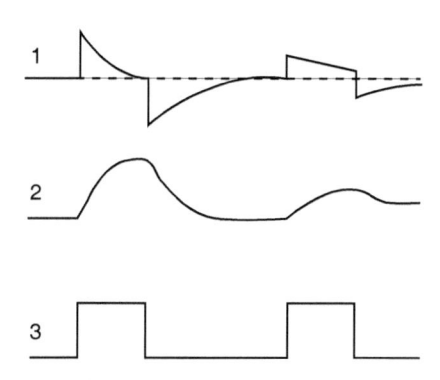

Figura 3 Curvas observadas no modo ventilação com pressão controlada.

(A) No modo PCV, a taxa de fluxo é variável e depende do esforço do paciente. O gráfico 1 demonstra as curvas de fluxo nessa modalidade

(B) No gráfico 2 é possível identificar o volume corrente, que, no modo PCV, é considerado variado e se relaciona com mudanças na mecânica respiratória

(C) O gráfico plotado em 3 é o de fluxo, sendo possível perceber um comportamento não variável que determina a pressão constante do modo pressão controlado

(D) O modo PCV pode ser aplicado em pediatria, sendo características desse modo a não oscilação sobre a pressão, a ciclagem a tempo e o volume corrente variado

(E) Com relação aos gráficos do modo PCV apresentados, pode-se afirmar que o primeiro representa o fluxo, o segundo, o volume corrente, e o terceiro é de pressão

■ Resposta: C.

Comentário: O gráfico plotado em 3 é característico da pressão do modo PCV, e é possível perceber nele a ausência de variação da pressão. O gráfico de fluxo está plotado em 1, no qual se observa uma variação proporcional ao esforço do doente. Além disso, é possível identificar uma alça positiva, representando o fluxo inspiratório, e uma alça negativa, que representa o fluxo expiratório[6-8].

13. Com relação ao ajuste do tempo inspiratório (Tins) nas modalidades que limitam/controlam a pressão usadas em neonatologia e pediatria, assinale a opção correta.

(A) Ao prolongar o Tins, ocorrerão taxas de fluxo mais baixas, pois o tempo e o fluxo são grandezas que se relacionam de maneira diretamente proporcional

(B) Para ajuste do Tins em pediatria e neonatologia é fundamental avaliar a constante de tempo do sistema respiratório, variável matematicamente definida pela razão da resistência pela complacência do sistema respiratório

(C) O aumento do Tins leva à diminuição da PMVA

(D) A constante de tempo é a medida de tempo expressa em segundos, a qual é necessária para que ocorra um equilíbrio de pressões entre os pulmões e as vias aéreas. Seu conceito é pouco usado em neonatos e crianças, sendo mais frequentemente adotado para estabelecer o Tins em adultos

(E) Em termos práticos, um recém-nascido com pulmão normal, com complacência de 0,004L/cmH$_2$O e resistência de 30cmH$_2$O/L/s, poderá ter uma faixa de Tins de 0,36 a 0,60 segundo, respeitando o princípio da constante de tempo

■ Resposta: E.

Comentário: A constante de tempo é importante para o ajuste dos tempos inspiratórios, sendo definida matematicamente pelo produto da resistência pela complacência do sistema respiratório. Sabe-se em termos práticos que para que haja a mobilização de todo o volume corrente pulmonar (99,3%) são necessárias três a cinco constantes de tempo, o que promove o completo enchimento e esvaziamento pulmonar, lembrando que uma constante de tempo equivale ao tempo necessário para acomodar 63% do volume pulmonar máximo. Se no recém-nascido com pulmão normal a complacência é de 0,004L/cmH$_2$O e a resistência é de 30cmH$_2$O/L/s, a constante será de 0,12 segundo, mas, como são necessárias três a cinco, ao multiplicarmos 0,12 segundo por 3 e 5 teremos 0,36 a 0,60 segundo, respectivamente[8,9].

14. Na ventilação ciclada a tempo e com pressão limitada (TCPL), qual das variáveis abaixo NÃO é ajustada pelo operador?

(A) Fluxo

(B) Frequência de ciclagem

(C) Volume corrente

(D) PEEP

(E) Tempo inspiratório

■ Resposta: C.

Comentário: No modo TCPL, as variáveis ajustáveis são fluxo, tempo inspiratório, frequência de ciclagem, PEEP e FiO$_2$. O volume corrente é uma variável monitorizada e pode variar, por exemplo, com alterações da mecânica respiratória[10,11].

15. Com relação às bases fisiológicas da ventilação mecânica em neonatos e crianças, assinale a opção INCORRETA.

(A) Um ciclo de ventilação é definido como um ciclo de fluxo positivo (inflação) e fluxo negativo (expiração) expresso em termos de curva fluxo × tempo

(B) As quatro fases da ventilação mecânica são: fase inspiratória, ciclagem, fase expiratória e disparo. Esta última é definida como a mudança da fase inspiratória para a expiratória

(C) Durante a respiração espontânea, a inspiração é obtida pela contração ativa dos músculos respiratórios. Uma pressão negativa é gerada no espaço intrapleural e transmitida para vias aéreas inferiores e alvéolos

(D) Para que ocorra a insuflação pulmonar na ventilação mecânica é necessária a produção de um gradiente que consiga vencer forças resistivas e elásticas relacionadas ao sistema respiratório

(E) A fase do disparo pode ocorrer por tempo, pressão ou fluxo, e as formas de ciclagem são volume, tempo e fluxo

■ Resposta: B.

Comentário: Na fase inspiratória ocorre a insuflação pulmonar, enquanto na ciclagem se dá a mudança da fase inspiratória para a expiratória com o fechamento da válvula inspiratória e a abertura da expiratória. Na fase expiratória ocorre a desinsuflação pulmonar passiva. Na fase de disparo acontece a mudança da fase expiratória para a inspiratória por meio da abertura da válvula inspiratória e do fechamento da expiratória[11,12].

16. Sobre a PSV, assinale a opção correta.
(A) É uma modalidade controlada e com ciclagem a tempo
(B) O disparo dessa modalidade é a tempo e a ciclagem a fluxo
(C) Nesse modo, o paciente consegue disparar a máquina, o que possibilita a manutenção da atividade muscular do paciente
(D) Esse modo se diferencia do modo de pressão controlada (PCV) apenas pelo disparo a tempo

(E) A ciclagem do modo PSV ocorre após a subida de 25% do fluxo inspiratório predeterminado, e esse valor é fixo durante o uso da PSV

■ Resposta: C.

COMENTÁRIO: A PSV é uma modalidade necessariamente espontânea, o que possibilita maior interação entre o paciente e o ventilador. Na pressão de suporte, o disparo será a fluxo ou a pressão e dependerá da sensibilidade ajustada. A pressão é limitada durante toda a fase inspiratória, e a ciclagem ocorre após a queda de 25% do pico de fluxo inspiratório, valor que pode ser ajustado de acordo com a sensibilidade expiratória[11,12].

REFERÊNCIAS

1. Bousso A. Ventilação controlada. In: Hirschheimer MR et al. Ventilação pulmonar mecânica em pediatria e neonatologia. São Paulo: Atheneu, 2013: 191-2.
2. Bousso A. Ventilação mandatória intermitente. In: Hirschheimer MR et al. Ventilação pulmonar mecânica em pediatria e neonatologia. São Paulo: Atheneu, 2013: 185-6.
3. Fuentes CB. Princípios da ventilação mecânica: parâmetros e modalidades ventilatórias. In: Sarmento GJV (Org.) Princípios e práticas de ventilação mecânica em pediatria e neonatologia. Barueri (SP): Manole, 2011: 16-29.
4. Guinsburg R, Miyoshi MH. Ventilação pulmonar mecânica convencional. In: Kolpeman B, Miyoshi M, Guinsburg R (Org.) Distúrbios respiratórios no período neonatal. São Paulo: Atheneu, 1998: 429-39.
5. Gurgueira GL. Modalidades de ventilação mecânica. In: Johnston C, Carvalho WB. Manual de ventilação pulmonar mecânica em pediatria e neonatologia. São Paulo: Atheneu, 2013: 45-60.
6. Iwata L, Bissi E, Johnston C. Princípios físicos da ventilação pulmonar mecânica. In: Johnston C, Carvalho WB. Manual de ventilação pulmonar mecânica em pediatria e neonatologia. São Paulo: Atheneu: 13-28.
7. Lanza FC, Gazzotti MR, Tsopanoglou SP. Ventilação pulmonar mecânica. In: Sarmento GJV (Org.) Fisioterapia respiratória em pediatria e neonatologia. Barueri (SP): Manole, 2007: 407-16.
8. Leme F, Luque A. Modos ventilatórios básicos. In: Sarmento GJV (Org.) Fisioterapia respiratória no paciente crítico. Barueri (SP): Manole, 2010: 46-54.
9. Matsumoto T. Princípios da ventilação pulmonar mecânica: introdução, conceitos e definições. In: Hirschheimer MR et al. Ventilação pulmonar mecânica em pediatria e neonatologia. São Paulo: Atheneu, 2013: 119-26.
10. Remondini R. Ventilação com pressão controlada. In: Hirschheimer MR et al. Ventilação pulmonar mecânica em pediatria e neonatologia. São Paulo: Atheneu, 2013: 181-4.
11. Remondini R. Ventilação com pressão de suporte. In: Hirschheimer MR et al. Ventilação pulmonar mecânica em pediatria e neonatologia. São Paulo: Atheneu, 2013:187-90.
12. Ribeiro S, Carvalho MG, Andrade L. Ventilação mecânica invasiva. In: Lanza FC, Gazzotti MR, Pallazin A. Fisioterapia em pediatria e neonatologia: da UTI ao ambulatório. Barueri (SP): Manole, 2019:150-66.

Capítulo 30

Ventilação Mecânica Não Invasiva no Ambiente Hospitalar

Adriana Claudia Lunardi

1. (COFFITO – adaptada) Considera-se o uso da ventilação não invasiva (VNI) naquelas situações em que ainda é possível reverter a intubação traqueal. No entanto, após o uso da VNI, assim que forem observados os critérios de sucesso, é possível sua descontinuação. Para tanto, quais são os critérios considerados como sucesso na VNI e a possibilidade de descontinuação?

   I. Redução da frequência respiratória (FR) e aumento do volume corrente (VC).

   II. Melhora do nível de consciência e diminuição ou cessação do uso de musculatura acessória.

   III. Aumento da pressão parcial de gás carbônico ($PaCO_2$) sem distensão abdominal significativa.

   IV. Redução dos níveis de saturação de oxigênio e aumento da FR.

   V. Aumento da pressão parcial de oxigênio (PaO_2).

(A) Apenas as afirmativas I, II e III estão corretas

(B) Apenas as afirmativas I, II e V estão corretas

(C) Apenas as afirmativas III, IV e V estão corretas

(D) Apenas as afirmativas II, III e IV estão corretas

(E) Todas as afirmativas estão corretas

■ Resposta: B.

COMENTÁRIO: A VNI é usada para tratar insuficiência respiratória aguda ou insuficiência respiratória crônica agudizada com o objetivo de substituir parcialmente ou auxiliar a respiração do paciente, revertendo o quadro sem necessidade de intubação orotraqueal. Os sinais de insuficiência respiratória são aumento da FR com consequente respiração superficial, agitação, aumento do trabalho respiratório mediante o uso excessivo dos músculos acessórios da respiração, hipoxemia e hipercapnia. Portanto, quando esses parâmetros da função respiratória se aproximam ou alcançam os valores normais (FR próxima a 20irpm, saturação periférica de O_2 próxima a 95%, PaO_2 > 80mmHg, $PaCO_2$ < 45mmHg e paciente se comunicando e orientado), isso é sinal de sucesso da VNI e indica a possibilidade de interrupção do tratamento.

2. (COFFITO – adaptada) Em relação ao uso de VNI como terapêutica no pós-operatório de cirurgias abdominais, assinale a opção INCORRETA.

(A) É contraindicação absoluta utilizar VNI no pós-operatório de cirurgia abdominal

(B) Utilizar VNI para tratamento da insuficiência respiratória aguda está associado à melhora da troca gasosa e à redução de atelectasias e do trabalho respiratório

(C) Distensão gástrica e aerofagia são complicações que podem ocorrer com o uso da VNI

(D) O profissional deve avaliar e acompanhar a evolução da distensão abdominal e a indicação da utilização de sondas gástricas em conjunto com a equipe médica

(E) Em caso de anastomoses de esôfago e gástrica, o fisioterapeuta deve indicar com cautela em virtude do risco de complicações com as anastomoses

■ Resposta: A.

COMENTÁRIO: A VNI pode ser utilizada com cautela para o tratamento da insuficiência respiratória hipoxêmica no período pós-operatório imediato de cirurgias abdominais e torácicas eletivas, devendo ser respeitadas as limitações e contraindicações para seu uso. Quando indicada, a VNI contínua via máscara facial, aplicada em pacientes em insuficiência respiratória após cirurgias abdominais eletivas, diminui a necessidade de intubação e possivelmente reduz a mortalidade. É importante lembrar que existe o risco de aerofagia e que o uso concomitante de sonda nasogástrica aberta para drenagem do ar deve ser sempre discutido com a equipe.

3. (UNIFESP – Residência, 2016 – adaptada) Assinale em qual das situações clínicas descritas abaixo a VNI com pressão positiva está corretamente indicada.

(A) Paciente com pneumonia extensa com presença abundante de secreção e imagem radiológica sugestiva de pneumatocele

(B) Paciente em edema agudo de pulmão, apresentando-se ansioso, mas colaborativo, com sinais de esforço respiratório e hipoxemia arterial

(C) Paciente em pós-operatório imediato de esofagectomia, evoluindo com esforço respiratório, hipoxemia arterial e radiografia de tórax mostrando atelectasia do pulmão direito

(D) Paciente com diagnóstico de bronquiectasias infectadas, acordado e colaborativo, apresentando hipoxemia arterial e hemoptise

(E) Em nenhuma das situações a VNI com pressão positiva está corretamente indicada

◼ Resposta: B.

Comentário: A boa indicação do uso da VNI deve ser estabelecida com base nos efeitos benéficos conhecidos e ainda considerando seus riscos. Dentre as opções oferecidas, a A tem como risco a presença de secreção em abundância, porque o uso da interface pode prejudicar a tosse do paciente para eliminação da secreção, aumentando a resistência das vias aéreas e causando um barotrauma, já que há pneumatocele conhecida. A opção B tem como risco a agitação do paciente, porém ele se encontra colaborativo, o que ameniza esse risco. A opção C tem como risco a anastomose esofágica recente, que pode romper-se com facilidade. A opção D cita a hemoptise, que também representa um risco de que a VNI seja prejudicial ao paciente em razão do aumento potencial de sangramento e/ou de broncoaspiração de sangue, que é bastante irritativo para os pulmões.

4. (UFRJ, 2018 – adaptada) São indicações de VNI:

(A) Pacientes hipersecretivos e insuficiência respiratória aguda

(B) Edema agudo de pulmão e pacientes com agitação psicomotora

(C) Insuficiência respiratória aguda, edema agudo de pulmão e arritmias graves

(D) Infarto agudo do miocárdio, edema agudo de pulmão e insuficiência respiratória aguda

(E) Insuficiência respiratória aguda, edema agudo de pulmão e doença pulmonar obstrutiva crônica agudizada

◼ Resposta: E.

Comentário: A pressão positiva gerada pelos equipamentos de VNI causa aumento da ventilação pulmonar com consequentes melhora da troca gasosa e diminuição do trabalho respiratório. Portanto, as descompensações clínicas mais beneficiadas

pelo uso da VNI são as que têm repercussão direta nos pulmões e nos músculos respiratórios. As indicações clássicas são as insuficiências respiratórias hipoxêmicas (baixa capacidade de troca gasosa [p. ex., edema agudo de pulmão, porque os alvéolos estão preenchidos por líquido, e DPOC exacerbada, porque as vias aéreas estão obstruídas, impedindo a exalação do ar]) e hipoventilatórias (baixa capacidade de ventilar [p. ex., doença neuromuscular, porque os músculos respiratórios não conseguem se contrair suficientemente para expandir a caixa torácica e negativar a pressão]).

5. (UFPI, 2019 – adaptada) Em relação à VNI, marque verdadeiro (V) ou falso (F) e em seguida assinale a sequência correta.

( ) A interface utilizada é fator preditor de êxito na aplicabilidade da VNI.

( ) As complicações mais frequentes relacionadas à VNI são claustrofobia, ulceração facial e aerofagia.

( ) A hipoventilação não pode ser revertida com o uso da VNI, pois o suporte pressórico adicional não interfere no aumento do volume corrente.

( ) A reabertura de unidades colapsadas pode promover a redistribuição do fluxo sanguíneo pulmonar.

( ) Recrutamento alveolar, redução da pré-carga cardíaca, redistribuição do líquido alveolar e aumento do *shunt* são alguns dos efeitos fisiológicos da pressão positiva na VNI.

(A) V-V-V-V-V

(B) V-V-F-V-F

(C) F-V-F-V-V

(D) F-F-F-F-F

(E) V-V-V-F-F

◼ Resposta: B.

Comentário: A pressão positiva gerada pelos equipamentos de VNI aumenta a ventilação pulmonar com consequente melhora da troca gasosa e da distribuição do sangue nos vasos sanguíneos pulmonares e diminuição do trabalho respiratório. O sucesso do tratamento com a VNI está relacionado com o conforto do paciente, e a interface e sua fixação são muito importantes nesse quesito, as quais também podem causar complicações, como feridas na pele, aerofagia e piora da claustrofobia.

6. Assinale a opção que contém as contraindicações absolutas para o uso de VNI.

(A) Presença de cânula de traqueostomia, Glasgow ≤ 15 pontos e obstrução das vias aéreas superiores

(B) Presença de dreno torácico, claustrofobia e risco de broncoaspiração

(C) Incapacidade de cooperar, alto risco de broncoaspiração, cirurgia ou trauma facial recente e obstrução das vias aéreas superiores

(D) Aumento da frequência respiratória, queda da saturação periférica de O_2, agitação e ansiedade

(E) Hipercapnia, hipoxemia e acidose respiratória na gasometria arterial

◼ Resposta: C.

COMENTÁRIO: A detecção de insuficiência respiratória por meio dos parâmetros de frequência respiratória, troca gasosa e padrão respiratório é o sinal usado para indicação de VNI. No entanto, em alguns casos a intubação orotraqueal precisa ser realizada sem a possibilidade de tratamento não invasivo, levando em conta o nível de consciência do paciente, a colaboração com o uso da interface mais adequada, a possibilidade de o paciente tossir e deglutir a secreção adequadamente, bem como conseguir respirar pelo nariz ou traqueostoma. O uso da VNI não pode aumentar o risco de parada respiratória ou de qualquer outra complicação clínica grave. Nesses casos, a opção pela ventilação mecânica invasiva deve ser feita precocemente[1-3].

7. Assinale a opção que apresenta os cuidados a serem tomados na instalação da VNI.

(A) Minimizar o escape aéreo no sistema, escolhendo um tamanho de máscara grande e apertando a fixação da máscara o máximo possível

(B) Sempre umidificar o sistema com um copo aquecido contendo solução fisiológica

(C) Minimizar o escape aéreo no sistema, pedindo a passagem de uma sonda nasogástrica de drenagem na narina viável do paciente

(D) Evitar a broncoaspiração, mantendo o paciente em decúbito dorsal horizontal durante a aplicação da VNI

(E) Evitar lesão na pele da face do paciente, usando placas de hidrogel ou espuma nas áreas de contato com a máscara

■ Resposta: E.

COMENTÁRIO: Alguns fatores podem aumentar a chance de sucesso do tratamento com a VNI, como o conforto do paciente e o controle do escape aéreo do sistema mediante boa coaptação da máscara à face do paciente, usando o tamanho adequado da interface. O cuidado para não ferir a pele é fundamental para manter a colaboração do paciente durante o tratamento e não aumentar o risco de infecção nosocomial. Posicionar o paciente sentado ou em decúbito elevado pode evitar broncoaspiração de saliva ou secreção caso ele tussa, assim como pode umidificar o ar através de filtros como o HME. Caso se perceba que está havendo distensão abdominal ou o paciente se queixe de náusea, a passagem da sonda nasogástrica para drenagem pode evitar ou reverter a aerofagia, mesmo que isso aumente o escape aéreo[4-6].

8. Qual a diferença entre CPAP e BiPAP?

(A) A BiPAP fornece um nível de pressão inspiratória e outro de pressão expiratória, enquanto a CPAP fornece apenas um nível de pressão inspiratória

(B) A BiPAP fornece um nível de pressão inspiratória e outro de pressão expiratória, ao passo que a CPAP fornece apenas um nível de pressão expiratória

(C) A BiPAP fornece os mesmos níveis de pressões inspiratória e expiratória, porém em momentos diferentes do ciclo respiratório, e a CPAP fornece apenas um nível de pressão expiratória, simulando a PEEP do ventilador mecânico

(D) A BiPAP fornece um nível de pressão inspiratória e outro de pressão expiratória, enquanto a CPAP fornece apenas um nível de pressão contínua durante todo o ciclo respiratório

(E) A BiPAP fornece os mesmos níveis de pressões inspiratória e expiratória, porém em momentos diferentes do ciclo respiratório, e a CPAP fornece os mesmos níveis de pressões inspiratória e expiratória durante todo o ciclo respiratório

■ Resposta: D.

COMENTÁRIO: A principal diferença entre a CPAP (sigla em inglês para pressão positiva contínua nas vias aéreas) e a BiPAP (pressão positiva nas vias aéreas em dois níveis) é haver na BiPAP a possibilidade de ajustes diferentes de pressão na inspiração (em geral mais alto) e de pressão expiratória (em geral mais baixo). Essa possibilidade acrescenta benefícios ao uso de BiPAP, como maior diminuição da fadiga dos músculos respiratórios em comparação à CPAP. A maioria das situações clínicas pode ser tratada com ambos os tipos de equipamento. Portanto, apenas em situações de uso de musculatura respiratória mais visível, como pela presença de tiragem desses músculos, caso seja possível, a opção pelo BiPAP pode ser mais interessante[4,5].

9. A falha na extubação é definida como a necessidade de reintubação dentro de 48 a 72 horas após a extubação e está associada a resultados adversos, como prolongamento da duração da ventilação, maior necessidade de traqueostomia e aumento da taxa de mortalidade. A VNI é uma das estratégias que podem ser usadas para evitar a falha da extubação. Assinale a opção INCORRETA.

(A) A instalação da VNI imediatamente após a extubação tem como objetivo ajudar a recuperar o nível de consciência do paciente

(B) A instalação da VNI imediatamente após a extubação tem como objetivo prevenir a fadiga dos músculos respiratórios

(C) A instalação da VNI imediatamente após a extubação não deve ser uma estratégia única para prevenção da falha de extubação. Algum tipo de avaliação das condições cognitivas, neurológicas e musculares do paciente deve ser realizado antes da extubação

(D) O uso da VNI após a extubação deve ser suspenso e a nova intubação realizada precocemente, caso haja sinais de insuficiência respiratória

(E) O uso da VNI após a extubação tem como objetivo diminuir as taxas de insuficiência respiratória, a necessidade de nova intubação e, consequentemente, a mortalidade em UTI

■ Resposta: A.

COMENTÁRIO: Todas as afirmativas estão corretas, exceto a A, porque o paciente já precisa estar suficientemente acordado para respirar sozinho quando a equipe decide pela extubação, independentemente do uso subsequente ou não da VNI. Esse é um dos critérios necessários para o procedimento de extubação com baixo risco de falha[6,7].

10. Sobre as interfaces para VNI, assinale a opção INCORRETA.

(A) As máscaras nasais e faciais (ou oronasais) são as interfaces mais frequentemente utilizadas para a aplicação da VNI no ambiente hospitalar

(B) A máscara nasal é a interface mais confortável para o paciente, porém a resistência das narinas ao fluxo de ar e o vazamento de ar pela boca podem limitar seu uso em alguns pacientes, especialmente nos mais dispneicos

(C) A máscara facial é a interface mais utilizada para pacientes com insuficiência respiratória aguda porque parece permitir maior volume corrente e correção mais rápida das trocas gasosas, comparada à máscara nasal. No entanto, não existe evidência suficiente para essa recomendação

(D) A máscara facial total foi desenvolvida na tentativa de melhorar o conforto e a tolerância dos pacientes ao tratamento com VNI. A máscara facial total parece ter a vantagem de diminuir o vazamento e possibilitar o uso de maiores pressões inspiratórias (IPAP), assim como aumentar as lesões de pele, por não ficar apoiada em protuberâncias ósseas, como a facial

(E) Os capacetes têm a vantagem de eliminar o contato da interface com a face do paciente, evitando assim a complicação mais frequente da VNI, que é a lesão de pele. O ruído interno gerado nos capacetes pode ser um importante fator limitante de seu uso

■ **Resposta: D.**

COMENTÁRIO: A escolha da interface usada para a VNI deve considerar o escape aéreo, o conforto para o paciente, o risco de lesão na pele e a necessidade de compensação dos parâmetros da ventilação devido ao efeito do material de que é feita a interface no sistema. Por exemplo, o capacete tem paredes bem complacentes para aumentar o conforto do paciente, mas isso aumenta muito a necessidade de IPAP para compensar a ventilação. Por fim, tanto a máscara facial total como o capacete foram desenvolvidos com o objetivo de causar menos lesão na face do paciente, já que não se apoiam em protuberâncias ósseas, diferentemente das máscaras nasal e facial[7].

11. O uso da CPAP tem se mostrado eficaz para o tratamento de atelectasias extensas, embora apresente contraindicações. Assinale a opção que NÃO representa uma contraindicação da CPAP.

(A) Edema pulmonar agudo
(B) Instabilidade hemodinâmica
(C) Cirurgia facial recente
(D) Hipertensão craniana
(E) Pneumotórax não drenado

■ **Resposta: A.**

COMENTÁRIO: Edema pulmonar agudo é uma das indicações mais clássicas e efetivas para o uso da VNI. O aumento da ventilação pulmonar por pressão positiva ajuda a expulsar o líquido que está preenchendo os alvéolos e a melhorar a troca gasosa. Em associação ao uso da VNI, o médico deve prescrever medicações diuréticas para que o líquido expulso dos pulmões seja eliminado do organismo. Todas as outras opções são consideradas contraindicações porque o uso de VNI pode piorar a condição clínica do paciente[8,9].

12. Pacientes considerados em risco de falha de extubação podem se beneficiar do uso profilático de VNI imediatamente após a extubação. Assinale a opção em que esse uso NÃO é recomendado.

(A) Tempo de ventilação mecânica > 72 horas
(B) Hipercapnia
(C) Insuficiência cardíaca congestiva
(D) Novo episódio de insuficiência respiratória aguda
(E) Mais de um fracasso no teste de respiração espontânea

■ **Resposta: D.**

COMENTÁRIO: Há recomendação de uso profilático da VNI para encurtar a duração da ventilação invasiva (ação que facilita a retirada da VNI) de modo a reduzir a mortalidade e as taxas de pneumonia associada à ventilação mecânica (PAV), diminuindo os dias de internação em UTI e em unidades hospitalares na população de pacientes com doença obstrutiva pulmonar crônica hipercápnicos, obesos, idosos, com múltiplas comorbidades, com tempo prolongado de ventilação mecânica e fracasso no teste TER antes da extubação. As Diretrizes Brasileiras de Ventilação Mecânica recomendam evitar o uso profilático da VNI após novo quadro de insuficiência respiratória instalada. Nesse caso, a reintubação precoce é a melhor estratégia[9].

REFERÊNCIAS

1. III Consenso Brasileiro de Ventilação Mecânica. Fisioterapia no paciente sob ventilação mecânica. J Bras Pneumol 2007; 33(2):142-50.
2. Barbas CS, Ísola AM, Farias AM et al. Recomendações brasileiras de ventilação mecânica 2013. Parte I. Rev Bras Ter Intensiva 2014; 26(2):89-121.
3. Boldrini R, Fasano L, Nava S. Noninvasive mechanical ventilation. Curr Opin Crit Care 2012; 18(1):48-53.
4. Faria DA, da Silva EM, Atallah AN, Vital FM. Noninvasive positive pressure ventilation for acute respiratory failure following upper abdominal surgery. Cochrane Database Syst Rev 2015; (10):CD009134.
5. Hess DR. The role of noninvasive ventilation in the ventilator discontinuation process. Respir Care 2012; 57(10):1619-25.
6. Nava S. Behind a mask: tricks, pitfalls, and prejudices for noninvasive ventilation. Respir Care 2013; 58(8):1367-76.
7. Ozyilmaz E, Ugurlu AO, Nava S. Timing of noninvasive ventilation failure: causes, risk factors, and potential remedies. BMC Pulm Med 2014; 14(19).
8. Scala R, Pisani L. European Respiratory Review 2018; 27(149): 180029.
9. Stoltzfus S. The role of noninvasive ventilation: CPAP and BiPAP in the treatment of congestive heart failure. Dimens Crit Care Nurs 2006; 25(2):66-70.

Capítulo 31

Assincronia da Ventilação Mecânica

Cláudio Gonçalves de Albuquerque
Djacyr Viana

1. (COFFITO, 2017 – adaptada) A falta de sincronia entre o ventilador e o paciente está mais presente do que se consegue identificar na prática clínica diária. Essa condição leva a alguns efeitos não satisfatórios em relação à evolução clínica do paciente, podendo inclusive aumentar o tempo de assistência ventilatória. Várias formas de assincronia podem ser detectadas em uma simples avaliação dos gráficos disponíveis nas telas dos ventiladores. Sobre as assincronias, é possível afirmar que:

(A) A assincronia de disparo ocorre quando a PEEP (pressão expiratória positiva final) extrínseca é muito menor que a PEEP intrínseca

(B) A assincronia de fluxo ocorre principalmente no modo com controle pressórico

(C) A assincronia de ciclagem tardia pode ser corrigida com aumento do tempo inspiratório

(D) A assincronia de duplo disparo pode ser corrigida reduzindo o tempo inspiratório do ventilador

■ **Resposta: A.**

COMENTÁRIO: A assincronia de disparo, como o esforço ineficaz, ocorre quando o paciente realiza um esforço inspiratório que não é reconhecido pelo ventilador, logo não ocorre o disparo (início do ciclo respiratório). Uma das principais causas dessa assincronia é a presença de auto-PEEP (PEEP intrínseca). Assim, recomenda-se o ajuste da PEEP do ventilador (PEEP extrínseca) próximo (cerca de 80% a 90%) da auto-PEEP; do contrário, quanto maior a diferença entre elas, maior o risco de ocorrer assincronia de disparo.

Nos modos ventilação com pressão controlada (PCV) e ventilação com pressão de suporte (PSV), o fluxo é livre, adaptando-se à necessidade do paciente, o que reduz a assincronia de fluxo.

O tempo inspiratório (Tins) muito curto promove a ciclagem precoce, ou seja, o ventilador cicla e o paciente mantém o esforço inspiratório, podendo gerar um novo disparo (assincronia de duplo disparo), o que é corrigido com o aumento da Tins.

Por outro lado, quando o Tins é longo, ocorre a ciclagem tardia, e o paciente inicia esforço expiratório antes da ciclagem do ventilador, ou seja, o paciente quer exalar, mas o ventilador ainda está sustentando a fase inspiratória. A redução do Tins corrige esse evento.

2. (COFFITO, 2017 – adaptada) Em relação aos modos ventilatórios avançados e assincronias ventilador-paciente, assinale a opção INCORRETA.

(A) O modo assistência ventilatória com ajuste neural (NAVA) reduz o índice de assincronia, quando comparado ao modo PSV

(B) No modo ventilação assistida proporcional (PAV), o nível de suporte pressórico é determinado pelo trabalho respiratório, calculado a partir da impedância do sistema respiratório

(C) As assincronias por esforços inefetivos ocorrem com maior frequência em pacientes restritivos

(D) O disparo reverso distingue-se do duplo disparo, uma vez que apenas o segundo ciclo é disparado pelo esforço muscular respiratório do paciente

(E) Um índice de assincronia > 10% tem sido associado ao aumento do tempo de ventilação mecânica

■ **Resposta: C.**

COMENTÁRIO: Na NAVA, o suporte respiratório é proporcional à descarga elétrica (do nervo frênico) diafragmática. Assim, há melhor interação paciente-ventilador, comparada ao modo PSV.

Na PAV, o ventilador realiza o cálculo da impedância do sistema respiratório (incluindo complacência e resistência) e o operador determina o quanto do trabalho respiratório (para superar essa impedância) será do paciente e o quanto será do ventilador.

Os pacientes obstrutivos (e não os restritivos) apresentam maior frequência de esforços inefetivos, pois a auto-PEEP presente nesses indivíduos predispõe esse tipo de assincronia.

No disparo reverso, o primeiro disparo é realizado pelo ventilador, enquanto o segundo ciclo é disparado por uma contração reflexa (autônoma) do diafragma. Por outro lado, quando o paciente é responsável por disparar o ventilador em dois ciclos subsequentes com um único esforço inspiratório, denomina-se assincronia de duplo disparo.

Quando o índice de assincronia (número de assincronias × 100/frequência respiratória) é > 10%, ocorre piora nos desfechos clínicos dos pacientes, aumentando inclusive o tempo de ventilação mecânica.

3. (COFFITO, 2018 – adaptada) A assincronia paciente-ventilador é um evento muito prevalente nos pacientes em assistência ventilatória mecânica (AVM) e está associada a aumento do trabalho respiratório, piora das trocas gasosas, aumento da necessidade de sedação e prolongamento do tempo de desmame da ventilação mecânica. Na Figura 1 encontram-se o gráfico A, de fluxo, pressão de vias aéreas (P$_{VA}$) e pressão esofágica (P$_{eso}$) por tempo, e o gráfico B, de pressão e fluxo por tempo. Quais os tipos de assincronia que estão ocorrendo nos gráficos A e B, respectivamente?

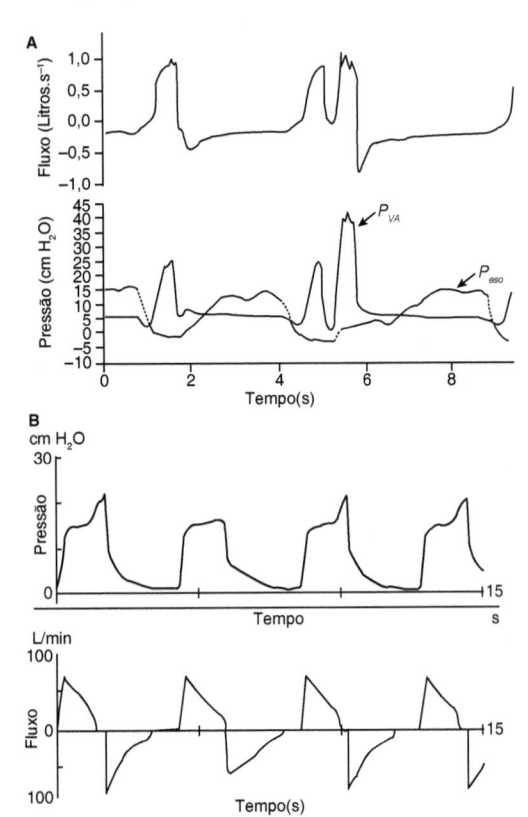

Figura 1 A. Curvas de fluxo, pressão das vias aéreas (P$_{VA}$) e pressão esofágica (P$_{eso}$) em relação ao tempo. **B.** Curvas de pressão e fluxo em relação ao tempo.

(A) Duplo disparo e autodisparo
(B) Ciclagem prematura e autodisparo
(C) Duplo disparo e fluxo
(D) Duplo disparo e ciclagem prematura
(E) Duplo disparo e ciclagem retardada (tardia)

■ **Resposta: E.**

COMENTÁRIO: Na situação A, o paciente realiza um esforço inspiratório prolongado, representado pela redução no gráfico de pressão esofágica × tempo (P$_{eso}$), disparando o ventilador duas vezes (aumento duplo na pressão de vias aéreas [P$_{VA}$]), o que caracteriza o duplo disparo.

Na situação B, observam-se aumento do gráfico de pressão e redução do fluxo no final da fase inspiratória do ventilador, indicando que o paciente está realizando esforço expiratório antes de o aparelho ciclar – ciclagem retardada ou ciclagem tardia.

4. (COFFITO, 2018 – adaptada) As assincronias paciente-ventilador ocorrem em mais de 25% dos pacientes mecanicamente ventilados e são associadas a prolongamento do desmame e maior mortalidade. A Figura 2(A a C) apresenta curvas de pressão na via aérea (P$_{VA}$), fluxo, volume (V$_C$) e pressão muscular inspiratória (P$_{mus}$) em diferentes cenários de assincronias paciente-ventilador. Em relação às afirmativas abaixo, assinale verdadeiro (V) ou falso (F). Posteriormente, assinale a opção correta.

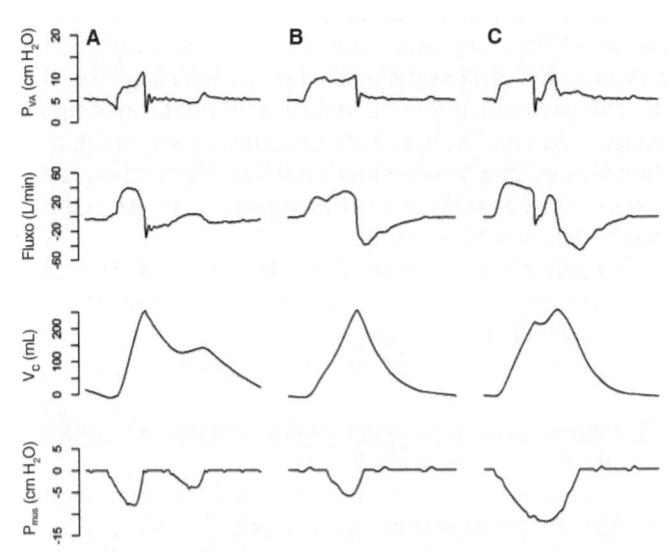

Figura 2 Curvas de pressão na via aérea (P$_{VA}$), fluxo, volume (V$_C$) e pressão muscular inspiratória (P$_{mus}$).

( ) **Na Figura 2B há assincronia de ciclagem tardia, também chamada de ciclagem prolongada, devido ao extenso tempo inspiratório.**

( ) **Na Figura 2C há assincronia de duplo disparo. Para correção, pode-se aumentar o tempo inspiratório ou reduzir a porcentagem do critério de ciclagem.**

( ) **Na Figura 2B há assincronia de disparo reverso (reverse-triggering).**

( ) **Na Figura 2C, no primeiro ciclo respiratório, há assincronia de ciclagem precoce.**

( ) Na **Figura 2** há assincronia de esforço ineficaz, também chamada de disparo ineficaz. Para correção, pode-se reduzir a sensibilidade de disparo do ventilador.

(A) V-V-F-F-V
(B) V-F-F-V-V
(C) F-V-V-V-V
(D) V-F-F-V-V
(E) F-V-V–V-F

▪ Resposta: E.

COMENTÁRIO: Na Figura 2A, observa-se assincronia de esforço ineficaz: o paciente realiza esforço inspiratório (redução da pressão esofágica), porém não ocorre o disparo. Para corrigir, é necessário aumentar a sensibilidade do ventilador (deixá-lo mais sensível).

Na Figura 2B, o primeiro ciclo é disparado a tempo, pelo próprio ventilador, e posteriormente, por uma ação reflexa, ocorre a contração diafragmática (redução da pressão esofágica), caracterizando o disparo reverso. Note que nem sempre o disparo reverso gera um segundo ciclo, como alguns profissionais podem pensar.

Na Figura 2C observa-se que o respirador cicla e o paciente mantém o esforço inspiratório (ciclagem precoce), que é capaz de gerar um novo ciclo logo em seguida (duplo disparo). Para corrigir essas assincronias, é necessário aumentar o tempo inspiratório (no modo PCV) ou reduzir a porcentagem do critério de ciclagem na PSV.

5. A ciclagem corresponde à transição da fase inspiratória para a expiratória do ciclo ventilatório. Na PSV, é possível corrigir as assincronias mediante a programação correta do percentual do critério de ciclagem (ciclagem a fluxo). Assim, observe, na **Figura 3**, os gráficos de fluxo × tempo, pressão de vias aéreas (P_{VA}) × tempo e pressão muscular (P_{mus}) × tempo e assinale a opção que corresponde à assincronia presente e como é possível corrigi-la.

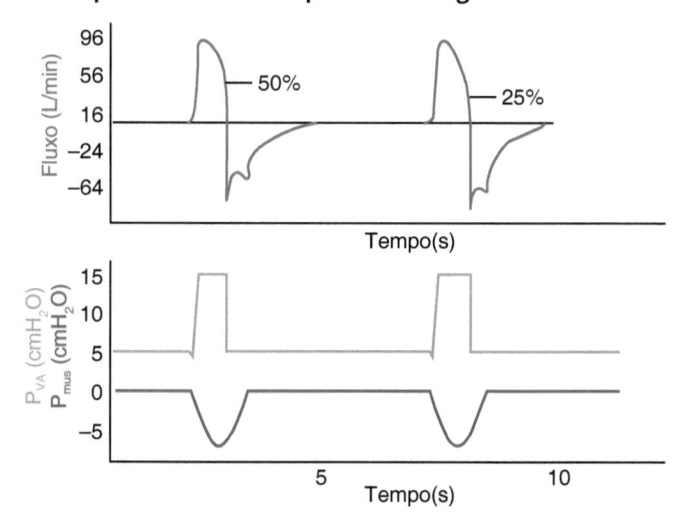

Figura 3 Gráficos de volume, pressão de vias aéreas (P_{VA}) e pressão muscular (P_{mus}) em relação ao tempo.

(A) Ciclagem tardia, correção com aumento do critério de percentual de ciclagem
(B) Ciclagem tardia, correção com redução do critério de percentual de ciclagem

(C) Ciclagem precoce, correção com redução do critério de percentual de ciclagem
(D) Ciclagem precoce, correção com aumento do critério de percentual de ciclagem
(E) Esforço ineficaz, correção com aumento do critério de percentual de ciclagem

▪ Resposta: C.

COMENTÁRIO: Na assincronia de ciclagem precoce, o esforço muscular inspiratório do paciente (P_{mus}) permanece após a ciclagem do ventilador. Para corrigir essa assincronia, deve-se aumentar o tempo inspiratório, reduzindo o critério do percentual de ciclagem a fluxo na PSV.

6. Normalmente, ao final da expiração passiva, a pressão pulmonar se iguala à PEEP ajustada no ventilador mecânico, possibilitando o esvaziamento completo do volume corrente. Em alguns casos, essa expiração completa não ocorre, causando aprisionamento aéreo e auto-PEEP. Assinale a opção que **NÃO** corresponde aos fatores que levam à assincronia de auto-PEEP.

(A) Inflamação das vias aéreas e tampões de muco que causam obstrução dinâmica do fluxo de ar
(B) A baixa complacência pulmonar, como na doença pulmonar obstrutiva crônica (DPOC), predispõe a manutenção da patência das vias aéreas e uma maior pressão no final da expiração
(C) Alto volume corrente e hiperinsuflação dinâmica
(D) Alta frequência respiratória e curto tempo de expiração
(E) Fluxo inspiratório lento, ocasionando uma relação de tempo inspiratório:expiratório (relação I:E) mais alta

▪ Resposta: B.

COMENTÁRIO: A alta complacência pulmonar, como a que ocorre na DPOC, funciona de maneira semelhante, pois as vias aéreas não têm estrutura para permanecer abertas durante a expiração forçada, levando ao colapso dinâmico das vias aéreas e ao aprisionamento de ar.

7. É alta a incidência de assincronias paciente-ventilador na maioria das UTI, algumas dos quais são mais frequentes nos pacientes com doenças obstrutivas. Além de identificar, é muito importante corrigi-las e melhorar a interação paciente-ventilador. Observe na **Figura 4** o gráfico de fluxo × tempo (no modo VCV) e assinale a opção que corresponde aos ajustes ventilatório necessários para corrigir a assincronia presente.

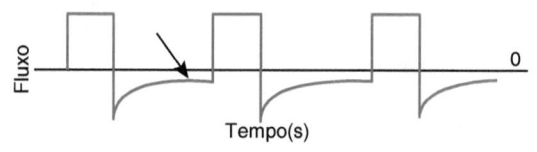

Figura 4 Gráfico de fluxo x tempo no modo ventilação com volume controlado.

(A) Aumentar o fluxo inspiratório, a frequência respiratória e o volume corrente
(B) Reduzir o fluxo inspiratório, a frequência respiratória e o volume corrente

(C) Aumentar o fluxo inspiratório e reduzir a frequência respiratória e o volume corrente

(D) Aumentar o fluxo inspiratório e a frequência respiratória e reduzir o volume corrente

(E) Reduzir o fluxo inspiratório e a frequência respiratória e aumentar o volume corrente

◼ Resposta: C.

COMENTÁRIOS: No gráfico é possível observar que o fluxo expiratório não retorna à linha de base (ao zero), indicando uma hiperinsuflação dinâmica – assincronia de auto-PEEP. Para corrigir, é necessário aumentar o tempo expiratório, o que é possível com a redução da frequência respiratória e do tempo inspiratório (em VCV, o aumento do fluxo e a redução do volume corrente reduzem o tempo inspiratório).

8. Durante os ajustes ventilatórios, identificar o tempo inspiratório correto é importante para evitar assincronias de ciclagem e de auto-PEEP. Em relação a esse tópico, assinale a opção INCORRETA.

(A) A mudança da onda de fluxo de quadrada para desacelerada, mantendo o pico de fluxo, no modo VCV é uma forma de corrigir a auto-PEEP

(B) Na PSV, reduzir o nível da pressão de suporte diminui o tempo inspiratório nas situações em que o paciente não aumenta o esforço muscular

(C) Quando o paciente realiza maior esforço muscular inspiratório, na PSV, aumentam o pico de fluxo inspiratório e consequentemente o tempo inspiratório. Em algumas situações, isso pode ocasionar uma ciclagem tardia

(D) Em pacientes ventilados em VCV, pode-se corrigir a assincronia de ciclagem precoce mediante a redução do fluxo inspiratório

(E) A ciclagem tardia pode ser identificada quando se observam no ventilador aumento da pressão (gráfico pressão × tempo) e redução do fluxo inspiratório (gráfico fluxo × tempo) no final da inspiração

◼ Resposta: A.

COMENTÁRIO: O tempo inspiratório aumenta quando se altera a onda de fluxo de quadrada para desacelerada no modo VCV, pois, à medida que o fluxo reduz, é necessário mais tempo para insuflar o pulmão com volume corrente ajustado. Assim, o tempo expiratório reduz e aumenta o risco de auto-PEEP.

Em PSV, a ciclagem é a fluxo: quanto maior a pressão inspiratória, maior o tempo inspiratório, variando de acordo com o esforço muscular do paciente.

Para corrigir a ciclagem precoce, deve-se aumentar o tempo inspiratório. Em VCV, isso é possível com a redução do fluxo inspiratório.

9. As assincronias de disparo são assim chamadas por resultarem de problemas no disparo ou na inicialização do ciclo respiratório por parte do ventilador em resposta ao esforço muscular do paciente. Sobre essas assincronias, marque a opção INCORRETA.

(A) O disparo ineficaz consiste na falta de reconhecimento do esforço muscular inspiratório do paciente

(B) O esforço ineficaz pode ser decorrente de fatores relacionados ao ventilador, como ajuste inadequado ou mau funcionamento da sensibilidade; de fatores relacionados com o paciente, como fraqueza muscular (associada ou não à sedação) ou bloqueio neuromuscular (devido à auto-PEEP); ou da combinação de ambos

(C) A sensibilidade deve ser ajustada para manter o ventilador mais sensível, evitando-se, porém, o autodisparo, o que acarretaria hipercapnia e acidemia grave

(D) Nas situações em que há auto-PEEP associada à hiperinsuflação dinâmica, pode-se tentar elevar a PEEP cautelosamente, monitorizando-se a resolução ou a atenuação da assincronia, raramente ultrapassando 10cmH$_2$O

(E) Clinicamente, percebe-se o esforço inspiratório do paciente ao tocar seu tórax ou abdome, observando que o movimento não é acompanhado por um ciclo fornecido pelo ventilador

◼ Resposta: C.

COMENTÁRIO: O autodisparo promove uma hiperventilação e consequentemente reduz o nível de PaCO$_2$, promovendo alcalose respiratória.

10. (EBSERH/ HUWC-UFC, 2014) A presença de assincronias e suas correções devem ser buscadas ativamente durante a avaliação do paciente em ventilação mecânica. Assim, a assincronia por autodisparo pode ocorrer por vários fatores, EXCETO:

(A) Ajuste excessivamente sensível do ventilador

(B) Vazamento no sistema

(C) Presença de condensado no circuito

(D) Alterações no fluxo por resistências

(E) Pequenas variações da pressão torácica pela ejeção do volume sistólico

◼ Resposta: D.

COMENTÁRIO: O ventilador dispara um ciclo ao reconhecer indevidamente uma variação de fluxo ou pressão no circuito como sendo um esforço muscular respiratório espontâneo do paciente. Em outras palavras, o sistema de sensibilidade do aparelho é "enganado" por artefatos, como vazamentos com despressurização do circuito ou oscilações de fluxo e/ou pressão em razão da presença de condensado, ou ainda por transmissão de variações de pressão intratorácica pelos batimentos cardíacos em virtude da ejeção do volume sistólico, sendo necessárias grandes variações de pressões para que haja o autodisparo.

11. Sobre o duplo disparo e o disparo reverso, assinale a opção INCORRETA.

(A) No duplo disparo, o tempo neural inspiratório do paciente é maior que o tempo do ciclo mecânico do ventilador. O primeiro disparo resulta do esforço do paciente

(B) O duplo disparo consiste na oferta, pelo ventilador, de dois ciclos consecutivos para apenas um esforço muscular do paciente, ou seja, ocorre quando um esforço do paciente dispara dois ciclos seguidos

(C) O disparo reverso ocorre quando o esforço muscular inspiratório do paciente decorre de mecanismos reflexos deflagrados pela insuflação mecânica de um ciclo controlado pelo ventilador

(D) O disparo reverso, ainda pouco esclarecido e potencialmente comum, pode passar despercebido clinicamente, sendo necessária a monitorização da pressão esofágica, pois o esforço muscular tem origem no centro respiratório do paciente

(E) O termo *entrainment* ou "arrastamento" também tem sido usado para descrever o fenômeno do duplo disparo

■ **Resposta: E.**

COMENTÁRIO: O fenômeno denominado *entrainment* ou "arrastamento" é usado para descrever o disparo reverso.

12. (EBSERH/HUWC-UFC, 2014 – adaptada) Analise a Figura 5 e, com base nas curvas indicadas por setas, assinale a opção correta.

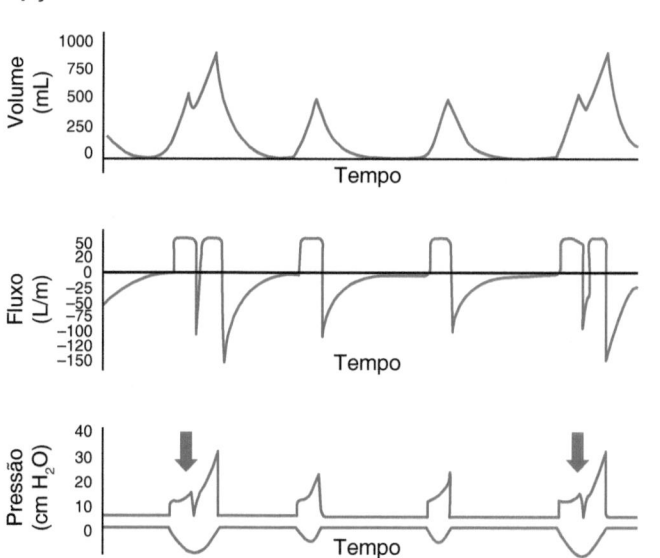

Figura 5 Gráficos de volume, fluxo e pressão em relação ao tempo.

(A) Indica que o esforço do paciente foi débil, incapaz de disparar o ventilador, o que ocasionou uma assincronia de disparo

(B) O esforço do paciente aparece no momento da ciclagem, deflagrando um novo disparo, favorecendo um empilhamento de ar devido ao disparo duplo

(C) As setas indicam disparos sem esforço do paciente, o que pode ser decorrente de vazamento

(D) As setas indicam os ciclos espontâneos dentro da modalidade PSV

(E) As curvas indicadas por setas informam a presença de obstrução brônquica, favorecendo o aumento do pico de pressão

■ **Resposta: B.**

COMENTÁRIO: As curvas com setas destacadas mostram a manutenção dos esforços ventilatórios em virtude do fluxo

inspiratório insuficiente. Essa condição promove uma nova percepção de esforço pelo ventilador mecânico, havendo a deflagração de um novo ciclo, mesmo sem a desinsuflação completa, o que acarreta a sobreposição de volume corrente e o "empilhamento" de ar.

13. Sobre as assincronias de fluxo, assinale a opção INCORRETA.

(A) As assincronias de fluxo podem ser de dois tipos: fluxo inspiratório insuficiente e fluxo inspiratório excessivo

(B) No fluxo insuficiente, o que é recebido pelo paciente está abaixo de sua demanda ventilatória, ocorrendo tipicamente quando o fluxo é ajustado pelo operador e não pode ser aumentado pelos esforços espontâneos do paciente, como no modo VCV

(C) A abordagem terapêutica para correção das assincronias de fluxo pode incluir redução da demanda ventilatória (correção de febre, ansiedade, dor, acidose etc.) e/ou aumento da oferta de fluxo por ajustes apropriados a cada modo

(D) A assincronia por fluxo excessivo é causada pela oferta exagerada de fluxo inspiratório. Em alguns casos, uma pressurização excessiva pode ocorrer, caracterizando um *overshoot* de entrada de fluxo nos modos pressóricos

(E) Quando em modo VCV, uma mudança para os modos PCV ou PSV, que têm fluxo livre, pode ser uma boa alternativa para combater assincronias de fluxo insuficiente

■ **Resposta: C.**

COMENTÁRIO: As abordagens citadas estão corretas, porém apenas para combater assincronias por fluxo insuficiente. O combate às assincronias de fluxo excessivo consiste em reduzir a oferta de fluxo por redução do valor programado, no modo VCV, e reduzir os valores de pressão aplicada acima da PEEP e/ou aumentar o tempo de subida, nos modos PCV e PSV.

14. (EBSERH-HC-UFG, 2015 – adaptada) O ajuste do *rise-time* na VMI para o paciente com DPOC irá proporcionar maior velocidade do fluxo inicial, porém o fisioterapeuta deve estar atento à não ocorrência de *overshoot*, ou seja, não deixar causar:

(A) Redução do volume corrente
(B) Aumento da frequência respiratória
(C) Perda da PEEP
(D) Redução do pico de pressão
(E) Hiperdistensão alveolar

■ **Resposta: E.**

COMENTÁRIO: A assincronia por fluxo excessivo é decorrente da oferta exagerada de fluxo inspiratório. Em alguns casos, uma pressurização excessiva pode ocorrer, caracterizando um *overshoot* de entrada de fluxo nos modos PCV ou PSV, que aumenta o risco de hiperdistensão alveolar. O ajuste de *rise-time* (tempo de subida) influencia diretamente a oferta de fluxo logo após o disparo do ciclo respiratório: quanto mais curto for o *rise-time*, maior será a oferta de fluxo e mais rápida será a pressurização inicial do sistema, sendo recomendável um tempo de subida curto em pacientes com sinais clínicos de "fome de ar".

15. Relacione as assincronias com suas respectivas formas de correção e assinale a opção com a correspondência correta.

1	Duplo disparo	A	Reduzir sedação, bloqueador neuromuscular (BNM) na fase precoce de SDRA grave
2	Disparo reverso	B	Em VCV, reduzir o fluxo inspiratório. Em PCV e PSV, reduzir a pressão aplicada e aumentar o tempo de subida (*rise-time*)
3	Autodisparo	C	Aumentar o tempo inspiratório (VCV ou PCV) ou reduzir o limiar de percentual de fluxo para ciclagem (PSV), sedação profunda e/ou BNM na fase precoce de SDRA grave. Modos com possibilidade de variação do volume corrente, como PCV
4	Fluxo excessivo	D	Correção de vazamentos, remoção de condensados e otimização do ajuste de sensibilidade

(A) 1B/2C/3A/4D
(B) 1C/2A/3D/4B
(C) 1A/2B/3C/4D
(D) 1D/2C/3B/4A

▪ Resposta: B.

COMENTÁRIO: As estratégias para correção de assincronias listadas são:

- **Duplo disparo:** aumentar o tempo inspiratório (VCV ou PCV) ou reduzir o limiar de percentual de fluxo para ciclagem (PSV). Solicitar aumento na sedação profunda e/ou no uso de bloqueador neuromuscular (BNM) na fase precoce de SDRA grave. Usar modos ventilatórios com possibilidades de variação do volume corrente, como PCV.
- **Disparo reverso:** reduzir sedação, BNM na fase precoce de SDRA grave.
- **Autodisparo:** correção de vazamentos, remoção de condensados e otimização do ajuste de sensibilidade.
- **Fluxo excessivo:** em VCV, reduzir o fluxo inspiratório; em PCV e PSV, reduzir a pressão aplicada e aumentar o tempo de subida (*rise-time*).

BIBLIOGRAFIA

AMIB/SBPT. Brazilian recommendations of mechanical ventilation 2013. Part I. J Bras Pneumol 2014; 40(4):327-63.

Holanda MA, Vasconcelos RS, Ferreira JC et al. Patient-ventilator asynchrony. J Bras Pneumol 2018; 44(4):321-33.

Holanda MA, Vasconcelos RS, Ferreira JC, Pinheiro BV. Assincronia paciente-ventilador. J Bras Pneumol 2018; 44(4):321-33.

Mora Carpio AL, Mora JI. Positive end-expiratory pressure. 2020 Aug 29. In: StatPearls [Internet]. Treasure Island (FL): StatPearls Publishing; 2020 Jan. PMID: 28722933.

Mosier JM, Hypes CD. Mechanical ventilation strategies for the patient with severe obstructive lung disease. Emerg Med Clin North Am 2019 Aug; 37(3):445-58.

Nilsestuen JO, Hargett KD. Using ventilator graphics to identify patient-ventilator asynchrony. Respir Care 2005 Feb; 50(2):202-34; discussion 232-4. PMID: 15691392.

Capítulo 32

Intervenção na Terapia Intensiva do Adulto (Exercícios e Mobilização Precoce)

Camila Danielle Cunha Neves
Luana Céfora Godoy Silva

1. (FHEMIG, 2020 – adaptada) A fisioterapia motora no ambiente de terapia intensiva tem se destacado por implementar protocolos de mobilização precoce que direcionam a assistência para cada nível de funcionalidade adquirida pelo paciente. O protocolo *Start to Move* de Leuven propõe esse escalonamento. A respeito desse protocolo, assinale a opção INCORRETA.

(A) No nível 0 do protocolo, o paciente apresenta baixíssimo grau de cooperação, instabilidade hemodinâmica e febre, sendo a fisioterapia passiva a única intervenção indicada, associada à mudança de decúbito

(B) No nível 2, o paciente necessita de cooperação moderada; no entanto, ainda não é capaz de fazer transferência ativa do leito para a cadeira; portanto, o atendimento do fisioterapeuta promoverá treinamento de resistência para membros superiores e inferiores com bicicleta hospitalar e aplicação de estimulação elétrica neuromuscular

(C) No nível 4, o paciente já consegue evoluir para o ortostatismo assistido, sendo necessário o suporte dado pelo fisioterapeuta durante treino de deambulação, além do treinamento de atividades da vida diária

(D) No último nível, o paciente consegue fazer transferências e permanecer em ortostatismo sem necessidade de apoio, sendo intensificadas as atividades já desenvolvidas no estágio anterior

■ Resposta: A.

COMENTÁRIO: O protocolo *Start to Move* consiste em um diagrama de seis níveis (0 a 5), em que cada nível define a modalidade de posicionamento do corpo (mobilização) e fisioterapia com base na condição clínica (estado cardiorrespiratório e neurológico, nível de cooperação) e no estado funcional do paciente (força muscular, nível de mobilidade). Cada um dos seis níveis é associado a uma série de opções de tratamento de fisioterapia e exercícios de mobilização que aumentam gradualmente em intensidade e dificuldade. Estes podem variar de ausência de indicação de tratamento fisioterapêutico no paciente instável e sem cooperação (nível 0) à realização da fisioterapia com diferentes modalidades de tratamento no paciente cooperativo (nível 5)[1].

2. (COFFITO, 2018 – adaptada) Tem sido recomendado que o ortostatismo deva ser incluído no programa de mobilização precoce com o objetivo de minimizar os efeitos adversos da imobilização. A assistência da prancha ortostática é recomendada para reintroduzir os pacientes na posição vertical quando eles estão inaptos para realizar ortostatismo ou se mobilizar de maneira segura, mesmo que com assistência. Em relação aos efeitos benéficos do ortostatismo, analise as afirmativas abaixo e assinale a opção correta.

I. **Prevenção de encurtamentos musculares e melhora da força muscular de membros inferiores, principalmente em pacientes neurológicos.**

II. **Aumento da capacidade residual funcional, em função do deslocamento do conteúdo abdominal e da maior mobilidade diafragmática.**

III. **Maior atividade muscular e estimulação vestibular e do sistema nervoso simpático.**

IV. **Redução do tempo para início da mobilização.**

(A) Apenas as afirmativas I e II estão corretas

(B) Apenas as afirmativas I, II e III estão corretas

(C) Apenas as afirmativas I e IV estão corretas
(D) Apenas as afirmativas III e IV estão corretas
(E) Todas as afirmativas estão corretas

■ **Resposta: E.**

COMENTÁRIO: O uso da postura ortostática na UTI, de maneira passiva ou ativa, tem sido encorajado como recurso terapêutico para minimizar os efeitos adversos da imobilização prolongada. A mudança da posição supina para o ortostatismo promove diferentes respostas fisiológicas, como melhor distribuição de fluidos, inferiorização das vísceras abdominais, aumento da atividade muscular e da mobilidade diafragmática, melhora do estado de alerta e aumento da atividade simpática e da estimulação vestibular, cursando com estimulação motora, melhora da função cardiopulmonar, facilitação da resposta postural antigravitacional e prevenção de contraturas articulares e úlceras por pressão[2,3].

3. (COFFITO, 2018 – adaptada) Sobre a utilização da eletroestimulação na terapia intensiva, assinale a opção IN-CORRETA.

(A) Pode ser considerado um dos recursos mais promissores para prevenir a fraqueza muscular adquirida na UTI. Portanto, deve ser iniciado logo que seja possível em pacientes ainda inconscientes
(B) Os pacientes sépticos, edemaciados e sob uso de vasopressores são os que apresentam melhor resposta ao uso da eletroestimulação
(C) A corrente excitomotora mais preconizada na literatura para esse fim é a corrente pulsada (baixa frequência), e não as correntes alternadas (de média frequência)
(D) A eletroestimulação, além de usada para prevenir a fraqueza muscular, também pode ser utilizada com propostas metabólicas, analgésicas e cardiovasculares
(E) A dosificação mais segura da intensidade da corrente para a eletroestimulação em pacientes críticos seria o ajuste de miliamperagem para verificação de uma contração muscular visível

■ **Resposta: B.**

COMENTÁRIO: A eletroestimulação neuromuscular transcutânea (ENMT) é uma alternativa para mobilizar precocemente pacientes que ainda se encontram sedados ou não colaborativos mediante a contração muscular involuntária evocada por estímulo elétrico transcutâneo. Além de ser uma ferramenta poderosa para promover contração muscular fisiológica e analgesia, bem como reintegrar as funções neuromusculares, pode melhorar as funções metabólicas dos sistemas endócrino, vascular e tegumentar.

A aplicação da ENMT com o uso de correntes pulsadas (baixa frequência) é capaz de produzir torques musculares similares às correntes alternadas (média frequência); no entanto, as correntes pulsadas não aumentam o desconforto e oferecem risco menor de causar fadiga, o que justifica seu uso mais frequente no paciente crítico. O estímulo elétrico é fornecido de modo a evocar a contração muscular desejável, mas alguns fatores podem interferir com a adequada excitabilidade

neuromuscular, dentre os quais se destacam a inflamação sistêmica e o edema, quadros comuns em pacientes gravemente doentes, como naqueles em choque séptico[4].

4. (COFFITO, 2018 – adaptada) A internação em UTI pode acarretar diversas complicações relacionadas aos sistemas cardiorrespiratório e neuromusculoesquelético. Assim, a presença do fisioterapeuta, utilizando-se de técnicas de mobilização e reabilitação precoce, é essencial para prevenção e recuperação da funcionalidade desses pacientes. No que concerne à segurança e às barreiras para reabilitação precoce em pacientes criticamente enfermos internados em UTI, assinale a opção correta.

(A) A reabilitação precoce é segura em pacientes sem alterações eletrocardiográficas e com padrão respiratório confortável
(B) A colaboração dos pacientes é um ponto-chave para realização de exercícios. Assim, o uso de sedativos inibe a interação do paciente com a equipe, atrasando sua reabilitação e ocasionando efeitos deletérios do imobilismo e restrição ao leito
(C) O paciente com cateter de Shilley, durante a hemodiálise, pode ser mobilizado sem restrições, incluindo o membro onde está localizado o dispositivo invasivo
(D) As opções A e B estão corretas
(E) As opções A e C estão corretas

■ **Resposta: D.**

COMENTÁRIO: As atividades de mobilização têm se mostrado seguras e viáveis, devendo ser iniciadas o mais precocemente possível após a estabilização neurológica, cardiorrespiratória e clínica do paciente. Para isso, antes de iniciá-las, o fisioterapeuta e a equipe multidisciplinar deverão rever os critérios de segurança para essa prática, incluindo reservas cardiovasculares (como a atividade eletrocardiográfica normal), respiratórias (como o padrão respiratório satisfatório) e critérios médicos e clínicos[5].

O uso de cateteres arteriais ou venosos, bem como a hemodiálise, não restringe as atividades de mobilização; no entanto, a segurança e o local de inserção do acesso podem ser uma barreira à mobilização do membro onde estão localizados. De maneira complementar, a sedação excessiva influencia a participação e o desempenho do paciente durante a terapia de mobilização precoce e, assim, são indicados protocolos de avaliação da interrupção diária da sedação[6].

5. (COFFITO, 2018 – adaptada) A utilização de técnicas de remoção de secreção brônquica, principalmente em pacientes hipersecretivos, é comum na prática diária do fisioterapeuta intensivista. Analise as afirmativas abaixo como verdadeiras (V) ou falsas (F) e em seguida assinale a opção com a sequência correta.

( ) A drenagem autógena utiliza inspirações e expirações lentas, de maneira ativa, controladas pelo paciente, iniciando no volume de reserva expiratório até o volume de reserva inspiratório.
( ) O ciclo ativo da respiração é uma combinação de técnica de expiração forçada, controle da respiração e exercícios de expansão.

( ) As técnicas de oscilação oral de alta frequência compreendem a produção de fluxos inspiratórios com pressão positiva oscilatória controlada e interrupções do débito ventilatório de frequência regulável.

( ) A tosse dirigida necessita de compressão manual do fisioterapeuta sobre o tórax do paciente, quando este tenta tossir, acompanhando o tempo e o movimento expiratório do paciente.

(A) V-V-F-F
(B) V-V-V-F
(C) F-V-V-F
(D) F-V-V-V
(E) V-V-F-V

■ Resposta: A.

COMENTÁRIO: A terapia de higiene brônquica está indicada com o objetivo de promover ou auxiliar o paciente na remoção de secreções das vias aéreas. Das diferentes técnicas e recursos disponíveis para a aplicação da terapia em pacientes em ventilação espontânea, citam-se a drenagem autógena, o ciclo ativo das técnicas respiratórias, a oscilação oral de alta frequência (OOAF) e a tosse dirigida.

A OOAF pode ser obtida por meio de dispositivos, como o Shaker® e o Acapella®, que promovem aumento do fluxo expiratório e geração de pressão positiva expiratória intermitente. A tosse dirigida consiste na realização da tosse voluntária e ensinada, em que o fisioterapeuta orienta o paciente a executar um ato inspiratório profundo, seguido de fechamento da glote, contração dos músculos abdominais e expulsão brusca do ar. Diferentemente da tosse assistida, na tosse dirigida não há compressão manual do tórax do paciente[7].

6. (COFFITO, 2018) São grupos musculares avaliados pela escala de soma Medical Research Council (MRC-SS) para caracterização da força muscular em pacientes críticos:

(A) Extensores de joelho, quadril e cotovelo
(B) Flexores de quadril, flexores de ombro e dorsiflexores de tornozelo
(C) Abdutores de quadril, flexores de cotovelo e extensores de joelho
(D) Flexores de cotovelo, flexores de quadril e extensores de punho
(E) Abdutores de cotovelo, flexores de joelho e dorsiflexores de tornozelo

■ Resposta: D.

COMENTÁRIO: A força muscular periférica avaliada pelos critérios da escala MRC é uma das principais formas de se diagnosticar a fraqueza muscular adquirida em UTI, bem como direcionar os níveis de progressão da mobilização do doente crítico. De acordo com os critérios da MRC, são avaliados 12 grupos musculares: abdutores de ombro, flexores de cotovelo, extensores de punho, flexores de quadril, extensores de joelho e dorsiflexores, os quais são analisados em hemicorpos direito e esquerdo[8].

7. Paciente do sexo masculino, 65 anos, previamente independente para atividades de vida diária, evoluiu com quadro de sepse de foco pulmonar e posterior insuficiência respiratória aguda. Encontra-se internado na UTI há 6 dias, em ventilação mecânica invasiva desde a admissão, tendo feito uso de sedação e corticosteroides nos primeiros dias de internação. No momento, encontra-se alerta, consciente, atendendo aos comandos verbais simples, estável hemodinamicamente e necessitando de parâmetros ventilatórios mínimos. Apresenta força muscular de membros superiores (MMSS) > 3 na escala MRC, porém, nos membros inferiores (MMII), não é capaz de realizar os movimentos contra gravidade. Com base neste caso e nas orientações e protocolos para mobilização precoce, analise as assertivas abaixo e assinale a opção correta.

I. A mobilização do paciente ainda não está indicada, uma vez que é necessário aguardar 7 dias após a admissão para o início das atividades.

II. Para iniciar a mobilização do paciente, o fisioterapeuta deverá construir um protocolo de tratamento individualizado e progressivo, utilizando exercícios de mobilização que aumentam gradualmente em intensidade e dificuldade.

III. Durante a fisioterapia desse paciente, podem ser prescritos alongamentos passivos dos quatro membros, exercícios ativo-resistidos de MMSS e MMII, transferência de deitado para sentado, cicloergômetro para MMSS e MMII e deambulação.

IV. Para a monitorização da intensidade do exercício, pode ser utilizada a escala modificada de Borg (0 a 10) para avaliação subjetiva do esforço, mantendo-se preferencialmente entre 3 e 5.

(A) Apenas as afirmativas I e II estão corretas
(B) Apenas as afirmativas I e III estão corretas
(C) Apenas as afirmativas II e IV estão corretas
(D) Apenas as afirmativas I, III e IV estão corretas
(E) Apenas as afirmativas II, III e IV estão corretas

■ Resposta: C.

COMENTÁRIO: A mobilização do paciente crítico deve ser iniciada o mais precocemente possível após a estabilização neurológica, cardiorrespiratória e clínica do paciente. Além disso, as intervenções devem ser realizadas após avaliação e prescrição individualizadas do exercício, seguindo os critérios de segurança para a aplicação. Em pacientes ventilados mecanicamente, a fisioterapia pode ser iniciada nas primeiras 48 a 72 horas após a instituição do suporte ventilatório[9]. Tão logo o paciente apresente grau de força ≥ 3 para MMSS, são prescritos exercícios ativo-resistidos de membros, alongamentos passivos, transferência para sentado e cicloergômetro de MMII. Se o paciente tiver força muscular > 3 para MMII, podem ser acrescidos postura ortostática, treino de equilíbrio e deambulação[10].

8. Paciente do sexo feminino, 47 anos, obesa, encontra-se internada em UTI em consequência de insuficiência respiratória aguda secundária à doença do coronavírus 2019 (COVID-19). No momento, a paciente apresenta-se calma e colaborativa, sem sedação, ventilada em pressão de suporte, com fração inspirada de oxigênio (FiO$_2$) a 40%, saturando 92%, levemente taquicárdica (FC = 110bpm), apresentando força muscular periférica avaliada pela escala

MRC = 42 pontos. Conforme as orientações elaboradas pela Associação Brasileira de Fisioterapia Cardiorrespiratória e Fisioterapia em Terapia Intensiva (ASSOBRAFIR), com relação aos critérios para a progressão do protocolo de exercícios, bem como para contraindicar sua realização em pacientes com COVID-19 em ventilação mecânica, é correto afirmar que:

(A) Com base na FiO_2 ofertada à paciente, a realização de exercícios no leito apresenta alto risco de eventos adversos

(B) Com base na saturação periférica de oxigênio da paciente, a realização de exercícios fora do leito apresenta alto risco de eventos adversos

(C) Com base no MRC da paciente, a realização de exercícios fora do leito apresenta baixo risco de eventos adversos

(D) Com base no quadro neurológico da paciente, a realização de exercícios fora do leito apresenta alto risco de eventos adversos

(E) Com base na frequência cardíaca da paciente, a realização de exercícios fora do leito apresenta alto risco de eventos adversos

■ Resposta: C.

COMENTÁRIO: Para que a prescrição do protocolo seja adequada ao estado atual da paciente, é importante que este não seja muito intenso nem muito leve. Protocolos intensos podem ter impacto negativo em virtude da sobrecarga excessiva; em contrapartida, os muitos leves podem não atingir os limites necessários para as respostas fisiológicas desejadas. Assim, para auxiliar o fisioterapeuta na tomada de decisões, a ASSOBRAFIR estabeleceu critérios que indicam baixo, potencial e alto risco de eventos adversos durante a execução de exercícios no ou fora do leito. Esses critérios levam em consideração parâmetros respiratórios, cardiovasculares, neurológicos, médicos e clínicos. Pacientes instáveis hemodinamicamente, com altas doses de sedação e hipoxêmicos apresentam alto risco de eventos adversos com a realização de exercícios no leito e/ou fora do leito[11].

9. A fraqueza dos músculos respiratórios ocorre comumente após o período prolongado de ventilação mecânica e apresenta patogênese muito similar à fraqueza dos músculos esqueléticos periféricos. Os músculos respiratórios enfraquecidos, e em particular o desequilíbrio entre a força muscular e a carga imposta ao sistema respiratório, estão entre as maiores causas de falhas no desmame[3]. Sobre a avaliação e o treinamento muscular inspiratório em pacientes ventilados mecanicamente, assinale a opção correta.

(A) Em pacientes sob ventilação mecânica, a força muscular respiratória pode ser avaliada com o uso de um manovacuômetro acoplado a um bocal com orifício de fuga

(B) A avaliação da força muscular inspiratória por meio da mensuração da pressão transdiafragmática apresenta baixas sensibilidade e especificidade

(C) A medida da pressão inspiratória máxima (PImáx) representa a pressão positiva máxima gerada por pelo menos 1 segundo durante um esforço inspiratório máximo

(D) Dispositivos de carga linear pressórica (Threshold®) são os mais difundidos e utilizados na prática clínica para o treinamento muscular inspiratório

(E) Os protocolos de treinamento muscular inspiratório têm maiores efeitos quando realizados isoladamente à mobilização precoce.

■ Resposta: D.

COMENTÁRIO: O treinamento muscular inspiratório pode ser realizado mediante ajuste da sensibilidade do ventilador mecânico e com dispositivos de carga alinear e linear. Para a correta prescrição do treinamento muscular inspiratório faz-se necessária a mensuração da PImáx. Em pacientes ventilados mecanicamente, essa medida é realizada com o manovacuômetro acoplado a uma válvula unidericional, sendo esse método o mais utilizado na prática clínica. Entretanto, a medida padrão ouro é obtida por meio da mensuração invasiva da pressão transdiafragmática, que é altamente sensível e específica para essa finalidade. Para o melhor resultado dos protocolos de treinamento muscular inspiratório, orienta-se que estejam associados à mobilização precoce[12].

10. Os recursos terapêuticos para expansão ou reexpansão pulmonar no manejo dos pacientes criticamente enfermos surgiram em razão da necessidade de prevenir ou tratar a redução de volume pulmonar. Com relação à terapia de expansão pulmonar no paciente em UTI, assinale a opção correta.

(A) Os exercícios respiratórios estão indicados para pacientes não colaborativos

(B) A espirometria de incentivo utiliza a sustentação máxima inspiratória para atingir altos volumes pulmonares, podendo ser utilizada tanto por pacientes em ventilação espontânea como por pacientes ventilados mecanicamente

(C) O posicionamento deve estar sempre associado a outros recursos, considerando os princípios fisiológicos e a mecânica respiratória. A expansão pulmonar é favorecida pelas diferenças regionais de ventilação, em especial as regiões dependentes

(D) A terapia de expansão pulmonar tem por objetivo principal incrementar o volume pulmonar mediante o aumento do gradiente de pressão transpulmonar, seja por aumento da pressão pleural, seja por redução da pressão intra-alveolar

(E) Dispositivos ou equipamentos que gerem pressão positiva nas vias aéreas podem ser aplicados somente na fase inspiratória, apenas na fase expiratória ou em ambas as fases da respiração. São exemplos desses dispositivos e recursos: a hiperinsuflação manual, a pressão positiva contínua nas vias aéreas (CPAP) e a ventilação com dois níveis de pressão nas vias aéreas (Bi-level).

■ Resposta: E.

COMENTÁRIO: A terapia de expansão pulmonar baseia-se em técnicas e recursos que visam aumentar o volume pulmonar a partir do aumento da pressão transpulmonar. Quanto mais potente for a contração muscular e menor a compressão das estruturas pulmonares (determinada pelo posicionamento do paciente) na área a ser tratada, maior será a negatividade da pressão intrapleural e, consequentemente, maior o gradiente de pressão transpulmonar gerado. Técnicas e recursos baseados nesse princípio (exercícios respiratórios e espirometria de incentivo) necessitam da colaboração do paciente e são utilizados prioritariamente em pacientes em ventilação espontânea. De forma complementar, a utilização de dispositivos ou equipamentos que geram pressões positivas intra-alveolares também promove aumento da pressão transpulmonar[3].

11. A fraqueza muscular adquirida na UTI (FAUTI) se desenvolve enquanto o paciente está criticamente doente durante o curso da internação na UTI e para o qual nenhuma outra causa pode ser identificada além da doença, a qual pode levar ao aumento do tempo de ventilação mecânica, da permanência hospitalar e da mortalidade. Assim, seu diagnóstico precoce possibilita a elaboração de terapêuticas específicas, reduzindo suas consequências. Dentre as ferramentas clínicas mais utilizadas para o diagnóstico da FAUTI encontram-se o teste de força muscular manual, mediante a pontuação dos escores da escala do MRC, e a dinamometria da mão[8]. Sobre a FAUTI e suas ferramentas de avaliação, analise as assertivas abaixo e assinale a opção correta.

I. A FAUTI caracteriza-se por fraqueza difusa e simétrica, que envolve apenas a musculatura dos membros.

II. Dentre os fatores etiológicos da FAUTI destacam-se: ventilação mecânica prolongada, imobilidade no leito, desordens clínicas, como sepse e síndrome da resposta inflamatória sistêmica, déficit nutricional, uso de bloqueadores neuromusculares e corticosteroides.

III. Na escala MRC, um escore total < 48 pontos designa FAUTI ou fraqueza significativa e escore total < 36 pontos indica fraqueza grave.

IV. Na dinamometria da mão, valores < 11kg em homens e < 7kg em mulheres são indicativos de FAUTI.

(A) Apenas as afirmativas I e II estão corretas
(B) Apenas as afirmativas I e III estão corretas
(C) Apenas as afirmativas II e IV estão corretas
(D) Apenas as afirmativas I, III e IV estão corretas
(E) Apenas as afirmativas II, III e IV estão corretas

■ Resposta: E.

COMENTÁRIO: A FAUTI é uma condição detectada clinicamente que se caracteriza por fraqueza difusa e simétrica, envolvendo a musculatura dos membros e os músculos respiratórios. Os pacientes apresentam diferentes graus de fraqueza muscular dos membros e são dependentes do ventilador, ao mesmo tempo que os músculos faciais são poupados. Para

os pacientes cooperativos, o escore obtido pela escala MRC, bem como os valores da dinamometria manual, torna possível avaliar a força muscular periférica. O diagnóstico de FAUTI está associado à piora na função física, a mais tempo de exposição à ventilação mecânica e ao aumento do tempo de permanência na UTI e no hospital, além de contribuir com risco maior de mortalidade no período pós-alta[8].

12. Com base nos domínios da Classificação Internacional de Funcionalidade, Incapacidade e Saúde (CIF), diversas escalas funcionais foram desenvolvidas com intuito de avaliar a resposta funcional em relação à mobilização precoce. Sobre as escalas funcionais desenvolvidas para o uso em UTI, assinale a opção INCORRETA.

(A) O *Physical Function Intensive Care Unit Test Scored* (PFIT-s) avalia a execução de quatro tarefas: ficar sentado, marcha estática, força de flexores de ombro e força de extensores de joelho

(B) O *Functional Status Score for the Intensive Care Unit* (FSS-ICU) tem como objetivo graduar o desempenho físico do paciente, sendo avaliadas duas categorias: pré-deambulação (rolar, transferência de supino para sentado, transferência de sentado para ortostatismo) e locomoção (sedestação na beira do leito e andar)

(C) A *Intensive Care Unit Mobility Scale* (IMS) é um instrumento que avalia o nível de assistência necessária para que o paciente realize as atividades propostas, sendo pontuada de 0 a 10

(D) O *Intensive Care Unit Optimal Mobility Score* (SOMS) é uma escala funcional proposta para pacientes críticos, sendo composta por 10 componentes que avaliam a função física

(E) O *Perme Intensive Care Unit Mobility Score* (Perme) pode apresentar pontuação entre 0 e 32 pontos, avaliando 15 itens de mobilidade, divididos em sete domínios (estado mental, barreiras para a mobilização, força, mobilidade no leito, transferência, marcha e resistência)

■ Resposta: D.

COMENTÁRIO: O escore SOMS tem por objetivo quantificar a capacidade de mobilização precoce em pacientes cirúrgicos. A pontuação varia de 0 a 4 (0 = sem mobilidade; 1 = exercícios passivos no leito; 2 = capacidade de se sentar na cama [> 45 graus] ou em uma cadeira; 3 = capacidade de se levantar com ou sem assistência, e 4 = capacidade de deambular)[13].

REFERÊNCIAS

1. Gosselink R, Arruda ACT, Pitta F. Reabilitação na Unidade de Terapia Intensiva. In: Rodrigues Machado MG. Bases da fisioterapia respiratória: Terapia intensiva e reabilitação. Rio de Janeiro: Guanabara Koogan, 2018: 323-8.

2. Sibinelli M, Maioral DC, Falcão ALE et al. Efeito imediato do ortostatismo em pacientes internados na unidade de terapia intensiva de adultos. Rev Bras Ter Intensiva 2012; 24(1):64-70.

3. França EE, Ferrari F, Fernandes P et al. Fisioterapia em pacientes críticos adultos: recomendações do Departamento de Fisioterapia da Associação de Medicina Intensiva Brasileira. Rev Bras Ter Intensiva 2012; 24(1):6-22.

4. Ferrari F, Duarte DA, Dias AS. Eletroestimulação neuromuscular transcutânea em pacientes críticos. In: Sarmento GJV, Cordeiro ALL. Fisioterapia motora aplicada ao paciente crítico: do diagnóstico à intervenção. Morumbi (SP): Manole, 2018: 119-42.

5. Hodgon C, Stiller K, Needhan DM et al. Expert consensus and recommendations on safety criteria for active mobilization of mechanically ventilated critically ill adults. Critical Care 2014; 18(658):1-9.

6. Filho JBRM, Nogueira IC, Fontoura FF. Barreiras e limitações para a mobilização precoce na UTI. In: Sarmento GJV, Cordeiro ALL. Fisioterapia motora aplicada ao paciente crítico: do diagnóstico à intervenção. Morumbi (SP): Manole, 2018: 37-46.

7. Sarmento GJV, organizador. O ABC da fisioterapia respiratória. 2. ed. Barueri (SP): Manole, 2015.

8. Latronico N, Gosselink R. Abordagem dirigida para o diagnóstico de fraqueza muscular grave na unidade de terapia intensiva. Rev Bras Ter Intensiva 2015; 27(3).

9. Aquim EE, Bernardo WM, Buzzini RF et al. Diretrizes brasileiras de mobilização precoce em unidade de terapia intensiva. Rev Bras Ter Intensiva 2019; 31(4):434-43.

10. Junior LAF, Faria LM. Prescrição de exercício físico na unidade de terapia intensiva. In: Sarmento GJV, Cordeiro ALL. Fisioterapia motora aplicada ao paciente crítico: do diagnóstico à intervenção. Morumbi (SP): Manole, 2018: 65-79.

11. Martinez BP, Andrade FMD. Estratégias de mobilização e exercícios terapêuticos precoces para pacientes em ventilação mecânica por insuficiência respiratória aguda secundária à COVID-19. ASSOBRAFIR Ciência 2020; 11(1):121-31.

12. Esquivel MS, Giocomassi IWS, Silva PCA. Treinamento muscular inspiratório em UTI. In: Sarmento GJV, Cordeiro ALL. Fisioterapia motora aplicada ao paciente crítico: do diagnóstico à intervenção. Morumbi (SP): Manole, 2018: 97-105.

13. Alves GAA. Utilização de escalas funcionais no ambiente de terapia intensiva. In: Sarmento GJV, Cordeiro ALL. Fisioterapia motora aplicada ao paciente crítico: do diagnóstico à intervenção. Morumbi (SP): Manole, 2018: 23-36.

Capítulo 33

Intervenção na Terapia Intensiva Pediátrica: Exercícios e Mobilização Precoce

Paulo Douglas de Oliveira Andrade
Stephanie Araújo Chucre de Lima
Ingrid Moreira Bobsien

1. Dentre as principais barreiras para a mobilização precoce de crianças gravemente enfermas NÃO está(ão):
(A) A ocorrência de eventos, como extubação não planejada e retirada acidental de sondas e cateteres
(B) A falta de equipamentos, como assentos com tamanho adequado para cada faixa etária
(C) As ordens de repouso no leito
(D) A condição clínica da criança
(E) Os diversos procedimentos aos quais a criança precisa ser submetida ao longo do dia

■ Resposta: A.

COMENTÁRIO: As principais barreiras reportadas pelos profissionais são os procedimentos, ordens de restrição ao leito, condição do paciente e falta de equipamentos, não sendo relatado nenhum evento adverso, como extubação acidental ou retirada de sondas e acessos[1].

2. A mobilização precoce em pediatria apresenta diversas indicações com objetivos e efeitos muito benéficos, porém deve ser realizada de maneira cautelosa e apenas depois de descartadas as contraindicações. Em se tratando de contraindicações, qual das opções a seguir NÃO representa uma delas.
(A) Pacientes com instabilidade cardiorrespiratória e hipertensão intracraniana
(B) Pacientes hemodinamicamente instáveis e com dificuldade de receber comandos
(C) Pacientes fazendo uso de suporte de vida extracorpóreo
(D) Pacientes com tórax ou abdome aberto
(E) Pacientes fazendo uso do suporte ventilatório mecânico

■ Resposta: E.

COMENTÁRIO: Crianças com infusões vasoativas ou suporte ventilatório mecânico não têm contraindicação, apenas precauções ao realizar a mobilização precoce[2].

3. Com a pandemia da COVID-19 alguns pacientes pediátricos são internados na UTI e estão sujeitos à redução da funcionalidade, sendo recomendados exercícios cautelosos para a prevenção dessa disfunção. Analise as afirmativas a seguir e assinale a opção que aponta as que representam critérios para interrupção dos referidos exercícios.
  I. Saturação de pulso de oxigênio (SpO_2) < 97%.
  II. Agitação psicomotora e flutuação cognitiva.
  III. Alteração na pontuação da escala FLACC-r de 4 para 1.
  IV. Ritmo cardíaco sinusal.
  V. Assincronia paciente-ventilador sem possibilidade de ajustes ventilatórios.
(A) I-II-IV-V
(B) II-III-V
(C) II-V
(D) II-III-IV
(E) Apenas a afirmativa V

■ Resposta: C.

COMENTÁRIO: São considerados critérios de intolerância aos exercícios: arritmias, aumento no escore da dor, agitação psicomotora e SpO_2 < 94%[3].

4. Em se tratando de mobilização precoce na UTI pediátrica para crianças com COVID-19, correlacione os possíveis

níveis funcionais ao perfil da criança e marque a opção que apresenta a sequência correta.

(1) **Nível 1: mudança de decúbito a cada 2 horas (dia) ou 4 horas (noite); posicionamento em postura funcional.**

(2) **Nível 2: estímulo sensório-motor para lactentes; sedestação no leito três vezes ao dia.**

(3) **Nível 3: sair do leito para a cadeira três vezes ao dia; deambular duas vezes ao dia.**

( ) **Paciente em ventilação mecânica não invasiva com FiO$_2$ até 0,6.**

( ) **Paciente em traqueostomia com pressão expiratória final positiva (PEEP) até 8cmH$_2$O.**

( ) **Paciente com sedação profunda ou traqueostomia recente.**

(A) 1-2-3
(B) 2-3-1
(C) 3-2-1
(D) 3-1-2
(E) 2-1-3

■ Resposta: C.

COMENTÁRIO: A progressão dos níveis de mobilização obedece aos critérios de elegibilidade da criança para cada nível, sendo:

• **Nível 1:** paciente com traqueostomia recente, em sedação profunda, com PEEP > 8cmH$_2$O ou FiO$_2$ > 0,6.

• **Nível 2:** paciente com traqueostomia, com PEEP até 8cmH$_2$O ou FiO$_2$ > 0,6.

• **Nível 3:** paciente em ventilação mecânica não invasiva com FiO$_2$ até 0,6[3].

5. Acerca da mobilização precoce em pediatria e seus efeitos, assinale a opção que contém as afirmativas corretas.

I. **A mobilização é considerada precoce quando o fisioterapeuta realiza atividades em até 72 horas após a admissão da criança na UTI pediátrica.**

II. **Pacientes pediátricos com níveis médios de sedação aderem melhor aos exercícios, pois a analgesia facilita os movimentos.**

III. **São consideradas práticas de mobilização precoce: treino de marcha, mudança de decúbito, cicloergometria e treino de força com ou sem auxílio de recursos da eletroterapia.**

IV. **Para determinar a efetividade do método de mobilização utilizado, deve-se realizar a reavaliação da criança semanalmente a fim de manter ou alterar a terapêutica aplicada.**

V. **A game-terapia (realidade virtual) possibilita a realização do exercício associado à dinâmica de brincar sem excluir o ato de reabilitar.**

(A) Apenas as afirmativas I e IV estão corretas
(B) Apenas as afirmativas III, IV e V estão corretas
(C) Apenas as afirmativas III e V estão corretas
(D) Apenas as afirmativas I, III e V estão corretas
(E) Apenas as afirmativas I, II, IV e V estão corretas

■ Resposta: D.

Comentário: A sedação não faz parte dos critérios de elegibilidade para o início da mobilização precoce, e a reavaliação da criança deve ser feita diariamente[4].

6. Sobre o bundle ABCDEFGH, utilizado nos casos de crianças gravemente enfermas, analise as afirmativas e marque a opção que contém apenas as corretas.

I. **Sua aplicação pode reduzir as morbidades decorrentes de iatrogenia e contribuir para um desfecho melhor, consistindo em abordagem com vasta evidência na pediatria.**

II. **A última letra do bundle corresponde à humanização, visto que o ambiente cada vez mais tecnológico da UTI tem se tornado também mais hostil.**

III. **Trata-se de um pacote de medidas que inclui mobilização precoce e exercícios e cujo objetivo está centrado na melhora funcional das crianças graves e na redução do tempo de internação em UTI pediátrica.**

IV. **Ofertar nutrição individualizada (letra G) e envolver a família no processo de reabilitação (letra F) são essenciais para a recuperação funcional da criança.**

(A) Apenas as afirmativas II e III estão corretas
(B) Apenas as afirmativas II, III e IV estão corretas
(C) Todas as afirmativas estão corretas
(D) Apenas as afirmativas I, II e III estão corretas
(E) Apenas as afirmativas I e IV estão corretas

■ Resposta: B.

COMENTÁRIO: Atualmente há poucas evidências que apoiem essa abordagem em pediatria[5]. Embora sejam descritos alguns dados sobre os benefícios, até o momento não há descrição de redução de morbidade mediante o uso do bundle.

7. A respeito da fisioterapia em crianças no pós-operatório de cirurgia gastrointestinal, é correto afirmar que:

(A) Apesar de aparentemente seguro, o protocolo Otimização da Recuperação Pós-operatória (ERAS na sigla em inglês) pode causar muito desconforto na criança que realizou apendicectomia

(B) A adoção de um protocolo que acelera a recuperação após a cirurgia pode causar mais complicações do que o protocolo conservador

(C) A mobilização precoce dessas crianças reduz o tempo de internação pós-operatória, porém aumenta os custos hospitalares

(D) O protocolo ERAS, além de evitar o uso rotineiro de drenos cirúrgicos, preza pela nutrição parenteral e mobilização precoces

(E) Os exercícios podem ser iniciados 2 horas após a cirurgia

■ Resposta: E.

COMENTÁRIO: O protocolo ERAS pode melhorar o conforto da criança, não apresenta diferenças nas taxas de complicações em relação ao conservador, provou reduzir os custos hospitalares e preza pela nutrição oral precoce[6].

8. Em relação à realização de exercícios com crianças na UTI pediátrica, marque verdadeiro (V) ou falso (F) e assinale a sequência correta.

( ) A principal barreira para a adoção da realidade virtual está no fato de as crianças considerarem essa ferramenta difícil e por vezes desconfortável.

( ) A intervenção mais comumente realizada é a cicloergometria, seguida de exercícios ativos, passivos e mobilização progressiva.

( ) No pós-operatório de cardiopatia congênita, a extubação no bloco cirúrgico é arriscada; portanto, preconiza-se aguardar pelo menos 24 horas a fim de possibilitar uma deambulação mais segura.

( ) A partir de 2015 houve um aumento dos estudos com ênfase na mobilidade, sugerindo mudança no foco das pesquisas, antes voltadas para a fisioterapia respiratória.

( ) Poucos eventos adversos são reportados com a aplicação da realidade virtual, representando ferramenta segura e apropriada a várias faixas etárias.

(A) V-V-V-V-F
(B) F-F-F-V-F
(C) V-F-F-F-V
(D) F-F-F-V-V
(E) F-V-V-V-V

■ Resposta: D.

COMENTÁRIO: Quase todas as crianças consideram a realidade virtual fácil de usar e se sentem confortáveis[7]. A intervenção mais documentada é a mobilização progressiva[8]. A extubação no bloco cirúrgico ou nas primeiras 24 horas facilita a deambulação precoce e reduz a morbidade, além de se ter mostrado segura[9].

9. (COFFITO, 2017 – adaptada) A capacidade funcional de um indivíduo está relacionada à integridade de órgãos e sistemas. O tratamento para o câncer infantil, incluindo quimioterapia, radioterapia e cirurgia, pode resultar em lesões agudas e crônicas em diversos órgãos e sistemas, comprometendo a capacidade física ideal. Em relação às possíveis consequências do tratamento do câncer infantil, marque V nas afirmativas verdadeiras e F nas falsas e assinale a opção que apresenta a sequência correta.

( ) Atraso no crescimento e no desenvolvimento motor.
( ) Disfunção cognitiva e neurológica.
( ) Sequelas musculoesqueléticas.
( ) Comprometimento cardiopulmonar.

(A) F-V-V-V
(B) V-F-V-F
(C) F-V-F-V
(D) V-V-V-V
(E) F-V-V-V

■ Resposta: D.

COMENTÁRIO: O câncer infantil é uma doença crônica degenerativa que compromete a funcionalidade tanto pela progressão da doença como pela complexidade dos tratamentos, que prejudica o funcionamento de diversos sistemas.

10. (COFFITO, 2017 – adaptada) Ao iniciar o processo de reabilitação do paciente pediátrico, visando ao recondicionamento cardiopulmonar na terapia intensiva, alguns princípios fisiológicos precisam ser respeitados e seguidos. Identifique se as afirmações abaixo são verdadeiras (V) ou falsas (F) e assinale a opção que corresponde à sequência correta.

( ) A intensidade de treinamento aeróbio deve ser de 60% a 80% da frequência cardíaca máxima prevista e/ou entre 4 e 6 pontos na escala de cansaço (ou Borg modificada).

( ) O treinamento resistido (força muscular) não pode ser realizado nos pacientes pediátricos em terapia intensiva por risco de lesão muscular.

( ) O programa de recondicionamento na população pediátrica deve seguir as etapas do desenvolvimento neuropsicomotor.

( ) A sedestação à beira do leito é realizada apenas para o paciente que já tenha adquirido essa postura antes da internação.

( ) Os pacientes que utilizam betabloqueadores não podem ter o valor da frequência cardíaca como marcador de treinamento.

(A) V-F-V-F-V
(B) V-V-V-F-F
(C) F-F-V-F-V
(D) V-V-V-V-F
(E) F-F-V-V-V

■ Resposta: A.

COMENTÁRIO: O treino de força muscular é importante estratégia para a prevenção da fraqueza adquirida na UTI pediátrica. A criança hospitalizada pode conquistar etapas do desenvolvimento neuropsicomotor durante sua internação. A força muscular pode ser melhorada com exercícios funcionais sem risco de lesão.

11. (COFFITO, 2017 – adaptada) O atendimento fisioterapêutico do paciente na terapia intensiva, dentre outras estratégias, aborda o posicionamento e a utilização de órteses. São diversos os objetivos e benefícios observados com essas intervenções. Faça a correlação da estratégia descrita na primeira coluna com o aspecto fisiológico na segunda coluna e assinale a opção com a sequência correta.

(1) Prancha ortostática	( ) Favorece a ventilação desigual entre a região dependente e não dependente.
(2) Decúbito ventral	( ) Aumenta os volumes pulmonares, diminui o trabalho respiratório, melhora o transporte mucociliar e a oxigenação.
(3) Posicionamento em dorsiflexão	( ) Estimula o sistema neuromusculoesquelético e o controle autonômico, melhora o estado de alerta e a estimulação vestibular.
(4) Decúbito lateral	( ) Órtese para favorecer o correto posicionamento do paciente no leito e reduz deformidades.
(5) Método canguru	( ) Favorece o vínculo família- bebê, promove a estabilização no ritmo respiratório e a termorregulação do recém-nascido.

(A) 4-2-1-3-5

(B) 2-4-1-3-5

(C) 2-1-5-3-4

(D) 4-2-5-1-3

(E) 5-4-2-3-1

▪ Resposta: A.

COMENTÁRIO: O posicionamento adequado, seja na UTI neonatal, seja na UTI pediátrica, promove inúmeros benefícios clínicos, entre os quais se destacam a melhora da oxigenação e da expansão pulmonar, a prevenção de encurtamentos, a manutenção da mobilidade, a estimulação vestibular e o controle autonômico.

12. (COFFITO, 2017 – adaptada) Assinale a opção INCORRETA sobre a definição/objetivo da terapia assistiva, bem como um exemplo dessa terapia.

(A) Recursos e serviços que contribuem para proporcionar ou ampliar habilidades funcionais aplicados apenas aos neuropatas/muletas e andadores

(B) Produtos, recursos ou estratégias que objetivam promover a funcionalidade/órteses e mobilização precoce

(C) Proporciona ou amplia habilidades funcionais de pessoas com deficiência/projetos de acessibilidade

(D) Avalia as dificuldades e necessidades do indivíduo na vida diária/órteses e adequação postural

(E) Conhecimento que engloba produtos e recursos para promover a funcionalidade/prancha ortostática e treinamento de marcha

▪ Resposta: A.

COMENTÁRIO: A terapia assistiva consiste em uma área do conhecimento, de característica interdisciplinar, que objetiva promover a funcionalidade de qualquer criança com mobilidade reduzida, não se limitando, portanto, às neuropatias.

REFERÊNCIAS

1. Wieczorek B, Ascenzi J, Kim Y et al. PICU Up!: Impact of a quality improvement intervention to promote early mobilization in critically ill children. Pediatr Crit Care Med 2016; 17(12): e559–66.

2. Cuello-Garcia CA, Mai SHC, Simpson R, Al-Harbi S, Choong K. Early mobilization in critically ill children: A systematic review. J Pediatr [Internet] 2018; 203:25-33.e6. Available at: https://doi.org/10.1016/j.jpeds.2018.07.037

3. Lanza FDC, Aquino ES, Sousa MLA, Andrade PDDO. Protocolo de mobilização precoce de paciente crítico e reabilitação pós-alta hospitalar na população infantil acometida de COVID-19. ASSOBRAFIR Ciência 2020; 11(Supl1):227.

4. Miranda WAS, Veras DS, Ataíde DS, Aquino IF, Lima RS. Os benefícios da mobilização precoce em crianças internadas em unidade de terapia intensiva: Uma revisão integrativa de literatura (Ril)/the Benefits of early mobilization in children in intensive care unit: an integrative literature review (Ril). Brazilian J Dev 2020; 6(11):89506-18.

5. Choong K, Canci F, Clark H et al. Practice recommendations for early mobilization in critically ill children. J Pediatr Intensive Care 2018; 07(01):014-26.

6. Gao R, Yang H, Li Y et al. Enhanced recovery after surgery in pediatric gastrointestinal surgery. J Int Med Res 2019; 47(10):4815-26.

7. Badke CM, Essner BS, O'connell M, Malakooti MR. An innovative virtual reality experience in the PICU: A pilot study. Pediatr Crit Care Med 2019; 20(6):e283-6.

8. Zorko DJ, Reid JC, Unger J et al. Measurement and reporting of physical rehabilitation interventions in pediatric critical care: a scoping review. Disabil Rehabil [Internet] 2020; 0(0):1-8. Available at: https://doi.org/10.1080/09638288.2020.1735538.

9. Garg RK, Thareen JK, Mehmood A et al. Fast tracking after repair of congenital heart defects. Indian J Thorac Cardiovasc Surg 2020.

Capítulo 34

Oxigenoterapia e Treinamento Muscular Inspiratório

Lucas de Assis Pereira Cacau
Telma Cristina Fontes Cerqueira

1. (COFFITO, 2018 – adaptada) A oxigenoterapia é um recurso amplamente utilizado na prática do fisioterapeuta. Esse recurso se dá por meio da administração de oxigênio em concentrações maiores do que a encontrada em ar ambiente com o objetivo de prevenir e/ou tratar as manifestações clínicas da hipóxia. Analise as afirmativas abaixo e assinale a opção correta.

  I. **Atelectasias podem ocorrer quando o oxigênio é administrado em concentrações > 50%.**
 II. **Sistemas de baixo fluxo causam risco maior de infecção que os sistemas de alto fluxo.**
III. **A retinopatia pode desenvolver-se em prematuro quando se administra oxigênio que eleva a PaO_2 > 80mmHg.**

(A) Apenas a afirmativa I está correta
(B) Apenas a afirmativa II está correta
(C) Apenas a afirmativa III está correta
(D) Apenas as afirmativas I e III estão corretas
(E) Todas as afirmativas estão corretas

■ Resposta: D.

COMENTÁRIO: O principal efeito deletério da administração de oxigenoterapia em altas doses (> 50%) é a toxicidade pulmonar. A atelectasia por absorção encontra-se entre as complicações e ocorre porque o excesso de oxigênio acaba lavando o nitrogênio, um dos principais responsáveis por manter o alvéolo aberto.

Além disso, outra consequência do uso da oxigenoterapia em recém-nascidos pré-termo é a retinopatia da prematuridade (ROP), definida como um crescimento anormal de tecido fibroblástico e de vasos sanguíneos justapostos posteriormente ao cristalino, cuja consequência, se não houver nenhuma intervenção, é a cegueira bilateral em crianças nascidas prematuras. O oxigênio está em primeiro lugar dentre os tratamentos utilizados por pacientes com ROP (71,4%), contribuindo para a presença da doença. Quanto mais dias de exposição ao oxigênio, maior será o risco de desenvolvimento da doença.

2. (COFFITO, 2018 – adaptada) O objetivo da oxigenoterapia é manter a oxigenação tecidual adequada e minimizar o trabalho cardiopulmonar. Em relação à oxigenoterapia, assinale a opção INCORRETA.

(A) A máscara de Venturi contém válvulas que possibilitam oferecer ao paciente uma FiO_2 entre 25% e 60%
(B) A cânula nasal é um sistema de baixo fluxo e é bem tolerada por crianças e adultos, porém é facilmente deslocada
(C) A máscara com reservatório pode ser simples, com reinalação parcial e sem reinalação
(D) A toxicidade ao oxigênio afeta principalmente os pulmões e o sistema nervoso central
(E) Uma FiO_2 > 50% representa risco significativo de atelectasia de absorção

■ Resposta: A.

COMENTÁRIO: A máscara de Venturi contém um sistema de válvulas que possibilita um controle da FiO_2 a ser fornecida ao paciente. Cada válvula tem uma cor e a inscrição tanto do fluxo como da FiO_2 ofertada, a qual varia de 24% a 50%. Seu uso é benéfico quando se busca o desmame da oferta de oxigênio ou caso uma oferta exagerada e/ou descontrolada possa ser prejudicial, como em pacientes com doença pulmonar obstrutiva crônica (DPOC).

3. (COFFITO, 2016 – adaptada) A oxigenoterapia consiste no tratamento da hipóxia por meio da administração de oxigênio (O_2) a uma pressão maior do que no ar ambiente (21%), o que facilita a troca gasosa e reduz o trabalho respiratório.

1. **Administrar oxigênio quando a causa é desigualdade na ventilação alveolar e na perfusão capilar normalmente é uma conduta eficaz para melhora da PaO_2.**
2. **A oxigenoterapia por tempo prolongado domiciliar é tratamento mais eficaz para pacientes com insuficiência respiratória crônica e hipoxemia.**
3. **O objetivo da oxigenoterapia é manter uma adequada oxigenação arterial e tecidual para satisfazer as necessidades metabólicas dos tecidos sem causar efeitos tóxicos, ou seja, ela deve ser administrada na maior concentração possível para produzir uma oxigenação tecidual adequada.**
4. **Os métodos de administração de O_2 classificados em sistemas de baixo fluxo oferecem O_2 suplementar que varia de acordo com o fluxo inspiratório do paciente e fornecem FiO_2 variável, sendo eles: máscara de Venturi e nebulizadores de arrastamento de ar.**
5. **As máscaras faciais simples de oxigênio permitem taxa de fluxo de até 15 litros/min sem previsibilidade da concentração de oxigênio inspirado, uma vez que essa concentração depende do fluxo inspiratório do paciente.**

Com relação à oxigenoterapia, marque a opção correta.
(A) Apenas as afirmativas 1 e 5 estão corretas
(B) Apenas as afirmativas 1, 2 e 3 estão corretas
(C) Apenas as afirmativas 1, 2 e 5 estão corretas
(D) Apenas as afirmativas 2, 3 e 4 estão corretas
(E) Apenas as afirmativas 1, 2 e 4 estão corretas

▪ Resposta: C.

COMENTÁRIO: O uso de O_2 em doses altas (> 50%) é tóxico aos pulmões e a todo o organismo. A concentração de O_2 em excesso pode causar danos ao pulmão e ao sistema nervoso central, desencadeando atelectasias e dificultando a troca gasosa. Portanto, deve ser aplicado na menor concentração possível para produzir uma SpO_2-alvo e uma oxigenação tecidual adequada. Uma revisão sistemática com metanálise mostrou inclusive que a oxigenoterapia liberal aplicada a pacientes críticos adultos está associada a aumento do risco dose-dependente de mortalidade hospitalar 30 e 90 dias após a alta.

Os sistemas de oxigenoterapia podem ser classificados como de baixo e alto fluxo. Dentre os de baixo fluxo encontram-se, por exemplo, a cânula nasal, o cateter nasal e as máscaras faciais. Já os nebulizadores de arrastamento de ar e a máscara de Venturi são considerados sistemas de alto fluxo.

O sistema de Venturi utiliza peças diferentes com cores variadas e diversos orifícios internos que são conectados a uma fonte de oxigênio com fluxos predeterminados que vêm diretamente na peça. Quando o fluxo de oxigênio passa por essa peça, há uma aceleração (efeito Bernoulli), fazendo o ar ambiente ser arrastado para o interior da peça, misturando-se ao fluxo de oxigênio e gerando um fluxo muito maior que o programado em um sistema de arrastamento de ar.

4. A administração excessiva de oxigênio tem sido reconhecida como fator de risco para resultados adversos no paciente na UTI. Em relação aos efeitos colaterais do oxigênio, assinale a opção correta.
(A) Diminuição do estresse oxidativo
(B) Menor liberação de radicais livres no organismo
(C) Atelectasia de absorção
(D) Redução da liberação de citocinas inflamatórias
(E) Aumento dos fatores de crescimento vascular na retina

▪ Resposta: C.

COMENTÁRIO: Dentre os efeitos colaterais do uso de oxigênio estão ROP (a liberação de radicais livres leva à interrupção do processo normal de diferenciação das células fusiformes, impedindo que elas deem origem a capilares), doença pulmonar crônica, displasia broncopulmonar em prematuros, atelectasia por absorção e dano epitelial pulmonar devido ao estresse oxidativo.

5. A oxigenoterapia suplementar é amplamente utilizada em hospitais – 25% ou mais dos pacientes que visitam o pronto-socorro recebem oxigênio, o qual é muitas vezes administrado a pacientes com acidente vascular encefálico (AVE) e infarto agudo do miocárdio (IAM) sem hipoxemia. Entretanto, estudos mostram que a suplementação de oxigênio em pacientes com saturação normal aumenta a mortalidade, devendo ocorrer de maneira conservadora. Em relação às recentes recomendações para administração de oxigênio, assinale a opção INCORRETA.
(A) Para pacientes recebendo oxigenoterapia, recomenda-se ultrapassar SpO_2 de 96%
(B) No IAM ou AVE, oxigenoterapia não deve ser iniciada em pacientes com $SpO_2 \geq 90\%$
(C) Uma faixa-alvo de SpO_2 de 90% a 94% parece razoável para a maioria dos pacientes
(D) Para pacientes com risco de insuficiência respiratória hipercápnica, objetiva-se uma faixa-alvo de SpO_2 de 88% a 92%
(E) Usa-se a quantidade mínima necessária de oxigênio para alcançar a SpO_2-alvo

▪ Resposta: A

COMENTÁRIO: A oxigenoterapia está indicada na presença de $PaO_2 < 60mmHg$ ou $SpO_2 < 90\%$ em ar ambiente. No entanto, uma vez instituída, devem ser evitados valores elevados de SpO_2, que têm efeitos prejudiciais e podem até mesmo impactar a mortalidade. Portanto, existe uma forte recomendação para os pacientes recebendo oxigenoterapia com o objetivo de manter uma SpO_2-alvo não superior a 96%.

6. A oxigenoterapia por uso prolongado e em altas doses pode ser deletéria e causar diversos efeitos colaterais. Marque a opção que NÃO corresponde a um desses efeitos.
(A) Atelectasia de absorção
(B) Dano alveolar difuso
(C) Fibrose pulmonar
(D) Depressão da ventilação em DPOC
(E) Neuropatia hiperóxica

Resposta: E.

COMENTÁRIO: Os sinais e sintomas de toxicidade pelo oxigênio podem ser observados mesmo em voluntários sãos. Diversos estudos que usaram oxigênio puro por um período ≥ 24 horas nesse perfil de pacientes demonstraram sinais e sintomas inerentes à toxicidade, como desconforto esternal, dor pleurítica, tosse, dispneia e redução do *clearance* ciliar, infiltrados alveolares, fibroses e atelectasias de absorção. Em altas doses, o oxigênio também pode levar à depressão do sistema respiratório com retenção de CO_2 em pacientes com DPOC.

Com frequência, considera-se que esses sinais e sintomas sejam ocasionados pela diminuição do estímulo respiratório hipóxico, que resulta em diminuição da ventilação minuto e aumento concomitante do CO_2. Entretanto, estudos recentes sugerem que a hipótese mais provável é que o aumento da PaO_2 resultante da administração de oxigênio possa aumentar o espaço morto devido à reversão da vasoconstrição hipóxica pulmonar. Tal reversão aumentaria a perfusão de áreas com pequena ventilação, desviando sangue de áreas bem ventiladas e resultando em alterações da relação ventilação/perfusão e aumento do espaço morto e, consequentemente, da $PaCO_2$.

7. (COFFITO, 2018 – adaptada) Os instrumentos de treinamento muscular respiratório (TMR) têm sido utilizados para aumentar a força e a *endurance* da musculatura inspiratória. Entre as sentenças apresentadas abaixo, identifique a correta.

(A) Pacientes com doença neuromuscular progressiva se beneficiam muito do treinamento muscular inspiratório (TMI)
(B) O TMR segue os mesmos conceitos do treinamento dos demais músculos. Ele sempre será específico só para força, resistência ou velocidade
(C) Os aparelhos de carga Threshold® requerem uma pressão predeterminada para iniciar a inspiração
(D) Os aparelhos com resistor de fluxo ajustável por orifícios com uma válvula unidirecional garantem uma carga constante
(E) Em pacientes com DPOC, os ganhos na função muscular inspiratória permanecem mesmo 12 meses após a cessação do programa de TMI

Resposta: C.

COMENTÁRIO: O equipamento Threshold® consiste em um dispositivo de carga linear pressórica que contém uma válvula que possibilita a regulagem da pressão sobre a membrana de abertura inspiratória (ou diafragma), obtida através de uma mola ajustada de acordo com uma carga de trabalho predeterminada. Por outro lado, os aparelhos com resistores proporcionam aumento da pressão necessária para que os músculos respiratórios produzam determinado fluxo. A pressão necessária é o produto da resistência e do fluxo e, portanto, depende do fluxo inspiratório que o paciente tenta gerar. Consequentemente, o efeito total do treinamento varia com a mecânica respiratória e o impulso respiratório do paciente, dificultando a padronização da carga.

8. (COFFITO, 2016 – adaptada) A manovacuometria realizada à beira do leito mensura a capacidade do paciente gerar:

(A) A movimentação dos gases entre a circulação e o tecido pulmonar
(B) O volume inspiratório e expiratório máximo
(C) A pressão muscular negativa ou positiva
(D) A impedância do sistema respiratório
(E) Os fluxos e volumes expiratórios

Resposta: C.

COMENTÁRIO: O instrumento utilizado para avaliação da força muscular respiratória é o manovacuômetro, o qual é capaz de avaliar as pressões máximas, expiratórias (PEmáx [positiva]) e inspiratórias (PImáx [negativa]), exercidas pela musculatura respiratória. Essa avaliação pode ser influenciada por diversos fatores, como idade, sexo e volume pulmonar.

9. (COFFITO, 2016 – adaptada) Com relação ao TMR, marque a opção correta.

(A) É uma intervenção pouco adotada para melhorar a força e a resistência à fadiga dos músculos inspiratórios em pacientes com alteração das funções respiratória e cardíaca
(B) Pode ser realizado por meio de respiração ativa com dispositivos de carga alinear ou linear pressórica
(C) O Threshold IMT® é um resistor expiratório constituído por um sistema de molas
(D) O Threshold PEP® é utilizado para aumentar a força e a *endurance* dos músculos inspiratórios
(E) O objetivo das intervenções no TMR é melhorar a força, a resistência à fadiga e a coordenação dos músculos respiratórios

Resposta: E.

COMENTÁRIO: Os programas de treinamento muscular são realizados por meio de aparelhos que incrementam a força e/ou a resistência muscular. Os aparelhos resistores são constituídos tipicamente de orifícios ajustáveis, fluxo-dependentes, ao passo que os aparelhos pressóricos, como o Threshold®, proporcionam pressão constante, independentemente do fluxo aéreo, graus variados de dispneia e dificuldade na capacidade de realizar exercícios físicos, que, associados às funções cardiovascular e pulmonar prejudicadas, interferem nas atividades da vida diária. As fraquezas musculares (periférica e respiratória) são fatores que contribuem para a intolerância aos exercícios, interferindo na qualidade de vida desses pacientes.

10. Sobre o TMI, marque a opção INCORRETA.

(A) O TMI está indicado para o tratamento de portadores de DPOC que apresentem Pimáx < 70% do predito
(B) O POWER breath® K5 é um equipamento de TMI com carga eletronicamente controlada que possibilita uma avaliação dinâmica da força muscular inspiratória pelo *S index*
(C) O Threshold IMT® é um resistor de carga linear pressórica, a qual pode ser ajustada para treino com base na porcentagem da PImáx
(D) O equipamento Pflex® é um dispositivo com carga eletronicamente controlada que permite níveis de treinamento customizados à realidade do paciente

Resposta: D.

COMENTÁRIO: O equipamento Pflex® é um dispositivo de treinamento que utiliza resistores de orifícios ajustáveis, sendo composto de seis orifícios que serão selecionados pelo terapeuta de acordo com a manovacuometria e as condições clínicas do paciente.

11. A medida das pressões respiratórias máximas, geradas durante o esforço de inspiração e expiração contra a via aérea ocluída através da manovacuometria, é um procedimento importante para avaliação funcional dos músculos respiratórios. Assinale a opção que traz a afirmativa correta em relação às indicações e contraindicações para essas medidas, respectivamente.
(A) Prever retirada de suporte ventilatório/Pneumotórax
(B) Hipertensão arterial/Hérnias abdominais
(C) Pré e pós-operatório de cirurgia abdominal/Pré e pós-operatório de cirurgias cardíacas
(D) Avaliar a tosse/Hipertensão arterial

■ Resposta: A.

COMENTÁRIO: Diversos fatores, incluindo o comprometimento da musculatura respiratória, podem dificultar o desmame da ventilação mecânica, o processo de transição da ventilação artificial para a espontânea nos pacientes que permanecem em ventilação mecânica invasiva por mais de 24 horas. Diversos indicadores são utilizados para orientar a tomada de decisão. Entre os indicadores preditivos de sucesso, a avaliação da musculatura respiratória através da PImáx é útil para orientar o início e o desenvolvimento do desmame da prótese ventilatória, pois é um método convencional, não invasivo, de fácil acesso e rotineiramente utilizado. Uma das contraindicações para a avaliação por meio da manovacuometria é a presença de pneumotórax, em virtude da possibilidade de presença de fístulas que poderiam piorar diante do aumento da pressão negativa intrapleural gerada pela manobra inspiratória máxima.

12. A fraqueza muscular respiratória é uma das principais causas de dificuldade e/ou insucesso no desmame. Em relação a essa temática, assinale a opção INCORRETA.
(A) A manovacuometria através da mensuração da PImáx e da PEmáx pode ser utilizada para diagnosticar a fraqueza muscular respiratória
(B) O TMI é uma intervenção que vem sendo adotada para melhorar a força e a resistência à fadiga dos músculos inspiratórios
(C) O treinamento muscular pode ser realizado por meio de respiração contrarresistida com dispositivos de carga linear, como o Threshold IMT®, utilizando-se um percentual da PImáx como carga de treinamento
(D) Níveis baixos de suporte ventilatório e períodos de respiração espontânea também podem ser utilizados com o objetivo de promover treinamento muscular
(E) Períodos de elevação dos valores da sensibilidade no ventilador mecânico têm demonstrado evidência científica no tratamento da fraqueza muscular respiratória, devendo ser utilizados como rotina

■ Resposta: E.

COMENTÁRIO: A elevação dos valores da sensibilidade do ventilador mecânico como estratégia para o desmame é controversa e atualmente não recomendada, haja vista que com a redução da sensibilidade o paciente faz um esforço isométrico vigoroso de curta duração, o que causa somente desconforto respiratório e dissincronia, não impondo de fato um padrão de contração isotônica durante toda a fase inspiratória capaz de promover ganho de força muscular.

BIBLIOGRAFIA

Almeida IP, Bertucci RN, Lima VP. Variações da pressão inspiratória máxima e pressão expiratória máxima a partir da capacidade residual funcional ou da capacidade pulmonar total e volume residual em indivíduos normais. O Mundo da Saúde, São Paulo, 2008; 32(2):176-82.

Barros GF, Santos CS, Granado FB, Costa PT, Límaco RP, Gardenghi G. Treinamento muscular respiratório na revascularização do miocárdio. Rev Bras Cir Cardiovasc 2010; 25(4):483-90.

Bissett B, Leditschke IA, Patarz JD, Boots RJ. Respiratory dysfunction in ventilated patients: can inspiratory muscle training help? An In Car 2012; 40:236-46.

Carmona OLB, Gonzalez YT, Garcia MS et al. Comportamento de retinopatia de prematuridade na província de Havana. Cuban J Ophthalmol [Internet] 2013 [cited 2017 Nov 30]; 26(2):1-8. Available at: http//scielo.sld.cu/scielo.php?script=sci-arttext&pid=S0864--21762013000200012.

Chu DK, Kim L, Young PJ et al. Mortality and morbidity in acutely ill adults treated with liberal versus conservative oxygen therapy (IOTA): a systematic review and meta-analysis. Lancet 2018; 391(10131):1693-705.

Dres M, Demoule A. O que todo intensivista deve saber sobre oxigenoterapia nasal de alto fluxo em pacientes críticos. Rev Bras Ter Intensiva 2017; 29(4):399-403.

Granville DD, Grünewald P, Leguisamo CP, Calegari L. Treinamento muscular inspiratório em pacientes com insuficiência cardíaca: estudo de caso. Fisioterapia e Pesquisa 2007; 14(3):62-8.

Jorge AJL, Rosa MLG, Fernandes LCM et al. Estudo da prevalência de insuficiência cardíaca em indivíduos cadastrados no Programa Médico da Família. Rev Bras Cardiol 2011; 24(5): 320-5.

Matheus GB, Dragosavac D, Trevisan P, Costa CE, Lopes MM, Ribeiro GCA. Treinamento muscular melhora o volume corrente e a capacidade vital no pós-operatório de revascularização do miocárdio. Rev Bras Cir Cardiovasc 2012; 27(3):362-9.

Oxygen therapy for acutely ill medical patients: a clinical practice guideline. BMJ 2018; 363. doi: https://doi.org/10.1136/bmj.k4169 (Published 24 October 2018).

Parreira VF, França DC, Zampa CC, Fonseca MM, Tomich GM, Britto RR. Pressões respiratórias máximas: valores encontrados e preditos em indivíduos saudáveis. Braz J Med Biol Res 1999; 32(6):719-27.

Pastro J, Toso BRGO. Influência do oxigênio no desenvolvimento de retinopatia da prematuridade. Rev Bras Enferm 2019; 72(03): 623-30.

Ribeiro KP, Toledo A, Whitaker DB, Reves LCV, Costa D. Treinamento muscular inspiratório na reabilitação dos pacientes com DPOC. Saúde Rev Piracicaba 2007; 9(22):39-46.

Siemieniuk RAC, Chu DK, Kim LHY et al. Oxygen therapy for acutely ill medical patients: a clinical practice guideline. BMJ 2018; 363.

Silva VG, Amaral C, Monteiro MB, Nascimento DM, Boschetti JR. Efeitos do treinamento muscular inspiratório nos pacientes em hemodiálise. J Bras Nefrol 2011; 33(1):62-8.

Vorona S, Sabatini U, Al-Maqbali AS et al. Inspiratory muscle rehabilitation in critically ill adults: A systematic review and meta-analysis. Annals ATS 2018; 15(6):735-44.

Capítulo 35

Espirometria

Jocimar Avelar Martins

1. Por meio da espirometria é possível medir o volume de ar inspirado e expirado e os fluxos respiratórios, sendo especialmente útil a análise dos dados derivados da manobra expiratória forçada. Dentre as variáveis abaixo, a espirometria NÃO é capaz de medir:
(A) FEF50% (fluxo expiratório forçado em 50% da capacidade vital forçada [CVF])
(B) VEF_1 (volume expiratório forçado no primeiro segundo) e CVF
(C) CV (capacidade vital) e CI (capacidade inspiratória)
(D) CPT (capacidade pulmonar total) e VR (volume residual)

■ **Resposta: D.**

COMENTÁRIO: A espirometria torna possível medir o volume de ar inspirado e expirado e os fluxos respiratórios, sendo especialmente útil a análise dos dados derivados da manobra expiratória forçada.

A CPT é a quantidade de ar nos pulmões após uma inspiração máxima. A quantidade de ar que permanece nos pulmões após a exalação máxima é o VR. A CPT e o VR não podem ser medidos por espirometria. O volume eliminado em manobra expiratória forçada desde a CPT até o VR é a CVF. A CV pode também ser medida lentamente, durante a expiração, partindo da CPT, ou durante a inspiração, a partir do VR.

2. De acordo com as Diretrizes Brasileiras para Testes de Função Pulmonar (2002), os seguintes critérios devem ser adotados para julgar a aceitação dos testes obtidos da manobra expiratória forçada com grau de qualidade A, EXCETO:
(A) Volume de retroextrapolação < 150mL ou 5% da CVF, o que for maior

(B) PFE (pico de fluxo expiratório) com diferença de até 10% ou 0,5L (o que for maior) do maior PFE obtido em manobras prévias
(C) A duração da expiração forçada deve ser de 6 segundos, no mínimo, a menos que um platô seja observado na curva volume-tempo
(D) PFE com variação > 15% do maior PFE obtido em manobras prévias

■ **Resposta: D.**

COMENTÁRIO: Os seguintes critérios devem ser usados para avaliar a aceitação dos testes obtidos da manobra expiratória forçada. A medida acurada dos intervalos de VEF depende da determinação do ponto de início da CVF.

A detecção do início do teste é feita pela técnica de retroextrapolação, hoje internacionalmente aceita. O método consiste em tomar o trecho mais vertical da curva volume-tempo e passar uma reta por ele. A partir do ponto de interseção com o eixo das abscissas (tempo), traça-se uma reta vertical que, ao tocar a curva, determinará o volume extrapolado. O valor desse volume não deve exceder 5% da CVF ou 150mL, o que for maior.

A utilização apenas do volume extrapolado para analisar o esforço satisfatório durante a porção inicial da manobra de CVF pode ser insuficiente. O PFE é o melhor índice do esforço expiratório. Manobras aceitáveis devem ter diferença de até 10% ou 0,5L (o que for maior) do maior PFE obtido em manobras prévias. A duração da expiração forçada deve ser, no mínimo, de 6 segundos, a menos que um platô evidente seja observado na curva volume-tempo. Em crianças e adultos jovens, bem como em portadores de fibrose pulmonar, o esvaziamento completo pode ser rápido, sendo aceitáveis tempos < 6 segundos.

3. Os critérios de reprodutibilidade são indicadores de exatidão, ou seja, a necessidade de que os valores de pelo menos uma manobra expiratória estejam próximos do valor máximo, o que torna menos provável que o indivíduo apresente valores maiores do que os obtidos da melhor curva. Sobre os critérios de reprodutibilidade adotados nas diretrizes brasileiras para um teste de qualidade A, é possível afirmar que:

(A) Os maiores valores de VEF_1 e CVF devem diferir em 400mL
(B) Os maiores valores de VEF_1 e CVF devem diferir em menos de 150mL
(C) Os maiores valores de VEF_1 e CVF devem diferir em mais de 250mL
(D) Os maiores valores de VEF_1 e CVF devem diferir em mais de 150mL

▪ **Resposta: B.**

COMENTÁRIO: Os critérios de reprodutibilidade devem ser aplicados apenas após a obtenção de manobras aceitáveis. Para CVF e VEF_1, os dois maiores valores devem diferir < 0,15L.

4. G.L.M., 30 anos, 169cm, 67kg, sexo masculino, realizou o exame funcional respiratório a pedido do médico do trabalho da empresa como complemento do exame admissional (Quadro 1).

Quadro 1 Valores da espirometria de indivíduo de 30 anos

	1	2	3	4	Pred.	Li	Coluna vazia
CV	3,95	3,89	3,91	3,93	3,34	2,78	
CVF	3,95	3,89	3,91	3,93	3,34	2,78	
VEF_1	3,33	3,41	3,38	3,40	2,89	2,46	
$VEF_1\%$	84,30	87,66	86,44	86,51	86,36	77,72	
FEF	4,50	4,39	4,26	4,50	3,48	2,09	
FEF%	115,46	112,85	108,95	86,51	105,86	64,58	
PFE	590,8	460,8	568,9	580,6	434		

Com base nos dados apresentados, preencha a coluna vazia com os valores aceitáveis e reprodutíveis e depois responda a seguinte questão: os valores obtidos durante as manobras realizadas para as variáveis CVF, VEF_1 e PFE foram:

(A) CVF: 3,95; VEF_1: 3,41; PFE: 590,8
(B) CVF: 3,95; VEF_1: 3,41; PFE: 460,8
(C) CVF: 3,93; VEF_1: 3,40; PFE: 580,6
(D) CVF: 3,95; VEF_1: 3,40; PFE: 590,8

▪ **Resposta: C.**

COMENTÁRIO: Dados de todas as manobras aceitáveis devem ser examinados. A CVF selecionada deve ser a maior obtida de qualquer curva. O VEF_1 deve ser o maior valor retirado dentre as curvas com valores de PFE situados dentro dos critérios de aceitação (variação de PFE entre o maior e o menor valor < 10% ou

0,5L, o que for maior). Os valores de CVF e VEF_1 não são necessariamente provenientes da mesma manobra. Diversos métodos podem ser utilizados para selecionar os fluxos em vários pontos da curva expiratória. Na seleção dos fluxos que dependem da CVF, como FEF25-75% e FEF50%, recomenda-se que eles sejam retirados da "melhor manobra", ou seja, aquela com a maior soma de VEF_1 e CVF.

5. Quando os achados apresentados acima são confrontados com os valores de referência, o distúrbio funcional é interpretado como:

(A) Distúrbio ventilatório inespecífico
(B) Distúrbio ventilatório combinado
(C) Distúrbio ventilatório obstrutivo
(D) Espirometria dentro dos valores de referência

▪ **Resposta: D.**

COMENTÁRIO: A interpretação da espirometria envolve duas etapas:

● O confronto dos valores encontrados com os valores de referência para a população estudada.
● A integração desses achados com a condição de saúde do indivíduo.

Para que a espirometria seja classificada como normal, os resultados obtidos deverão estar dentro dos valores de referência previstos para a população estudada.

6. A curva fluxo-volume apresentada na Figura 1 se caracteriza pela presença de:

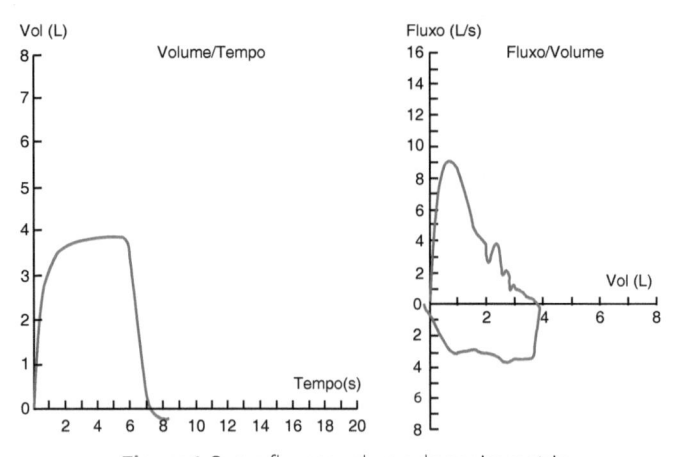

Figura 1 Curva fluxo × volume da espirometria.

(A) Manobra de Valsalva
(B) Interrupção abrupta da expiração
(C) Tosse
(D) Aspecto normal

▪ **Resposta: B.**

COMENTÁRIO: A curva expiratória em indivíduos normais exibe uma linha reta ou discretamente côncava para o eixo de volume. A oscilação isolada ao final da curva fluxo × volume representa interrupção ao final da manobra forçada (próximo ao valor 4 no eixo ×).

7. A espirometria é uma ferramenta fundamental para a avaliação funcional respiratória. Por meio dela é possível avaliar o efeito da doença sobre a função pulmonar, monitorizar o curso da doença e o resultado de intervenções terapêuticas, avaliar o risco pré-operatório e determinar o prognóstico para muitas doenças pulmonares. Sobre a espirometria, é correto afirmar que:

(A) A espirometria é um teste no qual a participação ativa do paciente não influencia os resultados obtidos com as manobras forçadas

(B) A posição do paciente não interfere na realização do teste; o paciente pode escolher a posição sentada ou de pé, de acordo com seu conforto

(C) A verificação da calibração deve ser semanal ou menos frequente, se especificado pelo fabricante

(D) Ambas as curvas, de volume-tempo e fluxo-volume, devem estar presentes na tela do equipamento para avaliação em tempo real e devem ser incluídas no laudo do teste

■ Resposta: D.

COMENTÁRIO: A espirometria exige a participação ativa do paciente, uma vez que a incapacidade de entender as instruções ou a falta de vontade de seguir as instruções do profissional geralmente leva a resultados submáximos.

O paciente deve estar sentado ereto, com os ombros alinhados e o queixo ligeiramente elevado. Deve ser utilizada uma cadeira com braços (para evitar quedas para os lados em caso de síncope), sem rodas e com regulagem de altura para que os pés fiquem apoiados no chão.

As verificações de calibração devem ser realizadas diariamente ou com mais frequência, se especificado pelo fabricante.

Para um controle de qualidade ideal, é necessária a exibição tanto das curvas de volume-tempo como de fluxo-volume em tempo real, e os profissionhais devem inspecionar visualmente o desempenho de cada manobra para garantir a qualidade antes de prosseguir com outra manobra.

8. Marque V nas afirmativas verdadeiras e F nas falsas e assinale a opção com a sequência correta.

( ) **O objetivo de cada conjunto de teste pré-broncodilatador e de teste pós-broncodilatador é atingir um mínimo de três valores aceitáveis de VEF$_1$ e CVF. Os valores aceitáveis de VEF$_1$ e CVF não são necessariamente retirados da mesma manobra/curva.**

( ) **O registro do VEF$_6$ tem como vantagens ser mais reprodutível do que o CVF, ser menos exigente fisicamente para os pacientes e reduzir o risco de síncope.**

( ) **Os riscos potenciais da espirometria são mínimos e estão relacionados, principalmente, com pressões máximas geradas no tórax durante a manobra forçada.**

(A) F-V-F

(B) F-F-F

(C) V-V-F

(D) V-V-V

■ Resposta: D.

COMENTÁRIO: As espirometrias pré e pós-broncodilatador devem preencher todos os critérios regulares para aceitação e reprodutibilidade. Medidas pós-broncodilatador serão difíceis (ou impossíveis) de interpretar se a espirometria pré-broncodilatador não for reprodutível. Nesse caso, o teste pós-broncodilatador não deve ser realizado. A resposta ao broncodilatador é usualmente avaliada por variações do VEF$_1$ e da CVF.

O VEF pode ser medido introduzindo-se mecanismos de mensuração de tempo na manobra de CVF em intervalos de tempo selecionados. VEF$_1$/VEF$_6$ tem se mostrado útil no diagnóstico de obstrução do fluxo aéreo em adultos. O registro do VEF$_6$ tem como vantagens ser mais reprodutível do que o CVF, ser menos exigente fisicamente para os pacientes e reduzir o risco de síncope.

A dificuldade com o preenchimento dos critérios de final de curva levou à sugestão de adoção da relação VEF$_1$/VEF$_6$ para caracterizar distúrbio obstrutivo. A relação VEF$_1$/VEF$_6$, à semelhança da relação VEF$_1$/CVF, apresenta valor preditivo para perda de função pulmonar em fumantes. A desvantagem da relação VEF$_1$/VEF$_6$ é a menor sensibilidade para detecção de obstrução do fluxo aéreo em comparação à relação VEF$_1$/CVF e VEF$_1$/CV.

A realização da espirometria pode ser fisicamente exigente. A expiração forçada, manobra usada na espirometria, aumenta as pressões intratorácica, intra-abdominal e intracraniana.

Os riscos potenciais da espirometria estão principalmente relacionados com pressões máximas geradas no tórax e seu impacto no abdome e nos órgãos torácicos, retorno venoso e pressão arterial sistêmica, bem como expansão da parede torácica e do pulmão. Um cuidado maior deve ser direcionado aos pacientes com condições médicas que poderiam ser afetadas adversamente por essas consequências. Embora esses riscos sejam provavelmente mínimos na maioria dos pacientes, o potencial de risco associado ao teste deve ser sempre avaliado junto ao benefício da obtenção de informações sobre a função pulmonar.

9. (FADESP-UEPA, 2020 – adaptada) As doenças pulmonares restritivas estão presentes em aproximadamente 12% da população geral. Essas doenças apresentam como principal característica alterações nos volumes pulmonares. Nesse contexto, deve ser considerada a seguinte alteração nos dados da espirometria:

(A) Aumento da CV funcional

(B) Índice de Tiffeneau < 70%

(C) Aumento da CPT

(D) Redução da CI

■ Resposta: D.

COMENTÁRIO: Doença pulmonar restritiva, à semelhança da obstrução das vias aéreas, ocorre em uma larga variedade de doenças pulmonares não relacionadas. Qualquer processo que interfira com a ação de fole dos pulmões ou da parede torácica pode ser considerado uma afecção restritiva. Diferentemente da obstrução, em que a limitação ao fluxo é o problema primário, a restrição resulta em volumes pulmonares reduzidos.

10. (FHGV, 2019 – adaptada) Um paciente com 33 anos de idade apresenta asma brônquica desde a infância. Os sintomas de chiado, tosse e dispneia são diários, a despeito do uso de corticoide inalado. Sua espirometria evidencia CVF de 69%, VEF$_1$ de 68% e índice VEF$_1$/CVF de 74%. Após a prova

farmacodinâmica, houve ganho significativo. Com base nesse caso hipotético, é correto afirmar que a classificação espirométrica da asma do paciente é um distúrbio ventilatório:

(A) Obstrutivo moderado
(B) Obstrutivo leve
(C) Obstrutivo grave
(D) Restritivo leve
(E) Misto

■ Resposta: B.

COMENTÁRIO: Obstrução das vias aéreas é comum em uma ampla variedade de afecções pulmonares. Por definição, obstrução é qualquer processo que interfira com o fluxo aéreo para dentro ou para fora dos pulmões. A obstrução pode estar localizada nas grandes ou pequenas vias aéreas.

O VEF_1 e a razão $VEF_1/CVF\%$ são os índices mais usados e mais bem padronizados para caracterizar a presença de distúrbio obstrutivo. Redução do VEF_1 na presença de razão $VEF_1/CVF\%$ reduzida define um distúrbio obstrutivo.

Na prática clínica, os valores previstos são usados para graduar a gravidade, porém a classificação de qualquer anormalidade deve levar em conta a doença subjacente. A relação $VEF_1/CVF\%$ pode ser utilizada, junto com o VEF_1 percentual, para graduar os distúrbios ventilatórios obstrutivos, sendo considerada, em caso de discordância, a classificação pelo mais anormal (Quadro 2).

Quadro 2 Quantificação dos distúrbios ventilatórios pela espirometria*

	VEF_1 (%)	CVF (%)	VEF_1/CVF (%)
Leve	60-LI	60-LI	60-LI
Moderado	41 a 59	51 a 59	41 a 59
Grave	≤ 40	≤ 50	≤ 40

*Na presença de FEF25-75 isoladamente reduzida, o distúrbio será classificado como leve em caso de sintomas e/ou tabagismo.
Fonte: adaptado de J Pneumol 28(Supl 3) – outubro de 2002.

11. (EBESERH, 2015 – adaptada) Analise as afirmativas em relação à espirometria e marque verdadeiro (V) ou falso (F). Em seguida, escolha a opção com a sequência correta.

( ) A espirometria mede volumes, capacidades e fluxos pulmonares a partir de manobras respiratórias padronizadas.

( ) O distúrbio respiratório restritivo é caracterizado pelo aumento da CPT, que não pode ser medida na espirometria.

( ) Os volumes estáticos pulmonares são medidas anatômicas e oferecem informações diretas sobre a função pulmonar.

( ) Os principais índices para a caracterização do distúrbio ventilatório obstrutivo são o VEF_1 e a razão VEF_1/CVF.

(A) V-F-V-F
(B) V-V-F-F
(C) V-F-F-V
(D) F-F-V-V
(E) F-F-V-F

■ Resposta: C.

COMENTÁRIO: A espirometria é um teste dinâmico que possibilita medir o volume de ar inspirado e expirado e os fluxos respiratórios, sendo especialmente útil a análise dos dados derivados da manobra expiratória forçada. Diferentemente da obstrução, na qual a limitação ao fluxo é o problema primário, a restrição resulta em volumes pulmonares reduzidos.

12. (EBSERH, 2015 – adaptada) Paciente de 58 anos procurou atendimento médico com queixa de falta de ar durante as atividades de vida diária. Após avaliação clínica, o médico solicitou um exame de espirometria e encaminhou o paciente à fisioterapia (Quadro 3).

Quadro 3 Exame de espirometria

	Previsto	Atual	% do previsto	Pós-BD
CVF (L)	3,07	1,78	58	1,88
VEF_1 (L)	2,1	1,09	52	1,12
$VEF_1/CVF\%$ (L/s)	77	61		59
FEF25-75% (L/s)	1,85	0,5	24	0,60

BD: broncodilatador.

A análise dos resultados do teste de espirometria possibilitou encontrar:

(A) Um exame dentro do limite inferior da normalidade
(B) Um distúrbio ventilatório obstrutivo de grau grave
(C) Um distúrbio ventilatório restritivo
(D) Um distúrbio ventilatório misto
(E) Um distúrbio ventilatório obstrutivo de grau moderado

■ Resposta: D.

COMENTÁRIO: O achado de distúrbio ventilatório obstrutivo (DVO) na presença de CV normal é simples. A confusão ocorre na presença de distúrbio obstrutivo quando a CVF é reduzida antes e após broncodilatador (se qualquer medida tanto da CV como da CVF, pré ou pós-broncodilatador, for normal, DVR pode ser excluído mesmo sem medida da CPT).

CVF reduzida pode dever-se apenas ao processo obstrutivo ou à restrição associada. Na presença de achados de obstrução, caso seja impossível medir a CPT, o distúrbio não deve ser chamado de misto ou combinado apenas porque a CV e a CVF estão reduzidas. Esse distúrbio pode ser caracterizado como "obstrutivo com CVF reduzida".

Uma interpretação alternativa considera que a extensão da queda da CVF pode auxiliar a caracterização do distúrbio. A CVF cai nos distúrbios restritivos proporcionalmente à queda do VEF_1, mas cai proporcionalmente menos nos distúrbios obstrutivos; nos distúrbios mistos, a queda é maior do que a esperada nos distúrbios obstrutivos, mas menor do que nos distúrbios restritivos. Há, entretanto, certa sobreposição.

Na presença de DVO com CVF reduzida, a diferença entre os valores percentuais previstos para a CVF e para o VEF_1 pode ser calculada antes do broncodilatador. Se essa diferença fosse ≥ 25 (p. ex., CVF = 62%, VEF_1 = 30%; diferença de 32%), o distúrbio poderia ser caracterizado como obstrutivo com CVF reduzida por provável hiperinsuflação associada. Nessa situação, quando a CPT foi medida, o DVO foi confirmado em 95% dos casos de um estudo. Caso a diferença seja ≤ 12 (p. ex., CVF = 40%, VEF_1 = 30%; diferença de 10%), distúrbio misto pode ser inferido se os critérios para aceitação, especialmente os de término da curva expiratória, forem preenchidos e os achados radiológicos demonstrarem doença restritiva significativa. Se a diferença entre a CVF e o VEF_1 se situa entre 12 e 25 com VEF_1/CVF e/ou FEF25-75/CVF reduzidos, ou caso não sejam preenchidas as condições acima para caracterização de distúrbio misto, no laudo deve constar DVO com CVF reduzida.

13. (EBSERH HU-UFGD, 2014 – adaptada) Analise a espirometria a seguir (Quadro 4), referente ao paciente O.G.S., 52 anos, gênero masculino, com história de falta de ar aos médios esforços, e assinale a opção correta com base no laudo.

Quadro 4 Espirometria de indivíduo de 52 anos

		VALORES PRÉ-BRONC.		
		Atual	**Valor previsto**	**% do previsto**
Espirometria				
CVF	(L)	2,17	2,60	83
VEF_1	(L)	1,19	2,17	55
VEF1/CVF	(%)	55	83	
FEF 25%	(L/s)	1,36	4,65	29
FEF 50%	(L/s)	0,66	3,80	17
FEF 75%	(L/s)	0,25	1,35	18
FEF máx	(L/s)	2,72	5,08	53
FEF 25-75%	(L/s)	0,53	2,46	22
FEF 75-85%	(L/s)	0,15		
FIVC	(L)	1,85		
FIF 50%	(L/s)	3,04	3,38	90
FEF 50%/FIF 50%		0,22	1,13	
VVM	(L/s)	34	86	40
Volumes pulmonares				
CVL	(L)	1,97	2,73	72
CI	(L)	1,29	1,95	66
VRE	(L)	0,69	0,78	88

CVF: capacidade vital forçada; VEF1: volume expiratório forçado no primeiro segundo da CVF; VEF1/CVF: relação entre as variáveis; FEF X%: fluxo expiratório forçado a X% da CVF; FEF máx: FEF máximo ou pico de fluxo expiratório; FIVC: fluxo inspiratório na capacidade vital; FIF: fluxo inspiratório forçado; VVM: ventilação voluntária máxima; CVL: capacidade vital lenta; CI: capacidade inspiratória; VRE: volume de reserva expiratório.

(A) O laudo seria DVO leve
(B) O laudo seria DVO misto
(C) O laudo seria DVO grave
(D) O laudo seria distúrbio ventilatório restritivo leve
(E) O laudo seria DVO moderado

■ Resposta: E.

COMENTÁRIO: Obstrução das vias aéreas é comum em uma ampla variedade de afecções pulmonares. Por definição, obstrução consiste em qualquer processo que interfira com o fluxo aéreo para dentro ou para fora dos pulmões. A obstrução pode estar localizada nas grandes ou pequenas vias aéreas.

O VEF_1 e a razão VEF_1/CVF% são os índices mais usados e mais bem padronizados para caracterizar a presença de distúrbio obstrutivo. Redução do VEF_1 na presença da razão

VEF_1/CVF% reduzida define a ocorrência de um distúrbio obstrutivo.

Na prática clínica, os valores previstos são usados para graduar a gravidade, porém a classificação de qualquer anormalidade deve levar em conta a doença subjacente. A relação VEF_1/CVF% pode ser utilizada, juntamente com o VEF_1 percentual, para graduar os DVO, considerando-se, em caso de discordância, a classificação pelo mais anormal.

14. (Escola de Saúde Pública do Ceará – ESP/CE, 2019 – adaptada) Paciente do sexo feminino, 56 anos, 1m58cm, 66kg, ex-tabagista (40 anos/maço), internada há 1 semana em enfermaria de Pneumologia de um hospital com quadro de insuficiência respiratória aguda (IRpA). Encontra-se clinicamente estável, apta a receber alta. Foi solicitado pelo pneumologista o exame de espirometria para avaliação mais precisa da condição respiratória (Quadro 5). O broncodilatador empregado no exame foi o salbutamol 400µg. Com base nos dados abaixo, quais seriam o diagnóstico espirométrico e o grau de alteração dessa paciente após o broncodilatador?

Quadro 5 Espirometria de indivíduo de 56 anos

	Previstos	Limite inferior	Pré	Pré (%)	Pós	Pós (%)	Variação (%)
CVF	2,98	2,43	2,45	82%	2,54	85%	9
VEF_1	2,33	1,90	1,20	48%	1,27	54%	7
VEF_1/CVF	0,79	0,71	0,48	60%	0,50	63%	0,02
FEF25-75% (L/s)	2,18	1,31	1,11	51%	1,16	53%	0,05
FEF25-75%/CVF	0,76	0,46	0,31	40%	0,36	47%	0,05
PFE (L/s)	7,66	7,51	5,24	68%	6,10	79%	0,86

(A) DVO de grau moderado
(B) Distúrbio ventilatório misto de grau moderado
(C) Distúrbio ventilatório restritivo de grau leve
(D) Distúrbio ventilatório inespecífico

■ Resposta: A.

COMENTÁRIO: Obstrução das vias aéreas é comum em uma ampla variedade de afecções pulmonares. Por definição, obstrução é qualquer processo que interfere com o fluxo aéreo para dentro ou para fora dos pulmões. A obstrução pode estar localizada nas grandes ou pequenas vias aéreas.

O VEF_1 e a razão VEF_1/CVF% são os índices mais usados e mais bem padronizados para caracterizar a presença de distúrbio obstrutivo. Redução do VEF_1 na presença da razão VEF_1/CVF% reduzida define um distúrbio obstrutivo.

Na prática clínica, os valores previstos são usados para graduar a gravidade, porém a classificação de qualquer anormalidade deve levar em conta a doença subjacente. A relação VEF_1/CVF% pode ser utilizada, juntamente com o VEF_1 percentual, para graduar os DVO, considerando-se, em caso de discordância, a classificação pelo mais anormal.

BIBLIOGRAFIA

Pereira CAC, Jansen JM. Espirometria. J Pneumol out. 2002; 28(Supl 3).

Standardization of Spirometry 2019 Update An Official American Thoracic Society and European Respiratory Society Technical Statement Brian L. Graham, Irene Steenbruggen, on behalf of the American Thoracic Society and the European Respiratory Society This Official Technical Statement Was Approved by The American Thoracic Society and The European Respiratory Society September 2019.

Capítulo 36

Fisiologia do Exercício

Bruno Alvarenga Soares
Luana Céfora Godoy Silva
Fernanda de Cordoba Lanza

1. Definida como a capacidade de realizar atividades físicas, cotidianas, ocupacionais, esportivas e de lazer, a capacidade funcional depende da integração dos sistemas cardíaco, muscular e musculoesquelético, que, associados, visam atender a demanda metabólica, ventilatória e cardíaca durante a execução de atividades. A Figura 1 demonstra o sistema de engrenagens proposto por Wasserman[1], que apresenta a integração entre os sistemas do corpo humano. Considerando a ilustração e o contexto, assinale a opção correta.

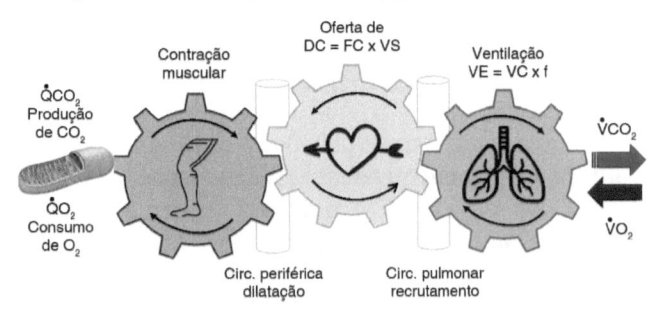

Figura 1 Exemplos de sistemas de engrenagem – pulmonar, cardiovascular e musculoesquelética.

(A) No início do exercício, a resposta ventilatória precede a resposta cardíaca e muscular, sendo característica dessa fase uma hiperventilação com redução da frequência respiratória e aumento do volume corrente

(B) Em resposta ao aumento da demanda cardíaca exigida pela atividade/exercício, ocorrem vasodilatação periférica e recrutamento vascular pulmonar, associados ao aumento do volume minuto e do débito cardíaco

(C) O aumento da demanda muscular não promove alterações nos sistemas cardíaco e respiratório, uma vez que a resposta inicial é localizada

(D) Em resposta ao aumento da demanda ventilatória, ocorre aumento do volume minuto e do volume corrente, associado à redução do débito cardíaco pelo sistema cardiovascular

■ Resposta: B.

COMENTÁRIO: Durante o exercício, ocorre inicialmente o aumento da demanda metabólica (aumento do consumo de O_2 e da produção de CO_2 em virtude da contração dos músculos), sendo necessárias adaptações do sistema cardiovascular, como vasodilatação periférica, recrutamento vascular e aumento do débito cardíaco. Essas modificações ocorrem associadas ao aumento do volume minuto para auxiliar a troca gasosa nos pulmões. Há uma interdependência entre os sistemas para que seja otimizada a capacidade de realizar atividades/exercícios, ou seja, quando houver aumento na atividade de um, os demais também sofrerão aumento[1].

2. Com o esforço físico, o organismo produz alguns ajustes fisiológicos, como a dilatação das paredes ventriculares cardíacas em razão do maior volume de sangue que chega aos ventrículos durante a diástole. Essa ação faz os ventrículos se contraírem de maneira mais vigorosa, resultando no aumento do volume sistólico. Esse mecanismo é denominado:

(A) Manobra de Valsalva
(B) Mecanismo de Frank-Starling
(C) Cardiopatia dilatada
(D) Efeito fração de ejeção

■ Resposta: B.

COMENTÁRIO: O mecanismo de Frank-Starling é uma resposta fisiológica do coração às variações do volume sanguíneo, sendo capaz de modificar sua contratilidade para aumento ou redução do volume sanguíneo, dependendo da necessidade[2]. Assim, durante o exercício, com o aumento do volume de sangue que chega aos ventrículos (volume diastólico), o músculo cardíaco passa a ter mais força (maior contratilidade) para ejetar o sangue.

3. Com o exercício físico ocorrem alterações do pH, interferindo diretamente na oferta de oxigênio aos músculos. A Figura 2 mostra a curva de dissociação da oxiemoglobina[3], possibilitando observar o efeito denominado Bohr, que ocorre para otimizar a oxigenação do tecido muscular. Considerando o exposto, são alterações na curva de dissociação da oxiemoglobina[4] provenientes do efeito Bohr:

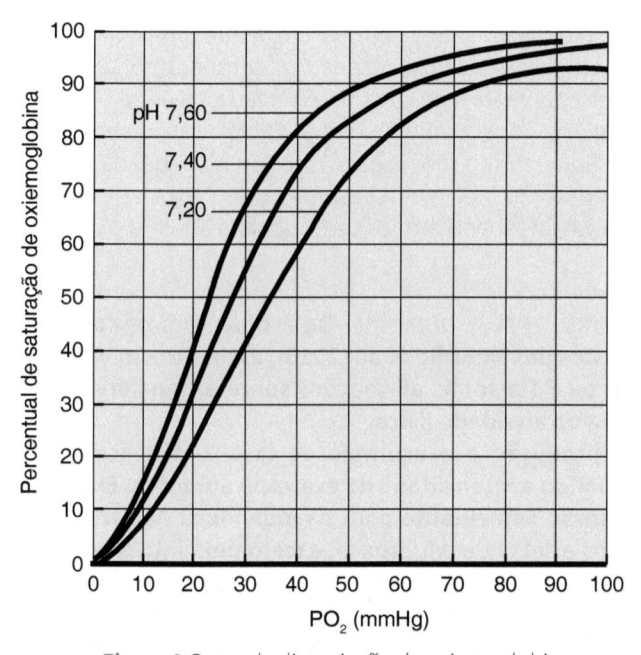

Figura 2 Curva de dissociação da oxiemoglobina.

(A) Desvio da curva para a esquerda com aumento da afinidade do O_2 pela hemoglobina e aumento da oxigenação tecidual

(B) Desvio da curva para a direita em resposta à acidose gerada pelo esforço muscular com redução da afinidade do O_2 pela hemoglobina e aumento da oferta de O_2 nos tecidos

(C) Desvio da curva para a esquerda em resposta à alcalose gerada pelo esforço muscular e aumento da oferta de O_2 nos tecidos

(D) Desvio da curva para a direita em resposta à redução do CO_2 com aumento da afinidade do O_2 pela hemoglobina

■ Resposta: B.

COMENTÁRIO: Em repouso, o pH no sangue permanece entre 7,35 e 7,45, havendo forte afinidade da hemoglobina pelo oxigênio, o que promove grande saturação da hemoglobina que carreará oxigênio aos tecidos. Durante a prática de exercício, o pH no sangue fica mais baixo (ácido) devido ao gasto de energia muscular, provocando maior dissociação entre o oxigênio e a hemoglobina, ou seja, menor afinidade. Isso ocorre para

que o oxigênio seja liberado mais facilmente para os tecidos e para manter a oferta de energia. Com o exercício, a capacidade de liberar oxigênio para os músculos aumenta à medida que o pH sanguíneo diminui; em outras palavras, quanto mais ácido for o pH, maior será a redução da afinidade do oxigênio pela hemoglobina[3].

4. Sobre as vias que utilizam o carboidrato como substrato para produzir energia durante o exercício, assinale a opção INCORRETA.

(A) Glicogênese é o processo pelo qual o glicogênio é sintetizado a partir da glicose

(B) Gliconenólise é o processo pelo qual o glicogênio é sintetizado a partir da glicose

(C) Glicogenólise é o processo pelo qual o glicogênio é fracionado em glicose

(D) Tanto a glicogênese como a glicogenólise atuam para a produção de energia

■ Resposta: B.

COMENTÁRIO: Um dos métodos de liberação de energia envolve o fracionamento da glicose: o sistema glicolítico, no qual há a glicólise, que é a quebra da glicose por uma via glicolítica, e a glicogênese, que é a síntese do glicogênio a partir da glicose. O glicogênio fica armazenado no fígado ou no músculo até que seu uso seja necessário. O glicogênio armazenado pode ser fracionado até glicose-1-fosfato, que ingressa novamente na via da glicólise em um processo denominado glicogenólise[5].

5. Considerando as características dos sistemas de produção de energia, marque verdadeiro (V) ou falso (F) nas proposições e assinale a opção com a sequência correta.

( ) **O sistema oxidativo, também nomeado aeróbio, tem uma produção prolongada de ATP e utiliza glicose, lipídios e proteína como substratos.**

( ) **Atividades de longa duração, de leve a moderada intensidade, necessitam predominantemente do sistema aeróbio.**

( ) **O sistema glicolítico, também conhecido como anaeróbio lático, é ativado em atividades com mais de 3 minutos de duração e menos intensas.**

( ) **O sistema anaeróbio lático tem como combustível químico a glicose, onde é ilimitada a produção de ATP.**

(A) V-V-F-F

(B) V-F-V-F

(C) F-F-V-V

(D) V-V-F-V

■ Resposta: A.

COMENTÁRIO: O sistema glicolítico é conhecido como sistema anaeróbio lático e tem duração de ação de 1 a 3 minutos, porém é mais utilizado em atividades intensas e apresenta produção limitada de ATP, visto ser dependente da glicose. Está correto dizer que o sistema oxidativo, ou aeróbio, tem uma produção prolongada de ATP e utiliza como substratos glicose, lipídios e proteínas, sendo acionado em atividades de longa duração de leve à moderada intensidade[5].

6. As fibras musculares apresentam características diferentes que determinam fatores como velocidade de contração, resistência à fadiga e tipo de substrato utilizado, sendo divididas em tipos I, IIa e IIb. Sobre suas características, é correto afirmar que:

(A) As fibras do tipo I têm alta capacidade oxidativa, velocidade de contração lenta e baixa resistência à fadiga

(B) As fibras do tipo IIa têm baixa capacidade oxidativa, velocidade de contração lenta e são muito resistentes à fadiga

(C) As fibras do tipo IIb têm baixa capacidade oxidativa, velocidade de contração rápida e baixa resistência à fadiga

(D) As fibras do tipo I têm baixa capacidade oxidativa, velocidade de contração lenta e baixa resistência à fadiga

■ **Resposta: C.**

Comentário: As fibras do tipo II são conhecidas como fibras de contração rápida, dentre as quais as do tipo IIa apresentam capacidade oxidativa moderadamente alta e moderada resistência à fadiga, utilizando como fonte de energia a via glicolítica oxidativa. Já as fibras do tipo IIb apresentam capacidade oxidativa mais lenta e baixa resistência à fadiga, sendo mais utilizadas em provas de explosão, como de 100 metros, enquanto as do tipo IIa são mais exigidas em eventos de resistência mais curtos, como corridas de 1.600 metros. As fibras do tipo I apresentam velocidade de contração lenta, alta capacidade oxidativa e grande resistência à fadiga, sendo mais ativadas em provas de resistência de longa duração, como maratonas[2].

7. (COFFITO, 2018 – Prova de título Fisioterapia Cardiovascular – adaptada) Durante o esforço físico, a sensação de dispneia está diretamente associada ao aumento da demanda ventilatória decorrente da estimulação dos quimiorreceptores centrais. Dentre os eventos bioquímicos do exercício físico, qual produz subprodutos capazes de estimular os quimiorreceptores centrais?

(A) Tamponamento do ácido lático

(B) Ressíntese de adenosina difosfato (ADP)

(C) Incremento dos níveis de bicarbonato no sangue arterial

(D) Lise dos complexos fosfatos de alta energia

(E) Betaoxidação da acetilcolina

■ **Resposta: A.**

Comentário: O aumento da intensidade do exercício provoca o incremento nas trocas gasosas de O_2 e de CO_2. Em resposta a esse estímulo, os sistemas de transporte de O_2 e CO_2 também aumentam seu nível de funcionamento, procurando ajustar-se para restabelecer o suprimento de O_2 e de CO_2 entre as respirações celular e pulmonar. Caso esse aumento seja abrupto, a ponto de os sistemas não suprirem a demanda de produção momentânea de energia, haverá aumento da participação da produção anaeróbia com tendência ao desenvolvimento da acidose lática até a interrupção do exercício.

Após essa alteração inicial, a ventilação minuto tende a se elevar gradualmente até um nível estável, suficiente para atender às demandas metabólicas. A partir daí, a regulação da ventilação é mantida por estímulos centrais e químicos reflexos,

fundamentalmente por aqueles realizados pela temperatura corporal, pelo CO_2 e pelos íons hidrogênio (H[+])[5].

8. (COFFITO, 2018) No teste de exercício cardiopulmonar, valores elevados dos equivalentes ventilatórios durante o esforço moderado (antes do limiar anaeróbio) sugerem:

(A) Redução da demanda ventilatória

(B) Melhor relação ventilação-perfusão

(C) Aumento da atividade oxidativa

(D) Aumento do espaço morto

(E) Redução da ativação de mecanorreceptores

■ **Resposta: D.**

Comentário: Com o aumento da intensidade de exercício haverá elevação dos equivalentes respiratórios (VE/VCO_2 e VE/VO_2) em resposta à redução do pH sanguíneo em virtude do acúmulo do ácido lático no músculo, o que promove aumento na ventilação (alcalose respiratória compensatória). Ocorre aumento da ventilação para determinado nível de consumo de oxigênio (VE/VO_2). Então, em caso de relação ventilação-perfusão (aumento do espaço morto) inadequada, ocorre uma ventilação ineficiente, resultando em altos valores para os equivalentes ventilatórios de oxigênio[4].

9. (Prova de Residência do Hospital das Clínicas de Porto Alegre/RS, 2018 – adaptada) De acordo com os conceitos propostos por McArdle et al. (2016), assinale com V (verdadeiro) ou F (falso) as afirmações sobre a transferência de energia na atividade física.

( ) A produção e o acúmulo de lactato são acelerados quando a intensidade do exercício aumenta. Existe um padrão semelhante para os indivíduos não treinados e os atletas de *endurance*, exceto pelo fato de o limiar para o acúmulo de lactato no sangue ocorrer em um percentual mais alto da capacidade aeróbia do atleta.

( ) O lactato sanguíneo acumula-se quando a intensidade da atividade física ultrapassa o nível máximo em equilíbrio dinâmico e a formação de lactato nos músculos ultrapassa sua taxa de remoção. As técnicas passivas (repouso) facilitam a recuperação, pois qualquer atividade adicional realizada nessas circunstâncias apenas retarda a recuperação.

( ) Os seres humanos contam com dois tipos distintos de fibras musculares, cada um com propriedades metabólicas e contráteis próprias: fibras de contração lenta (baixo poder oxidativo) e fibras de contração rápida (alto poder oxidativo).

( ) Déficit de oxigênio define a diferença entre a demanda de oxigênio da atividade física e o oxigênio consumido durante a atividade física.

( ) O treinamento de *endurance* aumenta a densidade capilar, o tamanho e o número de mitocôndrias, uma resposta que não é afetada pelo envelhecimento.

A sequência correta de preenchimento dos parênteses, de cima para baixo, é:

(A) F-V-F-V-V

(B) F-V-V-F-F

(C) V-F-V-F-V

(D) V-F-F-V-V

(E) V-F-F-V-F

■ Resposta: D.

Comentário: O nível de produção e o acúmulo de lactato aumentam proporcionalmente à intensidade do exercício. Quando isso acontece, o músculo não consegue atender às demandas de energia adicionais de forma aeróbia nem oxidar lactato com a mesma taxa com que ele é formado. Fato semelhante acontece com indivíduos não treinados e atletas de *endurance*, com a diferença que em atletas de *endurance* o limiar de lactato sanguíneo ocorre em um percentual mais alto da capacidade aeróbia do atleta em virtude de suas características genéticas (fibras musculares), adaptações ao treinamento, que favorecem a menor produção de lactato, e taxa mais rápida de remoção do lactato.

Em relação às fibras musculares, nos seres humanos existem dois tipos distintos: as fibras de contração lenta, ou tipo I, e as de contração rápida, ou tipo II. As primeiras têm alto poder oxidativo e geram energia principalmente através de vias aeróbias, característica essa ligada às grandes mitocôndrias, bem como contam com níveis altos de enzimas para o metabolismo aeróbio, principalmente o catabolismo de ácidos graxos.

As fibras de contração rápida (tipo II) têm alta velocidade de contração e grande capacidade para a produção anaeróbia de ATP via glicólise em detrimento do baixo poder oxidativo. O treinamento de *endurance* aumenta a densidade capilar, o tamanho e o número de mitocôndrias, o que acontece em todos os indivíduos, inclusive em idosos[5].

10. (ENADE – 2016 – Educação Física – adaptada) A classificação das fibras musculares em vermelhas ou brancas faz-se de acordo com o metabolismo energético dominante, a velocidade de contração e a atividade enzimática. Considerando que a coloração das fibras determina a quantidade de glicogênio que será utilizado no exercício, bem como sua função fisiológica, avalie as afirmações a seguir:

I. As fibras de coloração vermelha têm essa característica devido ao elevado número de mioglobina e por isso apresentam capacidade oxidativa elevada. As fibras brancas, por sua vez, têm força de contração elevada, contendo grandes quantidades de glicogênio, e geram ATP principalmente por glicólise anaeróbia.

II. As fibras de contração lenta têm pequena quantidade de mitocôndrias, o que lhes confere menor resistência à fadiga. Por outro lado, as fibras de contração rápida contêm grande quantidade de mitocôndrias, o que promove aumento na velocidade de remoção do lactato sanguíneo e, consequentemente, produz maior resistência à fadiga.

III. Na prática dos exercícios físicos, as fibras vermelhas são mais recrutadas por maratonistas, enquanto as fibras brancas são mais recrutadas por velocistas.

É correto o que se afirma:

(A) Apenas na afirmativa II

(B) Apenas na afirmativa III

(C) Apenas nas afirmativas I e II

(D) Apenas nas afirmativas I e III

(E) Nas afirmativas I, II e III

■ Resposta: D.

Comentário: Em treinamentos de resistência aeróbia ocorre aumento da densidade capilar, o que promove maior potencial no fluxo sanguíneo e maior quantidade de mioglobinas nas fibras musculares em atividade. As mioglobinas são fibras de contração lenta e alta capacidade oxidativa, bem como resistentes à fadiga.

Por outro lado, em exercícios musculares que visam à melhora da força puramente ou da potência muscular ocorrem alterações na expressão gênica da ATPase, em componentes estruturais das moléculas de miosina e na função contrátil da miosina em fibras musculares específicas (tipos IIa e IIb), também chamadas glicolíticas. Essas alterações resultam em mudança na função contrátil (velocidade da contração), o que favorece a demanda específica para cada modalidade ou estímulo externo, não se alterando, contudo, a proporção básica de requerimento de fibras musculares rápidas dos tipos IIa e IIb[6]. Trata-se de fibras de contração rápida com maior atividade anaeróbia.

11. (Prefeitura de Santa Luzia/MG, 2019 – adaptada) O exercício é um estímulo que provoca desequilíbrios no sistema respiratório, levando em consideração sua intensidade, duração e volume. O VO_2máx é um parâmetro de avaliação da potência aeróbia máxima, correspondente à taxa máxima de captação, transporte e utilização de O_2 pelo organismo. Analise as afirmativas a seguir, relacionadas ao consumo máximo de oxigênio durante o exercício.

I. A determinação do VO_2máx pode ser realizada por meio de métodos diretos, pela análise dos gases expirados enquanto o indivíduo realiza esforço incremental – normalmente prolongado até a exaustão voluntária – ou pela interrupção do teste.

II. De modo geral, o VO_2máx é 25% maior nos homens, em comparação com as mulheres, em função da composição corporal ou da massa muscular total.

III. Após a fase adulta, principalmente nas pessoas não treinadas, ocorre forte tendência de declínio da variável VO_2máx com a idade e, principalmente, com a inatividade.

Estão corretas as afirmativas:

(A) I e II apenas

(B) I e III apenas

(C) II e III apenas

(D) I, II e III

■ Resposta: D.

Comentário: Para a determinação do VO_2máx, podem ser utilizados métodos diretos e indiretos. O método direto consiste na análise de gases expirados no teste de exercício cardiopulmonar, enquanto o indivíduo realiza esforço incremental até o ponto de exaustão ou interrupção do teste. Esses protocolos levam em consideração a faixa etária, a condição física do indivíduo e suas limitações, dentre outros aspectos. Assim, à medida que aumenta a carga de trabalho, o VO_2 também aumenta de maneira linear até atingir um ponto máximo (VO_2pico) ou VO_2máx (platô) a uma determinada intensidade.

Em relação ao comportamento desse componente nos diferentes sexos e faixas etárias, as crianças apresentam valores de VO$_2$máx mais baixos que os adultos. Após a fase adulta, há um declínio dessa variável com o avançar da idade, principalmente em pessoas não treinadas, associando esse processo à inatividade. De maneira geral, o VO$_2$máx é 25% maior nos homens do que nas mulheres em razão da composição corporal ou da massa muscular total[6].

12. (Prefeitura de Quaraí/RS, 2019 – adaptada) Conforme Mahan & Escott-Stump (2005), o exercício de intensidade extremamente alta e de curta duração gasta primariamente as reservas de _____. O exercício de alta intensidade que continua por mais alguns segundos depende da _____. Durante o exercício de baixa a moderada intensidade (≤ 60% da captura máxima de oxigênio ou VO$_2$ máx), a energia é derivada principalmente de _____. Assinale a opção que preenche, correta e respectivamente, as lacunas do trecho acima.

(A) ATP e CP – glicólise anaeróbia – ácidos graxos
(B) Glicose – taxa de lipídios – VO$_2$máx
(C) O$_2$ – glicólise anaeróbia – miosina
(D) ATP e CP – fosfocreatina – VO$_2$máx
(E) Glicose – troca respiratória – ácidos graxos

■ Resposta: A.

COMENTÁRIOS: Todo organismo tem a capacidade de conversão de substratos em energia utilizável. O sistema fosfagênio representa a fonte de ATP de disponibilidade mais rápida para ser usada pelo músculo como fonte de energia. A associação da creatina a esse sistema – ATP-CP – fornece energia mais rápida e eficiente para regeneração do ATP, comportando-se como importante reservatório de energia utilizado na prática de exercícios de curta duração e alta intensidade.

A glicólise anaeróbia representa também um dos principais fornecedores de ATP durante atividades de alta intensidade e de curta duração, sendo esse sistema bastante eficaz, uma vez que os músculos apresentam alta capacidade de degradar rapidamente a glicose e de produzir grande quantidade de ATP durante curtos períodos. Ao contrário da glicólise, os mecanismos celulares oxidativos que ocorrem nas mitocôndrias permitem a continuação do catabolismo a partir do piruvato produzido pelo sistema glicolítico aeróbio, bem como dos ácidos graxos (lipídios) e dos aminoácidos (proteínas). Assim, as gorduras são responsáveis pelo fornecimento energético em exercícios de longa duração e baixa intensidade, mediante um processo denominado lipólise, que consiste predominantemente em exercícios de baixa intensidade e prolongados, capazes de exaurir com o estoque de glicogênio[5].

13. (Prefeitura de Uberlândia/MG, 2019 – adaptada) A resistência aeróbia, também denominada resistência cardiorrespiratória, depende da capacidade do organismo de captar, fixar, transportar e utilizar o oxigênio. Essas funções, em seu conjunto, constituem o sistema de transporte e utilização de oxigênio. O parâmetro fisiológico que melhor traduz a potencialidade desse sistema é o consumo máximo de oxigênio. Considerando esse contexto, analise as seguintes afirmativas:

I. O componente periférico do VO$_2$ é constituído pelos diferentes tecidos que utilizam oxigênio para seu funcionamento. No decurso do exercício, o tecido muscular é preponderante na utilização do oxigênio distribuído aos diferentes tecidos.

II. O débito cardíaco resulta do produto da frequência cardíaca pelo volume de ejeção sistólica ou volume sistólico. Em esforço, o débito cardíaco aumenta de maneira proporcional à intensidade do esforço.

III. Durante o exercício, a pressão arterial aumenta, apresentando relação direta com a intensidade do exercício e com o débito cardíaco. O débito cardíaco é o principal fator explicativo para o aumento da pressão arterial em esforço. Esse aumento é proporcional à intensidade do exercício, principalmente para a pressão arterial máxima ou sistólica.

Estão corretas as afirmativas:
(A) I e II apenas
(B) I e III apenas
(C) II e III apenas
(D) I, II e III

■ Resposta: D.

COMENTÁRIO: A atividade física se traduz pelo aumento de substâncias nutritivas e do aporte de oxigênio necessário para atender a demanda da musculatura ativa. Para que isso seja viável, o sistema cardiovascular faz ajustes que responderão à necessidade de oxigênio e fluxo sanguíneo. O VO$_2$máx e a frequência cardíaca aumentam proporcionalmente à intensidade do exercício, bem como o débito cardíaco, que é resultante do produto da frequência cardíaca e do volume sistólico. O aumento da pressão arterial sistólica acontece proporcionalmente ao aumento do consumo de oxigênio, do débito cardíaco e da progressão do exercício, sendo a pressão arterial sistólica um importante fator que garante eficiência no aumento do débito cardíaco para assegurar maior fluxo de sangue e oxigenação para os músculos[5].

REFERÊNCIAS

1. Sietsema KE et al. Wasserman & Whipp's: Principles of exercise testing and interpretation: Including pathophysiology and clinical applications. 6. ed. Lippincott Williams & Wilkins, 2020.
2. Kenney LW, Wilmore JH, Costill DL. Fisiologia do esporte e do exercício. 5. ed. Barueri (SP): Manole, 2013.
3. Powers S, Howley ET. Fisiologia do exercício: teoria e aplicação ao condicionamento e ao desempenho. 9. ed. Barueri (SP): Manole, 2000.
4. Herdy AH, Ritt LEF, Stein R, Araújo CGSD, Milani M, Meneghelo RS, Serra SM. Teste cardiopulmonar de exercício: fundamentos, aplicabilidade e interpretação. Arquivos Brasileiros de Cardiologia 2016; 107(5):467-81.
5. McArdle WD, Katch FI, Katch VL. Fisiologia do exercício: nutrição, energia e desempenho humano. 8. ed. Barueri (SP): Manole, 2016: 83.
6. Bogdanis GC. Effects of physical activity and inactivity on muscle fatigue. Frontiers in Physiology 2012; 3:142.

Capítulo 37

Aspectos dos Testes Clínicos de Campo

Renata Maba Gonçalves Wamosy
Janaina Cristina Scalco

1. (COFFITO, 2017 – adaptada) O teste 4MGS (*4-Meter Gait Speed*) é utilizado para avaliação da velocidade da marcha e vem sendo amplamente usado há algum tempo em idosos saudáveis. Recentemente, estudos têm proposto o uso do 4MGS para avaliação física de pacientes com doença pulmonar obstrutiva crônica (DPOC). Sobre esse teste, marque a opção correta.

(A) É um teste que avalia a velocidade da marcha realizada em um percurso plano de 4 metros de extensão com obstáculos predefinidos que mimetizam atividades da vida diária, como "guardar alimentos na dispensa"

(B) É um teste que requer pouco espaço e tempo reduzido para sua realização, porém apresenta alto custo material envolvido

(C) O 4MGS com velocidade < 0,90m/s prediz capacidade funcional ruim

(D) O aumento mínimo de 0,11m/s após determinada intervenção tem sido descrito como a diferença clinicamente importante do 4MGS

(E) Esse teste, embora rápido e de baixo custo, tem pouca correlação com o teste de caminhada de 6 minutos

■ Resposta: D.

Comentário: O 4MGS é um teste alternativo para avaliação de indivíduos com DPOC e atualmente é estudado na população portadora de fibrose pulmonar. Como precisa de 2 minutos para ser realizado e exige apenas um cronômetro e um pequeno espaço para sua execução, é uma ferramenta de desfecho viável na maioria dos ambientes clínicos, incluindo o domicílio. O 4MGS está fortemente relacionado com o *Incremental Shuttle Walk Test* (ISWT) em pacientes ambulatoriais estáveis

com DPOC. Na mesma população, apresenta diminuição do tempo de execução após a reabilitação pulmonar, sendo de 0,11m/s a mínima diferença clinicamente importante encontrada (Kohn et al., 2014).

2. (COFFITO, 2018 – adaptada) O teste de caminhada de 6 minutos (TC6M) é um teste frequentemente realizado em pacientes pneumopatas, sendo considerado de baixo custo e de fácil execução. Desse modo, quanto aos indicadores do TC6M, assinale a opção correta.

(A) É realizado para avaliação da capacidade funcional de pacientes pneumopatas; a fadiga, dispneia e variáveis cardiorrespiratórias devem ser monitorizadas antes, durante e após o teste

(B) É realizado para avaliação da força muscular periférica de pacientes pneumopatas e, quanto maior a distância percorrida, maior é a força muscular

(C) Deve ser realizado em pista plana com distância graduada em centímetros, sendo avaliada a função respiratória em pacientes pneumopatas durante o teste

(D) O teste deve ser realizado para avaliação da força muscular periférica e da função respiratória, sendo realizado em pista plana de 30 metros

(E) Fornece indicadores do estresse sensorial por meio da avaliação da troca gasosa intrapulmonar

■ Resposta: A.

Comentário: O TC6M avalia a capacidade funcional, medindo a distância que um indivíduo pode caminhar em um período de 6 minutos. Analisa as respostas globais de todos os sistemas envolvidos durante o exercício, como dos sistemas pulmonar e cardiovascular, mas não fornece informações específicas sobre a função desses órgãos. O TC6M deve ser realizado em ambiente fechado, em um corredor plano de 30 metros, que deve ser marcado a cada metro, e os pontos de retorno devem ser demarcados por um cone. Antes, durante e depois do teste, são monitorizadas a sensação de fadiga e dispneia, a frequência cardíaca e a saturação de oxigênio (Holland et al., 2014).

3. (FUNDEP, 2020 – adaptada) Sobre as características dos testes utilizados para avaliação da capacidade funcional de pacientes com DPOC, marque com V as afirmativas verdadeiras e com F as falsas e depois assinale a opção com a sequência correta.
( ) **Uma distância percorrida no TC6M < 850 metros está associada a pior prognóstico na DPOC.**
( ) **O teste ergométrico realizado em esteira tem a vantagem de reproduzir as atividades da vida diária, como andar ou correr.**
( ) **Os testes de caminhada de 6 minutos (TC6M) e 12 minutos (TC12M) apresentam boa correlação, sendo ambos aceitáveis para as medidas do desempenho físico do paciente com DPOC.**
( ) **Durante o ISWT, ocorre uma menor sobrecarga imposta ao paciente em razão da redução da velocidade.**
(A) V-F-V-F
(B) F-V-F-V
(C) V-F-F-V
(D) F-V-V-F

■ Resposta: D.

COMENTÁRIO: Estudos apontam 350 metros como ponto de corte para a distância percorrida no TC6M capaz de predizer a mortalidade em pacientes com DPOC, e não 850 metros, como descrito na primeira afirmativa. Ademais, caminhar uma distância inferior a 375 metros no TC6M também parece predizer risco maior de exacerbações em pacientes com DPOC durante 3 anos de seguimento. Durante o ISWT, também conhecido como teste de caminhada com carga incremental, maior sobrecarga cardiorrespiratória é imposta ao paciente em razão do aumento progressivo da velocidade de caminhada durante o teste. Nesse teste, a velocidade de caminhada aumenta 0,17m/s a cada minuto (Singh et al., 1992; Skumlien et al., 2006).

4. (COFFITO, 2018 – adaptada) A reabilitação pulmonar é essencial para o tratamento de pacientes com doenças crônicas. Assinale a opção que NÃO indica a intensidade de treinamento ideal na prescrição de exercício físico para pacientes com DPOC submetidos à reabilitação pulmonar.
(A) Prescrição > 60% da carga máxima obtida no teste máximo (incremental ou ergométrico)
(B) Sensação de esforço percebido na escala de Borg com valores entre 4 e 6 pontos
(C) Prescrição > 60% da velocidade média calculada a partir do TC6M
(D) Prescrição > 60% do volume expiratório forçado no primeiro segundo (VEF1)
(E) Prescrição > 60% do pico de VO_2 obtido no teste máximo (incremental ou ergométrico)

■ Resposta: D.

COMENTÁRIO: O TC6M, além de consistir em um teste responsivo aos programas de reabilitação pulmonar, também pode ser utilizado como parâmetro de prescrição de intensidade de treinamento em pacientes com DPOC. A intensidade é calculada a partir da velocidade atingida pelo indivíduo no teste de caminhada basal ao programa. Intensidades entre 60% e 80% das variáveis no teste máximo (incremental ou ergométrico) são recomendadas para prescrição de exercício aeróbio. O VEF1 é uma variável da espirometria, não sendo possível prescrever com base nele.

5. (FHEMIG, 2009 – adaptada) Em relação à reabilitação pulmonar, numere a coluna II de acordo com a coluna I.

Coluna I	Coluna II
1. Componentes da reabilitação pulmonar	( ) É simples, reprodutível e de baixo custo. Caso o paciente não consiga manter o ritmo constante, ele poderá diminuí-lo ou até parar sem que o cronômetro pare. Deve seguir uma uniformidade para comparar os resultados pré e pós-reabilitação.
2. Treinamento dos membros inferiores	( ) Avaliação multiprofissional do paciente, análise dos dados e estabelecimento dos objetivos do programa, treinamento de membros superiores e inferiores, aconselhamento psicossocial, orientação nutricional, relaxamento e alongamento, plano educacional, conservação de energia, estratégias respiratórias, programa de manutenção.
3. TC6M	( ) Pode ser realizado de forma específica ou inespecífica. A forma inespecífica utiliza esteira ou bicicleta ergométrica, o que promove maior trabalho ventilatório devido à hiperventilação. Na forma específica é necessário o uso de equipamentos que forneçam cargas lineares pressóricas.
4. Treinamento dos membros superiores	( ) Promove melhora da tolerância ao exercício, diminuição da demanda ventilatória e do consumo de oxigênio para a mesma intensidade de trabalho, redução da dispneia e melhora da qualidade de vida. Nível de evidência científica A.
5. Treinamento dos músculos ventilatórios	( ) Não há consenso sobre a melhor forma de realizá-lo; representa estresse cardiovascular submáximo; o limiar anaeróbio desses músculos é baixo e é atingido precocemente devido à menor massa muscular envolvida.

Assinale a opção que apresenta a sequência correta.
- (A) 3-1-2-5-4
- (B) 3-1-5-2-4
- (C) 5-2-4-3-1
- (D) 3-5-1-2-4

■ Resposta: B.

COMENTÁRIO: O TC6M integra os critérios avaliativos dos programas de reabilitação pulmonar como uma alternativa responsável de avaliação da capacidade pulmonar com as vantagens de ser acessível e de fácil aplicação. Trata-se de um teste de tarefa única, a caminhada, que é autocadenciada, ou seja, o indivíduo pode selecionar sua própria intensidade de exercício. É possível parar e descansar durante o teste e retomar quando desejável; contudo, o cronômetro não é pausado.

A reabilitação pulmonar é considerada nível A de evidência para melhora da qualidade de vida e da capacidade funcional dos pacientes com doenças crônicas. O treinamento dos músculos respiratórios pode ser realizado com cargas lineares ou com atividades que aumentem a ventilação pulmonar. O programa de reabilitação pulmonar é tarefa multiprofissional que inclui, mas não se limita ao exercício físico.

6. (FUNDEPES, 2015 – adaptada) Paciente cardiopata chega ao ambulatório de fisioterapia com encaminhamento para avaliação e prescrição de exercícios físicos. Na prescrição de exercícios, o fisioterapeuta realiza um primeiro ensaio de esforço com o paciente, instruindo-o no teste de caminhada para avaliar, inicialmente:
- (A) A formação de edema
- (B) A síndrome compartimental
- (C) A sensibilidade palmar e facial
- (D) A pressão arterial e a sensação de dispneia
- (E) A presença de arritmias cardíacas instáveis

■ Resposta: D.

COMENTÁRIO: No protocolo internacional de aplicação do TC6M é preconizada a avaliação criteriosa de parâmetros de segurança e desfechos secundários, dentre os quais parâmetros cardiorrespiratórios de frequência cardíaca, pressão arterial, sensação subjetiva de dispneia e esforço, além da saturação periférica de oxigênio.

7. Existem variados protocolos de testes de caminhada com carga incremental ou progressiva ou testes *shuttles* descritos na literatura. O protocolo modificado, *Modified Shuttle Test* (MST), vem sendo o mais empregado e estudado para avaliação de indivíduos com doenças respiratórias crônicas. Sobre o MST, marque V nas afirmativas verdadeiras e F nas falsas e em seguida assinale a opção com a sequência correta.

( ) **A distância percorrida no MST é uma medida eficaz para estimar a capacidade de exercício de adultos e também de crianças com doenças respiratórias crônicas. O desempenho em metros pode ser comparado ao predito por equações específicas para adultos, crianças e adolescentes brasileiros.**

( ) **Trata-se de um teste cadenciado externamente por sinais sonoros. A cada minuto a velocidade aumenta 0,17m/s, sendo esse incremento sinalizado apenas por um *beep* triplo. Durante o teste, nenhuma sugestão verbal pode ser dada pelo avaliador.**

( ) **Assim como no ISWT e diferentemente do *20 Meter Shuttle Run*, no MST os indivíduos iniciam o teste em uma velocidade de caminhada lenta (0,5m/s). Assim, no MST, o indivíduo inicia o teste caminhando e com a progressão da velocidade pode correr para manter a cadência estipulada.**

( ) **Antes de iniciar o teste, o paciente deve ser instruído de que o objetivo do teste é caminhar o maior tempo possível em torno do percurso de 10 metros. Também deve ser esclarecido que o paciente pode desacelerar ou parar para descansar, quando sentir necessidade, e retornar ao teste assim que se sentir apto (nos períodos de interrupção, o tempo será pausado).**

- (A) V-V-V-F
- (B) V-V-F-F
- (C) V-F-V-F
- (D) V-F-V-V
- (E) V-F-F-F

■ Resposta: C.

COMENTÁRIO: A segunda e a quarta afirmativas são falsas. Na segunda, o erro está na última frase, uma vez que durante o MST e o ISWT avisos verbais são dados pelo avaliador durante o teste. Segundo as orientações publicadas pela European Respiratory Society (ERS) e a American Thoracic Society (ATS), o paciente deve ser avisado a cada minuto do teste que precisa aumentar sua velocidade. Após esse aviso, apenas a sugestão verbal "Você precisa aumentar sua velocidade para acompanhar o teste" pode ser utilizada para incentivar o sujeito. Ao contrário do indicado na quarta afirmativa, antes de iniciar o teste o paciente recebe a instrução "Você deve parar de andar/correr somente quando ficar sem fôlego para manter a velocidade requerida ou caso não consiga mais acompanhar o ritmo" (ATS, 2002; Holland et al., 2014; Lanza et al., 2015; Probst et al., 2012).

8. A avaliação objetiva da capacidade funcional de pacientes hospitalizados ajuda o fisioterapeuta a prescrever exercícios de maneira individualizada e assim otimizar sua intervenção. Sobre testes de campo aplicados em ambiente hospitalar, assinale a opção INCORRETA.
- (A) O teste de sentar e levantar (*Sit-to-Send*) pode ser realizado com tempo estabelecido (1 minuto ou 30 segundos), no qual o número de repetições é utilizado como a medida de desempenho, ou é possível monitorizar o tempo que o paciente leva para sentar e levantar cinco vezes
- (B) Existem diversos protocolos de teste do degrau, os quais divergem no tempo de execução, cadência, ritmo e nas dimensões dos degraus. O fisioterapeuta deve estar atento ao protocolo aplicado ao analisar os resultados do teste, uma vez que as medidas de desfecho mudam de um protocolo para outro. Por exemplo, no teste do degrau de 6 minutos (TD6M), por se tratar de um teste cadenciado

externamente (30 degraus por minuto), o desfecho é dado pelo número de degraus

(C) Quando comparado ao TC6M, o teste do degrau de 3 minutos (TD3M) parece exigir maiores adaptações fisiológicas em menos tempo, tanto em adultos com DPOC como em crianças com fibrose cística. Ademais, por exigir amplos espaços para sua realização, o TC6M tem sua aplicabilidade prejudicada em ambientes hospitalares

(D) O teste *Stepper* de 6 minutos (6MST), já validado para avaliar indivíduos com DPOC em ambulatório, recentemente mostrou-se válido, confiável e seguro para avaliar a capacidade funcional de idosos hospitalizados

(E) No 6MST, realizado em um simulador de caminhada *Stepper*, o desfecho avaliado é o número de ciclos realizados pelo paciente em 6 minutos, e a condução do teste é similar à orientada para o TC6M

■ **Resposta: B.**

COMENTÁRIO: Dentre os diversos protocolos de testes de degrau disponíveis, os mais usados são o TD6M, o TD3M e o teste do degrau de Chester. Assim como o TC6M, o TD6M é um teste autocadenciado, e não cadenciado externamente, no qual o paciente é orientado a subir e descer o degrau o maior número de vezes possível. Nesse teste, o número de degraus é utilizado como medida principal para o acompanhamento do paciente. As respostas fisiológicas desencadeadas durante o teste, como redução da saturação de oxigênio e aumento das frequências respiratória e cardíaca, bem como a percepção de esforço e a sensação de dispneia, também são avaliadas e utilizadas na interpretação do teste como desfechos secundários.

No TD3M, por se tratar de um teste cadenciado externamente por um metrômetro (30 repetições por minuto), as respostas cardiorrespiratórias são utilizadas como medidas de desempenho primárias, e apenas nos casos de interrupção precoce o número de degraus é utilizado como medida de acompanhamento. Assim como o TD3M, o teste do degrau de Chester é cadenciado externamente (dos Santos et al., 2020; Melo et al., 2019; Maggio et al., 2019).

9. O teste *Glittre Activities of Daily Living* (Glittre ADL) foi desenvolvido para avaliar de maneira global a capacidade funcional de indivíduos com DPOC e atualmente é aplicado em diversas populações. Sobre o teste e suas adaptações, como a versão pediátrica (TGlittre-P), assinale a opção correta.

(A) O teste Glittre ADL em indivíduos com DPOC, assim como o TGlittre-P em crianças com fibrose cística, promove respostas fisiológicas similares às desencadeadas pelo teste de exercício cardiopulmonar. Assim, o tempo necessário para realização desses testes é considerado um importante indicador da aptidão aeróbia dos pacientes

(B) No Glittre ADL, o indivíduo é instruído a dar quatro voltas em torno de um circuito com seis atividades (sentar e levantar, andar, subir e descer degraus, movimentar objetos em uma prateleira, agachar e pular)

(C) A ausência de valores de referência e/ou equações de predição para o desempenho no TGlittre-P dificulta sua aplicabilidade clínica para avaliação de crianças e adolescentes

(D) O protocolo do teste Glittre ADL foi modificado para aplicação em populações pediátricas (TGlittre-P). Na versão pediátrica, a altura das prateleiras e o peso da mochila (0,5 a 2,5kg) e dos objetos (0,5kg) foram ajustados para crianças e adolescentes

■ **Resposta: D.**

COMENTÁRIO: Nos testes Glittre (Glittre ADL e TGlittre-P), o indivíduo completa cinco voltas em um circuito, executando as atividades de sentar e levantar, andar, subir e descer degraus e movimentar objetos nas prateleiras de uma estante. Os movimentos de salto "pular" e agachamento não pertencem a esses protocolos. Tanto em adultos com DPOC como em crianças, esses testes são considerados submáximos e desencadeiam respostas fisiológicas similares às observadas durante o TC6M e não às do teste de exercício cardiopulmonar. Equações de referência para o Glittre ADL (Reis et al., 2018) e para o TGlittre-P (Martins et al., 2019) estão disponíveis na literatura (Karloh et al., 2014).

10. Considerando as características dos diferentes testes de campo disponíveis, correlacione as colunas e assinale a opção com a sequência correta.
1. TC6M.
2. TD3M.
3. MST.
4. Teste AVD-Glittre.
5. Teste senta e levanta.
( ) **Em comparação com outros testes de campo, é o único com potencial de levar a maioria dos indivíduos ao esforço máximo. Assim, pode ser utilizado como medida indireta da capacidade de exercício.**
( ) **Cadenciado externamente por meio de um metrômetro, tem como vantagem a possibilidade de ser aplicado em pequenos espaços.**
( ) **Nesse teste, a medida de desempenho é o tempo para realizar cinco voltas em um circuito de múltiplas atividades.**
( ) **Por ser muito estudado e amplamente aplicado para avaliar a capacidade funcional em diferentes populações, o desempenho nesse teste já demonstrou estar associado a importantes desfechos, como exacerbações, hospitalizações e aptidão para o transplante pulmonar.**
( ) **Considerado um teste rápido e que pode ser aplicado em pequenos espaços, esse teste pode ser uma alternativa para pacientes mais debilitados. A fadiga de membros inferiores pode ser considerada um importante fator limitador nesse teste.**
(A) 1-2-3-4-5
(B) 3-2-1-5-4
(C) 2-3-4-1-5
(D) 1-5-4-2-3
(E) 3-2-4-1-5

■ **Resposta: E.**

COMENTÁRIO: A utilização do TC6M é amplamente difundida por ser um teste de baixo custo e de fácil aplicação e por fornecer importantes informações para o acompanhamento de pacientes com doenças respiratórias crônicas; contudo, tem como desvantagem a necessidade de um corredor de 30 metros para sua execução.

Tanto o TD3M como o teste de sentar e levantar, por necessitarem de espaço apenas para a plataforma do degrau ou para a cadeira, são aplicáveis em pequenos espaços, como quartos hospitalares ou consultórios, sendo o TD3M cadenciado externamente.

O MST demonstra ser potencialmente máximo tanto para indivíduos com doenças cardiorrespiratórias como para sujeitos saudáveis; assim, pode ser utilizado como medida indireta da capacidade de exercício (Bloem et al., 2018; Bradley et al., 1999; da Costa et al., 2014; Probst et al., 2012).

11. Os testes clínicos de campo são amplamente utilizados na avaliação de crianças com doenças respiratórias crônicas. Assim como na população de adultos, um dos testes mais utilizados é o TC6M. Em relação aos protocolos aplicados em crianças, é correto afirmar que:

(A) Ao contrário do que se aplica em outras populações, o principal desfecho do TC6M em crianças com asma é a velocidade do teste

(B) As propriedades psicométricas do TC6M em crianças ainda não foram investigadas

(C) A utilização do trabalho de caminhada de 6 minutos (*distância percorrida* x *peso corporal*) é recomendada porque se correlaciona melhor com a tolerância ao exercício do que a distância isoladamente em crianças e adolescentes com fibrose cística

(D) Os estudos que aplicam o TC6M em crianças com doenças pulmonares se utilizam de protocolos alternativos que não seguem os critérios preconizados pela ATS e a ERS

(E) Acredita-se que os fatores antropométricos não influenciem o desempenho do teste de caminhada

▪ Resposta: C.

COMENTÁRIO: O TC6M, para ser aplicado em pediatria, lança mão das orientações disponíveis no documento da ATS e da ERS, que padroniza sua utilização com base em estudos que incluem indivíduos adultos com doença respiratória crônica. Nessa população, discute-se a influência de fatores antropométricos no desempenho do teste, já que esses indivíduos se encontram em processo de crescimento e desenvolvimento. Estudos recentes recomendam que, além da distância percorrida, a variável de trabalho seja considerada na avaliação de crianças com fibrose cística para otimizar a qualidade avaliativa do teste (Cote et al., 2008; Holland et al., 2014; López-de-Uralde-Villanueva et al., 2019).

12. As propriedades de medida dos testes clínicos de campo devem ser consideradas na escolha de um teste, pois garantem sua qualidade avaliativa. Portanto, um teste adequado deve ser válido, confiável e reprodutível, ou seja, adequado para se medir o desfecho esperado, com estabilidade e consistência e com capacidade de reproduzir resultados. A partir das evidências disponíveis sobre as propriedades psicométricas dos testes de campo, assinale a opção INCORRETA.

(A) O teste de sentar e levantar tem validade de construto em comparação com o TC6M e o TD1M em candidatos a transplante pulmonar

(B) Em indivíduos com fibrose pulmonar idiopática, o teste de velocidade da marcha apresenta fraca associação com o TC6M

(C) O TC6M apresenta validade e confiabilidade para avaliação de diferentes populações, como indivíduos com DPOC, distrofias musculares e insuficiência cardíaca

(D) O TD6M apresenta validade concorrente com o TC6M, validade preditiva para identificar baixa capacidade física e ponto de corte de 86 e 78 degraus para indivíduos com DPOC

▪ Resposta: B.

COMENTÁRIO: Estudo recente aponta que o teste de velocidade de marcha em indivíduos com fibrose pulmonar idiopática é válido, confiável e responsivo. Apresenta forte associação com o TC6M e demonstra confiabilidade intraobservador e teste-reteste, além de ser responsivo à reabilitação pulmonar.

REFERÊNCIAS

Andrianopoulos V, Wouters EF, Pinto-Plata VM etal. Prognostic value of variables derived from the six-minute walk test in patients with COPD: Results from the ECLIPSE study. Respir Med 2015; 109(9):1138-46.

ATS Committee on Proficiency Standards for Clinical Pulmonary Function Laboratories. ATS statement: guidelines for the six-minute walk test. Am J Respir Crit Care Med 2002; 166:111-7.

Bloem A, Veltkamp M, Spruit MA et al. Validation of 4-meter-gait-speed test and 5-repetitions-sit-to-stand test in patients with pulmonary fibrosis: a clinimetric validation study. Sarcoidosis VDLD 2018; 35(4):317-26.

Bradley J, Howard J, Wallace E, Elborn S. Validity of a modified shuttle test in adult cystic fibrosis. Thorax 1999; 54(5):437-9.

Cote CG, Casanova C, Marín JM et al. Validation and comparison of reference equations for the 6-min walk distance test. Eur Respir J 2008; 31(3):571-8.

da Costa JN, Arcuri JF, Gonçalves IL et al. Reproducibility of cadence-free 6-minute step test in subjects with COPD. Respiratory Care 2014; 59(4):538-542. DOI: 10.4187/respcare.02743.

dos Santos NC, Soares NS, dos Anjos JLM, de Matos BS, Carvalho DB. Testes funcionais validados em indivíduos hospitalizados e não hospitalizados: revisão sistemática. Revista Ciências em Saúde 2020; 10(4):23-53.

Holland AE, Spruit MA, Troosters T et al. An official European Respiratory Society/American Thoracic Society technical standard: field walking tests in chronic respiratory disease. Eur Respir J 2014; 44(6):1428-46. doi: 10.1183/09031936.00150314.

Karloh M, Karsten M, Pissaia FV, Araújo CLP, Mayer AF. Physiological responses to the Glittre-ADL Test in patients with chronic obstructive pulmonar disease. J Rehabil Med 2014; 46(1):88-94.

Kon SS, Canavan JL, Nolan CM. The 4-metre gait speed in COPD: responsiveness and minimal clinically important difference. European Respiratory Journal 2014; 43(5):1298-305.

Lanza FC, Zagatto EP, Silva JC et al. Reference equation for the incremental Shuttle Walk Test in children and adolescents. J Pediatr 2015; 167(5):1057-61. doi: 10.1016/j.jpeds.2015.07.068.

López-de-Uralde-Villanueva I, Sarría Visa T, Moscardó Marichalar P, Del Corral T. Minimal detectable change in six-minute walk test in children and adolescents with cystic fibrosis. Disability and Rehabilitation 2019; 1-6.

Maggio ABR, Vuistiner P, Crettenand A et al. Adapting the "Chester step test" to predict peak oxygen uptake in children. Swiss Med Wkly 2017; 147:w14435. doi: 10.4414/smw.2017.14435. PMID: 28634968.

Martins R, Assumpção MS, Bobbio TG, Mayer AF, Schivinski C. The validity and reliability of the ADL-Glittre test for children. Physiother Theory Pract 2019 Aug; 35(8):773-80. doi: 10.1080/09593985.2018.1457747.

Melo TA, Duarte ACM, Bezerra TS, França F, Soares NS, Brito D. O Teste Cinco Vezes Sentado em Pé: segurança e confiabilidade com pacientes mais velhos da unidade de terapia intensiva em alta. Ver Bras Ter Intensiva 2019; 31(1):27-33. doi: 10.5935/0103-507X.20190006.

Probst VS, Hernandes NA, Teixeira DC et al. Reference values for the incremental shuttle walking test. Respir Med 2012; 106(2):243-8. doi: 10.1016/j.rmed.2011.07.023.

Scalco JC, Minsky RC, Mayer AF, Caputo F, Schivinski CIS. Comparison of the physiological responses induced by different pediatric exercise field tests in children. Pediatr Pulmonol 2019; 54(9):1431-8. doi: 10.1002/ppul.24423.

Singh SJ, Morgan MD, Scott S, Walters D, Hardman AE. Development of a Shuttle walking test of disability in patients with chronic airways obstruction. Thorax 1992 Dec; 47(12):1019-24. doi: 10.1136/thx.47.12.1019.

Skumlien S, Hagelund T, Borjotuft O, Ryg MS. A field test of functional status as performance of activities of daily living in COPD patients. Resp Med 2006; 100(2):316-23.

Capítulo 38

Fisioterapia Cardiovascular

Luciano Fonseca Lemos de Oliveira
Jhessica Macieira Pereira
Thayrine Rosa Damasceno

1. (HCFMUSP, 2016 – adaptada) Em relação aos mecanismos reguladores da pressão arterial, assinale a opção correta.

(A) Os barorreceptores aórticos e carotídeos detectam alterações imediatas na pressão sanguínea. Entretanto, sua resposta não é imediata, já que dependem de mecanismos de compensação renal para promoverem mudanças na pressão arterial

(B) O sistema renina-angiotensina-aldosterona é um mecanismo de compensação renal ativado no momento de redução da pressão de perfusão renal, e sua ativação resulta no aumento da excreção renal de sódio e água com consequente redução na pressão arterial e menor sobrecarga cardíaca

(C) A ativação do sistema arginina-vasopressina resulta na liberação do hormônio antidiurético (ADH) pela neuro-hipófise, motivando consequente vasoconstrição e maior reabsorção renal de água e promovendo aumento da pressão arterial

(D) A liberação do peptídeo natriurético atrial (PNA) acontece na vigência de distensão da parede atrial, promovendo a inibição da secreção de renina pelas glândulas suprarrenais e a redução da excreção de sódio e água no nível renal com consequente aumento da pressão arterial

(E) A norepinefrina (noradrenalina) atua em conjunto com os receptores alfa e beta, promovendo redução progressiva da pressão arterial, normalização da frequência cardíaca e aumento da força de contratilidade do ventrículo direito

■ Resposta: C.

COMENTÁRIO: O reflexo barorreceptor (neuromediado) é composto por mecanorreceptores que percebem a variação da pressão arterial por meio do estiramento das paredes do seio carotídeo e do arco aórtico e atuam restaurando a pressão arterial para seus valores de normalidade em questão de segundos. Em resposta, o sistema parassimpático reduz a frequência cardíaca e consequentemente a pressão arterial, enquanto o sistema simpático eleva a pressão arterial mediante o aumento da frequência cardíaca, da contratilidade miocárdica, do volume sistólico e da vasoconstrição periférica, elevando a resistência periférica total (RPT).

O sistema renina-angiotensina-aldosterona regula a pressão arterial mais lentamente. Ele atua na indução de vasoconstrição arteriolar periférica e no aumento da volemia por meio de retenção renal de sódio e água. A principal função do sistema ADH-vasopressina é controlar a osmolaridade e o volume dos líquidos corporais por meio do efeito vasoconstritor, ocasionando a retenção de água. O sistema de peptídeos natriuréticos é secretado por grânulos presentes no átrio cardíaco e promove vasodilatação generalizada, aumento da permeabilidade vascular à água, aumento da filtração glomerular, diurese e natriurese, inibindo a secreção de renina, aldosterona e vasopressina.

Essas ações combinadas levam ao aumento da excreção de sódio e água. A noradrenalina tem atividade simpaticomimética, de ação rápida, com efeitos sobre os receptores alfa-adrenérgicos e beta-adrenérgicos, atuando na elevação da pressão arterial[1].

2. (COFFITO, 2016 – adaptada) Pacientes sintomáticos, com insuficiência cardíaca nas classes funcionais III ou IV da New York Heart Association, que recebam tratamento medicamentoso otimizado, que apresentem expectativa de vida < 1 ano e que não tenham outra possibilidade de tratamento clínico e/ou cirúrgico adequado, têm indicação para

realização de transplante cardíaco. Após o transplante, os pacientes que apresentem hipertensão pulmonar necessitam de manejo adequado da ventilação mecânica, evitando o agravamento da hipertensão pulmonar. Como o fisioterapeuta cardiovascular deve sugerir o ajuste de parâmetros ventilatórios nesses indivíduos, considerando a presença de hipertensão pulmonar moderada a grave (pressão média de artéria pulmonar > 40mmHg)?

(A) Uso de pressão expiratória positiva final (PEEP) alta, associada à fração inspirada de oxigênio (FiO$_2$) baixa, visando à realização de ventilação em estratégia protetora, uma vez que a presença de oxigênio pode induzir a vasoconstrição pulmonar

(B) Uso de PEEP baixa, associada à FiO$_2$ baixa, mesmo com o paciente apresentando SatO$_2$ de 88%, uma vez que a presença de oxigênio pode induzir a vasoconstrição pulmonar

(C) Uso de PEEP alta para estabilização alveolar, associada à FiO$_2$ elevada, se necessário, visando à manutenção de uma SatO$_2$ > 95%, assumindo que o oxigênio tem efeito vasodilatador pulmonar

(D) Uso de PEEP alta, associada a óxido nítrico inalatório precoce (para efeito vasodilatador pulmonar), associada à FiO$_2$ baixa, assumindo que o óxido nítrico inalatório causa diminuição da pós-carga do ventrículo direito e consequente melhora da hipertensão pulmonar

(E) Uso de PEEP baixa, associada à FiO$_2$ elevada, se necessário, visando à manutenção da SatO$_2$ > 92%, assumindo que o oxigênio tem efeito vasodilatador pulmonar

■ Resposta: E.

COMENTÁRIO: O paciente com hipertensão pulmonar moderada a grave exige cuidados ventilatórios especiais, devendo ser evitado o uso de valores altos de PEEP devido ao aumento da pressão média das vias aéreas com consequente elevação da resistência vascular pulmonar. Esse aumento pode contribuir para a elevação da pós-carga do ventrículo direito e consequentemente piorar sua função e agravar o quadro de hipertensão pulmonar. Dessa maneira, recomenda-se utilizar a FiO$_2$ elevada, mantendo a SatO$_2$ > 92% em virtude do efeito vasodilatador da hiperóxia[10].

3. (COFFITO, 2016) A sessão de exercícios para pacientes portadores de doenças cardiovasculares deve ser composta por:

(A) Treino aeróbio e treino resistido

(B) Treino aeróbio, treino resistido e de flexibilidade

(C) Aquecimento, treino aeróbio, treino resistido, flexibilidade e desaquecimento (volta à calma)

(D) Aquecimento, treino aeróbio, flexibilidade e desaquecimento (volta à calma)

(E) Aquecimento, treino resistido, flexibilidade e desaquecimento (volta à calma)

■ Resposta: C.

COMENTÁRIO: A prescrição da sessão de exercícios para indivíduos com doenças cardiovasculares deve ser sempre individualizada, especialmente em relação à intensidade do esforço. Entretanto, deve envolver sempre o período de preparação dos sistemas cardiovascular e musculoesquelético, chamado de aquecimento, que pode ser realizado com exercícios de flexibilidade e exercícios livres de grandes grupos musculares em baixa intensidade.

O treino aeróbio deve ser empregado, e sua intensidade é estabelecida após avaliação funcional por meio de teste ergométrico ou teste de esforço cardiopulmonar. O treino resistido também deve ser empregado, e sua intensidade deve ser calculada preferencialmente a partir do teste de uma repetição máxima (1RM).

O período de desaquecimento é de extrema importância para evitar a redução abrupta do retorno venoso e consequentemente o risco de isquemia miocárdica, arritmias e outras complicações cardiovasculares. Os exercícios de flexibilidade devem ser realizados ao menos duas vezes por semana e podem ser utilizados nos períodos de aquecimento e de desaquecimento[10].

4. (Residência Multiprofissional do HTRN e HCUFMG, 2021 – adaptada) Paciente do sexo feminino, 45 anos de idade, encaminhada ao programa de reabilitação cardiovascular, foi submetida à substituição de troca valvar aórtica por prótese biológica sem complicações há 4 meses em decorrência de valvopatia reumática. Após a alta hospitalar, o ecocardiograma mostrou fração de ejeção de 46% no repouso e o teste ergométrico evidenciou isquemia com 4,5MET (infradesnivelamento do segmento ST de 2mm) e uma capacidade funcional de 5,5MET no pico do esforço. Desse modo, considerando a estratificação de risco para eventos cardiovasculares da paciente, pode-se afirmar que ela apresenta:

(A) Baixo risco, pois a paciente foi submetida a cirurgia não complicada

(B) Alto risco, pois a paciente apresenta sinais de isquemia em baixo nível de esforço

(C) Risco moderado, pois a paciente apresenta capacidade funcional entre 5 e 7MET

(D) Baixo risco, pois ela não apresentou arritmias complexas em repouso ou no exercício

■ Resposta: B.

COMENTÁRIO: A estratificação do risco cardiovascular auxilia a prevenção de eventos adversos durante a realização de exercício físico. Essa classificação deve também ser utilizada para determinar o grau de monitoramento do treinamento pela equipe assistencial. Com base nos critérios de classificação, o limiar isquêmico (sinais e sintomas de isquemia miocárdica) observado no teste ergométrico foi alcançado em carga < 6MET. Dessa maneira, a paciente apresenta uma das características dos portadores de alto risco cardiovascular. É importante ressaltar que o enquadramento, a manutenção ou a reclassificação do perfil de risco devem ser determinados mediante a avaliação pré-participação e por reavaliações subsequentes, realizadas pelo médico e demais integrantes da equipe multiprofissional. O Quadro 1 mostra a tabela da Diretriz Brasileira de Reabilitação Cardiovascular 2020 (Arq Bras Cardiol 2020; 114[5]:943-87) sobre a estratificação de risco cardiovascular[3].

Quadro 1 Estratificação do risco clínico dos pacientes em reabilitação cardiovascular ambulatorial

Risco / Característica	Alto	Intermediário	Baixo
Evento cardiovascular, intervenção cardiovascular ou descompensação clínica	< 8 a 12 semanas	> 12 semanas	> 6 meses
Capacidade funcional	TE: < 5MET TCPE: Weber C/D ou VO$_2$ pico < 60% do predito	TE: 5 a 7MET TCPE: Weber B ou VO$_2$ pico de 60% a 85% do predito	TE: > 7MET TCPE: Weber A ou VO$_2$ pico > 85% do predito
Sinais e sintomas de isquemia miocárdica (limiar isquêmico)	Em baixas cargas TE: < 6MET TCPE: < 15mL.kg^{-1}.min^{-1}	TE: > 6MET TCPE: > 15mL.kg^{-1}.min^{-1}	Ausente
Sintomatologia	IC: CF III e IV Angina: CF III e IV	IC: CF I a II Angina: CF I e II	Ausente
Outras características clínicas	IRC dialítica; queda da SatO$_2$ em esforço; arritmia ventricular complexa	De acordo com o julgamento clínico na avaliação médica pré-participação	De acordo com o julgamento clínico na avaliação médica pré-participação

CF: classe funcional; IC: insuficiência cardíaca; IRC: insuficiência renal crônica; MET: equivalente metabólico; SatO$_2$: saturação de oxigênio; TCPE: teste cardiopulmonar de exercício; TE: teste ergométrico; VO$_2$: consumo de oxigênio.

5. (COFFITO, 2017) Exercícios resistidos (ER) devem fazer parte de um programa de reabilitação cardiovascular. O entendimento do ajuste sanguíneo coronariano é fundamental quando os ER são aplicados em indivíduos com coronariopatias. Com base nessa afirmação, assinale a sentença correta.
(A) Durante o exercício ocorre diminuição da diferença arteriovenosa de oxigênio miocárdico
(B) A nutrição do miocárdio ocorre em grande parte durante a fase de contração dos ventrículos cardíacos
(C) É possível afirmar que durante a realização dos ER há maior perfusão do miocárdio, quando comparado à realização de exercícios dinâmicos aeróbios, uma vez que a pressão arterial diastólica aumenta durante a realização dos ER, aumentando o fluxo sanguíneo miocárdico
(D) Ocorre aumento da extração de oxigênio pelo músculo cardíaco durante a realização dos ER, em relação à condição de repouso, e esse aumento chega a níveis extremamente elevados, na faixa de 80%
(E) O aumento da frequência cardíaca é menor durante a realização dos ER, em relação aos exercícios dinâmicos aeróbios, o que diminui também o tempo de diástole ventricular e, portanto, o tempo de nutrição miocárdica

▪ Resposta: C.

COMENTÁRIO: Exercícios resistidos promovem efeitos agudos e crônicos positivos no sistema cardiovascular, além de contribuírem para a manutenção da funcionalidade do indivíduo. Durante a realização desses exercícios, observa-se agudamente aumento da resistência vascular periférica em decorrência da vasoconstrição, elevando especialmente a pressão arterial diastólica.

Como as artérias coronárias se originam na raiz da aorta, durante a diástole e o consequente fechamento da valva aórtica o sangue que tende a refluir para dentro da cavidade ventricular esquerda refluirá em maior quantidade para dentro das coronárias, aumentando assim a perfusão do miocárdio.

Outro fator importante é a regulação do fluxo coronariano, realizado em maior parte pela microcirculação coronariana. Durante a sístole e o consequente espessamento do diâmetro das fibras miocárdicas, ocorre a compressão dos vasos, dificultando o fluxo sanguíneo. Desse modo, a perfusão miocárdica ocorre durante a diástole (relaxamento das fibras). Como o exercício resistido promove menor incremento de frequência cardíaca, isso aumentará o tempo de diástole ventricular e, portanto, o tempo de nutrição miocárdica[9].

6. (Concurso Público EBSERH/Nacional, 2019 – adaptada) Em relação à fisioterapia vascular na doença venosa crônica (DVC), assinale a opção correta.
(A) Baseia-se nos fatos de essa terapia prevenir o agravamento, promover e reabilitar a saúde, auxiliando o tratamento dessa alteração vascular e melhorando o funcionamento e condicionamento circulatórios, evitando, assim, a perda funcional do indivíduo e minimizando as consequências clínicas da doença
(B) Os exercícios terapêuticos são efetivos no tratamento da DVC. No âmbito dos exercícios neuromusculares, o treinamento do músculo quadríceps é colocado em evidência como uma atividade capaz de diminuir o refluxo sanguíneo e aprimorar a competência das veias, causando redução dos desconfortos e malefícios promovidos por tal disfunção
(C) O programa terapêutico da fisioterapia vascular para a DVC, conhecido como cinesioterapia vascular, deve constituir-se de três fases: aquecimento, treinamento e alongamento passivo e ativo-assistido. A primeira fase (aquecimento) tem como objetivos aumentar o fluxo sanguíneo muscular e o consumo de oxigênio basal e proporcionar efeitos psicológicos que se manifestam principalmente como sensação de preparação
(D) Para finalizar o programa tornam-se necessários os alongamentos, para uma desaceleração gradual na intensidade do exercício, resultando em diminuição dos estímulos

nervosos simpáticos e aumento dos parassimpáticos, ocorrendo vasoconstrição periférica, em que se pode utilizar a drenagem linfática manual (DLM)

(E) Os exercícios terapêuticos são efetivos no tratamento da DVC. No âmbito dos exercícios neuromusculares, o treinamento do músculo vasto medial é colocado em evidência como uma atividade capaz de diminuir o refluxo sanguíneo e aprimorar a competência das veias, ocasionando redução dos desconfortos e malefícios promovidos por tal disfunção

■ **Resposta: A.**

COMENTÁRIO: A fisioterapia vascular é importante no tratamento da DVC por otimizar o funcionamento e o condicionamento circulatórios, promovendo redução do edema e melhorando a amplitude de movimento articular e o quadro clínico em geral. O programa terapêutico envolve três fases: aquecimento, treinamento e relaxamento[7], e ativar músculos da panturrilha é a melhor estratégia.

7. (COFFITO, 2017 – adaptada) Os dispositivos cardíacos eletrônicos implantáveis (DCEI) são utilizados para o tratamento das doenças relacionadas ao sistema de condução cardíaco e a prevenção de morte súbita cardíaca. Com base nas características de cada DCEI, marque V nas afirmações verdadeiras e F nas falsas e assinale a opção que apresenta a sequência correta.

( ) **O marca-passo é utilizado para tratamento dos bloqueios atrioventriculares, disfunção do nodo sinusal e outras bradiarritmias.**

( ) **O ressincronizador é um tipo de DCEI que tem a função de ressincronizar a sístole ventricular. Espera-se que haja aumento do volume sistólico após instalação da terapia de ressincronização.**

( ) **O cardioversor desfibrilador implantável (CDI) é indicado para prevenção de morte súbita em pacientes com arritmias complexas, como taquicardia ventricular sustentada.**

( ) **Diz-se "choque apropriado" quando o ressincronizador administra um choque com objetivo de cardioversão elétrica, para controle de uma arritmia complexa.**

(A) V-V-F-V
(B) V-F-V-V
(C) F-V-F-F
(D) V-V-V-F
(E) F-V-F-F

■ **Resposta: D.**

COMENTÁRIO: A expressão *choque apropriado* é utilizada quando o CDI administra um choque com objetivo de cardioversão elétrica causada por uma arritmia complexa. O ressincronizador é indicado para pacientes com disfunção ventricular grave (fração de ejeção < 35%, presença de bloqueio de ramo esquerdo, alargamento pronunciado do complexo QRS), em estágios avançados de insuficiência cardíaca e refratários ao tratamento medicamentoso convencional, com o objetivo de corrigir disfunções eletromecânicas. É importante ressaltar que o ressincronizador pode ou não estar associado ao CDI[6].

8. A reabilitação cardiovascular (RCV) é constituída por todas as atividades que garantem as melhores condições físicas, mentais e sociais, possibilitando que os pacientes recuperem uma vida ativa e produtiva. São benefícios da RCV na doença arterial coronariana, EXCETO:

(A) Redução da frequência cardíaca, da pressão arterial sistólica e da concentração plasmática de catecolaminas em intensidades submáximas de exercício

(B) Redução da demanda de oxigênio pelo miocárdio a determinada intensidade de exercício

(C) Melhora da capacidade funcional com melhora do fluxo sanguíneo coronariano, associada à regressão da aterosclerose ou à melhora da função endotelial

(D) Melhora da isquemia miocárdica como consequência da atenuação da taquicardia durante o exercício, melhora da resposta vasodilatadora e aumento da perfusão da microcirculação coronariana

(E) Melhora do limiar de angina resultante do aumento do fluxo coronariano promovido pelo maior tempo de sístole ocasionado por diminuição da frequência cardíaca

■ **Resposta: E.**

COMENTÁRIO: As principais determinantes da demanda de O_2 pelo miocárdio são sua contratilidade, a frequência cardíaca e a tensão da parede miocárdica. Em situações de maior demanda, o músculo cardíaco pode obter uma quantidade maior de O_2 por dois mecanismos: oferta maior de O_2 como consequência do aumento do fluxo sanguíneo ou extraindo da microcirculação uma fração maior de O_2.

A regulação do fluxo coronariano, por sua vez, depende da interação de três fatores fundamentais: a pressão de perfusão coronariana, a resistência coronariana e o tempo de diástole. A maior parte do fluxo coronariano ocorre na diástole, particularmente na região subendocárdica, e pequenas variações da frequência cardíaca produzem alterações significativas no tempo de diástole[4,10].

9. O pé diabético é caracterizado como infecção, ulceração e/ou destruição de tecidos moles, associadas a alterações neurológicas e vários graus de doença arterial periférica (DAP) nos membros inferiores. Sobre o pé diabético, assinale a opção INCORRETA.

(A) Resulta em número elevado de internações por ulcerações mal conduzidas e amputações, com muitos casos evoluindo para morte

(B) Pele seca, rachaduras, unhas hipotróficas ou encravadas, edema, calosidades e ausência de pelos são condições dermatológicas típicas decorrentes da polineuropatia diabética e de DAP

(C) A perda da sensibilidade protetora é o fator-chave para o desenvolvimento de ulcerações e para a maior vulnerabilidade a traumas

(D) Dentre os cuidados rotineiros estão exame dos pés, fundoscopia e microalbuminúria

(E) São fatores de risco: hemoglobina glicada > 7%, retinopatia diabética, polineuropatia diabética com ou sem deformidades e DAP com claudicação presente ou ausente

■ Resposta: B.

COMENTÁRIO: O pé diabético é uma complicação comum nos portadores de diabetes *mellitus* e exige acompanhamento periódico dos pacientes. O exame clínico e a avaliação dos pés a fim de detectar deformidades, perda de sensibilidade e possíveis ferimentos são fundamentais para evitar complicações e a possível evolução da doença. No entanto, dentre as condições dermatológicas esperadas, o edema não é frequente nesses pacientes; pelo contrário, é esperado o ressecamento da pele com escamações, resultado da redução do fluxo sanguíneo decorrente da DAP[5].

10. O transplante cardíaco (TxC) é indicado para pacientes com insuficiência cardíaca em estágio D, refratários à terapêutica medicamentosa. Durante o transplante é realizada a denervação do coração e, na fase pós-cirúrgica, sabe-se que o processo de reinervação é lento e parcial. Em relação a essa temática, analise as afirmativas a seguir e assinale a opção correta.

I. **A reinervação parcial cardíaca promove controle ineficiente da frequência cardíaca, que é elevada em repouso. Durante o exercício, nota-se atraso gradual tanto para aumento como para redução da frequência cardíaca no período de recuperação.**

II. **O exercício físico praticado regularmente pode acelerar o processo de reinervação cardíaca e consequentemente aumentar o controle autonômico.**

III. **O débito cardíaco de repouso e no início do exercício em coração denervado é mediado pelo aumento na pré-carga via mecanismo de Frank-Starling.**

(A) Apenas a afirmativa I está correta
(B) Apenas as afirmativas I e III estão corretas
(C) Apenas as afirmativas II e III estão corretas
(D) Todas as afirmativas estão corretas

■ Resposta: D.

COMENTÁRIO: O processo de denervação cardíaca provoca incompetência cronotrópica. O coração transplantado perde o controle da regulação autonômica e observa-se a elevação da sensibilidade aos receptores beta-adrenérgicos. Essa alteração promove aumento da frequência cardíaca de repouso, aumento lento e gradual da frequência cardíaca durante o exercício e lenta recuperação da frequência cardíaca após o exercício, intensificando assim o baixo desempenho físico do indivíduo. O exercício físico regular pode acelerar o processo de reinervação cardíaca, produzindo melhora no controle autonômico. Em relação ao débito cardíaco em coração denervado, sabe-se que em repouso e no início do exercício é mediado pelo aumento na pré-carga através do mecanismo de Frank-Starling[10].

11. Em relação às valvopatias, assinale a opção INCORRETA.
(A) Dor torácica, dispneia e/ou limitações funcionais são manifestações clínicas induzidas pelo esforço físico presentes na maioria das valvopatias
(B) A ressonância nuclear cardíaca é o exame mais utilizado na avaliação das valvopatias, pois proporciona uma visão ampla do funcionamento do aparelho valvar e, principalmente, da função cardíaca em repouso

(C) Na indisponibilidade do teste de exercício cardiopulmonar e do teste ergométrico, deve ser considerada a utilização de outros testes funcionais, como o teste de caminhada de 6 minutos e o teste do degrau
(D) A atuação da reabilitação cardiovascular no cenário das valvopatias pode ser subdividida em duas fases: pré e pós-intervenção, seja esta cirúrgica ou percutânea. Durante a fase pós-intervenção, a prática supervisionada dos exercícios confere maior segurança ao paciente para retornar às suas atividades diárias, de lazer e esporte

■ Resposta: B.

COMENTÁRIO: O ecocardiograma com Doppler é o exame mais amplamente utilizado na avaliação das valvopatias, pois, além de baixo custo e alta disponibilidade, possibilita a avaliação da função ventricular e dos diâmetros cavitários, a mensuração de gradientes transvalvares, a estimativa da pressão sistólica da artéria pulmonar e as medidas dos fluxos, o que propicia uma visão ampla do funcionamento do aparelho valvar e da função cardíaca em repouso[3].

12. Com relação ao teste ergométrico (TE), assinale com V as afirmativas verdadeiras e com F as falsas e marque depois a opção com a sequência correta.
( ) **É um teste universalmente aceito para o diagnóstico de doenças cardiovasculares. O TE avalia, dentre outros parâmetros, a resposta hemodinâmica, metabólica, autonômica e ventilatória ao exercício.**
( ) **Para a realização de diagnóstico de doença arterial coronariana, o TE deve ser realizado após interrupção de medicações anti-isquêmicas ou que interfiram no comportamento da frequência cardíaca.**
( ) **O TE pode ser realizado no setor de emergência hospitalar para investigação de síndrome coronariana aguda, doenças agudas da aorta, tromboembolismo pulmonar, miocardite e pericardite.**
( ) **O TE para avaliação da capacidade funcional e prescrição do treinamento físico deve ser realizado sob vigência das medicações habituais.**
(A) V-F-F-V
(B) F-V-F-V
(C) V-F-F-V
(D) F-V-F-F

■ Resposta: B.

COMENTÁRIO: O TE pode ser indicado para avaliação de pacientes no setor de emergência hospitalar; entretanto, é absolutamente contraindicado em pessoas que apresentam síndrome coronariana aguda de moderado e alto risco, doenças agudas da aorta, tromboembolismo pulmonar, miocardite e pericardite agudas. Além disso, o TE é capaz de avaliar as respostas hemodinâmicas, eletrocardiográficas e autonômicas durante o esforço. No entanto, para avaliação das respostas metabólicas e ventilatórias seria necessária a análise da concentração sanguínea de lactato ou dos gases respirados[8].

13. Em relação às adaptações crônicas dos sistemas cardiovascular e musculoesquelético observadas após o treinamento

físico aeróbio em pacientes com cardiomiopatia com fração de ejeção reduzida, NÃO é possível afirmar que:

(A) Reduz a frequência cardíaca de repouso por diminuir a atividade nervosa parassimpática

(B) Melhora a atividade barorreflexa e diminui a atividade quimiorreflexa por redução da atividade nervosa simpática

(C) Retarda a anaerobiose e aumenta a eficiência ventilatória para eliminação de gás carbônico durante o exercício

(D) Maior capacidade oxidativa da musculatura periférica por aumento da densidade capilar e mitocondrial

■ Resposta: A.

COMENTÁRIO: O treinamento físico aeróbio, quando realizado de maneira adequada, promove adaptações fundamentais para contrabalançar a ativação neuro-humoral em decorrência da fisiopatologia das cardiomiopatias com redução da fração de ejeção. Dentre essas adaptações, é possível observar redução da hiperatividade simpática e aumento da atividade parassimpática, levando à diminuição da frequência cardíaca de repouso[9,10].

14. Em relação aos testes clínicos de campo, NÃO é possível afirmar que:

(A) O teste de caminhada de 6 minutos (TC6M) e o *Shutlle Walk Test* (SWT) servem como base para avaliar a capacidade funcional e a resposta às intervenções

(B) O SWT é um teste baseado em incrementos de velocidade em um percurso fixo de 30 metros, percorrido em tempos cada vez menores conforme os sinais sonoros

(C) O TC6M é capaz de determinar indiretamente o consumo máximo de oxigênio em pacientes com insuficiência cardíaca

(D) O SWT fornece informações progressivas sobre o comportamento inotrópico cardíaco do paciente

■ Resposta: B.

COMENTÁRIO: O SWT é um teste de deslocamento simples, incremental e de velocidade controlada por sinais sonoros com a finalidade de avaliar o desempenho do indivíduo, levando em consideração os sintomas limitantes. Pode ser utilizado para avaliação da resposta às intervenções, da capacidade funcional e do prognóstico do paciente. Para realização do SWT utiliza-se uma pista de 10 metros, demarcada por dois cones com 9 metros entres eles. Cada um dos 12 estágios do teste tem 1 minuto de duração, sendo acrescentado 0,17m/s de velocidade a cada minuto. O incentivo é dado por meio de estímulos sonoros. Os critérios de interrupção do teste incluem incapacidade de manter o ritmo de deslocamento, frequência cardíaca > 85% da máxima prevista ou queda da saturação[2].

REFERÊNCIAS

1. Aires MM. Fisiologia. 4. ed. Rio de Janeiro (RJ): Guanabara Koogan, 2012.

2. Britto RR, Brant TCSB, Parreira VF. Recursos manuais e instrumentais em fisioterapia respiratória. 2. ed. São Paulo: Manole, 2009.

3. CarvalhoT, Milani M, Ferraz AS et al. Diretriz Brasileira de Reabilitação Cardiovascular – 2020. Arq Bras Cardiol 2020; 114(5):943-87.

4. Cesena FHY, Chagas ACP. A circulação coronária na hipertensão arterial sistêmica e na insuficiência cardíaca consequente. Rev Bras Hipertens 2001; 8:431-9.

5. Diretrizes da Sociedade Brasileira de Diabetes: 2014-2015/Sociedade Brasileira de Diabetes. [Organização José Egidio Paulo de Oliveira, Sérgio Vencio]. São Paulo: AC Farmacêutica, 2015.

6. Filho AF, Fagundes AA, Barros ARC et al. Diretrizes Brasileiras de Dispositivo Cardíaco Eletrônico Implantável. Arq Bras Cardiol 2007: 210-37.

7. Leal FJ, Couto RC, Silva TP, Tenório VO. Fisioterapia vascular no tratamento da doença venosa crônica. J Vasc Bras 2015 Sep; 14(3):224-30.

8. Meneghelo RS, Araújo CGS, Stein R, Mastrocolla LE, Albuquerque PF, Serra SM. III Diretrizes da Sociedade Brasileira de Cardiologia sobre teste ergométrico. Arq Bras Cardiol 2010; 95(5, Suppl. 1):1-26.

9. Negrão CE, Barreto ACP, Rondon, MUPB. Cardiologia do exercício: do atleta ao cardiopata. 4. ed. Barueri (SP): Manole, 2019.

10. Umeda IIK. Manual de fisioterapia na reabilitação cardiovascular. 2. ed. Barueri (SP): Manole, 2014.

Capítulo 39
Reabilitação Pulmonar

Parte A
População Adulta

Marcelo Velloso

1. (COFFITO, 2018 – adaptada) A reabilitação pulmonar é essencial para o tratamento de pacientes com doenças crônicas. Assinale a opção que NÃO define uma intensidade de treinamento ideal na prescrição de exercício físico para pacientes com doença pulmonar obstrutiva crônica (DPOC) submetidos à reabilitação pulmonar.

(A) Prescrição > 60% da carga máxima obtida no teste máximo (incremental ou ergométrico)

(B) Sensação de esforço percebido na escala de Borg com valores entre 4 e 6 pontos

(C) Prescrição > 60% da velocidade média calculada a partir do teste de caminhada de 6 minutos (TC6M)

(D) Prescrição > 60% do VEF_1

(E) Prescrição > 60% do pico de VO_2 obtido no teste máximo (incremental ou ergométrico)

■ Resposta: D.

COMENTÁRIO: Existem guias de sociedades internacionais que norteiam a condução de programas de reabilitação pulmonar pelo mundo. Os principais são: American Thoracic Society (ATS)/European Respiratory Society (ERS) 2013, British Thoracic Society (BTS) 2013 e Lung Foundation Australia (*Australian Pulmonary Rehabilitation Tool Kit*)[1-3].

De acordo com a ATS/ERS, a intensidade do exercício deve ser > 60% do pico da carga de trabalho ou permanecer entre os níveis 4 e 6 na escala de percepção de esforço de Borg. Para a BTS, deve ser ≥ 60% da carga de pico de trabalho no cicloergômetro ou se situar entre os níveis 3 e 4 na escala de Borg. O *Pulmonary Rehabilitation Tool Kit* indica 80% da velocidade do TC6M, 70% da velocidade de pico do *Incremental Shuttle Walk Test* (ISWT), > 60% do pico da carga de trabalho no cicloergômetro ou, ainda, de 3 a 4 na escala de percepção de esforço de Borg.

2. (COFFITO, 2018 – adaptada) O TC6M é um teste frequentemente realizado em pacientes pneumopatas, sendo considerado de baixo custo e fácil execução. Desse modo, quanto aos indicadores do TC6M, assinale a opção correta.

(A) É realizado para avaliação da capacidade funcional de pacientes pneumopatas, e fadiga, dispneia e variáveis cardiorrespiratórias devem ser monitorizadas antes, durante e após o teste

(B) É realizado para avaliação da força muscular periférica de pacientes pneumopatas, sendo caracterizada maior força muscular quanto maior for a distância percorrida

(C) Deve ser realizado em pista plana com distância graduada em centímetros, sendo avaliada a função respiratória em pacientes pneumopatas durante o teste

(D) O teste deve ser realizado para avaliação da força muscular periférica e da função respiratória, sendo realizado em pista plana de 30 metros

(E) Fornece indicadores do estresse sensorial por meio da avaliação da troca gasosa intrapulmonar

■ Resposta: A.

COMENTÁRIO: O TC6M é um dos testes de exercício clínico mais populares, com menor grau de complexidade e de custo baixo. Avalia a capacidade funcional de indivíduos com as mais diversas doenças crônicas, principalmente as doenças pulmonares e cardíacas.

Vários estudos têm mostrado que o TC6M é um teste de baixo custo, fácil de ser aplicado, bem tolerado pelos pacientes e reflete as atividades da vida diária. Para sua execução, necessita apenas de uma pista plana com 30 metros, onde o indivíduo deverá caminhar o mais rápido possível durante 6 minutos. O desfecho do teste consiste na distância percorrida nesse período.

Antes e depois do teste, devem ser aferidas a pressão arterial, a saturação periférica de oxigênio (SpO$_2$), a frequência cardíaca (FC) e a percepção de esforço, medida pela escala de Borg (fadiga e dispneia). Durante o TC6M, é opcional a monitorização da SpO$_2$ e da FC, sendo, porém, considerada uma estratégia de segurança para o paciente[1,2].

3. (COFFITO, 2018 – adaptada) O programa de reabilitação pulmonar é considerado uma estratégia importante em pacientes com DPOC, sendo conceituado como uma intervenção abrangente, baseada em uma avaliação minuciosa e seguida de terapias que incluem treinamento físico, educação e mudança comportamental. No que se refere à reabilitação pulmonar, analise as afirmativas abaixo e marque verdadeiro (V) ou falso (F); em seguida, assinale a opção com a sequência correta.
( ) **Protocolos têm duração média de 8 a 12 semanas.**
( ) **Promove aumento da tolerância ao exercício.**
( ) **Melhora a função pulmonar, aumentando o VEF$_1$.**
( ) **Redução da taxa de mortalidade e aumento da taxa de internação hospitalar por exacerbação.**
( ) **Melhora a qualidade de vida e os sintomas depressivos.**
(A) V-F-V-F-F
(B) V-V-V-F-V
(C) V-V-F-F-V
(D) F-V-V-V-F
(E) F-V-V-F-V

■ Resposta: C.

COMENTÁRIO: A reabilitação pulmonar é definida como "uma intervenção abrangente com base na avaliação completa do paciente, seguida por terapias personalizadas que incluem, mas não estão limitadas a treinamento físico, educação, intervenção de autogestão, visando à mudança de comportamento, projetada para melhorar o estado físico e psicológico de pessoas com doenças respiratórias crônicas e para promover a adesão, em longo prazo, a comportamentos que melhoram a saúde".

Os programas de reabilitação pulmonar têm duração ideal entre 6 e 8 semanas e podem chegar a 12 semanas, embora não exista evidência na literatura de que esta última possibilidade aumente o benefício oferecido ao paciente. Entre os benefícios da reabilitação pulmonar relatados na literatura estão: melhora da dispneia e do estado de saúde, aumento da tolerância ao exercício em pacientes estáveis, redução da hospitalização dos pacientes que tiveram exacerbação dos sintomas de ansiedade e depressão e aumento da qualidade de vida[3-5].

4. (COFFITO, 2017 – adaptada) Em relação ao treinamento físico na reabilitação respiratória do paciente com DPOC, é possível afirmar que:
(A) O treinamento de *endurance* é recomendado apenas no estágio mais leve da doença e tem como objetivo melhorar a capacidade aeróbia
(B) Os efeitos do treinamento intervalado não podem ser comparáveis ao de *endurance,* mesmo que a carga total de trabalho seja comparável
(C) O treinamento de *endurance* é recomendado em todos os estágios da doença, sendo o tratamento mais bem-sucedido para melhora da capacidade aeróbia
(D) O treinamento muscular inspiratório é recomendado e deve utilizar, no máximo, 30% da pressão inspiratória máxima
(E) A inclinação anterior do tronco com apoio dos membros superiores deve ser evitada, pois piora a sensação de falta de ar

■ Resposta: C.

COMENTÁRIO: Os guias internacionais de reabilitação pulmonar indicam que um programa de treinamento supervisionado deve ser realizado pelo menos duas vezes por semana. Esse programa pode conter treinamento de *endurance*, intervalado de resistência/força, direcionado aos membros superiores e inferiores, bem como exercícios de caminhada e flexibilidade. O treinamento muscular inspiratório e a estimulação elétrica neuromuscular também podem ser incorporados em casos específicos de pacientes muito limitados funcionalmente para os exercícios físicos. Os treinos de *endurance* são indicados inclusive na fase hospitalar[1,4,6].

5. Prover informações sobre a doença e ensinar ferramentas que auxiliem o manejo da doença respiratória crônica ajuda o paciente a ter maior controle sobre seus sintomas. A reabilitação pulmonar também tem essa função, e dentre os assuntos que devem ser abordados com o paciente está a utilização das técnicas de conservação de energia. Assinale a opção que define corretamente essa ferramenta.
(A) É um conjunto de procedimentos que visa diminuir o gasto energético dos pacientes durante a realização das atividades da vida diária (AVD) e que é antagônico ao processo de reabilitação pulmonar, tendo em vista que a conservação de energia preconiza a execução mais lenta das atividades e a reabilitação exige atividade intensa
(B) É um procedimento que visa diminuir a dispneia dos pacientes durante a realização das AVD e que não é

antagônico ao processo de reabilitação, tendo em vista que o paciente fará mais atividades durante o dia

(C) É um conjunto de procedimentos que visa diminuir o gasto energético dos pacientes durante a realização das AVD e que não é antagônico ao processo de reabilitação pulmonar, tendo em vista que o paciente terá a capacidade de se manter por mais tempo em atividade durante o dia

(D) É um procedimento que visa diminuir o desconforto dos pacientes durante a realização das AVD e que é antagônico ao que preconiza a reabilitação pulmonar, tendo em vista que a conservação de energia se baseia em técnica que fará o paciente executar suas atividades mais lenta e espaçadamente durante o dia e a reabilitação exige atividade aeróbia e intensa

(E) As opções C e D estão corretas

■ **Resposta: C.**

COMENTÁRIO: O programa educacional desenvolvido no âmbito da reabilitação pulmonar auxilia o manejo da doença por parte do paciente, pois ele passa a reconhecer os sintomas e os sinais de exacerbação da doença, o que o leva a procurar a equipe de saúde mais cedo, aumentando seu *status* de saúde e reduzindo as hospitalizações e a busca por serviços de emergência.

A literatura revela que indivíduos com DPOC, durante o desempenho de suas AVD, aumentam o consumo de oxigênio e utilizam uma grande porcentagem de sua ventilação voluntária máxima, além de desenvolverem hiperinsuflação dinâmica. Esses fatores explicam em parte a intensa dispneia e o desconforto físico sentidos por esses indivíduos. O uso das técnicas de conservação de energia como uma ferramenta para diminuir o cansaço do paciente com DPOC é capaz de torná-lo mais independente para realizar as AVD[1,7].

6. Complete as lacunas do parágrafo abaixo e assinale a opção correta.

Durante o exercício físico, o _____ pelos músculos aumenta. Para atender a demanda energética muscular, a _____ e o volume corrente _____, o coração passa a ter _____ mais alta, o que aumentará o _____ e a _____. Com a continuidade e a regularidade do exercício ocorrerá o condicionamento físico, que levará ao aumento das _____ e da _____ do músculo periférico, expondo o _____ ao sangue oxigenado, melhorando o aproveitamento do oxigênio pelo indivíduo durante suas atividades.

(A) Débito cardíaco/capilarização/aumentam/frequência/consumo de oxigênio/frequência respiratória/pressão arterial/mitocôndria/tecido muscular

(B) Tecido muscular/mitocôndria/frequência/aumentam/consumo de oxigênio/frequência respiratória/capilarização/pressão arterial/débito cardíaco

(C) Consumo de oxigênio/frequência respiratória/aumentam/frequência/débito cardíaco/pressão arterial/mitocôndrias/capilarização/tecido muscular

(D) Débito cardíaco/capilarização/consumo de oxigênio/frequência respiratória/aumentam/frequência/mitocôndria/pressão arterial/tecido muscular

(E) Consumo de oxigênio/capilarização/aumentam/frequência/pressão arterial/mitocôndrias/frequência/pressão/débito cardíaco

■ **Resposta: C.**

COMENTÁRIO: Durante todo o dia, o corpo está em constante ajuste entre demanda e capacidade, ou seja, com demandas metabólicas e ventilatórias para manter a atividade e a capacidade para supri-las de maneira eficiente. Desse modo, atividades de baixa intensidade, na maioria das vezes, não alteram ou alteram pouco a ventilação pulmonar e os batimentos cardíacos. Por outro lado, a atividade física intensa, como a corrida, faz a ventilação pulmonar aumentar em virtude do consumo maior de oxigênio no músculo periférico, bem como a frequência cardíaca, aumentando o débito cardíaco para suprir mais rapidamente a demanda energética do músculo esquelético que está em atividade. No músculo, essa demanda será suprida de acordo com a eficiência da difusão capilar-tecidual e do metabolismo oxidativo mitocondrial[8,9].

7. **Existem evidências de que a reabilitação pulmonar é a forma não farmacológica mais eficaz para o tratamento da DPOC, porém, como ela se baseia em exercícios e no condicionamento físico do indivíduo, não se pode esquecer do efeito reversibilidade, ou seja, se o indivíduo parar de fazer atividade física, retornará aos sintomas basais. Com isso em mente, avalie as sentenças abaixo e assinale V nas verdadeiras e F nas falsas; em seguida, marque a opção com a sequência correta.**

( ) **O principal elemento da reabilitação pulmonar é o treinamento supervisionado, no qual são recomendados exercícios resistidos e de *endurance*.**

( ) **O treinamento de *endurance* irá melhorar a capacidade aeróbia do músculo, retardar a acidose lática e diminuir a necessidade ventilatória, o que implicará o aumento da capacidade do indivíduo de se manter ativo.**

( ) **O treinamento de resistência é importante para melhorar o desempenho do indivíduo nas tarefas do dia a dia, sobretudo naquelas que exigem mais força, como subir escadas, sentar e levantar e carregar objetos.**

( ) **A reabilitação pulmonar só será eficaz se aplicada em centros que dispõem de ginásios bem equipados com esteiras ergométricas, bicicletas, equipamentos de musculação, halteres e colchonetes, entre outros.**

( ) **Não existem evidências de que a reabilitação pulmonar realizada com equipamento mínimo, como exercícios de caminhada, sentar e levantar de uma cadeira ou exercícios usando o próprio peso corporal para resistência, seja eficaz para o tratamento dos pacientes com DPOC.**

(A) V-F-V-F-F

(B) V-V-V-F-F

(C) V-V-F-F-V

(D) F-V-V-V=F

(E) F-V-V-F-V

▪ **Resposta: B.**

COMENTÁRIO: A reabilitação pulmonar é considerada uma das principais intervenções no manejo de indivíduos com DPOC e demonstrou reduzir sintomas de falta de ar e fadiga, além de melhorar a qualidade de vida e reduzir as reinternações por exacerbações. A reabilitação pulmonar não depende de um lugar específico ou de muitos recursos para ser realizada, podendo ocorrer em programas comunitários e domiciliares, os quais têm se mostrado tão eficazes quanto os programas ofertados em hospitais e clínicas especializadas, desde que sejam respeitadas as diretrizes propostas pelos guias de reabilitação (ATS/ERS, BTS, *Australia Rehabilitation Tool Kit*)[1,3,7].

Outro ponto importante ressaltado pelos estudos é que os benefícios da reabilitação pulmonar tendem a diminuir com o passar do tempo, o que pode ser explicado pelo fato de muitos indivíduos reduzirem sua atividade física após a alta dos programas de reabilitação pulmonar, entrando em ação a reversibilidade do condicionamento físico. Para evitar isso, o ideal seria que os indivíduos entendessem que a atividade física deve ser encarada como um remédio de uso contínuo, que deverá ser tomado todos os dias.

8. Indivíduos com DPOC encaminhados para reabilitação pulmonar apresentam níveis diferentes de comprometimento da funcionalidade. Assinale a afirmativa correta sobre os elementos que mais afetam a funcionalidade desses indivíduos.

(A) A funcionalidade dos pacientes com DPOC é afetada por dispneia, consumo aumentado de oxigênio, invasão da reserva ventilatória ou hiperinsuflação dinâmica com diminuição da capacidade inspiratória

(B) A funcionalidade dos pacientes com DPOC é afetada por fraqueza muscular respiratória, alteração biomecânica da caixa torácica, baixo transporte de oxigênio e dispneia

(C) A funcionalidade dos pacientes com DPOC é afetada por consumo aumentado de oxigênio, dispneia, fraqueza muscular respiratória e invasão da reserva ventilatória

(D) A funcionalidade dos pacientes com DPOC é afetada por diminuição da capacidade inspiratória causada pela hiperinsuflação estática, consumo aumentado de oxigênio e invasão da reserva ventilatória

(E) A funcionalidade dos pacientes com DPOC é afetada por baixo VO_2máx, fraqueza muscular respiratória, invasão da reserva ventilatória e dispneia

▪ **Resposta: A.**

COMENTÁRIO: A DPOC é uma doença crônica que causa limitação funcional em virtude de sua progressão ao longo do tempo. Os indivíduos com DPOC inicialmente perceberão a dificuldade em realizar atividades de grande gasto energético, como subir escadas, andar rápido ou correr; em seguida são comprometidas as atividades de média intensidade, como ir às compras e guardar mantimentos; em uma fase mais adiantada da doença são afetadas as atividades de cuidados pessoais, como vestir-se e comer, entre outras.

A incapacidade funcional é determinada pelo custo energético das atividades e pela capacidade do organismo de responder a esse gasto. Indivíduos com DPOC têm um sistema respiratório debilitado, com deficiência na extração de oxigênio requerida para a atividade. Na tentativa de melhorar a extração, o indivíduo aumenta a frequência respiratória, o que reduz o tempo expiratório e acarreta hiperinsuflação dinâmica, cansaço e dispneia precoce, limitando a execução das atividades funcionais. Não está claro se os pacientes com DPOC têm, em sua maioria, redução na força muscular respiratória[9,10].

REFERÊNCIAS

1. Alison JA, McKeough ZJ. Pulmonary rehabilitation for COPD: are programs with minimal exercise equipment effective? Journal of Thoracic Disease 2014; 6(11):1606-14. DOI: 10.3978/j.issn.2072-1439.2014.07.45.

2. Spruit MA, Singh SJ, Garvey C et al. An official American Thoracic Society/European Respiratory Society statement: Key concepts and advances in pulmonary rehabilitation. Am J Respir Crit Care Med 2013; 188(8):e13–e64. DOI: 10.1164/rccm.201309-1634ST.

3. Bolton CE, Bevan-Smith EF, Blakey JD et al. British Thoracic Society guideline on pulmonary rehabilitation in adults. Thorax 2013; 68:ii1–ii30. doi:10.1136/thoraxjnl-2013-203808.

4. Alison JA, McKeough ZJ, Johnston K et al. Australian and New Zealand pulmonary rehabilitation guidelines. Respirology 2017; 22(4):800-19. doi: 10.1111/resp.13025.

5. ATS Committee on Proficiency Standards for Clinical Pulmonary Function Laboratories. ATS Statement: Guidelines for the Six-Minute Walk Test. Am J Respir Crit Care Med 2002; 166:111-7. DOI: 10.1164/rccm.166/1/111.

6. Global strategy for the diagnosis, management, and prevention of chronic obstructive pulmonary disease (2021 report). Available at: https://goldcopd.org/wp-content/uploads/2020/11/GOLD-REPORT-2021-v1.1-25Nov20_WMV.pdf.

7. Velloso M, Jardim JR. Study of energy expenditure during activities of daily living using and not using body position recommended by energy conservation techniques in patients with COPD. Chest 2006; 130:126-2. DOI: 10.1378/chest.130.1.126.

8. Barros Neto TL, César MC, Tebexreni AS. Fisiologia do exercício. In: Gorayeb N, Barros Neto TL. O exercício: Preparação fisiológica, avaliação médica, aspectos especiais e preventivos. São Paulo: Atheneu, 1999.

9. Rochester CL, Vogiatzis I, Holland AE et al. An official American Thoracic Society/European Respiratory Society policy statement: Enhancing implementation, use, and delivery of pulmonary rehabilitation Am J Respir Crit Care Med 2015; 192(11):1373-86.

10. Machado MGR. Bases da fisioterapia respiratória: terapia intensiva e reabilitação. In: Koenig AM, Velloso M. Técnicas de conservação de energia para pneumopatas. 2. ed. Rio de Janeiro (RJ): Guanabara Koogan, 2018.

Parte B

População Pediátrica

Laura Alves Cabral

1. (COFFITO, 2018 – adaptada) Durante o processo de recondicionamento físico, alguns ajustes metabólicos são realizados pelo sistema musculoesquelético para que seja mantida a atividade. Em relação às respostas metabólicas ao exercício na criança, analise os itens que se seguem como (V) verdadeiros ou (F) falsos.

( ) **No início da atividade física, o músculo utiliza sua própria glicose e posteriormente faz a glicogenólise muscular para fornecer energia.**

( ) **As contrações musculares que resultam de reações anaeróbias não podem ser sustentadas por mais de 4 a 5 minutos.**

( ) **A adrenalina e a noradrenalina estimulam a produção de glicose hepática, mas o efeito principal é estimular a lipólise.**

( ) **Nas crianças, em comparação aos adultos, predominam as vias anaeróbias durante o exercício, pois elas intercalam atividades de alta e baixa intensidade.**

( ) **As vias aeróbias utilizam como substrato energético primário a gordura, quando em exercícios de baixa intensidade.**

Assinale a opção com a sequência correta.

(A) V-F-V-F-V
(B) F-V-V-F-V
(C) V-V-F-F-F
(D) F-F-F-V-V
(E) V-V-V-F-F

■ Resposta: A.

Comentário: As contrações musculares que resultam de reações anaeróbias não podem ser sustentadas por mais de 40 ou 50 segundos porque a via energética utilizada no metabolismo durante esse tipo de exercício requer reações químicas rápidas por meio da glicólise, sem adição de oxigênio, a partir do glicogênio muscular e da glicose disponível na circulação sanguínea. Essas reações são intermediadas pelo metabolismo hepático e a ação da insulina.

Nas crianças, em comparação aos adultos, predominam as vias aeróbias durante o exercício, visto que elas realizam atividades intercaladas de alta e baixa intensidade. Dessa maneira, são necessárias as vias aeróbias que utilizam como substrato energético primário a gordura e, nas crianças, a gordura armazenada pode ser o principal substrato energético utilizado durante o exercício, dadas as suas particularidades e especificidades metabólicas, assim como o processo de desenvolvimento e maturação corporal[1-5].

2. (COFFITO, 2017 – adaptada) Ao iniciar o processo de reabilitação do paciente pediátrico, visando ao recondicionamento cardiopulmonar na terapia intensiva, alguns princípios fisiológicos precisam ser respeitados e seguidos. Identifique se as afirmações abaixo são verdadeiras (V) ou falsas (F) e assinale a opção que corresponde à sequência correta.

( ) **A intensidade de treinamento aeróbio deve estar entre 60% e 80% da frequência cardíaca máxima prevista e/ou entre 4 e 6 pontos na escala de cansaço (ou Borg modificada).**

( ) **O treinamento resistido (força muscular) não pode ser realizado nos pacientes pediátricos em terapia intensiva por risco de lesão muscular.**

( ) **O programa de recondicionamento na população pediátrica deve seguir as etapas do desenvolvimento neuropsicomotor.**

( ) **A sedestação à beira do leito é realizada apenas para o paciente que já tenha adquirido essa postura antes da internação.**

( ) **Os pacientes com utilização de betabloqueadores não podem ter o valor da frequência cardíaca como marcador de treinamento.**

(A) V-F-V-F-V
(B) V-V-V-F-F
(C) F-F-V-F-V
(D) V-V-V-V-F
(E) F-F-V-V-V

■ Resposta: A.

Comentário: O imobilismo prolongado em UTI pediátrica causa a perda de força muscular, e o treinamento resistido pode ser realizado e iniciado nesses pacientes, desde que apresentem estabilidade clínica, principalmente hemodinâmica, nível de consciência adequado, colaboração e adesão ao tratamento. Deve-se realizar avaliação minuciosa da criança, não somente quanto aos aspectos clínicos gerais, mas também à força muscular de maneira específica, com instrumento de avaliação padronizado, assim como carga, intensidade e frequência adequadas para a idade e diagnóstico clínico. A sedestação à beira do leito pode ser realizada pelo terapeuta em todos os pacientes com o suporte, o apoio e a segurança necessários independentemente de já terem adquirido essa postura antes da internação[2].

3. (COFFITO, 2016 – adaptada) As doenças cardiorrespiratórias conduzem a uma série de modificações fisiológicas que promovem comprometimento da capacidade de o indivíduo realizar tarefas da vida diária, ou seja, um comprometimento de sua capacidade funcional. Os principais objetivos da reabilitação pulmonar em crianças são, EXCETO:

(A) Cessar a dispneia aos esforços
(B) Retardar a progressão da doença
(C) Diminuir exacerbações dos sintomas
(D) Otimizar tarefas de vida diária
(E) Melhorar a qualidade e a expectativa de vida

■ **Resposta: A.**

COMENTÁRIO: A reabilitação pulmonar em crianças tem por objetivos retardar a progressão da doença, diminuir exacerbações dos sintomas, otimizar tarefas da vida diária, melhorar a qualidade de vida e a expectativa de vida e reduzir a dispneia aos esforços, pois as crianças com doenças crônicas pulmonares, como asma e fibrose cística, apresentam os benefícios dessa intervenção, como controle e manejo clínico, e não a cessação de sintomas durante os esforços[2,5].

4. (COFFITO, 2016 – adaptada) O *exergaming* **consiste na combinação de um sistema de computador e de atividade física, como encontrado nos** *videogames* **Nintendo Wii® e Xbox Kinect, simuladores de dança e outras interfaces de realidade virtual. Com base no movimento dos jogadores, tornaram-se populares entre crianças e adolescentes e inspiraram fisioterapeutas e outros profissionais. Com relação a essa nova tecnologia no campo da reabilitação, marque a opção correta.**

1. Os *exergames* **são capazes de desencadear respostas fisiológicas necessárias para a melhoria da aptidão, em especial para aqueles que precisam de motivação.**

2. Uma de suas principais aplicações surge no campo de reabilitação de populações especiais.

3. Pacientes com diagnóstico de câncer que necessitem realizar atividades para membros superiores e/ou inferiores e treino de coordenação e equilíbrio são candidatos ao uso do *videogame* **nas sessões de fisioterapia.**

4. Os *exergames* **não são indicados para treino cardiovascular.**

5. Para atividades realizadas em ortostatismo sobre a plataforma, é dispensável que o paciente tenha segurança suficiente para permanecer sobre o dispositivo.

(A) Apenas as afirmativas 1 e 5 estão corretas

(B) Apenas as afirmativas 1, 2 e 3 estão corretas

(C) Apenas as afirmativas 1, 2 e 5 estão corretas

(D) Apenas as afirmativas 2, 3 e 4 estão corretas

(E) Apenas as afirmativas 1, 2 e 4 estão corretas

■ **Resposta: B.**

COMENTÁRIO: Os *exergames* são indicados para condicionamento cardiovascular, pois os jogos que exigem movimentos repetitivos, como os de esportes, aumentam o trabalho cardiovascular ao utilizarem tanto a plataforma como os controladores manuais. "Na modalidade corrida, por exemplo, não se utiliza a plataforma. O jogador segura o controle remoto, que também pode ser colocado no bolso, e, de acordo com a execução, são detectados o movimento e o aumento ou a diminuição da velocidade"[6].

5. Dentre as opções abaixo, marque a que representa uma das recomendações do programa de reabilitação cardiopulmonar em crianças com diabetes *mellitus***.**

(A) O fisioterapeuta pode optar por ajudar a criança a escolher a atividade de que goste, principalmente uma prática irregular de acordo com a preferência do paciente

(B) O exercício anaeróbio é o mais indicado por não apresentar contraindicações

(C) As crianças que desenvolvem neuropatia periférica ou autonômica exigem precauções, como a avaliação dos pés antes de iniciarem os exercícios e a orientação quanto ao tipo de calçado

(D) A prescrição de exercício físico interfere muito pouco na dose diária de insulina para os pacientes que fazem uso dessa substância, não sendo necessário ajuste ou controle da dose diária

■ **Resposta: C.**

COMENTÁRIO: O fisioterapeuta pode optar por ajudar a criança a escolher a atividade de que goste e deve encorajá-la para a prática regular, no mínimo três vezes por semana e no mesmo horário. Quanto ao tipo de exercício, o aeróbio é o mais indicado, porém o tipo de exercício pode ser limitado pela presença de complicações microvasculares. Como as crianças que desenvolvem neuropatia periférica ou autonômica podem perder a sensação de proteção, é importante avaliar os pés antes do início dos exercícios e orientá-las sobre o tipo e o uso de calçado adequado.

A prescrição de exercício físico interfere na dose diária de insulina, a qual deve ser mensurada antes, durante e após o exercício para que as alterações da glicose no sangue possam ser analisadas. Quando a criança começa a realizar atividade física, costuma ser necessária a redução da dose diária total de insulina. O risco de hipoglicemia durante a atividade física é maior nas crianças < 6 anos e se estende até 36 horas após a atividade física em razão da baixa reposição de nitrogênio. Essa condição pode ser evitada com a ingestão de carboidratos de lenta absorção imediatamente após o exercício[2,3,7-9].

6. As cardiomiopatias pediátricas são doenças do miocárdio associadas à disfunção miocárdica e se caracterizam por um ciclo vicioso e multifatorial que pode ser controlado por meio da reabilitação cardiopulmonar. Sobre essa afirmativa, marque a opção INCORRETA.

(A) Existe uma associação negativa entre a inatividade física e a doença crônica cardíaca

(B) Há melhora no VO_2 pico em crianças cardiopatas submetidas a um programa regular de 12 semanas, duas vezes por semana, com treinamento resistido, aeróbio e de flexibilidade, com a duração de 60 minutos por sessão

(C) É importante verificar as medicações em uso e os potenciais efeitos sobre o desempenho durante o programa de exercício

(D) Existem diretrizes suficientes sobre a prescrição de exercícios em crianças, aplicando-se àquelas com cardiomiopatias, o que contribui para o tratamento adequado e seguro desses pacientes

■ **Resposta: D.**

COMENTÁRIO: Observa-se um ciclo vicioso de disfunção ventricular e inatividade física em crianças com cardiomiopatia, visto que a própria doença leva ao descondicionamento físico que, associado a fatores de risco para outras doenças cardiovasculares, como diabetes *mellitus*, obesidade, hiperlipidemia e inflamação vascular, piora o quadro clínico da criança e representa risco global para doença cardíaca vascular; quanto maior a inatividade, pior a doença.

A maior parte das diretrizes sobre a prescrição de exercícios em crianças envolve crianças saudáveis e não contribui muito para o tratamento de doenças crônicas pediátricas. Outro aspecto importante é que muitas evidências sobre programas de reabilitação cardíaca aplicados em crianças com cardiomiopatia são transpostas de experiências com adultos, embora exista a comprovação de ganhos funcionais. Dessa maneira, as evidências devem ser analisadas cuidadosamente na prática clínica[2,10,11].

7. A reabilitação pulmonar para crianças asmáticas é composta por:

(A) Componente educacional, treinamento anaeróbio e suporte psicológico, sem considerar necessariamente o tratamento farmacológico

(B) Componente educacional, treinamento aeróbio e suporte psicológico, considerando o tratamento farmacológico otimizado e o controle relativo dos sintomas

(C) Componente educacional, treinamento anaeróbio somente e suporte psicológico

(D) Componente educacional e treinamento aeróbio com controle absoluto dos sintomas, sem considerar necessariamente o tratamento farmacológico

▪ Resposta: B.

COMENTÁRIO: A reabilitação pulmonar para crianças asmáticas é considerada um complemento do tratamento medicamentoso, sendo composta por componente educacional (nível de evidência A), treinamento aeróbio (nível de evidência A) e suporte psicológico (nível de evidência C). O programa de exercício deve ser indicado para pacientes cujo tratamento farmacológico esteja otimizado e com controle relativo dos sintomas[2,12-16].

8. O exercício físico é essencial no tratamento de crianças com fibrose cística. Sobre essa sentença, marque a opção correta.

(A) O programa de treinamento deve ser em grupo de maneira a otimizar o tempo da sessão

(B) A intensidade do exercício deve ser de 60% a 80% da frequência cardíaca máxima, sendo monitorizada para otimizar a capacidade de exercício

(C) Os pacientes não precisam ser submetidos a teste cardiopulmonar previamente. Um teste submáximo é suficiente para a prescrição de exercício físico

(D) Não é recomendada a ingestão de líquido durante a sessão de exercício, apenas antes e depois

▪ Resposta: B.

COMENTÁRIO: As recomendações gerais para crianças com fibrose cística em programas de reabilitação envolvem treinamento individualizado e intensidade do exercício de 60% a 80% da frequência cardíaca máxima com monitorização para otimizar a capacidade de exercício. As crianças devem ser submetidas a teste cardiopulmonar antes do exercício, e é essencial ingerir líquidos antes, durante e após a atividade para prevenir desidratação hiponatrêmica[2,17].

REFERÊNCIAS

1. Hall JE. Guyton & Hall. Tratado de fisiologia médica. 13. ed. Rio de Janeiro: Elsevier, 2017.
2. Lanza FC, Gazzotti MR, Palazzin A. Fisioterapia em pediatria e neonatologia: da UTI ao ambulatório. 2. ed. Barueri (SP): Manole, 2018.
3. Devlin JT. Effects of exercise on insulin sensitivity in humans. Diabetes Care 1992; 15(11):1690-3.
4. Mahon AD, Marjerrison AD, Lee JD, Woodruff ME, Hanna LE. Evaluating the prediction of maximal heart rate in children and adolescents. Res Q Exerc Sport 2010; 81(4):466-71.
5. Reimberg MM, Castro RA, Selman JP et al. Effects of a pulmonary rehabilitation program on physical capacity, peripheral muscle function and inflammatory markers in asthmatic children and adolescents: study protocol for a randomized controlled trial. Trials 2015; 16:346.
6. Schvartsman BGS, Maluf Jr. PT, Carneiro-Sampaio M. Fisioterapia – Coleção Pediatria do ICr-HCFMUSP (10). 2. ed. Barueri (SP): Manole, 2018.
7. Herbst A, Bachran R, Kapellen T, Holl RW. Effects of regular physical activity on control of glycemia in pediatric patients with type 1 diabetes mellitus. Arch Pediatr Adolesc Med 2006; 160(6):573-7.
8. Riddell MC, Bar-Or O, Ayub BV, Calvert RE, Heigenhauser GJ. Glucose ingestion matched with total carbohydrate utilization attenuates hypoglycemia during exercise in adolescents with IDDM. Int J Sport Nutr 1999; 9(1):24-8.
9. Tsalikian E, Mauras N, Beck RW et al. Diabetes research in Children Network Direcnet Study Group. Impact of exercise on overnight glycemic control in children with type 1 diabetes mellitus. J Pediatr 2005; 147(4):528-31.
10. Colan SD. Hypertrophic cardiomyopathy in childhood. Heart Fail Clin 2010; 6(4):433-44,vii-iii.
11. Yetman AT, Gow RM, Seib P, Morrow WR, McCrindle BW. Exercise capacity in children with hypertrophic cardiomyopathy and its relation to diastolic left ventricular function. Am J Cardiol 2001; 87(4):491-3.
12. Andrade LB, Britto MC, Lucena-Silva N, Gomes RG, Figueroa JN. The efficacy of aerobic training in improving the inflammatory component of asthmatic children. Randomized trial. Respir Med 2014; 108(10):1438-45.
13. ATS/ERS. Respiratory Society Statement: Key concepts and advances in pulmonary rehabilitation. Am J Respir Crit Care Med 2013; 188(8):12-64.
14. Lanza FC, Reimberg MM, Ritti-Dias R et al. Validation of the modified shuttle test to predict peak oxygen uptake in youth asthma patients under regular treatment. Front Physiol 2018; 9:919.
15. Philpott J, Houghton K, Luke A. Physical activity recommendations for children with specific chronic health conditions: Juvenile idiopathic arthritis, hemofilia, asthma and cystic fibrosis. Paediatr Child Health 2010; 15(4):213-25.
16. Shah S, Peat JK, Mazurski EJ et al. Effect of peer le programme for asthma education in adolescents: cluster randomised controlled trial. BMJ 2001; 322(10):1-5.
17. Doorn NV. Exercise programs for children with cystic fibrosis: A systematic review of randomized controlled trials. Disab Rehab 2010; 2(1):41-9.

Capítulo 40

Exames Complementares como Auxílio na Intervenção

Ana Damaris Gonzaga

1. (COFFITO, 2018 – adaptada) Em relação à radiologia torácica em recém-nascidos, assinale a opção correta.

(A) A posição de rotina é a lateral com a parede do tórax comprometido se apoiando no chassi

(B) O sinal do broncograma aéreo resulta da oposição de estruturas de densidades diferentes: alvéolos colapsados e brônquios com ar

(C) Os sinais de hipertransparência e desvio contralateral são específicos da atelectasia

(D) Contorno do pulmão visível pela linha da pleura visceral pode ser um sinal de aspiração de mecônio

(E) Aproximação das costelas é um sinal clássico da taquipneia transitória neonatal

■ Resposta: B.

COMENTÁRIO: O sinal do broncograma aéreo refere-se à visualização da estrutura brônquica contendo ar (hipertransparente) em áreas de consolidação do parênquima pulmonar circundante (hipotransparente). Numerosos processos patológicos que preenchem os espaços aéreos alveolares, como pneumonia, síndrome do desconforto respiratório, edema, infarto, hemorragias pulmonares, aspirações e traumas, podem reproduzir o sinal do broncograma aéreo visualizado nas radiografias de tórax (Figura 1) e nas tomografias computadorizadas (Figura 2)[1].

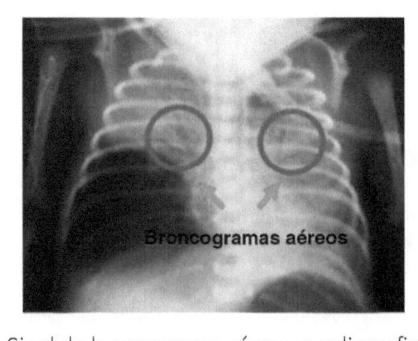

Figura 1 Sinal do broncograma aéreo na radiografia de tórax.

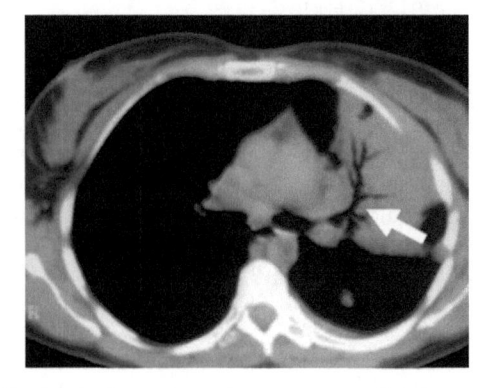

Figura 2 Sinal do broncograma aéreo na tomografia computadorizada.

2. (COFFITO, 2018 – adaptada) A pneumatocele é uma condição associada a infecções respiratórias graves. Na imagem radiológica visualizam-se:

(A) Hipertransparência e ausência de parênquima pulmonar na região acometida

(B) Trama broncovascular pulmonar mais evidente e broncograma aéreo

(C) Aumento dos espaços intercostais e retificação das costelas no lado contralateral

(D) Sombra triangular no ápice da cavidade torácica do lado acometido

(E) Aumento do calibre da artéria pulmonar com atenuação dos vasos pulmonares

▪ Resposta: A.

COMENTÁRIO: A pneumatocele é um espaço circunscrito com paredes finas cheio de gás no pulmão (ausência de parênquima pulmonar), sendo frequentemente causada por infecção respiratória aguda, trauma ou aspiração de fluido de hidrocarboneto. Acredita-se que o mecanismo seja uma combinação de necrose do parênquima e obstrução das vias aéreas com o mecanismo valvar (retenção do gás)[1]. Em geral, tem formato redondo e é transitória (Figura 3).

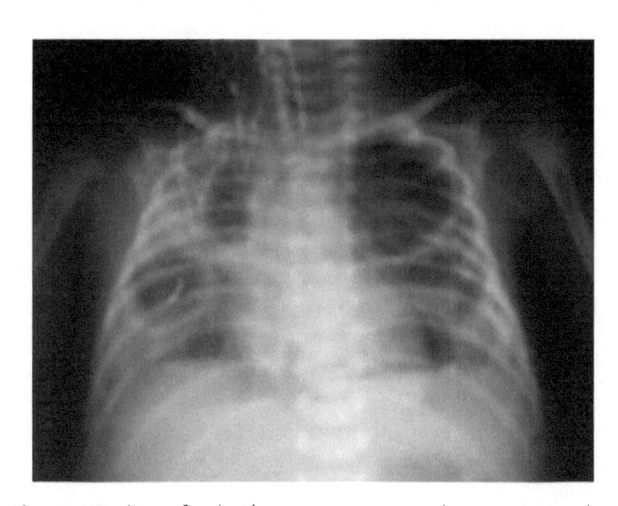

Figura 3 Radiografia de tórax com presença de pneumatoceles.

3. (COFFITO, 2016 – adaptada) Um recém-nascido com poucas horas de vida nasceu de parto cesáreo com idade gestacional (IG) de 39 semanas e Apgar de 2 e 3. Apresentou imagem de radiografia pulmonar com hiperinsuflação, retificação das costelas e opacidades nodulares que parecem atelectasias ou consolidação por obstrução brônquica. Seu diagnóstico pode corresponder à:

(A) Síndrome do desconforto respiratório

(B) Coarctação da aorta

(C) Síndrome de aspiração de mecônio

(D) Displasia broncopulmonar

(E) Hipertensão pulmonar

▪ Resposta: C.

COMENTÁRIO: A síndrome da aspiração de mecônio (SAM) ocorre em recém-nascidos a termo (IG > 38 semanas) ou pós-termo (IG > 42 semanas) com asfixia perinatal grave (Apgar do primeiro minuto < 3) quando o mecônio liberado no líquido amniótico é aspirado para as vias aéreas do recém-nascido.

A SAM pode ser considerada uma doença multifatorial com vários processos fisiopatológicos, incluindo bloqueio mecânico das vias aéreas, inativação do surfactante, processo inflamatório e hipertensão pulmonar. As partículas aspiradas de mecônio provocam fenômeno obstrutivo nas vias aéreas, o qual pode ser total ou parcial[2]. A obstrução total da via aérea provoca atelectasia do segmento distal, ao passo que a obstrução parcial favorece o mecanismo valvular, quando o ar atinge os alvéolos durante a inspiração, mas na fase expiratória há estreitamento da via aérea, não permitindo a saída do ar e acarretando aprisionamento com consequentes hiperinsuflação pulmonar e retificação das costelas[3]. Outro fator responsável pela hiperinsuflação é a taquipneia (frequência respiratória de 80 a 100irpm) com redução da relação inspiração/expiração (Figura 4).

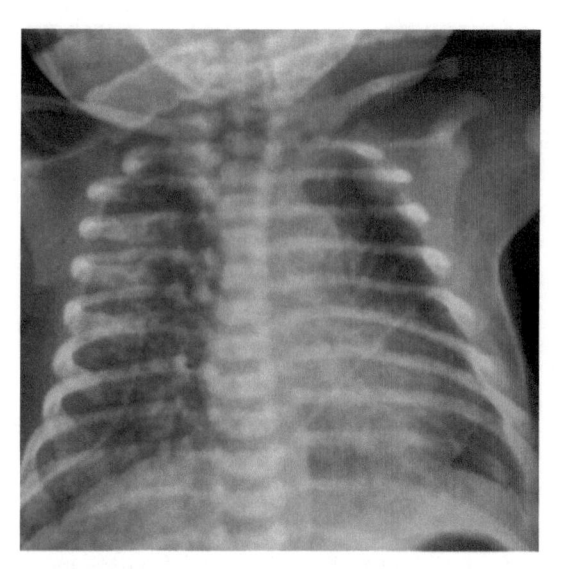

Figura 4 Radiografia de tórax de recém-nascido com síndrome de aspiração de mecônio.

4. (COFFITO, 2016 – adaptada) Marque a opção correta sobre as doenças pleurais e atelectasias.

(A) Nos pacientes com derrame pleural no pulmão esquerdo, o desvio do mediastino tende a ser para o lado esquerdo

(B) O espaço morto é uma ocorrência frequente nos pacientes com pneumotórax

(C) O derrame pleural promove uma atelectasia compressiva, a qual é sempre revertida pelo fisioterapeuta com terapia de expansão pulmonar

(D) Os recém-nascidos com imaturidade pulmonar podem ter atelectasias em virtude da ausência de surfactante

(E) O impacto funcional primário da atelectasia é o aumento da resistência das vias aéreas com consequente redução da oxigenação

▪ Resposta: D.

COMENTÁRIO: O surfactante é um composto produzido pelos pneumócitos tipo II que reduz a tensão superficial e evita o colabamento alveolar. O pulmão do feto inicia a produção de surfactante no período sacular, por volta da 22ª semana de IG, e esse processo só será finalizado em torno da 35ª semana[4]. Recém-nascidos com IG < 35 semanas costumam apresentar atelectasias devido à falta/redução de surfactante. A atelectasia promove redução na complacência pulmonar.

5. Recém-nascido com 26 semanas e 2 dias de IG, sexo masculino, apresenta síndrome do desconforto respiratório. Encontra-se em uso de assistência ventilatória mecânica invasiva com parâmetros elevados, FiO_2 = 100% e SpO_2 = 92%. Recebeu uma dose de surfactante pulmonar exógeno com melhora imediata da SpO_2 para 100%, sendo mantidos os parâmetros ventilatórios anteriores. Após 15 minutos, evoluiu com piora clínica súbita e queda da SpO_2 para 72%, cianose importante e redução do murmúrio vesicular em todo o hemitórax esquerdo. Considerando o histórico e a imagem radiológica feita de emergência (Figura 5), qual o provável evento adverso que justifica essa piora súbita?

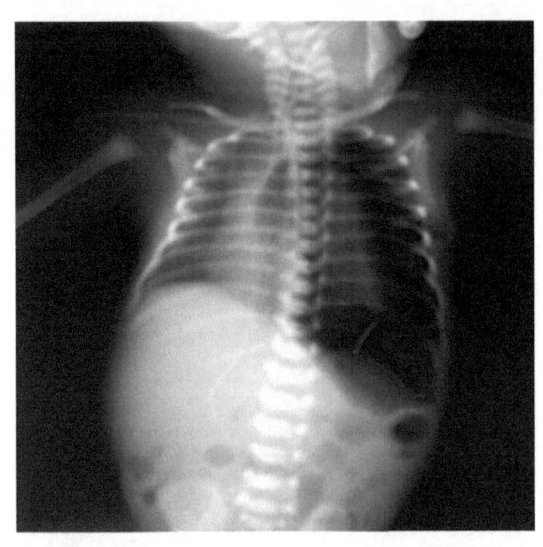

Figura 5 Radiografia de tórax de recém-nascido.

(A) Atelectasia em hemitórax direito como efeito adverso ao surfactante
(B) Pneumomediastino à esquerda com compressão e desvio da área cardíaca à direita
(C) Hiperinsuflação de hemitórax esquerdo por obstrução do brônquio principal direito
(D) Embolia gasosa após derrame pericárdico
(E) Pneumotórax hipertensivo em hemitórax esquerdo como efeito adverso ao surfactante

▪ Resposta: E.

COMENTÁRIO: O pneumotórax é definido como a presença de gás no espaço pleural[1], e a imagem radiológica vai depender da extensão do escape aéreo. Em geral, no pneumotórax de pequena extensão há hipertransparência em superfície com visualização da pleura visceral e ausência de trama vasobrônquica entre as pleuras (visceral e parietal).

No pneumotórax de maior extensão (hipertensivo) ocorrem colapso pulmonar, aumento dos espaços intercostais, rebaixamento da cúpula diafragmática ipsilateral e desvio do mediastino contralateral[1]. Após a administração do surfactante a recém-nascidos prematuros, ocorre melhora na complacência

pulmonar, sendo necessária a adequação dos parâmetros ventilatórios para evitar hiperdistensão alveolar e escape aéreo. Na situação apresentada na Figura 5 é possível classificar o pneumotórax como iatrogênico (ventilação mecânica com pressões elevadas) e hipertensivo (imagem radiológica e quadro clínico)[1].

6. (COFFITO, 2016 – adaptada) A espirometria é o exame mais utilizado para avaliar a função pulmonar, consistindo na análise de fluxos e volumes pulmonares. Assinale a opção correta.
(A) Os fluxos expiratórios máximos estão associados às propriedades elásticas do sistema respiratório, estando reduzidos quando há redução da complacência
(B) Analisando-se as curvas de fluxo-volume, obtidas a partir da espirometria forçada, observa-se que o fluxo depende do esforço em volumes pulmonares altos, mas independe de esforço ao final da expiração
(C) É possível obter o registro da capacidade vital, da capacidade inspiratória e da capacidade residual funcional
(D) No padrão obstrutivo, observam-se redução da capacidade vital forçada (CVF), aumento do volume expiratório forçado no primeiro segundo (VEF_1) e relação VEF_1/CVF normal.
(E) As variações do volume máximo dependem primariamente da complacência do sistema respiratório

▪ Resposta: B.

COMENTÁRIO: Os resultados espirométricos devem ser expressos em gráficos de volume-tempo e fluxo-volume. A curva fluxo-volume mostra que o fluxo atinge o máximo logo no início da expiração, próximo à capacidade pulmonar total, havendo redução dos fluxos à medida que o volume pulmonar se aproxima do volume residual. Os fluxos no início da expiração, próximos ao pico de fluxo expiratório, representam a porção esforço-dependente da curva porque podem ser aumentados com esforço maior por parte do paciente. Os fluxos após a expiração dos primeiros 30% da CVF são máximos após um esforço expiratório modesto e representam a chamada porção relativamente esforço-independente da curva[5].

7. (COFFITO, 2018 – adaptada) Uma avaliação completa do sistema respiratório inclui a história, o exame físico, os exames de imagem, a análise dos gases sanguíneos arteriais e os testes de avaliação da função pulmonar. Sobre os testes de função pulmonar, assinale a opção correta.
(A) A espirometria simples não é capaz de detectar a presença ou a ausência de disfunção respiratória
(B) A espirometria permite quantificar a gravidade de uma doença pulmonar conhecida
(C) O volume residual é obtido pela espirometria simples a partir da equação capacidade pulmonar total – capacidade vital
(D) A avaliação das taxas de fluxo permite avaliar a restrição da expansão pulmonar
(E) Doenças restritivas reduzem os fluxos expiratórios e os volumes pulmonares

▪ Resposta: B.

COMENTÁRIO: A espirometria/teste de função pulmonar é utilizada para avaliação das condições respiratórias, verificação da presença de distúrbios ventilatórios, determinação da gravidade da doença pulmonar e monitoração do progresso e da resposta à intervenção terapêutica[6].

8. (COFFITO, 2016 – adaptada) Os testes de função pulmonar permitem identificar e quantificar alterações do sistema respiratório, confirmando ou afastando hipóteses diagnósticas. Sobre a afirmativa acima, correlacione a coluna I com a coluna II e marque a opção correta.

Coluna I	Coluna II
1. Espirometria 2. Teste da pressão muscular inspiratória (PImáx) e expiratória (PEmáx) 3. Pico de fluxo expiratório (*peak flow*)	( ) Diagnóstico de fraqueza dos músculos respiratórios, podendo ser útil para avaliar o sucesso do desmame da ventilação mecânica. ( ) Representa o fluxo máximo gerado durante uma expiração forçada, realizada com a máxima intensidade, partindo da capacidade pulmonar total (CPT). ( ) Mensuração de volumes, capacidades e fluxos pulmonares.

- (A) 2-1-3
- (B) 2-3-1
- (C) 1-2-3
- (D) 3-2-1
- (E) 3-1-2

■ Resposta: B.

Comentário:
- **Espirometria:** a medida mais comum da função pulmonar, torna possível medir o volume de ar inspirado e expirado, as capacidades pulmonares e os fluxos respiratórios, sendo especialmente útil a análise dos dados derivados da manobra expiratória forçada. Pode ser realizada durante respiração lenta ou durante manobras expiratórias forçadas. A espirometria é um teste que auxilia a prevenção e possibilita o diagnóstico e a quantificação dos distúrbios ventilatórios[5].
- **Pressão inspiratória máxima (PImáx) e pressão expiratória máxima (PEmáx):** realizadas por meio do manovacuômetro, são as principais medidas de força muscular respiratória em virtude da facilidade de realização e de sua capacidade de detectar fraqueza muscular precocemente. A avaliação da musculatura respiratória por meio da PImáx é útil para orientar o início e o desenvolvimento do desmame da prótese ventilatória, pois é um método convencional, não invasivo, de fácil acesso e rotineiramente utilizado como indicador preditivo de sucesso do desmame e extubação. A PImáx é a medida de pressão negativa obtida por meio de esforço inspiratório a partir do volume residual. Seu valor normal gira em torno de –120cmH$_2$O. A PEmáx é a medida de pressão positiva gerada pela contração dos músculos expiratórios a partir da CPT e expressa a força dos músculos expiratórios (abdominais e intercostais internos) e a capacidade de tosse do paciente. Valores < 60cmH$_2$O implicam tosse ineficaz[7].
- **Pico de fluxo expiratório (PFE):** a monitorização do PFE avalia a capacidade de pico de fluxo do indivíduo. O teste

consiste na realização de uma inspiração máxima (CPT) seguida por uma expiração forçada máxima, curta e explosiva, através de um dispositivo de medida geralmente portátil. O esforço expiratório precisa durar apenas de 1 a 2 segundos. O indivíduo não deve tossir, o que pode acarretar valores falsamente elevados. Esse teste costuma ser usado para monitorizar pacientes asmáticos e sua resposta ao tratamento[5].

9. (COFFITO, 2018 – adaptada) Paciente em uso de ventilação pulmonar mecânica (VPM) por tempo prolongado geralmente cursa com fraqueza muscular respiratória, o que dificulta a saída da respiração artificial. Assinale a opção correta sobre avaliação e treinamento muscular inspiratório em uma criança de 10 anos, acordada e consciente, dependente da VPM e com traqueostomia.
- (A) Valor de PImáx < 30cmH$_2$O é indicativo de redução de força muscular e de dependência do suporte ventilatório. O treinamento de força deve ser realizado com instrumento que gere carga inspiratória constante (linear), como o Threshold®, com carga ajustada entre 40% e 60% da PImáx
- (B) A dependência da ventilação mecânica ocorre quando o paciente apresenta PImáx < 90% do previsto. O treinamento de força deve ser realizado com instrumento que gere carga inspiratória constante entre 40% e 60% da PImáx
- (C) Valor de PImáx < 30cmH$_2$O é indicativo de redução de força muscular e de dependência do suporte ventilatório. O treinamento deve ser feito com carga não constante (alinear), como o Pflex®, entre 40% e 60% da PImáx
- (D) O treinamento muscular respiratório não pode ser realizado em pacientes traqueostomizados devido ao aumento da resistência gerado pela prótese ventilatória
- (E) A avaliação e o treinamento da força muscular respiratória em terapia intensiva pediátrica só podem ser realizados nos pacientes que estejam ventilados com equipamentos microprocessados que mensurem essa pressão

■ Resposta: A.

Comentário: A avaliação da força da musculatura inspiratória por meio da PImáx é útil para detectar fraqueza muscular e orientar o início e a evolução do desmame da ventilação mecânica. As recomendações indicam que pacientes com PImáx < –30cmH$_2$O apresentam insucesso na extubação. Na presença de fraqueza da musculatura respiratória está indicado o treinamento muscular com dispositivos que oferecem carga durante a fase inspiratória. O Threshold®, um dos equipamentos mais utilizados para esse treinamento, oferece uma carga constante (linear) que deve ser adaptada inicialmente entre 30% e 70% da PImáx aferida[7] (há divergência na literatura em relação aos valores mínimo e máximo).

10. (COFFITO, 2016 – adaptada) Paciente de 10 meses chegou ao pronto-socorro com queixa de diarreia e vômitos há 2 dias e com dificuldade de hidratação via oral. O médico, após exame físico, solicita gasometria arterial coletada em ar ambiente e tem como resultado: pH: 7,10; PaCO$_2$: 33mmHg; PaO$_2$: 70mmHg, Bic: 10mEq, BE: -8, SatO$_2$: 96%. Com base nesses dados, assinale a opção correta em relação ao tipo de distúrbio encontrado nesse exame.

(A) Acidose metabólica compensada
(B) Acidose metabólica
(C) Acidose respiratória e hipoxemia
(D) Alcalose metabólica
(E) Alcalose respiratória

■ Resposta: B.

Comentário: A interpretação da gasometria arterial leva à compreensão sobre o grau ou a gravidade das anormalidades respiratórias, o tempo de evolução (agudas ou crônicas), a diferenciação entre origem metabólica e respiratória e se há presença de compensação[8]. Seguindo o método simplista de interpretação da gasometria de Romanski[9], a primeira etapa a ser avaliada na gasometria diz respeito ao pH, cujos valores normais estão entre 7,35 e 7,45. Valores < 7,35 são classificados como acidose, e > 7,45, como alcalose.

Em seguida, devem ser avaliados os componentes respiratórios ($PaCO_2$) e metabólicos (HCO_3). A $PaCO_2$ indica se o distúrbio é de origem respiratória ou metabólica. $PaCO_2$ > 45 com pH < 7,35 indica uma acidose respiratória (alteração da $PaCO_2$ inversamente proporcional ao pH), enquanto $PaCO_2$ < 35 e pH < 7,35 (alteração da $PaCO_2$ proporcional ao pH) são indicativos de acidose metabólica.

Depois, avalia-se a evidência de compensação para acidose ou alcalose primária, procurando o valor de $PaCO_2$ ou HCO_3 que não é consistente com o pH, ou seja, alteração da $PaCO_2$ proporcional ao pH ou alteração do HCO_3 inversamente proporcional ao pH. Esses mecanismos de compensação visam normalizar o pH do sangue e restaurar a homeostase fisiológica.

Por último, avalia-se a PaO_2 para quaisquer anormalidades na oxigenação, hipoxemia (PaO_2 < 75mmHg) e hiperoxemia (PaO_2 > 110mmHg)[8], lembrando que esses valores podem sofrer alterações conforme a faixa etária. Na questão, temos pH abaixo da normalidade (acidose) com $PaCO_2$ alterada no sentido proporcional ao pH, o que define acidose metabólica.

11. (COFFITO, 2018 – adaptada) **Recém-nascido com 40 semanas e 4 dias de IG, parto cesáreo, evoluiu com síndrome de aspiração de mecônio, sendo admitido na UTI em pressão positiva contínua nas vias aéreas (CPAP) e mantido por cerca de 24 horas. Evoluiu com acentuados sinais de desconforto respiratório e piora hemodinâmica, necessitando ser intubado. Gasometria: pH: 7,17; PCO_2: 58,3mmHg; PaO_2: 68,3mmHg; HCO_3: 17,2mEq/L; BE: 11,2. O distúrbio identificado na gasometria é:**
(A) Acidose mista
(B) Alcalose metabólica, compensada
(C) Alcalose respiratória
(D) Acidose respiratória
(E) Acidose metabólica, compensada

■ Resposta: A.

Comentário: Conforme explicado na questão anterior, nessa situação observa-se redução do pH (acidose) associada à elevação da $PaCO_2$ (alteração inversamente proporcional ao pH – acidose respiratória) e à redução do HCO_3 (alteração proporcional ao pH – acidose metabólica), configurando uma acidose mista.

12. Pacientes críticos internados em UTI frequentemente apresentam insuficiência respiratória aguda com hipoxemia arterial de diferentes origens. A monitorização da gasometria arterial possibilita a condução clínica adequada na maioria dos casos de insuficiência respiratória aguda, direcionando intervenções terapêuticas objetivas. Sobre a gasometria, assinale a opção correta.
(A) Níveis altos de íons de hidrogênio elevam o pH (> 7,45), provocando acidose
(B) A PaO_2 é a medida da pressão parcial de oxigênio alveolar, e os valores de normalidade estão entre 80 e 100mmHg
(C) A idade do paciente não interfere nos valores de PaO_2
(D) A saturação de oxigênio reflete a pressão parcial de oxigênio dissolvido no plasma do sangue arterial
(E) A $PaCO_2$ reflete a ventilação alveolar, e valores > 45mmHg demonstram hipoventilação pulmonar

■ Resposta: E.

Comentário: A pressão parcial de dióxido de carbono ($PaCO_2$) no sangue arterial é a medida mais simples, direta e objetiva do equilíbrio entre a produção e a eliminação de CO_2, sendo diretamente proporcional à sua produção tissular e inversamente proporcional à ventilação alveolar, podendo ser expressa pela seguinte fórmula: $PaCO_2$ = Produção de CO_2/Ventilação alveolar. Os níveis normalmente aceitos da $PaCO_2$ variam entre 35 e 45mmHg. Em situações de hipoventilação (por redução do volume minuto), há aumento da $PaCO_2$[10].

13. (COFFITO, 2016 – adaptada) **O teste da caminhada de 6 minutos (TC6M) é frequentemente realizado em pacientes pneumopatas, sendo considerado de baixo custo e de fácil execução. Desse modo, quanto aos indicadores do TC6M, assinale a opção correta.**
(A) É realizado para avaliação da capacidade funcional de pacientes pneumopatas, e fadiga, dispneia e variáveis cardiorrespiratórias devem ser monitorizadas antes, durante e após o teste
(B) É realizado para avaliação da força muscular periférica de pacientes pneumopatas, sendo caracterizada maior força muscular quanto maior for a distância percorrida
(C) Deve ser realizado em pista plana com distância graduada em centímetros, sendo avaliada a função respiratória em pacientes pneumopatas durante o teste
(D) O teste deve ser realizado para avaliação da força muscular periférica e da função respiratória, sendo realizado em pista plana de 30 metros
(E) Fornece indicadores do estresse sensorial por meio da avaliação da troca gasosa intrapulmonar

■ Resposta: A.

Comentário: O TC6M vem sendo cada vez mais utilizado em virtude de sua simplicidade e boa correlação à dispneia de esforço apresentada pelos pacientes com doenças pulmonares crônicas em suas atividades diárias. Costuma ser empregado para avaliar a capacidade de exercício, o prognóstico e a resposta ao tratamento de doenças respiratórias crônicas.

O teste não necessita de equipamentos ou treinamentos complexos, é bem tolerado e reflete bem as atividades de vida diária dos pacientes com doença pulmonar ou cardiovascular moderada a grave. Fornece indicadores de reserva funcional pela distância total percorrida e do estresse sensorial pelos escores de dispneia e fadiga e avalia a resposta cardiovascular através da frequência cardíaca e a integridade das trocas gasosas pela monitorização da saturação periférica de oxigênio (SpO_2). Deve ser realizado em corredor de 30 metros, sendo aferidas as seguintes variáveis antes e depois do teste: frequência cardíaca, SpO_2, pressão arterial e a percepção subjetiva de dispneia pela escala de Borg. A frequência cardíaca e a SpO_2 podem ser monitorizadas durante todo o teste[11].

14. O ecocardiograma é um exame não invasivo fundamental na abordagem diagnóstica dos pacientes com cardiopatia congênita, fornecendo informações anatômicas e funcionais precisas e importantes para o acompanhamento fisioterapêutico. Sobre esse tema, assinale a opção correta.

(A) A presença de *shunt* cardíaco direita-esquerda caracteriza uma cardiopatia classificada como acianótica

(B) As repercussões pulmonares são decorrentes de alterações na circulação pulmonar (hiper ou hipofluxo pulmonar)

(C) A persistência do canal arterial no recém-nascido prematuro provoca repercussões pulmonares devido ao hipofluxo pulmonar

(D) Cardiopatias congênitas dependentes do canal arterial devem receber elevadas concentrações de oxigênio

(E) A VMNI está contraindicada em cardiopatias com repercussões pulmonares

■ Resposta B

COMENTÁRIO: As cardiopatias congênitas apresentam repercussões pulmonares devido à alteração na circulação pulmonar. O hiperfluxo pulmonar pode alterar a mecânica do sistema respiratório, aumentando o trabalho respiratório e o consumo de oxigênio e piorando a função cardíaca. O hipofluxo pulmonar decorre de obstrução na via de saída do ventrículo direito

com consequente redução do fluxo sanguíneo pulmonar e desvio de sangue venoso para a circulação sistêmica (*shunt* direita-esquerda)[12].

15. O hemograma, exame laboratorial bastante solicitado, fornece informações quantitativas e morfológicas acerca dos elementos do sangue e é de grande utilidade no acompanhamento de recém-nascidos de risco. Leia atentamente as afirmativas abaixo e assinale a correta.

(A) Na interpretação do hemograma do recém-nascido não é necessário considerar IG, sexo, etnia e restrição do crescimento

(B) Desvio à esquerda ocorre na presença de infecções bacterianas, quando há liberação de grande quantidade de células jovens na corrente sanguínea

(C) Valores plaquetários normais estão na faixa entre 100.000 e 150.000/mm^3, e valores inferiores, a partir de 10.000/mm^3, contraindicam manobras fisioterapêuticas

(D) Recém-nascidos apresentam valores baixos de hemoglobina nas primeiras horas de vida

(E) A anemia da prematuridade é comum nos prematuros e se manifesta por volta da quarta semana de vida

■ Resposta: B.

COMENTÁRIO: Infecções bacterianas causadas por bactérias gram-positivas apresentam, na maioria das vezes, leucocitose aguda motivada por aumento do número de neutrófilos em valores relativos e absolutos. Dependendo da gravidade da infecção, a medula libera neutrófilos segmentados em grandes concentrações. Na presença de bactérias resistentes às defesas imunológicas do paciente, a maioria dos neutrófilos maduros circulantes morre naturalmente, pois seu tempo médio de vida é curto ou em razão das ações antibacterianas. A medula óssea irá liberar seu estoque de neutrófilos maduros e, se a infecção persistir, a medula óssea passará a liberar grande quantidade de células jovens (bastonetes, mielócitos e metamielócitos), processo conhecido como "desvio à esquerda"[13]. Valores de plaquetas < 50.000 contraindicam a fisioterapia.

REFERÊNCIAS

1. Hansell DM, Bankier AA, MacMahon H, McLoud TC, Müller NL, Remy J. Fleischner Society: Glossary of terms for thoracic imaging. Radiology 2008; 246(3):697-722.

2. Chettri S, Bhat BV, Adhisivam B. Current concepts in the management of meconium aspiration syndrome. The Indian Journal of Pediatrics 2016; 83(10):1125-30.

3. Malveiro D, Salazar A. Radiografia de tórax no recém-nascido. Disponível em: https://pedipedia.org/artigo-profissional/radiografia-de-torax-no-recem-nascido. Acessado em 15/12/2020.

4. Rubarth LB, Quinn J. Respiratory development and respiratory distress syndrome. Neonatal Network 2015; 34(4):231-8.

5. Pereira CAC. Espirometria. J Pneumol 28(Supl 3) – outubro de 2002.

6. Beydon N, Davis SD, Lombardi E et al. An Official American Thoracic Society/European Respiratory Society Statement: Pulmonary function testing in preschool children. American Journal of Respiratory and Critical Care Medicine 2007; 175(12): 1304-45.

7. Starling CM, da Silva PA. Desmame da ventilação mecânica invasiva. In: Sarmento GJV ed. O ABC da fisioterapia respiratória. Barueri: Manole, 2009: 285-95.

8. Rogers KM, McCutcheon K. Four steps to interpreting arterial blood gases. J Perioper Pract 2015; 25(3):46-52.

9. Romanski SO. Interpreting ABGs in four easy steps. Nursing 1986; 16(9):58-64.

10. Emmerich, JC. Monitorização da oxigenação. In: Emmerich, JC. Monitorização respiratória – Fundamentos. Rio de Janeiro: Revinter, 2001: 27-48.

11. Holland AE, Spruit MA, Troosters T et al. An official European Respiratory Society/American Thoracic Society technical standart: field walking tests in chronic respiratory disease. Eur Respir J 2014; 44:1428-46.

12. Castro G, Oliveira MCB. Abordagem fisioterapêutica em situações especiais. In: Prado C, Vale LA. Fisioterapia neonatal e pediátrica. Barueri: Manole, 2012: 275-312.

13. Celkan TT. What does a hemogram say to us? Turk Pediatri Ars 2020; 55(2):103-16.

Seção III

Fisioterapia Musculoesquelética, Esportiva, Quiropraxia e Osteopatia

Capítulo 41

Anatomia e Cinesiologia

Victor Matheus Leite Mascarenhas Ferreira
Paulo Ricardo Pinto Camelo

1. (COFFITO, 2016 – adaptada) Quanto aos músculos relacionados à região pélvica, assinale a opção correta.

(A) Dentre as ações do músculo psoas maior estão a flexão de coxa e a inclinação contralateral de tronco

(B) O músculo quadrado lombar auxilia a elevação das últimas costelas

(C) O encurtamento dos músculos isquiotibiais favorece a anteversão pélvica

(D) O músculo grande dorsal também realiza rotação externa de braço

(E) O músculo piriforme tem inserção proximal na face anterior do sacro e inserção distal no trocânter maior do fêmur

■ Resposta: E.

Comentário: O músculo psoas maior tem sua inserção proximal localizada nos processos transversos da 12ª vértebra torácica e nos processos transversos de todas as vértebras lombares[1]. Já sua inserção distal se dá no ligamento inguinal que, por sua vez, se insere no trocânter menor do fêmur[1]. Desse modo, dados os vetores de ação muscular, o músculo psoas maior facilita uma inclinação ipsilateral do tronco e como flexor do quadril[2].

O músculo quadrado lombar apresenta fibras que se inserem proximalmente na 12ª costela e nos processos transversos de L1 a L4, enquanto sua inserção distal se dá na crista ilíaca[1]. Assim, o músculo atua deprimindo o gradil costal e o aproximando do osso ilíaco[3].

Os músculos isquiotibiais (bíceps femoral, semimembranoso e semitendinoso) estão localizados na região posterior da coxa e têm sua inserção proximal na tuberosidade isquiática[4]. Dessa maneira, o encurtamento desse grupamento pode favorecer uma retroversão pélvica ou limitar a inclinação anterior da pelve em tarefas que exijam esse movimento[5].

O músculo grande dorsal apresenta inserções distais na pelve, mas sua inserção proximal acontece na região mais medial do sulco intertubercular, sendo por isso responsável pela rotação interna desse osso[1].

A região pélvica recebe ainda inserção do músculo piriforme, um rotador externo do quadril com inserções proximais no sacro e distais no trocânter maior do fêmur[6].

2. (COFFITO, 2017 – adaptada) Analise se as afirmativas abaixo sobre a biomecânica e a cinesiologia da coluna cervical são verdadeiras (V) ou falsas (F) e assinale a opção com a sequência correta.

( ) **No plano sagital, a coluna cervical, além de realizar os movimentos de flexão e extensão, executa os movimentos de protração e retração. A protração promove um movimento combinado paradoxal de flexão da coluna cervical inferior e extensão da coluna cervical superior.**

( ) **A coluna cervical é dividida em duas regiões: uma região cervical alta, composta por C1 e C2, e uma região cervical baixa, de C3 até C7. Na região cervical baixa ocorre a maior parte do movimento de rotação.**

( ) **O músculo esternocleidomastóideo é um importante flexor da coluna cervical. Além da flexão, quando se contrai unilateralmente, ele realiza rotação para o mesmo lado e inclinação para o lado oposto.**

( ) **Músculos posteriores profundos da região cervical são os esplênios. Eles realizam extensão e rotação para o lado oposto.**

( ) **Os músculos escalenos são anteriores e realizam flexão, flexão lateral e elevação das costelas.**
(A) V-V-V-F-V
(B) F-V-F-V-F
(C) V-F-V-V-V
(D) F-V-F-V-V
(E) V-F-F-F-V

■ **Resposta: E.**

COMENTÁRIO: No plano sagital, a cervical realiza, além dos movimentos de flexão e extensão, os movimentos de protração (translação anterior da cabeça associada à flexão da cervical baixa e à extensão da cervical alta) e retração (translação posterior da cabeça associada à extensão da cervical baixa e à flexão da cervical alta)[1]. Já no plano transverso ocorrem, em maior intensidade na região da cervical alta, os movimentos de rotação[7].

Quanto à ação do músculo esternocleidomastóideo, sabe-se que, quando contraído unilateralmente, é responsável pela inclinação ipsilateral e rotação contralateral da cervical[8]. Já a contração bilateral pode levar à flexão ou à extensão, a depender da posição inicial cervical[8].

Os músculos esplênios, de fato, são responsáveis pela extensão cervical, mas, ao contrário do afirmado acima, contribuem para rotação ipsilateral desse segmento[1]. Por fim, atuam também na cervical os músculos escalenos, com os movimentos de flexão no plano sagital e flexão lateral no plano frontal[9].

3. (COFFITO, 2018/19 – adaptada) Segundo Kapandji, em relação ao tornozelo e ao pé, qual é o osso que não possui nenhuma inserção muscular?
(A) Calcâneo
(B) Cuneiforme
(C) Tálus
(D) Maléolo medial da tíbia
(E) Maléolo lateral da fíbula

■ **Resposta: C.**

COMENTÁRIO: A articulação do tornozelo possibilita os movimentos da perna em relação ao pé no plano sagital, sendo indispensável para a marcha tanto em terreno plano como em terreno acidentado[1,10]. O pé, por sua vez, é uma estrutura constituída por múltiplos ossos, os quais se dividem em ossos do tarso, metatarso e falanges, onde se inserem vários músculos[11].

O calcâneo é considerado o maior osso do tarso, e a tuberosidade do calcâneo recebe a fixação do tendão do calcâneo, onde se inserem os músculos gastrocnêmio e sóleo. Além disso, a superfície plantar da tuberosidade do tendão do calcâneo contém os processos lateral e medial, que servem de fixação para os músculos intrínsecos e da fáscia profunda do pé[1,11].

Os ossos cuneiformes contribuem para o arco transverso do pé. Entre os músculos que nele se inserem destacam-se o tibial anterior e o fibular longo[1,11]. Os tendões dos músculos posteriores profundos (tibial posterior, flexor longo dos dedos e flexor longo do hálux) deslizam por trás do maléolo medial

da tíbia e, a partir deste, se inserem em estruturas diferentes; os tendões dos músculos fibular curto e fibular longo, por sua vez, deslizam por trás do maléolo lateral da fíbula, atuando nos movimentos de eversão e flexão plantar[10,11].

O tálus é o osso do pé localizado mais superiormente e é responsável pela congruência da articulação talocrural[1]. Segundo Kapadji (2009), esse osso não tem nenhuma inserção muscular, e todos os músculos que vêm da perna passam ao redor dele, formando uma ponte[10].

4. (COFFITO, 2018 – adaptada) Na quiropraxia, a anatomia é essencial para que o profissional possa avaliar corretamente o paciente e posteriormente tratá-lo. Desse modo, os planos axial e coronal dividem o corpo, respectivamente, nas partes:
(A) Direita e esquerda/anterior e posterior
(B) Superior e inferior/direita e esquerda
(C) Direita e esquerda/superior e inferior
(D) Superior e inferior/anterior e posterior
(E) Nenhuma das opções

■ **Resposta: D.**

COMENTÁRIO: Para evitar o uso de terminologias diferentes nas descrições anatômicas, o que poderia dificultar a avaliação e consequentemente o tratamento fisioterapêutico, utiliza-se a posição de descrição anatômica ou posição anatômica[12]. Nessa posição, o corpo humano pode ser delimitado por planos tangentes à sua superfície, formando um paralelepípedo.

Além dos planos de delimitação, descrevem-se também os planos de secção. O plano transversal, também chamado de longitudinal ou axial, divide o corpo humano horizontalmente em partes superior e inferior. O plano frontal ou coronal, por sua vez, divide o corpo humano verticalmente nas porções ventral (anterior) e dorsal (posterior). Já o plano mediano divide o corpo verticalmente em metade direita e metade esquerda. Qualquer corte feito paralelamente ao plano mediano é chamado de secção sagital[12-14].

5. (COFFITO, 2017 – adaptada) Os meniscos medial e lateral são estruturas fibrocartilaginosas com formato de meia-lua, inseridas no topo dos platôs tibiais, situando-se entre a cartilagem articular do fêmur e da tíbia. Os dois meniscos têm formatos e aspectos diferentes de inserção à tíbia. Estes são fundamentais para o movimento normal do joelho. Dentre as funções realizadas pelos meniscos, assinale a opção correta.
 I. **Transmissão de carga.**
 II. **Absorção de choques.**
 III. **Condução dos movimentos.**
 IV. **Estabilidade articular.**
(A) Os itens II, III e IV estão corretos
(B) Os itens I, II e IV estão corretos
(C) Os itens I, II e III estão corretos
(D) Os itens I, III e IV estão corretos
(E) Todos os itens estão corretos

■ **Resposta: E.**

COMENTÁRIO: A principal função dos meniscos é transmitir a carga através da articulação tibiofemoral, aumentando a congruência e diminuindo, assim, o estresse resultante imposto à cartilagem articular. Essa diminuição do estresse se torna possível porque os meniscos aumentam a área de contato articular, reduzindo significativamente a pressão[1,15-17].

Diferentes autores apontam que a carga na articulação do joelho é bem distribuída quando o menisco está intacto; no entanto, sua remoção resulta em redução significativa na área de contato do côndilo femoral e aumento importante do estresse de contato[1,15,18].

A capacidade de absorção de choque dos meniscos está associada às suas propriedades viscoelásticas, cujo principal componente do tecido é a água[15]. Outras funções dessas estruturas incluem estabilizar a articulação durante o movimento, impedindo o movimento excessivo em todas as direções[15,19], lubrificar a cartilagem articular[15,17,20] e auxiliar a artrocinemática do joelho, possibilitando a condução dos movimentos da articulação[1].

6. (COFFITO, 2018 – adaptada) Em relação à cinesiologia do quadril, assinale a opção correta.

(A) O encurtamento dos músculos isquiotibiais leva à pelve em anteversão e à diminuição da amplitude de flexão do quadril com o joelho em extensão

(B) A ação unilateral do músculo iliopsoas leva a uma rotação do fêmur sobre a pelve, quando associado a um sinergismo do músculo reto do abdome

(C) A posição pélvica em anteversão favorece a maior atividade do músculo glúteo médio

(D) A flexão do quadril é a posição de maior estabilidade da articulação coxofemoral devido à cobertura total da cabeça do fêmur pelo acetábulo

(E) A posição do quadril em 60 graus de flexão favorece a maior ação do músculo piriforme como rotador externo

■ Resposta: B.

COMENTÁRIO: Os músculos isquiotibiais têm inserção proximal na face posterior da tuberosidade isquiática e se inserem distalmente na tíbia e na fíbula[1,11]. Com base nessas inserções, esses músculos, ao se contraírem, estendem o quadril e flexionam o joelho[1,21,22].

Com o tronco mantido na posição neutra, os músculos extensores do quadril e os músculos abdominais atuam de maneira sinérgica para inclinar posteriormente a pelve. Desse modo, o encurtamento dos músculos isquiotibiais leva à pelve em retroversão e à diminuição da amplitude de flexão do quadril com o joelho em extensão[1].

O iliopsoas é um músculo grande que cobre a área entre a última vértebra torácica e o fêmur proximal. Anatomicamente, o iliopsoas consiste em dois músculos: o ilíaco e o psoas maior. A ação unilateral do músculo iliopsoas leva a uma rotação do fêmur sobre a pelve, o que se torna possível com a ativação dos músculos abdominais que, por sua vez, estabiliza a pelve, evitando sua inclinação anterior mediante a tração inferior dos músculos flexores do quadril[1,23].

O músculo glúteo médio insere-se na superfície do ílio, acima da linha glútea anterior, e sua inserção distal fica localizada no aspecto lateral do trocânter maior[23]. Esse músculo é considerado o maior dos músculos abdutores do quadril, e a posição anatômica da pelve, ou seja, a posição neutra, favorece a maior atividade desse músculo, principalmente em atividades unipodais, quando é considerado um importante estabilizador do quadril e do joelho[1,24,25].

As superfícies da articulação do quadril encaixam-se congruentemente em cerca de 90 graus de flexão do quadril, com moderadas abdução e rotação externa, posição considerada de maior estabilidade da articulação coxofemoral[1]. Quando o quadril se aproxima dos 90 graus de flexão, o torque potencial de rotação dos músculos rotadores mediais aumenta. Isso ocorre porque a flexão do quadril próxima dos 90 graus reorienta a linha de força desses músculos de uma posição quase paralela para uma posição perpendicular ao eixo de rotação do quadril. Mesmo alguns músculos rotadores laterais, como o piriforme, e as fibras anteriores do glúteo máximo trocam de ações e, portanto, tornam-se rotadores mediais ao se aproximarem de 90 graus de flexão do quadril[1,26].

7. A articulação temporomandibular é formada pela interseção da mandíbula com o osso temporal do crânio. Essa articulação é fundamental para o funcionamento eficaz do sistema mastigatório. A respeito da anatomia e biomecânica da articulação temporomandibular, marque verdadeiro (V) ou falso (F) nas afirmativas abaixo e em seguida assinale a opção com a sequência correta.

( ) **Um disco articular está presente entre o côndilo da mandíbula e a fossa mandibular.**

( ) **O movimento de protrusão é caracterizado por uma translação posterior da mandíbula, enquanto no movimento de retrusão ocorre a translação na direção oposta.**

( ) **Durante a abertura da boca, o ramo da mandíbula rola e desliza posteriormente.**

( ) **A contração bilateral do músculo masseter promove elevação da mandíbula.**

( ) **O músculo pterigóideo lateral é responsável pelo movimento de protrusão.**

(A) V-V-F-F-V

(B) V-F-F-F-V

(C) F-F-F-F-V

(D) V-F-F-F-F

(E) V-F-V-F-F

■ Resposta: B.

COMENTÁRIO: O disco articular se interpõe e se articula inferiormente com o côndilo mandibular e superiormente com a fossa mandibular do osso temporal[27]. Os movimentos de protrusão e retrusão são caracterizados pela translação anterior e posterior da mandíbula, respectivamente[1]. Dada a característica convexa do côndilo mandibular, sua artrocinemática, durante a abertura da cova, é caracterizada por um rolamento posterior e deslizamento anterior[1]. A contração bilateral do músculo masseter eleva a mandíbula, enquanto sua contração unilateral promove uma excursão lateral[27]. Já o músculo pterigóideo lateral cumpre um importante papel durante o movimento de protrusão mandibular[28].

8. As articulações podem ser classificadas de acordo com suas características morfológicas e funcionais. Levando em consideração as classificações propostas por Dangelo & Fattini quanto aos tipos de articulação e suas características, assinale a opção correta.

(A) As suturas e sindesmoses são articulações que permitem boa mobilidade

(B) A sínfise púbica é uma articulação do tipo fibrosa

(C) As articulações sinoviais podem ser classificadas, de acordo com o grau de liberdade de movimento, em monoaxiais, biaxiais e triaxiais

(D) A articulação do ombro é do tipo sinovial e biaxial

(E) A articulação do cotovelo é do tipo cartilagínea e monoaxial

■ Resposta: C.

COMENTÁRIO: As articulações podem ser classificadas como fibrosas, cartilagíneas e sinoviais. A articulação fibrosa é caracterizada por uma camada de tecido fibroso entre as estruturas ósseas, como no caso das suturas e sindesmoses, e por isso não tem boa mobilidade[12]. A sínfise púbica é um exemplo de articulação do tipo cartilagínea, que se caracteriza por conter uma camada de tecido cartilaginoso entre os ossos[12].

As articulações sinoviais, por sua vez, são aquelas em que há a presença de líquido sinovial, cavidade articular e cápsula articular. As articulações sinoviais podem ser classificadas em monoaxiais, quando há movimento em apenas um plano, biaxiais, quando há movimento em dois planos, e triaxiais, quando o movimento se dá em três planos[12]. Nesse sentido, tanto a articulação do cotovelo como a do ombro são sinoviais. No entanto, a articulação do cotovelo realiza apenas flexão e extensão, sendo, portanto, monoaxial, enquanto a articulação do ombro é triaxial por realizar movimento nos planos frontal, sagital e transverso[12].

9. Sobre os músculos que atuam sobre o complexo tornozelo-pé, assinale a opção correta.

(A) Os músculos tibiais anterior e posterior são responsáveis pelo movimento de eversão do pé

(B) Os músculos sóleo e gastrocnêmio são responsáveis pelo movimento de dorsiflexão do tornozelo

(C) O músculo fibular longo insere-se na base do quinto metatarso

(D) Os músculos fibular longo e tibial posterior atuam sinergicamente, favorecendo o movimento de flexão plantar

(E) Os músculos extensor longo do hálux e extensor longo dos dedos realizam a flexão plantar do tornozelo

■ Resposta: D.

COMENTÁRIO: Os músculos tibiais anterior e posterior inserem-se na região mais medial do pé e realizam o movimento de inversão[29]. Já o músculo fibular longo, que se insere na região plantar da primeira articulação metatarsal, atua sinergicamente com o músculo fibular curto, ocasionando o movimento de eversão do pé[29]. Com o músculo tibial anterior, os músculos extensores longos dos dedos e do hálux inserem-se no compartimento dorsal do pé e facilitam o movimento de

dorsiflexão da articulação talocrural[1], ao passo que para o movimento de flexão plantar os músculos gastrocnêmio, sóleo, tibial posterior e fibular longo atuam sinergicamente[1].

10. Assinale a opção que cita apenas músculos que cruzam as articulações do joelho e do quadril.

(A) Reto femoral, semitendinoso e grácil

(B) Gastrocnêmio, semitendinoso e vasto medial oblíquo

(C) Adutor longo, bíceps femoral e adutor curto

(D) Glúteo médio, reto femoral e semitendinoso

(E) Todas as opções estão corretas

■ Resposta; A.

COMENTÁRIO: O músculo reto femoral insere-se proximalmente na espinha ilíaca anteroinferior e distalmente no tendão patelar[11]. O músculo vasto medial oblíquo, por sua vez, insere-se no tendão patelar distalmente, mas não cruza a articulação do quadril, pois sua inserção proximal ocorre no fêmur[1]. Todos os músculos isquiotibiais (semitendinoso, semimembranoso e bíceps femoral) apresentam inserções que cruzam as articulações do joelho e do quadril[4]. Já os músculos adutores longo e curto inserem-se proximalmente no púbis e distalmente na linha áspera do fêmur, sem cruzar a articulação do joelho[1]. Por sua vez, o músculo glúteo médio cruza apenas a articulação do quadril com inserção proximal no osso ílio e distal no trocânter maior do fêmur[1]. Por fim, o músculo grácil insere-se no púbis e na região proximal e medial da superfície da tíbia[11].

11. Os músculos do complexo do ombro exercem um papel fundamental na osteocinemática e artrocinemática dessa articulação. Sobre a função desses músculos, assinale a opção correta.

(A) O músculo supraespinhoso conduz o rolamento superior do úmero

(B) O músculo infraespinhoso comprime a cabeça umeral firmemente contra a cavidade glenoide

(C) O músculo redondo menor roda internamente o ombro

(D) O músculo serrátil anterior exerce uma força de depressão na cabeça umeral

(E) Todas as afirmativas estão corretas

■ Resposta: A.

COMENTÁRIO: A contração do músculo supraespinhoso produz uma força de compressão, estabilizando a cabeça umeral contra a cavidade glenoide durante seu rolamento superior na abdução de ombro[1,30]. Enquanto o supraespinhoso rola a cabeça do úmero superiormente, os demais músculos do manguito rotador exercem uma força translacional inferior na cabeça do úmero no sentido de contrapor uma translação superior excessiva[1,31].

O músculo redondo menor insere-se proximalmente na margem lateral e na superfície posterior da escápula e distalmente no tubérculo maior do úmero. Esse músculo faz parte do manguito rotador e tem como ação a rotação externa do ombro[1,11].

O músculo serrátil anterior, por sua vez, tem como inserção proximal a face externa das costelas superiores e como inserção distal toda a borda medial da escápula. Desse modo, esse músculo atua sobre a articulação escapulotorácica, exercendo um papel fundamental na rotação superior e estabilização da escápula contra o tórax, possibilitando uma ação mais eficaz do deltoide durante a elevação do braço, ou seja, um bom ritmo escapuloumeral[1,32,33]. Apesar de participar da estabilização do ombro, o serrátil anterior não exerce força sobre a cabeça do úmero[1].

12. Os movimentos de flexão e extensão do cotovelo possibilitam o ajuste do comprimento funcional total do membro superior, sendo importantes para diversas atividades essenciais do dia a dia, como alimentar-se, alcançar objetos e fazer a higiene pessoal. Sobre os músculos relacionados com essa articulação, assinale a opção correta.

(A) O músculo braquiorradial é pouco efetivo para flexão do cotovelo quando o antebraço está em posição neutra

(B) O músculo ancôneo tem como ações a extensão e a supinação do cotovelo

(C) O músculo braquial é o motor primário para o movimento de flexão do cotovelo

(D) O encurtamento do músculo tríceps braquial limita a extensão total do cotovelo

(E) O músculo bíceps braquial auxilia a pronação do cotovelo

▪ Resposta: C.

COMENTÁRIO: O braquiorradial é considerado o mais longo dos músculos do cotovelo. Esse músculo promove a flexão do cotovelo e a rotação do antebraço até uma posição quase neutra e, portanto, é o músculo mais efetivo para flexão de cotovelo quando o antebraço está em posição neutra[1,11]. O músculo ancôneo auxilia a extensão do cotovelo, não atuando nos movimentos de supinação ou pronação[1,11,34].

O músculo braquial é o motor primário para o movimento de flexão do cotovelo, sendo igualmente efetivo para qualquer posição do antebraço. Em virtude de sua grande área de secção transversa, acredita-se que seja o músculo que gere mais força na articulação do cotovelo[1].

O músculo bíceps braquial insere-se proximalmente na escápula e distalmente na tuberosidade do rádio. Sua ativação é maior durante os movimentos de flexão do cotovelo e supinação, como ao levar uma colher à boca[34,35]. No entanto, quando a flexão de cotovelo é realizada com o antebraço em pronação, sua ativação é menor[1].

13. A força de preensão palmar está relacionada às atividades de vida diária e, quando diminuída, pode acarretar limitações funcionais importantes. Sua medida torna possível a estimativa do estado geral de força e representa um importante indicativo de saúde. Sobre a cinesiologia e a biomecânica do movimento de preensão, analise as afirmações a seguir e em seguida assinale a opção correta.

I. A ativação dos músculos extensores do punho é necessária para bloquear a tendência de flexão do punho causada pelos músculos flexores dos dedos.

II. Quando uma forte força de preensão é aplicada sobre um objeto, o punho assume uma posição neutra.

III. Os músculos flexores extrínsecos dos dedos têm um braço de momento interno significativo como flexores de punho.

(A) As afirmativas I e II são verdadeiras

(B) As afirmativas II e III são verdadeiras

(C) As afirmativas I e III são verdadeiras

(D) Apenas a afirmativa II é verdadeira

(E) Todas as afirmativas são verdadeiras

▪ Resposta: C.

COMENTÁRIO: A principal função dos músculos extensores do punho é posicionar e estabilizar o punho durante as atividades que envolvem a flexão ativa dos dedos, como observado, por exemplo, na atividade de preensão. Esses músculos devem contrabalançar o significativo torque de flexão do punho produzido pelos músculos flexores dos dedos[1,36]. Ao ser aplicada uma força de preensão significativa sobre um objeto, os músculos extensores do punho sustentam o punho em cerca de 20 a 35 graus de extensão e 5 graus de desvio ulnar[36,37]. Essa posição otimiza a relação comprimento-tensão dos flexores extrínsecos dos dedos, facilitando a força de preensão máxima[1,38,39].

REFERÊNCIAS

1. Neumann DA. Cinesiologia do aparelho musculoesquelético: fundamentos para reabilitação. Elsevier Health Sciences, 2010.

2. Santaguida P, McGill S. The psoas major muscle: a three-dimensional geometric study. Journal of Biomechanics 1995; 28(3):339-45.

3. Phillips S, Mercer S, Bogduk N. Anatomy and biomechanics of quadratus lumborum. Proceedings of the Institution of Mechanical Engineers, Part H. Journal of Engineering in Medicine 2008; 222(2):151-9.

4. Woodley SJ, Mercer SR. Hamstring muscles: architecture and innervation. Cells Tissues Organs 2005; 179(3):125-41.

5. Gajdosik R, Hatcher C, Whitsell S. Influence of short hamstring muscles on the pelvis and lumbar spine in standing and during the toe-touch test. Clinical Biomechanics 1992; 7(1):38-42.

6. Solomon L, Lee Y, Callary S, Beck M, Howie D. Anatomy of piriformis, obturator internus and obturator externus: implications for the posterior surgical approach to the hip. The Journal of Bone and Joint Surgery British Volume 2010; 92(9):1317-24.

7. Panjabi M, Dvorak J, Duranceau J et al. Three-dimensional movements of the upper cervical spine. Spine 1988; 13(7):726-30.

8. Kohan EJ, Wirth GA. Anatomy of the neck. Clinics in Plastic Surgery 2014; 41(1):1-6.

9. Olinger AB, Homier P. Functional anatomy of human scalene musculature: rotation of the cervical spine. Journal of Manipulative and Physiological Therapeutics 2010; 33(8):594-602.

10. Kapandji A. Fisiologia articular. Volume 2: membros inferiores. São Paulo: Panamericana, 2009.

11. Hall SJ, Lysell D. Basic biomechanics. St. Louis, MO: Mosby, 1995.

12. Dangelo JG, Fattini CA. Anatomia humana e sistêmica e segmentar. Anatomia humana e sistêmica e segmentar. 2004: 671.

13. Moore KL. Anatomia orientada para a clínica. Anatomia orientada para a clínica. 2013: 1104.

14. Tortora GJ, Derrickson B. Corpo humano: Fundamentos de anatomia e fisiologia. Artmed, 2016.

15. Fox AJ, Wanivenhaus F, Burge AJ, Warren RF, Rodeo SA. The human meniscus: a review of anatomy, function, injury, and advances in treatment. Clinical Anatomy 2015; 28(2):269-87.

16. Fukuda Y, Takai S, Yoshino N et al. Impact load transmission of the knee joint-influence of leg alignment and the role of meniscus and articular cartilage. Clinical Biomechanics 2000; 15(7):516-21.

17. Markes AR, Hodax JD, Ma CB. Meniscus form and function. Clinics in Sports Medicine 2020; 39(1):1-12.

18. Bedi A, Kelly N, Baad M et al. Dynamic contact mechanics of radial tears of the lateral meniscus: implications for treatment. Arthroscopy: The Journal of Arthroscopic & Related Surgery 2012; 28(3):372-81.

19. Pearle A. Changes in tibiofemoral contact mechanics following tears of the medial meniscus. The Journal of Bone and Joint Surgery American volume. 2011; 93(16):1.

20. Andrews SH, Adesida AB, Abusara Z, Shrive NG. Current concepts on structure–function relationships in the menisci. Connective Tissue Research 2017; 58(3-4):271-81.

21. Beltran L, Ghazikhanian V, Padron M, Beltran J. The proximal hamstring muscle–tendon–bone unit: A review of the normal anatomy, biomechanics, and pathophysiology. European Journal of Radiology 2012; 81(12):3772-9.

22. Koulouris G, Connell D. Hamstring muscle complex: an imaging review. Radiographics 2005; 25(3):571-86.

23. Byrne DP, Mulhall KJ, Baker JF. Anatomy & biomechanics of the hip. The Open Sports Medicine Journal 2010; 4(1).

24. Al-Hayani A. The functional anatomy of hip abductors. Folia Morphologica 2009; 68(2):98-103.

25. Hewett TE, Myer GD, Ford KR et al. Biomechanical measures of neuromuscular control and valgus loading of the knee predict anterior cruciate ligament injury risk in female athletes: a prospective study. The American Journal of Sports Medicine 2005; 33(4):492-501.

26. Delp SL, Hess WE, Hungerford DS, Jones LC. Variation of rotation moment arms with hip flexion. Journal of Biomechanics 1999; 32(5):493-501.

27. Okeson JP. Management of temporomandibular disorders and occlusion. E-book: Elsevier Health Sciences, 2019.

28. Widmalm S, Lillie J, Ash Jr M. Anatomical and electromyographic studies of the lateral pterygoid muscle. Journal of Oral Rehabilitation 1987; 14(5):429-46.

29. Riegger CL. Anatomy of the ankle and foot. Physical Therapy 1988; 68(12):1802-14.

30. Yanagawa T, Goodwin CJ, Shelburne KB, Giphart JE, Torry MR, Pandy MG. Contributions of the individual muscles of the shoulder to glenohumeral joint stability during abduction. Journal of Biomechanical Engineering 2008; 130(2).

31. Halder A, Zhao KD, O'Driscoll S, Morrey B, An K. Dynamic contributions to superior shoulder stability. Journal of Orthopaedic Research 2001; 19(2):206-12.

32. Kibler WB, Sciascia A. Current concepts: scapular dyskinesis. British Journal of Sports Medicine 2010; 44(5):300-5.

33. Phadke V, Camargo P, Ludewig P. Scapular and rotator cuff muscle activity during arm elevation: a review of normal function and alterations with shoulder impingement. Brazilian Journal of Physical Therapy 2009; 13(1):1-9.

34. Martin S, Sanchez E, editors. Anatomy and biomechanics of the elbow joint. Seminars in Musculoskeletal Radiology, 2013.

35. Bryce CD, Armstrong AD. Anatomy and biomechanics of the elbow. Orthopedic Clinics of North America 2008; 39(2):141-54.

36. Li Z-M. The influence of wrist position on individual finger forces during forceful grip. The Journal of Hand Surgery 2002; 27(5):886-96.

37. O'Driscoll SW, Horii E, Ness R, Cahalan TD, Richards RR, An K-N. The relationship between wrist position, grasp size, and grip strength. The Journal of Hand Surgery 1992; 17(1):169-77.

38. Loren G, Shoemaker S, Burkholder T, Jacobson M, Friden J, Lieber RL. Human wrist motors: biomechanical design and application to tendon transfers. Journal of Biomechanics 1996; 29(3):331-42.

39. Richards LG, Olson B, Palmiter-Thomas P. How forearm position affects grip strength. American Journal of Occupational Therapy 1996; 50(2):133-8.

Capítulo 42

Biomecânica Clínica

Thiago Ribeiro Teles Santos
Miguel Arcanjo de Assis

1. (COFFITO, 2018 – Fisioterapia Esportiva – adaptada) O basquetebol é um esporte de ampla popularidade no mundo inteiro, abrangendo movimentos básicos, como arremesso, passe, rebote, bandeja e posição de defesa. Esses movimentos estão associados a princípios físicos, como força de reação do solo, força da gravidade, aceleração, força de parada, deslocamento do centro de massa, atrito e princípios de alavanca. Com relação à biomecânica no momento do arremesso, podemos afirmar que:

(A) Durante a flexão do ombro, a escápula realiza o movimento de inclinação anterior

(B) Os músculos existentes na região da articulação escapulotorácica não podem proporcionar uma quantidade suficiente de torque para ser efetivo na articulação do ombro

(C) Durante a elevação do braço na articulação do ombro, há 1 grau de elevação da escapulotorácica para cada 2 graus de elevação do ombro

(D) A amplitude de movimento na articulação acromioclavicular para elevação e depressão é de aproximadamente 45 graus

(E) Os estabilizadores estáticos do ombro durante o movimento de arremesso são os músculos do manguito rotador

■ **Resposta: C.**

COMENTÁRIO: Durante a execução dos diferentes tipos de arremesso, há a elevação do membro superior[1]. Para isso há o movimento combinado das articulações que compõem o complexo do ombro. Durante a elevação do membro superior, espera-se maior amplitude de movimento na glenoumeral do que na escapulotorácica. A proporção de movimento esperada entre a glenoumeral e a escapulotorácica pode ser estimada considerando o ritmo escapuloumeral.

Classicamente, essa proporção durante a abdução do ombro é de 2 graus de movimento na glenoumeral para 1 grau de movimento na escapulotorácica[2,3]. Além disso, tanto durante a flexão como a abdução da glenoumeral, espera-se que ocorra a inclinação posterior da escapulotorácica[3].

O movimento que ocorre na escapulotorácica (ou seja, da escápula em relação ao tórax) resulta do movimento na esternoclavicular e na acromioclavicular[2,3]. A mobilidade da acromioclavicular é a menor entre as articulações do complexo do ombro. Durante a elevação e a depressão da escapulotorácica, ocorrem os movimentos de rotação superior e inferior na acromioclavicular com amplitude de movimento esperada de aproximadamente 30 graus[4].

O torque gerado pelos músculos que atuam na escapulotorácica é importante não só para a produção do movimento do complexo do ombro, mas também para sua estabilidade[2-4]. Portanto, esses músculos podem ser considerados efetivos para a adequada função do complexo do ombro.

Por fim, o manguito rotador consiste em um grupo de músculos que atuam para garantir a estabilidade da glenoumeral durante o movimento e por isso são classificados como estabilizadores dinâmicos e não estáticos[2-4].

2. (VUNESP, 2020 – EBSERH – Fisioterapia – adaptada) Uma paciente compareceu à fisioterapia com dor durante a abdução do ombro. Após a avaliação fisioterapêutica, foi detectado erro na artrocinemática do movimento de abdução, que deverá ser corrigido por meio de exercícios. Para

que essa paciente realize abdução sem dor, o rolamento da cabeça do úmero deverá ocorrer:

(A) Para baixo, simultaneamente ao deslizamento para baixo

(B) Lateralmente, de modo simultâneo ao deslizamento medial

(C) Medialmente, de modo simultâneo ao deslizamento para cima

(D) Para cima, simultaneamente ao deslizamento para baixo

(E) Lateralmente, de modo simultâneo ao deslizamento lateral

■ Resposta: D.

COMENTÁRIO: A questão aborda dois movimentos da artrocinemática: rolamento e deslizamento. O rolamento ocorre na mesma direção do movimento[2]. Como na abdução o membro superior está se deslocando superiormente, o rolamento da cabeça umeral será para cima[2,3]. Já para saber a direção do deslizamento é necessário considerar se a superfície articular é côncava ou convexa[2]. Como a cabeça umeral é convexa e está se movendo sobre a cavidade glenoide (superfície côncava), o deslizamento irá ocorrer em direção oposta ao rolamento[2]. Assim, como o rolamento da cabeça umeral durante a abdução do ombro é superior, o deslizamento será inferior[2,3].

3. (COFFITO, 2016 – Fisioterapia Traumato-Ortopédica – adaptada) **O ângulo do quadríceps (Q) pode ser descrito como aquele formado pela bissecção de duas linhas: uma desenhada da espinha ilíaca anterossuperior (EIAS) ao centro da patela e a outra desenhada do centro da patela ao tubérculo tibial. Marque a opção que NÃO corresponde a essa biomecânica.**

(A) O ângulo Q pode variar de modo significativo com o grau da pronação e supinação do pé

(B) O ângulo Q aumentado está associado a joelhos valgos

(C) O ângulo Q diminuído está associado a joelhos valgos

(D) Valores normais para o ângulo Q foram reportados como de 8 a 14 graus para homens e de 15 a 17 graus para mulheres

(E) Ângulos > 20 graus são considerados anormais e são indicativos do deslocamento potencial da patela

■ Resposta: C.

COMENTÁRIO: O ângulo Q (também chamado de ângulo do quadríceps) é considerado um índice clínico para representar a tração lateral na patela promovida pela contração do quadríceps[2]. Apesar das críticas decorrentes de sua incapacidade de medir o alinhamento de maneira dinâmica e em razão de sua baixa associação a patologias da articulação patelofemoral, é considerado uma medida clínica popular[2].

O ângulo Q excessivo é referido como geno valgo, e o reduzido, geno varo[3,4]. Além disso, o ângulo Q é maior entre as mulheres do que entre os homens (embora os valores esperados para cada sexo variem na literatura)[2-5]. A razão para essa diferença é tipicamente associada à maior dimensão da pelve em mulheres do que em homens[2-5].

As referências anatômicas (descritas no enunciado) refletem que tanto o alinhamento da coxa como o da perna podem influenciar a magnitude do ângulo Q. Destaca-se ainda que o alinhamento do membro inferior, quando há descarga

de peso, é influenciado pela postura do pé[2,3,5]. Nesse sentido, o ângulo Q aumentado (ou seja, valgo excessivo do joelho) pode ser resultado da adoção crônica da postura de adução do quadril e/ou eversão da subtalar (componente da pronação do pé) em posições com descarga de peso[2]. Por fim, ângulo Q > 18 graus é comumente associado à subluxação patelar[5].

4. (COFFITO, 2018 – Fisioterapia Esportiva – adaptada) **O valgo dinâmico está associado ao desenvolvimento de dor patelofemoral. Analise as alterações biomecânicas que resultam no valgo dinâmico do joelho:**

I. **Inclinação de tronco para o lado contralateral ao apoio.**

II. **Adução e rotação interna excessiva do quadril.**

III. **Queda da pelve para o lado ipsilateral ao apoio.**

IV. **Hiperpronação do pé.**

V. **Medialização do joelho.**

Estão corretas as afirmativas:

(A) I-II-IV-V

(B) II-III-IV-V

(C) II-IV-V

(D) I-II-III-IV

(E) II-III-IV

■ Resposta: C.

Comentário: O valgo dinâmico do joelho é caracterizado por adução e rotação medial excessiva do quadril, rotação medial e abdução excessiva da tíbia e pronação excessiva do pé[6,7]. Essas alterações favorecem a movimentação medial do centro da articulação do joelho em relação ao pé quando o movimento é realizado em cadeia fechada[6,7]. O valgo dinâmico do joelho também está associado a alterações do movimento da pelve e do tronco[7].

Na pelve, observa-se queda contralateral ao membro inferior que está em apoio durante tarefas unipodais (sinal de Trendelenburg positivo). Esse quadro geralmente está relacionado à fraqueza de abdutores do quadril ipsilateral ao membro inferior de apoio[2,6,7]. Como uma compensação a esse quadro, observa-se flexão lateral de tronco para o lado ipsilateral ao membro inferior de apoio[2,7]. Essa compensação seria uma estratégia para levar o vetor da força de reação do solo para mais próximo do quadril do membro inferior de apoio e assim reduzir a demanda de torque externo nos abdutores do quadril desse lado[2,7].

5. (CIAAR, 2017 – Primeiro-Tenente – Fisioterapia – adaptada) **Considerando o estudo das alavancas no campo da biomecânica, analise as afirmativas e indique se são verdadeiras (V) ou falsas (F).**

( ) **Os três elementos das alavancas mecânicas são o eixo e as forças de resistência e de movimento. A distância perpendicular do eixo à linha de ação da resistência é o braço de resistência; já a distância perpendicular da força de movimento ao eixo é o braço de força.**

( ) **As alavancas de primeira classe são chamadas de interfixas, pois o eixo do movimento está no meio. Um exemplo no corpo humano seria a articulação atlanto-occipital, em que o peso da cabeça é equilibrado pela musculatura extensora do pescoço.**

( ) **As alavancas de segunda classe são chamadas de inter-resistentes e são as mais comuns no corpo humano, nas quais o ponto de aplicação da resistência encontra-se entre a força e o eixo.**

( ) **As alavancas de terceira classe são chamadas de inter-potentes, nas quais o ponto de aplicação da força está localizado entre a resistência e o eixo. Nesse tipo de alavanca, o braço de força é sempre mais longo do que o braço de resistência.**

A opção que apresenta a sequência correta é:
(A) F-F-V-F
(B) V-V-F-F
(C) V-V-F-V
(D) F-V-F-F

▪ Resposta: B.

COMENTÁRIO: A afirmativa IV é falsa porque as alavancas de segunda classe não são as mais comuns no corpo[2,3]. Essas alavancas são raras no sistema musculoesquelético[2], sendo a de terceira classe a mais comum no corpo[2,3]. A afirmativa V também é falsa, uma vez que nas alavancas de terceira classe o braço de resistência é maior que o de força[3]. As demais afirmativas são verdadeiras.

6. (COFFITO, 2018 – Fisioterapia Neurofuncional no Adulto – adaptada) Retreinar a função motora em pacientes com comprometimentos neurológicos inclui a recuperação de diversas tarefas de mobilidade. A tarefa de transferir-se da posição sentada para o ortostatismo em geral é dividida biomecanicamente em quatro fases. Analise as ações biomecânicas dessas fases e marque a opção correta.

(A) A primeira fase, denominada estágio de "transferência de peso" ou "*momentum* de flexão", começa com a geração do *momentum* para a frente do tronco superior pela extensão do tronco
(B) A segunda fase começa quando o quadril sai do assento e envolve tanto o movimento horizontal como o vertical do corpo. A atividade muscular nessa fase é caracterizada pela coativação dos flexores do quadril e do joelho
(C) A terceira fase da tarefa é referida como a fase do "levantar" e é caracterizada pela extensão dos quadris e dos joelhos
(D) A fase final da tarefa de levantar-se é a de estabilização; é o período após a extensão completa, quando o movimento é completo, a estabilidade do corpo na posição vertical é alcançada e o centro de massa está fora da base de apoio
(E) Nenhuma das anteriores

▪ Resposta: C.

COMENTÁRIO: Há diferentes propostas de divisão do movimento de levantar e sentar em fases[8-10]. Tipicamente, na primeira fase, que pode ser denominada fase de *momentum* de flexão ou pré-extensão, ocorre o avanço da parte superior do corpo por meio da flexão do tronco, o que leva a massa corporal e o centro de massa para a frente[9,10].

Na segunda fase (fase de transferência de *momentum*), as nádegas afastam-se do assento e ocorre a transferência do movimento anterior do tronco para todo o corpo, o que auxilia

sua elevação, bem como a transferência do centro de massa da base de apoio da cadeira para a base de apoio dos pés[9,11]. Nessa fase, há a ação conjunta dos extensores do joelho e do quadril.

Na terceira fase, denominada fase de extensão, o corpo é erguido para a vertical com os movimentos de extensão do quadril e do joelho, em conjunto com a flexão plantar do tornozelo[9-11].

Na última fase (fase de estabilização), o corpo ereto precisa manter-se em equilíbrio em pé, o qual é alcançado quando o centro de massa se mantém dentro da base de apoio do corpo[9,11].

7. (Fundação Hemocentro de Brasília, 2017 – IADES – Fisioterapia – adaptada) A deambulação pode ser definida como uma forma de locomoção. No ser humano, há um padrão bípede de deambulação, denominado marcha. A esse respeito, assinale a opção correta.

(A) Para descrição de um padrão de marcha, seja ele normal, seja patológico, inicialmente é necessário organizá-lo em eventos e esses em fases e subfases. No homem encontram-se as fases de apoio e balanço, que correspondem, respectivamente, a 40% e 60% do ciclo normal
(B) A amplitude mínima de 20 graus de dorsiflexão é imprescindível para se realizar a fase de toque do calcanhar da marcha
(C) O sinal de Trendelenburg é passível de ser observado durante a fase de apoio da marcha, podendo ser caracterizado pela queda da pelve no sentido do membro em contato com o solo. A presença do referido sinal indica fraqueza do músculo glúteo médio
(D) Com a amplitude máxima de 70 graus de flexão do joelho, o ser humano é capaz de realizar todas as etapas do ciclo fisiológico da marcha
(E) Ao se mensurar o número de passos por minuto, pode-se chegar à velocidade da marcha de um paciente

▪ Resposta: D.

COMENTÁRIO: O ciclo da marcha corresponde ao contato de um pé no solo até o momento de um novo contato do mesmo pé, sendo dividido na fase de apoio, que corresponde a 60% do ciclo, e na fase de balanço, que corresponde a 40%[2,3,5]. No padrão típico de marcha, no momento do contato inicial, o tornozelo está em posição neutra entre dorsiflexão e flexão plantar (0 grau)[2,3].

Em relação ao joelho, sua flexão máxima é de 60 graus, ocorrendo na fase de balanço. Assim, um indivíduo com amplitude máxima de 70 graus de flexão do joelho será capaz de realizar todas as etapas do ciclo da marcha[2,3]. O sinal de Trendelenburg ocorre durante o apoio unipodal ou a marcha de indivíduos com fraqueza importante dos músculos abdutores do quadril (glúteos médio e mínimo) e consiste em queda excessiva da hemipelve do lado contralateral ao membro inferior em apoio, ou seja, do lado do membro em balanço[2,3,5].

Por fim, a mensuração do número de passos por minuto diz respeito à variável cadência[2]. A variável velocidade informa a distância percorrida em determinado tempo.[2]

8. Avalie as asserções a seguir e a relação proposta e em seguida assinale a opção correta.

I. **O manguito rotador (subescapular, supraespinhoso, infraespinhoso e redondo menor) fornece estabilidade dinâmica e contribui para a adequada artrocinemática da glenoumeral.**

PORQUE

II. **O supraespinhoso gera uma força compressiva da cabeça umeral na cavidade glenoide, enquanto o subescapular, o infraespinhoso e o redondo menor geram uma força de abaixamento da cabeça umeral na cavidade glenoide. Assim, esses músculos contrabalançam a ação do deltoide durante a elevação do braço**

(A) As asserções I e II são proposições verdadeiras, e a II é uma justificativa correta da I

(B) As asserções I e II são proposições verdadeiras, mas a II não é uma justificativa correta da I

(C) A asserção I é uma proposição verdadeira, e a II é uma proposição falsa

(D) A asserção I é uma proposição falsa, e a II é uma proposição verdadeira

(E) As asserções I e II são proposições falsas

■ Resposta: A.

COMENTÁRIO: Os músculos que compõem o manguito rotador apresentam características que os tornam importantes estabilizadores dinâmicos da glenoumeral. Esses músculos se fundem a ligamentos[12], lábio glenoidal[12] e cápsula dessa articulação antes de se fixarem no úmero proximalmente, cobrindo assim a glenoumeral[2]. Além disso, o posicionamento dos músculos do manguito gera uma resultante de força diagonal em direção medial e inferior[4]. Assim, esses músculos, ao se contraírem, tensionam os elementos estabilizadores estáticos da articulação[12] e contribuem para manter a posição da cabeça umeral na cavidade glenoide, especialmente durante a elevação do membro superior[2,4,12].

9. Avalie as asserções a seguir e a relação proposta entre elas e em seguida assinale a opção correta.

I. Nos últimos 30 graus de extensão do joelho, em cadeia aberta, a tíbia irá rodar lateralmente.

PORQUE

II. A superfície articular do côndilo femoral medial é maior que a do lateral.

(A) As asserções I e II são proposições verdadeiras, e a II é uma justificativa correta da I

(B) As asserções I e II são proposições verdadeiras, mas a II não é uma justificativa correta da I

(C) A asserção I é uma proposição verdadeira, e a II é uma proposição falsa

(D) A asserção I é uma proposição falsa, e a II é uma proposição verdadeira

(E) As asserções I e II são proposições falsas

■ Resposta: A.

COMENTÁRIO: A questão se refere ao movimento acoplado de extensão e rotação do joelho que ocorre próximo à amplitude final de extensão dessa articulação. Denominado rotação em parafuso[2,13], rotação terminal ou mecanismo de pivô[3,13], esse mecanismo fornece estabilidade mecânica ao travar o joelho e assim favorece a posição ortostática sem a ação contínua do quadríceps para manter o joelho estendido[3].

O mecanismo é resultado de três fatores: o formato dos côndilos femorais[2,3], a tensão passiva no ligamento cruzado anterior[2,3] e a pequena tração lateral gerada pelo quadríceps[2]. Desses fatores, o principal é o formato dos côndilos femorais[2,3]. A superfície articular do côndilo lateral é menor que a do medial[13]. Por isso, nos últimos 30 graus de extensão do joelho (ou seja, de 30 a 0 graus) finaliza o movimento de rolamento e deslizamento do côndilo lateral do fêmur em relação ao côndilo lateral tibial.

Já o movimento de rolamento e deslizamento do côndilo medial do fêmur em relação ao côndilo medial da tíbia continua. Em cadeia aberta, esse movimento resulta em rotação lateral da tíbia em relação ao fêmur e, em cadeia fechada, em rotação medial do fêmur em relação à tíbia[2,3,13].

10. **Alterações de alinhamento do ângulo de torção e do ângulo de inclinação do quadril podem repercutir em alterações de movimento e postura do quadril e do joelho. Com base nisso, avalie as afirmativas a seguir e assinale a opção correta.**

I. **A anteversão excessiva do colo do fêmur é tipicamente associada ao aumento de rotação medial do quadril.**

II. **A retroversão do colo do fêmur é tipicamente associada ao aumento da rotação lateral e medial do quadril.**

III. **A coxa valga está tipicamente associada ao geno varo de joelho.**

IV. **A coxa vara está tipicamente associada ao geno valgo de joelho.**

(A) Apenas as afirmativas I e II estão corretas

(B) Apenas as afirmativas I e III estão corretas

C) Apenas as afirmativas I e IV estão corretas

(D) Apenas as afirmativas I, II e III estão corretas

(E) Apenas as afirmativas I, III e IV estão corretas

■ Resposta: E.

COMENTÁRIO: O fêmur conta com duas características de angulação para a eficiência mecânica: ângulo de inclinação (alinhamento no plano frontal) e ângulo de torção (alinhamento no plano transverso)[3]. No plano frontal, a inclinação esperada entre o corpo e o colo do fêmur no adulto é de 125 graus[2,5,14]. Esse ângulo do corpo do fêmur é entendido como necessário para que o joelho e a cabeça femoral estejam na mesma linha de sustentação de peso[3].

A coxa vara consiste na alteração de alinhamento caracterizada pela redução desse ângulo, enquanto a coxa valga é caracterizada pelo aumento desse ângulo[2,5]. A coxa vara resulta em joelho valgo, enquanto a coxa valga resulta em joelho varo[14].

No plano transverso, espera-se que a cabeça femoral esteja de 8 a 15 graus anterior ao eixo mediolateral que passa pelos côndilos femorais, o que é denominado anteversão esperada e contribui para a congruência adequada da articulação[2,5]. O aumento desse ângulo é denominado anteversão excessiva do colo do fêmur e está associado ao aumento do movimento de rotação medial do quadril[2,3,5,14]. Já a redução desse ângulo é denominada retroversão do colo do fêmur e está associada ao aumento da rotação lateral de quadril[2,3,5,14].

11. As articulações do complexo tornozelo-pé têm eixos oblíquos, e os movimentos que ocorrem ao redor desse eixo são denominados pronação e supinação. Sobre esses movimentos que ocorrem na articulação subtalar, analise as afirmativas abaixo e assinale a opção correta.

I. Em cadeia aberta, a supinação inclui os movimentos de inversão, abdução e dorsiflexão do calcâneo em relação ao tálus.

II. Em cadeia aberta, a pronação inclui os movimentos de eversão, adução e flexão plantar do calcâneo em relação ao tálus.

III. Em cadeia fechada, a supinação inclui o movimento de inversão do calcâneo em relação ao tálus. Há também dorsiflexão e abdução do tálus em relação ao calcâneo.

(A) Apenas a afirmativa I está correta
(B) Apenas a afirmativa II está correta
(C) Apenas a afirmativa III está correta
(D) Apenas as afirmativas I e II estão corretas
(E) Todas as afirmativas estão corretas

■ Resposta: C.

COMENTÁRIO: Em cadeia aberta, o tálus, posicionado proximalmente, fica estabilizado na articulação subtalar e dentro do encaixe da articulação talocrural[3,13]. Já o calcâneo, posicionado distalmente, está mais livre para se movimentar e, assim, a pronação e a supinação ocorrem a partir de seu movimento[3,13]. Em cadeia aberta, espera-se que a pronação apresente os componentes de eversão, abdução e dorsiflexão do calcâneo em relação ao tálus, e a supinação, os componentes de inversão, adução e flexão plantar do calcâneo em relação ao tálus[3,13].

Em cadeia fechada, em virtude da sustentação de carga, é observado somente o elemento de movimento do plano frontal no calcâneo, enquanto os elementos de movimento dos planos sagital e transverso ocorrem no tálus[3,13]. Assim, em cadeia fechada, a pronação ocorre por meio da eversão do calcâneo em relação ao tálus e da adução e flexão plantar do tálus em relação ao calcâneo[3,13]. Já a supinação em cadeia fechada ocorre por meio da inversão do calcâneo em relação ao tálus e da abdução e dorsiflexão do tálus em relação ao calcâneo[3,13].

12. Analise as afirmativas abaixo, sobre a biomecânica da coluna toracolombar, e indique se são verdadeiras (V) ou falsas (F). Em seguida, assinale a opção com a sequência correta.

( ) No movimento de rotação da região toracolombar, a maior parte da amplitude de movimento ocorre na coluna lombar.

( ) Nas articulações apofisárias, durante o movimento de flexão da coluna toracolombar ocorre um deslizamento superior e anterior das facetas articulares inferiores da vértebra superior sobre as facetas articulares superiores da vértebra inferior.

( ) Durante a extensão da coluna ocorrem a compressão da parte posterior do anel fibroso e a distração da parte anterior, e o núcleo pulposo é forçado a deslocar-se posteriormente.

(A) V-F-V
(B) V-V-F
(C) V-V-V
(D) F-V-F
(E) F-F-V

■ Resposta: D.

COMENTÁRIO: Entre duas vértebras existem três articulações: uma intervertebral, formada por um disco de fibrocartilagem entre os corpos vertebrais (disco intervertebral), e duas apofisárias ou facetárias[2,3,5]. A mobilidade entre as vértebras de cada segmento da coluna não é homogênea[4,15]. A orientação das facetas das articulações apofisárias influencia a mobilidade entre as vértebras de cada segmento da coluna[2-4,15].

Na coluna lombar, as facetas estão orientadas no plano sagital, favorecendo o movimento nesse plano (flexão/extensão) e limitando o movimento de rotação, já que ocorre uma aproximação das facetas nesse movimento[2-4,15]. Assim, a mobilidade de rotação da coluna toracolombar é maior na região torácica do que na região lombar[2,3].

Nas articulações apofisárias ocorre um deslizamento entre as facetas articulares planas da vértebra superior e da inferior. Durante a flexão da coluna toracolombar ocorre deslizamento anterior e superior da faceta articular da vértebra superior sobre a faceta articular superior da vértebra inferior e na extensão da coluna o deslizamento se dá no sentido posteroinferior[2].

Na articulação intervertebral ocorre a translação de um corpo vertebral sobre o outro com deformação do disco intervertebral[4]. Há compressão do disco no sentido do movimento e distração (separação) no sentido oposto, e o núcleo pulposo do disco é empurrado também no sentido oposto ao movimento[2,3,15]. Assim, durante a extensão da coluna, movimento no sentido posterior, ocorrem a compressão da parte posterior do anel fibroso e a distração da parte anterior, e o núcleo pulposo é forçado a deslocar-se posteriormente.

13. Analise as afirmativas abaixo, sobre a biomecânica da articulação subtalar durante a fase de apoio da marcha, e assinale a opção correta.

(A) No contato inicial, a articulação subtalar está levemente pronada e no início da fase de apoio o tornozelo se move rapidamente em flexão plantar e supinação

(B) Junto com a pronação da subtalar no início da fase de apoio ocorrem uma queda do arco plantar e uma rotação lateral da perna e do fêmur

(C) A partir de aproximadamente 35% da fase de apoio, a articulação subtalar começa a se mover em supinação, o que torna o pé mais "rígido", possibilitando que os flexores plantares transfiram força do tendão calcanear para as cabeças metatarsais de maneira eficiente durante a fase de impulsão da marcha

(D) A rotação lateral do membro inferior durante a fase de apoio provoca os movimentos de supinação do retropé (inversão) e rebaixamento do arco longitudinal medial do pé

■ Resposta: C.

COMENTÁRIO: No padrão esperado de marcha, no momento do contato inicial, a articulação subtalar está em leve supinação, e no início do apoio ocorre sua pronação[2,4]. Essa pronação da subtalar no início do apoio leva à rotação medial da perna[2,4,15] A partir de aproximadamente 35% da fase de apoio, o movimento da subtalar se inverte e a articulação começa a supinar[2,4]. Com a supinação da subtalar, o pé funciona como uma alavanca rígida e eficiente para a ação dos flexores plantares de transferir força por meio do tendão calcanear para as cabeças metatarsais durante a fase de impulsão da marcha[2]. A supinação da subtalar vem acompanhada de rotação lateral da tíbia e do fêmur e elevação do arco longitudinal medial do pé[2,4,15]

14. Analise as afirmativas abaixo, sobre a biomecânica das articulações do cotovelo, antebraço e punho, e assinale a opção correta.

(A) A articulação umeroulnar do cotovelo apresenta uma angulação entre a ulna e o úmero no plano frontal, chamada de ângulo de transporte, em que o antebraço fica na posição em varo de 30 graus em relação ao braço

(B) O movimento das articulações radiulnares proximal e distal possibilita a pronação e a supinação do antebraço, que consistem em um giro da ulna sobre o rádio na articulação proximal e um deslizamento anterior da ulna sobre o rádio durante a pronação com deslizamento posterior durante a supinação

(C) Os movimentos de flexão e extensão do punho ocorrem mediante o movimento em conjunto das articulações radiocarpal e mediocarpal. Durante a flexão ocorre um deslizamento posterior da primeira fileira do carpo em relação ao rádio (na articulação radiocarpal), enquanto na extensão esse deslizamento é anterior

(D) A articulação carpometacarpal do polegar, formada pelo osso escafoide e o primeiro metacarpo, é classificada como do tipo selar

■ Resposta: C.

COMENTÁRIO: A articulação umeroulnar é formada pela junção entre a tróclea do úmero e a incisura troclear da ulna[4]. A tróclea tem uma orientação oblíqua, já que sua porção medial se expande mais distalmente do que lateralmente, o que leva a uma orientação lateral da ulna em relação ao úmero na posição estendida do cotovelo, conhecida como ângulo de transporte, de carga, cubital ou de carregamento[3,4,15]. Esse ângulo é em valgo, uma vez que a ulna (segmento distal) fica voltada para fora, com valores médios de 11 a 14 graus nos homens e 13 a 16 graus nas mulheres[3].

A articulação radiulnar proximal é formada pela cabeça do rádio e a incisura radial da ulna. Nos movimentos de pronação e supinação do antebraço, a cabeça do rádio realiza uma rotação sobre a ulna. Já na articulação radiulnar distal ocorrem um deslizamento posterior do rádio sobre a ulna na supinação e um deslizamento anterior durante a pronação.

Os movimentos do punho ocorrem nas articulações radiocarpal, formada pelo rádio e a primeira fileira dos ossos do carpo, e mediocarpal, constituída pela primeira e segunda fileiras de ossos do carpo[2,3]. Como a superfície articular do rádio é côncava e a primeira fileira de ossos do carpo é convexa, na artrocinemática o deslizamento do segmento distal (carpo) ocorrerá em sentido contrário ao movimento osteocinemático[2]. Portanto, durante a flexão do punho ocorre um deslizamento posterior (ou dorsal) da primeira fileira do carpo sobre o rádio e na extensão ocorre um deslizamento anterior[2,3].

A articulação carpometacarpal do polegar é formada pelo osso trapézio e a base do primeiro metacarpo[2-4].

15. Em relação ao ritmo lombopélvico, avalie as asserções a seguir e a relação proposta entre elas e em seguida assinale a opção correta.

I. Um indivíduo com encurtamento significativo dos isquiossurais terá uma alteração no ritmo lombopélvico.

PORQUE

II. No movimento de flexão do tronco espera-se que ocorra inicialmente a flexão da coluna lombar e posteriormente a rotação anterior da pelve.

(A) As asserções I e II são proposições verdadeiras, e a II é uma justificativa correta da I

(B) As asserções I e II são proposições verdadeiras, mas a II não é uma justificativa correta da I

(C) A asserção I é uma proposição verdadeira, e a II é uma proposição falsa

(D) A asserção I é uma proposição falsa, e a II é uma proposição verdadeira

(E) As asserções I e II são proposições falsas

■ Resposta: B.

COMENTÁRIO: No ritmo lombopélvico, o movimento total de inclinação anterior do tronco ocorre pela flexão da coluna e a inclinação anterior da pelve sobre a articulação do quadril[2,4,15]. Na flexão do tronco espera-se que o movimento de flexão da coluna inicie primeiro, seguido do movimento de inclinação anterior da pelve[2,4,15]. Um indivíduo com encurtamento significativo de isquiossurais apresentará redução da inclinação anterior da pelve, uma vez que esse movimento depende de extensibilidade desses músculos[2,15], mas não irá inverter a sequência esperada (flexão lombar seguida de flexão do quadril).

REFERÊNCIAS

1. Bartlett. Principles of throwing. In: Zatsiorsky VM, editor. Biomechanics in sport: performance enhancement and injury prevention. Vol. 9. Oxford: Blackwell Science, 2000: 365-80.

2. Neumann DA. Kinesiology of the musculoskeletal system: Foundations for rehabilitation. 2nd ed. St. Louis, MO: Mosby Elsevier, 2010. 725 p.

3. Houglum PA, Bertoti DB. Cinesiologia clínica de Brunnstrom. 6. ed. Barueri, SP: Manole, 2014. 706 p.

4. Hamill J, Knutzen KM, Derrick TR. Biomechanical basis of human movement. 4th ed. Philadelphia, PA: Lippincott Williams & Wilkins, 2015. 484 p.

5. Magee DJ. Orthopedic physical assessment. 6th. ed. St. Louis, MO: Elsevier Saunders, 2014. 1173 p.

6. Powers CM. The influence of altered lower-extremity kinematics on patellofemoral joint dysfunction: A theoretical perspective. J Orthop Sport Phys Ther [Internet] 2003 Nov;

33(11): 639-46. Available at: http://www.ncbi.nlm.nih.gov/pubmed/14669959.

7. Powers CM. The influence of abnormal hip mechanics on knee injury: A biomechanical perspective. J Orthop Sport Phys Ther [Internet] 2010 Feb; 40(2):42-51. Available at: http://www.ncbi.nlm.nih.gov/pubmed/20118526.

8. Etnyre B, Thomas DQ. Event standardization of sit-to-stand movements. Phys Ther [Internet] 2007 Dec 1; 87(12):1651-66. Available at: https://academic.oup.com/ptj/article-lookup/doi/10.2522/ptj.20060378.

9. Schenkman M, Berger RA, Riley PO, Mann RW, Hodge WA. Whole-body movements during rising to standing from sitting. Phys Ther 1990; 70(10):638-51.

10. Carr J, Shepherd RB. Reabilitação neurológica: Otimizando o desempenho motor. Barueri, SP: Manole, 2007. 385 p.

11. Sütçü G, Yalçın Aİ, Ayvat E et al. Electromyographic activity and kinematics of sit-to-stand in individuals with muscle disease. Neurol Sci [Internet] 2019 Nov 19; 40(11):2311-8. Available at: http://link.springer.com/10.1007/s10072-019-03974-5.

12. Kisner C, Colby LA. Therapeutic exercises: Foundations and techniques. 6th ed. Philadelphia, PA: F. A. Davis Company, 2012. 1023 p.

13. Levangie PK, Norkin CC. Joint structure and function: A comprehensive analysis. 4th ed. Philadelphia, PA: F. A. Davis Company, 2005. 588 p.

14. Magee DJ, Zachazewski JE, Quillen WS, Manske RC. Pathology and intervention in musculoskeletal rehabilitation. 2nd ed. Maryland Heights, MO: Elsevier, 2016. 1219 p.

15. Oatis CA. Cinesiologia: A mecânica e a patomecânica do movimento humano. 2. ed. Barueri, SP: Manole, 2014. 960 p.

Capítulo 43

Avaliação e Intervenção Fisioterapêutica em Disfunções Musculoesqueléticas do Complexo do Tornozelo e Pé

George Schayer Sabino
Guilherme Augusto Santos Araujo

1. (COFFITO, 2018 – Fisioterapia Aquática – adaptada) Um paciente em pé, encostado na parede da piscina com a perna esquerda empurrando uma prancha de E.V.A. para baixo (ida) e para cima (volta), utiliza os músculos quadríceps femoral e glúteo máximo. De acordo com a classificação proposta por Parreira & Baratella (2011), pode-se afirmar que o exercício aquático observado irá realizar:

(A) Contração isotônica concêntrica na ida e excêntrica na volta

(B) Contração isotônica excêntrica na ida e concêntrica na volta

(C) Contração isotônica concêntrica na ida e na volta

(D) Contração isotônica excêntrica na ida e na volta

(E) Contração isométrica na ida e na volta

■ Resposta: A.

COMENTÁRIO: Ao se imaginar um exercício na água, devem ser considerados a resistência ao fluxo que um material terá para seu deslocamento e o empuxo acarretado pela água. A resistência se dá contra o movimento. Já o empuxo é sempre vertical, direcionado para cima, e sua força corresponde ao peso do volume do líquido deslocado pelo objeto. Caso a densidade do objeto seja maior do que a do líquido, o objeto afundará; do contrário, tenderá a emergir na superfície.

O E.V.A. encontra-se nessa segunda situação. Assim, no exercício relatado, a força resultante será vertical para cima. Para afundar a boia deverá ser feita uma contração isotônica concêntrica (isto é, uma ativação do músculo com seu encurtamento). Para o retorno do membro à posição superior, o movimento deverá ser controlado por uma contração isotônica excêntrica.

2. (COFFITO, 2017 – Fisioterapia e Osteopatia – adaptada) Paciente com história de dor em tornozelo desde uma entorse em inversão, plantiflexão e flexão plantar. Apresenta-se com limitação crescente de movimento em dorsiflexão de tornozelo, dificuldade em apoiar o pé ao chão e edema generalizado. Quais as regras de Ottawa em caso da necessidade de solicitar séries radiográficas diagnósticas?

(A) Dor à palpação óssea na cabeça de tálus/borda posterior ou ponta do maléolo medial

(B) Dor à palpação óssea na borda posterior ou na ponta do maléolo lateral/cabeça do primeiro metatarso/base do quinto metatarso

(C) Dor à palpação óssea da borda posterior ou ponta de qualquer um dos dois maléolos/hálux/mais incapacidade de sustentar o peso e dor maleolar e no mediopé

(D) Dor à palpação óssea na borda posterior ou ponta do maléolo lateral e/ou medial/base do quinto metatarso/navicular/mais incapacidade de sustentar o peso e dor maleolar e no mediopé

(E) Somente o fato de estar com dificuldade de apoiar o pé ao chão já indica a necessidade de solicitar exames radiográficos

■ Resposta: D.

COMENTÁRIO: As regras de Ottawa, publicadas em 1992, são empregadas para verificar a necessidade de exames de imagem em caso de acometimento do tornozelo e do pé. Elas apontam que esses exames serão necessários se houver dor à palpação nos 6cm distais e posteriores do maléolo lateral (ou medial) ou incapacidade para suportar carga, no caso do tornozelo, e se houver dor no mediopé associada à palpação dolorosa do navicular ou base do quinto metatarso, bem como a incapacidade de suportar carga.

Em uma revisão, Bachmann et al. (2003) apontam que as regras de Ottawa são um instrumento acurado para detectar fraturas no tornozelo-pé, com sensibilidade de 100%, mas com especificidade moderada[1]. Apesar de ser um teste eminentemente voltado para a patologia, dado seu impacto no movimento, é importante que os fisioterapeutas o conheçam, como testado na prova de especialidade de Osteopatia.

3. (COFFITO, 2018 – Fisioterapia Esportiva) Os *hop tests* são testes de saltos unipodais utilizados para avaliar funcionalmente os membros inferiores. São critérios para escolha do tipo de *hop test*:
I. A fase da lesão ou cirurgia.
II. O perfil funcional do indivíduo.
III. A idade do indivíduo.
IV. As demandas exigidas do indivíduo.

Estão corretas as afirmativas:
(A) I-II-IV
(B) I-II-III
(C) I-III-IV
(D) II-III-IV
(E) Todas as afirmativas estão corretas

▪ Resposta: E.

COMENTÁRIO: Como comentado na própria questão, por se tratar de um teste que envolve salto, e portanto impõe a necessidade de forças de maior intensidade em sua execução, a fase da lesão e a idade do indivíduo são fatores a considerar na seleção do teste, pois essas forças envolvidas com a tarefa podem ser suficientes para agravar a condição aguda ou, no caso de idosos, ocasionar quedas. Por se tratar de um teste funcional, coloca-se nessa equação para seleção da mensuração proposta o perfil funcional do indivíduo, bem como as demandas às quais ele estará sujeito futuramente.

4. (COFFITO, 2018 – Fisioterapia Esportiva) A tendinopatia de porção média de calcâneo (Aquiles) está entre as lesões por sobrecarga mais frequentemente relatadas na literatura. Sobre esse tema, analise as afirmativas a seguir:
I. Sua sintomatologia é mais referida em períodos de treinamento do que no período competitivo.
II. É definida como uma lesão de tecidos moles causada pelo uso excessivo e relativamente comum para indivíduos ativos e praticantes de esportes.
III. O risco de desenvolvimento é multifatorial, relacionado com a interação de fatores intrínsecos e extrínsecos que levam à sobrecarga do tendão, como obesidade, diabetes, erros de treinamento e fatores ambientais.
IV. Inúmeros estudos realizados sugerem que as mulheres são mais afetadas do que os homens, principalmente devido ao tipo de calçado utilizado.
V. A idade média dos pacientes é de 20 a 40 anos, e o tempo de recuperação pode variar de dias a semanas, sendo normalmente curto.

Estão corretas apenas as afirmativas:
(A) I-II
(B) I-II-III
(C) II-III-IV
(D) II-III-V
(E) I-III-V

▪ Resposta: B.

COMENTÁRIO: Acometimentos do tendão foram considerados por muito tempo disfunções de origem inflamatória, o que afetava a conduta apropriada. Todavia, estudos químicos e histológicos mostraram que isso não era verdade, pois não havia sinais de inflamação nos tecidos[2]. A disfunção no tendão apresentava características mecânicas de uma degeneração decorrente de sobrecargas moderadas em um tecido pouco vascularizado. Desse modo, as afirmativas I, II e II estão corretas. A dor será incipiente no período competitivo (com sobrecarga) e consiste em uma disfunção mecânica, na qual fatores físicos estão envolvidos com as forças impostas (como obesidade e treinamento), e questões fisiológicas (como diabetes) estarão envolvidas em sua conduta.

5. A pronação é um movimento fisiológico que ocorre no complexo tornozelo-pé durante atividades que envolvem o uso de membros inferiores. Todavia, quando em excesso ou no momento indevido, pode sobrecarregar estruturas. Uma forma de tratamento pode consistir no uso de palmilhas biomecânicas, um tipo de órtese para os pés. Considerando esse contexto, marque a opção correta.
(A) A pronação aumentada contribuirá para o aumento da rotação externa da tíbia
(B) Para controlar o movimento de pronação deve-se realizar a elevação lateral em uma palmilha
(C) A prescrição de palmilhas deve ser baseada em critérios, como o padrão de movimento durante a corrida
(D) A correção por meio de uma palmilha para controle do movimento de pronação deve ocorrer apenas no retropé

▪ Resposta: C.

COMENTÁRIO: A pronação é um movimento triplanar, mas monoaxial, em que irá ocorrer o movimento de eversão do calcâneo, associado à rotação medial do tálus e, por consequência, da tíbia. Como ocorre a eversão do calcâneo associada à rotação medial do tálus, há um rebaixamento do arco longitudinal medial do pé com o deslocamento do centro de pressão do pé para medial. Uma palmilha com elevação lateral acentuará o movimento de pronação em vez de reduzi-lo.

Por fim, o movimento de pronação ocorre normalmente no início do apoio. Assim, nesse momento, pode-se dizer que ele é até mesmo desejado; o problema é quando ele ocorre em outras ocasiões, como, por exemplo, no final do apoio. Desse modo, nas intervenções no movimento com palmilhas, o profissional não se deve ater apenas ao retropé. Por isso, a única resposta correta seria a letra C. As palmilhas devem ser prescritas a partir do movimento, dado que não há correlação direta obrigatória entre a postura do pé e o movimento.

6. Com relação à corrida, marque a opção correta.
(A) Durante a corrida, diferentemente da marcha, o indivíduo sempre mantém um pé no chão
(B) O primeiro pico de força de reação do solo no apoio é geralmente menor e mais curto que o segundo
(C) O movimento de flexão do joelho no início do apoio na corrida é maior do que durante o balanço
(D) A maior parte da geração de energia na marcha vem do quadril

■ Resposta: B.

COMENTÁRIO: A diferença entre a marcha e a corrida reside na proporção de tempo de contato com o solo. Na corrida, o indivíduo tem sempre um pé em balanço, às vezes os dois[3]. O movimento de flexão do joelho no balanço durante a corrida chega a mais de 120 graus, e no apoio, por vezes menos da metade disso. Na marcha, a energia para o deslocamento vem essencialmente do tornozelo (53%). Assim, a resposta correta é a letra B. O estudo das forças na corrida revolucionou a compreensão sobre essa forma de deslocamento.

7. Um assunto amplamente discutido diz respeito à influência de diferentes características dos calçados no desempenho de atividades. Com relação aos calçados, marque a opção correta.
(A) Em calçados para esportes de quadra, a entressola deve ser mais espessa para absorver energia
(B) A rigidez torcional reduzida é importante em esportes de quadra para minimizar o impacto de uma entorse
(C) Quanto maior o retorno de energia, melhor o tênis para *performance*
(D) Para a prescrição de tênis de quadra, o fisioterapeuta deve atentar para a capacidade de absorção de energia e o controle de movimento do tênis

■ Resposta: B.

COMENTÁRIO: Os calçados de quadra estão relacionados a atividades em que não há, em geral, tarefas repetidas por longos períodos, como a corrida. Assim, os principais aspectos que devem ser observados nesses calçados dizem respeito à estabilidade e à tração, o que elimina as letras A e D. Pelo contrário, uma entressola espessa pode aumentar o risco de entorse.

Com relação ao retorno de energia, um calçado deveria absorver a carga no impacto, transmiti-la para a região anterior do pé e liberá-la no momento apropriado, o que, apesar de ter sido prometido por diferentes marcas de tênis, a literatura científica já demonstrou não ser possível. Os calçados mais novos buscam alavancar o corpo, com diferente angulação, no rolamento final, mas não um retorno de energia. Logo, resta a letra B. O tênis que apresentar baixa rigidez torcional irá se deformar e dissipar energia que de outro modo seria absorvida no tornozelo.

8. (COFFITO, 2016 – Fisioterapia Esportiva) O mecanismo de lesão da entorse lateral do tornozelo de um atleta ocorre predominantemente durante os movimentos de:

(A) Aterrissagem de um salto, aterrissagem sobre o pé do adversário durante a prática esportiva ou quando se pisa em alguma irregularidade do solo
(B) Mudança brusca de direção, rotação do tronco com o pé fixo no solo ou chute no ar
(C) Aterrissagem de um salto, mudança brusca de direção ou arremesso
(D) Aterrissagem sobre o pé do adversário durante a prática esportiva, chute no ar ou quando se pisa em alguma irregularidade do solo
(E) Abdução de quadril, extensão de tronco e flexão de joelho

■ Resposta: A.

COMENTÁRIO: Entorses de tornozelo são consideradas lesões traumáticas no complexo articular do tornozelo como consequência do movimento excessivo, principalmente de inversão do calcâneo, com consequente estiramento ou ruptura parcial/total dos ligamentos do tornozelo. Ocorrem em cadeia cinemática fechada, geralmente quando o atleta retorna de um salto, pisa sobre o pé do adversário ou mesmo quando pisa em terreno irregular[4].

9. (COFFITO, 2016 – Fisioterapia Esportiva) A amplitude articular do tornozelo é um dos primeiros aspectos físicos afetados após uma entorse lateral aguda. Qual o procedimento mais adequado para avaliar a amplitude articular do tornozelo?
(A) Inclinometria da translação anterior do tálus em relação à tíbia
(B) Goniometria do movimento de dorsiflexão em cadeia cinética aberta
(C) Goniometria do movimento de flexão plantar e inversão em cadeia cinética fechada
(D) Teste de Lunge, utilizando um inclinômetro para mensurar a angulação da translação anterior do tronco
(E) Teste de Lunge, utilizando uma fita métrica para mensurar a distância entre o primeiro dedo e a parede durante o movimento de dorsiflexão em cadeia cinética fechada

■ Resposta: E.

COMENTÁRIO: O movimento de dorsiflexão que ocorre do ponto de vista osteocinemático no plano sagital é fortemente influenciado pela dinâmica artrocinemática do tálus e da tíbia. Durante a dorsiflexão, o tálus deve rolar e deslizar para uma ótima dinâmica dos ossos do tornozelo. A entorse lateral do tornozelo frequentemente restringe a mobilidade do tálus, o que pode alterar a artrocinemática da articulação do tornozelo e limitar o movimento de dorsiflexão. A medida mais adequada e funcional de amplitude de movimento (ADM) de dorsiflexão é o teste de Lunge, que deve ser realizado com uma fita métrica para mensurar a distância entre o primeiro dedo e a parede[5].

10. (COFFITO, 2016 – Fisioterapia Esportiva – adaptada) Após uma entorse lateral aguda do tornozelo, algumas alterações ósseas, musculares e ligamentares podem ocorrer e provocar restrição de ADM. Em um atleta que apresenta movimento ativo de dorsiflexão de apenas 10 graus e movimento passivo de 20 graus, podemos concluir que:

(A) A principal suspeita da causa é uma disfunção articular por alteração artrocinemática (jogo articular – deslizamento posterior do tálus)

(B) A principal suspeita da causa é uma disfunção muscular por diminuição da flexibilidade da musculatura antagonista (gastrocnêmios e sóleo)

(C) A principal suspeita da causa é uma disfunção muscular por fraqueza dos músculos agonistas (gastrocnêmios, tibial posterior e sóleo)

(D) A amplitude do movimento fisiológico está igual à do movimento acessório neste caso

(E) A principal suspeita da causa é uma disfunção muscular por fraqueza dos músculos agonistas (tibial anterior e extensor longo dos dedos e do hálux)

■ Resposta: E.

COMENTÁRIO: A ADM é influenciada pelo formato das interfaces ósseas que compõem uma articulação, bem como pelos tecidos conjuntivos contráteis e não contráteis que a atravessam. A habilidade de mover um segmento ósseo através da ADM disponível a partir da tensão produzida pela contração muscular é conhecida como ADM ativa.

Ao notar significativa diferença entre a ADM disponível e a ADM ativa, o profissional deve desconfiar da capacidade da musculatura agonista do movimento-alvo de produzir contração, diferentemente de quando há restrições artrocinemáticas[6]. Por esse motivo, a opção E é a correta. As opções A e B estão incorretas, pois atribuem à alteração da mobilidade a responsabilidade pelo problema, porém, se esse fosse o caso, os movimentos ativo e passivo seriam iguais. Da mesma maneira, a opção D está incorreta por afirmar que os movimentos fisiológicos e acessórios são iguais. Por fim, a opção C cita os agonistas do movimento de maneira incorreta.

11. A marcha é um movimento funcional e complexo que torna possível a realização de atividades do dia a dia e contribui para maior participação social. Durante a fase de apoio da marcha, o pé deve interagir com o solo de modo que se torne flexível em um primeiro momento, para melhor se adaptar ao solo, e rígido em um momento subsequente, para tornar-se uma boa alavanca de propulsão do corpo à frente. Com relação aos movimentos do pé durante a fase de apoio da marcha, está correto afirmar que:

(A) A pronação é um movimento em que o calcâneo inverte, levando o tálus a rodar lateralmente e realizar dorsiflexão na articulação com a tíbia

(B) A pronação é um movimento desejado para a fase inicial da marcha, uma vez que esta tende a tornar o pé mais rígido

(C) A supinação, movimento caracterizado pela inversão do calcâneo, rotação lateral e dorsiflexão do tálus, é desejada na fase inicial da marcha, uma vez que tende a tornar o pé mais flexível

(D) A pronação é um movimento esperado no início da fase de apoio da marcha, uma vez que leva o pé a se tornar mais flexível e adaptável às diferentes superfícies de apoio, além de facilitar a absorção das forças de reação do solo impostas ao corpo

(E) A pronação e a supinação são movimentos indesejáveis durante a marcha, uma vez que conduzem à sobrecarga nas estruturas do pé e tornozelo

■ Resposta: D.

COMENTÁRIO: A pronação e a supinação são movimentos que ocorrem no complexo tornozelo-pé em cadeia cinemática fechada. Durante o início da fase de apoio da marcha, é esperado que o pé faça o movimento de pronação, caracterizado pela eversão do calcâneo associada à rotação medial e à flexão plantar do tálus em relação à tíbia, com consequente rebaixamento do arco longitudinal medial. Esse movimento torna o pé flexível, auxiliando a absorção de impacto e a adaptação do pé às diferentes superfícies.

Por outro lado, durante o médio apoio e a fase de impulsão, é esperado que o pé faça o movimento de supinação, caracterizado pela inversão do calcâneo associada à rotação lateral e à dorsiflexão do tálus em relação à tíbia, com consequente elevação do arco longitudinal medial, o que leva o pé a se tornar uma alavanca rígida capaz de propulsionar o corpo à frente[7,8].

12. Durante a consulta fisioterapêutica, o fisioterapeuta investiga possíveis alterações em estrutura e função dos segmentos corporais para entender sua relação com a queixa do paciente. Nesse sentido, ele deve utilizar instrumentos de medida válidos e confiáveis com o intuito de aumentar a precisão de seu diagnóstico. Em relação a um instrumento de medida clínica da postura do pé em ortostatismo conhecido como *Foot Posture Index* (FPI), assinale a opção correta.

(A) O FPI pode ser utilizado como ferramenta de medida clínica para inferir o movimento do pé durante a marcha e a corrida

(B) O FPI deve ser aplicado apenas a partir da análise de uma foto da vista anterior do pé

(C) Para conduzir o diagnóstico da postura do pé utilizando o FPI, o profissional deve analisar o vídeo do paciente caminhando na esteira

(D) A aplicação da escala FPI demanda o uso de marcadores em pontos anatômicos do pé, bem como a identificação desses marcadores por meio de sistemas tridimensionais de análise da postura

(E) O FPI é um instrumento clínico de avaliação da postura do pé de simples aplicação, por meio do qual o profissional avalia qualitativamente a postura do pé e descreve se ele se encontra em uma postura pronada ou supinada

■ Resposta: E.

COMENTÁRIO: O FPI é um instrumento clínico válido e confiável para avaliação da postura do pé do indivíduo em ortostatismo, através do qual o fisioterapeuta atribui um valor numérico entre +2 e –2 para a postura estática de seis diferentes referências anatômicas do pé, sendo atribuídas notas positivas às posturas consideradas pronadas e negativas às consideradas supinadas. As posturas consideradas neutras recebem nota zero[9].

O somatório das seis notas atribuídas a cada pé o define como pronado, supinado ou neutro estaticamente. A avaliação é feita clinicamente e não demanda o uso de recursos, como marcadores ou sistemas de captura de imagem, sendo realizada por meio da observação do pé em vista posterior, lateral e anterior, bem como pela palpação das cabeças do tálus. A literatura mostra correlação baixa entre a postura do pé e seu movimento durante a marcha ou corrida[10].

13. Durante a intervenção fisioterapêutica para diferentes condições de saúde que podem acometer os membros inferiores, o fisioterapeuta utiliza recursos eletrotermofototerapêuticos para modular a resposta biológica do tecido-alvo. Para isso é importante que o profissional eleja adequadamente a intervenção, o desfecho e o tempo esperado dessa resposta biológica. Nesse sentido, qual das afirmativas abaixo descreve uma conduta adequada para reduzir o quadro álgico a médio prazo de um paciente adulto jovem com diagnóstico de fasciopatia plantar?

(A) Bolsa de água quente, uma vez que irá aumentar a extensibilidade do colágeno com consequente redução da tensão sobre as estruturas dolorosas

(B) Ultrassom terapêutico em modo pulsado a 20% de ciclo de trabalho, com intensidade baixa, objetivando reduzir o fluxo sanguíneo local e consequentemente o processo inflamatório que está causando a dor

(C) Corrente russa em modo intermitente com estímulo em limiar motor, para que a contração dos músculos intrínsecos do pé aumente o fluxo sanguíneo local e consequentemente o metabolismo na fáscia

(D) Microcorrentes, com intuito de gerar um estímulo sensorial que possa interferir na capacidade de percepção da sensação dolorosa produzida pela fasciopatia

(E) Laserterapia de baixa potência, para aumentar a síntese de adenosina trifosfato (ATP) e óxido nítrico, o que irá promover a melhora do metabolismo e a redução do quadro álgico

■ Resposta: E.

Comentário: O emprego de recursos terapêuticos nas diferentes afecções que atingem o corpo humano deve ser baseado em evidências científicas, bem como na capacidade técnica do profissional para empregar o recurso e na concordância do paciente[11]. O uso indiscriminado de recursos eletrofísicos, sem levar em consideração o problema e aspectos como as condições do paciente, a intervenção, outras possibilidades terapêuticas, o desfecho e o tempo esperado para esse desfecho, reduz a eficácia da intervenção, tornando-a inócua ou danosa para o paciente.

Nesse sentido, a laserterapia de baixa potência é sugerida como recurso efetivo para redução do quadro álgico em fasciopatia plantar. Por outro lado, o uso de calor superficial mostra-se pouco eficiente para aquecer e consequentemente aumentar a extensibilidade do colágeno em tecidos mais profundos, como os ligamentos. O ultrassom terapêutico, ao promover a mobilização de fluidos, tende a aumentar o metabolismo local e não a diminuí-lo. A corrente russa aplicada de modo intermitente tem por objetivo o reforço muscular e não a redução do quadro álgico. Por fim, as microcorrentes são correntes polarizadas consideradas subsensoriais e não deveriam produzir nenhum tipo de sensação.

14. A prática de corrida cresceu e se difundiu a partir da década de 1970, e os calçados utilizados podem influenciar o modo como o pé interage com o solo e o desempenho dessa atividade. Diferentes tipos de calçados foram utilizados ao longo dos anos; no entanto, sempre foi grande a dificuldade de classificação de todos esses tipos, o que tornava pouco viável sua prescrição. A fim de organizar a classificação dos calçados utilizados para a prática de corrida, em 2015 Esculier e colaboradores reuniram 43 especialistas de 11 países para desenvolverem uma escala de classificação dos calçados usados para a prática de corrida, o índice de minimalismo (IM). A respeito do IM, assinale a opção correta.

(A) O IM tem por finalidade determinar a porcentagem de minimalismo de um calçado – quanto menor o IM, mais permissivo será o calçado

(B) O IM auxilia o profissional a determinar o nível de influência do calçado sobre o modo como o pé se movimenta durante a corrida

(C) O IM deve ser determinado a partir da avaliação da postura do pé do paciente

(D) Para determinação do IM, informações como peso e *drop* do calçado não são relevantes

(E) Para determinar o IM de um calçado, o profissional deve avaliar os movimentos do pé do corredor durante a prática esportiva

■ Resposta: B.

Comentário: Calçados minimalistas promovem pouquíssima interferência no movimento do pé em razão da alta flexibilidade, baixo peso, pequeno *drop*, baixa altura de amortecimento e ausência de dispositivos de controle de movimento e estabilidade. O minimalismo de um calçado é determinado pela maneira como ele influencia os movimentos do pé em fase de apoio e é passível de classificação através do IM[12]. Ao utilizar essa escala, o terapeuta avalia pontos críticos do calçado e aplica os resultados em um *software* gratuito que, a partir de um algoritmo, determina a porcentagem de minimalismo do calçado.

Referências

1. Bachmann LM, Kolb E, Koller MT, Steurer J, ter Riet G. Accuracy of Ottawa ankle rules to exclude fractures of the ankle and mid-foot: systematic review. BMJ 2003; 326(7386):417.
2. Khan KM, Cook JL, Kannus P, Maffulli N, Bonar SF. Time to abandon the "tendinitis" myth. BMJ 2002 Mar 16; 324(7338):626-7.
3. Novacheck TF. The biomechanics of running. Gait Posture 1998; 1;7(1):77-95.
4. Martin RL, Davenport TE, Reischl SF et al.; American Physical Therapy Association. Heel pain-plantar fasciitis: revision 2014. J Orthop Sports Phys Ther 2014; 44(11):A1-33.

5. Bennell K, Talbot R, Wajswelner H, Techovanich W, Kelly D. Intra--rater and inter-rater realiability of a weight-bearing lunge measure of ankle dorsiflexion. Australian Physiotherapy 1998; 44(3): 175-80.

6. Kisner C, Colby LA. Amplitude de movimento. In: Kisner C, Colby LA. Exercícios terapêuticos: fundamentos e técnicas. 6. ed. São Paulo: Manole, 2016: 51-71.

7. Ito K, Hosoda K, Shimizu M et al. Three-dimensional innate mobility of the human foot bones under axial loading using biplane X-ray fluoroscopy. R Soc Open Sci 2017; 4(10):171086.

8. Lundgren P, Nester C, Liu A et al. Invasive in vivo measurement of rear-, mid- and forefoot motion during walking. Gait Posture 2008; 28(1):93-100.

9. Redmond AC, Crosbie J, Ouvrier RA. Development and validation of a novel rating system for scoring standing foot posture: The Foot Posture Index. Clin Biomech 2006; 21(1):89-98.

10. Aquino MRC, Avelar BS, Silva PL, Ocarino JM, Resende RA. Reliability of Foot Posture Index individual and total scores for adults and older adults. Musculoskelet Sci Pract 2018; 36:92-5.

11. Martin RL, Davenport TE, Paulseth S, Wukich DK, Godges JJ; Orthopaedic Section American Physical Therapy Association. Ankle stability and movement coordination impairments: ankle ligament sprains. J Orthop Sports Phys Ther 2013; 43(9):A1-40.

12. Esculier JF, Dubois B, Dionne CE, Leblond J, Roy JS. A consensus definition and rating scale for minimalist shoes. J Foot Ankle Res 2015; 8:42.

Capítulo 44

Cinesioterapia

Larissa Santos Pinto Pinheiro
Fernanda Oliveira Madaleno
Thiago Vinícius Ferreira

1. (CBMMG, 2021) Analise as afirmativas a seguir, relativas às limitações do movimento passivo.
 I. **Não previne a atrofia muscular.**
 II. **Não aumenta a força muscular ou a resistência à fadiga.**
 III. **Não auxilia a circulação na mesma extensão que a contração muscular ativa, voluntária.**

Estão corretas as afirmativas:
(A) I-II
(B) I-III
(C) II-III
(D) I-II-III

■ Resposta: D.

COMENTÁRIO: O movimento passivo dentro da amplitude de movimento (ADM) livre para determinado segmento corporal é produzido inteiramente por uma força externa e tem por objetivos principais manter a integridade da articulação, minimizar os efeitos da formação de contraturas, manter a elasticidade mecânica do músculo e melhorar o movimento sinovial para nutrição das cartilagens. Entretanto, por não haver contração muscular voluntária, apresenta as seguintes limitações: (1) não prevenir atrofia muscular; (2) não aumentar a força ou resistência à fadiga; (3) assistir a circulação e a dinâmica vascular em menor proporção que a contração muscular ativa voluntária[11].

2. (COFFITO, 2018 – adaptada) As afirmativas a seguir descrevem princípios de tratamento para a dor lombar. Assinale a opção INCORRETA.

(A) O treinamento de estabilização vertebral é importante para a melhora do controle e da coordenação do movimento, podendo ser realizado inicialmente por meio de técnicas de cocontração muscular e balanço pélvico
(B) Movimentos de cocontração abdominal são importantes, pois levam a uma ativação conjunta de multífidos e transverso abdominal, que são importantes estabilizadores da coluna
(C) Manobras de inclinação pélvica anterior e posterior devem ser estimuladas nas posturas em que o paciente relata dor com o objetivo de melhorar a tolerância do paciente a essas posturas
(D) Exercícios proprioceptivos ou de estimulação motora sensorial são importantes para a melhora dos reflexos posturais para a produção de maior atividade dos músculos estabilizadores posturais
(E) Em fases agudas de dor lombar deve-se orientar o repouso, e apenas técnicas de analgesia devem ser realizadas, sendo contraindicados os exercícios físicos

■ Resposta: E.

COMENTÁRIO: A dor lombar, por ser uma condição complexa, inclui não apenas fatores musculoesqueléticos, mas também sociais, biofísicos, comorbidades e mecanismos de processamento da dor[10,15]. Nesse sentido, no que se refere ao manejo da dor e à funcionalidade dos pacientes, muito vem sendo discutido e estudado sobre os benefícios do exercício físico e do repouso em quadros agudos de dor lombar.

O treino de estabilização lombopélvica é muito importante para os indivíduos com dor lombar, uma vez que a instabilidade lombopélvica é uma das prováveis razões para o mecanismo de dor lombar[21]. Com isso, exercícios que abrangem esse treino melhoram o controle e a coordenação do movimento, além de possibilitarem a cocontração abdominal com o objetivo de aumentar a contratilidade dos músculos transverso abdominal e multífido lombar[6,12].

Dentre os exercícios disponíveis para a dor lombar, as manobras de inclinação pélvica podem promover certo alívio da dor em indivíduos com dor lombar[17]. Além disso, durante os exercícios proprioceptivos, o *feedback* proprioceptivo é uma ferramenta importante, pois irá influir no tempo de início dos comandos motores, na precisão do movimento e na adaptação do sistema corporal às situações de movimento que podem exigir o uso de padrões de coordenação não preferenciais[2,7,14,19].

Nesse sentido, a melhora da função neuromuscular e proprioceptiva dos músculos do tronco (p. ex., músculos estabilizadores posturais) nos pacientes com dor lombar é um fator relevante durante o tratamento. Por fim, já se encontra bem documentado na literatura que o repouso não é benéfico para a saúde do indivíduo, uma vez que a manutenção das atividades físicas normais, conforme tolerado, desencadeia a recuperação mais rápida do indivíduo[10,15].

3. (COFFITO, 2018 – adaptada) Em relação ao tratamento da síndrome da dor trocantérica (SDT) em atletas, assinale a opção INCORRETA.

(A) Os exercícios de fortalecimento do glúteo médio devem ser enfatizados e os que fortalecem o tensor da fáscia-lata devem ser evitados

(B) Os exercícios de fortalecimento dos pacientes com SDT devem evoluir para as demandas funcionais voltadas para a modalidade esportiva de cada paciente

(C) Os exercícios de abdução do quadril que enfatizam a fase excêntrica não devem ser utilizados devido às tendinopatias dos glúteos mínimo e médio, sobretudo em pacientes com teste de Trendelenburg positivo

(D) O tensor da fáscia-lata tem ação muscular de abdução e rotação medial do quadril; com isso, sua maior ativação pode aumentar a tensão no trato iliotibial e piorar a sintomatologia por aumento do atrito com a bursa e o trocânter maior

(E) Os trabalhos específicos para ativação e fortalecimento dos músculos estabilizadores de tronco devem ser incluídos no tratamento da SDT

▪ Resposta: C.

COMENTÁRIO: O músculo tensor da fáscia-lata fixa-se ao ílio e distalmente à parte proximal do trato iliotibial, sendo considerado um flexor e abdutor primário do quadril, mas também um rotador medial secundário dessa articulação[18]. Sua contração acarreta aumento de tensão em todo o trato iliotibial, e essa tensão repetitiva pode produzir uma inflamação local. Já o músculo glúteo médio é considerado um abdutor primário de quadril por possuir o maior braço de momento abdutor de todos os músculos abdutores do quadril[18], sendo priorizado seu fortalecimento, em detrimento do tensor da fáscia-lata, no tratamento de pacientes com SDT.

O tratamento da SDT deve incluir exercícios terapêuticos que trabalhem os fatores causais, bem como exercícios para

melhora do alinhamento lombopélvico, já que o trato iliotibial e os abdutores do quadril podem ficar tensos em uma tentativa ineficaz de compensar a falta de controle e estabilidade lombar[13]. Melhorar a força e a estabilidade da região lombopélvica pode reduzir a sobrecarga sobre o trato iliotibial[13]. Além disso, os exercícios funcionais em uma fase final de reabilitação possibilitam que o atleta retorne à sua prática esportiva[13].

A etiologia subjacente da SDT mais comum é a tendinose ou ruptura dos tendões do glúteo médio, mínimo ou ambos no trocânter maior. Há evidências na literatura científica, em pesquisas de alta qualidade, sobre tratamentos conservadores que incluem exercícios como contração excêntrica dos músculos glúteos e abdutores do quadril (o exercício excêntrico é mais eficaz do que o repouso para melhorar a dor no tendão), exercícios de alongamento dos músculos piriforme e isquiotibiais, alongamento da banda iliotibial em pé, agachamento e fortalecimento dos glúteos[5,13,23].

4. (CBMMG, 2021) Assinale com C o item que é uma contraindicação para o alongamento muscular e com N o que não é uma contraindicação.

( ) **Um bloqueio ósseo que limita o movimento articular.**
( ) **Uma fratura recente, e a consolidação óssea está completa.**
( ) **Evidências de processo inflamatório crônico.**
( ) **Hipomobilidade.**
( ) **Os tecidos encurtados possibilitam a um paciente com paralisia ou fraqueza muscular grave realizar habilidades funcionais.**

Assinale a sequência correta.

(A) C-C-N-C-C
(B) C-N-N-N-C
(C) N-N-C-N-N
(D) N-N-C-C-C

▪ Resposta: B.

COMENTÁRIO: As técnicas de alongamento são indicadas em caso de ADM limitada, levando ao encurtamento de músculos, tecido conjuntivo e pele, como resultado de contraturas, adesões e formações de tecido cicatricial[11]. Duas contraindicações para os exercícios de alongamento dos tecidos moles são a presença de um bloqueio ósseo que não permite o movimento articular e quando esses tecidos moles apresentam certo grau de encurtamento que possibilite ao paciente a realização de atividades funcionais, como a marcha[11].

A contraindicação ao alongamento após uma fratura recente se dá apenas em caso de não consolidação óssea, já que pode haver deslocamento dos fragmentos ósseos[11]. Além disso, o alongamento de partes moles só está contraindicado em casos de processos inflamatórios ou infecciosos agudos, com calor e edema locais, ou caso seja observado hematoma ou outra indicação de trauma nos tecidos adjacentes[11].

5. (FUNDEP, 2018 – adaptada) Sobre a realização do exercício isocinético excêntrico, assinale a opção INCORRETA.

(A) É introduzido somente depois de um esforço excêntrico máximo isocinético

(B) É implementado somente depois de uma ADM funcional ter sido restaurada

(C) É realizado em níveis submáximos e com uma duração maior para evitar a produção excessiva de torque e diminuir o risco de dor muscular tardia

(D) É mais comumente feito no padrão contínuo concêntrico-excêntrico para um grupo muscular durante o treinamento

■ **Resposta: A.**

COMENTÁRIO: No exercício isocinético, a velocidade do movimento articular é constante, e a resistência encontrada durante o exercício acomoda-se às capacidades de produzir tensão pelos músculos, ou seja, o esforço depende de quão forte o indivíduo empurra contra a célula de carga[8] e não necessariamente após esforço máximo.

Em geral, o treino isocinético excêntrico é introduzido nas fases finais de reabilitação, principalmente quando o paciente já alcançou 80% da ADM da articulação (em casos de pós-operatório)[8,13]. Os pacientes submetidos ao treino isocinético excêntrico são geralmente instruídos a se exercitar em níveis de intensidade submáximas para evitar a produção excessiva de torque e consequentemente minimizar a dor muscular tardia[8,13]. Além disso, os equipamentos atuais possibilitam o treinamento isocinético tanto no modo concêntrico como no excêntrico[8,13].

6. A fratura da cabeça do rádio é uma lesão muito comum em decorrência de queda com a mão espalmada, havendo a transmissão de força para o cotovelo. Sobre a reabilitação em casos de fratura de cotovelo, assinale a opção INCORRETA.

(A) No cotovelo, a chave para minimizar a rigidez é a mobilização precoce, de maneira controlada, logo na primeira fase da reabilitação. Essa primeira fase tem como objetivo restabelecer a ADM livre de dor

(B) Na fase inicial da reabilitação, a movimentação passiva e ativo-assistida do cotovelo deve ser realizada apenas no plano sagital

(C) Na segunda fase da reabilitação, a ênfase deve incluir ganho de mobilidade completa, melhora da força e resistência musculares e restabelecimento do controle neuromuscular do complexo do cotovelo

(D) Exercícios agressivos de fortalecimento, realizados com equipamentos, são incorporados durante a última fase de reabilitação do cotovelo, que tem por objetivo a progressão de atividades para preparar o paciente para situações de alto nível de estresse

■ **Resposta: B.**

COMENTÁRIO: As atividades propostas para o ganho da ADM do cotovelo na primeira fase da reabilitação devem incluir exercícios em todos os planos de movimento da articulação umeroulnar para restaurar tanto a flexão/extensão do cotovelo como a pronação/supinação[13].

De modo geral, a reabilitação do cotovelo após lesão é progressiva: (1) fase inicial com mobilização precoce – os exercícios iniciais possibilitam a nutrição da cartilagem articular e auxiliam a síntese, o alinhamento e a organização do tecido de colágeno, prevenindo a formação de cicatrizes e aderências[13]; (2) fase intermediária com ganho de ADM completa e da força muscular, bem como relato de mínima dor pelo paciente; (3) fase avançada, incluindo treino de força; (4) finalização com a fase de retorno à atividade.

7. Paciente A.F.G., 28 anos, jogador amador de futebol, foi submetido à cirurgia de enxerto do ligamento cruzado anterior (LCA) há 1 semana. Procurou o serviço de fisioterapia para dar início à reabilitação motora com foco no retorno à prática esportiva. Após a avaliação inicial, o fisioterapeuta constatou deficiência de ADM de extensão e flexão do joelho, edema e presença de dor à mínima movimentação passiva do joelho. Sobre as condutas, assinale qual estaria mais bem indicada nesse momento.

(A) A descarga de peso imediata é uma contraindicação absoluta no pós-operatório de reconstrução do LCA por promover frouxidão do enxerto

(B) Exercícios resistidos, crioterapia e elevação dos membros inferiores com o paciente em decúbito dorsal

(C) Controle do edema, mobilização passiva leve em extensão e flexão do joelho, respeitando o quadro álgico, exercício isométrico do quadríceps e crioterapia

(D) Exercícios concêntricos/excêntricos em cadeia cinética fechada

■ **Resposta: C.**

COMENTÁRIO: O LCA é o ligamento mais comumente rompido no joelho de atletas de alto rendimento, sendo muitas vezes necessária a intervenção cirúrgica. Nesse sentido, considerando que o paciente em questão está com 1 semana de pós-operatório, faz-se necessária a remissão do processo inflamatório.

Evidências científicas já salientaram que o controle do edema deve fazer parte do processo inicial da reabilitação no pós-operatório e que, no LCA, a crioterapia tem nível de evidência 1 para redução da dor em até 1 semana após a cirurgia[24]. A segurança dos exercícios isométricos de quadríceps desde a primeira semana de pós-operatório apresenta nível de evidência 2, uma vez que eles irão auxiliar a reativação muscular do quadríceps quando não provocarem dor[24].

A descarga imediata de peso é segura, com nível de evidência 3. O suporte imediato de peso não acarreta frouxidão do enxerto, podendo resultar inclusive na diminuição da incidência de dor anterior do joelho.

Os exercícios resistidos, principalmente em cadeia cinética aberta, estão liberados apenas após a quarta semana de pós-operatório em uma ADM de 90 a 45 graus[24].

Por fim, os exercícios em cadeia cinética fechada podem ser realizados a partir da segunda semana de pós-operatório, desde que haja boa ativação muscular do quadríceps e os exercícios concêntricos e excêntricos não provoquem aumento da dor ou inchaço na região[24].

8. (COFFITO, 2017 – adaptada) A Classificação Internacional de Funcionalidade, Incapacidade e Saúde (CIF) pode ser usada como guia para o tratamento fisioterapêutico de pacientes após traumatismo cranioencefálico (TCE).

Considere as colunas a seguir, correlacionando a técnica usada e seus objetivos aos níveis da CIF.

(1) Estrutura/ função corporal (2) Atividade	( ) Exercícios de Pilates para fortalecimento e estabilização do *core*. ( ) Irradiação de força para os membros inferiores com facilitação neuromuscular proprioceptiva com o objetivo de melhorar o *feedback* sensorial. ( ) Dupla tarefa, associando equilíbrio de pé a tarefas manuais utilizando jogos de realidade virtual. ( ) Melhoria da força e *endurance* muscular com atividade física adaptada (musculação). ( ) Treinamento locomotor em esteira com suporte de peso parcial.

Assinale a sequência correta.
(A) 2-1-2-1-2
(B) 2-2-2-1-2
(C) 1-2-2-2-1
(D) 1-2-1-2-1
(E) 1-1-2-1-2

■ Resposta: E.

COMENTÁRIO: A CIF é um sistema de classificação inserido na família de classificações internacionais da Organização Mundial da Saúde (OMS) e objetiva classificar a funcionalidade e a incapacidade associadas a uma condição de saúde. Utilizável em todas as áreas abrangentes da fisioterapia, a CIF abrange domínios de funções e estruturas corporais, assim como domínios de atividades e participação. Esses domínios são complementados pelos fatores contextuais (ambientais e pessoais)[20,22,25].

Funções e estruturas corporais referem-se às funções fisiológicas e/ou psicológicas dos sistemas corporais (p. ex., sistemas musculoesquelético e nervoso central) e à anatomia corporal (p. ex., órgãos e seus componentes)[20,22]. A perda e/ou diminuição das funções corporais são referidas como deficiências (p. ex., fraqueza muscular).

Atividade é definida como a habilidade individual de executar uma tarefa ou ação, e qualquer dificuldade que não possa ser atribuída ao desenvolvimento típico é chamada de limitação de atividade (p. ex., limitação para subir um degrau e segurar um copo)[20,22].

A participação representa o envolvimento de um indivíduo na sociedade em situações de vida, e as dificuldades nesse domínio são chamadas de restrição à participação (p. ex., não frequentar a escola)[20,22].

O fator contextual ambiental é externo ao indivíduo e surge da situação física, podendo incluir as barreiras físicas[20,22]. Por outro lado, o fator pessoal é intrínseco ao indivíduo, podendo incluir desde gênero até preferências e estilo de vida.

Portanto, o breve entendimento de cada domínio da CIF leva a crer na interação de um domínio com os outros a fim de descrever o processo de funcionalidade e incapacidade

relacionado ao indivíduo[20,22,25]. Assim, a sequência correta é a mostrada na letra E, que indica que exercícios de fortalecimento e estabilização do *core*, facilitação neuromuscular proprioceptiva e ganho de força e *endurance* muscular fazem parte do domínio de estrutura/função corporal, enquanto exercícios de dupla tarefa, incluindo atividades manuais, e o treino locomotor fazem parte do domínio atividade.

9. A maioria das pessoas que sofrem de tendinopatia do tendão de Aquiles é de indivíduos ativos, muitas vezes envolvidos em atividades recreativas ou esportes competitivos. Quanto à reabilitação em casos de tendinopatia de Aquiles, assinale a opção correta.
(A) Treinos de exercícios neuromusculares para minimizar as deficiências dos membros inferiores que alteram a biomecânica da marcha e corrida não são indicados nos casos de pacientes com tendinopatia de Aquiles
(B) Pacientes com queixas leves e não agudas no tendão de Aquiles devem realizar descanso e cessar suas atividades recreativas durante o período de reabilitação
(C) É consenso implementar um programa de carga excêntrica e de exercícios de alta carga em baixa velocidade para diminuir a dor e melhorar a função em pacientes com tendinopatia de Aquiles
(D) Os clínicos não devem realizar técnicas de mobilização articular ou de tecidos moles para aumentar a ADM dos pacientes com tendinopatia de Aquiles

■ Resposta: C.

COMENTÁRIO: As diretrizes de prática clínica da American Physical Therapy Association vinculadas à CIF estabelecem como nível de evidência A que os clínicos devem utilizar carga mecânica na forma de exercícios excêntricos ou programa de exercícios de carga pesada em baixa velocidade (concêntrico/excêntrico) para diminuir a dor e melhorar a função dos pacientes com tendinopatia da porção média do tendão de Aquiles[16].

Segundo essas diretrizes, os clínicos podem utilizar exercícios neuromusculares para auxiliar a cinética e/ou cinemática anormais, especificamente aquelas que causam sobrecarga excêntrica do tendão de Aquiles durante a sustentação de peso. Além disso, de acordo com a equipe de *experts* que desenvolveram as diretrizes, os pacientes devem se exercitar pelo menos duas vezes por semana, dentro de sua tolerância à dor[16], e técnicas de mobilização articular para melhorar a mobilidade e a função, além da mobilização de tecidos moles, devem ser utilizadas para aumentar a ADM do tornozelo desses pacientes[16].

10. Analise as afirmativas abaixo e assinale a opção correta.
I. **Exercícios para correção do desequilíbrio muscular da cintura escapular não são necessários durante o processo de reabilitação de pacientes com instabilidade anterior do ombro.**
II. **Exercícios pendulares (p. ex., exercícios de Codman) devem ser utilizados apenas na fase final de reabilitação do ombro, quando o paciente não relata mais dor.**
III. **O alongamento da cápsula posterior do ombro (que pode ser realizado em decúbito lateral e também em**

decúbito dorsal, flexionando o braço e depois empurrando o úmero posteriormente) contribui para melhora da hipomobilidade articular, restaurando a artrocinemática fisiológica do ombro.

IV. Exercícios de depressão da cabeça do úmero são eficazes para garantir o deslizamento inferior da cabeça umeral na cavidade glenoide, promovendo melhor mobilidade do complexo do ombro durante o movimento de elevação dos membros superiores.

(A) Apenas as afirmativas I e III estão corretas
(B) Apenas as afirmativas III e IV estão corretas
(C) Apenas a afirmativa III está correta
(D) Todas as afirmativas estão corretas

■ Resposta: B.

COMENTÁRIO: A afirmativa I é falsa porque pacientes com instabilidade anterior do ombro comumente demonstram hiperatividade do trapézio superior e hipoatividade do músculo serrátil anterior[13]. Assim, o clínico deve garantir que a força e a resistência muscular entre os lados (esquerdo e direito) e também entre os pares de força (p. ex., entre os músculos rotadores medial e lateral, flexores e extensores, e entre os abdutores e adutores) se equilibrem[13], minimizando quaisquer assimetrias e desequilíbrios encontrados durante a avaliação fisioterapêutica.

A afirmativa II também é falsa, uma vez que os exercícios pendulares, conhecidos como exercícios de Codman, podem ser utilizados na fase inicial da reabilitação do ombro, desde que sejam realizados na amplitude livre de dor e o paciente consiga controlar o movimento[13]. É necessário cuidado com os exercícios pendulares, especialmente após cirurgia artroscópica, devido à tração gerada nas estruturas reparadas. O clínico pode modificar o exercício ao solicitar ao paciente que segure uma bola em uma cadeira baixa ou mesa com o cotovelo estendido, o que impede a translação inferior e a tração caudal na articulação glenoumeral[13]. As demais afirmativas são verdadeiras.

11. As lesões de estiramento muscular dos isquiossurais são muito comuns entre atletas. Assinale V para verdadeiro e F para falso e em seguida marque a sequência correta.
( ) O exercício nórdico é realizado com o atleta na posição ajoelhada, resistindo a uma queda para trás, e tem por objetivo trabalhar a força excêntrica dos flexores de joelho.
( ) Programas de exercícios que incluem o exercício nórdico reduzem pela metade a taxa de lesões nos isquiossurais em vários esportes e em diferentes atletas.
( ) A exposição precoce dos músculos isquiossurais ao estímulo excêntrico contribui para minimizar os efeitos de inibição neuromuscular que ocorrem após uma lesão aguda, respeitando as fases da recuperação muscular.

(A) F-V-V
(B) V-V-V
(C) V-F-F
(D) F-F-F

■ Resposta: A.

COMENTÁRIO: A primeira afirmativa é falsa porque o exercício nórdico é realizado na postura ajoelhada com o atleta resistindo a uma queda para a frente, trabalhando consequentemente

a fase excêntrica da contração muscular dos isquiossurais[3,4,23]. As demais afirmativas são verdadeiras, uma vez que a literatura científica apresenta vários estudos, incluindo revisões sistemáticas, que comprovam a redução das taxas de lesão dos músculos isquiossurais em atletas que realizam o exercício nórdico em seus programas de treinamento[3,4,23].

Além disso, a inibição neuromuscular dos isquiossurais que ocorre após uma lesão aguda tem efeito negativo na recuperação do tendão, limitando a carga dos isquiossurais durante os exercícios de alongamento[3,4,23]. Assim, a exposição gradual aos estímulos excêntricos pode minimizar a fraqueza e a atrofia seletiva do tendão[3,4,23].

12. A imobilização articular e/ou de tecidos, como conjuntivo e muscular, ocasiona ausência de estresse sobre os tecidos da região imobilizada e diminuição do estresse em articulações adjacentes. Isso pode acarretar a perda de componentes básicos do tecido e comprometer funções teciduais básicas. Nesse sentido, assinale como verdadeiras (V) ou falsas (F) as afirmativas sobre o efeito da imobilização e em seguida marque a opção com a sequência correta.
( ) No tecido conjuntivo há uma diminuição de fatores, como conteúdo de água e glicosaminoglicanas, bem como redução do espaço entre as fibras de colágeno e da movimentação entre as fibras, favorecendo a ausência de movimentação livre.
( ) O efeito da imobilização na articulação desencadeia aumento de água e de proteoglicanas da cartilagem articular, dos tendões, ligamentos e cápsulas, além de diminuição da ADM disponível.
( ) No tecido muscular, a imobilização pode causar aumento da rigidez articular e da concentração de colágeno em relação ao tecido muscular, perda de eficiência na contração de fibras do tipo I e atrofia.
( ) No tecido conjuntivo, o efeito da imobilização pode ocasionar capacidade de absorção de choque aumentada, bem como aumento da extensibilidade e da resistência à tensão no tecido.

(A) V-F-V-V
(B) V-V-F-F
(C) V-F-F-F
(D) V-F-V-F

■ Resposta: D.

COMENTÁRIO: A segunda e quarta afirmativas são falsas. Embora o efeito da imobilização na articulação promova diminuição da ADM, há redução da água e de proteoglicanas da cartilagem articular, dos tendões, ligamentos e cápsulas[1,9]. A literatura descreve que, com a imobilização, a perda de água é estimada em 4,4%, favorecendo a redução do espaço entre as fibras de colágeno no tecido conjuntivo e a alteração no movimento livre das fibras musculares[1,9]. A diminuição desse movimento livre tende a tornar o tecido menos elástico, menos plástico e mais quebradiço[1,9]. Além disso, esses fatores propiciam a diminuição da extensibilidade e da resistência à tensão no tecido[1,9], o que torna as demais afirmativas verdadeiras.

REFERÊNCIAS

1. Akeson WH, Amiel D, LaViolette D. The connective tissue response to immobility: a study of the chondroitin 4- and 6-sulfate and dermatan sulfate changes in periarticular connective tissue of control and immobilized knees of dogs. Clin Orthop 1967; 51:183-97.

2. Akuthota V, Nadler SF. Core strengthening. Arch Phys Med Rehabil 2004; 85(3 Suppl 1):S86–S92.

3. Al Attar WSA, Soomro N, Sinclair PJ, Pappas E, Sanders RH. Effect of injury prevention programs that include the Nordic Hamstring Exercise on hamstring injury rates in soccer players: A systematic review and meta-analysis. Sports Med 2017; 47(5):907-16.

4. Askling CM, Tengvar M, Tarassova O, Thorstensson A. Acute hamstring injuries in Swedish elite sprinters and jumpers: a prospective randomised controlled clinical trial comparing two rehabilitation protocols. Br J Sports Med 2014; 48(7):532-9.

5. Barratt PA, Brookes N, Newson A. Conservative treatments for greater trochanteric pain syndrome: a systematic review. Br J Sports Med 2017; 51(2):97-104.

6. Brumitt J, Matheson JW, Meira EP. Core stabilization exercise prescription, part I: current concepts in assessment and intervention. Sports Health 2013; 5:504-9.

7. Cholewicki J, Greene HS, Polzhofer GK, Galloway MT, Shah RA, Radebold A. Neuromuscular function in athletes following recovery from a recent acute low back injury. J Orthop Sports Phys Ther 2002; 32(11):568-75.

8. Coudeyre E, Jegu AG, Giustanini M, Marrel JP, Edouard P, Pereira B. Isokinetic muscle strengthening for knee osteoarthritis: A systematic review of randomized controlled trials with meta-analysis. Ann Phys Rehabil Med 2016; 59(3):207-15.

9. Donatelli R, Owens-Burkhart H. Effects of immobilization on the extensibility of periarticular connective tissue. J Orthop Sports Phys Ther 1981; 3(2):67-72.

10. Hartvigsen J, Hancock MJ, Kongsted A et al. What low back pain is and why we need to pay attention. The Lancet 2018; 391(10137):2356-67.

11. Kisner C, Colby LA. Exercícios terapêuticos: Fundamentos e técnicas. 3 ed. São Paulo: Manole, 2000.

12. Leonard JH, Paungmali A, Sitilertpisan P, Pirunsan U, Uthaikhup S. Changes in transversus abdominis muscle thickness after lumbo-pelvic core stabilization training among chronic low back pain individuals. Clin Ter 2015; 166:e312-e316.

13. Magee DJ, Zachazewski J, Quillen W, Manske R. Pathology and intervention in musculoskeletal rehabilitation. 2nd ed. St. Louis: Saunders Elsevier, 2015.

14. Magill RA. Motor learning and control: Concepts and applications. 7th ed. New York: McGraw-Hill, 2004.

15. Malmivaara A, Häkkinen U, Aro T et al. The treatment of acute low back pain - bed rest, exercises, or ordinary activity? N Engl J Med 1995; 332(6):351-5.

16. Martin RL, Chimenti R, Cuddeford T et al. Achilles pain, stiffness, and muscle power deficits: Midportion Achilles tendinopathy revision 2018. J Orthop Sports Phys Ther 2018; 48(5):A1-A38.

17. Minicozzi SJ, Russell BS, Ray KJ, Struebing AY, Owens EF Jr. Low back pain response to pelvic tilt position: An observational study of chiropractic patients. J Chiropr Med 2016 Mar; 15(1):27-34.

18. Neumann DA. Cinesiologia do aparelho musculoesquelético. 2. ed. Rio de Janeiro: Guanabara Koogan, 2011.

19. Riemann BL, Lephart SM. The sensorimotor system, part I: the physiologic basis of functional joint stability. J Athl Train 2002; 37(1):71-79.

20. Sampaio RF, Mancini MC, Gonçalves GGP, Bittencourt NFN, Miranda AD, Fonseca ST. Aplicação da Classificação Internacional de Funcionalidade, Incapacidade e Saúde (CIF) na prática clínica do fisioterapeuta. Revista Brasileira de Fisioterapia 2005; 9(2):129-36.

21. Standaert CJ, Weinstein SM, Rumpeltes J. Evidence-informed management of chronic low back pain with lumbar stabilization exercises. Spine J 2008; 8:114-20.

22. Steiner WA, Ryser L, Huber E, Uebelhart D, Aeschlimann A, Stucki G. Use of the ICF model as a clinical problem-solving tool in physical therapy and rehabilitation medicine. Phys Ther 2002; 82(11):1098-107.

23. van Dyk N, Behan FP, Whiteley R. Including the Nordic hamstring exercise in injury prevention programmes halves the rate of hamstring injuries: a systematic review and meta-analysis of 8459 athletes. Br J Sports Med 2019; 53:1362-70.

24. van Melick N, van Cingel RE, Brooijmans F et al. Evidence-based clinical practice update: practice guidelines for anterior cruciate ligament rehabilitation based on a systematic review and multidisciplinary consensus. Br J Sports Med 2016; 50(24):1506-15.

25. Vargus-Adams JN, Majnemer A. International Classification of Functioning, Disability and Health (ICF) as a framework for change: revolutionizing rehabilitation. J Child Neurol 2014; 29(8):1030-5.

Capítulo 45

Avaliação e Intervenção Fisioterapêutica em Disfunções Musculoesqueléticas do Joelho

Cecilia Ferreira de Aquino
Jordânia Caroline Teixeira Aquino

1. (COFFITO, 2016 – adaptada) Nas lesões agudas do joelho, dentro das estratégias de intervenção, o objetivo é o de retornar o paciente a um nível favorável de função. Assim, marque a opção que NÃO corresponde a esse objetivo.

(A) Na fase aguda, a intervenção foca na carga reduzida do complexo articular, podendo incluir correção postural

(B) Assim que o controle muscular é atingido, exercícios leves de cadeia cinética fechada são iniciados

(C) Na fase funcional da reabilitação do joelho, trabalha com quaisquer problemas de sobrecarga do tecido e deficiências biomecânicas funcionais

(D) Na fase funcional, os exercícios em cadeia cinética fechada, como subidas e descidas de escadas e ficar na ponta do pé em uma perna, estão indicados

(E) Os exercícios de cadeia aberta nessa fase funcional, como elevação da perna reta em quatro planos, estão contraindicados

■ Resposta: E.

COMENTÁRIO: A maioria das atividades funcionais de membros inferiores é realizada em cadeia cinemática/cinética fechada[1]. Desse modo, na fase funcional de reabilitação, deve-se priorizar a ativação muscular em sinergismo com outros músculos na tarefa desejada, utilizando exercícios em cadeia fechada. Embora os exercícios em cadeia aberta não sejam os mais apropriados para ganho de função, exercícios terapêuticos, como a elevação da perna reta em quatro planos (p. ex., série de Nicholas), podem ser utilizados na reabilitação com o objetivo de melhorar a força muscular, exercitando os músculos de maneira isolada, os quais, portanto, não são contraindicados.

2. (COFFITO, 2018 – adaptada) Dentre as lesões ligamentares do joelho, o ligamento cruzado anterior (LCA) é o que apresenta o maior diagnóstico de ruptura na literatura. Um dos fatores que podem influenciar é o sexo, com as mulheres apresentando índice maior de lesão do LCA. Sobre os fatores etiológicos dessa lesão em mulheres, analise as afirmativas abaixo:

I. **Incisura femoral – incisura intercondilar mais alargada nas mulheres.**

II. **Alinhamento anatômico – diferenças na largura pélvica e no ângulo tibiofemoral.**

III. **Influência hormonal.**

IV. **Tamanho do LCA é menor nas mulheres.**

Assinale a opção correta.

(A) As afirmativas II, III e IV estão corretas

(B) As afirmativas I, II e IV estão corretas

(C) As afirmativas I, II, III estão corretas

(D) As afirmativas I, III e IV estão corretas

(E) Todas as afirmativas estão corretas

■ Resposta: A.

COMENTÁRIO: Um dos principais fatores de risco para lesão do LCA está relacionado ao sexo. A incidência de lesões do LCA em mulheres é mais de três vezes maior do que em homens[2,3], e os motivos pelos quais as mulheres são mais suscetíveis a lesões do LCA são multifatoriais, envolvendo fatores estruturais, neuromusculares, biomecânicos e hormonais.

Dentre os fatores estruturais, destaca-se o fato de as mulheres apresentarem razão maior entre a largura da pelve e o comprimento do fêmur, contribuindo para a tendência maior para o geno valgo. Outro fator estrutural consiste no formato e no tamanho do sulco intercondiliano do fêmur, que é menor em mulheres, assim como o tamanho do LCA[4-6].

Além disso, os hormônios femininos também podem influenciar a remodelação de colágeno tipo I, que é responsável por fornecer força tênsil aos ligamentos. Durante a fase pré-ovulatória, hormônios como progesterona e estrogênio mudam drasticamente, podendo contribuir para o aumento da frouxidão ligamentar e a diminuição da força tênsil do LCA. Vários autores sugerem que flutuações hormonais estão associadas com lesão de LCA, mas a qualidade da evidência ainda é baixa, tornando necessária a realização de mais estudos sobre essa temática[7-10].

3. (COFFITO, 2018 – adaptada) Sobre artroplastia total de joelho (ATJ), é correto afirmar que:

(A) Deve-se orientar o paciente a usar um coxim embaixo do joelho para evitar a extensão completa e consequentemente aliviar a dor

(B) Estudos apontam que, em longo prazo, o ganho de amplitude de movimento (ADM) e mobilidade é maior em pacientes que usam a máquina para mobilização contínua passiva (MCP) do que em pacientes que realizam somente exercícios para ganho de ADM

(C) Exercícios para ganho de ADM devem ser iniciados após a retirada dos pontos, geralmente no décimo dia de pós-operatório, para evitar deiscência na cicatriz

(D) Em pacientes submetidos a próteses fixadas com cimento, a marcha com andador e descarga de peso conforme a dor é permitida logo após a cirurgia

(E) A amplitude funcional mínima de flexão esperada no final do tratamento é de 60 graus

■ Resposta: D.

COMENTÁRIO: No pós-operatório (PO) da ATJ, a extensão de joelho pode estar reduzida nos últimos graus, e para melhorar essa restrição é fundamental orientar o paciente para não colocar nenhum objeto embaixo do joelho durante o repouso e recomendar exercícios de extensão máxima de joelho para serem realizados em casa, dentro da tolerância do paciente. A restauração da extensão completa de joelho é um dos principais objetivos da fase inicial do PO.

A máquina para MPC (*Continuous Passive Motion device*) é um dispositivo motorizado que promove a movimentação regular e passiva dos membros inferiores entre determinado arco de movimento com o objetivo de manter e/ou ganhar ADM. Entretanto, a MPC não tem efeito clínico importante na flexão ativa, dor, função ou qualidade de vida que justifique seu uso[11].

Os exercícios para ganho de ADM devem ser iniciados o mais precocemente possível, pois boa parte dos déficits de ADM e a rigidez articular instalam-se nos primeiros dias de PO. Uma revisão sistemática realizada por Guerra et al., envolvendo 622 participantes que realizaram ATJ, verificou que o grupo que recebeu a mobilização precoce (iniciada no dia da cirurgia) apresentou menos tempo de internação hospitalar, maiores ADM do joelho, equilíbrio e padrão de marcha e aumento da força muscular, comparado ao grupo controle, que iniciou 2 dias após a cirurgia[12].

Esses achados reforçam a ideia de que, quanto mais precoce for a intervenção fisioterapêutica, melhores serão os resultados. A amplitude funcional mínima de flexão de joelho adequada para o paciente realizar suas atividades de vida diária deve ser em torno de 110 graus, o que possibilitará, por exemplo, subir e descer escadas e levantar-se de uma cadeira[13].

4. (COFFITO, 2018 – adaptada) Sobre o papel do quadríceps na dor patelofemoral (DPF), assinale a opção correta.

(A) A fraqueza de quadríceps não é fator de risco para DPF

(B) Não existem evidências de que o fortalecimento de quadríceps é efetivo para tratamento da DPF

(C) Exercícios em cadeia cinética fechada são mais efetivos do que os exercícios em cadeia cinética aberta

(D) Na DPF, o quadríceps como um todo sofre hipotrofia, e não somente o vasto medial oblíquo

(E) Nenhuma das anteriores

■ Resposta: D.

COMENTÁRIO: Segundo consenso recente, a hipotrofia geral do quadríceps em pacientes com DPF (sem predileção pelo vasto medial oblíquo) e a fraqueza do quadríceps são identificadas como principais fatores de risco para o desenvolvimento de DPF[14]. Uma revisão sistemática verificou os efeitos do fortalecimento de quadríceps na DPF, e os dados encontrados fornecem forte evidência de que o reforço de quadríceps, com ou sem outras intervenções, é efetivo para o tratamento da DPF[15].

Quanto à melhor maneira de fortalecer o quadríceps, alguns ensaios clínicos aleatorizados compararam exercícios em cadeia cinética aberta e fechada em pacientes com DPF, não havendo evidências de diferença entre as duas modalidades de exercícios quanto à intensidade da dor e à capacidade funcional dos pacientes[16-18].

5. (COFFITO, 2018 – adaptada) O gênero é um dos fatores de risco para lesão do LCA. Com base nessa afirmativa, assinale a opção INCORRETA.

(A) Um dos principais fatores de risco para lesão do LCA é o gênero. As mulheres são mais acometidas, e a proporção é quatro a seis vezes maior em relação aos homens

(B) A maioria das lesões de LCA em mulheres ocorre sem contato e em esportes que provocam movimentos rotacionais e de desaceleração do joelho, como basquete, vôlei, futebol e lutas

(C) O motivo pelo qual as mulheres são mais suscetíveis à lesão de LCA, em comparação aos homens, é multifatorial e envolve fatores estruturais, hormonais, neuromusculares e biomecânicos

(D) Algumas das variabilidades do controle neuromuscular de mulheres em relação aos homens são: ativação mais tardia dos músculos dos membros inferiores em momentos de aterrissagem de saltos, menor utilização do quadríceps para estabilizar o joelho e maior rigidez muscular em tentativas de controle de movimento

(E) São fatores estruturais contribuintes da mulher para lesão de LCA: pelve mais larga, maior tendência para o joelho valgo, menor tamanho do sulco intercondiliano do fêmur, maior frouxidão ligamentar e maior amplitude de rotação do quadril

■ **Resposta: D.**

COMENTÁRIO: Déficits no controle neuromuscular dinâmico dos membros inferiores podem contribuir para as diferenças existentes entre os sexos na incidência de lesões do LCA. As mulheres apresentam diferenças em relação aos homens no controle neuromuscular, demonstrando menor rigidez do joelho, além de maior utilização do quadríceps e uso menor dos isquiossurais para estabilização dos membros inferiores durante a aterrissagem do salto[19,20].

6. (COFFITO, 2018 – adaptada) **Assinale a opção INCORRETA quanto às recomendações para o tratamento da DPF segundo o consenso publicado pelo *British Journal of Sports Medicine* (2016).**

(A) As mobilizações das articulações tibiofemoral, patelofemoral e lombar são recomendadas

(B) Os exercícios terapêuticos são recomendados para redução da dor e melhora da capacidade funcional

(C) Os exercícios combinados de quadril e joelho são recomendados para redução da dor e melhora da capacidade funcional

(D) A eletroterapia não é recomendada

(E) A abordagem multimodal é recomendada para redução da dor em curto e médio prazo

■ **Resposta: A.**

COMENTÁRIO: Em 2016, Crossley et al. publicaram um consenso, dividido em duas partes, com recomendações relacionadas à avaliação e ao tratamento da DPF. A segunda parte do consenso, que diz respeito às intervenções recomendadas, incluiu as seis principais recomendações do painel de *experts* que elaborou o consenso: (1) exercícios terapêuticos são recomendados para reduzir a dor em curto, médio e longo prazo e para melhorar a função em médio e longo prazo; (2) exercícios combinados de quadril e joelho são recomendados para melhora da dor e da função em curto, médio e longo prazo; (3) abordagem multimodal (exercícios, *taping*, mobilização e órtese) é recomendada para redução da dor em curto e médio prazo; (4) palmilhas são recomendadas para redução da dor em curto prazo; (5) mobilizações da coluna lombar e das articulações tibiofemoral e patelofemoral não são recomendadas; (6) agentes eletrofísicos não são recomendados[14].

7. (COFFITO, 2018 – adaptada) **Meniscos são estruturas fibro-cartilaginosas que desempenham papel crucial na função e biomecânica da articulação do joelho; sem eles a estrutura fica instável e propensa a lesões que podem levar a distúrbios crônico-degenerativos, causando incapacidade funcional e instabilidade articular. Em relação às lesões meniscais, analise as afirmativas e assinale a opção correta.**

I. **Pessoas mais velhas apresentam incidência maior de lesões meniscais do que os jovens, e as lesões meniscais laterais ocorrem com mais frequência em atletas jovens e as lesões mediais em pessoas mais velhas.**

II. **Os procedimentos artroscópicos diminuíram os efeitos deletérios em relação às meniscectomias por via aberta. Em razão desse avanço, os pacientes submetidos à**

artroscopia meniscal não apresentam déficits proprioceptivos e de força perceptíveis.

III. **Esportes com mudança de direção, giro, sexo feminino, idade, índice de massa corporal, condicionamento físico e reconstrução tardia do LCA são considerados fatores de risco para lesão meniscal.**

IV. **A estimulação elétrica neuromuscular é recomendada na reabilitação pós-operatória, assim como exercícios progressivos de mobilidade, treinamento de força, para músculos do joelho e quadril.**

(A) As afirmativas II e IV estão corretas

(B) As afirmativas I e III estão incorretas

(C) As afirmativas I, III e IV estão corretas

(D) As afirmativas II, III e IV estão corretas

(E) Todas as afirmativas estão corretas

■ **Resposta: C.**

COMENTÁRIO: Embora os procedimentos artroscópicos para reparo das lesões meniscais resultem em menor agressão ao sistema musculoesquelético, quando comparados às meniscectomias anteriormente realizadas por via aberta, os indivíduos que se submetem à meniscectomia por artroscopia também apresentam efeitos deletérios após esse procedimento cirúrgico. Déficits proprioceptivos[21,22] e de função muscular, especialmente do músculo quadríceps[23,24], estão presentes em pacientes submetidos à meniscectomia por via artroscópica, mesmo quando avaliados 1 ano após a cirurgia.

Lesões meniscais são mais prevalentes em indivíduos com mais de 40 anos de idade, quando comparados aos com menos de 40 anos, sendo as lesões isoladas do menisco medial mais prevalentes em pessoas mais velhas e as lesões isoladas do menisco lateral em mais jovens[25-27]. Fatores de risco para lesão meniscal incluem a prática de esportes com giro e mudança de direção, como o futebol, maior índice de massa corporal e menor condicionamento físico, além da reconstrução tardia do LCA[27]. Sexo como fator de risco para lesão meniscal ainda é controverso, pois alguns estudos mostram risco maior de lesões meniscais em homens e outros, risco maior em mulheres, com diferenças de acordo com a área do menisco lesionada[27,28].

A reabilitação pós-operatória da meniscectomia envolve eletroestimulação do quadríceps, treinamento de força, englobando toda a musculatura do membro inferior e não apenas do joelho, exercícios de mobilidade articular e treinamento sensório-motor (treinamento neuromuscular)[29].

8. **A síndrome dolorosa patelofemoral (SDPF) é caracterizada como uma queixa dolorosa na região anterior do joelho de início insidioso, mais comumente na face lateral da patela, embora dor peripatelar e/ou retropatelar também seja comum. A dor é reproduzida em atividades que aumentam as forças compressivas na articulação patelofemoral. Sobre essa condição, assinale a opção correta.**

(A) A escala para dor anterior do joelho, também conhecida como escala de Kujala, é indicada para avaliação funcional apenas de pacientes com acometimento moderado ou acentuado da articulação patelofemoral

(B) Em relação ao fortalecimento do quadríceps em cadeia cinemática aberta (CCA), a angulação de proteção da articulação patelofemoral inclui os últimos 45 graus de extensão

(C) Os exercícios em cadeia cinemática fechada (CCF) são mais efetivos e funcionais do que em CCA, sendo por isso indicados agachamentos de 0 a 90 graus com aumento progressivo de carga

(D) O diagnóstico da SDPF é clínico (exames de imagem e testes ortopédicos não determinam o diagnóstico), e muitas vezes não é possível identificar o fator causal, sendo essa uma condição complexa e multifatorial

(E) Os exercícios de fortalecimento do quadríceps devem ser direcionados para o músculo vasto medial oblíquo (VMO)

■ Resposta: D.

COMENTÁRIO: A escala de Kujala, já traduzida e adaptada para o português do Brasil, é recomendada para avaliar funcionalmente indivíduos com SDPF independentemente da gravidade da condição[30]. Convém ter cuidado com relação aos exercícios prescritos para fortalecer o músculo quadríceps em CCA e CCF, de modo que respeitem os ângulos de proteção da articulação patelofemoral, evitando sobrecargas excessivas. Assim, durante a CCA, o ângulo de proteção é de 90 a 45 graus de flexão de joelho, e em CCF, 0 a 45 graus (sendo zero a extensão completa de joelho). Desse modo, agachamentos com graus elevados de flexão (≥ 60 graus) são contraindicados na fase de sintomas[31].

Testes ortopédicos (p. ex., teste de Clarke) têm baixo valor diagnóstico para SDPF[32]. O diagnóstico é clínico e estabelece os seguintes critérios: local da dor (região anterior do joelho, retro ou peripatelar), início dos sintomas (ausência do mecanismo traumático direto), atividades que aumentam a sintomatologia (agachar-se, subir/descer escadas, correr, saltar) e ausência de outras patologias[33]. Exercícios de fortalecimento do quadríceps, com ou sem ênfase sobre o músculo VMO, apresentam resultados satisfatórios para indivíduos com SDPF[34].

9. Os meniscos são estruturas cartilaginosas que desempenham papel crucial na função e na biomecânica da articulação do joelho, auxiliando a absorção de impacto e a estabilidade articular. Lesões meniscais são comuns na prática ortopédica e traumatológica. Em relação ao processo de reabilitação pós-operatória de sutura meniscal, analise as afirmativas abaixo como verdadeiras (V) ou falsas (F) e assinale a opção com a sequência correta.

( ) **O ganho de mobilidade articular é obtido apenas por meio de mobilizações articulares passivas que devem ser realizadas diariamente durante os atendimentos com o fisioterapeuta.**

( ) **O controle da dor e da inflamação é um objetivo no início da reabilitação; por isso, condutas como crioterapia, compressão e elevação do membro inferior são recomendadas de quatro a seis vezes ao dia nessa primeira fase.**

( ) **A limitação da descarga de peso não é um fator importante na reabilitação pós-sutura meniscal, uma vez que a flexão do joelho com peso é um exercício funcional que não provoca cargas excessivas no menisco e pode ser realizada nas primeiras fases do tratamento, mesmo em lesões mais complexas.**

( ) **O tipo de técnica cirúrgica não tem efeito direto sobre o programa de reabilitação, sendo levadas em consideração apenas as condições físicas que o paciente apresenta na avaliação.**

(A) F-V-V-F
(B) F-V-F-F
(C) V-V-F-F
(D) F-F-V-F
(E) F-V-F-V

■ Resposta: B.

COMENTÁRIO: A técnica cirúrgica, o número de incisões, a localização e a classificação da lesão, o estado físico prévio do paciente e as condições encontradas na avaliação têm efeitos diretos no programa de reabilitação, e por isso o protocolo é individual para cada paciente. Evitar a flexão de joelho com peso excessivo (agachamento ≥ 60 graus) é importante para controlar as forças e o cisalhamento exercidos sobre o menisco nas primeiras fases do tratamento. Além disso, as suturas radiais devem ser especialmente protegidas do excesso de carga. O ganho de mobilidade articular deve ser obtido por meio de terapias passivas e ativas de mobilizações articulares, sendo fundamental orientar o paciente em relação aos exercícios de mobilidade a serem realizados em casa[35-37].

10. Os fatores de risco são condições ou problemas que aumentam a probabilidade de uma pessoa sadia desenvolver determinada doença, lesão ou disfunção. Os estudos que conseguem identificar se uma variável é fator de risco para o desenvolvimento da DPF são os de coorte prospectivos. De acordo com as evidências científicas atualmente disponíveis, analise as afirmações a seguir sobre os fatores de risco para a DPF e assinale a opção correta.

I. **Hiperpronação do pé; por isso a prescrição de palmilhas para esses pacientes é, na maioria das vezes, relevante.**

II. **Fraqueza de quadríceps é o principal fator de risco modificável para o desenvolvimento da DPF.**

III. **Gênero feminino, sendo a incidência em mulheres mais de duas vezes maior do que em homens.**

IV. **Restrição da ADM de dorsiflexão, uma vez que a limitação desse movimento favorece o valgismo dinâmico de joelhos.**

(A) Apenas as afirmativas III e IV estão corretas
(B) Apenas as afirmativas I, II e III estão corretas
(C) Apenas as afirmativas II e III estão corretas
(D) Apenas as afirmativas II, III e IV estão corretas
(E) Todas as afirmativas estão corretas

■ Resposta: C.

COMENTÁRIO: Os únicos fatores de risco comprovadamente relacionados com a ocorrência de DPF são o sexo feminino e a fraqueza do músculo quadríceps, sem considerar nenhuma porção específica do músculo[38]. Embora o consenso sobre DPF tenha recomendado o uso de palmilhas para redução da dor em curto prazo[14], não há evidências em estudos de coorte prospectivos de que a hiperpronação do pé seja fator de risco para o desenvolvimento de DPF[39,40]. Existem evidências de associação entre limitação de dorsiflexão do tornozelo e valgismo dinâmico do joelho[41], mas tais evidências não possibilitam afirmar que a restrição de mobilidade do tornozelo seja fator de risco para DPF.

11. A osteoartrite (OA) é uma doença articular degenerativa bastante comum na população mundial e acomete as articulações sinoviais, sendo a do joelho uma das mais afetadas. Com base nas recomendações científicas sobre a reabilitação de indivíduos com OA de joelho, cabe aos fisioterapeutas a elaboração de condutas com enfoque no alívio dos sintomas e na melhora da função do paciente. Diante disso, assinale a opção INCORRETA a respeito dos instrumentos utilizados na avaliação de pacientes com OA de joelho.
(A) Escalas numéricas de dor e algometria
(B) Testes funcionais, como o *Timed Up and Go* (TUG)
(C) Questionários específicos para avaliar sintomas e estado funcional, como o *The Western Ontario and McMaster Universities Osteoarthritis Index* (WOMAC)
(D) Teste muscular manual para quantificar a força da musculatura dos membros inferiores
(E) Goniometria para quantificar a ADM do joelho

▦ **Resposta: D.**

COMENTÁRIO: O teste muscular manual avalia apenas a função muscular, não sendo possível quantificar o grau de força muscular com a realização desse teste. Para quantificação da força muscular, as opções seriam a dinamometria isocinética, a dinamometria manual ou o teste do esfigmomanômetro modificado[42,43]. Devem ser incluídas na avaliação de indivíduos com OA de joelho medidas de mobilidade articular, com o uso do goniômetro, a quantificação do nível de dor, com escalas numéricas ou o uso de um algômetro, além de medidas funcionais objetivas (p. ex., por meio do TUG) ou subjetivas (p. ex., com o uso de questionários funcionais, como o WOMAC, que é específico para avaliar a funcionalidade de pacientes com OA de joelho e quadril)[44-47].

12. A tendinopatia patelar (TP) é uma lesão na qual se observa a presença de dor persistente no tendão patelar relacionada à carga mecânica e à perda de função. Alterações na articulação do quadril e no complexo tornozelo-pé podem contribuir para a sobrecarga no tendão e o consequente desenvolvimento da TP. Utilizando as evidências relacionadas aos fatores associados à TP e ao perfil de risco de indivíduos com TP, assinale a opção INCORRETA.
(A) Número elevado de saltos, redução da ADM de dorsiflexão e queda rígida na aterrissagem do salto são considerados fatores de risco importantes na TP, mas é necessária a interação desses fatores para a ocorrência da TP
(B) A fraqueza dos músculos do complexo posterolateral do quadril (p. ex. abdutores e rotadores externos de quadril) provoca aumento do torque de adução e rotação interna de quadril, levando a um desalinhamento do joelho, o que pode estar associado à TP

(C) A redução do varismo no alinhamento do pé pode levar à pronação excessiva do pé e ao aumento da rotação interna do membro inferior, o que pode sobrecarregar o tendão patelar
(D) O padrão de aterrissagem do salto com o tronco mais fletido pode reduzir a sobrecarga no tendão patelar
(E) O índice de massa corporal (IMC) aumentado também pode impor maior carga ao tendão em longo prazo, sendo considerado fator de risco para a ocorrência de TP

▦ **Resposta: C.**

COMENTÁRIO: Um fator isolado não é suficiente para o surgimento da TP. Alterações proximais e distais à articulação do joelho podem interagir entre si ou com outros fatores, como o padrão de movimento durante a aterrissagem do salto e a carga e intensidade do treinamento, favorecendo a ocorrência da TP. Assim, a avaliação de fatores de risco, como restrição de mobilidade em dorsiflexão do tornozelo, aumento do varismo no alinhamento do pé e fraqueza dos músculos abdutores e rotadores externos do quadril, é fundamental em indivíduos com TP, mas a análise desses fatores não deve ser feita de maneira isolada[48]. Existem evidências de que a alteração do padrão de aterrissagem do salto para uma posição mais fletida do tronco reduz a carga imposta sobre o tendão patelar[49]. Embora a etiologia da TP seja multifatorial, em uma revisão sistemática o IMC foi uma das variáveis identificadas como possível fator de risco para TP[50].

13. Considerando um paciente submetido à reconstrução do LCA com enxerto duplo dos tendões do semitendíneo e grácil e à meniscectomia parcial que inicia tratamento fisioterapêutico no terceiro dia pós-operatório fazendo uso de muletas axilares, o fisioterapeuta deve ter os seguintes objetivos nos primeiros atendimentos:
(A) Reduzir dor e edema, obter flexão completa do joelho e retirar as muletas axilares
(B) Reduzir dor e edema, manter extensão completa e evitar mobilização passiva do membro inferior operado
(C) Reduzir dor e edema, minimizar a hipotrofia muscular, aumentar a mobilidade do joelho e progredir a descarga de peso no membro operado para possibilitar marcha independente
(D) Reduzir dor e edema, aumentar o trofismo do quadríceps e restabelecer a amplitude completa de movimento do joelho
(E) Reduzir dor e edema para aumentar o trofismo do quadríceps e dos isquiossurais e possibilitar marcha independente

▦ **Resposta: C.**

COMENTÁRIO: Após a reconstrução cirúrgica do LCA, aliviar a dor e reduzir o edema pós-operatório são os primeiros objetivos do tratamento fisioterapêutico, uma vez que essas duas disfunções promovem inibição artrogênica do quadríceps, dificultando o ganho de força e causando hipotrofia desse grupo muscular[51,52].

No início do tratamento, também convém buscar aumentar a mobilidade articular do joelho, tanto de extensão como de flexão, por meio de exercícios passivos, ativo-assistidos e ativos. Entretanto, nesses primeiros atendimentos, o paciente não é capaz de obter ADM completa de flexão do joelho, mas apenas de extensão. Aumentar progressivamente a descarga de peso no membro inferior operado também deve ser um dos objetivos terapêuticos enquanto o indivíduo não é capaz de deambular sem o uso de dispositivos auxiliares, vislumbrando a aquisição de marcha independente[53-55].

14. **Bailarina, 18 anos, iniciou quadro de dor na região retropatelar do joelho esquerdo (EVA = 6) e nas últimas 2 semanas relata dificuldade nas atividades de descer escadas, agachar e saltar, o que limitou sua participação nas aulas de dança. Realizou consulta médica com ortopedista, sendo diagnosticada com SDPF e encaminhada para tratamento fisioterapêutico. Os atendimentos fisioterapêuticos foram iniciados a fim de melhorar o quadro álgico e a condição funcional da paciente. Em relação à reabilitação dessa paciente, assinale a opção correta.**

(A) O fortalecimento do vasto lateral em relação ao vasto medial faz parte do programa de tratamento
(B) Os exercícios de fortalecimento do quadríceps em CCA devem ser realizados na amplitude de 90 a 45 graus de flexão do joelho
(C) A contração concêntrica do quadríceps deve ser priorizada
(D) Exercícios em CCA devem ser priorizados, pois são mais funcionais
(E) O fortalecimento da musculatura glútea somente deve ser realizado no final da reabilitação

■ Resposta: B.

COMENTÁRIO: Uma revisão sistemática mostrou que pacientes com DPF apresentam alterações morfológicas (hipotrofia muscular) em vasto medial oblíquo (VMO), vasto lateral (VL) e reto femoral, ou seja, o quadríceps como um todo entra em disfunção[56]. Dessa maneira, estratégias de recrutamento seletivo não têm mostrado melhores resultados do que o fortalecimento geral do quadríceps.

Ao prescrever os exercícios de fortalecimento do quadríceps, é necessário respeitar os ângulos de proteção à articulação patelofemoral de modo a evitar sobrecargas excessivas. Assim, durante os exercícios em CCA, o ângulo de proteção é de 90 a 45 graus de flexão de joelho[31].

Como não há evidências na literatura sobre o melhor exercício para fortalecer o quadríceps em pacientes com DPF, o fisioterapeuta pode optar pela forma que achar mais adequada para seu paciente, com os recursos disponíveis, sem diminuir a efetividade da intervenção. Entretanto, cabe ressaltar que, uma vez que a maioria das atividades funcionais é realizada em CCF, os exercícios de fortalecimento do quadríceps em CCF são considerados mais funcionais[1].

Outro ponto importante na reabilitação diz respeito à fraqueza dos músculos estabilizadores do quadril (abdutores, extensores e rotadores externos) consistentemente observada em pacientes com DPF (independentemente da relação de causa e efeito)[57,58]. Por isso, as evidências atuais recomendam fortemente o fortalecimento dos músculos do quadril para o tratamento da DPF[14], pois sua adição ao fortalecimento do quadríceps promove melhores resultados na intensidade da dor e na capacidade funcional[59], devendo ser prescrito desde o início do tratamento.

15. **O LCA exerce um papel fundamental na estabilidade passiva e no controle dos movimentos artrocinemáticos do joelho, sendo vulnerável a lesões, especialmente no ambiente esportivo. A cirurgia de reconstrução do LCA é o procedimento padrão em pacientes fisicamente ativos e resulta no afastamento prolongado desses pacientes da prática de esportes que envolvem movimentos rotacionais do membro inferior. Em relação ao tratamento fisioterapêutico pós-reconstrução do LCA, assinale a opção INCORRETA.**

(A) Devem ser evitados exercícios de fortalecimento do quadríceps em CCA nos últimos graus de extensão
(B) Devem ser priorizados a redução do edema e o ganho de ADM no início da reabilitação
(C) Um maior estresse sobre o enxerto precocemente é importante para que o processo de ligamentização ocorra de maneira adequada
(D) A bicicleta ergométrica é indicada para trabalhar o condicionamento muscular e o ganho de ADM
(E) Convém priorizar exercícios em CCF, pois esses exercícios se aproximam mais das atividades funcionais

■ Resposta: C.

COMENTÁRIO: A segurança na prescrição de exercícios em CCA e CCF para pacientes com ruptura e reconstrução do LCA é decorrente principalmente do conhecimento da relação estreita entre o LCA, essas modalidades de exercício e a atividade muscular necessária para sua realização. Estudos biomecânicos demonstram que exercícios em cadeia aberta realizados em um ângulo entre 90 e 60 graus de flexão do joelho (evitando os últimos 30 graus antes da extensão completa) apresentam baixo coeficiente de estresse na articulação femoropatelar[60] e forças de cisalhamento anterior da tíbia praticamente nulas, sendo inofensivos para o enxerto nos primeiros 4 meses de reabilitação pós-operatória[61].

Desse modo, é possível afirmar que um dos objetivos da reabilitação pós-reconstrução de LCA é preservar o enxerto durante sua fase de osteointegração e revascularização, entre a 16ª e a 20ª semana[62]. No período pós-operatório imediato (primeira semana) e na fase inicial do tratamento (da segunda à quarta semana), a redução do edema articular e o ganho de ADM devem ser priorizados. Assim, exercícios passivos, ativo-assistidos e ativos, conforme a evolução clínica, e o treino na bicicleta ergométrica podem ser indicados como estratégias para ganho de mobilidade. Na fase funcional, os exercícios em CCF devem ser priorizados por se aproximarem mais das tarefas de vida diária[1,55].

REFERÊNCIAS

1. Montalvo AM, Schneider DK, Webster KE et al. Anterior cruciate ligament injury risk in sport: A systematic review and meta-analysis of injury incidence by sex and sport classification. J Athl Train 2019; 54(5):472-82.

2. Fitzgerald GK. Open versus closed kinetic chain exercise: Issues in rehabilitation after anterior cruciate ligament reconstructive surgery. Phys Ther 1997; 77(12):1747-54.

3. Prodromos CC, Han Y, Rogowski J, Joyce B, Shi K. A Meta-analysis of the incidence of anterior cruciate ligament tears as a function of gender, sport, and a knee injury-reduction regimen. Arthroscopy 2007; 23(12):1320-5.

4. Lin CY, Casey E, Herman DC, Katz N, Tenforde AS. Sex differences in common sports injuries. PMR 2018; 10(10):1073-82.

5. Renstrom P, Ljungqvist A, Arendt E et al. Non-contact ACL injuries in female athletes: An International Olympic Committee current concepts statement. Br J Sports Med 2008; 42(6):394-412.

6. Whitney DC, Sturnick DR, Vacek PM et al. Relationship between the risk of suffering a first-time noncontact ACL injury and geometry of the femoral notch and ACL: A prospective cohort study with a nested case-control analysis. Am J Sport Med 2014; 42(8):1796-805.

7. Herzberg SD, Motu'apuaka ML, Lambert W, Fu R, Brady J, Guise JM. The effect of menstrual cycle and contraceptives on ACL injuries and laxity: A systematic review and meta-analysis. Orthop J Sport Med 2017; 5(7):1-10.

8. Hewett TE, Zazulak BT, Myer GD, Ford KR. A review of electromyographic activation levels, timing differences, and increased anterior cruciate ligament injury incidence in female athletes. Br J Sports Med 2005; 39(6):347-50.

9. Ruedl G, Ploner P, Linortner I et al. Are oral contraceptive use and menstrual cycle phase related to anterior cruciate ligament injury risk in female recreational skiers? Knee Surgery, Sport Traumatol Arthrosc 2009; 17(9):1065-9.

10. Sutton KM, Bullock JM. Anterior cruciate ligament rupture: Differences between males and females. J Am Acad Orthop Surg 2013; 21(1):41-50.

11. Harvey LA, Brosseau L, Herbert RD. Continuous passive motion following total knee arthroplasty in people with arthritis. Cochrane Database Syst Rev 2014; 6(2):CD004260.

12. Guerra ML, Singh PJ, Taylor NF. Early mobilization of patients who have had a hip or knee joint replacement reduces length of stay in hospital: A systematic review. Clin Rehabil 2015; 29(9):844-54.

13. Rowe PJ, Myles CM, Walker C, Nutton R. Knee joint kinematics in gait and other functional activities measured using flexible electrogoniometry: How much knee motion is sufficient for normal daily life? Gait Posture 2000; 12(2):143-55.

14. Crossley KM, Middelkoop M Van, Callaghan MJ, Collins NJ, Rathleff MS, Barton CJ. 2016 Patellofemoral pain consensus statement from the 4th International Patellofemoral Pain Research Retreat, Manchester. Part 2: Recommended physical interventions (exercise, taping, bracing, foot orthoses and combined interventions). Br J Sports Med 2016; 50(14):844-52.

15. Kooiker L, Van De Port IGL, Weir A, Moen MH. Effects of physical therapist-guided quadriceps-strengthening exercises for the treatment of patellofemoral pain syndrome: A systematic review. J Orthop Sports Phys Ther 2014; 44(6):391-402.

16. Bakhtiary AH, Fatemi E. Open versus closed kinetic chain exercises for patellar chondromalacia. Br J Sports Med 2008; 42(2):99-102.

17. Herrington L, Al-Sherhi A. A controlled trial of weight-bearing versus non-weight-bearing exercises for patellofemoral pain. J Orthop Sports Phys Ther 2007; 37(4):155-60.

18. Van der Heijden RA, Lankhorst NE, van Linschoten R, Bierma-Zeinstra SM, van Middelkoop M. Exercise for treating patellofemoral pain syndrome. Cochrane Database Syst Rev 2015; 2017(6).

19. Hewett TE, Myer GD, Ford KR. Anterior cruciate ligament injuries in female athletes: Part 1, mechanisms and risk factors. Am J Sports Med 2006; 34(2):299-311.

20. Hewett TE, Zazulak BT, Myer GD, Ford KR. A review of electromyographic activation levels, timing differences, and increased anterior cruciate ligament injury incidence in female athletes. Br J Sports Med 2005; 39(6):347-50.

21. Al-Dadah O, Shepstone L, Donell ST. Proprioception following partial meniscectomy in stable knees. Knee Surgery, Sport Traumatol Arthrosc 2011; 19(2):207-13.

22. Malliou P, Gioftsidou A, Pafis G, Rokka S, Kofotolis N, Mavromoustakos S GG. Proprioception and functional deficits of partial meniscectomized knees. Eur J Phys Rehabil Med 2012; 48(2):231-6.

23. Hall M, Juhl CB, Lund H, Thorlund JB. Knee extensor muscle strength in middle-aged and older individuals undergoing arthroscopic partial meniscectomy: A systematic review and meta-analysis. Arthritis Care Res 2015; 67(9):1289-96.

24. McLeod MM, Gribble P, Pfile KR, Pietrosimone BG. Effects of arthroscopic partial meniscectomy on quadriceps strength: A systematic review. J Sport Rehabil 2012; 21(3):285-95.

25. Ridley TJ, McCarthy MA, Bollier MJ, Wolf BR, Amendola A. Age differences in the prevalence of isolated medial and lateral meniscal tears in surgically treated patients. Iowa Orthop J 2017; 37:91-4.

26. Smoak JB, Matthews JR, Vinod AV, Kluczynski MA, Bisson LJ. An up-to-date review of the meniscus literature: A systematic summary of systematic reviews and meta-analyses. Orthop J Sport Med 2020; 8(9):1-14.

27. Snoeker BAM, Bakker EWP, Kegel CAT, Lucas C. Risk factors for meniscal tears: A systematic review including meta-analysis. J Orthop Sports Phys Ther 2013; 43(6):352-67.

28. Mansori A El, Lording T, Schneider A, Dumas R, Servien E, Lustig S. Incidence and patterns of meniscal tears accompanying the anterior cruciate ligament injury: possible local and generalized risk factors. Int Orthop 2018; 42(9):2113-21.

29. Dias JM, Mazuquin BF, Mostagi FQRC et al. The effectiveness of postoperative physical therapy treatment in patients who have undergone arthroscopic partial meniscectomy: systematic review with meta-analysis. J Orthop Sports Phys Ther 2013; 43(8):560-76.

30. Cunha RA, Pena Costa LO, Hespanhol Junior LC, Pires RS, Kujala UM, Lopes AD. Translation, cross-cultural adaptation, and clinimetric testing of instruments used to assess patients with patellofemoral pain syndrome in the Brazilian population. J Orthop Sports Phys Ther 2013; 43(5):332-9.

31. Powers CM, Ho KY, Chen YJ, Souza RB, Farrokhi S. Patellofemoral joint stress during weight-bearing and non-weight-bearing quadriceps exercises. J Orthop Sports Phys Ther 2014; 44(5):320-7.

32. Nunes GS, Stapait EL, Kirsten MH, de Noronha M, Santos GM. Clinical test for diagnosis of patellofemoral pain syndrome: Systematic review with meta-analysis. Phys Ther Sport 2013; 14(1):54-9.

33. Crossley KM, Stefanik JJ, Selfe J et al. 2016 Patellofemoral pain consensus statement from the 4th International Patellofemoral Pain Research Retreat, Manchester. Part 1: Terminology, definitions, clinical examination, natural history, patellofemoral osteoarthritis and patient-reported outcome. Br J Sports Med 2016; 50(14):839-43.

34. Syme G, Rowe P, Martin D, Daly G. Disability in patients with chronic patellofemoral pain syndrome: A randomised controlled trial of VMO selective training versus general quadriceps strengthening. Man Ther 2009; 14(3):252-63.

35. Cavanaugh JT, Killian SE. Rehabilitation following meniscal repair. Curr Rev Musculoskelet Med 2012; 5(1):46-58.

36. Heckmann TP, Barber-Westin SD, Noyes FR. Meniscal repair and transplantation: Indications, techniques, rehabilitation, and clinical outcome. J Orthop Sports Phys Ther 2006; 36(10): 795-814.

37. Spang RC, Nasr MC, Mohamadi A, Deangelis JP, Nazarian A, Ramappa AJ. Rehabilitation following meniscal repair: A systematic review. BMJ Open Sport Exerc Med 2018; 4(1):1-12.

38. Lankhorst NE, Bierma-Zeinstra SMA, Van Middelkoop M. Risk factors for patellofemoral pain syndrome: A systematic review. J Orthop Sports Phys Ther 2012; 42(2):81-94.

39. Hetsroni I, Finestone A, Milgrom C et al. A prospective biomechanical study of the association between foot pronation and the incidence of anterior knee pain among military recruits. J Bone Jt Surg - Ser B. 2006; 88(7):905-8.

40. Thijs Y, De Clercq D, Roosen P, Witvrouw E. Gait-related intrinsic risk factors for patellofemoral pain in novice recreational runners. Br J Sports Med 2008; 42(6):466-71.

41. Lima YL, Ferreira VMLM, de Paula Lima PO, Bezerra MA, de Oliveira RR, Almeida GPL. The association of ankle dorsiflexion and dynamic knee valgus: A systematic review and meta-analysis. Phys Ther Sport 2018; 29:61-9.

42. Hayes KW, Falconer J. Reliability of hand-held dynamometry and its relationship with manual muscle testing in patients with osteoarthritis in the knee. J Orthop Sports Phys Ther 1992; 16(3):145-9.

43. Souza LAC, Moura JB, Teixeira-salmela LF, Faria CDCM. Assessment of muscular strength with the modified sphygmomanometer test: What is the best method and source of outcome values? Braz J Phys Ther 2014; 18(2):191-200.

44. Collins NJ, Misra D, Felson DT, Crossley KM RE. Measures of knee function: International Knee Documentation Committee (IKDC) Subjective Knee Evaluation Form, Knee Injury and Osteoarthritis Outcome Score (KOOS), Knee Injury and Osteoarthritis Outcome Score Physical Function Short Form (KOOS-PS), Knee Ou. Arthritis Care Res 2011; 63(Suppl 11):S208-28.

45. Dobson F, Hinman RS, Roos EM et al. OARSI recommended performance-based tests to assess physical function in people diagnosed with hip or knee osteoarthritis. Osteoarthr Cartil 2013; 21(8):1042-52.

46. Hawker GA, Mian S, Kendzerska T, French M. Measures of adult pain: Visual Analog Scale for Pain (VAS Pain), Numeric Rating Scale for Pain (NRS Pain), McGill Pain Questionnaire (MPQ), Short-Form McGill Pain Questionnaire (SF-MPQ), Chronic Pain Grade Scale (CPGS), Short Form-36 Bodily Pain Scale (SF-36 BPS). Arthritis Care Res 2011; 63(Suppl. 11):240-52.

47. Hinarejos P, Goicoechea N, Gidi M et al. Pressure algometry is a suitable tool to assess anterior knee pain in osteoarthritic patients. Eur J Orthop Surg Traumatol 2019; 29(5):1089-93.

48. Mendonça LD, Ocarino JM, Bittencourt NFN, Macedo LG, Fonseca ST. Association of hip and foot factors with patellar tendinopathy (Jumper's knee) in athletes. J Orthop Sports Phys Ther 2018; 48(9):676-84.

49. Scattone Silva R, Purdam CR, Fearon AM et al. Effects of altering trunk position during landings on patellar tendon force and pain. Medicine and Science in Sports and Exercise 2017; 49:2517-27.

50. Van Der Worp H, Van Ark M, Roerink S, Pepping GJ, Van Den Akker-Scheek I, Zwerver J. Risk factors for patellar tendinopathy: A systematic review of the literature. Br J Sports Med 2011; 45(5):446-52.

51. Palmieri-Smith RM, Thomas AC, Wojtys EM. Maximizing quadriceps strength after ACL reconstruction. Clin Sports Med 2008; 27(3):405-24.

52. Sonnery-Cottet B, Saithna A, Quelard B et al. Arthrogenic muscle inhibition after ACL reconstruction: A scoping review of the efficacy of interventions. Br J Sports Med 2019; 53(5):289-98.

53. Malempati C, Jurjans J, Noehren B, Ireland ML, Johnson DL. Current rehabilitation concepts for anterior cruciate ligament surgery in athletes. Orthopedics 2015; 38(11):689-96.

54. Myer GD, Paterno MV, Ford KR, Quatman CE, Hewett TE. Rehabilitation after anterior cruciate ligament reconstruction: Criteria-based progression through the return-to-sport phase. J Orthop Sports Phys Ther 2006; 36(6):385-402.

55. Wilk KE, Arrigo CA. Rehabilitation principles of the anterior cruciate ligament reconstructed knee: Twelve steps for successful progression and return to play. Clin Sports Med 2017; 36(1):189-232.

56. Giles LS, Webster KE, McClelland JA, Cook J. Does quadriceps atrophy exist in individuals with patellofemoral pain? A systematic literature review with meta-analysis. J Orthop Sports Phys Ther 2013; 43(11):766-76.

57. Prins MR, van der Wurff P. Females with patellofemoral pain syndrome have weak hip muscles: a systematic review. Aust J Physiother 2009; 55(1):9-15.

58. Rathleff MS, Rathleff CR, Crossley KM, Barton CJ. Is hip strength a risk factor for patellofemoral pain? A systematic review and meta-analysis. Br J Sports Med 2014; 48(14):1088.

59. Lack S, Barton C, Sohan O, Crossley K, Morrissey D. Proximal muscle rehabilitation is effective for patellofemoral pain: A systematic review with metaanalysis. Br J Sports Med 2015; 49(21):1365-76.

60. Steinkamp LA, Dillingham MF, Markel MD, Hill JA, Kaufman KR. Biomechanical considerations in patellofemoral joint rehabilitation. Am J Sports Med 1993; 21(3):438-44.

61. Escamilla RF, MacLeod TD, Wilk KE, Paulos L, Andrews JR. Anterior cruciate ligament strain and tensile forces for weight-bearing and non-weight-bearing exercises: A guide to exercise selection. J Orthop Sports Phys Ther 2012; 42(3):208-20.

62. Woo SL-Y, Kanamori A, Zeminski J, Yagi M, Papageorgiou C, Fu FH. The effectiveness of reconstruction of the anterior cruciate ligament with hamstrings and patellar tendon. J Bone Joint Surgery Am 2002; 84(6):907-14.

Capítulo 46

Avaliação e Intervenção Fisioterapêutica em Disfunções Musculoesqueléticas do Quadril

Thais Brasil Cardoso
Wagner Rodrigues Martins
Lilian Carolina Rodrigues Batista

1. (Prefeitura Municipal de Gurinhém/PB, 2020) Luxações do quadril são lesões pouco frequentes e graves. Elas são frequentemente associadas a fraturas pélvicas. Uma articulação do quadril normal é estável e forte. Uma luxação do quadril só pode ocorrer quando uma força intensa é aplicada à articulação do quadril como um trauma de alta energia, como quedas ou acidentes automobilísticos. O tipo mais comum em emergências traumatológicas é:

(A) Luxação posterior com deslocamento lateral da cabeça do fêmur e posterior ao acetábulo
(B) Luxação anterior com deslocamento medial e anterior da cabeça do fêmur
(C) Luxação central com deslocamento associado à fratura da cabeça do fêmur com rompimento do acetábulo
(D) Luxação central associada à fratura do fêmur com deslocamento para pelve
(E) Luxação posterior com deslocamento medial e fratura do corpo do fêmur

◼ Resposta: A.

COMENTÁRIO: A articulação do quadril é inerentemente estável devido às suas características anatômicas marcantes e requer uma quantidade significativa de força para causar luxação. Como tal, a luxação do quadril costuma ser secundária a eventos traumáticos, como acidentes com veículos motorizados. Nas luxações posteriores, a cabeça femoral é deslocada posteriormente em relação ao acetábulo com deslocamento lateral da cabeça do fêmur. A luxação ocorre quando as forças internas que estabilizam o quadril (lábio, cápsula, ligamento redondo, músculos e ossos) são superadas pelas forças transmitidas (energia aplicada) na articulação. Na maioria das vezes, a cabeça do fêmur é deslocada para trás quando o joelho e o quadril estão flexionados e a força que será transmitida ao quadril atinge o joelho, o que acontece em caso de trauma direto do joelho contra o painel de um carro em colisão. Assim, os movimentos de flexão, adução e rotação interna do quadril produzirão luxações posteriores[1].

2. (IAPEN, 2020 – adaptada) A manifestação local de uma disfunção generalizada da cartilagem epifisária do fêmur proximal, devido a seu suprimento sanguíneo incomum e precário, tendo como sinal inicial a claudicação, pode levar a criança a ter um leve arrastar de pernas e atrofia muscular da coxa. O texto acima se refere a qual patologia?

(A) Displasia coxofemoral
(B) Doença de Legg-Calvé-Perthes
(C) Doença de Osgood-Schlatter
(D) Displasia congênita do quadril
(E) Lesão de *labrum* acetabular

◼ Resposta: B.

COMENTÁRIO: A doença de Legg-Calvé-Perthes é definida como uma afecção idiopática de osteonecrose ou necrose avascular da epífise femoral proximal, condição descrita em 1910 por Arthur Legg, Jacques Calvé e Georg Perthes. Tipicamente, a doença apresenta quatro fases: necrose do osso cortical subcondral, fragmentação e reabsorção do osso infartado, reossificação da epífise femoral e remodelamento da cabeça femoral.

A faixa etária de incidência é muito restrita, ocorrendo com maior frequência entre os 4 e os 8 anos, e é mais prevalente em meninos. A doença afeta uma em cada 1.200 crianças com idade < 15 anos, sendo bilateral em 10% a 20% dos casos.

O quadro clínico é caracterizado por limitação da amplitude articular de movimento de rotação interna e abdução do quadril, dor referida na região anteromedial do quadril e joelho a partir dos movimentos rotacionais do quadril, hipotrofia da coxa e da região glútea, discrepância de membros inferiores, marcha antálgica na fase aguda e marcha com sinal de Trendelenburg na fase crônica[2,3].

3. (Prefeitura Municipal de Panambi/RS, 2019 – adaptada) Em relação ao que devemos incluir no tratamento fisioterapêutico inicial dos pacientes com tendinopatias e rupturas inserciais dos glúteos médio e mínimo, analise as seguintes assertivas e assinale V, se verdadeiras, ou F, se falsas.

( ) **Utilização de agentes físicos (crioterapia, eletroterapia e termoterapia).**
( ) **Alongamento do trato iliotibial e do tensor da fáscia-lata.**
( ) **Exercícios para fortalecimento (enfatizando a fase excêntrica para os abdutores do quadril).**
( ) **Correção biomecânica do gesto esportivo (para atletas).**

A ordem correta de preenchimento dos parênteses, de cima para baixo, é:
(A) F-F-V-F
(B) V-V-F-F
(C) F-V-V-F
(D) V-F-F-V
(E) F-F-V-V

■ Resposta: E.

COMENTÁRIO: As tendinopatias de glúteos são as mais prevalentes das tendinopatias de membro inferior, substancialmente impactando a qualidade de vida. A adução excessiva do quadril, em conjunção com outros fatores musculares e ósseos, é considerada a chave na patomecânica das tendinopatias glúteas. O manejo de carga e exercício no quadril diante da patomecânica é biologicamente plausível e viável como ferramenta de reabilitação.

As tendinopatias e rupturas inserciais dos glúteos médio e mínimo podem se beneficiar de estímulos de fortalecimento, especialmente de maneira excêntrica, a fim de estimular as fibras dos músculos para torná-los mais resistentes às cargas impostas na região. Além disso, a correção biomecânica de movimentos alterados (esportivos ou não) que sobrecarregam essa musculatura pode ser adaptada como estratégia de reduzir a carga na região, podendo diminuir a chance de causar lesão, uma vez que o esporte irá demandar repetições excessivas dessa tarefa[4,5].

4. (Prefeitura Municipal de Parnamirim/RN, 2019) Paciente do sexo feminino, 65 anos, aposentada e com limitações provocadas por dor intensa na região do quadril, relata que não realiza de forma independente várias atividades funcionais: locomove-se dentro de casa com o auxílio de um andador; realiza os cuidados domésticos e o gerenciamento do dinheiro com a ajuda do marido; e usa seu carro como meio de transporte de forma independente, já que o

adaptou para sua condição funcional. Diante desse caso, e considerando o modelo teórico da Classificação Internacional de Funcionalidade, Incapacidade e Saúde (CIF) para um olhar mais ampliado da condição de saúde na qual se encontra, percebe-se que:
(A) Os fatores ambientais, a idade e a ocupação influenciam o quadro funcional
(B) A dor é considerada uma alteração das estruturas do corpo
(C) Os fatores ambientais apresentados são facilitadores da participação da paciente
(D) A alteração de atividade e participação apresentada é considerada deficiência

■ Resposta: C.

COMENTÁRIO: Segundo a CIF, os fatores ambientais constituem o ambiente físico, social e atitudinal em que as pessoas vivem e conduzem suas vidas, podendo afetar atividades e participação, além de funções e estruturas do corpo. Os fatores ambientais constituem um componente dos fatores contextuais da classificação, e esses fatores devem ser levados em consideração para cada dimensão da funcionalidade e ser codificados em concordância.

Os fatores ambientais devem ser codificados sob a perspectiva da pessoa cuja situação está sendo descrita. Por intermédio dela é possível identificar determinadas situações como barreiras (dificuldades) ou facilitadores (situações favoráveis) ambientais para capacidade e desempenho de ações e tarefas na vida diária.

A paciente apresenta limitações provocadas por dor intensa na região do quadril (b28015.2) e utiliza auxílio para locomoção, o que lhe permite deambular de modo independente (d465.8). Além disso, realiza os cuidados domésticos (d465.8), conta com o apoio do esposo para tarefas financeiras (d860.8) e tem a possibilidade de ter um carro e adaptá-lo para utilizá-lo de maneira autônoma (d4751.0). Desse modo, as adaptações dessas tarefas tornaram possível sua execução pela paciente sem que isso seja uma barreira em suas atividades de vida diária[6].

5. (COFFITO, 2018 – adaptada) Sabe-se que as fraturas proximais do fêmur em idosos representam um sério problema dentro do contexto da saúde pública devido aos elevados custos econômicos para o tratamento e suas consequências, assim como pela alta taxa de morbidade e mortalidade. Considerando essas informações, assinale a opção correta.
(A) O treino de marcha precoce aumenta o risco de complicações clínicas e o tempo de hospitalização
(B) O treino de marcha deve ser iniciado somente após a total consolidação óssea para evitar o risco de falha mecânica dos implantes
(C) Estudos apontam que o treino de marcha realizado no primeiro e segundo dias de pós-operatório diminuiu o tempo de internação
(D) O treino de marcha deve ser realizado sem uso de dispositivo auxiliar
(E) Pacientes submetidos à prótese de quadril apresentam pior prognóstico de funcionalidade, quando comparados a pacientes submetidos a outros implantes cirúrgicos

■ **Resposta: C.**

COMENTÁRIO: A imobilidade prolongada pode ter consequências significativas no sistema osteomuscular, como hipotrofia muscular, descondicionamento físico, contraturas, osteoporose e osteopenia. Além disso, a imobilidade também pode ter consequências em outros sistemas, como o circulatório e o respiratório. A mobilização precoce do paciente com fratura proximal de quadril não tem impacto apenas em curto prazo, como redução das complicações e do tempo de hospitalização, mas também em longo prazo, como aumento da autonomia e redução da mortalidade.

A mobilização precoce e a descarga de peso após procedimento cirúrgico diminuem a taxa de complicações e morte. Além disso, pacientes que deambulam precocemente nos primeiros 2 dias de pós-operatório apresentam melhores resultados funcionais e menos tempo de hospitalização do que os que deambularam no terceiro e quarto dias de pós-operatório.

A reabilitação de membros inferiores em pós-operatórios, traumatismos e fraturas é uma prática constante na atuação do fisioterapeuta, e a reabilitação com descarga de peso nos membros inferiores é essencial para a recuperação dos pacientes no que diz respeito à consolidação das fraturas e à independência funcional. A descarga de peso promove micromovimentações axiais que aumentam a deposição mineral da estrutura óssea e estimulam a consolidação[7,8].

6. (COFFITO, 2017 – adaptada) **As fraturas da região proximal de fêmur, mais precisamente do colo do fêmur, acometem espontaneamente pacientes idosos ou também podem ser causadas por traumatismos de baixa energia. De acordo com o exposto, assinale a opção correta.**

(A) A osteoporose é uma doença que causa enfraquecimento ósseo com diminuição da densidade do osso compacto, podendo predispor a fratura na região proximal do fêmur

(B) A classificação de Garden é utilizada para classificar as fraturas do colo do fêmur, podendo variar do tipo 1 ao tipo 4; neste caso, o tipo 3 pode evoluir para necrose avascular da cabeça do fêmur devido ao deslocamento da cabeça do fêmur

(C) Nas fraturas do colo do fêmur, a redução anatômica dos fragmentos deve levar estabilidade ao foco da fratura, podendo ter mais de 15 graus de valgo e 10 graus de angulação anteroposterior

(D) Dentre os objetivos funcionais após cirurgia para redução de fratura do colo do fêmur em curto prazo estaria restaurar o padrão de marcha e uma amplitude de movimento (ADM) de 90 graus de flexão do quadril para facilitar a posição sentada

(E) Os músculos do quadril (glúteo máximo) são extremamente importantes para a marcha, e o fortalecimento desses músculos propicia a estabilidade da região lateral do quadril

■ **Resposta: D.**

COMENTÁRIO: Fraturas do fêmur proximal estão relacionadas com incapacidade funcional, diminuição da independência e da qualidade de vida e, principalmente, com redução na expectativa de vida. Além da alta taxa de mortalidade, esses pacientes necessitam de cuidados médicos intensivos e reabilitação funcional por longos períodos.

Dentre os objetivos encontrados no pós-cirúrgico desse tipo de fratura, a recuperação da marcha e o ganho de ADM do quadril são primordiais para melhora da funcionalidade, uma vez que o programa de reabilitação tem por objetivo devolver ao indivíduo um estilo de vida o mais próximo possível do anterior à lesão. De acordo com a CIF, a manutenção da autonomia e funcionalidade deve ser prioridade na reabilitação. Assim, recuperar aspectos de estrutura e função que auxiliem o paciente a voltar a ser ativo e independente o mais rápido possível deve ser o foco do tratamento[9,10].

7. (COFFITO, 2017 – adaptada) **A articulação coxofemoral é a maior articulação do corpo humano. Dentre as lesões que acometem essa articulação, salientamos o impacto femoroacetabular (IFA). De acordo com essa afirmativa, assinale a opção correta.**

I. **O IFA é definido como o contato anormal entre o colo do fêmur e a extremidade posterior do acetábulo.**

II. **O IFA é a causa de osteoartrite em paciente adulto jovem com idade > 55 anos.**

III. **O IFA é dividido em dois tipos: CAM e PINCER, sendo PINCER o aumento anormal da região do colo femoral, e no CAM a primeira estrutura lesionada é o *labrum* acetabular.**

IV. **Dentre os principais sintomas do IFA pode-se destacar a dor em formato de C, que começa na região lateral do quadril com irradiação para a prega glútea.**

(A) Apenas as afirmativas I e II estão corretas

(B) Apenas a afirmativa II está correta

(C) Apenas a afirmativa III está correta

(D) Apenas a afirmativa IV está correta

(E) Apenas as afirmativas I e IV estão corretas

■ **Resposta: D.**

COMENTÁRIO: O IFA é uma condição que resulta do contato anormal entre a cabeça do fêmur e a borda acetabular, ocasionando um conflito mecânico responsável por microtraumatismos no *labrum* e na cartilagem acetabular. Esse conflito mecânico provoca lesões nas estruturas supracitadas.

Em geral, o impacto decorre de alterações anatômicas na transição colo/cabeça e/ou no acetábulo. Entretanto, pode ocorrer em quadris morfologicamente normais, mas que são submetidos a grandes demandas físicas associadas a repetidos movimentos de flexão.

A postura pélvica e a cinemática do quadril são às vezes uma expressão de mecanismos compensatórios desenvolvidos para reduzir a dor e o desconforto e outras vezes uma expressão de respostas que aumentam ainda mais o patomecanismo do impacto. Assim, o impacto pode intensificar-se quando a harmonia de movimentos é alterada, o que resulta em bloqueio mecânico dos últimos graus de movimentos da cabeça femoral.

O bloqueio mecânico faz a cabeça femoral golpear a borda lateral do acetábulo e causar microtraumatismos regionais. O IFA afeta principalmente adultos ativos na segunda e terceira décadas da vida que tipicamente apresentam dor no quadril e na região inguinal sem história de trauma precipitante.

O sinal em C é característico: o paciente demonstra a localização da dor em torno do quadril. A dor é exacerbada com atividade física e quando os pacientes permanecem sentados por longos períodos. Eles apresentam algum grau de restrição da mobilidade do quadril, principalmente em flexão, rotação interna e adução[11,12].

8. Indivíduos com processo inicial de artrose do quadril normalmente apresentam algumas alterações principais durante a marcha, como:
(A) Flexão e rotação interna aumentadas
(B) Flexão e rotação interna diminuídas
(C) Extensão e rotação interna aumentadas
(D) Extensão e rotação interna diminuídas

■ Resposta: A.

COMENTÁRIO: Indivíduos em estágios iniciais de osteoartrite do quadril apresentam aumento da rotação medial do quadril durante a fase de apoio terminal da marcha, o que pode aumentar o estresse mecânico rotacional nessa articulação e, consequentemente, contribuir para a progressão da osteoartrite. Além disso, apresentam também aumento de flexão do quadril como possível compensação para a perda de movimento de extensão. Essas adaptações podem ser consideradas, ainda, frutos da adoção de uma postura antálgica[13,14].

9. Os movimentos na articulação do quadril podem ocorrer quando o fêmur se movimenta em relação à pelve e quando a pelve se movimenta em relação ao fêmur. Considerando um indivíduo sentado com o fêmur parado, realizando inclinação pélvica anterior (Figura 1), e o indivíduo em pé, com o pé fixo ao chão, girando a pelve para a frente (rotação anterior – Figura 2), quais movimentos estão acontecendo no quadril?

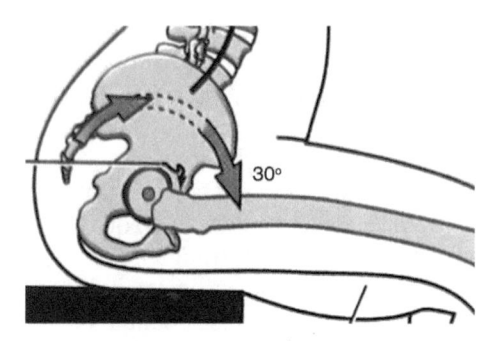

Figura 1 Inclinação pélvica anterior.

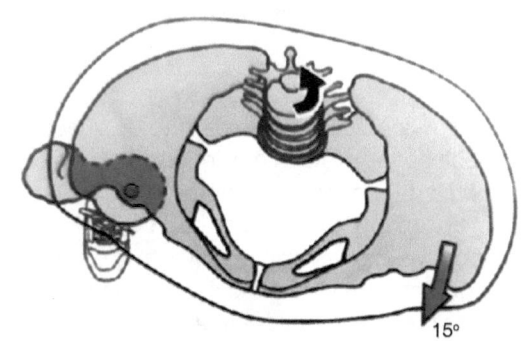

Figura 2 Rotação pélvica anterior.

(A) Flexão e rotação lateral
(B) Extensão e rotação medial
(C) Flexão e rotação medial
(D) Extensão e rotação lateral

■ Resposta: C.

COMENTÁRIO: A inclinação pélvica anterior diminui o ângulo da pelve em relação ao fêmur no plano sagital, o que evidencia o movimento de flexão: "fêmur se aproxima anteriormente à pelve". Da mesma maneira, ao manter o pé fixo ao chão e girar a pelve contralateral à frente, o movimento de rotação anterior da pelve reduz o ângulo da pelve em relação ao fêmur no plano horizontal, o que evidencia o movimento de rotação medial: "fêmur roda, aproximando-se em direção à pelve"[15,16].

10. Para detecção de um paciente com teste de Trendelenburg positivo, pede-se que o paciente permaneça em apoio unipodal sobre o quadril a ser testado. Para considerar esse teste positivo no quadril direito o paciente irá apresentar:
(A) Abdução da pelve em relação ao fêmur ou inclinação do tronco para a esquerda
(B) Adução da pelve em relação ao fêmur ou inclinação do tronco para a direita
(C) Adução da pelve em relação ao fêmur ou inclinação do tronco para a esquerda
(D) Abdução da pelve em relação ao fêmur ou inclinação do tronco para a direita

■ Resposta: B.

COMENTÁRIO: O teste de Trendelenburg tem o objetivo de identificar uma fraqueza dos abdutores do quadril. Ao solicitar que o paciente se mantenha em apoio unipodal, ele deve ser capaz de estabilizar a pelve no plano frontal. A fraqueza dessa musculatura, caracterizando o teste positivo, evidenciará sinais como queda pélvica (adução da pelve em relação ao fêmur). Por outro lado, para manter a pelve neutra ou em casos de fraqueza excessiva, o paciente pode lançar mão da inclinação do tronco para a direita de modo a reduzir a demanda de torque externo sobre os músculos abdutores[15,17].

11. A luxação dos elementos da prótese do quadril é uma importante causa de revisão cirúrgica, podendo ocorrer nos primeiros 3 meses após a cirurgia e 5 anos após a cirurgia. A luxação não traumática é geralmente decorrente de alguns fatores, EXCETO:
(A) Frouxidão da pseudocápsula articular e dos tecidos moles adjacentes
(B) Imaturidade ou lassidão dos tecidos moles adjacentes
(C) Acetábulo em posição inclinada verticalmente, antevertido e retrovertido
(D) Tração patelar

■ Resposta: D.

COMENTÁRIO: Em geral, a luxação não traumática é decorrente de frouxidão da pseudocápsula articular e dos tecidos moles adjacentes, comumente por imaturidade (nos primeiros 3 meses), ou seja, o tecido ao redor da prótese ainda não está maduro e fixo o suficiente para garantir estabilidade, podendo favorecer a ocorrência de luxação mesmo sem trauma ou movimentos agudos. Após esse período inicial, a luxação pode ocorrer por alterações de posicionamento, como, por exemplo, mau posicionamento do componente acetabular, que pode estar inclinado verticalmente, antevertido e retrovertido, de modo a favorecer a luxação. Após os 5 anos, a causa mais comum é a lassidão ou desgaste excessivo da prótese. Desse modo, a tração patelar não apresenta risco direto de luxação de prótese do quadril[18,19].

12. A região do quadril é frequentemente foco de dor, uma vez que, além de apresentar lesões locais, pode ainda exibir referência de sintomas de outras regiões, tendo em vista a influência que a coluna lombar, a pelve e os membros inferiores têm sobre essa articulação. Em relação às dores referenciadas no quadril, é possível afirmar que:

(A) Dores referenciadas da coluna lombar baixa costumam apresentar localização anterior, podendo ser confundidas com tendinites de psoas, e normalmente são unilaterais

(B) As dores em que a coluna é a causa primária podem ocasionar no quadril sintomas como choque, formigamento, queimação e falta de sensibilidade, bem como, além da dor local, um trajeto neural, como o dos nervos ciático e femoral

(C) Os testes de tensão neural e de andar na ponta do pé e nos calcanhares poderão indicar se as dores são causadas pelo IFA

(D) Testes de ADM do quadril devem ser realizados, e a perda de rotação interna, acompanhada de dor ao final do movimento, normalmente indica tendinite glútea e bursite trocantérica

▪ Resposta: B.

COMENTÁRIO: As dores radiculares ou neurais normalmente apresentam o trajeto de um nervo e as características de formigamento, sensibilidade e choque devido à redução do fluxo axoplasmático. Mesmo que a dor esteja localizada apenas no quadril, esses sintomas costumam estar relacionados ao estresse imposto aos tecidos da coluna.

Os testes de tensão neural impõem tensão sobre a raiz nervosa e, em caso de positividade, irão reproduzir o sintoma do paciente, evidenciando, portanto, a influência da coluna. Nos testes de andar na ponta dos pés e nos calcanhares, se for detectada uma fraqueza, pode ser evidenciado o comprometimento das raízes nervosas de L4-S1.

Ademais, para detecção de comprometimento articular compatível com o IFA, os testes mais usados são o de amplitude máxima de flexão com rotação interna e pressão extralongitudinal sobre o fêmur, sendo considerados positivos quando a amplitude está reduzida ou em caso de arco de movimento doloroso. Para detecção de inflamação tendínea, espera-se que haja dor local à palpação, ao movimento e ao alongamento[20,21].

13. Considere o seguinte caso clínico: paciente J.M.C., sexo masculino, 60 anos, sofreu um acidente de moto com fratura de fêmur, necessitando de cirurgia (implante DHS – *Dynamic Hip Screw).* No pós-operatório, passou pela fase

de recuperação funcional hospitalar com evolução satisfatória. Atualmente, encontra-se na fase de recuperação funcional em nível secundário. Para esse paciente, é considerado tratamento adequado:

(A) Fisioterapia aquática para redução dos impactos do peso corporal sobre a fratura

(B) Iniciar treino com descarga parcial de peso, utilizando dispositivo auxiliar de marcha

(C) Treinamento de força progressiva

(D) Utilização predominante de recursos analgésicos

▪ Resposta: C.

COMENTÁRIO: Como o paciente se encontra em fase avançada do tratamento, tanto a consolidação da fratura como as possíveis complicações iniciais da cirurgia já aconteceram. Assim, não se espera que o paciente apresente mais dor química ou de baixa sensibilidade nem que exista a necessidade de proteger o membro acometido.

Com a fase hospitalar realizada no tempo certo, o paciente já deveria apresentar ADM de quadril funcional e descarga de peso precoce que, além do estímulo de reparo na fratura, age sobre o controle da dor. Desse modo, para a progressão da melhora e recuperação completa funcional do paciente é necessária a realização de treinamento de força progressiva que o prepare para as demandas diárias de maneira plena[22,23].

14. Uma paciente de 75 anos foi diagnosticada pelo médico com osteoartrite de quadril e encaminhada para fisioterapia a fim de diminuir suas limitações e evitar a cirurgia. Para essa paciente, o exame clínico deve incluir:

(A) É necessário avaliar se ela tem testes ortopédicos positivos e, em caso afirmativo, a fisioterapia irá auxiliar com recursos analgésicos e a indicação de dispositivo auxiliar de marcha para evitar progressão da patologia

(B) Como a paciente já tem o diagnóstico médico, é possível começar o tratamento focando em fortalecimento do glúteo, evitar cargas e grandes amplitudes e, se possível, realizar o atendimento na água

(C) Avaliação de dor e educação sobre como poupar a articulação, ensinando-a a evitar movimentos e reduzindo o máximo possível a movimentação do quadril

(D) Avaliação de aspectos de estrutura e função, como ADM e força da região do quadril, aspectos de atividade, como capacidade de executar tarefas do dia a dia de modo independente (p. ex., agachar para pegar algo no armário e subir e descer escadas), e aspectos de participação, como a manutenção de suas atividades sociais

▪ Resposta: D.

COMENTÁRIO: A condição de osteoartrite de quadril normalmente precede ou tem como consequência a perda de movimentos ou arco de movimento doloroso em movimentos do quadril, principalmente rotação interna e flexão. Como consequência, é possível que a paciente apresente em longo prazo dificuldade de descarregar o peso sobre a perna acometida, o que pode acarretar limitações em atividades da vida diária, como agachar e subir e descer escadas. Além disso, o aspecto social pode ficar comprometido pelas dificuldades apresentadas e ainda pelo medo da paciente e dos familiares quanto ao risco de queda.

Dessa maneira, para determinar o tratamento da paciente, nos guiamos pelos aspectos da CIF, uma vez que o diagnóstico patológico serve apenas como direcionamento a respeito do que pode estar sendo sobrecarregado e não sobre quais são as causas, impactos e consequências dessa lesão. Diante disso, testes ortopédicos que não determinam a capacidade da paciente, medidas paliativas analgésicas, proteção, evitação e atividades aquáticas não irão preparar o indivíduo para suas demandas diárias e para sua autonomia[24,25].

REFERÊNCIAS

1. Masiewicz S, Mabrouk A, Johnson DE. Posterior hip dislocation. StatPearls Publishing. 2020; 8:1-9.

2. Guarniero R, Andrusaitis FR, Brech GC, Eyherabide AP, Maciel R, Jr DG. Baseline evaluation of hospitalized patients with Legg-Calvé--Perthes disease. Acta Ortop Bras 2005; 13(2):68-70.

3. Alves MWS, Santili C. Long-term analysis of a conservative approach in Legg-Calvé-Perthes disease. Acta Ortop Bras 2005; 13(5):238-44.

4. Lustenberger DP, Ng VY, Best TM, Ellis TJ. Efficacy of treatment of trochanteric bursitis: a systematic review. Clin J Sport Med 2011; 21(5):447-53.

5. Grimaldi A, Mellor R, Hodges P, Bennell K, Wajswelner H, Vicenzino B. Gluteal tendinopathy: A review of mechanisms, assessment and management. Sports Med 2015; 45(8):1107-19.

6. Brasil. Organização Mundial da Saúde. Internacional C. Classificação Internacional da Funcionalidade, Incapacidade e Saúde, 2018.

7. Oldmeadow LB, Edwards ER, Kimmel LA, Kipen E, Robertson VJ, Bailey MJ. No rest for the wounded: early ambulation after hip surgery accelerates recovery. ANZ J Surg 2006; 76(7):607-11.

8. Baer M, Neuhaus V, Pape HC, Ciritsis B. Influence of mobilization and weight bearing on in-hospital outcome in geriatric patients with hip fractures. SICOT-J 2019; 5:4.

9. Rocha MA, Azer HW, Nascimento VG. Functional evolution of proximal femoral end fractures. Acta Ortop Bras 2009; 17(1):17-21.

10. Carneiro MB, Alves DP, Mercadante M T. Physical therapy in the postoperative of proximal femur fracture in elderly. Literature review. Acta Ortop Bras 2013; 21(3):175-8.

11. Pierannunzii L. Pelvic posture and kinematics in femoroacetabular impingement: a systematic review. J Orthop Traumatol 2017; 18(3):187-96.

12. Volpon JB. Femoroacetabular impingement. Rev Bras Ortop 2016; 51(6):621-9.

13. Watelain E, Dujardin F, Babier F, Dubois D, Allard P. Pelvic and lower limb compensatory actions of subjects in an early stage of hip osteoarthritis. Arch Phys Med Rehabil 2001; 82(12):1705-11.

14. Tönnis D, Heinecke A. Acetabular and femoral anteversion: relationship with osteoarthritis of the hip. J Bone Joint Surg Am 1999; 81(12):1747-70.

15. Neumann DA. Cinesiologia do aparelho musculoesquelético: fundamentos para reabilitação. 2. ed. Rio de Janeiro (RJ): Elsevier; 2011.

16. Bowman KF, Fox J, Sekiya JK. A clinically relevant review of hip biomechanics. YJARS 2010; 26(8):1118-29.

17. Stevens WR, Jo C, Tulchin-Francis K. Clinically derived biomechanical criteria for the Trendelenburg test. Clin Biomech 2020; 105066.

18. Enge JDJ, Castro AA, Fonseca EKUN, Baptista E, Padial M, Rosemberg LA. Principais complicações da artroplastia de quadril: ensaio iconográfico. Radiol Bras 2020; 53(1):56-62.

19. Bozic KJ, Kurtz SM, Lau E, Ong K, Vail TP, Berry DJ. The epidemiology of revision total hip arthroplasty in the United States. J Bone Joint Surg Am 2009; 91(1):128-33.

20. Rosedale R, Rastogi R, Kidd J et al. A study exploring the prevalence of Extremity Pain of Spinal Source (EXPOSS). J Man Manip Ther 2019; 00(00):1-9.

21. Buckland AJ, Miyamoto R, Patel RD, Slover J, Razi AE. Differentiating hip pathology from lumbar spine pathology: Key points of evaluation and management. J Am Acad Orthop Surg 2017; 25(2):23-e34.

22. Kronborg L, Bandholm T, Palm H, Kehlet H, Kristensen MT. Feasibility of progressive strength training implemented in the acute ward after hip fracture surgery. PLoS One 2014; 3;9(4):93332.

23. Lee SY, Yoon BH, Beom J, Ha YC, Lim JY. Effect of lower-limb progressive resistance exercise after hip fracture surgery: A systematic review and meta-analysis of randomized controlled studies. J Am Med Dir Assoc 2017; 18(12):109619-1096.

24. Marshall AR, Noronha M, Zacharias A, Kapakoulakis T, Green R. Structure and function of the abductors in patients with hip osteoarthritis: Systematic review and meta-analysis. J Back Musculoskelet Rehabil 2016; 29(2):191-204.

25. Reiman MP, Goode AP, Hegedus EJ, Cook CE, Wright AA. Diagnostic accuracy of clinical tests of the hip: A systematic review with meta--analysis. British Journal of Sports Medicine 2013; 47:893-902.

Capítulo 47

Avaliação e Intervenção Fisioterapêutica em Disfunções Musculoesqueléticas da Coluna Vertebral

Hytalo de Jesus Silva
Laísa Braga Maia
Vinícius Cunha Oliveira

1. (COFFITO, 2017 – adaptada) Os fisioterapeutas são profissionais da saúde de primeiro contato; nesse sentido, durante a anamnese, é responsabilidade do fisioterapeuta uma triagem adequada para identificar se o paciente pode prosseguir com o exame físico e o tratamento fisioterapêutico ou se apresenta algum sinal de advertência e o exame precisa ser interrompido e o paciente encaminhado. Esses sinais de advertência também são chamados de bandeiras vermelhas. No exame do paciente com dor lombar, são exemplos de sinais de advertência que precisam ser analisados com cautela antes de prosseguir com a avaliação e o tratamento:

(A) Trauma violento, como um acidente automobilístico, anestesia em sela e protrusão discal

(B) Dor mais intensa do que 7 na escala numérica de dor, depressão e rigidez matinal

(C) Parestesia disseminada nos membros inferiores bilateralmente (mais de uma raiz nervosa), perda de peso sem causa aparente e incontinência fecal

(D) Dor irradiada para o membro inferior, história prévia de tumores e histórico familiar de hérnia discal

(E) Dor persistente por mais de 3 meses, afastamento do trabalho e dificuldade miccional

■ Resposta: C.

COMENTÁRIO: *Bandeiras vermelhas* é uma expressão usada para designar o conjunto de sinais e sintomas que sugerem patologias específicas (p. ex., fraturas, lesão da cauda equina, tumor e afecções reumatológicas). Quando esses sinais e sintomas são identificados durante a avaliação, o fisioterapeuta deve encaminhar o paciente para um profissional da saúde mais adequado para realizar diagnóstico diferencial e/ou abordagem multiprofissional[17,31].

2. (COFFITO, 2017 – adaptada) Durante o exame físico de pacientes com dor lombar e irradiação para o membro inferior, ao solicitar que o paciente realize movimentos ativos repetidos, podem ser observados os fenômenos de centralização ou periferização. O que significam esses fenômenos?

(A) Centralização significa que o paciente apresenta sintomas apenas locais na coluna lombar

(B) Centralização é o fenômeno que ocorre quando os pacientes apresentam déficit de força de músculos estabilizadores profundos

(C) Periferização significa que o paciente apresenta sintomas que irradiam para o membro inferior distal ao joelho

(D) Centralização é o fenômeno que ocorre quando os sintomas mais distais se movem em direção mais central ou proximal durante os movimentos ativos em uma direção específica de preferência

(E) Periferização é a confirmação do diagnóstico clínico de hérnia discal

■ Resposta: D.

COMENTÁRIO: A periferização é um fenômeno oposto à centralização e ocorre quando os sintomas mais proximais tendem a aparecer mais distalmente durante ou após determinados movimentos ativos, ou seja, contrários à direção preferencial do paciente. Em geral, a periferização é considerada um processo de piora do quadro, sendo a centralização um processo de evolução clínica; portanto, devem ser encorajados exercícios que promovam a centralização dos sintomas[22,23].

3. Uma alteração prevalente na curvatura da coluna vertebral é a escoliose idiopática. O processo de avaliação dessa condição clínica deve levar em consideração características próprias da fase cronológica e características individuais do paciente. Com base nessas afirmações, qual opção reporta fatores relevantes para avaliação do paciente com essa condição?

(A) Avaliação do ângulo de Cobb/sinal de Risser (análise do estágio de maturidade esquelética)/teste de Lunge/análise do fator de progressão escoliótico/avaliação postural

(B) Sinal de Risser/análise de desvio vertebral com escoliômetro/teste de Spurling/avaliação postural/avaliação do ângulo de Cobb

(C) Avaliação do ângulo de Cobb/sinal de Risser/análise do fator de progressão escoliótico/avaliação postural/análise de desvio vertebral com escoliômetro

(D) Análise do fator de progressão escoliótico/análise de desvio vertebral com escoliômetro/teste de Neer/avaliação postural/avaliação da força muscular

(E) Avaliação da força muscular/avaliação do ângulo de Cobb/avaliação da mobilidade ativa da coluna vertebral/teste de Slump/teste de Romberg

■ Resposta: C.

COMENTÁRIO: A escoliose idiopática é uma condição clínica de característica progressiva. Redução em sua progressão e sintomatologia pode acontecer com intervenção precoce (p. ex., fase pré-menarca). Como essa condição acompanha o período de crescimento do paciente, alguns fatores devem ser levados em consideração durante a avaliação: (1) avaliação do ângulo de Cobb, para acompanhamento regular da severidade da curva escoliótica; (2) sinal de Risser, para acompanhamento do estágio de maturidade esquelética do paciente, uma vez que o nível de ossificação pode interferir diretamente na progressão da curva escoliótica; (3) análise do fator de progressão escoliótico, que mostra de maneira mais objetiva o nível de progressão da curva com base no ângulo de Cobb e no sinal de Risser; (4) avaliação postural para determinar um padrão para intervenções específicas a fim de reduzir e minimizar a progressão da curvatura para reavaliação posterior; e (5) análise de desvio vertebral com escoliômetro, para acompanhamento do padrão rotacional vertebral[27,36].

4. (COFFITO, 2018 – adaptada) Com relação à avaliação de pacientes com dor lombar, alguns testes podem ser realizados, como teste de Thomas, teste de Sorensen e ponte lateral. Esses testes avaliam, respectivamente:

(A) Flexibilidade de reto femoral, resistência de reto abdominal e resistência de oblíquo abdominal

(B) Resistência de iliopsoas, flexibilidade de eretores de tronco e resistência de reto abdominal

(C) Resistência de reto abdominal, resistência de eretores de tronco e resistência de quadrado lombar

(D) Flexibilidade de iliopsoas, resistência de eretores de tronco e resistência de quadrado lombar

(E) Flexibilidade de reto abdominal, resistência de eretores de tronco e flexibilidade de quadrado lombar

■ Resposta: D.

COMENTÁRIO: O teste de Thomas é utilizado para avaliar a flexibilidade dos músculos flexores de quadril. Seu resultado é positivo quando o paciente é incapaz de manter a coluna lombar apoiada na mesa. Não há dados consistentes sobre uma mudança mínima detectável na literatura. O teste de Sorensen é utilizado para mensurar a resistência da musculatura extensora do tronco a partir do tempo pelo qual o paciente sustenta a posição de extensão. Esse teste apresenta uma mudança mínima detectável de 43 segundos[13,21]. A ponte lateral pode ser utilizada para avaliar a resistência da musculatura lateral do tronco. Similar ao de Sorensen, o teste é avaliado a partir do tempo em que a posição é sustentada. Não há dados consistentes sobre mudança mínima detectável na literatura.

5. Sobre os instrumentos de avaliação para dor de coluna, assinale a opção INCORRETA.

(A) O questionário de incapacidade de Roland Morris é um instrumento utilizado para avaliação do nível de incapacidade relacionada à dor lombar especificamente no dia da avaliação; seu escore varia de 0 a 24 pontos, sendo 24 a maior pontuação de incapacidade. A confiabilidade teste/reteste do instrumento é apropriada (CCI = 0,94), e mudança real no desfecho incapacidade ocorre quando há variação em seu escore < 8 (mínima mudança detectável = 8 pontos) entre dois momentos distintos

(B) O índice de incapacidade relacionada ao pescoço é um instrumento que avalia a percepção de incapacidade e/ou funcionalidade relacionada à dor cervical. Seu escore pode variar de 0 a 50 pontos, sendo 50 a maior pontuação para incapacidade. Esse instrumento apresenta 10 seções que avaliam intensidade da dor, passando por cuidados pessoais e trabalho, entre outros fatores. A confiabilidade teste/reteste do instrumento é apropriada (CCI = 0,92), e sua mudança mínima detectável é de 10 pontos. Mudança real no desfecho incapacidade ocorre quando há variação de seu escore < 10 entre dois momentos distintos

(C) O índice de incapacidade de Oswestry é um instrumento utilizado para avaliar o nível funcional (incapacidade) especificamente relacionado ao trabalho. Seu escore pode variar de 0 a 50 pontos, sendo 50 o maior nível de incapacidade. O instrumento apresenta confiabilidade teste/reteste apropriada (CCI = 0,99) e mínima mudança detectável de 17 pontos

(D) O questionário de incapacidade lombar de Quebec é um instrumento desenvolvido para avaliar o nível de incapacidade funcional em pacientes com dor lombar. Esse instrumento apresenta um escore que pode variar de 0 a 100 pontos, sendo 100 o maior nível de incapacidade. É composto por 20 atividades diárias que podem ser avaliadas em até 5 pontos (maior incapacidade). A confiabilidade teste/reteste é apropriada (CCI = 0,85), e a mínima mudança detectável do instrumento reportada pela literatura varia entre 8,5 e 32,9 pontos

(E) A escala numérica de dor é um instrumento que avalia a intensidade da dor de modo unidimensional com escore que varia de 0 a 10 pontos. Nessa escala, o indivíduo avaliado reporta a pontuação (número inteiro) que melhor reflete sua dor. A confiabilidade teste/reteste é apropriada (CCI = 0,95), e a mínima mudança detectável do instrumento é de 2 pontos

■ **Resposta: C.**

COMENTÁRIO: O índice de incapacidade de Oswestry é um instrumento utilizado para avaliar o nível funcional (incapacidade) em atividades de vida diária; portanto, não se restringe às atividades laborais[10,29,35,37]. Todos esses instrumentos são reconhecidos como medidas de desfechos (resultados) relatadas pelo paciente (*Patient Reported Outcome Measures* [PROM]).

6. Sobre exames de imagem para avaliação/diagnóstico de disfunções da coluna vertebral, assinale a opção INCORRETA.

(A) Exame de imagem é útil apenas em casos de suspeita de patologia séria
(B) Exame de imagem é útil apenas quando seus resultados provavelmente mudam ou direcionam o tratamento
(C) Exame de imagem é útil para tomada de decisão clínica independentemente dos achados no exame físico e na anamnese
(D) Exame de imagem é útil para exclusão de possíveis bandeiras vermelhas

■ **Resposta: C.**

COMENTÁRIO: A solicitação de exame de imagem para os pacientes com disfunções da coluna deve ser feita mediante suspeita de patologias sérias ou quando se sabe que seu resultado pode alterar ou direcionar o tratamento. Não há nenhuma associação entre os achados radiológicos e a intensidade da dor de coluna, mesmo em casos de estenose de canal. Se usado indiscriminadamente, o exame de imagem pode promover efeitos iatrogênicos, sendo frequentemente desnecessário o uso precoce[6,7]. Nesse contexto, o clínico deve sempre analisar a real necessidade da solicitação precoce do exame de imagem em casos de dor de coluna, levando em consideração que isso pode impactar diretamente o prognóstico do paciente[9].

7. O prognóstico de uma condição clínica tem o objetivo de predizer seu curso (p. ex., redução da dor e da incapacidade em determinado período). Sobre o prognóstico da dor lombar, é correto afirmar que:

I. **O curso típico da dor lombar aguda inicialmente se mostra favorável, com redução considerável na média de dor e incapacidade nas primeiras 6 semanas e discreta redução após esse período, sendo esperado que a dor e a incapacidade desses pacientes sejam mínimas no período de 1 ano.**

II. **O questionário de triagem de Örebro e o *Start Back Screening Tool*-Brasil (SBST-Brasil) são instrumentos que podem ser utilizados para identificar risco de cronificação e/ou prognóstico desfavorável.**

III. **A dor lombar crônica também apresenta um prognóstico com melhora substancial nas primeiras 6 semanas, havendo, porém, redução muito discreta da dor e da incapacidade entre 6 semanas e aproximadamente 1 ano.**

IV. **A dor lombar aguda tem pior prognóstico, comparada à dor lombar crônica, nos desfechos dor e incapacidade em longo prazo.**

V. **O questionário de triagem de Örebro e o *Start Back Screening Tool*-Brasil (SBST-Brasil) podem ser utilizados para predição de intensidade de dor e função, respectivamente.**

(A) Apenas as afirmativas I, III e V estão corretas
(B) Apenas as afirmativas I, II, III e V estão corretas
(C) Apenas as afirmativas I, II, III e IV estão corretas
(D) Apenas as afirmativas II e IV estão corretas
(E) Apenas as afirmativas I, II e V estão corretas

■ **Resposta: B.**

COMENTÁRIO: A dor lombar pode ser classificada, quanto à duração dos sintomas, em aguda (até 6 semanas do início dos sintomas) e crônica (pelo menos 12 semanas de duração dos sintomas) O prognóstico da dor lombar aguda apresenta características um pouco diferentes das da dor lombar crônica (ou persistente) para os desfechos dor e incapacidade. Tanto na dor lombar aguda como na crônica, espera-se uma melhora substancial do quadro de dor e incapacidade em até 6 semanas, com melhora discreta entre 6 semanas e 1 ano, mas com melhor prognóstico para a dor lombar aguda. O questionário de triagem de Örebro e o SBST-Brasil são utilizados para avaliar o prognóstico[2,7,32,40].

8. A dor lombar é a principal causa de incapacidade em todo o mundo. Essa condição de saúde tem como causa fatores físicos, anatômicos, ocupacionais, comportamentais e psicossociais. Em relação à atuação eficaz do fisioterapeuta nos fatores de risco modificáveis para prevenção de dor lombar, é correto afirmar que:

(A) Ajustes ergonômicos para adaptação do local de trabalho têm promovido grandes benefícios na redução da incidência de dor lombar. Nesse sentido, intervenções com objetivo de alcançar a postura ideal reduzem a sobrecarga sobre o sistema musculoesquelético, prevenindo a dor lombar
(B) Intervenções com exercícios diminuem as limitações funcionais. Quando somadas à educação, influenciam positivamente as funções cognitivas e emotivas, reduzindo a probabilidade de um novo episódio de dor lombar
(C) O padrão de marcha muitas vezes é negligenciado em pacientes com dor lombar. Nesse sentido, palmilhas ortopédicas podem promover a otimização da biomecânica corporal e amenizar o impacto nas articulações, proporcionando o relaxamento dos músculos do tronco. Esse efeito preventivo das palmilhas ortopédicas na dor lombar é embasado por ensaios clínicos controlados aleatorizados
(D) Por estabelecerem uma distribuição correta do peso no corpo humano, as cintas de estabilização lombar proporcionam alívio da coluna. Isso é importante para evitar dores por fadiga em pacientes com alterações posturais

■ **Resposta: B.**

COMENTÁRIO: A utilização de órteses para dor lombar é documentada em estudos laboratoriais (pesquisa básica) e perspectivas teóricas. Estudos laboratoriais sugerem alteração na rigidez lombar em participantes que utilizam cintas lombares, o que poderia reduzir a cocontração muscular e, consequentemente, diminuir o risco de dor na coluna[3,4].

Além disso, já foram observadas mudanças significativas na postura lombar e da pelve em diferentes superfícies (plana, inclinada e declinada) durante ortostatismo prolongado. Nessa perspectiva, ajustes ergonômicos poderiam corrigir a cinética/cinemática inadequada, diminuindo o risco de dor na coluna[18].

No entanto, é importante ressaltar que o objetivo dos estudos laboratoriais é investigar mecanismos a partir de desfechos primários não clínicos (p. ex., biomecânicos, ergonômicos, fisiológicos, anatômicos etc.). Esses estudos laboratoriais levantam hipóteses a serem investigadas em um contexto biopsicossocial por estudos clínicos.

Na prevenção, um estudo clínico deve ser o suporte para a tomada de decisão. Esse estudo clínico tem como objetivo isolar e medir o efeito provável do mecanismo de ação de determinada intervenção no surgimento ou não de uma condição de saúde. Até o momento, os poucos estudos clínicos (estudos clínicos controlados aleatorizados) realizados para testar hipóteses levantadas em estudos laboratoriais prévios não relataram a eficácia de ajustes ergonômicos, palmilhas ortopédicas e cintas de estabilização lombar para prevenção de dor lombar[19]. Por outro lado, apesar de a qualidade da evidência ainda ser baixa, estudos clínicos observaram que o exercício isoladamente ou combinado com educação previne a dor lombar[19].

9. A dor cervical é classificada como uma das causas principais de incapacidade no mundo, de acordo com o *Global Burden of Disease Study*. Sua alta prevalência e o índice de incapacidade deixam claro que é imprescindível a atuação do profissional de fisioterapia na prevenção e tratamento dessa condição de saúde. Sobre a atuação fisioterapêutica no atendimento à dor cervical, é correto afirmar que:

(A) Os exercícios de fortalecimento podem ser benéficos para a dor cervical crônica inespecífica, mesmo ainda sendo muito baixa a qualidade da evidência

(B) O Pilates se destaca como a principal modalidade de exercício no tratamento da dor cervical crônica inespecífica por promover o controle, a estabilização, o reequilíbrio muscular (flexibilidade e força) e o alinhamento da região cervical

(C) A termoterapia tem mais efeito que o exercício apenas na redução da intensidade da dor em pessoas que apresentam episódios dessa condição

(D) O exercício é uma estratégia eficaz para a dor cervical em médio e longo prazo. No entanto, a aplicação da *Transcutaneous Electrical Nerve Stimulation* (TENS) no modo contínuo, com frequência de 60 a 100Hz, apresenta maior efetividade em curto prazo

▪ Resposta: A.

Comentário: Uma revisão sistemática de estudos clínicos controlados aleatorizados sugere maior efeito dos exercícios, quando comparados ao TENS (todos os parâmetros), para a dor cervical em curto prazo (qualidade da evidência muito baixa)[24]. É importante salientar que, segundo o domínio "melhor evidência disponível" da prática baseada em evidência (PBE),

mesmo sendo baixa a qualidade da evidência atual para comparação entre TENS e exercício, ela deve ser a principal fonte para a tomada de decisão, pois é a melhor evidência disponível sintetizada por uma revisão sistemática de estudos clínicos com delineamento adequado para responder essa pergunta clínica específica[24].

Outro ponto importante é que não há evidência de eficácia da termoterapia[8,39] nem diferenças entre as várias modalidades de exercício (estabilização/controle motor, yoga/Pilates/tai chi/qigong e de fortalecimento) para pessoas com dor cervical crônica inespecífica[12]. Em uma tomada de decisão clínica compartilhada, deve-se basear na melhor evidência disponível, no julgamento clínico/expertise do fisioterapeuta e nas preferências dos pacientes. Possíveis tratamentos, seus benefícios, riscos e custos devem ser discutidos claramente com os pacientes.

10. São recomendações para o tratamento da dor lombar radicular embasadas pela evidência, EXCETO:

(A) Não oferecer analgésicos opioides para o tratamento da dor lombar crônica

(B) Terapia manual (manipulação da coluna vertebral e mobilização de tecidos moles, como massagem)

(C) Ultrassom terapêutico com frequência de 1MHz e intensidade de 1,0w/cm^2

(D) Programas de retorno ao trabalho

▪ Resposta: C.

Comentário: Não é recomendada a utilização de analgésicos opioides para o tratamento da dor lombar radicular[33]. As informações sobre a eficácia dos opioides nesse caso são muito limitadas, e os poucos estudos clínicos indicam que esses fármacos não apresentam efeito maior que placebo, além de aumentarem o risco de eventos adversos[8,33]. A terapia manual é um método recomendado para controle da dor lombar radicular[33]; no entanto, essas técnicas são recomendadas apenas como parte de um pacote de tratamento que inclui exercícios com ou sem abordagem psicológica[33]. O retorno ao trabalho deve ser estimulado nos casos de pessoas com dor lombar com ou sem radiculopatia por promover a redução da incapacidade[33]. Não é recomendada a utilização do ultrassom terapêutico para o tratamento da dor lombar radicular, pois não há evidência de sua eficácia[16,33].

11. São recomendações para o gerenciamento da escoliose idiopática no adolescente, EXCETO:

(A) Uso de colete em pacientes com escoliose idiopática apresentando ângulo de Cobb > 25 graus durante o crescimento

(B) Exercícios fisioterapêuticos específicos para escoliose durante o tratamento com colete

(C) Exercícios fisioterapêuticos específicos no pós-operatório de pacientes com escoliose idiopática para reduzir a dor e aumentar a função

(D) Treinamento aeróbio não deve ser adotado antes da cirurgia, para evitar complicações respiratórias

▪ Resposta: D.

COMENTÁRIO: Durante o gerenciamento da escoliose idiopática no adolescente, a combinação de colete com exercício é recomendada para os pacientes que apresentam ângulo de Cobb > 25 graus durante o crescimento[27,28]. O exercício é uma importante ferramenta para o gerenciamento da escoliose no adolescente e deve ser realizado em todas as etapas do tratamento, inclusive nos períodos pré e pós-operatórios[14,27,41]. No período pré-operatório, o exercício aeróbio é capaz de promover mudança significativa na qualidade de vida, função, dor, estado geral de saúde e saúde mental de adolescentes com escoliose[15].

12. A dor musculoesquelética crônica é caracterizada pelo modelo de medo/evitação. Segundo esse modelo, forma-se um ciclo de cronicidade quando uma dor é interpretada como ameaçadora (catastrofização da dor), e o medo relacionado à dor evolui. Isso leva a comportamentos de evitação, hipervigilância, sensações de deficiência, desuso e depressão. Esse mecanismo mantém as experiências de dor, alimentando, assim, o círculo vicioso de medo e evitação. Para quebrar a sequência desse ciclo, destacam-se estratégias de autogerenciamento da condição. Sobre o autogerenciamento da dor crônica, é correto afirmar que:

(A) Tendo em vista o envolvimento emocional no processo de cronicidade da dor, a prescrição de estratégias de autogerenciamento previamente estabelecidas e estruturadas é fundamental para o sucesso da intervenção

(B) A otimização do autogerenciamento de uma condição de saúde crônica deve buscar fornecer ao paciente orientações sobre uma condição de saúde específica, bem como seu plano de contingência ideal

(C) O programa de apoio terapêutico ao autogerenciamento deve oferecer informações gerais sobre o cuidado com a saúde e estimular a independência do paciente por meio de estratégias baseadas em solução de problemas relacionados com a dor

(D) Durante o programa de apoio terapêutico ao autogerenciamento, o paciente deve ser informado de que o prognóstico da dor lombar não é bom e que deve evitar movimentos em amplitudes extremas

■ Resposta: C.

COMENTÁRIO: Um programa de apoio terapêutico ao autogerenciamento deve promover a autonomia do paciente[25]. Para isso, o fisioterapeuta deve oferecer conselhos e informações gerais (aplicáveis a todas as condições crônicas de saúde) e adaptadas às necessidades e capacidades individuais do paciente. Conselhos ou informações específicas que estabeleçam previamente quais serão as estratégias do plano de contingência da condição devem ser evitados[20], pois reforçam a ideia do paciente como um agente passivo no processo de gerenciamento da condição.

Após o programa de apoio ao autogerenciamento, o paciente deve ser capaz de: (1) identificar suas barreiras e objetivos; (2) identificar estratégias ótimas para reduzir ou evitar a exacerbação dos sintomas por meio de estratégias baseadas em resolução de problemas; e (3) identificar maneiras de medir a eficácia da autogestão[20]. Além disso, o paciente deve ser informado sobre o bom prognóstico da dor lombar e incentivado a continuar com as atividades de vida diária[11].

13. (COFFITO, 2017) O tratamento da estenose vertebral se baseia nos sintomas relacionados às posturas e aos movimentos. O exercício deverá focar nas deficiências fisiológicas que podem contribuir para o estreitamento do forame ou do canal vertebral, como, por exemplo:

(A) Simetria da cintura pélvica e da força e do comprimento dos músculos da extremidade inferior

(B) Cifose torácica com eretor da espinha torácica excessivamente encurtado e forte

(C) Flexores do quadril curtos que contribuem para a inclinação pélvica anterior e a lordose lombar

(D) Bom desempenho muscular do núcleo interno (transverso do abdome, multífido lombar e assoalho pélvico), resultando em apoio excessivo para a coluna lombar

(E) Flexão de coluna, flexão e rotação combinadas ou translação anterior

■ Resposta: C.

COMENTÁRIO: Estudos biomecânicos e radiográficos[26,42] apresentam alterações no alinhamento lombopélvico como fatores de risco e preditores de pior resultado em pacientes com ciatalgia. No entanto, essa afirmação deve ser feita com cautela, pois esses estudos têm como objetivo explorar mecanismos, e as pesquisas clínicas sobre o assunto são limitadas. As diretrizes clínicas recomendam que o gerenciamento da dor lombar radicular aborde os seguintes métodos: autogerenciamento, retorno ao trabalho ou às atividades normais da vida diária, terapia por exercício, terapia manual (manipulação da coluna vertebral e mobilização ou técnicas de tecidos moles, como massagem) e terapias psicológicas como parte de um pacote de tratamento que inclui exercícios.

14. (SESACRE, 2019) Paciente de 44 anos, engenheiro, sedentário, trabalha aproximadamente 10 horas por dia sentado. Relata que há 3 meses sente dores lombares intensas sem irradiação para membros inferiores, com piora nas posturas em sedestação e decúbito dorsal e melhora durante a marcha. A análise do exame radiológico da região lombar não evidencia qualquer tipo de alteração. Assinale a opção INCORRETA.

(A) Em atividades laborais que exijam adoção da postura estática de tronco, sempre que possível, deverão ser evitados longos períodos nessa mesma posição por ser altamente fatigante

(B) Quando o trabalho estático não puder ser evitado, o fisioterapeuta deverá orientar o paciente a fazer pausas, alongamentos, mudanças posturais e alterações ergonômicas no ambiente de trabalho

(C) Após a diminuição do quadro álgico, o fortalecimento dos músculos estabilizadores lombares é uma abordagem de tratamento de médio e longo prazo

(D) O exame radiológico deverá ser substituído pela eletroneuromiografia para melhor diagnóstico da lombalgia ocupacional

Reposta: D.

COMENTÁRIO: Exames de imagem não devem ser utilizados de rotina em pacientes com dor lombar inespecífica. Esses métodos devem ser usados em pacientes com dor lombar caso haja déficits neurológicos graves ou progressivos ou em caso de suspeita de doenças subjacentes graves com base na história e no exame físico[1,5]. No mesmo sentido, a eletroneuromiografia não deve ser utilizada nesse diagnóstico, a menos que esteja associado a déficits neurológicos progressivos. Por sua vez, terapias baseadas em exercício devem ser recomendadas independentemente da modalidade, pois são capazes de reduzir a dor e a incapacidade em pacientes com dor lombar[34].

15. (Prefeitura de Florianópolis/SC, 2019 – adaptada) Segundo as Recomendações *Choosing Wisely* Brasil da Associação Brasileira de Fisioterapia Traumato-Ortopédica (2019) a respeito da dor lombar, é correto afirmar que:

(A) O uso de dispositivos de imobilização lombar é indicado para prevenção da dor lombar crônica

(B) Não se devem utilizar recursos terapêuticos passivos de forma prolongada e isolada para pacientes com dor lombar

(C) O uso de recursos terapêuticos passivos está indicado na presença de irritabilidade tecidual de baixo e médio graus

(D) A participação passiva do paciente no processo de reabilitação é algo importante para sua melhora clínica

(E) O uso de cintas lombares aumenta a percepção de melhora e proteção no tratamento da dor lombar crônica

Resposta: B.

COMENTÁRIO: Segundo as Recomendações *Choosing Wisely* Brasil da Associação Brasileira de Fisioterapia Traumato-Ortopédica (2019), recursos terapêuticos passivos não devem ser utilizados de maneira prolongada e isolada em pacientes com dor lombar. O paciente deve ser inserido ativamente em todas as etapas do processo de tratamento, receber informações sobre a natureza da dor e ser incentivado a continuar com as atividades normais[30].

REFERÊNCIAS

1. Andersen JC. Is immediate imaging important in managing low back pain? J Athl Train 2011; 46(1):99-102. doi:10.4085/1062-6050-46.1.99.

2. Buchbinder R, Underwood M. Prognosis in people with back pain. CMAJ 2012; 184(11):1229-30.

3. Cholewicki J, Peter Reeves N, Everding VQ, Morrisette DC. Lumbosacral orthoses reduce trunk muscle activity in a postural control task. J Biomech 2007; 40(8):1731-6. doi:10.1016/j.jbiomech.2006.08.005.

4. Cholewicki J. The effects of lumbosacral orthoses on spine stability: What changes in EMG can be expected? J Orthop Res 2004; 22(5):1150-5. doi:10.1016/j.orthres.2004.01.009.

5. Chou R, Qaseem A, Snow V et al. Diagnosis and treatment of low back pain: A joint clinical practice guideline from the American College of Physicians and the American Pain Society. Ann Intern Med 2007; 147(7):478-91. doi:10.7326/0003-4819-147-7-200710020-00006.

6. Cook C, Richardson JK, Braga L et al. Cross-cultural adaptation and validation of the Brazilian Portuguese version of the Neck Disability Index and Neck Pain and Disability Scale. Spine 2006; 31(14):1621-7.

7. Costa Lda C, Maher CG, McAuley JH et al. Prognosis for patients with chronic low back pain: inception cohort study. BMJ 2009; 339:b3829.

8. Cramer H, Baumgarten C, Choi KE et al. Thermotherapy self-treatment for neck pain relief — a randomized controlled trial. European Journal of Integrative Medicine 2012; 4(4):e371-e378.

9. Dahm KT, Brurberg KG, Jamtvedt G, Hagen KB. Advice to rest in bed versus advice to stay active for acute low-back pain and sciatica. Cochrane Database Syst Rev 2010; (6). doi:10.1002/14651858.cd007612.pub2.

10. Davies CC, Nitz AJ. Psychometric properties of the Roland-Morris Disability Questionnaire compared to the Oswestry Disability Index: a systematic review. Physical Therapy Reviews 2013; 14(6):399-408.

11. de Campos TF. Low back pain and sciatica in over 16s: assessment and management NICE Guideline [NG59]. J Physiother 2017; 63(2):120. doi:10.1016/j.jphys.2017.02.012.

12. de Zoete RM, Armfield NR, McAuley JH, Chen K, Sterling M. Comparative effectiveness of physical exercise interventions for chronic non-specific neck pain: a systematic review with network meta-analysis of 40 randomised controlled trials. Br J Sports Med November 2020:bjsports-2020-102664. doi:10.1136/bjsports-2020-102664.

13. Demoulin C, Vanderthommen M, Duysens C, Crielaard JM. Spinal muscle evaluation using the Sorensen test: a critical appraisal of the literature. Joint Bone Spine 2006; 73(1):43-50.

14. Dolan LA, Weinstein SL. Surgical rates after observation and bracing for adolescent idiopathic scoliosis: An evidence-based review. Spine (Phila Pa 1976). 2007;32(19 SUPPL.). doi:10.1097/BRS.0b013e318134ead9

15. Alves VLS, Silva RJALA, Avanzi O. Effect of a preoperative protocol of aerobic physical therapy on the quality of life of patients with adolescent idiopathic scoliosis: a randomized clinical study. Am J Orthop (Belle Mead NJ) 2014; 43(6):E112-E116. https://pubmed.ncbi.nlm.nih.gov/24945482/.

16. Ebadi S, Henschke N, Forogh B et al. Therapeutic ultrasound for chronic low back pain. Cochrane Database Syst Rev 2020; 2020(7). doi:10.1002/14651858.CD009169.pub3.

17. Finucane LM, Downie A, Mercer C et al. International framework for red flags for potential serious spinal pathologies. J Orthop Sports Phys Ther 2020; 50(7):350-72.

18. Gallagher KM, Wong A, Callaghan JP. Possible mechanisms for the reduction of low back pain associated with standing on a sloped surface. Gait Posture 2013; 37(3):313-8. doi:10.1016/j.gaitpost.2012.07.020.

19. Huang R, Ning J, Chuter VH et al. Exercise alone and exercise combined with education both prevent episodes of low back pain and related absenteeism: Systematic review and network meta-analysis of randomised controlled trials (RCTs) aimed at preventing back pain. Br J Sports Med 2020; 54(13):766-70. doi:10.1136/bjsports-2018-100035.

20. Hutting N, Johnston V, Staal JB, Heerkens YF. Promoting the use of self-management strategies for people with persistent musculoskeletal disorders: The role of physical therapists. J Orthop Sports Phys Ther 2019; 49(4):212-5. doi:10.2519/jospt.2019.0605.

21. Latimer J, Maher CG, Refshauge K, Colaco I. The reliability and validity of the Biering–Sorensen test in asymptomatic subjects and subjects reporting current or previous nonspecific low back pain. Spine 1999; 24(20):2085.

22. Machado L, Lin CWC, Clare H, van Tulder MW. The McKenzie method for (sub)acute non-specific low back pain. Cochrane Database of Systematic Reviews 2012; Issue (3). DOI: 10.1002/14651858.CD009711.

23. Machado L, van Tulder MW, Lin CWC, Clare H, Hayden JA. The McKenzie method for chronic non-specific low back pain. Cochrane Database of Systematic Reviews 2012;(3). DOI: 10.1002/13651858.CD009712.

24. Martimbianco ALC, Porfírio GJM, Pacheco RL, Torloni MR, Riera R. Transcutaneous electrical nerve stimulation (TENS) for chronic neck pain. Cochrane Database Syst Rev 2019; 2019(12). doi: 10.1002/14651858.CD011927.pub2.

25. McGowan PT. Self-management education and support in chronic disease management. Prim Care-Clin Off Pract 2012; 39(2):307-25. doi:10.1016/j.pop.2012.03.005.

26. Mehta VA, Amin A, Omeis I, Gokaslan ZL, Gottfried ON. Implications of spinopelvic alignment for the spine surgeon. Neurosurgery 2015; 76(3):707-21. doi:10.1227/NEU.0b013e31823262ea.

27. Negrini S, Donzelli S, Aulisa AG et al. 2016 SOSORT guidelines: Orthopaedic and rehabilitation treatment of idiopathic scoliosis during growth. Scoliosis Spinal Disord 2018; 13(1):1-48. doi:10.1186/s13013-017-0145-8.

28. Negrini S, Grivas TB, Kotwicki T, Rigo M, Zaina F. Guidelines on "standards of management of idiopathic scoliosis with corrective braces in everyday clinics and in clinical research": SOSORT Consensus 2008. Scoliosis 2009; 4(1):2. doi:10.1186/1748-7161-4-2.

29. Nicol R, Yu H, Selb M, Prodinger B, Hartvigsen J, Cote P. How does the measurement of disability in low back pain map unto the International Classification of Functioning, Disability and Health (ICF)? A scoping review of the manual medicine literature. Am J Phys Med Rehabil 2020.

30. O'Sullivan K, O'Keeffe M, O'Sullivan P. NICE low back pain guidelines: Opportunities and obstacles to change practice. Br J Sports Med 2017; 51(22):1632-3. doi:10.1136/bjsports-2017-097810.

31. Oliveira CB, Maher CG, Pinto RZ et al. Clinical practice guidelines for the management of non-specific low back pain in primary care: an updated overview. Eur Spine J 2018; 27(11):2791-803. doi:10.1007/s00586-018-5673-2.

32. Pengel LHM, Herbert RD, Maher CG, Refshauge KM. Acute low back pain: systematic review of its prognosis. BMJ 2003; 327:323.

33. Pinto RZ, Verwoerd AJH, Koes BW. Which pain medications are effective for sciatica (radicular leg pain)? BMJ 2017 Oct 12; 359:j4248. doi: 10.1136/bmj.j4248. PMID: 29025735.

34. Saragiotto BT, Maher CG, Yamato TP et al. Motor control exercise for chronic non-specific low-back pain. Cochrane Database Syst Rev 2016; 2016(1). doi:10.1002/14651858.CD012004.

35. Terwee CB, Bot SD, de Boer MR et al. Quality criteria were proposed for measurement properties of health status questionnaires. J Clin Epidemiol 2007; 60(1):34-42.

36. Thompson JY, Williamson EM, Williams MA, Heine PJ, Lamb SE, Group ACS. Effectiveness of scoliosis-specific exercises for adolescent idiopathic scoliosis compared with other non-surgical interventions: a systematic review and meta-analysis. Physiotherapy 2019; 105(2):214-34.

37. Thoomes EJ, van Geest S, van der Windt DA et al. Value of physical tests in diagnosing cervical radiculopathy: a systematic review. Spine J 2018; 18(1):179-89.

38. Tucker HR, Scaff K, McCloud T et al. Harms and benefits of opioids for management of non-surgical acute and chronic low back pain: A systematic review. Br J Sports Med 2019; 54(11):664. doi:10.1136/bjsports-2018-099805.

39. Shin HJ, Kim SH, Hahm SC, Cho HY. Thermotherapy plus neck stabilization exercise for chronic nonspecific neck pain in elderly: A single-blinded randomized vontrolled trial. International Journal of Environmental Research and Public Health 2020; 17(15):5572.

40. Verwoerd M, Wittink H, Maissan F, Smeets R. Consensus of potential modifiable prognostic factors for persistent pain after a first episode of nonspecific idiopathic, non-traumatic neck pain: results of nominal group and Delphi technique approach. BMC Musculoskelet Disord 2020; 21(1):656.

41. Weiss HR. Rehabilitation of adolescent patients with scoliosis - What do we know? A review of the literature. Pediatr Rehabil 2003; 6(3-4):183-94. doi:10.1080/13638490310001636790.

42. Zehra U, Cheung JPY, Bow C et al. Spinopelvic alignment predicts disc calcification, displacement, and Modic changes: Evidence of an evolutionary etiology for clinically-relevant spinal phenotypes. Jor Spine 2020; 3(1). doi:10.1002/jsp2.1083.

Capítulo 48

Avaliação e Intervenção Fisioterapêutica em Disfunções Musculoesqueléticas do Complexo do Ombro

Lívia Silveira Pogetti
Bárbara Alice Junqueira Murta
Fernanda Assis Paes Habechian

1. (COFFITO, 2018 – adaptada) Sobre a inervação dos músculos que atuam no ombro, assinale a opção correta.

(A) O nervo torácico longo é responsável pela inervação do músculo serrátil anterior
(B) O músculo bíceps braquial é inervado pelo axilar
(C) O nervo musculocutâneo é responsável pelos flexores do cotovelo, apresentando um ramo associado no músculo deltoide
(D) O nervo supraescapular atua na inervação dos rotadores internos do ombro
(E) O nervo acessório é responsável pela inervação dos romboides e do deltoide

■ Resposta: A.

Comentário: O músculo bíceps é inervado pelo nervo musculocutâneo, e não pelo axilar. O músculo deltoide é inervado pelo nervo axilar, e não pelo musculocutâneo, como afirma a opção C. O nervo supraescapular inerva os músculos supraespinhoso e infraespinhoso. O nervo acessório não é responsável pela inervação dos romboides e do deltoide. Já o nervo torácico longo é responsável pela inervação do músculo serrátil anterior[1]. Portanto, a opção A é a correta.

2. (COFFITO, 2016 – adaptada) Com as possíveis exceções da luxação traumática aguda do ombro e da incapacidade traumática aguda da elevação do membro (ruptura maciça do manguito), um período inicial de no mínimo 6 semanas de intervenção conservadora baseada na prática do fisioterapeuta é indicado para as lesões no ombro. Sobre os princípios da reabilitação, marque a opção INCORRETA.

(A) Reabilitar o ombro de acordo com o estágio de cicatrização e o grau de irritabilidade
(B) Utilizar planos escapulares (mais funcionais) em vez de planos retos de flexão, extensão e abdução
(C) Alavancas longas de braço devem ser usadas inicialmente com exercícios, diminuindo assim o torque no ombro
(D) Obter uma plataforma escapular estável o mais cedo possível
(E) Reproduzir forças e índices de carga que suprirão as demandas funcionais do paciente à medida que a reabilitação avança

■ Resposta: C.

Comentário: Considerando que a força interna produzida pelos músculos do ombro deverá ser maior do que a força externa, alavancas longas de braço não devem ser inicialmente utilizadas, pois não reduzem o torque no ombro[1]. Por outro lado, a reabilitação deve ser realizada de maneira progressiva, considerando os estágios de cicatrização e irritabilidade, assim como promover uma plataforma escapular estável o mais cedo possível para mobilidade da glenoumeral. Além disso, o plano escapular é considerado mais funcional do que os planos sagital e frontal e também possibilita maximizar a congruência articular, alinhando a cavidade glenóidea com a cabeça do úmero e fornecendo assim uma base estável para o movimento umeral[2].

3. (COFFITO, 2017 – adaptada) As afirmações a seguir são relacionadas às fraturas do úmero:

I. As fraturas do úmero proximal têm maior incidência na população idosa em decorrência de quedas da própria altura.

II. Nas fraturas diafisárias, dentre as complicações está a lesão do nervo radial que tende a levar à perda de extensão do punho e dos dedos, além da adução do polegar.

III. Nas fraturas distais, a rigidez do cotovelo é uma complicação comum principalmente nas lesões intra-articulares.

A partir do apresentado, assinale a opção correta.

(A) Apenas as afirmativas I e II são verdadeiras
(B) As afirmativas I, II e III são verdadeiras
(C) Apenas as afirmativas I e III são verdadeiras
(D) Apenas a afirmativa II é verdadeira
(E) Todas as afirmativas são falsas

■ Resposta: C.

COMENTÁRIO: Embora a fratura diafisária apresente como complicação mais comum a lesão do nervo radial e como consequência a perda da extensão de punho e dedos, a adução não fica prejudicada, uma vez que o nervo radial é responsável pela inervação do músculo abdutor longo do polegar[1,3]. Além disso, Handoll & Brorson[4] relataram que as fraturas proximais do úmero são comuns em idosos, enquanto Desloges et al.[5] observaram que rigidez de cotovelo é comum nas fraturas distais.

4. Os seis princípios cinemáticos associados à abdução completa do ombro devem fornecer um guia geral para organização e destaque da cinemática através das múltiplas articulações do ombro. Considerando o texto apresentado, avalie as afirmações abaixo e em seguida assinale a opção correta.

I. Com base em um ritmo escapuloumeral geral de 2:1, a abdução ativa do ombro de aproximadamente 180 graus ocorre como resultado de 120 graus de abdução da articulação glenoumeral e 60 graus de rotação superior escapulotorácica simultaneamente.

II. Os 60 graus de rotação superior da escápula torácica durante a abdução completa do ombro resultam de uma depressão simultânea na articulação esternoclavicular combinada à rotação superior na articulação acromioclavicular.

III. A clavícula se retrai na articulação esternoclavicular durante a abdução do ombro.

IV. A escápula se inclina anteriormente e roda externamente durante a abdução do ombro.

V. A clavícula roda posteriormente em torno de seu próprio eixo durante a abdução do ombro.

VI. A articulação glenoumeral roda internamente durante a abdução do ombro.

(A) Todas as afirmativas são verdadeiras
(B) Todas as afirmativas são falsas
(C) Apenas as afirmativas I, III e V são verdadeiras
(D) Apenas as afirmativas II, IV e VI são verdadeiras
(E) Apenas as afirmativas IV e VI são falsas

■ Resposta: C.

COMENTÁRIO: De acordo com Neumann[1], os 60 graus de rotação superior da escápula resultam de uma elevação simultânea na articulação esternoclavicular, e não da depressão,

como pontuado no item II. Além disso, a escápula deve inclinar-se posteriormente durante a abdução, e não anteriormente, como pontuado no item IV, assim como a articulação glenoumeral deve rodar externamente, e não internamente, como sugerido no item VI.

5. O teste de assistência escapular (SAT) é uma manobra comumente usada para avaliar se o movimento escapular pode estar associado à dor no ombro. Considerando essa informação, avalie as opções a seguir e assinale a opção correta.

I. O SAT é realizado para auxiliar a rotação superior e a inclinação posterior da escápula durante a elevação ativa e dinâmica do braço em indivíduos com dor no ombro.

II. Um SAT positivo ocorre quando o paciente refere redução de 2 pontos ou mais na dor no ombro, na escala numérica de dor de 11 pontos, durante a elevação assistida em comparação com a elevação sem assistência.

III. Um SAT positivo pode ser uma maneira de identificar indivíduos que apresentem diminuição da inclinação posterior da escápula durante a elevação e o abaixamento do braço.

IV. A força dos músculos serrátil anterior e trapézio inferior parece ser semelhante em indivíduos que apresentam SAT positivo e negativo. Por isso, o SAT não deve ser relacionado com a diminuição da força desses músculos.

(A) Todas as afirmativas são verdadeiras
(B) Todas as afirmativas são falsas
(C) Apenas a afirmativa I é verdadeira
(D) Apenas as afirmativas I, II e III são verdadeiras
(E) Apenas as afirmativas III e IV são falsas

■ Resposta: A.

COMENTÁRIO: O SAT é um teste realizado para auxiliar a rotação superior da escápula e a inclinação posterior em indivíduos com dor no ombro, sendo classificado como positivo quando o indivíduo refere diminuição da dor no ombro de 2 ou mais pontos durante a elevação do braço[6].

Ribeiro et al.[7] analisaram a cinemática da escápula durante elevação e abaixamento do braço em indivíduos com e sem dor no ombro e identificaram que, quando o teste é positivo, pode indicar diminuição da inclinação posterior da escápula durante a elevação e o abaixamento do braço em sujeitos com dor no ombro. Além disso, esses autores observaram que a força do serrátil anterior e do trapézio inferior foi semelhante em indivíduos com SAT positivo e negativo, sugerindo que o teste não deve ser relacionado com a diminuição da força muscular.

6. Texto I: A cinesiofobia (também conhecida como medo de movimento) é definida como um medo excessivo, irracional e debilitante de realizar um movimento físico devido a um sentimento de vulnerabilidade a uma lesão dolorosa ou novo ferimento.

Texto II: A cinesiofobia altera a maneira como as pessoas se movem, possivelmente com o objetivo inicial de evitar a dor. Provoca ajustes do comportamento motor que afetam o desempenho de ações relacionadas com gerenciamento, controle e incapacidade associados à dor. Em indivíduos com dor musculoesquelética crônica, o processamento e as informações relacionadas à dor podem estar associados a como a cinesiofobia é percebida.

Considerando os textos apresentados, avalie as asserções a seguir e a relação entre elas e assinale a opção correta.

I. Altos níveis de cinesiofobia estão associados à dor e à incapacidade em pessoas com dor no ombro.
Porque
II. A prevalência de cinesiofobia em pessoas com dor crônica no ombro é de 50% a 70%.

(A) As asserções I e II são proposições verdadeiras, e a II é uma justificativa correta da I
(B) As asserções I e II são proposições verdadeiras, mas a II não é uma justificativa correta da I
(C) A asserção I é uma proposição verdadeira, e a II é uma proposição falsa
(D) A asserção I é uma proposição falsa, e a II é uma proposição verdadeira
(E) As asserções I e II são proposições falsas

■ Resposta: B.

COMENTÁRIO: Embora o estudo de Luque-Soarez et al.[8] tenha destacado que níveis altos de cinesiofobia estão associados à dor e à incapacidade em pessoas com dor no ombro e que a cinesiofobia pode estar presente em 50% a 70% dessa população, uma afirmativa não é justificativa da outra, visto que a asserção I está relacionando os altos níveis de cinesiofobia à dor e à incapacidade, enquanto a asserção II está indicando a prevalência da cinesiofobia na população com dor crônica.

7. (COFFITO, 2018 – adaptada) O teste de Jobe tem o objetivo de avaliar a ruptura do tendão do músculo supraespinhoso, lesão do músculo supraespinhoso ou neuropatia do nervo supraescapular. O teste é positivo quando há fraqueza ou dor (ou ambos) durante a resistência. A maneira correta de realizar o teste é:
(A) Em decúbito dorsal (DD), paciente com o braço em flexão de 45 graus realiza força de abdução contra a resistência do examinador
(B) Em DD, paciente com o braço em flexão de 150 graus realiza força de abdução contra a resistência do examinador
(C) Em pé, os ombros do paciente são abduzidos a 30 graus e girados lateralmente, formando um ângulo à frente de 45 graus, de modo que o polegar do paciente esteja apontando para o teto no plano da escápula, e o examinador oferece resistência a esse movimento
(D) Ombro com elevação a 90 graus, anteriorizado a 30 graus (plano da escápula), rotação interna da glenoumeral (polegar apontando para o chão), cotovelo totalmente estendido e antebraço totalmente pronado. Nessa posição é aplicada a resistência
(E) Em pé, os ombros do paciente são abduzidos a 30 graus e girados internamente, formando um ângulo à frente de 45 graus, de modo que o polegar do paciente esteja apontando para o teto no plano da escápula, e o examinador oferece resistência a esse movimento

■ Resposta: D.

COMENTÁRIO: A posição adotada no teste de Jobe ou teste de "lata vazia" pode aumentar o estresse sobre o supraespinhoso, tornando possível identificar a presença de lesões. Esse estresse se deve em parte a uma redução do momento de abdução do braço, decorrente do posicionamento em 90 graus, somado à rotação interna excessiva[9]. O estresse aumentado sobre o supraespinhoso também pode dever-se à redução do espaço subacromial causada pela rotação interna excessiva do úmero, aumentando o risco de impacto do tubérculo maior contra o acrômio[9]. Além disso, o posicionamento adotado durante o teste pode provocar rotação interna e inclinação anterior da escápula[10], causando redução do espaço subacromial e aumentando o estresse sobre as estruturas testadas[11].

8. (COFFITO, 2016 – adaptada) As instabilidades do ombro caracterizam-se pela perda da estabilidade da articulação glenoumeral, aumentando a predisposição para lesões periarticulares. Sobre as instabilidades do complexo articular do ombro, assinale a opção INCORRETA.
(A) As instabilidades podem ser grosseiras, translatórias e multidirecionais
(B) O tratamento das instabilidades contempla a estabilização escapular para corrigir discineses e a estabilização glenoumeral
(C) As instabilidades grosseiras são instabilidades crônicas de baixa magnitude
(D) As instabilidades translatórias estão relacionadas às frouxidões adquiridas de maneira insidiosa e/ou à fraqueza do manguito rotador
(E) As instabilidades multidirecionais normalmente estão associadas às frouxidões ligamentares generalizadas

■ Resposta: C.

COMENTÁRIO: De acordo com Magee[12], a instabilidade grosseira é decorrente de movimentos articulares excessivos, podendo o paciente se tornar apreensivo no final da amplitude de movimento. Kisner, Colby & Borstad[13] descrevem que na articulação do ombro esse tipo de instabilidade seria causado por uma hiperfrouxidão da cápsula articular, podendo acarretar luxação recorrente.

As instabilidades translatórias são decorrentes da perda do controle de movimentos artrocinemáticos, podendo ser causadas por fraqueza ou desequilíbrio muscular do manguito rotador. Em pacientes com instabilidade multidirecional podem ser observadas frouxidões da articulação do ombro em todas as direções[12]. Em geral, esses pacientes apresentam maior extensibilidade do tecido conjuntivo[13] e demonstram outros tipos de frouxidão ligamentar, como hiperextensão do cotovelo[14].

O tratamento das instabilidades articulares do ombro envolve o fortalecimento da musculatura do manguito rotador com o objetivo de reforçar a cápsula articular e reduzir movimentos artrocinemáticos excessivos, melhorando a força dos músculos responsáveis por promover a estabilidade glenoumeral[13]. Faz-se necessário também o fortalecimento dos músculos estabilizadores da escápula para auxiliar a manutenção de uma relação comprimento-tensão adequada dos músculos escapuloumerais, possibilitando um movimento eficiente e uma estabilidade glenoumeral adequada.

9. (COFFITO, 2017 – adaptada) A dor no ombro está entre as principais queixas do sistema musculoesquelético, sendo relacionada à patologia intrínseca das articulações do ombro, por patologia localizada nas estruturas periarticulares, ou pode ser originária da coluna cervical. A partir do apresentado, selecione a opção INCORRETA.

(A) O ombro congelado tem início insidioso ou pode surgir após trauma ou cirurgia, sendo o tipo insidioso mais comum em indivíduos > 45 anos

(B) A instabilidade multidirecional da glenoumeral ocorre em diferentes direções, sendo mais evidente no sentido inferior e podendo estar associada ou não a um quadro álgico

(C) As lesões do manguito rotador são mais comuns na faixa etária entre 30 e 50 anos e estão relacionadas com dor e fraqueza após carga excêntrica

(D) No caso de uma instabilidade anterior, a apreensão será relacionada aos movimentos de abdução horizontal e à rotação lateral

(E) O impacto primário externo em seu estágio I está relacionado à dor leve intermitente em atividades que obrigam a elevar o membro superior > 30 graus de abdução

■ **Resposta: E.**

COMENTÁRIO: Indivíduos com impacto primário externo no estágio I apresentam dor leve intermitente em atividades realizadas com o membro superior acima da cabeça[12]. Essa disfunção parece estar relacionada ao impacto dos músculos do manguito rotador contra o lábio da glenoide e a cabeça do umeral durante elevação e rotação interna forçadas do ombro[15].

10. **O músculo serrátil anterior (SA) é um importante rotador superior e estabilizador da escápula (auxilia também a inclinação posterior e a rotação externa) e sua função adequada, junto às porções superior e inferior do músculo trapézio, possibilita uma relação comprimento-tensão ótima dos músculos escapuloumerais durante a elevação do braço. A paralisia do SA, que pode ser causada por lesão da medula espinhal, do nervo torácico longo ou das raízes nervosas C5-C7, pode causar grandes alterações no movimento escapular e da articulação glenoumeral. Sobre as alterações decorrentes da paralisia do SA, assinale a opção correta.**

(A) Em indivíduos com paralisia do SA, durante a elevação do ombro pode ser observada uma rotação inferior da escápula resultante de uma ativação dos romboides

(B) Durante movimentos de elevação do ombro, indivíduos com paralisia do SA podem apresentar rotação medial e inclinação anterior da escápula de forma menos óbvia do que a rotação inferior escapular

(C) Em indivíduos com lesão completa do nervo torácico longo e paralisia do SA, a rotação superior da escápula estará apenas reduzida caso a inervação do músculo trapézio superior esteja íntegra. Nesse caso, o indivíduo apresentará uma limitação leve do movimento da glenoumeral durante a elevação do braço

(D) Ao ser solicitado a realizar o movimento de protração, uma imobilidade da escápula pode ser identificada em decorrência da paralisia do SA

(E) Indivíduos com paralisia completa do SA apresentam ausência de rotação escapular e, portanto, uma incapacidade em abduzir o ombro > 30 graus

■ **Resposta: B.**

COMENTÁRIO: Na ausência de rotação superior da escápula, encontrada em indivíduos com paralisia do SA, a atuação dos músculos deltoide médio e supraespinhoso promove uma rotação inferior da escápula, encurtando rapidamente esses músculos durante a elevação do braço e reduzindo sua capacidade de gerar força. Dessa maneira, mesmo que a inervação do trapézio esteja íntegra, indivíduos com paralisia do SA apresentam grande dificuldade em realizar movimentos de elevação do braço.

Outras importantes alterações encontradas em indivíduos com paralisia do SA são uma leve inclinação anterior e rotação medial da escápula, descritas por Neumann[1] como alterações menos óbvias do que a rotação inferior[12]. Essas alterações são decorrentes da incapacidade do SA de puxar para a frente o ângulo inferior da escápula durante a elevação do braço e de manter a escápula próxima ao tórax. Essas alterações também podem ser visualizadas quando os indivíduos são solicitados a realizar a protração escapular[12].

11. **Em relação aos testes para avaliação do ombro, analise as seguintes afirmações e assinale a opção correta.**

I. **Uma das formas possíveis de avaliar a presença de encurtamento da cápsula posterior do ombro consiste em posicionar o paciente em decúbito lateral com o ombro a ser testado para cima. O terapeuta então realiza uma abdução de 90 graus do ombro do paciente, mantendo a rotação neutra. Em seguida é realizada uma adução horizontal passiva do ombro, levando o braço em direção à maca. Durante esse movimento, o terapeuta deve observar a amplitude de movimento disponível e também o *end feel*.**

II. **No teste de Speed é solicitado ao paciente que realize uma flexão anterior resistida do ombro com o cotovelo estendido e o antebraço em supinação e em seguida em pronação. O teste também pode ser realizado com contração excêntrica, enquanto o terapeuta leva o membro do paciente em direção à extensão do ombro. O resultado positivo é revelado pela queixa de dor na região do sulco bicipital, indicando lesão do tendão da cabeça longa do bíceps (tendinite ou paratendinose).**

III. **Durante o teste de Neer, o paciente realiza de maneira ativa a elevação do ombro no plano escapular com rotação interna, provocando um esmagamento do tubérculo maior do úmero contra o acrômio. O resultado positivo é revelado pela incapacidade do paciente de elevar o ombro > 90 graus e pode indicar lesão do supraespinhoso e do tendão da cabeça longa do bíceps.**

IV. **Para a realização do teste do sinal de *lift-off*, o paciente deve posicionar a mão sobre o bolso de trás da calça ou sobre a parte média da coluna lombar e em seguida realizar um movimento, afastando a mão das costas. A incapacidade de realizar esse movimento pode indicar lesão do músculo subescapular. Caso o paciente seja capaz de realizar o movimento solicitado, o terapeuta pode em seguida testar a força do subescapular, empurrando a mão em direção às costas e solicitando que o paciente resista.**

V. **No teste de rebote de rotação medial, após o posicionamento da mão do paciente sobre a região medial da coluna lombar, o terapeuta realiza um movimento de**

rotação interna máxima do ombro, afastando a mão do paciente do corpo. Ao alcançar a amplitude máxima disponível, o terapeuta solicita que o paciente mantenha a posição. A incapacidade de manutenção da posição ou um pequeno retorno da mão em direção ao corpo pode indicar lesão do músculo subescapular.

(A) As afirmativas I, II e IV estão corretas

(B) As afirmativas I, III e V estão corretas

(C) As afirmativas II, IV e V estão corretas

(D) As afirmativas I, II e III estão corretas

(E) Todas as afirmativas estão corretas

■ Resposta: C.

COMENTÁRIO: Para realização do teste de encurtamento da cápsula posterior é necessário que o terapeuta estabilize a escápula do paciente. A adução horizontal do ombro deve ser permitida até que o terapeuta perceba movimento de rotação do ombro ou movimentação escapular. Esse teste também pode ser realizado com o paciente em decúbito dorsal. Em relação ao teste de Neer, é executado de forma passiva pelo avaliador no plano sagital, o qual deve estar atento à revelação de dor na expressão do paciente[12].

12. No processo de reabilitação do ombro, além de intervir sobre a dor e a perda funcional apresentadas pelo paciente, é importante que o fisioterapeuta identifique e aborde alterações biomecânicas relacionadas à disfunção. Sobre as alterações biomecânicas que podem estar presentes em disfunções do ombro, identifique a opção INCORRETA.

(A) A redução da rotação superior e da inclinação posterior da escápula durante movimentos de elevação do ombro pode ser observada em indivíduos com redução na ativação do SA

(B) Uma elevação aumentada da clavícula durante a abdução do ombro pode ser observada em casos de maior ativação do músculo trapézio superior

(C) Aumento da rotação interna e redução da inclinação posterior da escápula podem ser observados na presença de encurtamento do músculo peitoral maior

(D) Uma inclinação anterior aumentada da escápula pode ser observada em indivíduos com rigidez da cápsula posterior do ombro

(E) Um aumento na rotação interna e na inclinação anterior da escápula, com redução da rotação superior da escápula, pode ser observado em indivíduos com aumento da cifose torácica

■ Resposta: C.

COMENTÁRIO: Um estudo conduzido por Borstad & Ludewig[14] demonstrou que indivíduos com encurtamento do peitoral menor apresentam maior rotação interna da escápula e redução do *tilt* posterior durante movimentos de elevação do braço, quando comparados com indivíduos com o peitoral menor mais alongado. As alterações que podem ocorrer devido ao encurtamento do peitoral maior são a redução do movimento de rotação lateral do ombro e a depressão do úmero, que pode limitar movimentos de elevação do braço[16].

REFERÊNCIAS

1. Neumann DA. Shoulder complex. In: Neumann DA, editor. Kinesiology of the musculoskeletal system: foundations for rehabilitation. 2nd ed. St. Louis: Elsevier, 2011: 121-72.

2. Kibler WB, McMullen J. Scapular dyskinesis and its relation to shoulder pain. J Am Acad Orthop Surg 2003; 11(2):142-51.

3. Holstein A, Lewis GB. Fractures of the humerus with radial nerve paralysis. J Bone Joint Surg 1963; 45:1382-8.

4. Handoll HH, Brorson S. Interventions for treating proximal humeral fractures in adults. Cochrane Database Syst Rev 2015; 11:(11). doi: 10.1002/14651858.

5. Desloges W, Faber KJ, King GJW, Athwal GS. Functional outcomes of distal humeral fractures managed nonoperatively in medically unwell and lower-demand elderly patients. J Shoulder Elbow Surg 2015; 24(8):1187-96.

6. Rabin A, Irrgang JJ, Fitzgerald GK, Eubanks A. The intertester reliability of the scapular assistance test. J Orthop 2006, Sport. Phys. Ther; 36:653-60.

7. Ribeiro LP, Barreto RPG, Pereira ND, Camargo PR. Comparison of scapular kinematics and muscle strength between those with a positive and a negative scapular assistance test. Clin Biomech 2020 Mar; 73:166-17. doi:10.1016/j.clinbiomech. 2019. 12.030.

8. Luque-Suarez et al. Role of kinesiophobia on pain, disability and quality of life in people suffering from chronic musculoskeletal pain: a systematic review. Br J Sports Med 2018; 0:1-8.

9. Liu J, Hughes RE, Smutz WP, Niebur G, Nan-An K. Roles of deltoid and rotator cuff muscles in shoulder elevation. Clinical Biomechanics [Internet] 1997 Jan [cited 2020 Nov 20]; 12(1):32-8.

10. Thigpen CA, Padua DA, Morgan N, Kreps C, Karas SG. Scapular kinematics during supraspinatus rehabilitation exercise: A comparison of full-can versus empty-can techniques. American Journal of Sports Medicine [Internet] 2006 Apr [cited 2020 Nov 20]; 34(4):644-52.

11. Solem-Bertoft EVA, Thuomas KÅ, Westerberg CE. The influence of scapular retraction and protraction on the width of the subacromial space: An MRI study. Clinical Orthopaedics and Related Research [Internet] 1993; 296.

12. Magee DJ. Ombro. In: Magee DJ, editor. Avaliação musculoesquelética. 5. ed. Barueru (SP): Manole, 2008: 231-360.

13. Kisner C, Colby L, Borstad JD. Ombro e complexo do ombro. In: Kisner CCL, editor. Therapeutic exercise: Foundations and techniques. 6. ed. Barueri (SP): Manole, 2013: 540-617.

14. Borstad JD, Ludewig PM. The effect of long versus short pectoralis minor resting length on scapular kinematics in healthy individuals. Journal of Orthopaedic and Sports Physical Therapy [Internet] 2005 [cited 2020 Nov 20]; 35(4):227-38.

15. Dutton M. O complexo do ombro. In: Dutton M, editor. Fisioterapia ortopédica: Exame, avaliação e intervenção. 2. ed. Porto Alegre: Artmed, 2010: 471-623.

16. Sahrmann SA. Movement impairment syndromes of the shoulder girdle. In: Sahrmann SA, editor. Diagnosis and treatment of movement impairment syndromes. 1st ed. St. Louis, 2001:193-262.

Capítulo 49

Avaliação e Intervenção Fisioterapêutica nas Disfunções Musculoesqueléticas de Cotovelo, Punho e Mão

Alexandre Márcio Marcolino
Laís Mara Siqueira das Neves
Rafael Inácio Barbosa
Marisa de Cássia Registro Fonseca

1. (ABRAFITO/COFFITO, 2016 – adaptada) As fraturas distais do rádio são lesões no punho bastante comuns em todos os grupos etários. Repercutem com distúrbio na mobilidade articular, na função e no desempenho motor. Quanto às fases no protocolo geral para reabilitação das fraturas distais do rádio, marque a opção correta.

(A) Na fase inicial, o tratamento ortopédico apropriado deve promover suficiente estabilidade para permitir o uso funcional da mão

(B) O movimento passivo do ombro e do cotovelo ipsilateral é usado para aumentar o controle muscular

(C) Os exercícios de mobilização assistidos passivos para o antebraço e o punho são usados para maximizar a resistência muscular

(D) A imobilização estática pode ajudar a melhorar o movimento, em particular se o movimento de supinação tiver retorno lento

(E) Os exercícios de fortalecimento muscular progressivos podem ser iniciados mesmo se a consolidação óssea não estiver completamente estabelecida

■ Resposta: E.

COMENTÁRIO: Durante a fase inicial do programa de reabilitação para as fraturas que acometem o rádio distal, deve-se preservar a amplitude de movimento (ADM), o que envolve a execução de exercícios de movimentação articular ativa e passiva e a manutenção da força muscular por meio de exercícios de fortalecimento (exercícios isométricos) precoces, os quais podem ser realizados mesmo sem a consolidação total da fratura[1,2].

2. (ABRAFITO/COFFITO, 2017 – adaptada) A síndrome do túnel do carpo (STC) é a neuropatia focal compressiva mais comum no membro superior, resultante da compressão do nervo mediano no canal do carpo. A partir do exposto, leia atentamente as afirmativas abaixo:

I. **Na região do túnel do carpo estão nove tendões e o nervo mediano, limitados pelo ligamento transverso do carpo, o qual é fixado lateralmente no tubérculo do escafoide e trapézio e medialmente no piramidal, pisiforme e hamato.**

II. **Os testes provocativos usados no diagnóstico da STC induzem ou exacerbam os sintomas de parestesia ou dor no trajeto do nervo mediano, seja através do teste de Phalen clássico ou Phalen invertido, seja por meio do teste de percussão ou compressão sobre o canal do carpo.**

III. **O uso de órtese em posição neutra de punho apresenta grande efetividade dentre os tratamentos conservadores.**

A partir das informações, assinale a opção correta.

(A) Apenas a afirmativa III está correta

(B) Apenas as afirmativas I e II estão corretas

(C) Todas as afirmativas estão corretas

(D) Apenas a afirmativa II está correta

(E) Apenas as afirmativas I e III estão corretas

■ Resposta: C.

COMENTÁRIO: O túnel do carpo é uma estrutura que tem seu limite anterior definido pelo ligamento transverso do carpo e seu limite dorsal determinado pelos ossos do carpo, com seus limites laterais e mediais descritos na afirmativa I. Nove tendões e o nervo mediano cruzam o túnel do carpo. Na STC há aumento da pressão intratúnel, que é de 2,5mmHg em indivíduos assintomáticos e pode chegar a 90mmHg em pacientes com STC, principalmente nos movimentos de flexão ou extensão total, os quais podem exacerbar a dor do paciente. Na pesquisa de Barbosa et al.[3] é descrito o posicionamento correto para a STC com o punho em neutro.

3. (ABRAFITO/COFFITO, 2018 – adaptada) A fratura distal do rádio é a lesão no punho mais comum em todas as faixas etárias e pode ser classificada em: fratura de Colles, quando há fratura completa do rádio com luxação dorsal do fragmento distal; fratura de Smith, em caso de fratura completa do rádio com luxação volar (ou palmar) do fragmento distal; fratura de Barton, quando envolve uma fratura articular dorsal ou volar do rádio distal com subluxação do punho; e fratura em fivela ou *Bucklefracture*, que é uma fratura incompleta do rádio distal, sem luxação, que costuma ocorrer em crianças. A reabilitação após a fratura de rádio é quase uniforme entre esses tipos de fratura. Em relação aos objetivos no tratamento fisioterapêutico na fase inicial (0 a 6 semanas) dessas fraturas, assinale a opção INCORRETA.

(A) O movimento ativo do ombro e cotovelo ipsilateral é usado para evitar perda da amplitude articular do ombro ou cotovelo

(B) O edema pode ser reduzido estimulando a elevação da mão acima do nível do coração, associado à mobilização ativa frequente de flexão e extensão dos dedos, e também é possível envolver a mão e os dedos em bandagens elásticas compressivas

(C) Nessa fase, não devemos encorajar o uso funcional da mão, nem mesmo para atividades leves, pois a fratura ainda não está totalmente consolidada

(D) A massagem cicatricial (para fraturas tratadas cirurgicamente) pode ser iniciada nessa fase e auxilia a redução das aderências nas áreas das incisões

(E) O cotovelo permanece imobilizado por 3 a 4 semanas para evitar a pronossupinação nos tratamentos conservadores de fraturas estáveis

▪ Resposta: C.

COMENTÁRIO: A abordagem nos casos de fratura de rádio distal deve ser precoce, o que envolve a reabilitação da mão acometida e das articulações adjacentes e o estímulo precoce para a realização de tarefas leves com o membro acometido. Uma das complicações mais comuns nos pacientes que sofrem fratura na região distal de rádio é a síndrome da dor complexa regional, que postergará a melhora do paciente. No tratamento conservador, a utilização do gesso axilopalmar visa impossibilitar os movimentos de pronossupinação, os quais causam pequena movimentação no foco da fratura, podendo afetar a consolidação óssea[2].

4. (ABRAFITO/COFFITO, 2018 – adaptada) As fraturas do escafoide podem ocorrer em qualquer local do osso (polo distal, polo proximal, tubérculo) e podem ser classificadas em

estáveis ou instáveis. As complicações mais comuns são o retardo de consolidação e a pseudoartrose. Nas fraturas tratadas conservadoramente e nas tratadas cirurgicamente com redução aberta e fixação interna (RAFI), em que o paciente permanece com aparelho gessado curto nas primeiras 2 semanas, a principal recomendação em relação aos movimentos ativos das articulações livres é:

(A) Evitar flexão e extensão ativas do cotovelo

(B) Evitar flexão e extensão ativas do cotovelo e supinação e pronação ativas do antebraço

(C) Evitar exercícios ativos livres do ombro e do cotovelo

(D) Evitar exercícios isométricos dos músculos do ombro e do cotovelo

(E) Evitar supinação e pronação ativas do antebraço

▪ Resposta: E.

COMENTÁRIO: As fraturas do escafoide podem ocasionar grande disfunção para os pacientes. Quando as fraturas apresentam desvios (principalmente no polo proximal), o procedimento cirúrgico é o tratamento mais indicado. Já em fraturas do polo distal sem desvio, alguns cirurgiões de mão optam pelo tratamento conservador com gesso. Independentemente do tratamento realizado, uma precaução consiste em evitar o movimento ativo do punho ou do antebraço (pronossupinação), que pode causar movimentação no foco de fratura e assim prejudicar a consolidação óssea. McAdams et al.[4] descrevem que durante o movimento de pronação e supinação, mesmo com o gesso curto, há movimentação do escafoide. Desse modo, devem ser evitados os movimentos de pronação e supinação ativa nas primeiras semanas após fratura ou após cirurgia[5].

5. (ABRAFITO/COFFITO, 2017 – adaptada) Sobre as fraturas do rádio distal, é correto afirmar que:

(A) O tratamento conservador é baseado no uso de tala gessada, imobilizando a articulação do punho e dos dedos para melhor estabilização da fratura

(B) A reabilitação nos casos de fixação com placa e parafusos deve ser realizada precocemente com movimentos passivos do punho

(C) Dentre as complicações estão a lesão do nervo mediano, a lesão tendínea e a rigidez articular do punho

(D) O principal mecanismo de trauma nos idosos é a queda com braço abduzido

(E) A fratura de Colles é a mais incidente devido à queda com a mão espalmada e com o punho em flexão

▪ Resposta: C.

COMENTÁRIO: O mecanismo de lesão mais comum das fraturas de rádio distal é a queda com a mão espalmada (punho em extensão, cotovelo em extensão e ombro em flexão). O tratamento conservador de uma fratura simples do rádio distal consiste na utilização de gesso (tala gessada ou órtese) com a imobilização apenas do punho. No pós-cirúrgico, uma das condutas nos programas de reabilitação consiste em promover a ADM ativa do punho. Diversas complicações podem acometer os pacientes após fratura de rádio distal, como lesão nervosa, lesão tendínea, lesão da cartilagem triangular, rigidez articular do punho e das articulações da mão e a síndrome da dor complexa regional[1,2].

6. (ABRAFITO/COFFITO, 2016 – adaptada) Considere o seguinte teste utilizado na avaliação dos membros superiores: o examinador flexiona os punhos do paciente ao máximo e mantém a posição durante 1 minuto, pressionando os punhos para mantê-los unidos. O teste é considerado positivo quando ocorre formigamento.

A descrição refere-se ao teste de _____ e, quando positivo, é indicativo de _____.

As palavras que completam a frase acima são, respectivamente:
- **(A)** Compressão carpal/paralisia do nervo ulnar
- **(B)** Phalen reverso/STC
- **(C)** Phalen/STC
- **(D)** Tinel/STC
- **(E)** Tinel/paralisia do nervo mediano

■ Resposta: C.

COMENTÁRIO: A STC consiste na estenose do nervo mediano no canal do carpo. O primeiro sintoma é a parestesia no trajeto do nervo mediano (primeiro, segundo, terceiro e metade do quarto dedo na face palmar). O teste específico mais utilizado nos pacientes com STC é o teste de Phalen, que é realizado mediante a flexão bilateral do punho sustentada por 1 minuto. Caso os sintomas sejam exacerbados durante a realização do teste, este é considerado positivo[6].

7. Considerando as condições de saúde do cotovelo, assinale verdadeiro (V) ou falso (F) e marque a opção com a sequência correta.

( ) As tendinopatias laterais do cotovelo são predominantes em relação às mediais, sendo acometidos os tendões do músculo extensor radial curto e longo do carpo. A grande maioria dos pacientes apresenta um processo degenerativo na origem dos tendões extensores na região do epicôndilo lateral do cotovelo.

( ) Em pacientes com epicondilose lateral, pode-se observar diminuição da força de preensão palmar decorrente da dor na região dos músculos extensores de punho e dedos. A diminuição da força de preensão palmar é causada pela ação antagônica da musculatura do antebraço durante as atividades do punho e da mão, conhecida como tenodese.

( ) Na epicondilose lateral é possível observar a degeneração angiofibroblástica nos tendões dos músculos extensores de punho e dedos, na qual pode ser detectado aumento da densidade vascular na região em degeneração no exame de ultrassonografia de imagem (Doppler). Além disso, a musculatura pode apresentar pontos de tensão (*tender* ou *trigger points*) que exacerbam os sintomas dos pacientes e potencializam o ciclo de dor-espasmo-dor.

( ) Na avaliação de pacientes com epicondilose lateral podem ser realizados os testes de Cozen, aperto de mão, de tensão do nervo radial e de Mill. O exercício de fortalecimento excêntrico é uma das principais condutas

indicadas, pois esse tipo de exercício aumenta a tensão no tendão dos músculos extensores. Além disso, o uso de órteses também está indicado, como o *brace*, durante a realização de atividades, e a órtese estática de punho, para uso noturno.
- **(A)** F-F-V-V
- **(B)** F-V-V-F
- **(C)** V-F-F-V
- **(D)** F-F-V-F
- **(E)** V-V-F-F

■ Resposta: A.

COMENTÁRIO: A tendinopatia lateral do cotovelo (ou epicondilose lateral) é caracterizada pelo acometimento do tendão do músculo extensor radial curto do carpo, embora aproximadamente 35% dos pacientes também apresentem acometimento do extensor comum dos dedos. Como a maioria dos pacientes que procuram tratamento já se encontra na fase crônica, a ultrassonografia Doppler pode ser utilizada para diagnosticar a degeneração angiofibroblástica, e os testes específicos (Cozen, aperto de mão, teste de tensão do nervo radial e teste de Mill) também podem ser usados durante a avaliação do paciente. Além disso, os pacientes podem apresentar pontos-gatilho ou pontos de dor que exacerbam o quadro álgico e acarretam diminuição ou perda de função da mão[7-9].

8. Dentre as diversas condições ortopédicas da mão, destacam-se a tenossinovite estenosante de DeQuervain, o dedo em gatilho e a doença de Dupuytren. Considerando essas condições, assinale a opção correta.
- **(A)** A tenossinovite estenosante de DeQuervain é uma tendinopatia que acomete o tendão e as bainhas sinoviais dos músculos abdutor longo do polegar e extensor curto do polegar. A compressão é observada no primeiro compartimento extensor, e o tratamento cirúrgico consiste na secção do retináculo flexor do punho
- **(B)** A lesão de dedo em gatilho acomete o tecido tendinoso e causa espessamento da região da polia A2, a qual é frequentemente seccionada durante o tratamento cirúrgico
- **(C)** As três condições descritas podem causar grande disfunção da mão em razão da dificuldade de manuseio de objetos. Essa dificuldade é causada somente pela dor, sem acarretar diminuição da força de preensão palmar e da capacidade de realizar os movimentos de pinça
- **(D)** A doença de Dupuytren é caracterizada pelo tensionamento e o aumento do tecido fibroso na fáscia palmar, o que contribui para o aumento da tensão da fáscia e a consequente tração do quarto e quinto dedos. A longo prazo, essa tração pode contribuir para o desenvolvimento de contratura em flexão desses dedos

■ Resposta: D.

COMENTÁRIO: A tenossinovite estenosante de DeQuervain acomete os tendões dos músculos abdutor longo e extensor curto do polegar na região do primeiro compartimento extensor. O tratamento cirúrgico dessa condição de saúde envolve a ressecção do retináculo extensor. Em pacientes com dedo em gatilho, o espessamento tendinoso ocorre na região da polia A1. A força de preensão palmar e os movimentos de pinça podem ser afetados pela dor; nos pacientes com doença de Dupuytren, além da dor, o tensionamento da fáscia palmar e a presença de contraturas também podem contribuir para disfunções da mão[10,11].

9. Paciente M.B.T., 55 anos, sofreu um ferimento cortocontuso (FCC) na zona V flexora, apresentando ruptura dos tendões flexores de punho e dedos com lesão associada dos nervos mediano e ulnar. Foi submetido à reconstrução dos tendões (tenorrafia) e dos nervos (neurorrafia). Fez uso de órtese dorsal por 4 semanas, período em que também foi encaminhado para avaliação e tratamento fisioterapêutico. Ao exame físico, foram constatados edema na mão, boa cicatrização (pouca aderência), esboço de ADM ativa de flexão de punho e dedos, déficit de sensibilidade no trajeto dos nervos mediano e ulnar com sinal de Tinel positivo na região do punho e ausência de oponência do polegar. Sendo assim, analise as afirmativas a seguir e assinale a opção correta.

I. **A deformidade padrão para esse tipo de lesão é a mão em garra mista devido à lesão dos nervos mediano e ulnar.**

II. **Nos pacientes com acometimento nervoso, a avaliação da sensibilidade cutânea é de extrema importância. Como conduta, é possível realizar o mapeamento através da estesiometria (monofilamentos), discriminação de dois pontos e uso do diapasão.**

III. **O manejo da cicatriz é uma importante conduta para minimizar ou evitar a aderência cicatricial.**

IV. **Para minimizar o edema, pode ser realizada massagem retrógrada ou utilizado enfaixamento com a atadura tipo Coban®.**

(A) Apenas a afirmativa I está correta

(B) Todas as afirmativas estão corretas

(C) Apenas as afirmativas II, III e IV estão corretas

(D) Apenas as afirmativas I, II e III estão corretas

(E) Todas as afirmativas estão incorretas

■ Resposta: B.

Comentário: As lesões dos tendões flexores extrínsecos de punho e dedos podem estar associadas a lesões nervosas e/ou vasculares. No caso descrito, a tenorrafia e a neurorrafia são as condutas adotadas para esse tipo de lesão. Após o procedimento cirúrgico, o punho deve ser imobilizado com tala gessada ou órtese dorsal em flexão por 4 semanas.

A avaliação inicial do paciente envolve a análise da sensibilidade, a qual é utilizada para observar a evolução do paciente. A aderência cicatricial prejudica a melhora funcional dos pacientes, sendo de extrema importância o manejo da cicatriz. Já o manejo do edema pode ser realizado por meio do enfaixamento com leve compressão com ataduras tipo Coban®.

Em pacientes com lesão nervosa mista (lesão dos nervos mediano e ulnar), além da rigidez articular, costuma ser observada a chamada mão com dedos em garra mista, em

virtude da paralisia dos músculos lumbricais, com a consequente perda da capacidade de estabilização da articulação metacarpofalangiana (MCF) durante o movimento de extensão dos dedos. Nesses casos, uma conduta comum é a indicação de órtese para bloquear a hiperextensão das MFC[12,13].

10. As fraturas que acometem a região do cotovelo e do antebraço e suas possíveis sequelas causam grande disfunção, e muitos pacientes precisam ser submetidos a tratamento cirúrgico para estabilização da região. Nesse contexto, analise as afirmativas a seguir e assinale a opção correta.

I. **A fratura de úmero distal consiste em uma fratura quase exclusiva do esqueleto imaturo, ocorrendo primariamente nas primeiras décadas de vida.**

II. **Na tríade terrível do cotovelo ocorrem fratura da cabeça do rádio, fratura do processo coronoide e fratura de olécrano.**

III. **A calcificação heterotópica é uma complicação em fraturas do complexo do cotovelo, principalmente em fraturas da cabeça do rádio.**

IV. **Na fratura-luxação de Monteggia ocorre fratura da ulna com luxação da cabeça do rádio.**

(A) Apenas as afirmativas I, III e IV estão corretas

(B) Todas as afirmativas estão incorretas

(C) Todas as afirmativas estão corretas

(D) Apenas as afirmativas I, II e III estão corretas

(E) Apenas as afirmativas II e IV estão corretas

■ Resposta: A.

Comentário: As fraturas da região do cotovelo e do antebraço são comumente tratadas por meio de cirurgia. As supracondilianas ou distais do úmero acometem mais crianças, porém, em razão dos acidentes automobilísticos, vem crescendo o número de adultos jovens com fraturas nessa região.

A fratura de Monteggia acomete a ulna com luxação da cabeça do rádio. Uma das lesões mais graves da região do cotovelo é a chamada tríade terrível (fratura da cabeça do rádio, fratura do processo coronoide e luxação posterior do cotovelo), que tem prognóstico sombrio e frequentemente causa instabilidade do cotovelo. Finalmente, a ossificação heterotópica é uma complicação comum das fraturas da cabeça de rádio e se caracteriza pela calcificação do tendão do músculo bíceps braquial na região da tuberosidade do rádio[14-16].

11. Em relação às fraturas que acometem o punho e a mão, considere as afirmativas abaixo e assinale a opção correta.

I. **Na fratura de Colles ocorre fratura da ulna distal com deslocamento dorsal do fragmento distal.**

II. **Na fratura do polo proximal do osso escafoide, o tempo de consolidação é maior, pois trata-se de um local com maior densidade vascular.**

III. **Na fratura do boxeador ocorre fratura do primeiro metacarpo mediante o impacto direto com a mão fechada.**

(A) Apenas as afirmativas I e II estão corretas
(B) Todas as afirmativas estão incorretas
(C) Todas as afirmativas estão corretas
(D) Apenas as afirmativas II e III estão corretas

■ Resposta: B.

COMENTÁRIO: A fratura de Colles acomete a região distal do rádio com desvio posterior do fragmento distal, sendo a queda com a mão espalmada o mecanismo de lesão clássico. As fraturas do osso escafoide (principalmente as do polo proximal) tendem a exigir mais tempo para consolidação devido à menor densidade vascular desse osso. Essa região apresenta alta incidência de complicações, como pseudoartrose e necrose avascular. A fratura do boxeador consiste no acometimento do quinto metacarpo e em geral é decorrente de trauma direto na região da quinta articulação MCF[1,2,5,17].

12. As lesões do mecanismo extensor dos dedos da mão na região da falange média e as fraturas da falange distal dos dedos podem ocasionar uma deformidade denominada:
(A) Dedo em gatilho
(B) Dedo em *botonniere*
(C) Tenossinovite estenosante de DeQuervain
(D) Pseudoartrose da falange distal
(E) Dedo em martelo

■ Resposta: E.

COMENTÁRIO: O dedo em martelo é caracterizado pela incapacidade de extensão ativa da falange distal e pode ser ocasionado pela lesão do mecanismo extensor dos dedos na região da falange média e também pela fratura da falange distal. O dedo em *botonniere* é caracterizado pela incapacidade de realizar a extensão ativa da interfalangiana proximal (IFP) e também é decorrente de uma lesão no mecanismo extensor, mais precisamente na banda central na região proximal da IFP dos dedos[18].

13. A articulação do punho (Figura 1) é particularmente complexa devido à grande quantidade de ossos, articulações e ligamentos nessa região. As setas de 1 a 8 representam, respectivamente:

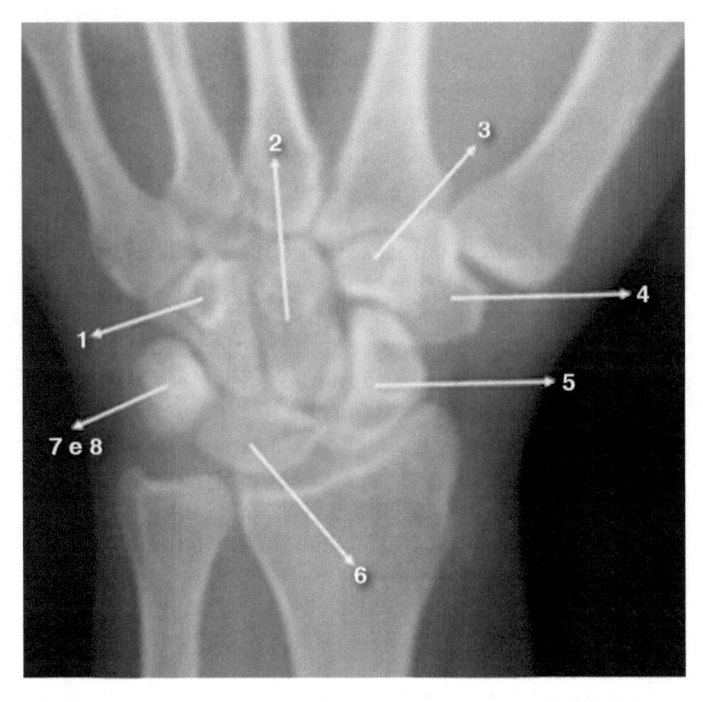

Figura 1

(A) 1-Trapézio/2-capitato/3-semilunar/4-hamato/5-escafoide/6-trapezoide/7 e 8-piramidal e pisiforme
(B) 1-Hamato/2-capitato/3-trapezoide/4-trapézio/5-escafoide/6-semilunar/7 e 8-piramidal e pisiforme
(C) 1-Hamato/2-capitato/3-piramidal/4-pisiforme/5-escafoide/6-semilunar/7 e 8-trapézio e trapezoide
(D) 1-Trapézio/2-escafoide/3-trapezoide/4-hamato/5-capitato/6-semilunar/7 e 8-piramidal e pisiforme

■ Resposta: B.

COMENTÁRIO: Na região do punho são encontrados oito ossos pequenos e irregulares, quatro deles dispostos na primeira fileira ou fileira proximal, a saber: piramidal, pisiforme, semilunar e escafoide. Esses ossos se articulam principalmente com o rádio, com a cartilagem triangular e com a fileira distal via articulação intercárpica. Já na segunda fileira ou fileira distal encontram-se os ossos hamato, capitato, trapezoide e trapézio, os quais se articulam com os ossos do metacarpo e com a fileira proximal do carpo[19].

REFERÊNCIAS

1. Handoll HHG, Elliott J. Rehabilitation for distal radial fractures in adults. Cochrane Database of Systematic Reviews 2015; 9:1-174. DOI: 10.1002/14651858.CD003324.pub3.
2. Sobel AD, Calfee RP. Distal radius fractures in the athlete. Clin Sports Med 2020; 39:299-311. https://doi.org/10.1016/j.csm.2019.10.005.
3. Barbosa RI, Fonseca MCR, Rodrigues EKS et al. Efficacy of low-level laser therapy associated to orthoses for patients with carpal tunnel syndrome: A randomized single-blinded controlled trial. Journal of Back and Musculoskeletal Rehabilitation 2016; 29:459-66. DOI 10.3233/BMR-150640.
4. McAdams TR, Spisak S, Beaulieu CF, Ladd AL. The effect of pronation and supination on the minimally displaced scaphoid fracture. Clinical Orthopaedics and Related Research 2003; 411:255-9. DOI: 10.1097/01.blo.0000069886.31220.86.
5. Wolff AL, Wolfe SW. Rehabilitation for scapholunate injury: Application of scientific and clinical evidence to practice. Journal of Hand Therapy 2016; 29:146-53. Available on: http://dx.doi.org/10.1016/j.jht.2016.03.010.
6. Dabbagh A, Macdermid JC, Yong J, Macedo LG, Packham TL. Diagnosing carpal tunnel syndrome: Diagnostic test accuracy of scales, questionnaires, and hand symptom diagrams—A systematic review. J Orthop Sports Phys Ther 2020; 50(11):622-31. Doi: 10.2519/jospt.2020.9599.
7. Garg R, Adamson GJ, Dawson PA, Shankwiler JA, Pink MM. A prospective randomized study comparing a forearm strap brace versus

a wrist splint for the treatment of lateral epicondylitis. J Shoulder Elbow Surg 2010; 19:508-12. Doi:10.1016/j.jse.2009.12.015.

8. Chourasia AO, Buhr KA, Rabago DP et al. Relationships between biomechanics, tendon pathology, and function in individuals with lateral epicondylosis. J Orthop Sports Phys Ther 2013; 43(6):368-78. doi:10.2519/jospt.2013.4411.

9. Marcolino AM, Das Neves LMS, Oliveira BG et al. Multimodal approach to rehabilitation of the patients with lateral epicondylosis: a case series. Springer Plus 2016; 5(1718):1-6. DOI 10.1186/s40064-016-3375-y.

10. Adams JE, Habbu R. Tendinopathies of the hand and wrist. J Am Acad Orthop Surg 2015; 23:741-50. Available on: http://dx.doi.org/10.5435/JAAOS-D-14-00216.

11. Trybus M, Koziej M, Bednarek M, Brudnicki J, Pokrowiecki W. Hand function deficiency in patients with Dupuytren's disease and course of recovery after palmar fasciectomy. Acta Chir OrthopTraumatol Cech 2019; 86(3):193-8.

12. Krotoski JAB. Flexor tendon and peripheral nerve repair. Hand Surgery 2002; 7(1):83-100.

13. Lutsky KF, Giang EL, Matzon JL. Flexor tendon injury, repair and rehabilitation. Orthop Clin N Am 2015; 46:67-76. Available on: http://dx.doi.org/10.1016/j.ocl.2014.09.004.

14. Midtgaard KS, Ruzbarsky JJ, Hackett TR, Viola RW. Elbow fractures. Clin Sports Med 2020; 39:623-36. Available on: https://doi.org/10.1016/j.csm.2020.03.002.

15. Kim JM, London DA. Complex Monteggia fractures in the adult cohort: Injury and management. J Am Acad Orthop Surg 2020; 28:e839-e848. DOI: 10.5435/JAAOS-D-19-00625.

16. Couture A, Hébert-Davies J, Chapleau J, Laflamme GY, Sandman E, Rouleau DM. Factors affecting outcome of partial radial head fractures: A retrospective cohort study. Orthopaedics & Traumatology: Surgery & Research 2019; 105:1585-92. Available on: https://doi.org/10.1016/j.otsr.2019.06.021.

17. Sacks CA. Boxer's fracture. N Engl J Med 2019; 381(10):969.

18. McMurtry JT, Isaacs J. Extensor tendons injuries. Clin Sports Med 2015; 34:167-80. Available on: http://dx.doi.org/10.1016/j.csm.2014.09.005.

19. Kijima Y, Viegas SF. Wrist anatomy and biomechanics. J Hand Surg 2009; 34A:1555-63. DOI:10.1016/j.jhsa.2009.07.019.

Capítulo 50

Recursos Eletrotermofototerapêuticos

Angélica Rodrigues de Araújo
Matheus Milanez dos Reis
Ligia de Loiola Cisneros

1. (COFFITO, 2018 – adaptada) Sobre o uso de recursos eletrotermofototerapêuticos nos pacientes oncológicos, assinale a opção INCORRETA.

(A) A fotobiomodulação pode ser usada em radiodermites, mucosite oral e linfedema

(B) O uso de TENS (estimulação elétrica nervosa transcutânea) pode ser aplicado para controle da dor em pacientes em fase terminal

(C) O uso desses recursos é proibido e contraindicado em pacientes com câncer

(D) A eletroterapia pode ser utilizada para reforço muscular em pacientes prostatectomizados

(E) A eletroterapia pode ser aplicada em casos de paralisia facial e neuropatia periférica induzida pela quimioterapia

■ Resposta: C.

COMENTÁRIO: Em oncologia, a fisioterapia atua no controle dos sintomas dos pacientes e para manter e restaurar a integridade funcional, assim como prevenir, tratar e minimizar os efeitos do tratamento oncológico com foco na manutenção da qualidade de vida. Um grande número de recursos pode ser utilizado pelo fisioterapeuta, como correntes elétricas, *laser*, LED e ondas de choque[1].

A ação da luz vermelha ou infravermelha com objetivo terapêutico, para modulação de processos bioquímicos relacionados ao metabolismo celular (bioinibição ou bioestimulação), é chamada de fotobiomodulação (FBM) e se utiliza de fontes de luz monocromáticas (*laser* e LED). No passado havia receio de que a fototerapia pudesse estimular o crescimento de células cancerígenas devido a resultados provenientes de estudos *in vitro,* o que não se repetiu *in vivo*. Posteriormente foi demonstrado que a FBM reduz os efeitos colaterais do tratamento de tumores e potencializa outros tratamentos, bem como aumenta a imunidade em pacientes com câncer[14].

Para controle da dor e como auxiliar terapêutico para os pacientes com sensibilização central, pode-se indicar a TENS para eletroanalgesia, sobretudo em casos terminais, pois existem evidências de efeitos benéficos nessa condição[23].

Da mesma maneira, para manter a função muscular quando o exercício ativo não é possível em virtude de complicações do tratamento, por fadiga crônica, descondicionamento físico ou quando há contraindicações ao exercício aeróbio e ao treino resistido, a TENS pode ser prescrita com benefícios para essa população[30].

2. (COFFITO, 2018 – adaptada) Sobre a utilização da eletroestimulação em unidade terapia intensiva (UTI), assinale a opção INCORRETA.

(A) Pode ser considerada um dos recursos mais promissores para prevenir a fraqueza muscular adquirida na UTI. Portanto, deve ser iniciada logo que possível em pacientes ainda inconscientes

(B) Os pacientes sépticos, edemaciados e sob uso de vasopressores são os que apresentam melhor resposta ao uso da eletroestimulação

(C) A corrente excitomotora mais preconizada na literatura para esse fim é a corrente pulsada (baixa frequência), e não as correntes alternadas (de média frequência)

(D) A eletroestimulação, além de utilizada para prevenir a fraqueza muscular, também pode ser usada com propostas metabólicas, analgésicas e cardiovasculares

(E) A dosificação mais segura da intensidade da corrente para eletroestimulação em pacientes críticos consistiria no ajuste da miliamperagem para verificação de uma contração muscular visível

▪ **Resposta: B.**

COMENTÁRIO: A fraqueza muscular decorrente de perda de massa e força muscular em pacientes críticos é um problema muito comum em UTI, sendo provocada por imobilidade, com aumento do catabolismo muscular e redução da síntese proteica. As perdas apresentam-se de maneira difusa e simétrica, acometendo a musculatura esquelética.

O fisioterapeuta intensivista atua na prevenção dessa disfunção, utilizando precocemente técnicas de mobilização e a estimulação elétrica neuromuscular, que tem sido considerada segura e eficaz para esses pacientes. A contração é ativada pelo uso de correntes pulsadas, não polarizadas e de baixa frequência, de modo a evitar efeitos eletroquímicos e a fadiga muscular.

O uso da estimulação motora, em resposta à intensidade aplicada, deve provocar uma contração muscular visível e, por suas características de pulso, também pode promover analgesia. A estimulação elétrica neuromuscular não provoca sobrecarga cardíaca, até mesmo levando a uma adaptação ao tratamento.

Existem parâmetros para contraindicação ou suspensão da eletroterapia nesses pacientes que consideram pressão arterial, frequência cardíaca, frequência respiratória, saturação de oxigênio e reações cutâneas como desfechos de segurança. São eles: frequência cardíaca < 50 ou > 140bpm, pressão arterial média < 65mmHg, necessidade de fração de oxigênio inspirado > 80%, necessidade de pressão expiratória final positiva > 15mmHg, frequência respiratória > 35irpm, saturação de oxigênio < 85% ou queda de 10% e pontuação de dor autorreferida > 7 na escala visual analógica [36]. A sepse é um fator de risco para falência múltipla de órgãos e fraqueza adquirida na UTI, mas sua severidade não interfere nos resultados da eletroestimulação[39].

3. A diminuição generalizada e progressiva de massa muscular (massa magra) associada à perda de função muscular no corpo, definida como sarcopenia, faz parte do envelhecimento e pode ser responsável por danos à qualidade de vida na terceira idade. Analise as afirmativas a seguir, sobre o uso de estimulação elétrica muscular para condições de sarcopenia em idosos, e assinale a opção correta.

I. A diminuição da massa muscular relacionada à idade envolve uma perda seletiva de fibras glicolíticas rápidas (tipo II), que são especialmente ativadas com a estimulação elétrica.

II. A estimulação elétrica é um tratamento adjuvante para atenuar o declínio motor em idosos.

III. A estimulação elétrica muscular pode ser usada para produzir uma contração muscular equivalente a 100% de uma contração voluntária máxima.

IV. O gasto metabólico da ativação muscular com estímulo elétrico é alto, o que justifica sua indicação para pacientes com menor capacidade física ou pouco motivados para a prática de exercícios.

(A) Apenas as afirmativas I e II estão corretas
(B) Apenas as afirmativas I e III estão corretas
(C) Apenas as afirmativas II e III estão corretas
(D) Apenas as afirmativas II e IV estão corretas
(E) Apenas as afirmativas I e IV estão corretas

▪ **Resposta: A.**

COMENTÁRIO: A musculatura esquelética é particularmente suscetível aos efeitos do envelhecimento, passando por uma redução constante na função. A perda de massa muscular associada a uma diminuição na força e a mudança na composição da fibra são marcas do envelhecimento. A diminuição da massa muscular relacionada à idade envolve uma perda seletiva de fibras glicolíticas rápidas (tipo II) em relação às fibras oxidativas lentas (tipo I).

A estimulação elétrica tem sido usada como alternativa terapêutica para neutralizar as perdas musculares, bem como para fortalecimento muscular e manutenção da massa muscular em idosos, sobretudo naqueles pacientes que são incapazes de ou não querem realizar exercícios convencionais. Na contração voluntária, a ordem do recrutamento das fibras musculares ocorre nas unidades motoras lentas (tipo I), que são utilizadas para pequenos esforços, enquanto as rápidas (tipo II) são gradualmente recrutadas quando há níveis maiores de produção de força.

Na estimulação motora com correntes elétricas, o recrutamento ocorre de maneira inversa: as fibras rápidas são as primeiras a ser recrutadas. Para minimizar os riscos de uma fadiga rápida provocada por esse perfil de recrutamento, a eletroestimulação motora deve ser utilizada para produzir uma contração muscular equivalente a 20% a 40% de uma contração voluntária máxima[19,21]. A estimulação elétrica neuromuscular não provoca sobrecarga cardíaca, pode ser autoadministrada em casa, com orientação, e tem baixa carga metabólica, proporcionando, assim, uma terapia aceitável para pacientes que apresentam muitos sintomas e incapacidades[19].

4. Sobre a TENS, é possível afirmar que:
(A) Aparelhos com correntes bidirecionais, polarizadas, oferecem menos risco de efeitos eletroquímicos
(B) É realizada por meio de estimuladores elétricos capazes de emitir correntes monofásicas com a finalidade de estimular fibras nervosas através da pele para obter analgesia por meio do mecanismo das comportas
(C) É realizada com correntes elétricas pulsadas, bifásicas e despolarizadas, aplicadas sobre a pele, com a finalidade de ativar grupos de fibras nervosas aferentes que participam do processo de percepção e modulação da dor
(D) É um recurso da eletroterapia que pode ser usado para iontoforese
(E) Os eletrodos não devem ser posicionados na emergência das raízes neurais, nos dermátomos ou miótomos

▪ **Resposta: C.**

COMENTÁRIO: A utilização de estímulo elétrico para controle da dor é feita por meio de um aparelho de TENS através da estimulação sensorial de aferentes mecanoceptores Aß, que são fibras mielinizadas de diâmetro largo capazes de modular a percepção da dor pela redução da excitabilidade das aferentes nociceptoras, em um mecanismo definido como teoria das comportas da dor.

A corrente mais utilizada nos aparelhos de TENS é a pulsada, alternada, bifásica (fase positiva e negativa), equilibrada, de modo a evitar acúmulo de cargas em um eletrodo (corrente despolarizada) e, portanto, os efeitos eletroquímicos. Sem polaridade, essa corrente não pode ser utilizada para iontoforese, a qual é realizada com corrente direta, com um eletrodo positivo e outro negativo.

O objetivo da estimulação sensorial com TENS é ampliar a entrada de informação nos mesmos níveis espinhais onde estão localizadas as entradas de nocicepção. Portanto, os eletrodos devem ser posicionados preferencialmente próximos à área dolorosa, mas, se a pele desse local estiver incapacitada para enviar os estímulos, os eletrodos podem ser posicionados em dermátomos, miótomos ou raízes neurais relacionados ao local da dor[26].

5. Analise as afirmativas abaixo sobre iontoforese e assinale a opção com a sequência correta.

( ) **O Acórdão 611/2017 do COFFITO autoriza a prescrição de fármacos para iontoforese e fonoforese por fisioterapeutas.**

( ) **Os efeitos de qualquer droga introduzida por iontoforese são locais e sistêmicos e inversamente proporcionais à densidade da corrente e ao tempo de aplicação.**

( ) **Os íons penetram na pele pelo princípio de repulsão, que ocorre no eletrodo cuja característica iônica seja a mesma do medicamento em uso.**

( ) **A corrente utilizada deve ser unidirecional, contínua ou pulsada, para aplicação de soluções aquosas ou pomadas.**

(A) F-V-V-V
(B) F-F-V-V
(C) V-F-F-V
(D) V-V-V-V
(E) V-F-V-V

■ **Resposta: E.**

COMENTÁRIO: A utilização e/ou indicação de substâncias de livre prescrição pelo fisioterapeuta de forma complementar à sua prática profissional foi normatizada em abril de 2017 por meio do Acórdão 611 do COFFITO. Nessa decisão estão contemplados como próprios da fisioterapia os medicamentos fitoterápicos/fitofármacos, medicamentos homeopáticos, medicamentos antroposóficos, medicamentos ortomoleculares, fotossensibilizadores para terapia fotodinâmica, iontoforese e fonoforese com substâncias de livre prescrição e florais.

A iontoforese utiliza o fluxo da corrente entre dois eletrodos para empurrar íons através da barreira da pele e assim mover uma droga terapêutica através da pele. O eletrodo ativo depende do composto que está sendo usado, o qual é colocado no eletrodo de mesma carga. O objetivo é repelir a carga, facilitando sua entrada através da pele.

Portanto, é preciso utilizar uma corrente polarizada, direta, preferencialmente contínua. A menos que os compostos ativos se difundam rapidamente ou estejam em concentração muito baixa, eles provavelmente efetuarão modificações sistêmicas e não apenas locais.

A densidade da corrente é importante, bem como o tempo de aplicação. A densidade da corrente está relacionada com o tamanho do eletrodo e a intensidade, sendo recomendado $0,5mA/cm^2$ para o catodo e $1,0mA/cm^2$ para o anodo[26] – e quanto maior o tempo de aplicação, maior será a dosagem entregue.

6. (COFFITO, 2016 – adaptada) Quanto ao uso do *laser* na prática desportiva, é INCORRETO afirmar que:

(A) Pode ser aplicado no tratamento de rupturas musculares, promovendo incremento metabólico para cicatrização celular

(B) Pode ser empregado em tratamento de lesões ligamentares e tendíneas nas fases mais precoces, pois é atérmico e não incrementa o processo inflamatório

(C) É contraindicado no tratamento de periostite e osteocondrite dissecante

(D) Pode ser empregado na liberação de pontos-gatilho

(E) Promove analgesia e diminuição do processo inflamatório

■ **Resposta: C.**

COMENTÁRIO: O *laser* é um recurso terapêutico que pode intensificar o metabolismo respiratório no nível mitocondrial por meio da absorção da energia luminosa pelos fotorreceptores da cadeia fosforilativa. Além disso, esse recurso tem ação anti-inflamatória que aumenta a microcirculação local com consequente elevação da pressão hidrostática capilar, favorecendo a absorção do edema e a eliminação dos metabólitos gerados durante a fase aguda da inflamação.

O uso do *laser* reduz a intensidade do processo inflamatório e a sensação de dor, sendo um ótimo recurso para tratamento dos pontos-gatilho. Além disso, vem sendo associado ao estímulo de fibroblastos e de osteoblastos durante o processo de reparo do tecido lesionado. Além de atuar na cicatrização tecidual mediante o aumento do metabolismo celular, quando aplicado na fase inicial da inflamação, o *laser* regula o processo inflamatório, favorecendo a fase proliferativa da inflamação nos músculos, tendões ou ligamentos, sendo indicado também para lesões nos ossos ou nas cartilagens[25].

7. (COFFITO, 2018 – adaptada) A fotobiomodulação pode ser definida como a capacidade celular de interagir com certos tipos de luz, dependendo de seu comprimento de onda, densidade de energia e potência. Dentre os agentes eletrofísicos é possível destacar o *laser* de baixa intensidade (LBI), o qual apresenta esses efeitos fotobiomoduladores. Sobre esse agente, assinale a opção correta.

(A) O LBI provoca resposta térmica nos tecidos, podendo ser utilizado em inúmeras áreas, como corte cirúrgico e coagulação, oftalmologia, dermatologia e fisioterapia

(B) O LBI de hélio-neônio produz um feixe infravermelho característico com comprimento de onda de 632,8nm

(C) O LBI apresenta efeitos na velocidade de cicatrização de feridas e úlceras, intensificando o mecanismo celular

(D) O LBI de arseneto-gálio produz um feixe vermelho característico com comprimento de onda de 904nm

(E) A dose ou densidade de energia do LBI é o único parâmetro que deve ser levado em consideração na prescrição desse agente eletrofísico

■ **Resposta: C.**

COMENTÁRIO: Dentre os recursos que promovem a fotobiomodulação, o *laser* se diferencia por suas propriedades físicas de colimação, coerência e monocromaticidade, o que aumenta a eficiência no fornecimento de energia luminosa, além de sofrer menos perdas (refração/dissipação e reflexão) durante a propagação da luz. Isso favorece a penetração dos raios luminosos e aumenta a potência.

Uma das principais indicações do *laser* é a cicatrização tecidual, e esse princípio pode ser explicado tanto pelos mecanismos de aumento do metabolismo celular como pelo controle do processo inflamatório agudo e pelo aumento de circulação sanguínea capilar. A potência (em Watts) representa a quantidade de energia (em Joule) transportada pela luz em 1 segundo de exposição. O *laser* de baixa potência é assim classificado porque a potência fornecida pelo dispositivo é < 1 Watts, que é a potência mínima necessária para promover a resposta térmica para produzir cortes em tecidos.

O comprimento de onda representa o ponto dentro do espectro de radiação eletromagnética de operação do *laser*, podendo estar dentro da faixa de luz visível ou não, e está relacionado com o meio de excitação utilizado para a produção da luz, ou seja, um *laser* de hélio-neônio produz um feixe de luz de cerca de 632,8nm, que corresponde a um comprimento de luz visível de cor vermelha, enquanto o de arseneto-gálio produz um feixe de luz de cerca de 904nm, correspondendo a um comprimento de luz invisível dentro da faixa do infravermelho[31].

Assim, além da dose de prescrição, o profissional deve atentar para os parâmetros físicos do *laser*, como comprimento de onda, perdas pela propagação, potência do dispositivo, bem como para os parâmetros clínicos do paciente, como área a ser tratada, fase inflamatória e localização e profundidade da lesão, entre outros[31].

8. (COFFITO, 2018 – adaptada) Considerando as aplicações de *laser* nos tecidos biológicos, assinale a opção INCORRETA.

(A) A dose e a profundidade de atuação do *laser* são tempo-dependentes, ou seja, dependerão do tempo de aplicação para atingir maiores profundidades

(B) Ao entrar em contato com o tecido biológico, o feixe de *laser* perde suas características especiais, como a colimação e a direcionalidade

(C) Não existe diferença entre dose (J) e fluência (J/cm²), já que para facilitar a dosimetria os aparelhos de laserterapia sempre apresentam uma área de feixe de 1cm²

(D) Em contato com o tecido biológico, o *laser* sofre espalhamento multidirecional. Esse fenômeno se deve à configuração

prismática das células, o que gera os efeitos de refração e reflexão

(E) As aplicações de *laser* infravermelho com comprimento de onda entre 800 e 1.000nm devem ser realizadas na clínica musculoesquelética por atingirem maiores profundidades em razão de sua menor absorção e maior difusão

■ **Resposta: C.**

COMENTÁRIO: O comprimento de onda do *laser* é um parâmetro que compreende a distância de um período de oscilação de radiação. Comumente, a visão humana é capaz de captar comprimentos de onda entre 400 e 700nm, com espectros de cores variando desde o violeta até o vermelho. Os comprimentos de onda <400 e >700nm são invisíveis ao olho humano, de modo que os comprimentos de onda entre 100 e 400nm são classificados como radiação ultravioleta e os comprimentos de onda entre 700 e 50.000nm são classificados como radiação infravermelha.

Ao se propagar no espaço, o *laser* sofre desvios e dissipação (espalhamento multidirecional), como refração ou dispersão e reflexão. Esses desvios acarretam perda na eficiência do recurso, alterando suas características de coerência e colimação. A coerência é uma característica que indica que as partículas da luz estão viajando na mesma fase, ou seja, a maioria das partículas se encontra no mesmo momento de oscilação. A colimação indica que os feixes de luz estão na mesma direção, em paralelo, com divergência próxima de zero.

Além disso, considerando a Lei de Planck, que estabelece uma base de medida de energia geral para a luz, quanto maior o comprimento de onda, menor será a energia transportada pela luz; assim, os *lasers* com maior comprimento de onda podem atingir maior profundidade por sofrerem menos desvios. Os vermelhos (entre 630 e 670nm) atingem aproximadamente 0,8cm de profundidade, enquanto os infravermelhos (entre 750 e 940nm) alcançam aproximadamente 1,8cm de profundidade.

A dosimetria da laserterapia leva em consideração a energia conferida ao tecido, que pode ser medida de duas maneiras diferentes, a depender da referência observada, ou seja, quando se considera apenas a energia irradiada, a quantidade de energia por segundo faz sentido, medidas em Joule (J); quando se considera a quantidade de energia recebida em determinada área de tecido biológico, tem-se a fluência (J/cm²), e a forma de apresentação da dose dependerá do fabricante. Como ambas as dosimetrias consideram a quantidade de energia em 1 segundo, independentemente da forma de dosimetria, quanto maior o tempo de irradiação do *laser*, maior será o somatório final de potência fornecida ao tecido[35].

9. Em relação à crioterapia, é INCORRETO afirmar que:

(A) Para promover efeitos analgésicos é necessário que o tecido alcance temperatura da pele < 13,6°C

(B) A aplicação por 20 minutos de gelo puro (5°C), gelo molhado (5°C) ou água gelada (10°C) apresenta velocidades diferentes de resfriamento da pele

(C) Para promover a redução metabólica e prevenir a hipoxemia secundária, a temperatura da pele deve ser < 10°C

(D) O efeito de analgesia induzido pela crioterapia pode ser explicado pela redução da média de velocidade de condução nervosa, a qual permanece reduzida mesmo após a interrupção da aplicação do recurso

(E) A aplicação por 20 minutos de gelo puro (5°C), gelo molhado (5°C) ou água gelada (10°C) apresenta temperaturas finais diferentes da pele; assim, somente o gelo puro e o molhado apresentam efeito analgésico

■ **Resposta: E.**

COMENTÁRIO: A crioterapia é um recurso térmico amplamente utilizado para controle dos sinais flogísticos após lesão de tecidos moles. Os efeitos desse processo envolvem a prevenção da hipoxemia secundária, o controle da reação inflamatória e a redução da velocidade de condução nervosa, a redução da taxa de metabolismo e a redução de espasmos musculares[7,10,29].

De acordo com as leis da termodinâmica, a proporção entre água e gelo interfere na velocidade de troca de calor entre o recurso de crioterapia e o tecido-alvo, uma vez que a diferença entre a temperatura do tecido e a do recurso varia, sendo maior quando se usa gelo puro ou molhado, o que lhe confere maior velocidade de resfriamento. Apesar disso, gelo puro (5°C), gelo molhado (5°C) e água gelada (10°C) são capazes de promover analgesia e redução de espasmos musculares, uma vez que esses recursos, quando aplicados por 20 minutos, reduzem a velocidade de condução nervosa[10].

Para reduzir a velocidade de condução nervosa, a temperatura da pele deve ser < 13,6°C, independentemente do método de aplicação da crioterapia (bolsas de gel, alimentos congelados, gelo em pedra, raspas de gelo, *spray* etc.) e do tempo de exposição, visto que a modificação de temperatura depende da velocidade de troca de temperatura[10,29]. O efeito de redução da velocidade de condução nervosa permanece mesmo 15 minutos após a aplicação do recurso.

Para reduzir o metabolismo celular em 50%, é necessário que as células sejam submetidas a uma redução de temperatura para valores ≤ 10°C. Essa temperatura é capaz de reduzir o efeito catalisador das enzimas, principalmente das mitocondriais, com consequente redução no consumo de oxigênio, o que favorece o aumento da concentração tecidual de oxigênio. Assim, tanto a redução do metabolismo como o aumento da concentração tecidual de oxigênio auxiliam a prevenção da hipoxemia[7].

10. Para que os efeitos fisiológicos e os benefícios terapêuticos promovidos pelas modalidades de aquecimento ocorram, é necessário que a temperatura da estrutura-alvo do tratamento varie dentro de determinada faixa. A alteração da temperatura tecidual abaixo dessa faixa induzirá tratamentos placebos, sem eficácia clínica, assim como um aumento excessivo poderá danificar os tecidos. A Figura 1 apresenta o comportamento da temperatura (a) de compressas de termogel (bolsas térmicas), (b) da pele e (c) da cavidade intra-articular de um joelho canino submetido à aplicação terapêutica de uma modalidade de aquecimento.

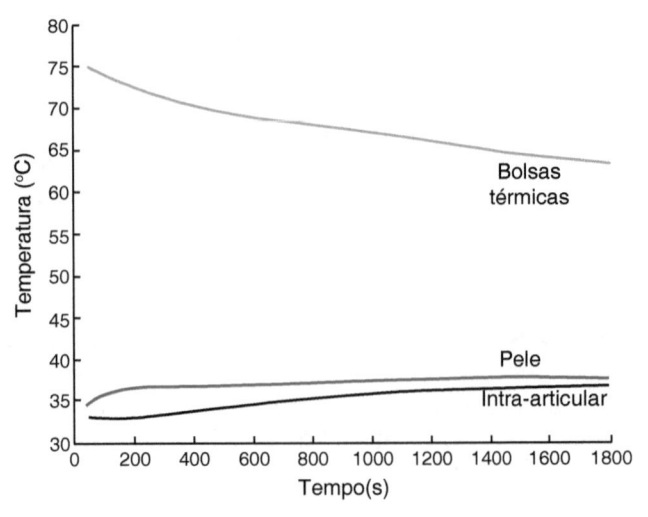

Figura 1 Comportamento da temperatura da bolsa de termogel (bolsa térmica), da pele e da cavidade intra-articular de um joelho canino submetido à aplicação de uma modalidade de aquecimento superficial. (Adaptada de Araújo AR. Transferência de calor em articulações sinoviais durante processos de aquecimento e resfriamento articular. Um estudo piloto. Dissertação [Mestrado em Engenharia Mecânica] – Faculdade de Engenharia, Universidade Federal de Minas Gerais, Belo Horizonte, 2006: 95[1].)

Considerando o exposto, analise a figura e as afirmativas abaixo, marcando-as como verdadeiras (V) ou falsas (F), e em seguida assinale a opção com a sequência correta.

( ) **As bolsas térmicas, modalidades de aquecimento superficial, foram aplicadas e se mantiveram dentro da faixa de temperatura recomendada para um tratamento termoterapêutico seguro e eficaz.**

( ) **As temperaturas da pele e da cavidade intra-articular sofreram variações suficientes para promover benefícios terapêuticos decorrentes do aquecimento tecidual.**

( ) **A magnitude de variação da temperatura de uma determinada estrutura depende da quantidade de energia que lhe foi fornecida, a qual está diretamente relacionada à modalidade terapêutica utilizada e às características da estrutura-alvo do aquecimento.**

( ) **O aquecimento promovido pelas bolsas térmicas ocorre por condução, sendo esse um fator limitante para o aquecimento de estruturas localizadas mais profundamente, como é o caso da cavidade intra-articular do joelho.**

(A) V- F-V-V

(B) V-V-F-V

(C) V-F-F-V

(D) F-F-V-F

(E) F-V-V-F

■ Resposta: A.

COMENTÁRIO: Os recursos terapêuticos físicos utilizados para aquecimento tecidual são classificados, de acordo com a profundidade de atuação, como modalidades de aquecimento profundo e de aquecimento superficial, como é o caso das compressas de termogel citadas na questão. A transferência de calor do recurso físico para os tecidos biológicos pode ocorrer por radiação, convecção ou condução.

A magnitude de variação da temperatura dos tecidos na região em que está sendo aplicado o agente físico depende da quantidade de energia que foi fornecida, a qual está diretamente relacionada à modalidade terapêutica e à técnica utilizada para sua aplicação, ao tempo de aplicação do agente termoterapêutico e às características fisiológicas, propriedades térmicas e localização do tecido-alvo[34].

Os recursos físicos cujo aquecimento ocorre através da condução, como as bolsas de termogel, têm profundidade e magnitude de aquecimento limitadas[1]. Como mostra a figura, mesmo com um protocolo adequado para aquecimento tecidual – temperatura da bolsa térmica ≈ 70 a 75ºC, tempo de aplicação ≈ 20 minutos, segundo recomendações da Australian Phisyotherapy Association[33] – a variação da temperatura da pele e principalmente da cavidade intra-articular foi pequena, não sendo suficiente para que a temperatura dessas estruturas atingisse a faixa recomendada para promover benefícios terapêuticos decorrentes do aquecimento tecidual, ou seja, ≈ 40 a 44ºC[8].

Embora alguns autores considerem que sejam suficientes elevações em torno de 1ºC na temperatura da estrutura-alvo para incrementar o metabolismo e favorecer o reparo tecidual, aumentos de 2ºC a 3ºC são recomendados para redução da dor e do espasmo muscular, ao passo que para aumentar a extensibilidade do colágeno e auxiliar a diminuição da rigidez articular são necessários incrementos de 4ºC ou mais[15]. A partir de 45ºC, o dano proteico é considerável, com consequente destruição do citoesqueleto, da membrana celular e da microvasculatura regional, podendo ocorrer ainda a interrupção do ciclo reprodutivo celular e do fluxo sanguíneo no local, o que predispõe os tecidos à necrose[6].

11. A aplicação orientada de energia acústica nos tecidos humanos pode ser realizada por meio de dispositivos como ultrassom, ondas de choque focal e ondas de pressão radial. A Figura 2 consiste em uma ilustração esquemática das características físicas e da propagação da onda de choque focal (A) e da onda de pressão radial (B) em um meio biológico. Com base nos conhecimentos biofísicos que fundamentam a utilização clínica das ondas de choque focal e de pressão radial, analise a figura e marque a opção correta.

(A) A onda de pressão radial é produzida por dispositivos do tipo piezoelétricos; já a onda de choque focal pode ser gerada por uma fonte do tipo eletromagnética, eletro-hidráulica ou pneumática

(B) A energia gerada pela onda de pressão radial atinge intensidade máxima em seu ponto de maior profundidade no tecido, ou seja, a aproximadamente 3cm da superfície da pele

(C) Devido à atenuação, a quantidade de energia que chega ao tecido ósseo é menor do que a quantidade de energia aplicada na pele por meio de um dispositivo de ondas de choque focal

(D) Embora os dispositivos de ondas de choque focal e de ondas de pressão radial tenham como finalidade gerar um estímulo mecânico nos tecidos, a resposta tecidual a esse estímulo não será a mesma

(E) Ambos os dispositivos apresentam boas indicações para o tratamento das alterações de estrutura e função relacionadas à pele, aos músculos e aos ossos

▪ Resposta: D.

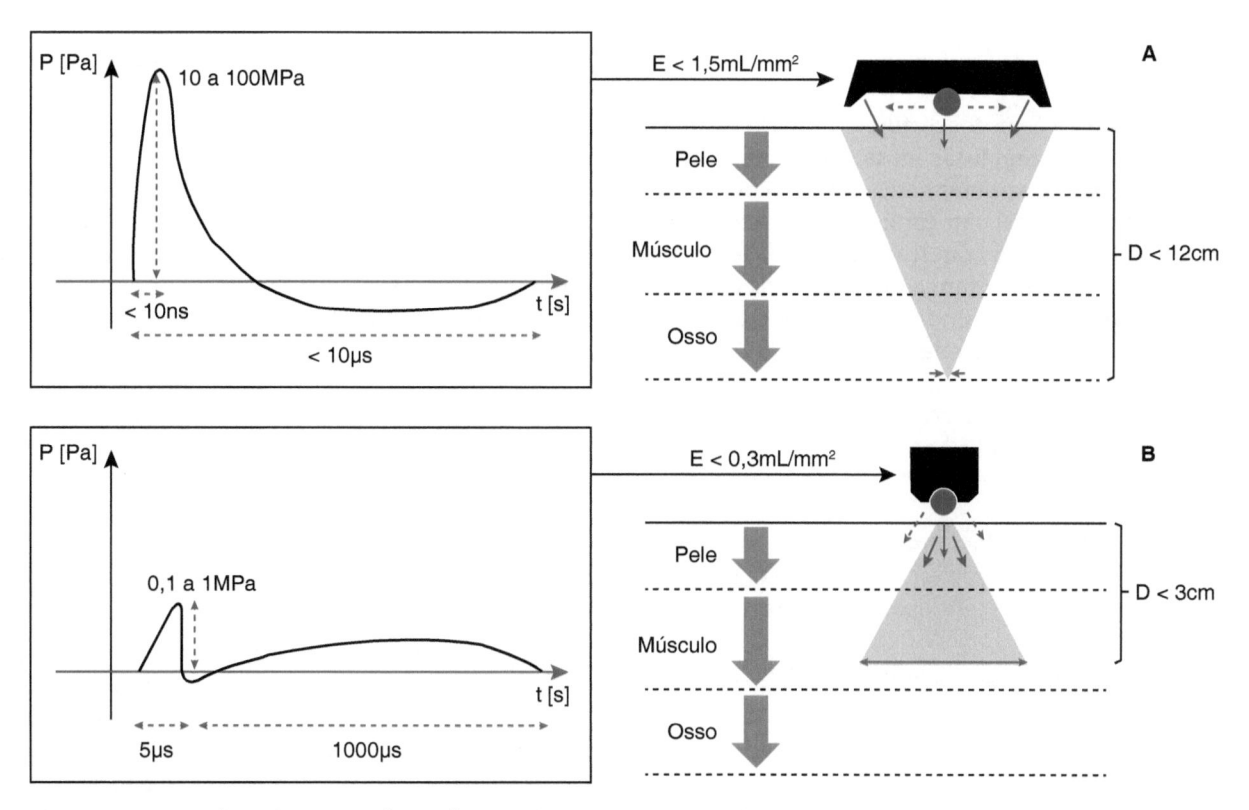

Figura 2 Ilustração esquemática das características físicas e da propagação da onda de choque focal (**A**) e da onda de pressão radial (**B**) em um meio biológico. (Adaptada de Dymarek R et al. Extracorporeal shock wave therapy as an adjunct wound treatment: a systematic review of the literature. Ostomy Wound Management 2014; 60[7]:26-39[9].)

COMENTÁRIO: A terapia por ondas de choque se baseia na aplicação de pulsos acústicos bifásicos de alta energia nos tecidos para induzir uma série de efeitos biológicos, os quais são dependentes da intensidade da onda de choque. A intensidade da onda de choque está relacionada ao tipo de gerador usado para a geração do pulso sônico: focal ou radial.

As ondas de choque focal podem ser geradas por fontes do tipo eletromagnética, eletro-hidráulica e piezoelétrica[5]. Essas ondas se caracterizam por apresentar potência de pico elevada (10 a 100MPa), rápida elevação (5 a 10ns), curta duração (300µs) e amplitude tênsil baixa. As ondas de pressão radial, também chamadas de ondas de choque radial, são geradas por dispositivos do tipo pneumático e, diferentemente das ondas de choque focal, apresentam baixos valores de pressão (0,1 a 1MPa).

As ondas de choque do tipo focal, além de maior intensidade, apresentam maior profundidade de penetração e atingem intensidade máxima no foco, localizado a aproximadamente 12cm de profundidade; já as ondas de pressão radial são de caráter mais superficial (cerca de 3cm de profundidade) e alcançam intensidade máxima no ponto de entrada da onda nos tecidos (superfície da pele)[9].

Por essa razão, embora os dispositivos de onda de choque focal e de onda de pressão radial tenham a finalidade de promover um estímulo mecânico nos tecidos, a resposta tecidual a esse estímulo não será a mesma, já que ela está associada à intensidade da onda. Adicionalmente, como essas ondas atingem profundidades diferentes, também alcançarão estruturas diferentes[11].

Clinicamente, as recomendações para uso dos dispositivos de onda de choque focal envolvem o tecido ósseo, como fraturas (pseudoartrose) e osteonecrose, e calcificações tendíneas, enquanto as ondas de pressão radial têm sido recomendadas para o tratamento de tendinopatias, dor miofascial/*trigger points*, fascite plantar e fibroedema geloide[37].

12. A osteoartrose (OA) é um dos distúrbios musculoesqueléticos mais comuns na população idosa. Os agentes físicos que fornecem energia eletromagnética, como o de ondas curtas e o de micro-ondas, são comumente usados para auxiliar o tratamento dessa condição de saúde. Todas as afirmativas abaixo fundamentam a utilização dos dispositivos de ondas curtas e micro-ondas para o manejo das alterações de estrutura e função relacionadas à OA, EXCETO:

(A) Redução da expressão da proteína de choque térmico Hsp70 nos condrócitos como resposta ao aquecimento articular

(B) Aumento da extensibilidade do colágeno da cápsula articular em decorrência da elevação da temperatura da articulação

(C) Modulação não térmica do transporte de íons e do perfil de citocinas relacionadas ao processo inflamatório

(D) Modulação térmica da intensidade da dor com consequente melhora da *performance* muscular

(E) Aumento dose-dependente da taxa de proliferação de fibroblastos e condrócitos

▪ Resposta: A.

COMENTÁRIO: As alterações de estrutura e função relacionadas à OA resultam clinicamente em rigidez matinal, dor articular, crepitação, perda da amplitude de movimento (ADM) e comprometimento do desempenho muscular. Os recursos terapêuticos físicos geradores de campo eletromagnético, como ondas curtas e micro-ondas, promovem efeitos térmicos e não térmicos nos tecidos biológicos, dose-dependentes e que resultam da capacidade das células de absorverem energia dos campos elétricos em determinadas frequências, amplitudes e modos de aplicação[28].

Classicamente, esses dispositivos podem ser aplicados de duas maneiras: modo contínuo e modo pulsado, sendo o modo contínuo associado a efeitos térmicos e o pulsado a efeitos não térmicos[41]. O aquecimento articular promovido pelos dispositivos de ondas curtas e micro-ondas promove aumento do fluxo sanguíneo e da extensibilidade do tecido conjuntivo, podendo resultar clinicamente em diminuição da rigidez articular, alívio da dor e redução do espasmo muscular em decorrência da quebra do ciclo dor-espasmo-dor[40,42].

Favorece também a expressão de algumas proteínas importantes para o metabolismo da cartilagem articular, como é o caso da proteína de choque térmico Hsp70, presente nos condrócitos, que tem sua atividade aumentada (e não reduzida, como descrito na opção A) em função do aumento da temperatura da articulação. Essa proteína apresenta função anti-inflamatória no meio intracelular (efeito citoprotetor) por inibir a atividade de fatores de transcrição de genes ligados a processos inflamatórios, dentre eles o NF-κB. Assim, o aumento da expressão da Hsp70 nos condrócitos, induzido pela elevação da temperatura gerada pela ação dos campos eletromagnéticos, cria um efeito protetor sobre a cartilagem por inibir a apoptose dos condrócitos[22].

Os efeitos não térmicos, por sua vez, favorecem a cicatrização dos tecidos ao intensificarem a agitação de íons e moléculas, aumentando assim, como observado no modo contínuo, a velocidade da atividade enzimática e do transporte de íons através das membranas e promovendo melhora estrutural da matriz articular, o que clinicamente repercute na redução do edema e da dor e no reparo das estruturas articulares[16,17].

13. (COFFITO, 2018 – adaptada) O tecido acometido pelo fibroedema geloide (FEG) apresenta alterações histopatológicas importantes, onde ocorre redução da circulação. Quando isso acontece, qual das opções descreve recursos que favorecem a reposição desse material?

(A) Ultracavitação/radiofrequência/luz pulsada

(B) Ondas de choque/ultracavitação/endermologia

(C) Ondas de choque/radiofrequência/*eletrolifting*

(D) Plataforma vibratória/microdermabrasão/ondas de choque

(E) Ultrassom/*peeling* químico/esfoliação corporal

▪ Resposta: B.

COMENTÁRIO: Vários procedimentos e recursos terapêuticos físicos têm sido propostos para auxiliar o manejo do FEG. Para a indicação de um recurso físico para o tratamento do FEG deve ser levado em consideração, além dos fatores relacionados às alterações de estrutura e função presentes na derme e no tecido subcutâneo, o mecanismo de interação do agente físico-tecido biológico (o qual está associado às características físicas e fisiológicas da estrutura-alvo), bem como a localização da estrutura comprometida e os efeitos fisiológicos promovidos pelo recurso físico.

Por isso, a terapia por ondas de choque, a ultracavitação e a endermologia são os procedimentos cujos benefícios terapêuticos têm apresentado melhores evidências científicas para o manejo do FEG. O estímulo mecânico (cavitação) gerado pelos dispositivos de ondas de choque e ultracavitação favorece a redução do linfedema e a ruptura da parede celular dos adipócitos e dos septos fibrosos[2,20]. A estimulação mecânica por massagens (manual ou mecânica) promove a drenagem linfática e a microcirculação do tecido subcutâneo, diminuindo o linfedema regional[24]. Esses efeitos, isoladamente ou em conjunto, favorecem a redução do volume do tecido adiposo e melhoram a aparência da pele, resultando em melhor contorno da superfície corporal.

Os demais tratamentos citados na questão, como microdermabrasão, *peeling* químico e esfoliação corporal, apesar de poderem favorecer a circulação sanguínea, o que seria benéfico ao FEG, agem apenas nas camadas mais superficiais da pele, não atingindo, portanto, a derme e o tecido subcutâneo, estruturas envolvidas diretamente no FEG.

Como regra, os tratamentos tópicos destinam-se a melhorar a aparência e a textura da pele, apresentando, entretanto, efeitos transitórios, não promovendo modificações na retração causada pelos septos fibrosos. O *eletrolifting* é um procedimento que utiliza uma corrente elétrica unidirecional e de baixa frequência e é indicado para o tratamento de estrias, rugas e marcas de expressão[4], não tendo sua aplicabilidade ainda avaliada no FEG.

A utilização da luz pulsada é baseada na suposição de que essa técnica pode estimular a produção de colágeno e assim induzir uma derme mais firme, o que supostamente melhoraria a aparência estética do FEG. Entretanto, devido à profundidade desse tratamento (exclusivamente cutâneo), os resultados não são significativos ou duradouros[43].

Os dispositivos de radiofrequência aquecem a área-alvo devido à resistência ao fluxo de corrente elétrica na derme e no tecido subcutâneo com o objetivo de diminuir as alterações relacionadas ao FEG ao afetar os tecidos conjuntivo septal e adiposo[13], estimulando a produção de colágeno, a reestruturação tecidual e a lise de adipócitos. Acredita-se que o calor liberado para o subcutâneo seja absorvido pelos adipócitos para induzir a quebra celular por lise da membrana. Posteriormente, um processo de reparo pela produção de colágeno melhoraria as características do tecido, tornando-o mais firme e melhorando o aspecto clínico do FEG[12]. Entretanto, segundo a literatura, a eficácia da radiofrequência, sozinha ou mesmo quando associada a outras técnicas, ainda é controversa[27].

14. (COFFITO, 2016 – adaptada) Quanto ao uso do ultrassom na prática desportiva, devemos considerar que é INCORRETO afirmar que:

(A) O ultrassom é uma onda eletromagnética capaz de promover efeitos de micromassageamento nos tecidos

(B) O ultrassom pode ser utilizado em áreas corporais irregulares de forma subaquática

(C) O ultrassom nas fases mais iniciais, em lesões articulares, pode ser utilizado com um pulso menor possível, a fim de promover menor aquecimento tecidual

(D) O ultrassom necessita de um meio físico para propagação; assim, a presença do gel como meio de condução é fundamental na aplicação sobre a superfície corporal

(E) O ultrassom é um meio físico capaz de melhorar a circulação local; assim, pode promover melhora da nutrição dos tecidos, o que é capaz de melhorar a velocidade de reparação das estruturas lesionadas

▪ **Resposta: A.**

COMENTÁRIO: O ultrassom, diferentemente do descrito na opção A, é uma onda mecânica (e não eletromagnética) de alta frequência e baixa densidade de potência, criada a partir de um gerador de corrente elétrica e um cristal piezoelétrico. Produz efeitos térmicos e não térmicos nos tecidos[18,38] (em especial naqueles ricos em colágeno)[44], os quais são dependentes da frequência, intensidade, tempo de tratamento e modo de emissão (*duty cycle*). A seleção dos parâmetros depende do objetivo da intervenção, das características físicas e fisiológicas do tecido-alvo e do tipo/estágio da lesão[3].

De maneira geral, para as lesões agudas, principalmente nas fases iniciais, recomenda-se a aplicação com intensidades mais baixas, na maioria das vezes sem efeitos térmicos, sendo por esse motivo utilizado com mais frequência o ultrassom no modo de emissão pulsado[38,44]. Os benefícios terapêuticos observados nessas situações são decorrentes do aumento da permeabilidade e da alteração da taxa de difusão na membrana celular, do aumento da permeabilidade vascular, da secreção de citocinas, do fluxo sanguíneo, da atividade fibroblástica e da síntese de colágeno.

O ultrassom pode também ser utilizado para promover o aquecimento tecidual, e os benefícios terapêuticos nesses casos são consequências, principalmente, do aumento do fluxo sanguíneo e do metabolismo tecidual, favorecendo o reparo das estruturas lesionadas, e da extensibilidade do colágeno[3].

A aplicação pode ser feita por acoplamento direto ou por imersão em água. Independentemente da técnica utilizada, como a onda sonora não se propaga no ar (a reflexão da onda sonora na interface metal-ar é de cerca de 99,9%), é necessária a utilização de um meio de acoplamento, sendo a água destilada (líquida ou em gel) o meio ideal em razão de sua alta capacidade de transmitir a onda sonora.

Adicionalmente, para que haja uma boa interação da onda sonora com os tecidos, é recomendado que o cabeçote do ultrassom seja mantido em contato com os tecidos durante a aplicação, o que não é possível em regiões irregulares e de proeminências ósseas. Nessas situações, preconiza-se a utilização da técnica subaquática, a qual possibilita a aplicação do ultrassom sem a necessidade de contato direto do cabeçote com a região de tratamento[32].

REFERÊNCIAS

1. Araújo AR. Transferência de calor em articulações sinoviais durante processos de aquecimento e resfriamento articular. Um estudo piloto. [dissertação]. Belo Horizonte: Faculdade de Engenharia, Universidade Federal de Minas Gerais, 2006.

2. Bae H, Kim H. Clinical outcomes of extracorporeal shock wave therapy in patients with secondary lymphedema: A pilot study. Annals of Rehabilitation Medicine 2013; 37(2):229.

3. Baker K, Robertson V, Duck F. A review of therapeutic ultrasound: Biophysical effects. Physical Therapy 2001; 81(7):1351-8.

4. Bessa V, Bessa M. O eletrolifting como uma alternativa no tratamento de estrias. Revista Científica Multidisciplinar Núcleo do Conhecimento 2019; 11(07):67-78.

5. Cheing G, Chang H. Extracorporeal shock wave therapy. Journal of Orthopaedic & Sports Physical Therapy 2003; 33(6):337-43.

6. Chen S, Wright N, Humphrey J. Heat-induced changes in the mechanics of a collagenous tissue: Isothermal free shrinkage. Journal of Biomechanical Engineering 1997; 119(4):372-8.

7. Chesterton LS, Foster NE, Ross L. Skin temperature response to cryotherapy. Arch Phys Med Rehabil 2002; 83:543-9.

8. Draper D, Castro J, Feland B, Schulthies S, Eggett D. Shortwave diathermy and prolonged stretching increase hamstring flexibility more than prolonged stretching alone. Journal of Orthopaedic & Sports Physical Therapy 2004; 34(1):13-20.

9. Dymarek R, Halski T, Ptaszkowski K, Slupska L, Rosinczuk J, Taradaj J. Extracorporeal shock wave therapy as an adjunct wound treatment: a systematic review of the literature. Ostomy Wound Manage 2014; 60(7):26-39.

10. Estéfani D, Ruschel C, Benincá IL, Haupenthal DPS, Avelar NCP, Haupenthal A. Volume of water added to crushed ice affects the efficacy of cryotherapy: a randomised, single-blind, crossover trail. Physiotherapy 2020; 107:81-7.

11. Foldager C, Kearney C, Spector M. Clinical application of extracorporeal shock wave therapy in orthopedics: Focused versus unfocused shock waves. Ultrasound in Medicine & Biology 2012; 38(10):1673-80.

12. Friedmann D, Vick G, Mishra V. Cellulite: a review with a focus on subcision. Clin Cosmet Investig Dermatol 2017; (10):17-23.

13. Green J, Cohen J, Kaufman J, Metelitsa A. Therapeutic approaches to cellulite. Seminars in Cutaneous Medicine and Surgery 2015; 34(3):140-3.

14. Hamblin MR, Nelson ST, Strahan JR. Photobiomodulation and cancer: What is the truth? Photomed Laser Surg 2018; 36(5):241-5.

15. Hardy M, Woodall W. Therapeutic effects of heat, cold, and stretch on connective tissue. Journal of Hand Therapy 1998; 11(2):148-56.

16. Hill J, Lewis M, Mills P, Kielty C. Pulsed short-wave diathermy effects on human fibroblast proliferation. Archives of Physical Medicine and Rehabilitation 2002; 83(6):832-6.

17. Jan M, Chai H, Wang C, Lin Y, Tsai L. Effects of repetitive shortwave diathermy for reducing synovitis in patients with knee osteoarthritis: An ultrasonographic Study. Physical Therapy 2006; 86(2):236-44.

18. Johns L. Nonthermal effects of therapeutic ultrasound: the frequency resonance hypothesis. Journal of Athletic Training 2002; 37(3):293-9.

19. Jones S, Man WD, Gao W, Higginson IJ, Wilcock A, Maddocks M. Neuromuscular electrical stimulation for muscle weakness in adults with advanced disease. Cochrane Database Syst Rev 2016; 10(10):CD009419.

20. Kapoor R, Shome D, Ranjan A. Use of a novel combined radiofrequency and ultrasound device for lipolysis, skin tightening and cellulite treatment. Journal of Cosmetic and Laser Therapy 2017; 19(5):266-74.

21. Kern H, Barberi L, Löfler S, et al. Electrical stimulation counteracts muscle decline in seniors. Front Aging Neurosci 2014; 6:189.

22. Klionsky D. Autophagy as a regulated pathway of cellular degradation. Science 2000; 290(5497):1717-21.

23. Kumar SP. Cancer pain: A critical review of mechanism-based classification and physical therapy management in palliative care. Indian J Palliat Care 2011; 17(2):116-26.

24. Kutlubay Z, Songur A, Engin B, Khatib R, Calay Ö, Serdaroğlu S. An alternative treatment modality for cellulite: LPG endermologie. Journal of Cosmetic and Laser Therapy 2013; 15(5):266-70.

25. Lins RDAU, Dantas EM, Lucena KCR, Catão MHCV, Granville-Gracia AF, Neto LGC. Efeitos bioestimulantes do laser de baixa potência no processo de reparo. An Bras Dermatol 2010; 85(6):849-55.

26. Low J, Robertson V, Ward A, Reed A. Eletroanalgesia e outros usos In: ___. Eletroterapia explicada - Princípios e prática. Rio de Janeiro: Elsevier Editora, 2009: 149-86.

27. Luebberding S, Krueger N, Sadick N. Cellulite: An evidence-based review. American Journal of Clinical Dermatology 2015; 16(4):243-56.

28. Masala S, Fiori R, Raguso M, Morini M, Calabria E, Simonetti G. Pulse-dose radiofrequency for knee osteoartrithis. CardioVascular and Interventional Radiology 2013; 37(2):482-7.

29. McMeeken J, Lewis M, Cocks S. Effects of cooling with simulated ice on skin temperature and nerve conduction velocity. Aus J Physiother 1984; 30(4):111-4.

30. O'Connor D, Fernandez MM, Signorelli, G et al. Personalised and progressive neuromuscular electrical stimulation (NMES) in patients with cancer case series. Support Care Cancer 2019; 27:3823-31.

31. Oliveira RA, Matos AF, Barros NRB, Fernandes GA, Lima CG, Nicolau RA. Low-intensity laser therapy and led (light emitting diode) therapy in mechanical resistance of Rattus norvegicus chest inscision with implant of steel wire for sternal suture. Rev Bras Eng Bioméd 2013; 29(2):166-74.

32. Poltawski L, Watson T. Relative transmissivity of ultrasound coupling agents commonly used by therapists in the UK. Ultrasound in Medicine & Biology 2007; 33(1):120-8.

33. RobertsonV, Chipchase L, Laakso L, Whelan K, McKenna L. Guidelines for the clinical use of electrophysical agents. Australian Physiotherapy Association 2001; 1-21.

34. Robertson V, Ward A, Jung P. The effect of heat on tissue extensibility: A comparison of deep and superficial heating. Archives of Physical Medicine and Rehabilitation 2005; 86(4):819-25.

35. Rodrigues PA. Eletroterapia facial e corporal avançada. 1. ed. Porto Alegre: SAGAH, 2018: 117-30.

36. Sachetti A, Carpes MF, Dias AS, Sbruzzi G. Safety of neuromuscular electrical stimulation among critically ill patients: systematic review. Segurança no uso da eletroestimulação neuromuscular em pacientes graves: revisão sistemática. Rev Bras Ter Intensiva 2018; 30(2):219-25.

37. Speed C. A systematic review of shockwave therapies in soft tissue conditions: focusing on the evidence. British Journal of Sports Medicine 2013; 48(21):1538-42.

38. Speed C. Therapeutic ultrasound in soft tissue lesions. Rheumatology 2001; 40(12):1331-6.

39. Stefanou C, Karatzanos E, Mitsiou G et al. Neuromuscular electrical stimulation acutely mobilizes endothelial progenitor cells in critically ill patients with sepsis. Ann Intensive Care 2016 Dec; 6(1):21.

40. Takahashi K, Tonomura H, Arai Y et al. Hyperthermia for the treatment of articular cartilage with osteoarthritis. Int J Hyperthermia 2009; 25(8):661-7.

41. Teslim O, Adebowale A, Ojoawo A, Sunday O, Bosede A. Comparative effects of pulsed and continuous short wave diathermy on pain and selected physiological parameters among subjects with chronic knee osteoarthritis. Technology and Health Care 2013; 21(5):433-40.

42. Wang H, Zhang C, Gao C et al. Effects of short-wave therapy in patients with knee osteoarthritis: a systematic review and meta-analysis. Clinical Rehabilitation 2016; 31(5):660-71.

43. Wanner M, Avram M. An evidence-based assessment of treatments for cellulite. J Drugs Dermatol 2008; 7(4):341-5.

44. Watson T. Ultrasound in contemporary physiotherapy practice. Ultrasonics 2008; 48(4):321-9.

Capítulo 51

Fisioterapia Esportiva

Juliana Melo Ocarino
Victor Matheus Leite Mascarenhas Ferreira

---

1. (COFFITO, 2016 – adaptada) A definição da tríade da mulher atleta (TMA) se refere a quadros de disponibilidade energética negativa (associada ou não a distúrbios alimentares), disfunções menstruais e baixa densidade mineral óssea. Assinale a opção que discorre corretamente sobre a TMA.

(A) Mulheres em alguns esportes que exigem resistência ou que exigem controle de peso por categoria podem estar mais expostas a alterações de saúde

(B) A eumenorreia é caracterizada por ciclos menstruais mensais irregulares, com intervalo de 21 a 35 dias e duração máxima de 7 dias

(C) O estrogênio é o responsável pelo equilíbrio entre a ação de osteoclastos e a de osteoblastos durante o processo de remodelação óssea

(D) Na TMA, algumas consequências podem ocorrer, como perda óssea (que pode ser reversível), infertilidade momentânea e discreta presença de bulimia

(E) O restabelecimento da saúde hormonal e a regularização do quadro de hipoestrogenismo são essenciais para que pelo menos seja interrompido o processo de perda óssea

■ **Resposta: D.**

COMENTÁRIO: A TMA pode acometer mulheres em qualquer modalidade esportiva ou nível de competição[1]. Essa tríade é caracterizada por baixa disponibilidade energética (quando o consumo de energia não é compatível com o gasto), podendo vir acompanhada de distúrbios alimentares, e alterações do ciclo menstrual e da saúde do tecido ósseo, que podem se apresentar com graus variados de severidade[2]. Nos níveis intermediários, é comum observar manifestações subclínicas

que já incluem distúrbios menstruais (como defeitos da fase lútea e anovulação) e alterações na densidade óssea. Os quadros mais graves são caracterizados por baixa viabilidade energética, que pode ser acompanhada de anorexia e/ou bulimia, amenorreia/infertilidade e osteoporose. Desse modo, o desequilíbrio entre a ingestão e o gasto energético pode resultar em uma cascata de alterações metabólicas e energéticas, contribuindo para as outras alterações observadas na TMA[3].

2. (COFFITO, 2018) Para participar formalmente de modalidades paralímpicas, é necessário que a pessoa com deficiência (PCD):

(A) Apenas queira participar e apresente boas condições de saúde, independentemente de sua deficiência, etiologia e sequela

(B) Seja elegível para a modalidade escolhida em função de sua deficiência e sequela e passe pelo processo de classificação funcional da modalidade

(C) Tenha apenas deficiência física e não apresente sequelas importantes que comprometam a *performance* esportiva

(D) Tenha completado o processo de reabilitação e esteja apta a ser submetida ao treinamento de alta intensidade

(E) Tenha vocação esportiva, que é um dos quesitos necessários para elegibilidade e para a classificação funcional

■ **Resposta: B.**

COMENTÁRIO: Para participação no esporte paralímpico, a PCD deve passar por uma avaliação baseada em um sistema de classificação funcional específico à modalidade esportiva[4,5]. Essa classificação é baseada na deficiência apresentada pelo indivíduo, ou seja, na limitação de sua habilidade para realizar o esporte, e não no diagnóstico médico da patologia[4].

Em outras palavras, a maneira pela qual a deficiência pode impactar a *performance* do(a) atleta na modalidade influencia sua classificação. Assim, os principais objetivos dessa classificação funcional são identificar a elegibilidade da pessoa com deficiência para determinada modalidade esportiva e garantir que o vencedor da competição nessa modalidade seja o(a) atleta que apresentou melhor desempenho e não aquele(a) com a menor deficiência[6].

De acordo com o Comitê Paralímpico Internacional, os sistemas de classificação precisam minimizar o impacto da deficiência no resultado final da competição[7]. Nesse sentido, essa classificação funcional é sempre específica ao esporte, uma vez que o impacto de uma deficiência no desempenho do(a) atleta pode variar de acordo com a demanda do esporte. Por exemplo, uma pessoa com lesão medular em L2 pode ser classificada para competir no para-atletismo, assim como uma pessoa com amputação bilateral acima do joelho, visto que ambas as deficiências impactam de modo similar a propulsão na cadeira de rodas[5].

3. (COFFITO, 2016) O mecanismo de lesão da entorse lateral do tornozelo de um atleta ocorre predominantemente durante os movimentos de:

(A) Aterrissagem de um salto, aterrissagem sobre o pé do adversário durante a prática esportiva ou quando se pisa em alguma irregularidade do solo

(B) Mudança brusca de direção, rotação do tronco com o pé fixo no solo ou chute no ar

(C) Aterrissagem de um salto, mudança brusca de direção ou arremesso.

(D) Aterrissagem sobre o pé do adversário durante a prática esportiva, chute no ar ou quando se pisa em alguma irregularidade do solo

(E) Abdução de quadril, extensão de tronco e flexão de joelho

■ Resposta: A.

Comentário: Uma das lesões musculoesqueléticas mais comuns, podendo evoluir para instabilidade crônica de tornozelo[8], a entorse lateral de tornozelo é definida como uma lesão aguda traumática do complexo ligamentar lateral no tornozelo que resulta de uma excessiva inversão e adução do pé, podendo estar acompanhada também de excessiva flexão plantar do tornozelo[9]. Diferentes situações funcionais podem favorecer a ocorrência desses movimentos. Por exemplo, situações de aterrissagem no solo após um salto, aterrisagem sobre o pé de um atleta adversário ou devido a uma irregularidade do solo têm em comum a maior probabilidade de ocorrência desses movimentos excessivos de inversão, adução e flexão plantar que, em alta velocidade, podem aumentar a probabilidade de uma entorse lateral no tornozelo.

4. (COFFITO, 2018 – adaptada) Sobre a avaliação pré-participação no esporte, ou avaliação pré-temporada, analise as seguintes afirmações e assinale a opção correta.

I. O fisioterapeuta deve planejar uma avaliação pré-participação que permita identificar fatores biomecânicos, considerando a natureza complexa do processo de lesão através da análise das relações entre capacidade e demanda.

II. O sistema de avaliação pré-participação deve ser o mais abrangente possível, permitindo aplicação generalizada para o maior número de esportes.

III. Todos os testes devem ser treinados pelos avaliadores, e a análise de confiabilidade deve ser determinada tanto intraexaminador como interexaminador, se mais de um avaliador for necessário para o teste.

IV. O fisioterapeuta deve ser capaz de negociar com a comissão técnica e os atletas para que a avaliação seja realizada em tanto tempo quanto seja necessário.

(A) Apenas as afirmativas I e II estão corretas

(B) Apenas as afirmativas I e III estão corretas

(C) Apenas as afirmativas II e IV estão corretas

(D) Apenas as afirmativas I, II e III estão corretas

(E) Todas as afirmativas estão corretas

■ Resposta: B.

Comentário: A avaliação pré-temporada no contexto esportivo tem sido amplamente utilizada por fisioterapeutas e equipes de saúde para identificar fatores que podem pôr em risco a saúde do atleta[10]. O sistema de avaliação pré-participação deve ser específico para cada esporte, levando em consideração as demandas específicas da atividade, bem como as lesões mais incidentes e severas que acometem os atletas daquele esporte[11].

Nesse sentido, devem ser realizados apenas os testes necessários para avaliar os parâmetros identificados como relevantes para aquele grupo de atletas ou para aquela modalidade esportiva. Além disso, é necessário que os métodos de avaliação escolhidos apresentem boas validade e confiabilidade, isto é, boa capacidade para mensurar o construto que se propõe avaliar (p. ex., força e equilíbrio) e com consistência nas medidas de avaliadores distintos (interexaminador) ou do mesmo avaliador em momentos diferentes[11] (intraexaminador).

Portanto, é fundamental que os avaliadores façam a análise de confiabilidade para garantir a adequada consistência dos resultados dos testes avaliativos. Os aspectos logísticos, como o tempo necessário para a avaliação pré-temporada, devem ser levados em consideração e discutidos com a equipe técnica e médica para garantir que seja realizada uma avaliação eficaz, objetiva e que tome o menor tempo possível[12].

5. (COFFITO, 2016 – adaptada) Os testes funcionais envolvem tarefas de salto que avaliam o desempenho com movimentos laterais, diagonais e mudanças de direção. Sobre os testes funcionais, marque a opção correta.

(A) Durante o salto simples, o fisioterapeuta deve mensurar o tempo que o paciente leva para realizar um salto unipodal com o membro afetado

(B) A comparação do desempenho muscular deve ser realizada entre o membro lesionado e o sadio, respeitando-se um valor limite de 15% de diferença

(C) Durante o salto lateral, o fisioterapeuta deve mensurar a distância entre a região lateral do calcâneo após um salto unipodal lateralmente

(D) Durante o salto em figura de 8, o fisioterapeuta deve mensurar a distância percorrida pelo paciente em torno de uma figura de 8 delimitada por dois cones

(E) Os protocolos de saltos menos tradicionais são denominados Itoh e Frank Noyes

■ Resposta: B.

COMENTÁRIO: Os *hop tests*, ou testes de saltos, têm sido amplamente utilizados para avaliar o desempenho funcional de atletas com lesões nos membros inferiores. Os protocolos de saltos mais tradicionais são aqueles descritos por Noyes[14] e Itoh[13] na década de 1990. Esses protocolos incluem, entre outras tarefas, o *single-hop for distance* (salto simples), o *side-hop test* (salto lateral) e o *figure-of-eight hop test* (figura de oito). No salto simples, o avaliador mensura a máxima distância horizontal percorrida pelo atleta com apoio unipodal[14]. Já no salto lateral o sujeito deve realizar 10 saltos laterais, superando uma distância de 30cm entre os saltos no maior tempo possível[13]. Por fim, no *figure-of-eight hop* o desfecho a ser mensurado é o tempo gasto pelo atleta para percorrer, com saltos unipodais, um trajeto em figura de oito[13].

Terminados os testes, o avaliador realiza a análise de simetria entre os membros inferiores, que não deve ser < 85% para ser considerada normal[15], ou seja, espera-se uma assimetria de no máximo 15% entre os membros inferiores. Desse modo, embora atualmente sejam apontados diferentes valores como melhor índice de simetria entre os membros inferiores (85% ou 90%), recomenda-se não aceitar valores < 85% de simetria ou 15% de déficit ou assimetria entre os membros inferiores para a liberação do retorno ao esporte.

6. (COFFITO, 2018 – adaptada) Assinale a opção INCORRETA sobre o LESS (*Landing Error Scoring System*).

(A) Quanto maior a pontuação, melhor a execução da aterrissagem

(B) Um estudo prospectivo evidenciou que uma pontuação > 5 é um fator de risco para ruptura de ligamento cruzado anterior (LCA) em atletas jovens

(C) A aterrissagem com os pés rodados para dentro exacerba fatores de risco associados à lesão de LCA

(D) O LESS é uma ferramenta validada em comparação a um sistema de análise de movimento tridimensional e que apresenta boa confiabilidade intra e interexaminador

(E) A versão simplificada, o LESS-RT, possibilita a avaliação da aterrissagem sem a necessidade da utilização da câmera de vídeo e contém 10 itens para pontuação

■ Resposta: A.

COMENTÁRIO: O LESS é uma ferramenta de avaliação, válida e confiável, desenhada para analisar e quantificar a biomecânica de indivíduos durante a tarefa de salto[16]. No teste, partindo de uma caixa de 30cm, o atleta deve realizar um salto horizontal, a uma distância de 50% de sua altura, seguido de um salto vertical máximo[17]. Durante a tarefa, o avaliador grava o salto nos planos frontal e sagital e em seguida utiliza uma escala com 17 itens que busca avaliar aspectos biomecânicos do salto.

São analisados fatores como nível de inclinação do tronco, grau de flexão de joelho e posição do pé em momentos distintos da tarefa. Por exemplo, uma rotação interna acentuada do pé (> 30 graus) durante a aterrissagem até o momento de máxima flexão de joelho é considerada um erro de aterrissagem[17]. Quanto maiores o número de erros e a pontuação alcançada na escala, pior é a biomecânica da aterrissagem[17]. Em um estudo de coorte com jovens atletas de futebol foi relatado que aqueles que obtiveram 5 pontos ou mais no LESS apresentavam risco maior de desenvolver uma lesão de LCA sem contato, comparados aos atletas com menos de 5 pontos na escala[18].

Mais recentemente foi desenvolvido o LESS Real-Time, uma versão confiável e simplificada do teste, composta de apenas 10 itens e elaborada para facilitar a avaliação clínica, uma vez que a análise pode ser feita durante a tarefa, sem a necessidade de câmeras e análise posterior do vídeo[19].

7. Na avaliação do padrão de movimento de um atleta de vôlei durante agachamento e aterrissagem de saltos foi observada a presença do valgismo dinâmico de joelho. Ao exame radiológico, não foi observada alteração do ângulo de inclinação na coxofemoral. Considerando este caso, os seguintes fatores podem estar associados à ocorrência do valgismo dinâmico de joelho nesse atleta, EXCETO:

(A) Fraqueza do músculo tensor da fáscia-lata

(B) Aumento da anteversão do colo do fêmur

(C) Aumento do ângulo de adução do joelho

(D) Fraqueza do músculo glúteo máximo

(E) Adução excessiva do fêmur

■ Resposta: C.

COMENTÁRIO: O valgismo dinâmico de joelho é uma alteração de padrão de movimento que tem sido associada à ocorrência de lesões no joelho, como as do LCA[20]. Visualmente, esse padrão de movimento pode ser observado a partir da projeção medial do joelho no plano frontal nas atividades em cadeia cinética fechada[21].

O valgismo dinâmico de joelho compreende em si os movimentos de adução e rotação medial do quadril e de abdução e rotação externa do joelho[22]. Nesse sentido, fatores como alinhamento biomecânico e força muscular[23], que têm o potencial de afetar a magnitude desses movimentos, podem contribuir para a ocorrência do valgismo dinâmico de joelho durante atividades com descarga de peso nos membros inferiores (p. ex., fraqueza dos músculos abdutores, contribuindo para adução excessiva de fêmur, ou fraqueza dos músculos rotadores laterais de quadril ou aumento do ângulo de torção femoral, contribuindo para o movimento excessivo de rotação medial de fêmur).

Além disso, outros fatores com restrição da dorsiflexão do tornozelo parecem estar associados à ocorrência do valgismo dinâmico de joelho devido a estratégias adotadas no sentido de compensar o menor rolamento anterior da tíbia sobre o tálus necessário em atividades com descarga de peso, como a aterrissagem[24].

8. O retorno de um atleta ao esporte, após cirurgia de reconstrução do LCA, parece depender de uma série de fatores. Em relação aos critérios de liberação para o esporte

após a reconstrução do LCA, analise as afirmações abaixo e em seguida assinale a opção correta.

I. Na escala de retorno ao esporte pós-lesão do LCA (*Anterior Cruciate Ligament – Return to Sport after Injury Scale* [ACL-RSI]), escores maiores indicam maiores restrições psicológicas do atleta para retorno ao esporte.

II. Índice de simetria de pelo menos 85% (entre o membro operado e o não operado) na distância alcançada em testes de salto (p. ex., *hop test*) é um dos critérios adotados para liberação do atleta para o esporte.

III. Além da capacidade física, recomenda-se que a autopercepção do atleta sobre a funcionalidade de seu joelho e fatores psicológicos também façam parte da bateria de testes aplicados antes de se considerar a liberação para retorno ao esporte.

(A) Todas as afirmativas estão corretas
(B) Todas as afirmativas estão incorretas
(C) Apenas as afirmativas I e II estão corretas
(D) Apenas as afirmativas I e III estão corretas
(E) Apenas as afirmativas II e III estão corretas

■ Resposta: E.

COMENTÁRIO: Não existe um consenso absoluto quanto aos critérios a utilizar para a tomada de decisão em relação ao retorno de um atleta ao esporte após cirurgia de reconstrução do LCA[25]. Contudo, sabe-se que apenas o tempo após cirurgia não é suficiente para o retorno com risco baixo de novas lesões[26].

Dentre os diferentes critérios, recomenda-se uma bateria de avaliações multimodais que englobaria[27]: (1) avaliação da força muscular, na qual se espera que o membro operado tenha pelo menos 85% da força muscular do não operado; (2) avaliação do desempenho em testes funcionais, como o *hop test*, no qual também se espera um índice de simetria > 85%, sendo utilizado com mais frequência atualmente o índice de simetria de 90% entre membros inferiores; (3) avaliação da autopercepção do atleta sobre a funcionalidade de seu joelho, que costuma ser obtida por meio do questionário subjetivo do *International Knee Documentation Committee* (IKDC); (4) avaliação de aspectos psicológicos do atleta, como, por exemplo, o medo de novas lesões, que pode ser avaliado pela escala Tampa de cinesiofobia, em que maiores escores indicam medo maior de novas lesões. Outro aspecto psicológico a ser avaliado é a prontidão psicológica do atleta para o retorno ao esporte, para a qual se recomenda o uso da ACL-RSI, em que escores maiores representam maior prontidão psicológica do atleta para o retorno ao esporte.

9. O conhecimento sobre o processo de treinamento do atleta e sua recuperação é fundamental para a atuação do fisioterapeuta esportivo. Leia as afirmativas abaixo e marque a opção correta.

I. Carga de treinamento, quando bem administrada, pode resultar em melhora das capacidades físicas e da *performance* do atleta, podendo também contribuir para a redução do risco de lesão.

II. A magnitude da carga externa varia de acordo com a frequência, a intensidade e a duração da atividade,

sendo considerada relevante apenas em uma escala de tempo de meses e anos.

III. Para o melhor entendimento sobre a recuperação do atleta e possível desenvolvimento de *overtraining* é recomendado o monitoramento da carga interna e externa.

(A) Todas as afirmativas estão corretas
(B) Todas as afirmativas estão incorretas
(C) Apenas as afirmativas I e II estão corretas
(D) Apenas as afirmativas I e III estão corretas
(E) Apenas as afirmativas II e III estão corretas

■ Resposta: D.

COMENTÁRIO: A carga proveniente da competição e do treinamento associada a estressores psicossociais e à saturação do calendário de competições pode influenciar a *performance* do atleta e o risco de lesões[28]. A carga pode ser aplicada ao sistema musculoesquelético do atleta em qualquer escala de tempo, ou seja, em segundos, minutos, horas, semanas, meses ou anos, podendo contribuir, quando mal gerenciada, para a ocorrência tanto de lesões agudas como crônicas.

Além disso, a magnitude da carga vai depender das características da atividade esportiva, como duração, frequência e intensidade[29]. Atualmente, acredita-se que a carga imposta ao atleta possa ter origem externa ou interna. A carga externa se refere a qualquer estímulo externo aplicado ao sistema biológico do atleta, ao passo que a interna consiste na resposta do atleta a esses estímulos com base em suas características físicas, fisiológicas e psicológicas[28].

Nesse sentido, o monitoramento regular dessas cargas é fundamental para entender as mudanças de *performance* do atleta e sua resposta ao treinamento e para acompanhar a necessidade de recuperação no sentido de auxiliar o planejamento e as modificações do treinamento com intuito de minimizar mal-adaptações e lesões. A carga externa apode ser monitorizada por meio da avaliação de parâmetros, como horas de treino, distância percorrida, carga dos exercícios e número de competições, e a carga externa, por meio da avaliação das respostas físicas, fisiológicas e psicológicas do atleta à carga externa[30].

10. A tendinopatia do calcâneo (TC) é uma lesão frequente em atletas envolvidos em atividades de corrida. Essa condição pode acarretar o afastamento da atividade esportiva, comprometendo a saúde e o desempenho dos atletas. Quanto à etiologia e ao tratamento da TC, assinale a opção INCORRETA.

(A) Pode ser classificada de acordo com a região em que ocorrem os sintomas
(B) O tratamento cirúrgico é indicado no início do aparecimento dos sintomas, se esses forem severos
(C) Exercícios isotônicos concêntricos e excêntricos para fortalecimento dos flexores plantares são indicados para melhora da condição
(D) A redução da dorsiflexão de tornozelo é um dos déficits que podem estar presentes em indivíduos com TC
(E) O *Victorian Institute of Sports Assessment-Achilles* (VISA-A) é um questionário utilizado para avaliação da severidade da TC

■ **Resposta: B.**

COMENTÁRIO: A TC é uma lesão por sobrecarga caracterizada por dor no tendão do calcâneo. Essa lesão pode ser considerada tendinopatia insercional, quando os sintomas ocorrem na inserção do tendão do calcâneo, ou de terço médio, quando a dor está localizada de 2 a 6cm acima da inserção tendínea[31].

O VISA-A é uma escala validada, confiável e já adaptada para o português brasileiro para avaliar a severidade dos sintomas em indivíduos com essa condição[32]. O déficit de dorsiflexão de tornozelo é um alteração local frequentemente encontrada em indivíduos com TC e pode estar associado ao desenvolvimento da condição em certas populações[33].

Em termos de tratamento, o fortalecimento dos músculos flexores plantares do tornozelo com exercícios de fortalecimento excêntrico e concêntrico tem demonstrado bons resultados na melhora dos sintomas e da função de sujeitos com TC[34]. O tratamento cirúrgico deve ser considerado quando o tratamento conservador não obteve sucesso na melhora dos sintomas e da funcionalidade do atleta[35]. Assim, o tratamento cirúrgico não é recomendado como primeira linha de cuidado para o atleta com TC.

11. A discinese escapular é uma alteração encontrada em atletas arremessadores e frequentemente associada a sintomatologia dolorosa na articulação do ombro. Em relação à discinese escapular, marque a opção correta.

(A) A discinese escapular é caracterizada por um movimento doloroso nos músculos periescapulares durante a elevação do braço

(B) O déficit de flexibilidade e de rigidez do músculo peitoral menor pode contribuir com o movimento de inclinação posterior da escápula, ocasionando a discinese escapular

(C) A avaliação clínica da discinese escapular pode ser feita com o teste de discinese escapular. Nesse teste, a avaliação é dicotômica, e os indivíduos podem ser classificados com "óbvia discinese" ou "movimento normal"

(D) O teste de assistência escapular envolve suporte manual da escápula pelo fisioterapeuta, enquanto o atleta realiza um movimento de flexão do braço

(E) Para que o tratamento de atletas com dor no ombro seja eficaz em reduzir a dor, é necessário que os exercícios levem a uma modificação na cinemática escapular

■ **Resposta: D.**

Comentário: A discinese escapular é caracterizada por uma alteração do movimento escapular esperado com ou sem a presença de dor[36]. Fatores relacionados à rigidez e à flexibilidade dos músculos periescapulares parecem contribuir para a discinese. Por exemplo, o déficit de flexibilidade ou o aumento da rigidez do músculo peitoral menor, responsável pela inclinação anterior da escápula, está associado à presença de discinese em indivíduos saudáveis[37].

A avaliação da discinese escapular pode ser feita clinicamente. O teste de discinese escapular, descrito por McClure e cols.[38], classifica a discinese como sutil, óbvia ou

ausente. Outra maneira de avaliar clinicamente a influência da discinese nos sintomas de pacientes com dor no ombro consiste no teste de assistência escapular. Nesse teste, o fisioterapeuta apoia a escápula, facilitando o movimento de rotação superior e inclinação posterior da escápula[39]. O resultado é positivo quando a facilitação do movimento escapular promove redução de 2 pontos na escala numérica da dor, quando comparada ao movimento sem o apoio do fisioterapeuta[39].

O tratamento da dor no ombro por meio de exercícios escapulares pode levar à redução da dor e dos sintomas em indivíduos com dor no ombro, ainda que os efeitos sobre a cinemática escapular sejam pequenos ou nulos[40,41].

12. A lesão dos músculos isquiossurais figura entre as mais prevalentes no futebol. Estratégias eficazes de prevenção, tratamento e de retorno ao esporte são fundamentais para diminuir os impactos dessa lesão no desempenho e na qualidade de vida dos atletas. A respeito do manejo fisioterapêutico da lesão muscular dos isquiossurais, assinale a opção INCORRETA.

(A) As medidas de prevenção devem incluir uma rotina de exercícios nórdicos

(B) A força muscular excêntrica, avaliada no dinamômetro isocinético, de maneira isolada não é capaz de predizer a ocorrência de lesões futuras

(C) Idade avançada e lesão prévia são fatores de risco importantes para uma nova lesão

(D) Os critérios de progressão no tratamento de atletas lesionados devem ser baseados exclusivamente na severidade da dor muscular durante as atividades

(E) Os critérios de retorno ao esporte devem incluir ausência de dor durante as atividades, boa capacidade em testes de desempenho, boa flexibilidade e boa função muscular

■ **Resposta: D.**

COMENTÁRIO: Os exercícios nórdicos são eficazes na redução da incidência de lesões musculares dos isquiossurais. Em recente revisão sistemática foi relatado que esses exercícios, quando implementados com sucesso, podem reduzir em até 50% a incidência das lesões nos músculos posteriores da coxa[42]. Entre as medidas de avaliação em uma pré-temporada está a análise da força muscular.

Embora tenha sua importância, a força muscular excêntrica dos músculos isquiossurais, avaliada isoladamente, parece não ser capaz de predizer o desenvolvimento de lesões musculares nesse grupamento[43]. Já fatores não modificáveis, como idade avançada e lesão prévia, apresentam forte relação com a incidência de lesões dos músculos flexores do joelho[44].

Durante o tratamento da lesão dos isquiossurais, outros fatores além da severidade da dor, como flexibilidade, resistência e força muscular, devem ser levados em consideração na tomada de decisão para progressão do tratamento da condição a fim de reduzir a reincidência da lesão[45]. Quanto ao retorno ao esporte, testes de força muscular, flexibilidade e desempenho funcional estão entre os mais frequentemente descritos na literatura[46].

REFERÊNCIAS

1. Nattiv A, Loucks A, Manore M, Sanborn C. Position stand of the American College of Sport Medicine: The female athlete triad. Medicine Science of Sport and Exercise 2007; 39(10):1867-82.

2. De Souza MJ, Nattiv A, Joy E et al. 2014 Female Athlete Triad Coalition Consensus Statement on treatment and return to play of the female athlete triad: 1st International Conference held in San Francisco, California, May 2012 and 2nd International Conference held in Indianapolis, Indiana, May 2013. British Journal of Sports Medicine 2014; 48(4):289.

3. De Souza MJ, Koltun KJ, Williams NI. The role of energy availability in reproductive function in the female athlete triad and extension of its effects to men: an initial working model of a similar syndrome in male athletes. Sports Medicine 2019: 1-13.

4. Mann DL, Ravensbergen H. International Paralympic Committee (IPC) and International Blind Sports Federation (IBSA) joint position stand on the sport-specific classification of athletes with vision impairment. Sports Medicine 2018; 48(9):2011-23.

5. Tweedy SM, Vanlandewijck YC. International Paralympic Committee position stand—background and scientific principles of classification in Paralympic sport. British Journal of Sports Medicine 2011; 45(4):259-69.

6. Ravensbergen HR, Mann D, Kamper S. Expert consensus statement to guide the evidence-based classification of Paralympic athletes with vision impairment: a Delphi study. British Journal of Sports Medicine 2016; 50(7):386-91.

7. Committee IP. IPC Classification Code and International Standards, 2007. Aviable at: https://www paralympic. 2008.

8. Herzog MM, Kerr ZY, Marshall SW, Wikstrom EA. Epidemiology of ankle sprains and chronic ankle instability. Journal of Athletic Training 2019; 54(6):603-10.

9. Gribble PA, Bleakley CM, Caulfield BM et al. Evidence review for the 2016 International Ankle Consortium consensus statement on the prevalence, impact and long-term consequences of lateral ankle sprains. British Journal of Sports Medicine 2016; 50(24):1496-505.

10. Conley KM, Bolin DJ, Carek PJ, Konin JG, Neal TL, Violette D. National Athletic Trainers' Association position statement: preparticipation physical examinations and disqualifying conditions. Journal of Athletic Training 2014; 49(1):102-20.

11. Bahr R, Engebretsen L. Sports injury prevention. Handbook of sports medicine and science. Wiley-Blackwell, 2009.

12. Maffey L, Emery C. Physiotherapist delivered preparticipation examination: rationale and evidence. North American Journal of Sports Physical Therapy: NAJSPT 2006; 1(4):176.

13. Itoh H, Kurosaka M, Yoshiya S, Ichihashi N, Mizuno K. Evaluation of functional deficits determined by four different hop tests in patients with anterior cruciate ligament deficiency. Knee Surgery, Sports Traumatology, Arthroscopy 1998; 6(4):241-5.

14. Noyes FR, Barber SD, Mangine RE. Abnormal lower limb symmetry determined by function hop tests after anterior cruciate ligament rupture. The American Journal of Sports Medicine 1991; 19(5):513-8.

15. Barber SD, Noyes FR, Mangine RE, Hartman W. Quantitative assessment of functional limitations in normal and anterior cruciate ligament-deficient knees. Clinical Orthopaedics and Related Research (1976-2007) 1990; 255:204-14.

16. Hanzlíková I, Hébert-Losier K. Is the Landing Error Scoring System reliable and valid? A systematic review. Sports Health 2020; 12(2):181-8.

17. Padua DA, Marshall SW, Boling MC, Thigpen CA, Garrett Jr WE, Beutler AI. The Landing Error Scoring System (LESS) is a valid and reliable clinical assessment tool of jump-landing biomechanics: the JUMP-ACL study. The American Journal of Sports Medicine 2009; 37(10):1996-2002.

18. Padua DA, DiStefano LJ, Beutler AI, De La Motte SJ, DiStefano MJ, Marshall SW. The landing error scoring system as a screening tool for an anterior cruciate ligament injury–prevention program in elite-youth soccer athletes. Journal of Athletic Training 2015; 50(6):589-95.

19. Padua DA, Boling MC, DiStefano LJ, Onate JA, Beutler AI, Marshall SW. Reliability of the landing error scoring system-real time, a clinical assessment tool of jump-landing biomechanics. Journal of Sport Rehabilitation 2011; 20(2):145-56.

20. Krosshaug T, Nakamae A, Boden BP et al. Mechanisms of anterior cruciate ligament injury in basketball: video analysis of 39 cases. The American Journal of Sports Medicine 2007; 35(3):359-67.

21. Schmidt E, Harris-Hayes M, Salsich GB. Dynamic knee valgus kinematics and their relationship to pain in women with patellofemoral pain compared to women with chronic hip joint pain. Journal of Sport and Health Science 2019; 8(5):486-93.

22. Powers CM. The influence of abnormal hip mechanics on knee injury: a biomechanical perspective. Journal of Orthopaedic & Sports Physical Therapy 2010; 40(2):42-51.

23. Dix J, Marsh S, Dingenen B, Malliaras P. The relationship between hip muscle strength and dynamic knee valgus in asymptomatic females: A systematic review. Physical Therapy in Sport 2019; 37:197-209.

24. Lima YL, Ferreira VMLM, de Paula Lima PO, Bezerra MA, de Oliveira RR, Almeida GPL. The association of ankle dorsiflexion and dynamic knee valgus: A systematic review and meta-analysis. Physical Therapy in Sport 2018; 29:61-9.

25. Burgi CR, Peters S, Ardern CL et al. Which criteria are used to clear patients to return to sport after primary ACL reconstruction? A scoping review. British Journal of Sports Medicine 2019; 53(18):1154-61.

26. Welling W, Benjaminse A, Seil R, Lemmink K, Zaffagnini S, Gokeler A. Low rates of patients meeting return to sport criteria 9 months after anterior cruciate ligament reconstruction: a prospective longitudinal study. Knee Surgery, Sports Traumatology, Arthroscopy 2018; 26(12):3636-44.

27. Gokeler A, Welling W, Zaffagnini S, Seil R, Padua D. Development of a test battery to enhance safe return to sports after anterior cruciate ligament reconstruction. Knee Surgery, Sports Traumatology, Arthroscopy 2017; 25(1):192-9.

28. Herring SA, Ben Kibler W, Putukian M et al. Load, overload, and recovery in the athlete: Select issues for the team physician – A Consensus Statement. Current Sports Medicine Reports 2019; 18(4):141-8.

29. Soligard T, Schwellnus M, Alonso J-M et al. How much is too much?(Part 1) International Olympic Committee consensus statement on load in sport and risk of injury. British Journal of Sports Medicine 2016; 50(17):1030-41.

30. Schwellnus M, Soligard T, Alonso J-M et al. How much is too much? (Part 2) International Olympic Committee consensus statement on load in sport and risk of illness. British Journal of Sports Medicine 2016; 50(17):1043-52.

31. Clain MR, Baxter DE. Achilles tendinitis. Foot & Ankle 1992; 13(8): 482-7.

32. de Mesquita GN, de Oliveira MNM, Matoso AER, de Moura Filho AG, de Oliveira RR. Cross-cultural adaptation and measurement properties of the Brazilian Portuguese Version of the Victorian Institute of Sport Assessment-Achilles (VISA-A) Questionnaire. Journal of Orthopaedic & Sports Physical Therapy 2018; 48(7):567-73.

33. Rabin A, Kozol Z, Finestone AS. Limited ankle dorsiflexion increases the risk for mid-portion Achilles tendinopathy in infantry recruits: a prospective cohort study. Journal of Foot and Ankle Research. 2014;7(1):48.

34. Head J, Mallows A, Debenham J, Travers MJ, Allen L. The efficacy of loading programmes for improving patient-reported outcomes in chronic midportion Achilles tendinopathy: A systematic review. Musculoskeletal Care 2019; 17(4):283-99.

35. Abat F, Alfredson H, Cucchiarini M et al. Current trends in tendinopathy: consensus of the ESSKA basic science committee. Part II: treatment options. Journal of Experimental Orthopaedics 2018; 5(1):38.

36. Kibler WB, Ludewig PM, McClure PW, Michener LA, Bak K, Sciascia AD. Clinical implications of scapular dyskinesis in shoulder injury: the 2013 consensus statement from the 'Scapular Summit'. British Journal of Sports Medicine 2013; 47(14):877-85.

37. Borstad JD, Ludewig PM. The effect of long versus short pectoralis minor resting length on scapular kinematics in healthy individuals. Journal of Orthopaedic & Sports Physical Therapy 2005; 35(4):227-38.

38. McClure P, Tate AR, Kareha S, Irwin D, Zlupko E. A clinical method for identifying scapular dyskinesis, part 1: reliability. Journal of Athletic Training 2009; 44(2):160-4.

39. Rabin A, Irrgang JJ, Fitzgerald GK, Eubanks A. The intertester reliability of the scapular assistance test. Journal of Orthopaedic & Sports Physical Therapy 2006; 36(9):653-60.

40. Camargo PR, Alburquerque-Sendín F, Avila MA, Haik MN, Vieira A, Salvini TF. Effects of stretching and strengthening exercises, with and without manual therapy, on scapular kinematics, function, and pain in individuals with shoulder impingement: a randomized controlled trial. Journal of Orthopaedic & Sports Physical Therapy 2015; 45(12):984-97.

41. McClure PW, Bialker J, Neff N, Williams G, Karduna A. Shoulder function and 3-dimensional kinematics in people with shoulder impingement syndrome before and after a 6-week exercise program. Physical Therapy 2004; 84(9):832-48.

42. Van Dyk N, Behan FP, Whiteley R. Including the Nordic hamstring exercise in injury prevention programmes halves the rate of hamstring injuries: a systematic review and meta-analysis of 8459 athletes. British Journal of Sports Medicine 2019; 53(21):1362-70.

43. Green B, Bourne MN, Pizzari T. Isokinetic strength assessment offers limited predictive validity for detecting risk of future hamstring strain in sport: a systematic review and meta-analysis. British Journal of Sports Medicine 2018; 52(5):329-36.

44. Green B, Bourne MN, van Dyk N, Pizzari T. Recalibrating the risk of hamstring strain injury (HSI)-A 2020 systematic review and meta-analysis of risk factors for index and recurrent HSI in sport. British Journal of Sports Medicine 2020.

45. Mendiguchia J, Martinez-Ruiz E, Edouard P et al. A multifactorial, criteria-based progressive algorithm for hamstring injury treatment. Medicine & Science in Sports & Exercise 2017; 49(7):1482-92.

46. van der Horst N, van de Hoef S, Reurink G, Huisstede B, Backx F. Return to play after hamstring injuries: a qualitative systematic review of definitions and criteria. Sports Medicine 2016; 46(6): 899-912.

Capítulo 52

Fisioterapia Reumatológica

Lia Mara Wibelinger

1. (Concurso Público 01/2019 da Prefeitura de Barão de Cocais/MG – adaptada) **A fibromialgia é uma síndrome dolorosa crônica caracterizada por dor generalizada e dolorimento global à palpação do corpo. Em relação ao tratamento da fibromialgia, relacione a Coluna II com a Coluna I, associando a prescrição de exercícios às fases de uma sessão de tratamento fisioterapêutico.**

Coluna I	Coluna II
1. Aquecimento 2. Atividade aeróbia 3. Resistência muscular localizada 4. Relaxamento	( ) **Podem ser realizados exercícios contínuos de baixa intensidade durante 30 minutos.** ( ) **Essa fase dura aproximadamente 5 minutos e inclui exercícios respiratórios, concentração e automassagem, que podem ser associados a alongamentos leves.** ( ) **Esse período dura aproximadamente 5 minutos e se inicia com movimentos simples e repetitivos de segmentos isolados do corpo.** ( ) **Essa fase dura aproximadamente 20 minutos e inclui exercícios resistidos que têm por objetivo aumentar a força muscular.**

Assinale a sequência correta.

(A) 4-3-2-1
(B) 1-4-3-2
(C) 3-2-1-4
(D) 2-4-1-3

■ Resposta: D.

COMENTÁRIO: Indivíduos com fibromialgia se beneficiam dos exercícios físicos aeróbios supervisionados, os quais podem reduzir a dor, o número de pontos dolorosos e os quadros de ansiedade e depressão e melhorar a qualidade de vida. Raramente contraindicada nesses casos, essa modalidade é preferencialmente prescrita em baixa intensidade em virtude do descondicionamento físico.

O relaxamento é indispensável, pois, dentre as técnicas incluídas, a respiração e a automassagem podem proporcionar a sensação de bem-estar, entre outros benefícios psicomotores. A mobilização melhora a funcionalidade, e o aquecimento prepara o sistema cardiorrespiratório para a atividade e para o desempenho motor.

A resistência muscular localizada é um exercício que exige que os músculos resistam a determinada carga. Estudos realizados com indivíduos com fibromialgia observaram que essa modalidade foi eficaz em diminuir o impacto da doença sobre o sistema neuromuscular, a percepção dos sintomas e a capacidade funcional, além de melhorar o quadro de fadiga, a qualidade do sono e o humor. Acredita-se que sejam necessárias três séries de dez repetições, cargas de 60% a 70% de uma repetição máxima, durante 8 semanas (duas vezes por semana), para que sejam alcançados os objetivos.

2. (Concurso Público 01/19 da Prefeitura de Edeia/GO – adaptada) As doenças reumáticas são ainda hoje conhecidas na população pelo termo geral reumatismo, que, apesar de consagrado, não é correto, pois as doenças reumáticas abrangem um número elevado de patologias que têm em comum o comprometimento do sistema musculoesquelético e podem apresentar sintomatologia e evolução diferentes. Essas doenças podem ser classificadas de acordo com os mecanismos de lesão ou sua localização preferencial, e seus dados epidemiológicos são bastante variados. Analise as afirmações relacionadas ao conteúdo descritivo mínimo para encaminhamento.

I. **Resultado de proteína C reativa (PCR) ou velocidade de hemossedimentação (VHS/VSG) com data.**
II. **Presença de exantema e fotossensibilidade.**
III. **Dor lombar que persiste por mais de 3 meses e que pode diminuir com o movimento e aumentar com o repouso.**

Escolha a opção que relaciona corretamente as afirmações aos possíveis diagnósticos reumatológicos.

(A) I/Febre reumática; II/síndrome de Sjögren; III/osteoartrite
(B) I/Gota; II/artrite reumatoide; III/fibromialgia
(C) I/Artrite reumatoide; II/lúpus eritematoso sistêmico; III/espondilite anquilosante
(D) I/Fibromialgia; II/espondilite anquilosante; III/lúpus eritematoso sistêmico

◼ Resposta: C.

COMENTÁRIO: Os exames PCR e VHS poderão estar alterados nos pacientes com artrite reumatoide por serem marcadores de atividade inflamatória. Cerca de 90% dos pacientes com lúpus eritematoso sistêmico apresentam manifestações cutâneas, dentre as quais a fotossensibilidade, uma reação adversa que ocorre quando a pele é exposta aos raios solares. A espondilite anquilosante é uma doença reumática de caráter crônico e de longa duração, caracterizada pela dor lombar inflamatória e sacroilíaca, um sintoma que tende a se exacerbar durante o repouso e a diminuir durante o movimento, ao contrário de uma dor lombar mecânica.

3. (Concurso Público da Prefeitura de Colônia Leopoldina/AL, 2019 – adaptada) Leia as afirmativas a seguir:

I. **A artrite reumatoide é de natureza autoimune.**
II. **O trauma repetido é um problema que pode levar à artrose secundária.**

Marque a opção correta.

(A) As duas afirmativas são verdadeiras
(B) A afirmativa I é verdadeira e a II é falsa
(C) A afirmativa II é verdadeira e a I é falsa
(D) As duas afirmativas são falsas

◼ Resposta: A.

COMENTÁRIO: Assim como diversas doenças reumáticas, a artrite reumatoide também cursa com autoimunidade, apresentando caráter crônico e inflamatório que atinge simetricamente tecidos, órgãos e articulações periféricas, causando dor, edema, rigidez e diminuição da qualidade de vida.

A osteoartrose secundária, uma das doenças reumáticas mais comuns, está intimamente relacionada com o processo de envelhecimento: cerca de 80% dos indivíduos > 70 anos apresentam sinais e sintomas da doença. Dentre as principais causas podem ser citados traumas, fraturas e doenças inflamatórias e hematológicas, entre outras.

4. (Concurso Público da Prefeitura de Chapecó/SC, 2019 – adaptada) Em relação à síndrome de Reiter, assinale a opção que preenche corretamente as lacunas abaixo:

"É uma condição caracterizada pela tríade clássica de artrite, conjuntivite e _____ não gonocócica, mas que pode ser diagnosticada com a presença de apenas _____ dos critérios prioritários, desde que excluídas outras artropatias soronegativas, como artrite psoriática e espondilite anquilosante, além de artrite associada à doença inflamatória."

(A) Uretrite/dois
(B) Artrite/um
(C) Uretrite/um
(D) Artrite infecciosa/dois

◼ Resposta: A.

COMENTÁRIO: Anteriormente denominada síndrome de Reiter, que consiste na tríade formada por uretrite, conjuntivite e artrite, a artrite reativa é uma doença reumática em resposta a uma infecção localizada em outra parte do corpo. Afeta entre 1% e 4% dos pacientes após infecção bacteriana aguda intestinal ou urogenital e é mais comum em homens (4:1) entre os 20 e os 40 anos de idade. O diagnóstico é confirmado pela presença de artrite assimétrica predominante em membros inferiores e pela evidência de infecção precedente.

5. (Prova de suficiência para obtenção de título de Especialista em Reumatologia pela Sociedade Brasileira de Reumatologia, 2017 – adaptada) Mulher, 72 anos, com osteoartrite de joelhos, queixando-se de dor protocinética e rigidez articular de predomínio à direita. Ao exame, índice de massa corporal (IMC) = 31kg/m², varismo de joelhos, com dor e crepitação à palpação e hipotrofia quadricipital. Com base no quadro clínico descrito, marque a opção ERRADA.

(A) Exercícios isocinéticos, com treino de força, são indicados para melhorar a perda de massa e a fraqueza muscular decorrentes da imobilidade
(B) Exercícios isométricos não são indicados por não envolverem movimento articular, não auxiliando a recuperação funcional do membro afetado
(C) Palmilhas com cunha lateral são úteis na melhora da dor e função articular por diminuição da sobrecarga em compartimento medial dos joelhos
(D) Programas de exercícios aeróbios individualizados, tanto em água como em solo, estão associados à redução da dor e à melhora da capacidade funcional
(E) O uso de bengala na mão contralateral ao lado sintomático é útil para o controle da dor e a proteção articular

◼ Resposta: B.

Comentário: Os exercícios isométricos são utilizados com o objetivo de aliviar a dor e prevenir a atrofia muscular resultante da imobilidade. Desse modo, com a progressão do tratamento fisioterapêutico e a implementação de outras abordagens, o indivíduo pode manter ou restabelecer sua funcionalidade.

6. (Prova de suficiência para obtenção de título de Especialista em Reumatologia pela Sociedade Brasileira de Reumatologia, 2017) Na dermatomiosite e na polimiosite, qual é a principal causa de morbidade e mortalidade?

(A) Doença cardíaca subclínica
(B) Doença pulmonar intersticial
(C) Presença de vasculite cutânea
(D) Ulceração de mucosa intestinal
(E) Disfagia para alimentos sólidos

■ Resposta: B.

Comentário: As alterações pulmonares ocorrem em 15% a 30% dos casos de dermatomiosite e polimiosite, sendo consideradas fatores de mau prognóstico e mortalidade nessa população. Dentre as complicações, a doença pulmonar intersticial é uma das mais graves e tem como marcador o aumento do nível de proteína D do surfactante na corrente sanguínea.

7. (Prova de suficiência para obtenção de título de Especialista em Reumatologia pela Sociedade Brasileira de Reumatologia, 2017) Homem, 52 anos, com ombro doloroso à direita e suspeita clínica de lesão do manguito rotador. Ao exame, ombro direito com instabilidade articular e importante limitação para rotação interna. O músculo mais provavelmente comprometido é:

(A) Supraespinhoso
(B) Infraespinhoso
(C) Redondo menor
(D) Subescapular
(E) Cabeça longa do bíceps

■ Resposta: D.

Comentário: Um dos tipos mais comuns de reumatismo de tecidos moles, a lesão do manguito rotador está intimamente ligada aos problemas laborativos, especialmente em indivíduos na faixa etária economicamente ativa. O manguito rotador é composto por um grupo de quatro músculos: supraespinhoso, infraespinhoso, redondo menor e subescapular, o qual é responsável pela rotação interna do ombro e, quando lesionado, o indivíduo tem dificuldade ou incapacidade para realizar esse movimento.

8. Com relação à artrite reumatoide, analise as afirmativas a seguir e assinale a opção correta.

I. É uma doença crônica, progressiva e de acometimento articular assimétrico. Caracteriza-se por sinovite erosiva crônica, espessamento e inflamação da membrana sinovial.

II. A terapia com o uso de calor é indicada nas fases crônicas da doença.

III. As alterações articulares são reversíveis, e a doença regride em curto espaço de tempo, principalmente se a crioterapia for utilizada como forma de tratamento para reduzir a inflamação.

(A) Apenas a afirmativa I está correta
(B) Apenas afirmativa II está correta
(C) Apenas a afirmativa III está correta
(D) Apenas as afirmativas I e II estão corretas
(E) Apenas as afirmativas I e III estão corretas

■ Resposta: B.

Comentário: A artrite reumatoide é uma doença crônica e progressiva caracterizada por sinovite erosiva crônica. Todavia, seu acometimento é simétrico, atingindo as pequenas articulações distais, principalmente, dos membros superiores e inferiores. Além disso, as lesões são progressivas e irreversíveis, mas as deformidades podem ser postergadas com o tratamento adequado.

9. Na avaliação reumatológica, ao realizar o exame físico, é importante levar em consideração algumas mensurações e testes específicos. Analise as afirmativas a seguir e assinale a opção correta.

I. O teste de Schöber é realizado com o paciente em pé, no qual são medidos 10cm acima e 5cm abaixo de L5; então, pede-se ao indivíduo que se incline para a frente e mede-se novamente essa distância. O aumento da medida deve ser de cerca de 5cm; caso contrário, é sinal de limitação da flexão da coluna lombar.

II. Na avaliação reumatológica, para diferenciar uma dor lombar de origem mecânica de uma de origem inflamatória, observa-se que a dor de origem mecânica apresenta teste de elevação do membro inferior normal, dor na articulação sacroilíaca ausente, duração < 4 semanas dos sintomas e déficits neurológicos.

III. No teste de Patrick, o paciente posiciona-se em decúbito dorsal com o calcanhar sobre o joelho contralateral (quadril em flexão, abdução e rotação externa). O avaliador exerce uma pressão para baixo sobre o joelho flexionado. Quando o paciente refere dor na região posterior da articulação sacroilíaca, o teste é considerado positivo e sugere uma dor de origem inflamatória.

(A) Apenas a afirmativa I está correta
(B) Apenas afirmativa II está correta
(C) Apenas a afirmativa III está correta
(D) Apenas as afirmativas I e II estão corretas
(E) Apenas as afirmativas I e III estão corretas

■ Resposta: E.

Comentário: Na dor lombar de origem mecânica, o paciente refere dor ao elevar o membro inferior estendido (Laségue positivo).

10. A dermatopolimiosite é uma doença crônica que se caracteriza por acometimento inflamatório da pele e dos músculos. Analise as afirmativas a seguir e assinale a opção correta.

I. A TENS (neuroestimulação elétrica transcutânea) na dermatopolimiosite deve ser usada com o objetivo de diminuir a dor e a inflamação, como efeito anti-inflamatório, ação anestésica local e nos surtos agudos com dores intensas.

II. Os pacientes com dermatopolimiosite devem ser encorajados a aumentar suas atividades, bem como sua força, até que as enzimas estejam estabilizadas ou retornem ao normal.

III. A cinesioterapia é parte fundamental do tratamento, baseando-se em fortalecimento muscular, transferência de peso, treino de equilíbrio, dissociação de cinturas, propriocepção e marcha.

(A) Apenas a afirmativa I está correta
(B) Apenas a afirmativa II está correta
(C) Apenas a afirmativa III está correta
(D) Apenas as afirmativas II e III estão corretas
(E) Apenas as afirmativas I e III estão corretas

■ Resposta: D.

COMENTÁRIO: A dor não é uma característica comumente observada em indivíduos com dermatopolimiosite. Em geral, quando os indivíduos apresentam um quadro álgico, este está relacionado com o quadro de fraqueza muscular e instalação das deformidades causadas em longo prazo. Assim, o exercício físico e a cinesioterapia tornam-se a escolha primordial do tratamento da dermatopolimiosite, e a utilização da TENS justifica-se apenas para alívio das dores secundárias instaladas em virtude dos problemas musculoesqueléticos.

11. A hemofilia é um grave distúrbio hereditário de coagulação sanguínea com comprometimentos musculoesqueléticos, como hemartrose, hemorragias tissulares, aderências articulares fibróticas, entre outros, causando limitações dos movimentos articulares, alterações de marcha, assimetria de forças musculares, contraturas e artrite hemofílica. Nesse sentido, considere as afirmações sobre o tratamento fisioterapêutico e assinale a opção correta.

I. Na fase crônica da artrite hemofílica é importante que se trabalhe a força muscular para que as articulações fiquem mais estáveis e não ocorram crises recorrentes de hemorragia.

II. Na fase aguda da artrite hemofílica, o uso do ultrassom contínuo é um forte aliado para diminuição da hemartrose. No entanto, nessa fase, não devemos fazer uso de alongamentos para não aumentar a hemorragia intra-articular.

III. Devido às instabilidades articulares, os exercícios proprioceptivos e de equilíbrio são contraindicados na artrite hemofílica, pois a musculatura enfraquecida pode predispor o indivíduo a um novo evento hemorrágico.

(A) Apenas a afirmativa I está correta
(B) Apenas a afirmativa II está correta
(C) Apenas as afirmativas I e II estão corretas
(D) Apenas as afirmativas I e III estão corretas
(E) Todas as afirmativas estão corretas

■ Resposta: A.

COMENTÁRIO: Na fase aguda da artrite hemofílica é recomendada a utilização de ultrassom no modo pulsado, enquanto o ultrassom no modo contínuo deve ser usado apenas em uma fase crônica da doença. Ademais, a literatura aponta que, em virtude das instabilidades articulares, os exercícios de propriocepção são fundamentais para manter o equilíbrio e o reposicionamento articular na artrite hemofílica, o que pode levar a um bom desenvolvimento da musculatura e proteção articular contra novos eventos hemorrágicos.

12. A respeito do tratamento fisioterapêutico da gota, assinale a opção correta:

(A) Após a crise da gota, recomenda-se a realização de crioterapia e repouso para analgesia e reorganização das estruturas articulares
(B) Recursos eletrotermofototerapêuticos, como ultrassom e TENS, são uma contraindicação absoluta para o paciente com gota
(C) A fonoforese (ou sonoforese) só pode ser aplicada por profissionais médicos licenciados e regulamentados para tal prática
(D) Em virtude da fragilidade óssea instalada após sucessivas crises, as mobilizações passivas devem ser evitadas nas articulações acometidas
(E) Na fase crônica da gota, o paciente deve adotar mudanças comportamentais, como alimentação saudável e balanceada, exercícios físicos e diminuição da ingestão de álcool, para ajudar a diminuir a frequência dos ataques

■ Resposta: E.

COMENTÁRIO: Embora a crioterapia seja indicada para o tratamento da gota, nos períodos em que o indivíduo não está em crise deve ser preconizada a realização de exercícios físicos para reabilitar a articulação acometida e manter a funcionalidade do paciente. O repouso é indicado apenas em casos de dor muito intensa, pois o paciente deve realizar a terapia através do movimento para manter-se funcional. Os recursos eletrotermofototerapêuticos, como ultrassom e TENS, são indicados para o paciente com gota, especialmente no intuito de aliviar a dor. A fonoforese (ou sonoforese) pode ser uma das estratégias adotadas no tratamento fisioterapêutico, e o fisioterapeuta é o profissional capacitado para aplicar tal técnica. As técnicas manuais, como as mobilizações passivas, são indicadas após as crises sucessivas, pois as articulações acometidas tendem a apresentar alterações de amplitude de movimento articular e de propriocepção, auxiliando a regressão da dor e da rigidez tecidual e articular instaladas logo após a crise.

13. Há doenças cujos sintomas são notados geralmente no final da adolescência ou no início da idade adulta e raramente após os 40 anos. A maioria dos pacientes queixa-se de dor de início insidioso, surda, sentida em coluna lombar baixa e na parte inferior das nádegas, não bem localizada, acompanhada caracteristicamente de rigidez após o repouso e que melhora com o exercício. Alguns meses após o início, a dor se torna bilateral, persistente e com exacerbações noturnas, obrigando o paciente a se levantar à noite para andar. Gradativamente, o envolvimento da coluna e a rigidez ascendem

até que, em estádios mais avançados, toda a coluna fica comprometida, fundida em uma peça única e frágil. A doença que apresenta essas características é:

(A) Sacroilite

(B) Artrite reumatoide

(C) Espondilite anquilosante

(D) Artropatia psoriática

(E) Espondiloartropatia indiferenciada

■ **Resposta: C.**

COMENTÁRIO: A espondilite anquilosante é uma doença crônica, progressiva e inflamatória que produz dor, manifestações osteomioarticulares e diminuição da expansibilidade torácica, da capacidade funcional e da qualidade de vida. A principal característica é a dor lombar e sacroilíaca contínua (geralmente associada à rigidez, comprometendo a mobilidade) que surge de maneira lenta e insidiosa, melhorando com o movimento e piorando com repouso (principalmente pela manhã). Além disso, os pacientes podem apresentar fadiga, cansaço, perda de apetite e de peso, bem como manifestações sistêmicas que comprometem outras articulações, os olhos, o coração, os pulmões, a medula espinhal e os rins.

14. A esclerose sistêmica é uma doença reumática autoimune, de caráter crônico e acometimento sistêmico. Caracteriza-se por angiopatia disseminada nas microcirculações, fenômeno de Raynaud e fibrose cutânea e de órgãos internos. Embora a fisioterapia seja fundamental no tratamento multi e interdisciplinar do paciente, há contraindicações absolutas ao tratamento fisioterapêutico do indivíduo com esclerose sistêmica, como:

(A) Hidroterapia

(B) Crioterapia

(C) Alongamento

(D) Exercícios isotônicos

(E) Corrente de alta frequência

■ **Resposta: B.**

COMENTÁRIO: O fenômeno de Raynaud é caracterizado por episódios reversíveis de vasoespasmos de extremidades do corpo, seguidos de palidez, cianose e rubor de mãos e pés, que ocorrem após estresse ou exposição ao frio. Embora possa se manifestar de forma primária, em que o evento ocorre de maneira isolada e benigna, pode desenvolver-se de forma secundária, cursando com outras condições, especialmente com as doenças reumáticas autoimunes, como é o caso da esclerose sistêmica. Na esclerose sistêmica, a manifestação inicial mais frequente é o fenômeno de Raynaud. Desse modo, a utilização do frio nesses pacientes é uma contraindicação absoluta.

BIBLIOGRAFIA

Aula de Anatomia. Músculos do ombro. Disponível em: <https://www.auladeanatomia.com/novosite/pt/sistemas/sistema-muscular/musculos-do-membro-superior/ombro/>. Acesso em: 03 de fevereiro de 2021.

Batista JS, Wibelinger LM. Intervenções fisioterapêuticas no idoso portador de gota. Revista Contexto & Saúde 2011; 10920:1061.

Busch A et al. Exercise for treating fibromyalgia syndrome. Cochrane Database Systematic Review 2005; 2.

Callen JP. Dermatomyositis. The Lancet 2000; 355(1):53-7.

Cetin N et al. Comparing hot pack, short-wave diathermy, ultrasound, and TENS on isokinetic strength, pain, and functional status of women with osteoarthritic knees: A single-blind, randomized, controlled trial. American Journal of Physical Medicine & Rehabilitation 2008; 87(6):443-51.

Demarco M et al. Efeitos da cinesioterapia sobre a força de preensão palmar e a qualidade de vida de um idoso longevo com esclerose sistêmica: Relato de caso. Revista de Terapia Ocupacional da Universidade de São Paulo 2017; 28(1):128-34.

Di Alencar TAM, Matias KFS. Princípios fisiológicos do aquecimento e alongamento muscular na atividade esportiva. Revista Brasileira de Medicina do Esporte 2010; 16(3):230-4.

Eyigor S, Hepguler S, Capaci KA. Comparison of muscle training methods in patients with knee osteoarthritis. Clinical Rheumatology 2005; 23(2):109-15.

Fleck SJ, Kraemer W. Fundamentos do treinamento de força muscular. 2. ed. Porto Alegre: Artes Médicas Sul, 1999.

Hakkinen A et al. Strength training induced adaptations in neuromuscular function of premenopausal women with fibromyalgia: Comparison with healthy women. Annals of the Rheumatic Diseases 2001; 60(1):21-6.

Huang MH et al. Use of ultrasound to increase effectiveness of isokinetic exercise for knee osteoarthritis. Archives of Physical Medicine and Rehabilitation 2005; 86(8):1545-51.

Ihn H et al. Clinical significance of serum surfactant protein D (Sp-D) in patients with polymyositis/dermatomyositis: Correlation with interstitial lung disease. Rheumatology (Oxford) 2002; 41(1): 1268-72.

Jentoft ES et al. Effects of pool-based and land-based aerobic on women with fibromyalgia/chronic widespread muscle pain. Arthritis & Rheumatism 2001; 45(1):42-7.

Jorge MSG et al. Efeitos dos exercícios fisioterapêuticos nas miopatias inflamatórias idiopáticas: uma revisão sistemática. Revista Baiana de Saúde Pública 2017; 41(1):236-53.

Jorge MSG et al. Physiotherapeutic intervention on pain and quality of life of systemic sclerosis elderly patients. Case reports. Revista Dor 2016; 17(2):148-51.

Jorge MSG et al. Physiotherapeutic approach for pain and quality of life of a hemophilic patient. Case report. Revista Dor 2016; 17(1):65-8.

Jorizzo JL. Dermatomyositis. In: Bologna J, Jorizzo JL, Rapini RP. Dermatology. London: Mosby; 2003: 615-23.

Kayser C, Corrêa MJU, Andrade LEC. Fenômeno de Raynaud. Revista Brasileira de Reumatologia 2009; 49(1):48-63.

Kingsley G, Sieper J. Third international workshop on reactive arthritis, 23-26 September 1995, Berlin, Germany. Annals of the Rheumatic Diseases 1996; 55(1):564-84.

Knudson D V. Warm-up and flexibility. In: Chandler TJ, Brown L E. Conditioning for strength and human performance. Philadelphia: Lippincott-Williams & Wilkins, 2008.

Melo CC et al. Tratamento fisioterapêutico das alterações musculoesqueléticas em pacientes com hemofilia. Estudos, Goiânia, 2010; 37(1/2):113-24.

Pollock ML et al. The recommended quantity and quality of exercise for developing and maintaining cardiorespiratory and muscular fitness, and flexibility in healthy adults. Medicine & Science in Sports & Exercise 1998; 30(1):975-91.

Rosin F et al. Intervenção fisioterapêutica em indivíduos com espondilite anquilosante. Arquivos de Ciências da Saúde 2017; 24(2): 19-24.

Schnornberger CM, Jorge MSG, Wibelinger LM. Intervenção fisioterapêutica na dor e na qualidade de vida em mulheres com artrite reumatoide. Relato de casos. Revista Dor 2017; 18(4):365-9.

Tulko T. Técnicas de relaxamento. São Paulo: Cultrix, 1993.

Valim V. Benefícios dos exercícios físicos na fibromialgia. Revista Brasileira de Reumatologia 2006; 46(1):49-55.

Valim V et al. Aerobic fitness effects in fibromyalgia. The Journal of Rheumatology 2003; 30(1):1060-9.

Vieira M et al. Qualidade de vida e a força muscular em indivíduo portador de dermatopolimiosite. Arquivos de Ciências da Saúde 2015; 22(4):22-5.

Weineck J. Treinamento ideal. 9. ed. São Paulo: Manole, 2003.

Wibelinger LM. Fisioterapia em reumatologia. 2. ed. Rio de Janeiro: Revinter, 2015.

Zanin C et al. Abordagem fisioterapêutica da dor crônica nas espondiloartropatias soronegativas. Conscientia e Saúde 2016; 15(1): 161-6.

Zanin C et al. Dor e qualidade de vida em indivíduos com doenças reumáticas osteoarticulares. Revista Inspirar 2018; 16(2):10-4.

Capítulo 53

Avaliação e Intervenção Fisioterapêutica em Traumatologia

Thiago Vinícius Ferreira
Fernanda Oliveira Madaleno
Larissa Santos Pinto Pinheiro

1. (COFFITO, 2018 – adaptada) Com relação à avaliação de pacientes com dor lombar, alguns testes podem ser realizados, como o teste de Thomas, o teste de Sorensen e o de ponte lateral. Esses testes avaliam, respectivamente:

(A) Flexibilidade de reto femoral, resistência de reto abdominal e resistência de oblíquo abdominal

(B) Resistência de iliopsoas, flexibilidade de eretores de tronco e resistência de reto abdominal

(C) Resistência de reto abdominal, resistência de eretores de tronco e resistência de quadrado lombar

(D) Flexibilidade de iliopsoas, resistência de eretores de tronco e resistência de quadrado lombar

(E) Flexibilidade de reto abdominal, resistência de eretores de tronco e flexibilidade de quadrado lombar

■ Resposta: D.

COMENTÁRIO: O teste de Thomas é preconizado para avaliar os músculos flexores do quadril – iliopsoas e reto femoral[1] –, o que pode ocasionar, quando positivo para encurtamento do músculo iliopsoas, aumento da lordose lombar. O teste de Sorensen é um teste validado e com boa confiabilidade para avaliação da resistência dos músculos eretores espinhais, sendo capaz de verificar um dos fatores de risco para o desenvolvimento de dor lombar[2]. Ao realizar o teste de ponte lateral, o paciente eleva a pelve, mantendo a contração do quadrado lombar para estabilização, o que contribui para a estabilidade mecânico-funcional do tronco e da pelve[3].

2. (COFFITO, 2018 – adaptada) Os meniscos são estruturas importantes para a congruência articular e consequentemente para a biomecânica dessa articulação. Analise as afirmações abaixo e assinale a opção correta.

I. Os meniscos têm como função: amortecer o impacto entre o fêmur e a tíbia, aliviar a pressão sobre a cartilagem articular, aumentar a área de contato femorotibial, auxiliar a nutrição da cartilagem, auxiliar a estabilização e limitar a hiperflexão e a hiperextensão.

II. Há vários testes específicos para o segmento do joelho: para avaliar as lesões meniscais, o teste de McMurray é utilizado para diagnosticar a lesão do corno anterior do menisco.

III. O tratamento conservador das lesões meniscais deve ter por objetivo melhorar a força muscular e a amplitude de movimento e restaurar o controle sensório-motor e a funcionalidade dos membros inferiores.

(A) Apenas as afirmativas I e III estão corretas

(B) Apenas a afirmativa II está correta

(C) Apenas a afirmativa III está correta

(D) Apenas as afirmativas II e III estão corretas

(E) Todas as afirmativas estão corretas

■ Resposta: A.

COMENTÁRIO: No teste de McMurray, o examinador gira medialmente a tíbia e em seguida estende o joelho[4]. Se houver um fragmento solto do menisco lateral, essa ação causa um estalo ou estalido geralmente acompanhado de dor. Alterando repetidamente a quantidade de flexão e em seguida aplicando a rotação medial à tíbia, seguida pela extensão, o examinador pode testar todo o aspecto posterior do menisco, desde o corno posterior até o segmento médio. Entretanto, a metade anterior do menisco não é testada porque a pressão no menisco não é grande o suficiente[4,5]. Aliado a esse fato, para testar o menisco medial, o examinador realiza o mesmo procedimento com o joelho girado lateralmente.

3. (COFFITO, 2018 – adaptada) Para conduzir o fisioterapeuta em uma avaliação dos quadris, a realização de testes especiais, em conjunto com os achados clínicos, é fundamental. Cada teste identifica os possíveis locais causadores de algias e alterações nas estruturas musculoesqueléticas dos quadris. Sobre o teste especial e a estrutura do quadril avaliada por ele, assinale a opção INCORRETA.

(A) Teste de FABER (*Flexion, ABduction, External Rotation*) ou de Patrick é o teste de triagem para disfunção da articulação sacroilíaca, lombar ou do quadril ou espasmo do iliopsoas

(B) Teste de Craig é o teste usado para avaliar a anteversão/retroversão femoral

(C) O sinal de Trendelenburg é indicativo de fraqueza do músculo glúteo médio durante a sustentação de peso unilateral

(D) Teste de elevação da perna reta 90-90 avalia o comprimento do bíceps femoral (dos isquiotibiais)

(E) Teste de flexão-adução é utilizado como triagem para patologia precoce do quadril

◼ Resposta: D.

COMENTÁRIO: O teste de Patrick ou FABER é capaz de detectar a limitação de movimento do quadril e, quando positivo, indica que a articulação do quadril pode estar afetada, que pode haver espasmo no músculo iliopsoas ou que a articulação sacroilíaca pode estar comprometida, assim como o teste de flexão-adução do quadril[5]. Já o teste de Craig mede a anteversão femoral ou torção anterior do colo femoral[5]. A anteversão do quadril é medida pelo ângulo formado entre o colo femoral e os côndilos femorais[5,6]. Além disso, evidências já comprovaram que a fraqueza do músculo glúteo médio pode ocasionar queda excessiva para baixo da pelve contralateral durante a postura, referida como sinal de Trendelenburg positivo[5]. No entanto, o teste de elevação da perna reta não é capaz de avaliar a inferência do comprimento do músculo bíceps femoral, uma vez que o teste pode ser influenciado pela extensibilidade dos músculos e tecidos fásciais da região lombar e do quadril[5].

4. (COFFITO, 2018) O uso apropriado do exercício terapêutico no tratamento de distúrbios musculoesqueléticos depende da identificação dos comprometimentos, das limitações funcionais ou das incapacidades. Em muitos casos, é possível identificar a estrutura musculoesquelética envolvida e seu estágio inflamatório ou recuperação. Dentre as características e sinais clínicos dos estágios de inflamação, reparo e maturação dos tecidos, nos estágios agudo, subagudo e crônico, podemos identificar:

(A) No estágio agudo, fase de proteção, há dor após encontrar a resistência do tecido

(B) No estágio subagudo, fase de movimento controlado, o tecido está muito frágil, facilmente lesado, tendo a formação de colágeno

(C) No estágio crônico, fase de retorno à função, devemos realizar aumento progressivo dos exercícios de alongamento, fortalecimento, treino de resistência à fadiga e exercícios funcionais e específicos

(D) No estágio subagudo, fase de proteção, devemos realizar movimento passivo apenas e exercícios isométricos intermitentes leves com cuidado

(E) No estágio agudo, fase de movimento controlado, devemos realizar exercícios resistidos e estabilização em cadeia aberta e fechada

◼ Resposta: C.

COMENTÁRIO: No estágio crônico ocorre maturação do tecido conjuntivo à medida que se formam fibras de colágeno, a partir de fibrilas, e o tecido cicatricial se desenvolve[7]. O remodelamento ocorre à medida que as fibras de colágeno se tornam mais espessas e reorientadas em resposta a sobrecargas no tecido conjuntivo. A restauração das funções se inicia nesse estágio. Conforme o paciente progride nos estágios subagudo tardio e crônico, não somente o tratamento evolui para estimular a cicatrização apropriada do tecido lesionado, como também a ênfase é colocada sobre os exercícios progressivos controlados, elaborados para preparar o paciente para atingir as metas funcionais finais[7,8].

5. (COFFITO, 2017 – adaptada) A prescrição para utilização de órtese e prótese para os membros inferiores é uma prática do fisioterapeuta reconhecida pelo Sistema Único de Saúde, na Portaria SAS/MS 661, de 2 de dezembro de 2010. De acordo com o exposto, assinale a opção correta.

(A) Por definição, a órtese é um dispositivo que substitui um segmento corporal após uma amputação (p. ex., a AFO [*Ankle-Foot Orthosis*] pode ser utilizada nos pacientes amputados transtibiais)

(B) Por definição, a prótese é um dispositivo de uso externo que auxilia o membro acometido após uma lesão (p. ex., o pé Sach pode ser utilizado para auxiliar a marcha de indivíduos com lesão no nervo fibular comum)

(C) A AFO, como o próprio nome diz, é utilizada na região do tornozelo e do pé, mais precisamente para manutenção das articulações tibiotársica e subtalar em posição funcional

(D) Dentre os materiais utilizados para confecção das órteses para os membros inferiores é possível destacar o termoplástico de baixa temperatura, que facilita a moldagem no paciente

(E) Nas lesões do nervo femoral que comprometem a extensão do joelho, a órtese denominada férula de Harris pode ser utilizada

◼ Resposta: C.

COMENTÁRIO: As órteses suropodálicas ou órteses tornozelo-pé, ou simplesmente AFO, são aparelhos ortopédicos utilizados para substituir a perda da função fisiológica de movimentação ativa e estabilização do tornozelo pelos músculos da perna após lesões[9]. Por definição, prótese é um dispositivo de substituição dos membros ou órgãos do corpo que sofreu lesão[9]. Os materiais termoplásticos são moldados em temperaturas elevadas[9]. A férula de Harris é um dispositivo que auxilia o mecanismo de dorsiflexão do pé, sendo indicada para casos de pé caído – lesão do nervo fibular – para estabilizar a articulação do tornozelo, favorecendo os movimentos passivos de dorsiflexão e ativos de flexão plantar[9].

6. (COFFITO, 2017 – adaptada) A Classificação Internacional de Funcionalidade, Incapacidade e Saúde (CIF), publicada pela Organização Mundial da Saúde em 2001, tem sido utilizada nos serviços de saúde. Sobre essa classificação, assinale a opção INCORRETA.

(A) Uma das formas de codificar o estado de funcionalidade das pessoas com a CIF é utilizando instrumentos validados na literatura para gerar categorias e qualificadores mais precisos

(B) A CIF é uma classificação multiprofissional que aborda aspectos relacionados a órgãos e sistemas, atividade e participação e fatores ambientais e contextuais

(C) A CIF vem sendo adotada na gestão pública e privada por possibilitar a utilização de novos indicadores relacionados ao perfil funcional dos pacientes

(D) Aferir a funcionalidade de maneira mundialmente reprodutível é uma das vantagens da utilização da CIF

(E) A CIF vem reforçar a especialidade profissional, já que centra seu cuidado nas opiniões de especialistas em cada área, sendo o papel do usuário ser o agente avaliado por questões de funções e estruturas corporais, associando-se à CID

■ Resposta: E.

Comentário: A CIF cumpre múltiplas finalidades: fornecer uma base científica para o entendimento e o estudo da saúde e estabelecer uma linguagem comum a ser utilizada pelos usuários e profissionais da saúde em âmbito mundial, o que contribui para a organização dos serviços de saúde[10,11]. Por meio da codificação dos estados de funcionalidade do indivíduo, a CIF é capaz de influenciar e motivar a produção científica da área, promovendo o desenvolvimento de novas avaliações e condutas[11]. Entretanto, difere da CID, na qual os eixos múltiplos (etiologia, anatomia, patologia etc.) são integrados em um sistema hierárquico que organiza a codificação dos problemas de saúde[10].

7. No processo de avaliação fisioterapêutica é importante selecionar um mecanismo e uma medida de avaliação corretos. Assinale V para verdadeiro e F para falso e em seguida marque a opção com a sequência correta.

( ) **Desempenho é a aptidão do indivíduo para executar uma tarefa ou ação em um ambiente padronizado e capacidade é o que o indivíduo faz em seu ambiente habitual de vida natural.**

( ) **Os três propósitos de um instrumento de medida são: avaliativo, discriminativo e preditivo.**

( ) **Valores normativos consistem nos dados de determinado mecanismo ou medida em fisioterapia direcionado para uma população específica.**

( ) **O termo capacidade é útil para indicar o provável nível de funcionalidade da pessoa.**

(A) F-V-V-F
(B) V-V-V-V
(C) V-F-F-V
(D) V-F-V-F

■ Resposta: A.

Comentário: O modelo da CIF fornece uma estrutura para o entendimento e a classificação da funcionalidade e da incapacidade associadas aos estados de saúde do indivíduo, possibilitando uma descrição mais completa e significativa da saúde das pessoas[10,11]. De acordo com esse modelo, o desempenho funcional está relacionado com o que o indivíduo consegue realizar em seu ambiente de vida natural. Esse ambiente inclui os fatores ambientais, ou seja, todos os aspectos do mundo físico, social e comportamental. Já o termo *capacidade* é utilizado para se referir à aptidão de um indivíduo para executar uma tarefa ou uma ação em um ambiente padronizado[8,10,11].

8. Em relação à imobilização de articulações, analise as afirmativas a seguir e assinale a opção correta.

I. **A ausência do estresse no tecido é um fator-chave que influencia a alteração de deposição do colágeno.**

II. **O tecido conjuntivo, quando imobilizado, poderá reduzir a amplitude de movimento articular devido à deposição aleatória de colágeno imaturo.**

III. **O tecido imobilizado por um longo período não terá alteração na capacidade de retomar seu comprimento inicial.**

IV. **A imobilização aumenta a quantidade de água e de glicosaminoglicanos (GAG) na articulação.**

(A) Apenas as afirmativas I e II estão corretas
(B) Apenas a afirmativa II está correta
(C) Apenas as afirmativas II e III estão corretas
(D) Apenas as afirmativas I, III e IV estão corretas
(E) Apenas as afirmativas II e IV estão corretas

■ Resposta: A.

Comentário: As afirmativas I e II são verdadeiras, uma vez que, quando o tecido conjuntivo é submetido à imobilização, não ocorre diminuição no número de fibras colágenas, mas o aumento da degradação e síntese do colágeno sem alteração em sua concentração[12]. Dessa maneira, influencia a diminuição do espaço entre as fibras colágenas, aliada à produção e à deposição aleatória de colágeno imaturo, o que favorece a formação de ligações intermoleculares em locais indesejáveis e limita a amplitude de movimento articular[12,13]. Assim, a afirmativa III é falsa, pois a imobilização irá ocasionar uma alteração na capacidade do tecido de resistir à deformação, o que, juntamente com as alterações na concentração de colágeno, irá alterar sua capacidade de retomar o comprimento inicial[12,13]. A afirmativa IV também é falsa, uma vez que a imobilização do tecido ocasiona redução na quantidade de água e GAG, tornando o tecido menos elástico e mais quebradiço[12].

9. Em relação às propriedades psicométricas de mecanismos e medidas de avaliação em fisioterapia, assinale a opção INCORRETA.

(A) Confiabilidade é a capacidade de um mecanismo e medida de avaliação realizados na clínica X e repetidos na clínica Y apresentarem resultados quase idênticos

(B) Para avaliação da acurácia de um mecanismo e medida de avaliação, quanto mais próximo de 0, maior é a acurácia para descartar uma condição clínica, e quanto mais distante de 1, maior é a acurácia para confirmar uma condição clínica

(C) A capacidade de um mecanismo e medida de avaliação apresentarem um resultado negativo em indivíduos que não têm a condição clínica de interesse é conhecida como intervalo de confiança

(D) Ao avaliar a confiabilidade de um mecanismo e medida de avaliação, a confiabilidade entre examinadores é a consistência dos achados por um examinador com aqueles achados de outro examinador

■ Resposta: C.

COMENTÁRIO: A especificidade é a propriedade que descreve a possibilidade de um resultado negativo em indivíduos que não apresentam a condição clínica de interesse[5,8].

10. Os comprometimentos do equilíbrio estão associados a risco maior de quedas e aumento das comorbidades em indivíduos com doenças do sistema nervoso central. Diversos subsistemas, como o sensorial, o motor e o cognitivo, contribuem para o controle postural e, consequentemente, para a manutenção do equilíbrio. Nesse contexto, analise as afirmativas a seguir, sobre os objetivos do fisioterapeuta ao elaborar um plano de tratamento para indivíduos com doenças do sistema nervoso central e comprometimentos do equilíbrio, e marque com V as verdadeiras e com F as falsas; em seguida, assinale a opção com a sequência correta.

( ) Efeitos contextuais, como ambientes fechados ou abertos, não são capazes de interagir com os sistemas corporais que contribuem para o controle postural.

( ) Prevenir os comprometimentos nos subsistemas que contribuem para o controle postural deve ser um dos objetivos do fisioterapeuta.

( ) Promover o desenvolvimento de estratégias sensoriais, motoras e cognitivas específicas deve ser um dos objetivos do fisioterapeuta.

( ) Retreinar tarefas funcionais com exigências de controle postural variáveis e com níveis de dificuldade progressivos deve ser um dos objetivos do fisioterapeuta.

(A) V-V-V-F
(B) F-V-F-V
(C) F-V-V-V
(D) V-F-V-V

■ Resposta: C.

COMENTÁRIOS: O equilíbrio é influenciado pelo sistema musculoesquelético e o sistema sensorial do indivíduo, bem como por efeitos contextuais, como ambiente e características da tarefa a ser realizada[7]. Dessa maneira, cabe ao fisioterapeuta identificar possíveis alterações nesses subsistemas de controle postural. Para manter o equilíbrio, o corpo necessita manter continuamente seu centro de massa dentro da base de suporte[7].

Horak & Nashner[14] descreveram três estratégias de movimento usadas por adultos saudáveis para recuperar o equilíbrio em resposta a perturbações repentinas da superfície de suporte (ou seja, breves deslocamentos anteriores ou posteriores da plataforma), chamadas estratégias de tornozelo, quadril e de passo. Dentro dos objetivos terapêuticos, cabe ao fisioterapeuta proporcionar estímulos suficientes para promover o retorno do paciente à sua independência tanto nas atividades de vida diária como na participação na comunidade ou no trabalho produtivo[7,8,10].

11. Uma das lesões que mais acometem o complexo articular do joelho é a lesão por ruptura do ligamento cruzado anterior (LCA). Esse tipo de lesão provoca disfunções biomecânicas que podem ocasionar limitações em movimentos e nas atividades funcionais. Em relação a essa lesão, analise as afirmativas a seguir e assinale a opção correta.

I. Um dos principais ligamentos que unem o fêmur à tíbia, o LCA atua limitando o deslizamento anterior da tíbia em relação ao fêmur, além de proporcionar estabilidade rotacional ao joelho.

II. As lesões ligamentares no LCA podem ser classificadas em graus I, II e III, sendo o grau III representado por ruptura total do ligamento.

III. Dentre os tratamentos da lesão do LCA, o conservador é indicado tanto para rupturas parciais como para rupturas totais e objetiva evitar a instabilidade do joelho e promover a restauração da função do ligamento.

IV. A reabilitação neuromuscular e proprioceptiva na lesão de LCA tem como objetivo melhorar a coordenação e a agilidade por meio da melhora do equilíbrio articular.

(A) Apenas as afirmativas I e IV estão corretas
(B) Apenas a afirmativa II está correta
(C) Apenas as afirmativas II e III estão corretas
(D) Apenas as afirmativas I, II e IV estão corretas
(E) Todas as afirmativas estão corretas

■ Resposta: E.

COMENTÁRIOS: O LCA controla o movimento do joelho para a frente e para trás. Anatomicamente, o LCA percorre uma direção diagonalmente no meio do joelho e evita que a tíbia deslize para a frente do fêmur, além de fornecer estabilidade rotacional ao joelho[15,16].

A American Medical Association classifica essas lesões em três graus de gravidade: nas lesões de grau I, o ligamento sofre danos leves e é ligeiramente alongado, mas ainda pode manter a articulação do joelho estável; nas de grau 2, o LCA é alongado (esse tipo de lesão é frequentemente referido como ruptura parcial do ligamento); as de grau 3 são comumente referidas como ruptura completa do ligamento na qual o joelho fica instável[16,17].

Ainda não é consensual a superioridade da intervenção cirúrgica em relação ao tratamento fisioterapêutico conservador para o retorno às atividades realizadas antes da lesão[16,17]. Em virtude do processo de reabilitação da lesão do LCA, a melhora na qualidade do movimento pode ser observada com o efeito do aprendizado motor. Nas fases finais da reabilitação, a aprendizagem motora é necessária, podendo ser obtida por meio de treinos proprioceptivos com dificuldades graduais e treino de gestual esportivo[8,16].

12. Uma paciente de 23 anos de idade, atleta amadora de vôlei de areia, sofreu subluxação do ombro em um jogo. Após ter recebido os cuidados imediatos da equipe médica do clube em que jogava, foi encaminhada ao setor de fisioterapia. Na avaliação cinético-funcional do ombro foi confirmada instabilidade glenoumeral moderada, em razão da qual o fisioterapeuta propôs terapia aquática como parte do processo de reabilitação. Considerando essa situação, avalie as seguintes afirmações e assinale a opção correta.

I. **O principal objetivo da intervenção aquática é o ganho imediato de amplitude de movimento da articulação glenoumeral e de força muscular.**

II. **Os objetivos da terapia aquática, como parte do processo de reabilitação, são facilitar a mobilização da glenoumeral, evitar aderência da cápsula articular e manter a amplitude de movimento.**

III. **A flutuação do membro superior, na reabilitação aquática, pode auxiliar os músculos deltoide e supraespinhoso durante a abdução da cabeça umeral.**

IV. **A indicação de exercícios resistidos realizados na água depende das restrições do tecido em cura, bem como da fase da recuperação da lesão.**

(A) Apenas a afirmativa I está correta

(B) Apenas as afirmativas II, III e IV estão corretas

(C) Apenas as afirmativas I e II estão corretas

(D) Todas as afirmativas estão corretas

▪ **Resposta: B.**

COMENTÁRIO: Uma das luxações articulares mais comuns envolve o ombro, e a maioria é anterior[19]. Uma abdução e uma rotação externa forçadas do ombro tendem a ser o movimento causador da luxação, fazendo a cabeça do úmero deslizar anteriormente para fora da cavidade glenoide[5,8,19].

A afirmativa I está incorreta, pois a luxação ocorre pelo movimento da articulação além de seus limites fisiológicos da amplitude de movimento; assim, não se pode afirmar que o principal objetivo da intervenção aquática seja o ganho imediato da amplitude de movimento da articulação, pois não houve perda, mas um excesso da amplitude de movimento[5].

A perda da amplitude de movimento se dá por imobilização e/ou inatividade prolongada, o que não seria o caso da atleta do enunciado. O tratamento, seja em solo, seja na fisioterapia aquática, deve respeitar as fases de recuperação tecidual, cujas principais metas e objetivos são analgesia, estabilização segmentar, reforço gradativo em padrões fisiológicos e em amplitudes seguras de movimento a fim de promover condições físicas e proprioceptivas que afastem a possibilidade de recidivas, pois, como descrito no enunciado, a paciente apresenta instabilidade glenoumeral moderada.

REFERÊNCIAS

1. Peeler J, Anderson JE Reliability of the Thomas test for assessing range of motion about the hip. Phys Ther Sport 2007; 8(1):14-21.

2. Malmivaara A, Häkkinen U, Aro T et al. The treatment of acute low back pain bed rest, exercises, or ordinary activity? N Engl J Med 1995; 332(6):351-5.

3. Hartvigsen J, Hancock MJ, Kongsted A et al. What low back pain is and why we need to pay attention. The Lancet 2018; 391(10137):2356-67.

4. Hing W, White S, Reid D et al. Validity of the McMurray's test and modified versions of the test: a systematic literature review. J Man Manip Ther 2009; 17:22-35.

5. Cook CE, Hegedus E. Orthopedic physical examination tests: An evidence-based approach. 2. ed. Pearson Education, 2012.

6. Tonnis D, Heinecke A. Acetabular and femoral anteversion: relationship with osteoarthritis of the hip. J Bone Joint Surg Am 1999; 81:1747-70.

7. Kisner C, Colby LA. Exercícios terapêuticos: Fundamentos e técnicas. 3. ed., São Paulo: Manole, 2000.

8. Magee DJ, Zachazewski J, Quillen W, Manske R. Pathology and intervention in musculoskeletal rehabilitation. 2. ed. St. Louis: Saunders Elsevier, 2015.

9. Carvalho JA. Órteses: um recurso terapêutico complementar. 2. ed. Barueri, SP: Manole, 2013.

10. Sampaio RF, Mancini MC, Gonçalves GGP, Bittencourt NFN, Miranda AD, Fonseca ST. Aplicação da Classificação Internacional de Funcionalidade, Incapacidade e Saúde (CIF) na prática clínica do fisioterapeuta. Revista Brasileira de Fisioterapia 2005; 9(2):129-36.

11. Organização Mundial de Saúde – OMS; Organização Panamericana de Saúde – OPAS. CIF – Classificação Internacional de Funcionalidade, Incapacidade e Saúde. São Paulo: Universidade de São Paulo, 2003.

12. Aquino CF Gonçalves GGP, Fonseca ST, Mancini MC. Análise da relação entre flexibilidade e rigidez passiva dos isquiotibiais. Rev Bras Med Esporte 2006; 12(4):195-200.

13. Aquino CF, Viana SO, Fonseca ST. Comportamento biomecânico e resposta dos tecidos biológicos ao estresse e à imobilização. Fisioterapia em Movimento 2017; 18(2):35-43.

14. Horak FB, Nashner LM. Central programming of postural movements: adaption to altered support surface configurations. J Neurophysiol 1986; 55:1369-81.

15. Duthon VB, Barea C, Abrassart S, Fasel JH, Fristchy D, Menetrey J. Anatomy of the anterior cruciate ligament. Knee Surg Sports Traumatol Arthrosc 2007; 14(3):204-13.

16. van Melick N, van Cingel RE, Brooijmans F et al. Evidence-based clinical practice update: practice guidelines for anterior cruciate ligament rehabilitation based on a systematic review and multidisciplinary consensus. Br J Sports Med 2016; 50(24):1506-15.

17. Temponi EF, Carvalho JLH, Sonnery-Cottet B, Chambat P. Partial tearing of the anterior cruciate ligament: diagnosis and treatment. Rev Bras Ortop 2015; 50(1):9-15.

18. Kessler MA, Behrend H, Henz S, Stutz G, Rukavina A, Kuster MS. Function, osteoarthritis and activity after ACL-rupture: 11 years follow-up results of conservative versus reconstructive treatment. Knee Surg Sports Traumatol Arthrosc 2008; 16(5):442-8.

19. Kelly MJ, Holton AE, Cassar-Gheiti AJ, Hanna SA, Quinlan JF, Molony DC. The aetiology of posterior glenohumeral dislocations and occurrence of associated injuries: a systematic review. Bone Joint J 2019;101(1):15-21.

Capítulo 54

Fisioterapia Aquática

Wellington Fabiano Gomes
Suraya Gomes Novais Shimano
Rômulo Nolasco de Brito

1. A simples imersão do corpo humano em água altera diversos sistemas orgânicos, especialmente os sistemas respiratório e cardiovascular, levando à redução da capacidade pulmonar em indivíduos hígidos e ao aumento do retorno venoso. Os indivíduos com lesão medular cervical traumática (LMCT) já apresentam redução da capacidade pulmonar e instabilidade nos mecanismos de regulação cardiovascular, o que é descrito como síndrome restritiva não parenquimatosa. Em um contexto de imersão de indivíduos com LMCT não dependentes de ventilação mecânica em piscina com a cabeça fora d'água, é possível afirmar que:

(A) Os indivíduos com LMCT podem apresentar hipertonicidade brônquica, e a simples imersão aumenta essa predominância vagal no controle da musculatura lisa dessa estrutura

(B) Diferentemente da posição supina (em solo) e do uso de cinta abdominal na posição sentada (em solo), a simples imersão não altera o desempenho do diafragma nesses indivíduos

(C) Quanto maior o grau de comprometimento da disfunção pulmonar em indivíduos com LMCT, menor será a melhora da função com a imersão

(D) A musculatura inspiratória desses indivíduos pode se beneficiar da imersão, pois seu desempenho depende de pressão abdominal minimamente adequada que é proporcionada pela pressão hidrostática nessa região

(E) Fica contraindicada a fisioterapia aquática para os indivíduos com LMCT com desequilíbrio crônico do sistema nervoso autônomo e consequente queda da pressão arterial e do débito cardíaco em razão da redução do retorno venoso

■ Resposta: D.

COMENTÁRIO: A redução da capacidade pulmonar em indivíduos hígidos e o aumento do retorno venoso com a imersão são ampla e claramente descritos na literatura. Os efeitos da imersão nos sistemas orgânicos sofrem influência da temperatura, do nível da imersão, do posicionamento do corpo e do tempo de imersão.

Estudos mais recentes trazem à luz o entendimento dos fenômenos específicos da imersão em sujeitos com lesão medular alta, especialmente com uso da espirometria dentro e fora d'água. As capacidades vital e pulmonar total do indivíduo hígido em água termoneutra decrescem de 1% até 10%; já os indivíduos com LMCT têm seu volume residual diminuído e, consequentemente, aumento da capacidade vital diretamente relacionado ao grau de disfunção pulmonar.

A lesão medular alta, com grande comprometimento respiratório, não é uma contraindicação para fisioterapia aquática pelos efeitos restritivos da imersão no tórax e abdome[1-5].

2. São condutas terapêuticas de um programa de reabilitação em piscina após reconstrução do ligamento cruzado anterior (LCA) com início na segunda semana de pós-operatório, EXCETO:

(A) Mobilização patelar, massagem na região poplítea e parapatelar

(B) Marchas anterior, posterior e lateral por toda a piscina

(C) Subida e descida no degrau na parte funda da piscina

(D) Marcha com resistência elástica

(E) Fortalecimento do quadril com joelho em extensão (flexão, extensão, abdução e adução)

■ **Resposta: D.**

COMENTÁRIO: O treinamento da marcha em piscina, associado à resistência elástica, é considerado um trabalho de sobrecarga muscular realizado com o intuito de promover fortalecimento e resistência musculares. No entanto, esse treino deve ser introduzido mais tarde, depois de alcançados alguns objetivos da fase inicial: alívio da dor, ganho de extensão completa do joelho e ativação adequada de quadríceps com total proteção dos tecidos reparados. Esses objetivos são facilmente atingidos em razão do efeito analgésico da imersão em água aquecida, associado à cinesioterapia com alongamentos, movimentos ativos (Figura 1A), mobilizações (Figura 1B) e massoterapia (Figura 1C)[6-10].

3. N.M., 14 anos, com diagnóstico de atrofia muscular espinhal (AME) – "clinicamente tipo 2 e geneticamente tipo 1". Segundo a mãe, os sintomas iniciaram por volta dos 9 meses de idade, e o diagnóstico foi estabelecido quando o paciente tinha 1 ano e 2 meses. A queixa principal relatada por N.M. foi fraqueza muscular (Figura 2A a C). Ao exame físico, identificaram-se encurtamentos musculares importantes em isquiotibiais e flexores do cotovelo, hipotrofia, locomoção em cadeira de rodas, apresentando déficit no controle cefálico, fraqueza muscular e diminuição da amplitude ativa de movimento dos membros superiores e inferiores, sinais típicos de fraqueza da musculatura ventilatória. Com base nesses achados, marque a opção correta.

(A) A *performance* da musculatura ventilatória em ambiente aquático durante a cinesioterapia é favorecida pela ação terapêutica do empuxo (flutuação) e a resistência imposta pela própria pressão hidrostática sobre o tórax. O uso de acessórios acrescenta um aspecto lúdico e funcional durante os exercícios respiratórios monitorados pelo fisioterapeuta

(B) Nos pacientes com AME, as técnicas de mobilização articular e segmentar são favorecidas durante a imersão, promovendo maiores conforto e analgesia ao paciente e possibilitando que o fisioterapeuta aproveite melhor a abordagem terapêutica associada ao aquecimento da água, bem como aos princípios físicos da imersão, como pressão hidrostática e empuxo

(C) A flutuação diminui o peso corporal aparente, o que pode ser explorado por N.M. para aumentar seu nível de participação no controle da manutenção das posturas durante a imersão

(D) Como N.M. está se sentindo mais leve na água, é possível observar maior mobilidade ativa de tronco, dos membros e das variações de posturas e até deslocamentos em flutuação assistida que não seriam possíveis em solo

(E) Todas as afirmativas estão corretas

■ **Resposta: E.**

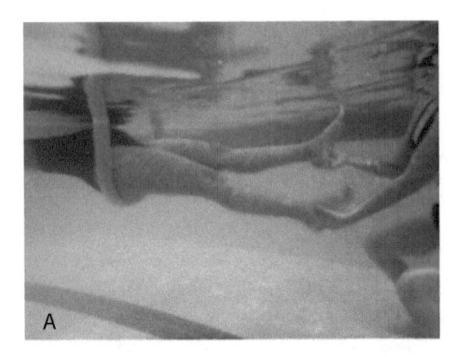 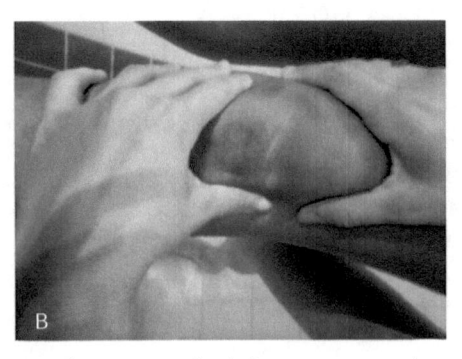 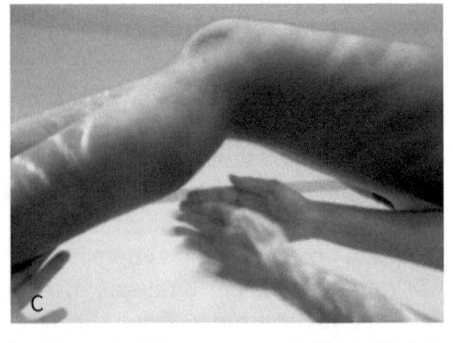

Figura 1A a **C** Atendimento de paciente na piscina após reconstrução do ligamento cruzado anterior. (Reproduzida com a permissão de Michelle Pires P. da Rocha [Clínica Aquática Fisioterapia, Belo Horizonte-MG].)

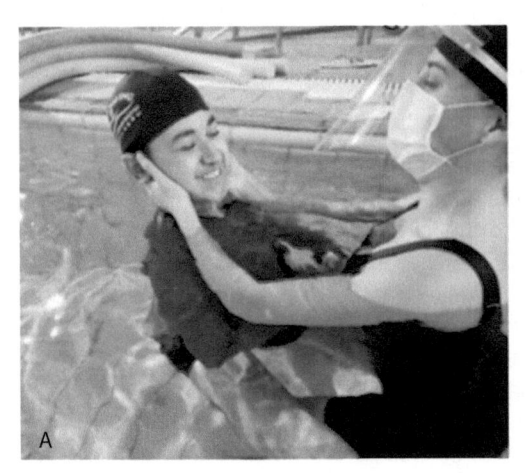 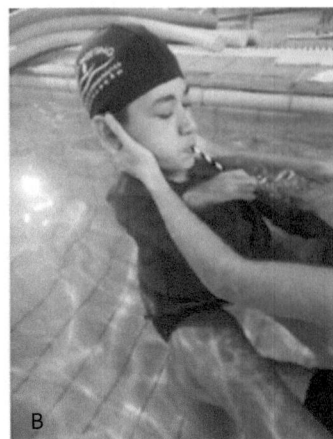 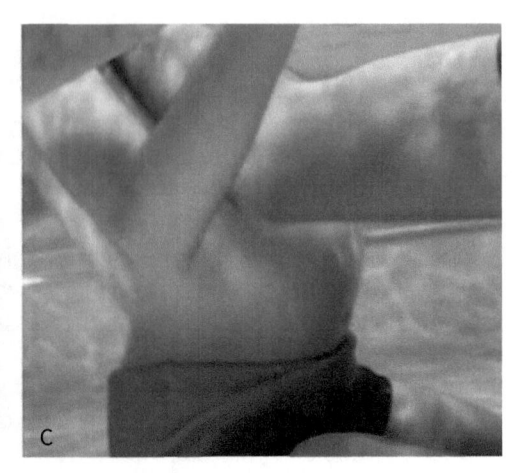

Figura 2A a **C** Atendimento de criança com AME na piscina. (Arquivo do autor.)

COMENTÁRIO: Há evidências específicas de fisioterapia aquática e AME que apresentam, por exemplo, protocolo de 14 semanas, duas vezes por semana, com duração de 45 minutos, para uma criança do sexo feminino de 34 meses de idade com AME tipo III, promovendo resultados benéficos na função motora, na força e no desempenho para a marcha após um protocolo com exercícios de flexibilidade, fortalecimento, equilíbrio, deslocamentos e exercícios respiratórios.

O tratamento com fisioterapia convencional e no ambiente aquático duas vezes por semana (30 minutos para crianças com AME e 45 minutos para adultos com AME) no período de 2 anos também resultou em melhora e estabilização do grau de força e em melhor desempenho funcional. A fisioterapia aquática como especialidade e contexto de intervenção, além das diversas formas de aplicação terapêutica, também pode ser uma forma de exercício aeróbio útil em caso de doenças que acometem os neurônios motores, principalmente em virtude do aspecto relacionado à flutuabilidade[11-15].

4. As crianças com paralisia cerebral (PC) apresentam um espectro variado de incapacidades que podem afetar o controle motor, a postura e sua funcionalidade. Um programa estruturado de fisioterapia aquática, baseado na avaliação focada na criança, pode auxiliar a mobilidade e a funcionalidade desses indivíduos e, além disso, minimizar as alterações secundárias, denominadas desordens do crescimento. Alguns aspectos são importantes na construção desse programa: reabilitação baseada em evidências, abordagem funcional e centrada na família, enriquecimento ambiental, regularidade e início precoce da intervenção. Todas as afirmativas a seguir, importantes para a construção de um programa adequado às crianças com PC, estão corretas, EXCETO:

(A) As condições da piscina (estímulos da própria água) e os aparatos desafiadores específicos oferecem ao ambiente aquático uma alta qualidade de enriquecimento para as crianças com PC

(B) As evidências científicas devem nortear as intervenções específicas do fisioterapeuta na piscina, diferenciando as abordagens oferecidas a cada criança por idade ou pelo grau de comprometimento da PC

(C) Muitas vezes, a baixa regularidade de acesso à intervenção na piscina torna fundamental a abordagem no solo para o sucesso do programa de reabilitação

(D) Diferentemente dos bebês típicos, os com PC não devem ter início precoce de estimulação aquática em razão do risco aumentado de aspiração pulmonar de água da piscina

(E) A orientação do banho (banheira ou balde) pode ser uma estratégia eficaz na abordagem centrada na família

■ Resposta: C.

COMENTÁRIO: A fisioterapia aquática é uma intervenção valiosa para crianças com PC, podendo contribuir para a exploração qualificada das etapas do desenvolvimento neuropsicomotor e para o treino de tarefas específicas e seus componentes, além de atividades do contexto com desenvolvimento das habilidades e controle do corpo na água, dependendo da gravidade motora e cognitiva da criança.

O ambiente aquático, enriquecido por natureza e aprimorado pelo fisioterapeuta (com brinquedos, tapetes flutuadores, jogos, texturas e música), é um elemento rico para a promoção e o reforço de habilidades e atitudes funcionais.

Para as crianças com PC mais leve, a independência na água oferece uma vantagem social e as coloca em posição de igualdade com seus pares de mesma idade. O ambiente enriquecido é comum em piscinas, cabendo ao fisioterapeuta aprimorá-lo e adequá-lo às necessidades das crianças com PC para conseguir mudanças estruturais e funcionas do sistema nervoso. Recomenda-se que a intervenção na piscina seja associada à realizada em solo[16,17].

5. Para a progressão do treinamento sensório-motor em idosos na piscina, especificamente o treino de equilíbrio ortostático, o fisioterapeuta NÃO pode:

(A) Reduzir a base de suporte (ficar em apoio unipodal)

(B) Colocar uma prancha sob os pés

(C) Solicitar o fechamento dos olhos

(D) Levar o paciente para a parte mais funda da piscina

(E) Produzir fluxo turbulento

■ Resposta: D.

COMENTÁRIO: Considera-se que o equilíbrio ortostático ou postural estático consiste na manutenção de uma postura com o mínimo de oscilações. Para tanto, é necessário o controle dos fatores intrínsecos, como uma perfeita interação dos *inputs* sensoriais do tripé formado pelos sistemas visual, vestibular e somatossensorial e a programação das respostas motoras, bem como dos extrínsecos (tarefa e ambiente). Com o envelhecimento, esses sistemas são afetados, e várias etapas do controle postural podem ser suprimidas, diminuindo a capacidade compensatória do sistema. Por isso o treino de equilíbrio é tão necessário.

A intervenção fisioterapêutica na água é vantajosa por proporcionar mais tempo para pensar e reagir, tornando mais eficazes tanto o *feedback* como o *feedforward*. Alguns conceitos relativos a esse treino são comuns tanto ao solo como à água; outros, porém, devem ser interpretados de maneira independente.

Reduzir a base de suporte e fechar os olhos na piscina são interpretados como conceitos relativos ao solo com maior exigência dos sistemas que compõem o equilíbrio. No caso da prancha no solo, por exemplo, o idoso estaria em apoio unipodal, enquanto na água uma sustentação parcial seria promovida pelo empuxo. No entanto, o volume da prancha é diretamente proporcional ao grau de dificuldade do exercício. Além disso, um deslocamento entre o centro de massa e o de flutuação pode provocar efeito metacêntrico e exigir equilíbrio maior.

Levar o paciente para a parte funda da piscina também deve ser interpretado à luz da relação empuxo-gravidade, mas com o empuxo atuando em todo o corpo do idoso e promovendo flutuação maior, não exigindo dele estratégias de recuperação do equilíbrio. De acordo com a densidade relativa do corpo do idoso (que normalmente é um flutuador natural), os *inputs* somatossensoriais serão ainda mais prejudicados, não estimulando estratégias de recuperação do equilíbrio.

A turbulência da água ao redor do indivíduo, que pode ser produzida pelas mãos do fisioterapeuta ou com equipamentos variados, dependendo da intensidade desejada, desloca o corpo do idoso, promovendo instabilidade local (com direcionamento do jato) ou global (fluxo turbulento intenso em todo o corpo). A vantagem é que o treino pode ser intenso, porque na água não há risco de queda, podendo ocorrer apenas a mudança de posição de pé para deitado[18-22].

6. O plexo braquial é uma rede complexa de nervos responsável pela inervação da extremidade superior do corpo. Cerca de 10% a 20% das lesões dos nervos periféricos são lesões do plexo braquial. No Brasil, a maior parte dos procedimentos cirúrgicos é realizada pelo Sistema Único de Saúde (SUS), garantindo universalidade, equidade e integralidade. A partir disso, a intervenção fisioterapêutica pós-trauma e pós-cirurgia é parte importante do processo de recuperação funcional desses indivíduos. Considerando as características das disfunções adquiridas após lesão de plexo braquial, bem como as possibilidades de intervenção fisioterapêutica em ambiente aquático (Figura 3A a C), observe as imagens abaixo e assinale a opção correta.

(A) Padrões e técnicas de estabilização escapular na vertical e em flutuação são indicados para esses pacientes, uma vez que essa abordagem promove maiores mobilidade e nível de participação nas tarefas

(B) As variações de exercícios de membros inferiores associados a membros superiores potencializam a coordenação entre as cinturas escapular e pélvica, favorecendo o ganho de função a partir de uma melhor relação do controle motor axial e do apendicular

(C) A implementação adequada de cargas, resistências e acessórios contribui para a progressão do programa de intervenção fisioterapêutica em ambiente aquático

(D) Métodos e técnicas de relaxamento, como o Watsu®, contribuem para melhora do quadro de dor neuropática nesses casos, promovendo benefícios no quadro de saúde mental desses indivíduos

(E) Todas as afirmativas estão corretas

■ Resposta: E.

COMENTÁRIO: Os pacientes com lesão de plexo braquial, mesmo após a intervenção cirúrgica, podem apresentar dor neuropática, que é comum em mais da metade dos indivíduos. Pacientes com avulsões radiculares podem desenvolver dor neuropática semelhante à dos pacientes com lesão medular, dada a proximidade da avulsão à medula espinhal. A associação entre os efeitos mecânicos e térmicos da cinesioterapia em ambiente aquático garante a redução da hiperalgesia mecânica desses pacientes, que recebem como mais um benefício o próprio efeito periférico e central da cinesioterapia.

Além da dor, a hipotrofia, a fraqueza muscular e a redução e/ou ausência das respostas reflexas, bem como das funções sensoriais, são adequadamente tratadas com a imersão e a cinesioterapia. O contato da pele com a água aquecida e o efeito mecânico do arrasto, da turbulência, da pressão hidrostática e do empuxo propiciam um ambiente terapêutico com enriquecimento suficiente para que o paciente experimente graus de liberdade de movimento em diferentes profundidades e posturas com menos dor e com controle maior sobre o membro afetado. Por meio do método dos anéis de BadRagaz (MABR®), por exemplo, é possível promover níveis de mobilização ativa e estabilização de cintura escapular, membros superiores e tronco indispensáveis ao progresso funcional dos pacientes[23-25].

7. A osteoartrite (OA), também conhecida como artrose ou osteoartrose, é uma doença que acomete as articulações e seus tecidos periarticulares, especialmente aquelas envolvidas com a sustentação do peso: joelho, quadril e coluna vertebral. A fisioterapia aquática tem se revelado uma ferramenta eficaz no tratamento dos pacientes com OA devido às suas propriedades terapêuticas provenientes dos programas de exercícios em imersão. Nesse contexto, assinale a afirmativa INCORRETA.

(A) O empuxo reduz a carga vertical nas articulações, podendo diminuir a dor e melhorar o desempenho em exercícios em cadeia cinemática fechada

(B) A turbulência e a viscosidade da água não devem ser usadas para aumento gradativo da carga externa e melhora das valências musculares em virtude dos riscos de lesões adicionais

(C) A temperatura da água pode ter efeito analgésico imediato, principalmente para a população idosa

(D) A pressão da água pode ter afeito importante na redução do edema articular, especialmente dos joelhos

(E) Além dos efeitos na função e estrutura do corpo, a fisioterapia aquática tem efeitos nas atividades e participação do indivíduo.

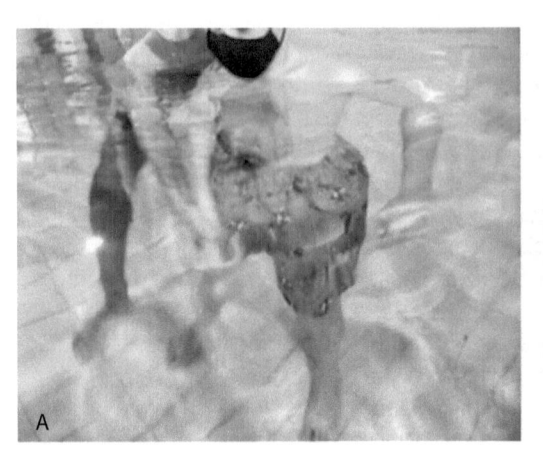
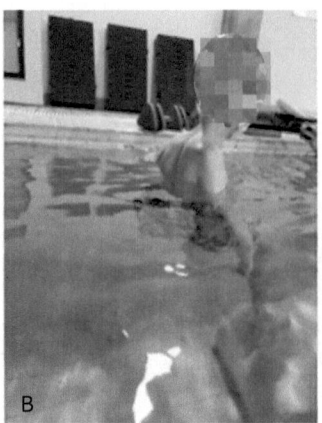
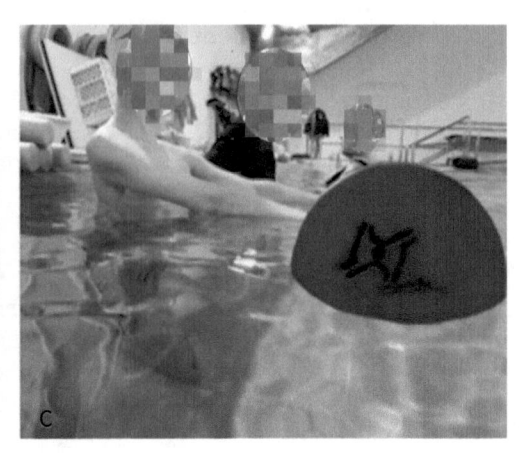

Figura 3A a C Atendimento de paciente com lesão do plexo braquial na piscina. (Arquivo do autor.)

■ **Resposta: B.**

COMENTÁRIO: O surgimento de doenças crônico-degenerativas aumenta exponencialmente após os 45 anos de idade e pode atingir quase 50% em faixas etárias mais avançadas. A OA é uma doença articular crônico-degenerativa que, além do dano e da perda da cartilagem articular, apresenta alteração da remodelação e da distribuição de forças no osso subcondral e pode levar à formação de osteófitos, espessamento da cartilagem articular, frouxidão dos ligamentos e fraqueza dos músculos periarticulares, caracterizando uma falência articular nos casos mais graves.

A fisioterapia aquática tem efeito determinado sobre os principais sinais e sintomas da AO, como edema, dor e rigidez articular, e nas queixas de incapacidade funcional para as tarefas diárias. Esse controle da dor pode ser atribuído ao aumento das informações sensoriais, à diminuição da atividade muscular reativa e à redução da pressão vertical articular em razão da flutuabilidade. Os ensaios clínicos indicam que os exercícios aquáticos terapêuticos podem ser vantajosos para as pessoas com OA e são uma opção importante para os fisioterapeutas[26-29].

8. **No que se refere à infraestrutura de piscinas, tanto em relação aos requisitos arquitetônicos como aos cuidados e ao uso de tecnologia assistiva, considere as afirmativas abaixo e assinale a opção correta.**

I. **A distância entre a borda da piscina e o nível da água deve ser mínima, pois pode prejudicar a realização de técnicas de entrada e saída e oferecer barreiras em caso de emergência.**

II. **As escadas de alvenaria são a melhor opção para garantir a entrada na piscina, substituindo escadas de acesso tradicionais de aço inoxidável.**

III. **Rampas com inclinações > 20%, que oferecem aclives e declives bruscos, são mais indicadas para realização de fisioterapia aquática.**

IV. **A iluminação de piscinas deve ser natural e/ou artificial e deve garantir boa visualização dos movimentos dentro d'água.**

V. **Nos vestiários e sanitários, os bancos devem ter encosto, os armários devem ter entre 0,4 e 1,2m de altura, as cabines devem permitir a troca de roupa em posição deitada e devem contar com barras de material resistente à corrosão e piso antiderrapante, dentre outros cuidados.**

(A) Apenas as afirmativas I, IV e V estão corretas
(B) Apenas as afirmativas I e III estão corretas
(C) Apenas as afirmativas I e II e V estão corretas
(D) Nenhuma afirmativa está correta
(E) Todas as afirmativas estão corretas

■ **Resposta: A.**

COMENTÁRIO: Para a implantação de serviços de fisioterapia aquática é importante um planejamento estratégico, um guia a ser seguido para a garantia de eficácia, bem-estar, segurança e prevenção de acidentes. Assim, o acesso à água deve se dar de maneira segura, devendo haver uma distância entre a borda e o nível da água de no máximo 20cm para não prejudicar as técnicas de entrada e saída autônomas pela borda e o manejo do paciente em caso de emergência.

O acesso também deve ser garantido por elevadores específicos (tecnologia assistiva), rampas e escadas, sendo sempre a melhor opção aquela que se ajuste à necessidade do paciente/usuário. O desnível do piso não deve passar de 25 graus e deve corresponder à exigência da NBR 9050 para todas as vias de acesso. Para a iluminação do ambiente da piscina, devem ser considerados os fenômenos de reflexão e refração da luz, bem como a posição das janelas na edificação.

Os vestiários em cabines individuais acessíveis devem ter as dimensões mínimas de 1,80m × 1,80m, contando com superfície para a troca de roupas na posição deitada com no mínimo 0,80m de largura, 1,80m de comprimento e 0,46cm de altura, e devem ser providos de barras de apoio, espelhos e cabides. Deve ser garantida a área de transferência, e as áreas de circulação e manobra podem ser externas às cabines, segundo a ABNT-NBR 10283 e a ABNT-NBR 11003[30-32].

9. **Considerando a resolução COFFITO 443/2014, em seu art. 1º, parágrafo único, para todos os efeitos considera-se como fisioterapia aquática a utilização da água nos diversos ambientes e contextos, em quaisquer de seus estados físicos, para fins de atuação do fisioterapeuta no âmbito da: I – hidroterapia; II – hidroginástica; III – termalismo; IV – crenoterapia; V – talassoterapia. Considerando o exposto, é correto afirmar que:**

(A) Todos os itens enumerados estão corretos
(B) Apenas os itens I e III estão corretos
(C) Apenas o item I está correto
(D) Apenas os itens I, III, IV e V estão corretos
(E) Apenas os itens I e V estão corretos

■ **Resposta: D.**

COMENTÁRIO: A Resolução COFFITO 443/2014 é muito clara em apontar e regulamentar o uso do ambiente aquático "no âmbito da hidroterapia, hidrocinesioterapia, balneoterapia, crenoterapia, cromoterapia, termalismo, duchas, compressas, vaporização/inalação, crioterapia e talassoterapia". Isso reforça algo fundamental para os fisioterapeutas, acadêmicos e pesquisadores em sua prática clínica, uma vez que assegura a ampla utilização da imersão e da cinesioterapia na água e, além disso, esclarece que a fisioterapia aquática é uma especialidade de contexto, valorizando sobretudo a exposição ao ambiente, aos métodos e técnicas terapêuticas.

O que isso significa? Que se trata de uma especialidade em que o ambiente favorece a intervenção fisioterapêutica nas mais diferentes afecções, doenças e disfunções. Além disso, os efeitos da imersão (propriedades físicas, respostas fisiológicas e temperatura da água) e da cinesioterapia podem ser ainda potencializados pelas características físico-químicas da água, como observado nas condições do termalismo, balneoterapia e crenoterapia, principalmente na modulação da dor e na melhora da capacidade funcional e da saúde mental. A própria talassoterapia (uso terapêutico da água do mar e do ambiente marinho) pode ser mais uma opção para intervenção do fisioterapeuta no contexto da fisioterapia aquática[24,25,33].

10. (COFFITO, 2016 – adaptada) Um exercício regularmente prescrito pelo profissional da fisioterapia aquática (Figura 4) é organizado colocando um flutuador (aquatubo) sob o pé do paciente em ortostatismo e solicitando que ele conduza o implemento em direção ao fundo da piscina e depois controle sua subida. Sobre esse exercício, NÃO é possível afirmar que:

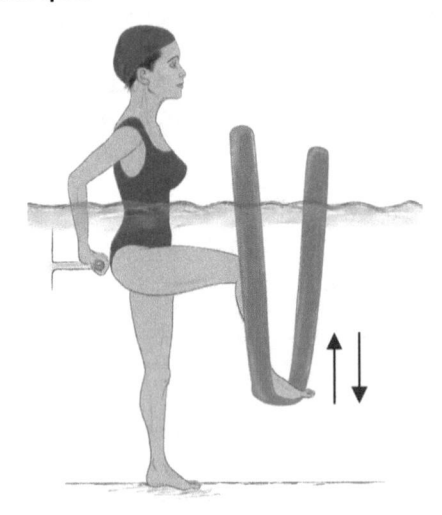

Figura 4 Exercício com flutuador. (COFFITO, 2016.)

(A) O grupo muscular do quadril em ação será sempre o extensor, independentemente da posição do joelho (grau de flexão)

(B) A posição do joelho influenciará diretamente qual grupo muscular (flexor ou extensor do joelho) estará atuando

(C) Quanto mais próximo aos artelhos o implemento estiver, maior será a carga imposta aos flexores plantares do tornozelo

(D) Quanto maior a flexão do joelho durante a execução do exercício, menor será a carga externa que o quadril terá de suportar

(E) O tornozelo é a articulação mais demandada durante esse exercício devido à sua estreita proximidade (centro da articulação/fulcro) ao implemento flutuador

■ Resposta: E.

Comentário: A análise mecânica de um exercício, dentro ou fora d'água, deve obedecer a uma sequência lógica que permita ao profissional entender o movimento humano no contexto ambiental em questão. Nesse caso, como a atividade já foi apresentada na figura, devem ser realizadas análises separadas para cada articulação do membro inferior (direito), determinando as principais forças externas (momento externo) e as principais forças internas (momento interno).

As principais forças externas nesse caso são: peso do membro inferior, peso do flutuador (desprezível no contexto clínico), empuxo do flutuador e empuxo do membro inferior. Em condições típicas, a resultante final das forças externas é para cima, no sentido do empuxo, e a principal força interna será a contração muscular para baixo: no quadril, o grupo extensor; no joelho, o grupo extensor (empuxo posterior ao centro do joelho) ou flexor (empuxo anterior ao centro do joelho), e no tornozelo, o grupo flexor plantar.

A articulação mais demandada nesse exercício normalmente é o quadril, em virtude da maior distância entre a resultante da força externa e o centro da articulação, incrementando a demanda (torque) externa[34].

11. Paciente H.P.M., 59 anos, foi encaminhado ao serviço de fisioterapia aquática com diagnóstico clínico de lombalgia crônica (LC) inespecífica. Não apresenta comorbidades. Sua queixa principal é de dor lombar intensa (EVA = 8/10) e incapacidade de frequentar atividades sociais. Relata início dos sintomas há 8 meses, após uma viagem de longa duração. Os sintomas se agravaram com a perda da mãe há 6 meses. Apresenta resultado no *Fear Avoidance Beliefs Questionnaire* (FABQ-Brasil) (escore = 70/96) e no questionário de Roland & Morris (escore = 20/24). Ao exame físico, foram constatadas hipomobilidade dos segmentos torácico e lombar e de rotação interna de quadril, diminuição de força e resistência dos músculos de tronco, *Slump Test* e teste de Patrick & Thomas positivos e dificuldade de coordenação de movimento enquanto realiza tarefas simuladas. Nesse contexto, marque V nas afirmativas verdadeiras e F nas falsas e em seguida assinale a opção com a sequência correta.

( ) **Exercícios em imersão em água termoneutra melhoram a flexibilidade da musculatura do quadril, colaborando para o sucesso de uma intervenção em LC inespecífica.**

( ) **A mobilização de fáscia não pode ser realizada em imersão, pois o fisioterapeuta não consegue ter um ponto fixo com o paciente em flutuação.**

( ) **O alinhamento de tronco, pelve e membros inferiores (estabilização) não pode ser mantido na água por ser um ambiente que estimula constantemente a instabilidade.**

( ) **A avaliação e a intervenção são multidimensionais e, portanto, envolvem um trabalho interprofissional.**

( ) **O uso de *biofeedback* visual não é feito em fisioterapia aquática em virtude do risco de eletrocutar o paciente ou deteriorar os equipamentos.**

( ) **A fisioterapia aquática em grupo promove ganhos relativos à interação social.**

( ) **Métodos específicos de fortalecimento muscular associado ao controle motor, como BadRagaz (MABR®), podem ser utilizados para treinamento de transverso abdominal e multífidus lombares.**

( ) **Métodos passivos, como o Watsu®, são contraindicados nesses casos.**

( ) **A terapia manual subaquática pode ser utilizada com os objetivos de redução de dor e descompressão articular.**

(A) V-F-F-V-F-V-V-F-V

(B) V-F-F-F-V-V-F-V-V

(C) F-F-V-V-V-F-F-V-F

(D) V-F-V-V-F-F-V-F-F

(E) V-F-F-V-V-V-F-V-V

■ Resposta: A.

Comentário: A cinesioterapia em imersão (água aquecida), além de promover a descompressão articular pelo efeito do empuxo, também propicia o aumento da vascularização e da extensibilidade da fibra colágena, possibilitando maiores mobilidade articular, flexibilidade muscular e mobilidade da fáscia. Propriedades da água, como a viscosidade, promovem maior estabilidade corporal, possibilitando bons treinos de estabilidade do tronco.

Da mesma maneira, o empuxo e a flutuação tornam possíveis os treinos tridimensionais sem a dependência da gravidade e sem risco de quedas. Esses treinamentos podem ser feitos com o uso de gameterapia/*feedback*, com a TV fora da piscina, e o uso de eletromiografia de superfície subaquática.

As técnicas específicas de fortalecimento com treino de controle motor são excelentes opções para as LC inespecíficas. As técnicas de relaxamento também podem ser utilizadas para diminuição de espasmo muscular e ganho de mobilidade articular, bem como a terapia manual subaquática. Durante todo o tempo de uma intervenção, aferências táteis e térmicas constantes são enviadas aos centros talâmicos, alterando a percepção da dor[35-37].

12. Em 14 de abril de 2020, a Associação Brasileira de Fisioterapia Aquática (ABFA) publicou o comunicado nº 1 sobre os serviços de fisioterapia aquática ante a pandemia da COVID-19. Considerando as demandas regionais que envolvem a referida questão, a ABFA fez nova publicação para esclarecer os aspectos referentes à retomada das atividades e, do mesmo modo, apoiar sobretudo o exercício profissional e a segurança dos associados, profissionais e da população brasileira. No dia 6 de maio de 2020, a ABFA publicou novas recomendações (comunicado nº 2) em razão das diferentes realidades regionais naquele momento da pandemia e em seguida publicou o comunicado nº 3, atendendo novamente às necessidades dos profissionais e à segurança da população, principalmente quanto ao ambiente aquático, aos equipamentos de proteção individual (EPI) e às rotinas de tratamento. Assim, considerando a legislação vigente e a prática clínica da fisioterapia aquática em tempos de pandemia, assinale a opção INCORRETA.

(A) Limitação da quantidade de clientes que entram na piscina: ocupação simultânea de um cliente a cada 4m² (piscina e vestiário)

(B) Recomendação de uso generalizado de máscaras eficientes, já mencionadas nesse documento, com troca constante (evitando que umedeçam), óculos de proteção ou uso de protetores faciais (*face shields*)

(C) Previsão, conforme nota técnica 26/2020 da ANVISA, do uso de outros desinfetantes, além do álcool, que podem ser utilizados nos ambientes, como recepção, sala de espera, vestiários e banheiros. São eles: hipoclorito de sódio a 0,5%, alvejantes contendo hipoclorito (de sódio, de cálcio) de 2% a 3,9%, iodopovidona (1%), peróxido de hidrogênio a 0,5%, ácido peracético a 0,5%, quaternários de amônio, como cloreto de benzalcônio a 0,05%, e compostos fenólicos

(D) Atenção ao fato de que o vírus que causa a COVID-19 pode se espalhar nas piscinas, SPAs e tanques de ofurô, uma vez que o cloro não inativa o vírus

(E) Manutenção dos atendimentos prioritários, como dos pacientes de alta complexidade, com dor acentuada, pós-cirúrgicos, entre outros, nos quais a descontinuidade do atendimento possa acarretar danos físico-funcionais, por vezes irreversíveis para a saúde

■ **Resposta: D.**

COMENTÁRIO: Segundo o Centro de Prevenção e Controle de Doenças (CDC) dos EUA, "o vírus que causa a COVID-19 não foi detectado na água potável". Os métodos convencionais de tratamento da água, que usam coagulação, floculação, decantação, filtração, desinfecção (uso de cloro), fluoretação e correção de pH, removem e inativam totalmente o vírus.

A Organização Mundial da Saúde recomenda o nível de cloração de 15g/m³ para matar vírus não envelopados, como poliovírus, rotavírus e coxsackievírus. Um vírus envelopado, como o da COVID-19, seria desativado em níveis ainda mais baixos, diz o documento. O CDC informou, em 10 de março de 2020, que "não há evidências de que a COVID-19 possa ser transmitida aos seres humanos através do uso de piscinas e banheiras de hidromassagem". A operação, manutenção e desinfecção adequadas (p. ex., com cloro e bromo) de piscinas e banheiras de hidromassagem devem remover ou inativar o vírus que causa a doença[38].

13. Sobre a marcha humana em meio aquático, NÃO é possível afirmar que:

(A) As forças resistivas horizontais são elevadas e as verticais reduzidas quando se compara a marcha em meio aquático à marcha em solo

(B) A marcha primariamente é um mecanismo de deslocamento de massa. Assim, no ambiente aquático, essa tarefa é facilitada simplesmente pela necessidade de deslocamento de menor massa aparente

(C) O aumento das demandas horizontais pode ser exemplificado pela maior exigência do músculo tibial anterior (ativação muscular) com redução da exigência dos músculos sóleo e gastrocnêmios

(D) As forças resistivas horizontais, promovidas pela viscosidade da água, aumentam consideravelmente com a elevação da velocidade da marcha

(E) Apesar da manutenção do padrão de ativação muscular, a marcha em ambiente aquático promove significativas alterações no padrão de movimento articular

■ **Resposta: E.**

COMENTÁRIO: Assim como a compreensão da marcha humana típica pode auxiliar a elaboração de soluções eficazes para pessoas com marchas atípicas disfuncionais, o entendimento da marcha em imersão serve de auxílio nas estratégias de intervenção em meio aquático. A variável velocidade é importantíssima quando se analisam parâmetros espaço-temporais, cinemática articular, cinética articular e forças de reação do solo da marcha no solo e em imersão. Além disso, em imersão, a variável profundidade tem papel revelador nesses parâmetros.

A velocidade afeta os padrões de marcha de diferentes populações, normalmente em relação inversa: a magnitude dos parâmetros diminui em velocidades mais lentas e aumenta em velocidades mais rápidas. Assim, a comparação das marchas em solo e em imersão não se pode ater somente às diferenças encontradas, sem levar em conta possíveis variáveis fundamentais, principalmente velocidade e profundidade.

Um ponto-chave do treino de marcha na água é a possibilidade do controle de carga de suporte, marcadamente para aqueles indivíduos com dor, fraqueza muscular ou restrições de suporte de peso relacionadas aos estágios de sua melhora funcional. Além disso, "o meio aquático pode ser favorável para indivíduos que necessitam de sustentação de peso total ou parcial, resistência gradativa e mais tempo para iniciar a marcha"[39-41].

14. S.M.L., 30 anos, 30 semanas de gestação, relata quadro de lombalgia e edema em membros inferiores. Foi encaminhada pelo obstetra para o serviço de fisioterapia aquática e, ao exame físico, não apresenta comprometimento físico--funcional. Considerando as alterações próprias do processo gestacional e as diretrizes de exercícios recomendadas pelo Colégio Americano de Ginecologia e Obstetrícia, foi proposto o programa de exercícios parcialmente mostrado na Figura 5A a D. Ao observá-la, é possível afirmar que ele tem por metas físico-funcionais:

(A) Reduzir o desconforto musculoesquelético e do edema, facilitar o trabalho de parto por cesariana, facilitar a recuperação no pós-parto e melhorar a flexibilidade

(B) Diminuir o impacto articular, aumentar a resistência muscular de adutores e abdutores de quadril, glúteo e quadríceps, promover relaxamento e diminuir a diurese

(C) Melhorar a condição cardiorrespiratória, a flexibilidade e a resistência musculares, reduzir o quadro álgico e o edema e diminuir a chance de ruptura do períneo no parto

(D) Reduzir o quadro álgico e o edema gravídico, prevenir quedas e melhorar a lactação e as condições musculoesqueléticas

(E) Melhorar a força e flexibilidade musculares, manter o espasmo muscular, reduzir o quadro álgico e o edema gravídico e diminuir a sobrecarga articular

▪ **Resposta: C.**

COMENTÁRIO: A fisioterapia aquática pode ser utilizada para alcançar diversas metas. De acordo com a Classificação Internacional de Funcionalidade, Incapacidade e Saúde, as metas serão direcionadas para as condições físicas e funcionais, mas também de participação social, considerando os fatores pessoais e ambientais envolvidos.

Na questão, que aborda exclusivamente metas funcionais, a melhora das condições cardiorrespiratórias irá ocorrer não só pelo movimento em si, mas também pelo efeito da pressão hidrostática, que aumentará o retorno venoso em mais de 30%, além dos exercícios de moderada intensidade. A flexibilidade muscular, especialmente da musculatura de quadril e pelve, é extremamente importante e será facilitada pela temperatura da água (aquecida) e pela flutuação. Esse ganho, associado ao maior controle motor da musculatura do períneo, reduzirá a possibilidade de ruptura do períneo no parto.

A pressão hidrostática também atuará diretamente na resolução de edema gravídico, enquanto o empuxo e a turbulência poderão ser utilizados para ganho de resistência muscular no parto e pós-parto. Um fator de extrema relevância é a ação de praticamente todos os princípios da hidrostática, hidrodinâmica e termodinâmica no manejo da dor lombar, com fortes evidências de resolubilidade do tratamento[42-44].

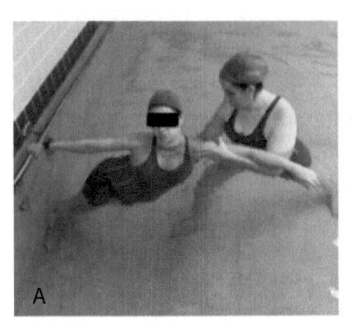 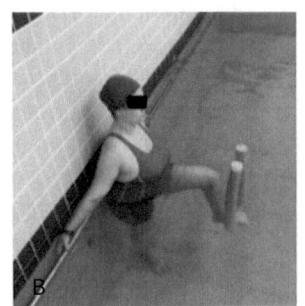 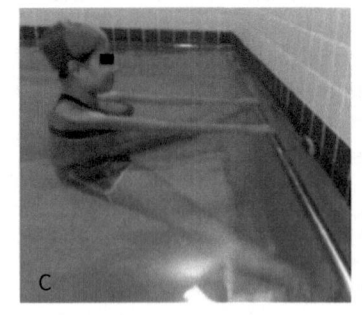 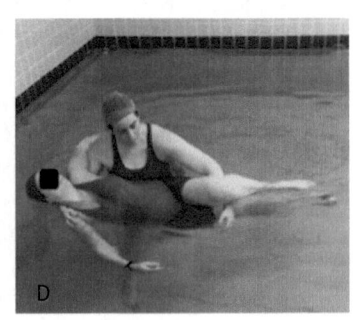

Figura 5A a D Atendimento de gestante na piscina. (Arquivo do autor. Fotos reproduzidas com a permissão de Giovana Linhares [Clínica Aquática Fisioterapia, Belo Horizonte-MG]).

REFERÊNCIAS

1. Thomaz S, Beraldo P, Mateus S, Horan T, Leal JC. Effects of partial isothermic immersion on the spirometry parameters of tetraplegic patients. Chest 2005; 128(1):184-9.

2. Girandola RN, Wiswell RA, Mohler JG, Romero GT, Barnes WS. Effects of water immersion on lung volumes: implications for body composition analysis. J Appl Physiol 1977; 43(2):276-9.

3. Sik Park K, Kyu Choi J, Saeng Park Y. Cardiovascular regulation during water immersion. Appl Hum Sci J Physiol Anthropol 1999; 18(6):233-41.

4. Leal JC, Mateus SRM, Horan TA, Beraldo PSS. Effect of graded water immersion on vital capacity and plasma volume in patients with cervical spinal cord injury. Spinal Cord 2010.

5. Mateus SRM, Beraldo PSS, Horan TA. Maximal static mouth respiratory pressure in spinal cord injured patients: Correlation with motor level. Spinal Cord 2007.

6. Biscarini A, Cerulli G. Modeling of the knee joint load in rehabilitative knee extension exercises under water. J Biomech 2007; 40(2):345-55.

7. Barreto MST, Dela Bela LF, Dias JM et al. Reliability of ground reaction forces in the aquatic environment. J Electromyogr Kinesiol 2016; 30:23-30.

8. Arundale AJH, Bizzini M, Giordano A et al. Exercise-based knee and anterior cruciate ligament injury prevention. J Orthop Sport Phys Ther 2018; 48(9):A1-42.

9. Diermeier T, Rothrauff BB, Engebretsen L et al. Treatment after anterior cruciate ligament injury: Panther Symposium ACL Treatment Consensus Group. Knee Surgery, Sport Traumatol Arthrosc. 2020; 28(8):2390-402.

10. Melick N, Cingel REH, Brooijmans F et al. Evidence-based clinical practice update: practice guidelines for anterior cruciate ligament

rehabilitation based on a systematic review and multidisciplinary consensus. Br J Sports Med 2016; 50(24):1506-15.

11. Anziska Y, Inan S. Exercise in neuromuscular disease. Semin Neurol 2014.

12. Cunha MCB, Oliveira ASB, Labronici RHDD, Gabbai AA. Spinal muscular atrophy type II (intermediary) and III (Kugelberg-Welander): Evolution of 50 patients with physiotherapy and hydrotherapy in a swimming pool. Arq Neuropsiquiatr 1996.

13. Dumas H, Francesconi S. Aquatic therapy in pediatrics. Phys Occup Ther Pediatr [Internet] 2001; 20(4):63–78. Available at: http://www.informaworld.com/openurl?genre=article&doi=10.1300/J006v20n04_05&magic=crossref%7C%7CD404A21C5BB-053405B1A640AFFD44AE3.

14. Da Silva Neto FS. Abordagem da fisioterapia neurofuncional no paciente com atrofia muscular espinhal (AME). Environ SMOKE 2020.

15. Salem Y, Jaffee Gropack S. Aquatic therapy for a child with type III spinal muscular atrophy: A case report. Phys Occup Ther Pediatr 2010.

16. Güeita-Rodríguez J, Florencio LL, Arias-Buría JL, Lambeck J, Fernández-de-las-Peñas C, Palacios-Ceña D. Content comparison of aquatic therapy outcome measures for children with neuromuscular and neurodevelopmental disorders using the International Classification of Functioning, Disability, and Health. Int J Environ Res Public Health 2019; 16(21):4263.

17. Lopes A, Gomes W, Gomes H. Reabilitação aquática na paralisia cerebral. In: Reabilitação em paralisia cerebral. Rio de Janeiro: Medbook, 2011:439-54.

18. Pedrinelli A, Garcez-Leme LE, Nobre R do SA. O efeito da atividade física no aparelho locomotor do idoso. Rev Bras Ortop 2009; 44(2):96-101.

19. Avelar NCP, Bastone AC, Alcântara MA, Gomes WF. Effectiveness of aquatic and non-aquatic lower limb muscles endurance training in the static and dynamic balance of elderly people. Brazilian J Phys Ther 2010; 14(3):229-36.

20. Baraúna MA, Barbosa SRM, Canto RST, Silva RA V, Silva CDC, Baraúna KMP. Estudo do equilíbrio estático de idosos e sua correlação com quedas. Fisioter Bras 2004; 5(2):136-41.

21. Ruwer SL, Garcia Rossi A, Fortunato Simon L. Equilíbrio no idoso. Braz J Otorhinolaryngol 2005; 71(3):298-303.

22. Marcon F, Roschel B, Melo C et al. Mobilidade funcional de idosos ativos e sedentários versus adultos sedentários. Brazilian J Biomotricity 2009; 3(1):89-94.

23. Noland SS, Bishop AT, Spinner RJ, Shin AY. Adult traumatic brachial plexus injuries. Journal of the American Academy of Orthopaedic Surgeons 2019.

24. Madeira F, Brito RN de, Emer AA et al. The role of spinal inhibitory neuroreceptors in the antihyperalgesic effect of warm water immersion therapy. Brazilian J Phys Ther [Internet] 2020 Fev. Available at: https://linkinghub.elsevier.com/retrieve/pii/S1413355518304295.

25. de Brito RN, Ludtke DD, de Oliveira BH et al. Balneotherapy decreases mechanical hyperalgesia by reversing BDNF and NOS2 immunocontent in spinal cord of mice with neuropathic pain. J Neuroimmunol 2020.

26. Bartels EM, Juhl CB, Christensen R et al. Aquatic exercise for the treatment of knee and hip osteoarthritis. Cochrane Database of Systematic Reviews 2016.

27. Franco MR, Morelhão PK, de Carvalho A, Pinto RZ. Aquatic exercise for the treatment of hip and knee osteoarthritis. Phys Ther 2017.

28. Dias JM, Cisneros L, Dias R et al. Hydrotherapy improves pain and function in older women with knee osteoarthritis: a randomized controlled trial. Brazilian J Phys Ther 2017.

29. Sekome K, Maddocks S. The short-term effects of hydrotherapy on pain and self-perceived functional status in individuals living with osteoarthritis of the knee joint. South African J Physiother 2019.

30. Caromano FA, Nowotny JP. Princípios físicos que fundamentam a hidroterapia. Fisioter Bras 2002; 3(6):394-402.

31. NBR 9050 A. Acessibilidade a edificações, mobiliário, espaços e equipamentos urbanos. Assoc Bras Normas Técnicas 2004; 97.

32. NBR 10283 A. Revestimentos de superfícies de metais e plásticos sanitários - Requisitos e métodos de ensaio. Assoc Bras Normas Técnicas 2018; 12.

33. COFFITO. Resolução 443. Disciplina a Especialidade Profissional de Fisioterapia Aquática e dá outras providências. Brasil, 2014.

34. Neumann DA. Cinesiologia do aparelho musculoesquelético_ Fundamentos para a reabilitação. 3. ed. Elsevier, 2018.

35. Whitman JM, Flynn TW, Childs JD et al. A comparison between two physical therapy treatment programs for patients with lumbar spinal stenosis. Spine (Phila Pa 1976) 2006; 31(22):2541-9.

36. O'Sullivan K, O'Keeffe M, O'Sullivan P. NICE low back pain guidelines: opportunities and obstacles to change practice. Br J Sports Med 2017; 51(22):1632-3.

37. Whitman JM, Flynn TW, Fritz JM. Nonsurgical management of patients with lumbar spinal stenosis: a literature review and a case series of three patients managed with physical therapy. Phys Med Rehabil Clin N Am 2003; 14(1):77-101.

38. Pan Y, Zhang D, Yang P, Poon LLM, Wang Q. Viral load of SARS-CoV-2 in clinical samples. Lancet Infect Dis [Internet] 2020; 20(4):411-2. Available at: http://dx.doi.org/10.1016/S1473-3099(20)30113-4.

39. Heywood S, McClelland J, Geigle P, Rahmann A, Clark R. Spatiotemporal, kinematic, force and muscle activation outcomes during gait and functional exercise in water compared to on land: A systematic review. Gait and Posture 2016.

40. Jung T, Kim Y, Lim H, Vrongistinos K. The influence of water depth on kinematic and spatiotemporal gait parameters during aquatic treadmill walking. Sport Biomech 2019.

41. Marinho-Buzelli AR, Masani K, Rouhani H et al. The influence of the aquatic environment on the center of pressure, impulses and upper and lower trunk accelerations during gait initiation. Gait Posture 2017.

42. Rodríguez-Blanque R, Sanchez-Garcia JC, Sanchez-Lopez AM, Expósito-Ruiz M, Aguilar-Cordero MJ. Randomized clinical trial of an aquatic physical exercise program during pregnancy. J Obstet Gynecol Neonatal Nurs 2019; 48(3):321-31.

43. Alberton CL, Bgeginski R, Pinto SS et al. Water-based exercises in pregnancy: Apparent weight in immersion and ground reaction force at third trimester. Clin Biomech 2019; 67:148-52.

44. Kihlstrand M, Stenman B, Nilsson S, Axelsson O. Water-gymnastics reduced the intensity of back/low back pain in pregnant women. Acta Obstet Gynecol Scand 1999; 78(3):180-5.

Capítulo 55

Fisioterapia no Trabalho

Viviane Gontijo Augusto
Sabrina Oliveira Viana

1. (COFFITO, 2018 – adaptada) Com relação ao anexo I da NR 17, mobiliário do *check out*, é INCORRETO afirmar que:
(A) Deve conter balança frontal
(B) Deve possibilitar que o trabalhador atue somente sentado
(C) Deve conter apoio para os pés
(D) Deve atender 90% dos colaboradores
(E) Deve ter regulagem de ajuste da cadeira

◼ **Resposta: B.**

COMENTÁRIO: A Norma 17 objetiva estabelecer parâmetros e diretrizes mínimas para adequação das condições de trabalho dos operadores de *check out*, visando à prevenção dos problemas de saúde e segurança relacionados ao trabalho. Portanto, de acordo com o anexo I da NR 17, o mobiliário do *check out* deve assegurar a postura para o trabalho com conforto dos membros superiores e inferiores nas posições sentada e de pé. A NR prevê ainda a garantia de um espaço adequado para a livre movimentação do operador e a colocação da cadeira, a fim de possibilitar a alternância do trabalho nas posições em pé e sentada. As demais opções estão corretas, pois atendem os requisitos de prevenção dos problemas de saúde.

2. (COFFITO, 2018 – adaptada) Criado no Japão após o término da Segunda Guerra Mundial para se adaptar à realidade do país, tendo como filosofia a "completa eliminação de todos os desperdícios" e com base no conceito de produção por necessidade, ou seja, a produção de determinado produto de acordo com a demanda do mercado. Esse enunciado se refere a(o):

(A) Toyotismo
(B) Taylorismo
(C) Filosofia Honda de trabalho
(D) Fordismo

◼ **Resposta: A.**

COMENTÁRIO: O toyotismo é a expressão maior da racionalização capitalista. O modelo japonês conseguiu se impor como o mais adequado à crise estrutural do capital. De início, o toyotismo foi identificado com o modelo japonês e com o sucesso da indústria manufatureira japonesa na concorrência internacional. A generalização universal do toyotismo sob a forma da *lean production* (produção enxuta) trouxe a ideia de produção de acordo com a necessidade e a eliminação dos estoques. No toyotismo, o processo *Just in Time* é um sistema de produção em que o produto ou matéria-prima chega ao local necessário, para uso ou venda, sob demanda, no momento exato em que for necessário, evitando o desperdício.

3. (Prefeitura de São Luís do Paraitinga/SP, 2018 – adaptada) Os distúrbios osteomusculares relacionados ao trabalho (DORT) representam um dos grupos de doenças ocupacionais mais polêmicos no Brasil, tendo como possível fator causal a manutenção de posturas inadequadas no trabalho. De acordo com esse contexto, relacione algumas posturas dos membros superiores com sua característica patológica e assinale a opção com a sequência correta.
  I. Braço fletido ou abduzido durante um tempo significativo.
  II. Antebraço fletido sobre o braço associado à supinação.

III. Flexão frequente do punho.
IV. Extensão frequente do punho.
V. Desvio ulnar frequente.
( ) **Promove sobrecarga tensional sobre o bíceps com a possibilidade de tendinite do músculo bíceps.**
( ) **Acarreta tenossinovite dos extensores, compressão do nervo mediano no túnel do carpo e epicondilite lateral.**
( ) **Contribui para o aparecimento de tendinite do ombro.**
( ) **Leva à tenossinovite de DeQuervain.**
( ) **Causa tenossinovite dos flexores, compressão do nervo mediano no túnel do carpo e epicondilite medial.**

(A) III-IV-II-I-V
(B) V-II-IV-III-I
(C) II-IV-I-V-III
(D) I-IV-II-III-V

■ Resposta: C.

COMENTÁRIO: A manutenção das estruturas corporais em posturas críticas em virtude da exigência do trabalho, somada à solicitação frequente dessas estruturas sem tempo suficiente de recuperação, causa sobrecarga e aumenta o risco de aparecimento de lesões por esforços repetitivos/distúrbios osteomusculares relacionados ao trabalho (LER/DORT). Segundo Fernandes e colaboradores (2011), os músculos biarticulares têm velocidade de contração e capacidade maiores para a mudança de comprimento, mas capacidade menor de suportar tensão. Desse modo, o antebraço fletido sobre o braço, associado à supinação, promove uma sobrecarga tensional sobre o bíceps com a possibilidade de tendinite do músculo bíceps.

A tenossinovite estenosante DeQuervain é uma afecção inflamatória da bainha sinovial do primeiro compartimento extensor do punho, sendo o quadro álgico agravado por movimentos de abdução e extensão do polegar com o punho em extensão e desvio ulnar. A extensão frequente do punho acarreta tenossinovite dos extensores, compressão do nervo mediano no túnel do carpo e epicondilite lateral. O braço fletido ou abduzido durante período significativo contribui para o aparecimento de tendinite do ombro. A flexão frequente do punho causa tenossinovite dos flexores, compressão do nervo mediano no túnel do carpo e epicondilite medial.

4. As LER/DORT são lesões comuns, caracterizadas por um conjunto de distúrbios que afetam músculos, tendões, nervos e vasos dos membros superiores e inferiores e que têm relação direta com as exigências das tarefas, ambientes físicos e a organização do trabalho. Trata-se de sintoma(s) comum(ns) no início desses distúrbios:
(A) Dor persistente que não melhora ao repouso
(B) Sinais de hematomas e presença de edema
(C) Dor aguda e às vezes insuportável
(D) Sensação de cansaço e desconforto que melhora em repouso

■ Resposta: D.

COMENTÁRIO: Os principais sintomas da LER/DORT são dor, parestesia, sensação de peso e fadiga, principalmente nos membros superiores, que aparecem vagarosamente, podendo ser concomitantes ou não, e frequentemente causam incapacidade laboral temporária ou permanente. Os sintomas inicialmente se apresentam de maneira insidiosa, predominando ao término ou nos momentos de pico da produção e são aliviados com repouso. Com o passar do tempo, além de surgirem espontaneamente, os sintomas tendem a se manter de modo contínuo, causando crises de dor intensa, geralmente desencadeadas por movimentos bruscos, pequenos esforços físicos, alternância de temperatura, insatisfação e tensão. Essas são características pertinentes a um quadro mais grave de dor crônica.

5. Do ponto de vista da organização do trabalho, são fatores que contribuem para o aparecimento das LER/DORT, EXCETO:
(A) Trabalho sem introdução de pausas com prazos e metas muito rígidos
(B) Autonomia para decisão de tarefas
(C) Horas extras
(D) Movimentos repetitivos

■ Resposta: B.

COMENTÁRIO: As LER/DORT são um fenômeno multifatorial (fatores biomecânicos, organizacionais e psicossociais) e multidimensional (dimensões individual, grupal e social), e os fatores da organização do trabalho, como ritmo de trabalho imposto, ausência de autonomia na produção e falta de apoio na organização, estão intimamente relacionados com os sintomas.

Pesquisas focalizando a organização do trabalho e os fatores psicossociais vêm demonstrando que satisfação com o trabalho, suporte social, autonomia na tarefa e estilo de gestão são variáveis que interferem no desencadeamento, desenvolvimento e reabilitação das LER/DORT.

6. Existem três tipos de ginástica laboral (GL): preparatória, compensatória e relaxante. Sobre esses tipos, analise as afirmações abaixo e assinale a opção correta.
(A) Ginástica compensatória é aquela realizada no meio do expediente com a finalidade de reduzir vícios posturais
(B) Ginástica compensatória é aquela que busca compensar o déficit de força muscular e flexibilidade dos trabalhadores
(C) Ginástica preparatória é aquela que busca fortalecer a musculatura dos trabalhadores que exercem atividades que exigem grande esforço físico
(D) Ginástica relaxante é aquela que busca corrigir os problemas de relacionamento interprofissional

■ Resposta: A.

COMENTÁRIO: A GL preparatória consiste em um conjunto de exercícios físicos realizados antes do início da jornada de trabalho e que tem como principal objetivo preparar os funcionários para suas tarefas, aquecendo os grupos musculares que serão solicitados e despertando-os para que se sintam mais dispostos antes de iniciar o trabalho. A GL de relaxamento é fundamentada em exercícios de alongamento realizados normalmente após o expediente com o objetivo de oxigenar as estruturas musculares envolvidas na tarefa diária, evitando o acúmulo de ácido lático e prevenindo possíveis lesões. A GL compensatória consiste em exercícios físicos específicos realizados durante as pausas da jornada de trabalho com a finalidade de compensar os esforços repetitivos e as posturas inadequadas nos postos de trabalho.

7. Sobre as doenças ocupacionais, marque com V as afirmativas verdadeiras e com F as falsas e em seguida assinale a opção com a sequência correta.

( ) **São aspectos importantes no desenvolvimento das doenças ocupacionais o grau ou a intensidade e o tempo de exposição do trabalhador aos fatores de risco.**

( ) **A troca de uma substância lesiva encontrada no ambiente de trabalho por outra menos lesiva é uma das formas de prevenção de doença ocupacional.**

( ) **A obrigatoriedade de uso de equipamentos de proteção individual (EPI) é o fator mais importante na prevenção de doenças ocupacionais, pois os trabalhadores são responsáveis por sua própria segurança.**

(A) V-V-V
(B) V-F-V
(C) V-V-F
(D) F-V-F

■ Resposta: C.

COMENTÁRIO: Considerando o ambiente de trabalho como um espaço que propicia uma multiplicidade de atividades de risco, é necessário identificar possíveis soluções para as potenciais causas de adoecimento dos trabalhadores. O uso de EPI é um fator na prevenção de doenças ocupacionais, porém medidas de segurança coletivas são primordiais. A segurança no trabalho é uma responsabilidade de todos na empresa.

8. O contexto da pandemia do novo coronavírus exacerbou ainda mais as desigualdades sociais impostas pelo capitalismo global e trouxe enormes implicações para o emprego por produzir vulnerabilidades sociais, das quais o desemprego em massa em certos setores se constitui como uma evidência, especialmente em setores tradicionalmente organizados em razão de atividades coletivas, como é o caso da educação e da cultura. O trabalho remoto, *home office* ou teletrabalho, expôs os trabalhadores às condições de trabalho improvisadas e às jornadas extenuantes (Souza et al., 2020). Considerando esse cenário, são possíveis consequências para a saúde do trabalhador docente, EXCETO:

(A) O processo de intensificação do trabalho docente conduz à redução do tempo para descanso na jornada de trabalho, aumenta a falta de tempo para atualização e requalificação profissional e potencializa a sobrecarga de trabalho, aumentando a possibilidade de adoecimento

(B) O isolamento reduz as chances de interação e participação coletiva de trabalho, limitando as possibilidades de reflexão crítica conjunta para a luta e a defesa da saúde

(C) Cerca de 80% do corpo docente no país são formados por mulheres (Carvalho, 2018), o que aponta para a necessidade de um aprofundamento dos estudos que contemplem as discussões de gênero, assim como as de

raça e classe social, em relação ao processo de adoecimento docente

(D) Por estarem em regime de *classroom* virtual, medidas de vigilância sobre o trabalho e a saúde docente são dispensáveis, pois o próprio trabalhador pode organizar seu ambiente de trabalho

■ Resposta: D.

COMENTÁRIO: No tocante ao cenário de pandemia, o confronto com o desconhecido pode causar angústia e se transformar em ansiedade. O impacto da pandemia na saúde mental das pessoas é extremamente preocupante. O fato é que devem ser adotadas medidas de vigilância sobre o trabalho e a saúde docente, com a participação dos próprios professores e por meio de ações colaborativas para enfrentamento das perdas de direitos e controle da nocividade decorrente do trabalho remoto, sob a liderança das organizações dos trabalhadores.

9. Um dos princípios da ergonomia é buscar, sempre que possível, o trabalho com o corpo na posição vertical. Considerando esse princípio, analise as afirmativas abaixo e marque a opção correta.

(A) Para trabalhadores que trabalham de pé e exercem atividades consideradas pesadas, a posição ideal da bancada é na altura dos cotovelos

(B) Para trabalhadores que exercem atividades na posição sentada, os objetos de trabalho devem estar sempre dentro da área de alcance ótimo que é representada pelo semicírculo formado pelo tamanho do braço mais antebraço e mão

(C) Para trabalhadores que exercem atividades na posição sentada, os objetos de trabalho devem estar sempre dentro da área de alcance máximo que é representada pelo semicírculo formado pelo tamanho do braço mais antebraço e mão

(D) Para trabalhadores que exercem atividades na posição de pé, é muito importante o ajuste da altura da bancada de modo a favorecer sempre os trabalhadores mais baixos

■ Resposta: C.

COMENTÁRIO: Para os trabalhadores que atuam de pé e exercem atividades consideradas pesadas, a posição ideal da bancada é na altura do púbis. O alcance ótimo é definido como o semicírculo formado pelo tamanho de antebraço e mão. O alcance máximo é definido como o semicírculo formado pelo tamanho do braço, antebraço e mão. Nas atividades de pé, a altura da bancada deve ser definida de modo a favorecer os trabalhadores mais altos, evitando que necessitem flexionar o tronco para realizar as atividades.

10. Ao propor programas de qualidade de vida no trabalho, os profissionais deveriam atentar para as questões de gênero porque:

(A) As mulheres trabalham mais horas, recebem menos e estão mais envolvidas com trabalhos que exigem atividades repetitivas

(B) Os homens exercem trabalhos mais pesados, os quais são as principais causas de doenças ocupacionais

(C) As mulheres procuram menos atendimento médico

(D) As mulheres são mais frágeis que os homens e por isso necessitam de cuidados especiais

(E) Os homens são os mais acometidos por LER/DORT

■ Resposta: A.

COMENTÁRIO: O trabalho realizado em nossa sociedade é determinado por complexo entrelaçamento de relações de poder, sociais, econômicas e políticas. A divisão sexual do trabalho e as relações de gênero se inserem nessa perspectiva, principalmente após a reestruturação produtiva que acarretou a precarização do trabalho, afetando especialmente as mulheres, que costumam cumprir jornadas mais extensas, por menores salários, e estão mais envolvidas com trabalhos que exigem atividades repetitivas.

11. A NR 17 (Ergonomia) visa estabelecer parâmetros que possibilitem a adaptação das condições de trabalho às características psicofisiológicas dos trabalhadores, de modo a lhes proporcionar o máximo de conforto, segurança e desempenho. A organização do trabalho, para efeito dessa NR, deve considerar:

(A) O desenho dos postos de trabalho

(B) A setorização por posto de trabalho

(C) A especificidade física de cada trabalhador

(D) A exigência de tempo e a determinação do conteúdo das tarefas

■ Resposta: D.

COMENTÁRIO: O item 17.6 da NR 17 dispõe sobre a Organização do trabalho, a qual, para efeito dessa NR, deve levar em consideração, no mínimo, as normas de produção, o modo operatório, a exigência de tempo, a determinação do conteúdo de tempo, o ritmo de trabalho e o conteúdo das tarefas.

12. O envelhecimento dos trabalhadores chama a atenção para dois temas principais na perspectiva de sustentabilidade no trabalho: a saúde dos trabalhadores e a produtividade e *performance* no trabalho. Considerando aspectos ligados ao envelhecimento, são fatores que podem impactar negativamente a capacidade para o trabalho, EXCETO:

(A) Doenças crônico-degenerativas

(B) Redução da capacidade cognitiva

(C) Autonomia decisória

(D) Redução de força física

■ Resposta: C.

COMENTÁRIO: A autonomia decisória é uma capacidade ligada aos aspectos psicossociais do trabalho que independe da idade do trabalhador e está relacionada com a forma de organização do trabalho, a qual pode ser mais rígida (reduzindo a autonomia de decisão do trabalhador) ou menos rígida (concedendo maior autoridade decisória ao trabalhador).

13. Em uma confecção onde se fabricam camisas masculinas foi observado que os trabalhadores permanecem todo o tempo de pé, durante a jornada de trabalho, passando as camisas prontas. Considerando essa exposição no trabalho, NÃO é correto afirmar que:

(A) Existe risco aumentado de desenvolvimento de doenças venosas devido à posição de pé por tempo prolongado

(B) Existe uma pressão maior nos discos intervertebrais, se comparada com a posição de trabalho sentada, o que aumenta a chance de lesões discais

(C) Em atividades laborais que exijam a postura ortostática, sugere-se que o posto de trabalho seja adaptado para alternância de posturas e que sejam fornecidas, como EPI, meias de compressão elásticas

(D) Fadiga e dores em membros inferiores podem ser queixas comuns entre esses trabalhadores

■ Resposta: B.

COMENTÁRIO: A postura parada em pé exige o trabalho estático da musculatura envolvida para manutenção dessa posição, provocando facilmente a fadiga muscular. A postura em pé, além de ser causa direta de fadiga, também é responsável por dores e desconfortos nas costas e nos membros inferiores. Para a manutenção da postura estática em pé, são necessários níveis baixos, porém constantes, de tensão muscular, e esse estado prolongado de contração provoca uma compressão dos vasos sanguíneos, prejudicando a circulação sanguínea e linfática. Como consequência, pode-se observar o aparecimento de alguns transtornos circulatórios nos membros inferiores.

14. (COFFITO, 2018 – adaptada) Em relação à atuação do fisioterapeuta do trabalho, assinale a opção correta.

(A) O fisioterapeuta do trabalho pode solicitar, aplicar e interpretar escalas, questionários e testes funcionais

(B) O fisioterapeuta do trabalho pode prescrever, confeccionar e gerenciar órteses, próteses e tecnologia assistiva

(C) O fisioterapeuta do trabalho pode utilizar recursos de ação isolada ou concomitante de agente cinesiomecanoterapêutico, massoterapêutico, termoterapêutico, crioterapêutico, fototerapêutico, eletroterapêutico, sonidoterapêutico e aeroterapêutico, entre outros

(D) O fisioterapeuta do trabalho pode realizar análise ergonômica do trabalho (AET), laudo ergonômico, parecer ergonômico e perícia ergonômica (de acordo com as leis e normas vigentes)

(E) Todas as afirmativas estão corretas

■ Resposta: E.

COMENTÁRIO: As atividades descritas nas letras A, B, C e D estão previstas no Art. 3º da Resolução COFFITO 465, de 20 de maio de 2016, que apresenta as grandes áreas de competência para o exercício da Especialidade Profissional em Fisioterapia do Trabalho. As afirmativas estão descritas, respectivamente, no Inciso I-letra a, Inciso I-letra f, Inciso II e Inciso III.

15. (COFFITO, 2018 – adaptada). Lynn McAtamney e Nigel Corlett, em 1993, desenvolveram um método para avaliar a exposição dos trabalhadores a fatores de risco que podem ocasionar transtornos nos membros superiores do corpo. Este método é chamado de:

(A) NIOSH

(B) MAC. C

(C) RULA

(D) Suzanne Rodgers

(E) REBA

▪ Resposta: C.

COMENTÁRIO: RULA (*Rapid Upper Limb Assessment*) é uma análise rápida dos membros superiores. Considerado um método de investigação ergonômica nos postos de trabalho de situações que apresentem potencial de causar disfunções musculoesqueléticas, esse método usa diagramas das posturas do corpo e três escores que possibilitam a avaliação da exposição aos fatores de risco. Não exige nenhum equipamento especial e oferece uma rápida análise das posturas de pescoço, tronco e membros superiores, bem como da função muscular e da carga recebida pelo corpo.

BIBLIOGRAFIA

Alves G. Trabalho, corpo e subjetividade: toyotismo e formas de precariedade no capitalismo global. Trabalho, Educação e Saúde 2005; 3(2):409-28.

Anexo 1 da NR 17. Portaria SIT n. 13, de 21 de junho de 2007. Brasil. Diário Oficial da União Brasília. 2007 Jun 21: 42.

Brasil. Ministério do Trabalho e Emprego. Norma Regulamentadora 17: Ergonomia. Publicação Portaria GM n. 3.214, de 08 de junho de 1978. Alterações/Atualizações Portaria SIT n. 13, de 21 de junho de 2007. Brasília, DF: Diário Oficial da União. 2007.

Brito JC. Enfoque de gênero e relação saúde/trabalho no contexto de reestruturação produtiva e precarização do trabalho. Cadernos de Saúde Pública 2000; 16:195-204.

Bruno M, Vasconcelos LGR, Alves R, Henrique G, Chamon LHV. Efetividade da infiltração de corticosteroides no tratamento de pacientes com tenossinovite estenosante de DeQuervain: resultado terapêutico. Arch Health Invest 2019; 8(5):245-50.

Conselho Federal de Fisioterapia e Terapia Ocupacional. Resolução 465, de 20 de maio de 2016. Dispõe sobre a especialidade profissional de Fisioterapia do Trabalho e dá outras providências. Curitiba, 2016.

Converso D, Sottimano I, Guidetti G, Loera B, Cortini M, Viotti S. Aging and work ability: the moderating role of job and personal resources. Frontiers in Psychology 2018; 8:2262.

Dul J, Weerdmeester B. Ergonomia prática. 3. ed. São Paulo: Editora Blucher, 2012. 164.

Fernandes TL, Pedrinelli A, Hernandez AJ. Lesão muscular – fisiopatologia, diagnóstico, tratamento e apresentação clínica. Rev Bras Ortop 2011; 46(3):247-55.

Filho LGC, Junior AP. LER/DORT: multifatorialidade etiológica e modelos explicativos. Interface – Comunic., Saúde, Educ. 2004; 8(14): 149-62,

Kroemer KH, Grandjean E. Manual de ergonomia: adaptando o trabalho ao homem. Bookman Editora, 2005.

Lima JC, Marcacine PR, Salum EO et al. Perfil, sinais e sintomas de trabalhadores com LER/DORT de Minas Gerais. Notificações de LER/DORT no estado de Minas Gerais. Brazilian Journal of Development 2020; (6):46042-61.

McAtamney L, Corlett N. "RULA: a survey method for the investigation of work-related upper limb disorders." Applied ergonomics 1993; (24):91-9.

Ministério da Saúde. Dor relacionada ao Trabalho. Secretaria de Vigilância em Saúde, Departamento de Vigilância em Saúde Ambiental e Saúde do Trabalhador. Brasília, DF. 2012. 69p.

Ministério da Saúde. Lesões por Esforços Repetitivos (LER)/Doenças Osteomusculares Relacionadas ao Trabalho (DORT). Secretaria de Políticas de Saúde, Departamento de Ações Programáticas e Estratégicas. Fevereiro, 2001. 36p.

Moraes PWT, Bastos AVB. As LER/DORT e os fatores psicossociais. Arq Bras Psicol [Internet]. 2013 Jun [citado 2020 Dez 19]; 65(1):02-20. Disponível em: http://pepsic.bvsalud.org/scielo.php?script=sci_arttext&pid=S1809-52672013000100002&lng=pt.

Pereira J, Gutierres M. Patologia da longa porção do bíceps braquial – Novos conceitos de tratamento. Rev Port Ortop Traum 2015; 23(1):18-32.

Poletto SS. Avaliação e implantação de programas de Ginástica Laboral, implicações metodológicas. Dissertação de Mestrado. Universidade Federal do Rio Grande do Sul. Porto Alegre, Dezembro, 2002. 119p.

De Souza KR, Dos Santos GBR, Dos Santos AMF et al. Trabalho remoto, saúde docente e greve virtual em cenário de pandemia. Trabalho, Educação e Saúde 2020; (19):e00309141. Epub October 19, 2020. Disponível em: https://doi.org/10.1590/1981-7746-sol00309.

Capítulo 56

Fisioterapia em Osteopatia

Leonardo Sette Vieira
Daniel Kenji Makita
Daniela Martins Cunha

1. Um dos princípios básicos da osteopatia é o conceito de disfunção somática. Clinicamente é possível identificar a disfunção somática com os seguintes parâmetros:

(A) Aumento da "tensão/densidade" do tecido, "assimetrias" posicionais, mobilidade "restrita" e "sensibilidade"
(B) Alteração da amplitude de movimento no segmento testado
(C) Fraqueza comparada ao lado contralateral
(D) Atrofia muscular seguida por alteração de sensibilidade

◼ Resposta: A.

COMENTÁRIO: Vários modelos sobre a gênese e manutenção da disfunção somática foram postulados ao longo da história[13] e condicionados aos reflexos neurológicos e distúrbios nociceptivos. Recentemente, o modelo neurofasciogênico[28] propôs que as modificações na fisiologia do tecido fascial estariam relacionadas às disfunções somáticas. Essas modificações promovem bombardeios aferentes de receptores teciduais no sistema nervoso central (SNC), mantendo-o em estado de alerta (facilitado)[13,14,25,35,36]. Os bombardeios, por sua vez, alteram o limiar de ativação sináptica de todo o nível medular, produzindo uma resposta exacerbada de todos os tecidos inervados pelo respectivo nível medular[13,14,25,35,36]. O nível medular suporta uma alça neurológica que promove reflexos eferentes para o próprio tecido disfuncional, afetando suas características neurais, biomecânicas, fluidas e fisiológicas. A característica clínica principal é a TART (acrônimo de *Tension* [densidade aumentada], *Asymmetries* [comparado ao lado oposto], *Restricted* [mobilidade diminuída], *Tenderness* [aumento da sensibilidade])[2,13].

2. A osteopatia se fundamenta em quatro leis básicas, chamadas Leis de Still, as quais foram concebidas pelo criador da osteopatia, Andrew Taylor Still, e consistem em:

(A) Lei da organização tecidual/lei da biomecânica/lei da hierarquia neurológica/lei da amplitude de movimento livre
(B) Lei da autocura/lei da unidade do corpo/lei da artéria/lei da forma governa a função
(C) Lei do menor gasto energético/lei da restrição articular/lei da hierarquia muscular/lei da ordem
(D) Lei do controle neural/lei do equilíbrio dos sistemas/lei do controle cerebral/lei da circulação fluídica

◼ Resposta: B.

COMENTÁRIO: As quatro leis da osteopatia são[7,11,14]:

1. **Lei da autocura:** segundo a qual o corpo apresenta a característica inerente de se "autotratar" ou pelo menos se adaptar a alguma circunstância.
2. **Lei da unidade do corpo:** Still propôs que todas as estruturas do corpo formariam uma rede onde se poderiam se influenciar mutuamente. Assim, o corpo não poderia ser dividido em partes durante a avaliação dos pacientes.
3. **Lei da artéria:** para manter a saúde, todos os tecidos do corpo devem ser devidamente irrigados.
4. **Lei da forma governa a função:** segundo Still, a forma e a função das estruturas têm uma forte ligação, ou seja, se a forma muda, automaticamente as funções da estrutura também se modificam.

3. Em 2015, Paolo Tozzi revolucionou os conceitos osteopáticos ao propor o modelo neurofasciogênico. Esse modelo

busca integrar todos os sistemas do corpo mediante a ligação dos sistemas fascial e neural. Clinicamente, é possível avaliar o corpo:

(A) Por meio do olhar direcionado ao sistema nervoso e às adaptações neurais

(B) Através das relações do sistema fascial com a inervação de todos os tecidos do corpo

(C) Associando a biomecânica aos conceitos neurofasciais

(D) Através dos conceitos de mobilização neural aplicados à osteopatia

■ Resposta: B.

COMENTÁRIO: Formado por tecido conjuntivo que penetra todos os tecidos do corpo[1,5,28], o sistema fascial promove a interação não linear de outros sistemas corporais e participa ativamente das reações metabólicas (incluindo tecidos não definidos anatomicamente, como tecido conjuntivo frouxo, sangue e linfa)[1,4]. Esse sistema comporta os receptores neurais de todo o corpo, estabelecendo uma ponte entre todos os sistemas do corpo e o SNC[1,28,29]. Por isso, Paolo Tozzi propõe um olhar diferenciado para o sistema fascial de modo a entender todas as alterações apresentadas pelos vários sistemas do corpo.

4. Dentre as afirmativas abaixo, marque a que NÃO condiz com as bases da osteopatia.

(A) Caso o paciente apresente uma lesão no sistema musculoesquelético, o olhar do osteopata deverá ser direcionado para esse sistema, executando testes ortopédicos para identificar o local da lesão

(B) Buscar as justificativas das lesões em cadeias lesionais que integram vários sistemas do corpo

(C) Avaliar e tratar a disfunção somática para que o sistema volte a apresentar a propriedade de autorregulação

(D) Dar ao corpo condições para que ele possa se adaptar da melhor maneira possível, retomando sua inerente capacidade de "autocura"

■ Resposta: A.

COMENTÁRIOS: A osteopatia sempre trata o corpo como uma unidade[7,11,14,22]. Queixas referentes ao sistema musculoesquelético podem estar associadas a alterações em outros sistemas corporais[11,14,15,25]. Procura-se avaliar a disfunção somática e tratar o sistema como um todo, a fim de restaurar a capacidade inerente de autorregulação corporal[11,14,15,25]. Didaticamente, lança-se mão de um raciocínio de cadeias lesionais, segundo o qual todos os sistemas são interligados por relações anatômicas presentes no corpo humano, para que o paciente não seja dividido em partes.

5. Paciente de 44 anos, sexo feminino, apresenta dor lombar crônica há 15 anos com limitação do movimento de flexão de tronco. Sempre realizou caminhadas, com boa frequência, mas nos últimos meses não tem caminhado por apresentar piora da dor. A paciente tem histórico de perna direita 0,5cm maior que a esquerda à escanometria e uma cirurgia de cesariana 20 anos atrás. Apresenta pé plano e grande dificuldade para caminhar, pois ocorre aumento da

dor. Tem pronação excessiva dos pés com rotação interna do joelho e aumento do ângulo Q dinâmico. Na avaliação, apresenta dermátomo positivo na região lombar alta e na sacroilíaca. Ao tocar a cicatriz da cesariana, os dermátomos da lombar e sacroilíaca melhoram. Ao tratar essa paciente usando o raciocínio osteopático, através do modelo neurofasciogênico, a primeira intervenção seria:

(A) Correção do tamanho da perna curta com palmilhas

(B) Avaliação da mobilidade da articulação sacroilíaca e tratamento dessa articulação

(C) Correção da pronação excessiva do pé, melhorando a biomecânica da região lombar e sacroilíaca

(D) Tratamento da cicatriz de cesariana

■ Resposta: D.

COMENTÁRIO: As camadas da região suprapúbica, onde é realizada a cesariana, apresentam inervação da região lombar alta[21,28]. As camadas peritoneais mais profundas são inervadas pelo nervo espinhal, que leva suas aferências para os níveis lombares e sacrais[25,28]. A cicatriz, onde há aderências (90% dos casos) e às vezes fibrose, pode causar a sensibilização medular desses níveis, alterando a resposta aferente nociceptiva e podendo contribuir diretamente para o quadro de dor lombar.

Quando a cicatriz é tocada (teste de inibição[2]), as informações neurais que vão até o corno posterior da medula são alteradas, mudando a sensibilidade do dermátomo das regiões lombar e sacral. Isso caracteriza a influência da cicatriz na dor crônica da paciente, tornando-a o alvo primário do tratamento. Em caso de dores crônicas, é necessário um olhar mais global sobre o sistema nervoso, sendo pouco relevante a mobilidade local da sacroilíaca, e os testes de mobilidade da sacroilíaca não apresentam boa confiabilidade[20,27,32].

Em relação à perna curta, como a paciente já nasceu assim, o corpo deveria estar muito bem adaptado. Quanto à pronação excessiva do pé, é possível olhar em um segundo momento, principalmente por se tratar de um caso crônico em que a sensibilização central pode ser um componente mais relevante naquele instante.

6. A função da fáscia toracolombar (FTL) está associada à estabilização lombar e ao mesmo tempo tem importância na coordenação da cintura pélvica e escapular durante a marcha e a corrida. Clinicamente, em um contexto neurofascial, alterações da FTL podem acarretar disfunções nos seguintes níveis, EXCETO:

(A) Lombar

(B) Sacro

(C) Torácica média

(D) Cervical baixa

■ Resposta: C.

COMENTÁRIO: A FTL, tamanha sua complexidade, é motivo de divergência entre grupos de anatomistas. O modelo de duas camadas é muito bem aceito pela comunidade anatômica[34], segundo o qual, a partir do processo transverso, a FTL é dividida em camadas anterior e posterior[9,28,31,34]. A camada anterior envolve o psoas e o quadrado lombar, sendo inervada pelos nervos espinhais da torácica baixa (T12) e lombar[9,28,31,34].

A camada posterior é subdividida em uma camada mais superficial, que envolve o grande dorsal e o glúteo máximo oposto, e uma mais profunda, que abrange os músculos eretores da espinha e a musculatura intersegmentar[34]. A inervação é fornecida pelos nervos espinhais lombares, sacrais (nervos glúteos) e toracodorsal (plexo braquial, cervical baixa)[28,31,34]. Como todos os nervos carregam fibras aferentes, a fáscia toracolombar teria o potencial de sensibilizar os níveis medulares lombares, sacrais e cervicais baixos[3,17,28,31,34]. A torácica média não inerva nenhuma parte da FTL.

7. Em relação à lei da "autocura" proposta por Still, NÃO é correto afirmar que:

(A) Na avaliação deve ser procurado o fator que pode estar causando o principal desequilíbrio do corpo
(B) Deve-se tratar a disfunção e deixar o corpo agir
(C) Deve-se respeitar o tempo de adaptação do corpo após a intervenção
(D) Quanto mais regiões forem tratadas, melhor será a resposta

■ Resposta: D.

COMENTÁRIO: Still se utilizava da premissa "menos é mais". Deveria ser procurado o local que influencia todo o sistema. Com o tratamento dessa região é esperada uma resposta natural do corpo[7,11,14,22,25], promovendo melhor adaptação (no caso, uma adaptação assintomática ou menos sintomática). Não devem ser fornecidos estímulos em excesso, o que poderia ocasionar respostas adversas, dificultando assim a capacidade de remodelação/readaptação.

8. Indivíduo de 40 anos, corredor, apresenta dor aguda na região sacroilíaca direita. A dor piora durante a corrida. Não apresenta histórico de lesão, fraturas ou cirurgias. Em relação a alterações viscerais, relata infecções urinárias de repetição e dor à palpação da região abdominal baixa. Na avaliação apresenta dermátomo e esclerótomo positivos na região sacral. Com o teste de inibição manual na região pubiana posterossuperior ocorre melhora do dermátomo e do esclerótomo. Na análise de movimento apresenta pronação excessiva bilateral, bem como ângulo Q dinâmico aumentado bilateralmente. Ao usar um leve suporte na região do mediopé, ocorrem a correção parcial do ângulo Q dinâmico e o alívio da dor na região sacroilíaca. Aponte a intervenção menos adequada para tratar esse paciente de acordo com os dados da avaliação.

(A) Manipulação das fáscias e ligamentos da bexiga
(B) Manipulação do joelho para correção do valgo dinâmico
(C) Uso de palmilha no início do tratamento para dar suporte ao mediopé
(D) Fortalecimento do glúteo máximo para melhora da dinâmica da corrida e da distribuição de forças através da FTL

■ Resposta: B.

COMENTÁRIO: Possivelmente, as fáscias da bexiga, que enviam suas aferências para a região sacral da medula, podem sensibilizar essa região, promovendo uma percepção de dor em razão do bombardeio de estímulos na mesma região do corno posterior da medula[21]. A região sacral da medula recebe informações na FTL toracolombar[3,9,17,31] e, consequentemente, o cérebro poderia perceber a dor pelo reflexo medular viscerossomático. Isso justifica a intervenção nas fáscias viscerais.

Embora o uso de palmilha seja controverso na literatura[8], sua adoção em uma fase inicial poderia ser interessante, já que o mediopé apresenta relação direta com os movimentos no plano transversal do joelho e do quadril, amenizando as forças tensionais na FTL em um momento de dor aguda. O fortalecimento do glúteo máximo poderia ser adotado para melhorar a mecânica da corrida, enquanto a manipulação do joelho não seria eficiente na correção do valgo dinâmico, uma vez que a causa do valgo dinâmico está mais relacionada com o quadril e com o pé.

9. (COFFITO, 2018) O conceito de hipermobilidade é caracterizado por ser:

(A) Local de compensação e assintomático
(B) Local de compensação e sintomático
(C) Local de disfunção primária e assintomático
(D) Local de disfunção primária e sintomático
(E) Local de disfunção primária, compensatória e sintomática

■ Resposta: B.

COMENTÁRIO: Alguns conceitos de osteopatia e terapia manual voltados para a área biomecânica apresentam como hipótese que zonas com hipermobilidade seriam compensatórias e geralmente próximas a zonas hipomóveis[7,11,14]. Isso poderia aumentar a irritação de tecidos locais e gerar uma zona sintomática.

10. (COFFITO, 2018) Utilizar o período refratário após contração para recuperar a amplitude de movimento (ADM) articular é um dos princípios de qual grupo de técnicas?

(A) Manipulação de alta velocidade e baixa amplitude
(B) Mobilização articular
(C) Técnica funcional
(D) Técnica de energia muscular
(E) Liberação miofascial

■ Resposta: D.

COMENTÁRIO: Uma técnica muito usada em osteopatia é a de energia muscular[9], descrita como uma contração muscular sustentada por poucos momentos, geralmente 3 segundos, e após três ciclos o terapeuta ganha a ADM passiva[11,14,16]. Essa técnica se utiliza do princípio refratário pós-contração.

Algumas teorias mais mecanicistas justificam o ganho de ADM pela ação da contração muscular isométrica no remodelamento da tensão das propriedades viscoelásticas do tecido conjuntivo perimuscular. Em uma perspectiva neurofisiológica, o ganho da ADM pode ser justificado pela ação da contração isométrica na estimulação dos órgãos tendinosos de Golgi (OTG) localizados na junção miotendinosa[24]. O problema dessa justificativa é que estudos experimentais mostram que para uma estimulação do OTG seria necessária uma contração muito forte do músculo em questão, o que não condiz com os princípios da técnica de energia muscular.

11. (COFFITO, 2018 – adaptada) Paciente do sexo masculino, 42 anos, com dor intensa no tórax anterior e no membro superior esquerdo, erroneamente diagnosticado com angina de peito. Qual músculo com ponto-gatilho miofascial ativo apresenta esse padrão doloroso?

(A) Trapézio
(B) Peitoral maior
(C) Serrátil anterior
(D) Músculos intercostais
(E) Subescapular

■ Resposta: B.

COMENTÁRIO: Após pesquisas profundas sobre os pontos-gatilho ou *trigger points*, Simons, Travell & Simons[26] elaboraram ferramentas muito relevantes para a análise das dores provenientes desses pontos. Um critério clínico relevante para a utilização dos pontos-gatilho consiste no fato de, quando palpados, deverem referir a dor que o paciente sente na clínica. Os pontos-gatilho do peitoral maior esquerdo podem gerar a dor irradiada para o braço esquerdo, simulando angina[26]. Convém destacar a importância de descartar qualquer tipo de problema cardíaco antes de investigar os pontos-gatilho, e esse descarte deve ser realizado pelo médico.

12. (COFFITO, 2018) "A tensegridade descreve um princípio de relação estrutural em que a forma estrutural é garantida pelos comportamentos tensionais finitamente fechados, abrangentemente contínuos do sistema, e não comportamentos do membro descontínuo e exclusivamente local." As forças básicas desse princípio são:

(A) Tensão e cisalhamento
(B) Compressão e torção
(C) Tensão e compressão
(D) Cisalhamento e torção
(E) Torção e tensão

■ Resposta: C.

COMENTÁRIO: O conceito de tensegridade foi proposto por Buckminster Fuller para a mecânica e a biomecânica[6]. A tensegridade ou integridade tensional é uma propriedade presente em objetos cujos componentes usam a tração e a compressão de maneira combinada, de modo a lhes proporcionar estabilidade e resistência. Em seres vivos, esse conceito pode ser usado para explicar por que elementos de compressão descontínua (ossos) estão estabilizados por elementos de tensão contínua (tecido fascial)[18]. Isso justifica a fato de, em condições normais, as articulações não apresentarem contato entre suas superfícies, formando um sistema de estabilidade muito mais eficiente que os explicados pelos conceitos biomecânicos tradicionais.

13. (COFFITO, 2018 – adaptada) Fáscia que se estende da porção inferior do hioide até o tórax, funde-se com o pericárdio fibroso do coração, possui uma parte muscular que reveste os músculos infra-hióideos e uma parte visceral que reveste a glândula tireoide, a traqueia e o esôfago.

(A) Lâmina superficial da fáscia cervical
(B) Fáscia endotorácica
(C) Lâmina pré-vertebral da fáscia cervical
(D) Lâmina pré-traqueal da fáscia cervical
(E) Fáscia alar

■ Resposta: D.

COMENTÁRIO: As camadas de fáscia profunda do pescoço são divididas em três subcamadas[12,28]. A camada média contém a lâmina visceral, apresenta inserção da porção inferior do osso hióide e desce envolvendo as vísceras cervicais, sendo contínua com o pericárdio. Autores creditam a formação dos ligamentos suspensórios do pericárdio (vertebropericárdio, transversopericárdio e costopericárdio) a uma modificação dessa camada cervical. Essa parte da camada média da fáscia profunda recebe o nome de fáscia pré-traqueal justamente por envolver a traqueia, a tireoide e a paratireoide[12,28].

14. (COFFITO, 2018 – adaptada) A dor é uma percepção subjetiva, ou seja, trata-se da interpretação do cérebro sobre a informação sensorial transmitida ao longo das vias que começam nos nociceptores. No modelo do controle do portão da dor, é possível afirmar que:

(A) As fibras Aβ, que levam informações sensoriais sobre estímulos mecânicos, ajudam a bloquear a transmissão da dor
(B) As fibras C excitam a via ascendente e estimulam a inibição tônica, bloqueando a transmissão da dor
(C) As fibras C, que levam informações sensoriais sobre estímulos mecânicos, ajudam a bloquear a transmissão da dor
(D) As fibras Aβ excitam a via ascendente e estimulam a inibição tônica, bloqueando a transmissão da dor
(E) As fibras Aβ fazem sinapse nos interneurônios inibitórios e diminuem a atividade inibitória dos interneurônios, bloqueando a transmissão da dor

■ Resposta: A.

COMENTÁRIO: A Teoria das Comportas foi proposta por Melzack & Wall na década de 1970 para justificar um dos possíveis mecanismos de inibição do estímulo nociceptivo e a consequente diminuição da percepção da dor[23]. É sabido que os axônios que transmitem a informação nociceptiva para o corno posterior da medula são desmielinizados ou apresentam uma fina camada de mielina[19,23]. Quando se estimula uma via aferente mais rápida, por neurônios com uma grossa bainha de mielina, o corno posterior da medula é bombardeado por estímulos não nociceptivos[19]. Isso resulta em menor quantidade de informações nociceptivas que chegam ao cérebro, podendo explicar a diminuição da dor. Atualmente, são conhecidos vários outros mecanismos de inibição além das comportas, como as ações do sistema modulatório descendente cortical, subcortical e tronco encefálico[2,11,19,23,35,36].

15. (COFFITO, 2018 – adaptada) Respirar é um processo automático pelo qual quimiorreceptores centrais e sensores periféricos detectam alterações nos níveis de dióxido de carbono e continuamente encaminham dados ao bulbo, e este então dirige os músculos respiratórios, que ajustam a

ventilação. Onde estão localizados esses quimiorreceptores centrais e sensores periféricos?

(A) Próximo à ponte/nervo vago
(B) Próximo ao bulbo/glomo carotídeo/arco aórtico
(C) Próximo ao mesencéfalo/artérias coronárias
(D) Córtex cerebral/veia cava inferior
(E) Cerebelo/veia jugular

■ Resposta: B.

COMENTÁRIO: O controle central da respiração ocorre no bulbo respiratório, no nível do tronco encefálico[10,28]. Receptores de pressão e concentração de CO_2 ficam localizados no seio e no glomo carotídeo, na bifurcação da carótida, no nível cervical e na região do arco aórtico[10,28]. As aferências cervicais emitem informações através do nervo glossofaríngeo para a região do bulbo respiratório[10,28]. As informações provenientes da região do arco aórtico são transmitidas através do nervo laringorrecorrente, ramo do nervo vago, para a região do bulbo respiratório e processadas nesse nível; respostas eferentes são ajustadas sem que tenham necessariamente alguma participação cortical.

16. (COFFITO, 2018 – adaptada) O fato de os neurônios se encontrarem mais próximos de seus potenciais de ação é característico do conceito de:

(A) Facilitação medular
(B) Hipermobilidade
(C) Hipomobilidade
(D) Hiperatividade do sistema nervoso autônomo
(E) Hiperatividade do motoneurônio gama

■ Resposta: A.

COMENTÁRIOS: O fenômeno de facilitação medular é encontrado normalmente em indivíduos com dor crônica. O limiar de ativação de neurônios no corno posterior da medula encontra-se reduzido. Wolf e colaboradores[35,36] creditam essa mudança de estado excitatório a estímulos nociceptivos mantidos por tempo prolongado e/ou por meio de um estímulo demasiadamente intenso. Com isso, estímulos que normalmente não deveriam apresentar efeitos se revelam ofensivos em relação ao SNC e suas respostas. O princípio da facilitação é muito usado para explicar um dos pilares da osteopatia: as disfunções somáticas[2,7,11,13,14,22,28].

REFERÊNCIAS

1. Adstrum S, Hedley G, Schleip R, Stecco C, Yucesoy CA. Defining the fascial system. J Bodyw Mov Ther 2017 Jan; 21(1):173-7.
2. Bicalho E, Vieira L, Makita DK, Rivas L. Inhibitory tests as assessment tools for somatic dysfunctions: Mechanisms and practical applications. Cureus 2020 Apr 16; 12(4):e7700.
3. Blain M, Bedretdinova D, Bellin MF et al. Influence of thoracolumbar fascia stretching on lumbar back muscle stiffness: A supersonic shear wave elastography approach. Clin Anat 2019 Jan; 32(1):73-80.
4. Bordoni B, Lagana MM. Bone tissue is an integral part of the fascial system. Cureus 2019 Jan 3; 11(1):e3824.
5. Bordoni B, Walkowski S, Morabito B, Varacallo MA. Fascial nomenclature: An update. Cureus 2019 Sep 21; 11(9):e5718.
6. Calladine CR. Buckminster Fuller's "tensegrity" structures and Clerk Maxwell's rules for the construction of stiff frames. Int J Solids Struct 1978; 14:161-72.
7. Chauffour P, Prat E. Mechanical link: fundamental principles, theory and practice in osteopathy. Berkeley: North Atlantic Books, 2002.
8. Chuter V, Spink M, Searle A, Ho A. The effectiveness of shoe insoles for the prevention and treatment of low back pain: a systematic review and meta-analysis of randomised controlled trials. BMC Musculoskelet Disord 2014 Apr 29; 15:140. doi: 10.1186/1471-2474-15-140. PMID: 24775807; PMCID: PMC4107719.
9. Creze M, Soubeyrand M, NyangohTimoh K, Gagey O. Organization of the fascia and aponeurosis in the lumbar paraspinal compartment. Surg Radiol Anat 2018 Nov; 40(11):1231-42.
10. Drake R, Vogl AW, Mitchell AWM. Gray's anatomy for students. 2nd ed. New York, NY: Elsevier-Churchill Livingstone, 2009.
11. Eherenfeuchter WC, Hruby RJ, Giusti RE. Screening and regional osteopathic structural examinations. In: Seffinger MA (ed.) Foundations of osteopathic medicine. 4th ed. New York: Wolters Kluwer, 2019.
12. Feigl G, Hammer GP, Litz R, Kachlik D. The intercarotid or alar fascia, other cervical fascias, and their adjacent spaces – a plea for clarification of cervical fascia and spaces terminology [Epub ahead of print]. J Anat 2020.
13. Fryer G. Somatic dysfunction: an osteopathic conundrum . Int J Osteopath Med 2016; 22:52-63.
14. Fusco G. Adaptative local response: somatic dysfunction. In: Hruby RJ, Tozzi P, Lunghi C, Fusco G (eds.) The five osteopathic models: from an evidence-based to a person-centered osteopathy. Scotland: Handspring, 2017
15. Giamberardino MA. Referred muscle pain/hyperalgesia and central sensitisation. J Rehabil Med 2003; (41 Suppl):85-8.
16. Gugliotti M. PT, DPT, OCS, COMT The use of mobilization, muscle energy technique, and soft tissue mobilization following a modified radical neck dissection of a patient with head and neck cancer. Rehabilitation Oncology 2011; 29(1):3-8.
17. Hoheisel U, Mense S. Inflammation of the thoracolumbar fascia excites and sensitizes rat dorsal horn neurons. Eur J Pain 2015 Mar; 19(3):419-28.
18. Ingber DE, Wang N, Stamenovic D. Tensegrity, cellular biophysics, and the mechanics of living systems. Rep Prog Phys 2014 Apr; 77(4):046603.
19. Koch SC, Acton D, Goulding M. Spinal circuits for touch, pain, and itch. Annu Rev Physiol 2018 Feb 10; 80:189-217.
20. Koppenhaver SL, Hebert JJ, Kawchuk GN et al. Criterion validity of manual assessment of spinal stiffness. Man Ther 2014; 19: 589-94.
21. Lai HH, Gardner V, Ness TJ, Gereau RW. Segmental hyperalgesia to mechanical stimulus in interstitial cystitis/bladder pain syndrome: evidence of central sensitization. J Urol 2014; 191:1294-9.
22. Lunghi C. Osteopathy: a practice based on tradition, research, critical thinking, and art. In: Hruby RJ, Tozzi P, Lunghi C, Fusco G (eds.) The five osteopathic models: from an evidence-based to a person-centered osteopathy. Scotland: Handspring, 2017.
23. Mendell LM. Constructing and deconstructing the gate theory of pain. Pain 2014; 155:210-6.
24. Mileusnic M, Loeb G. Force estimation from ensembles of Golgi tendon organs. Journal of Neural Engineering 2009; 6. 036001. 10.1088/1741-2560/6/3/036001.

25. Patterson MM, Wurster RD. Somatic dysfunction, spinal facilitation and viscerosomatic integration. In: Chila A, 3 (ed.) Foundations of osteopathic medicine. Lippincott Williams and Wilkins, 2011.

26. Simons DG, Travell JG. Travell & Simons' myofascial pain and dysfunction: The trigger point manual. Baltimore: Williams and Wilkins, 1999. Print.

27. Snodgrass SJ, Haskins R, Rivett DA. A structured review of spinal stiffness as a kinesiological outcome of manipulation: its measurement and utility in diagnosis, prognosis and treatment decision-making. J Electromyogr Kinesiol 2012; 22:708-23.

28. Standring S. Gray's anatomy: The anatomical basis of clinical practice. 41st ed. Edinburgh: Churchill Livingstone, 2016.

29. Tozzi P. A unifying neuro-fasciagenic model of somatic dysfunction – Underlying mechanisms. Part I. J Bodyw Mov Ther 2015; 19: 310-26.

30. Tozzi P. A unifying neuro-fasciagenic model of somatic dysfunction – Underlying mechanisms and treatment. Part II. J Bodyw Mov Ther 2015 Jul; 19(3):526-43.

31. Vleeming A, Schuenke MD, Danneels L, Willard FH. The functional coupling of the deep abdominal and paraspinal muscles: the effects of simulated paraspinal muscle contraction on force transfer to the middle and posterior layer of the thoracolumbar fascia. J Anat 2014 Oct; 225(4):447-62.

32. Walker BF, Koppenhaver SL, Stomski NJ, Hebert JJ. Interrater reliability of motion palpation in the thoracic spine. Evid Based Complement Alternat Med 2015; 2015:815407.

33. Willard FH. Somatic fascia. In: Schleip R, Findley TW, Chaitow L, Huijing PA (eds.) Fascia: Tensional network of the human body. New York: Elsevier, 2012: 11-7.

34. Willard FH, Vleeming A, Schuenke MD, Danneels L, Schleip R. The thoracolumbar fascia: anatomy, function and clinical considerations. J Anat 2012 Dec; 221(6):507-36.

35. Woolf CJ. Central sensitization: Implications for the diagnosis and treatment of pain. Pain 2011; 152:2-15.

36. Woolf CJ. Pain amplification—a perspective on the how, why, when, and where of central sensitization. J Appl Biobehav Res 2018; 23:e12124.

Capítulo 57

Fisioterapia em Acupuntura

Débora Alves de Ávila Bueno Leite

1. A estagnação de sangue provoca os seguintes sintomas e sinais, EXCETO:
(A) Hemorragia
(B) Dor
(C) Equimose
(D) Tumor
(E) Lábio pálido

■ Resposta: E.

COMENTÁRIO: A estase de sangue tem como manifestações: compleição escura, lábios arroxeados, dor de caráter perfurante, fixa e em pontadas, massas abdominais imóveis; unhas arroxeadas; hemorragias com sangue escuro e coágulos escuros; períodos menstruais dolorosos com coágulos escuros; língua púrpura e pulso em corda, firme ou áspero (Maciocia, 2007).

2. O meridiano do pulmão se origina no:
(A) Pulmão
(B) Aquecedor médio
(C) Aquecedor superior
(D) Aquecedor inferior

■ Resposta: B.

COMENTÁRIO: O canal do pulmão origina-se do aquecedor médio e corre até se conectar com o intestino grosso. Em seguida, sobe ao estômago, passa pelo diafragma e entra no pulmão (Maciocia, 2007).

3. O meridiano denominado "mar do meridiano Yin" é correspondente ao:
(A) Vaso concepção
(B) Yang-Ming do pé
(C) Vaso governador
(D) Chong-Mai (vaso penetrador)

■ Resposta: A.

COMENTÁRIO: O vaso da concepção, ou vaso diretor, é denominado "mar do meridiano Yin" por exercer uma influência em todos os canais Yin do corpo (Maciocia, 2007).

4. Paciente Y, sexo feminino, 35 anos, apresenta nos últimos meses pouco apetite, distensão, fezes amolecidas, cansaço e lassitude, saburra espessa e viscosa e pulso vazio. De acordo com o quadro clínico apresentado, qual seria o diagnóstico sindrômico?
(A) Calor/umidade no baço/pâncreas e estômago
(B) Invasão de baço/pâncreas por frio/umidade
(C) Deficiência de *Qi* do baço/pâncreas
(D) Deficiência de Yang do baço/pâncreas e rim

■ Resposta: C.

COMENTÁRIO: O baço é a fonte do *Qi* do alimento, a partir do qual todo *Qi* é produzido. Uma dieta pobre em nutrientes debilita o baço. A debilitação da função de transformação e transporte do baço causa distensão abdominal e pouco apetite. O baço também transporta o *Qi* do alimento por todo o organismo, o que explica a presença de cansaço e lassitude quando o baço está deficiente. Se o *Qi* do baço estiver deficiente por um período longo, a inabilidade do *Qi* do baço para transformar os fluidos pode originar a umidade e a fleuma, o que justifica a saburra espessa e viscosa (Maciocia, 2007).

5. Quais dessas referências anatômicas possuem a mesma medida em *cun*? Marque apenas a resposta correta.
(A) Dedos médio e indicador em sua maior largura
(B) Polegar em sua maior largura e falange média do indicador
(C) Dedos médio e anular em sua maior largura
(D) Polegar em sua maior largura e falange média do dedo médio

■ Resposta: B.

COMENTÁRIO: A distância da prega de flexão palmar da articulação interfalangiana proximal à prega de flexão palmar da articulação interfalangiana distal do dedo médio é de *1 cun*. Em sua maior largura, o polegar mede 1 *cun*.

6. (COFFITO, 2017 – adaptada) Quanto à classificação do Yin e do Yang associada a regiões anatômicas do corpo humano, assinale a opção INCORRETA.
(A) Os pés são considerados a região mais Yin do corpo
(B) Acima do diafragma é classificado como Yang
(C) O topo da cabeça é considerado a região mais Yang do corpo
(D) Imediatamente abaixo da cicatriz umbilical até os pés é classificado como Yin
(E) A face anterior do corpo é classificada como Yang

■ Resposta: E.

COMENTÁRIO: Cada parte do corpo humano apresenta preponderantemente as energias Yin ou Yang . Como regra geral, as características para as várias estruturas corpóreas são as seguintes:

- **Yang:** superior, exterior, superfície posterolateral, costas, cabeça, acima da cintura.
- **Yin:** inferior, interior, superfície anteromedial, frente, corpo, abaixo da cintura (Maciocia, 2007).

7. (COFFITO, 2017) A incontinência urinária e fecal é um não controle dos esfíncteres. Qual Zang Fu é responsável pelo controle dos esfíncteres do corpo?
(A) Fígado (Gan)
(B) IG (Da chang)
(C) Rim (shen)
(D) Baço/pâncreas (Pi)
(E) Bexiga (Pangguang)

■ Resposta: D.

COMENTÁRIO: Como os esfíncteres são compostos por tecido muscular, o Zang Fu responsável pelo controle dos músculos é o baço/pâncreas. O baço transporta a essência dos alimentos a todos os músculos do corpo (Maciocia, 2007).

8. Qual é a distância em c*un* do trocânter maior do fêmur à prega de flexão da articulação do joelho?
(A) 16 *cun*
(B) 18 *cun*
(C) 19 *cun*
(D) 13 *cun*

■ Resposta: C.

COMENTÁRIO: Pela face lateral, a distância do ponto mais saliente do trocânter maior do fêmur à prega de flexão da articulação do joelho (borda inferior da patela) é de 19 *cun*.

9. São considerados vasos extraordinários, EXCETO:
(A) Du Mai
(B) Chong Mai
(C) Yin Qiao Mai
(D) Jiaoxin Mai

■ Resposta: D.

COMENTÁRIO: Os oito vasos extraordinários são:

- **Vaso governador (Du Mai):** influencia a região dorsal, coluna, região posterior do pescoço e cabeça.
- **Vaso diretor (Ren Mai):** influencia as regiões dos órgãos genitais, abdome, tórax, pulmões, garganta e face.
- **Vaso penetrador (Chong Mai):** influencia as regiões dos pés, medial das pernas, útero, coluna lombar, abdome, tórax, coração, garganta, face e cabeça.
- **Vaso da cintura (Dai Mai):** influencia os órgãos genitais, cintura e quadris.
- **Vaso Yin do caminhar (Yin Qiao Mai):** influencia o lado interno das pernas, abdome (só sintomas unilaterais) e olhos.
- **Vaso Yang do caminhar (Yang Qiao Mai):** influencia a região lateral das pernas, costas, pescoço, cabeça e olhos.
- **Vaso Yin da conexão (Yin Wei Mai):** influencia tórax e coração.
- **Vaso Yang de conexão (Yang Wei Mai):** influencia a região lateral das pernas, laterais do corpo, aspecto lateral do pescoço e da cabeça e ouvidos. Conecta todos os canais Yang (Maciocia, 2007).

10. (IADES – 2014 – HUPES – UFBA/BA – adaptada) Considerando o tratamento com acupuntura em um paciente que apresenta cotovelo de tenista, assinale a opção correta.
(A) Não se utiliza o agulhamento no ponto IG9, localizado na superfície radial posterior do antebraço, 3 *cun* abaixo da prega do cotovelo
(B) A moxabustão está contraindicada em qualquer ponto para o tratamento da condição apresentada pelo paciente
(C) Realiza-se o agulhamento no ponto IG12, perpendicularmente, a uma profundidade de 3 a 5 *cun*
(D) Utiliza-se o agulhamento no ponto IG10 (situado na superfície radial posterior do antebraço, 2 *cun* abaixo da prega do cotovelo, na linha que liga IG5 a IG11)
(E) O agulhamento no ponto IG10 pode ser utilizado desde que perpendicular e a uma profundidade de 2 a 3 *cun* para ser efetivo

▪ **Resposta: D.**

COMENTÁRIO: O ponto IG10 é indicado para pacientes com epicondilite lateral de úmero, pois remove obstruções do meridiano do intestino grosso. Está localizado 2 *cun* distal ao ponto IG11, na linha que conecta os pontos IG5 e IG11 no músculo extensor radial longo do carpo. A profundidade de inserção da agulha deve ser de 1 a 2 *cun* perpendicularmente (Hecker et al., 2007).

11. Qual é o ponto de acupuntura localizado no lado radial do aspecto palmar do antebraço, na depressão entre o processo estiloide do rádio e a artéria radial, 1 *cun* superior ao espaço na articulação da mão, no punho?
(A) P9
(B) P7
(C) C7
(D) C5

▪ **Resposta: A.**

COMENTÁRIO: O ponto P9 é o ponto mais importante para tonificar o *Qi* e o Yin do pulmão. É muito usado no tratamento de doenças do trato respiratório e está localizado na face radial da prega de flexão do punho, lateral à artéria radial. Deve-se escolher a prega do punho distal à extremidade claramente palpável do processo estiloide do rádio. A profundidade de inserção da agulha deve ser de 2 a 3mm, perpendicularmente (Hecker et al., 2007).

12. Com relação à localização, qual desses pontos está situado aproximadamente no nível da margem inferior da tuberosidade da tíbia, 1 *cun* lateral à borda tibial?

(A) E34
(B) E41
(C) E36
(D) E38

▪ **Resposta: C.**

COMENTÁRIO: O ponto E36, um dos mais versáteis e utilizados com mais frequência, é um ponto de tonificação geral. Fica localizado 3 *cun* abaixo do ponto E35, aproximadamente no nível da margem inferior da tuberosidade tibial, bem como cerca de 1 *cun* lateral à borda tibial no músculo tibial anterior (Hecker et al., 2007).

13. (IADES – 2014 – UPES – UFBA/BA – adaptada) Assinale a opção que corresponde ao *Qi* considerado antipatogênico por se tratar de energia correta, pura e justa que determina a proteção contra os fatores patogênicos que podem atingir o ser humano.
(A) Ying Qi
(B) Zheng Qi
(C) Yuan Qi
(D) Zang Qi
(E) Wei Qi

▪ **Resposta: E.**

COMENTÁRIO: O *Qi* defensivo (antipatogênico) é chamado *Wei Qi*, que significa "defender" ou "proteger". Como flui nas camadas exteriores do corpo, é Yang em relação ao *Qi* nutritivo, que flui nas camadas internas e nos órgãos internos (Maciocia, 2007).

REFERÊNCIAS

Hecker HU et al Atlas colorido de acupuntura. Rio de Janeiro: Guanabara Koogan, 2007.

Maciocia G. Os fundamentos da medicina chinesa. São Paulo: Roca, 2007.

Capítulo 58

Fisioterapia na Saúde da Mulher

Cristine Homsi Jorge Ferreira
Ana Carolina Nociti Lopes Fernandes
Thaiana Bezerra Duarte

1. **(CERTAME, 2016 – adaptada) O tratamento fisioterapêutico de pacientes com incontinência urinária (IU) requer uma avaliação minuciosa, que irá direcionar os recursos a serem utilizados. Em se tratando da avaliação fisioterapêutica e sua relação com a proposta de terapia, assinale a afirmativa INCORRETA.**

(A) A inspeção da região pélvica é importante para avaliar sinais de inflamação ou infecção. Coloração avermelhada e presença de corrimento vaginal fétido são sugestivas de infecção. Em casos de infecção ativa, muitos recursos fisioterapêuticos são contraindicados até a resolução do quadro infeccioso

(B) Uma escala de avaliação funcional do assoalho pélvico (AFA) bastante utilizada é a denominada PERFECT. Nessa escala, o "P" (*power*) corresponde à avaliação de força pela graduação de Oxford. A avaliação de força é essencial para o direcionamento do protocolo de cinesioterapia pélvica a ser utilizado, pois algumas pacientes com incontinência, principalmente as praticantes de atividade física, não apresentam musculatura perineal fraca, mas outras alterações, como ausência de pré-contração durante atividades de aumento da pressão abdominal, por exemplo

(C) Na escala PERFECT da AFA, o "E" (*endurance*) corresponde ao tempo durante o qual o paciente consegue manter a contração sustentada na graduação de força do "P". Esse parâmetro de resistência é importante para direcionar o tempo de sustentação dos exercícios da fisioterapia, para que sejam eficazes sem causar fadiga

(D) Na escala PERFECT da AFA, o "R" (*rest*) corresponde à quantidade de segundos que o paciente precisa repousar antes da contração seguinte, após uma contração sustentada, sem entrar em fadiga. Esse parâmetro é importante para direcionar o tempo de repouso entre as contrações

(E) O diário miccional é uma ferramenta extremamente importante para entendimento dos hábitos miccionais e de ingesta hídrica do paciente, além de evidenciar as situações de perda de urina. É importante para o direcionamento da terapia comportamental no tratamento da IU

■ **Resposta: D.**

COMENTÁRIO: O "R" na escala PERFECT se refere a *repetition*, ou seja, o número de repetições (até 10) em que a mulher consegue manter a contração voluntária máxima (P), durante o tempo, em segundos, obtido na avaliação da variável *endurance* (E).

2. **(CERTAME, 2018 – adaptada) A Resolução COFFITO 401, de 18 de agosto de 2011, disciplina a especialidade profissional de Fisioterapia na Saúde da Mulher e estabelece, no Art. 3º, que é necessário o domínio de grandes áreas de competência (GAC). Observe as sentenças abaixo e marque a opção correta.**

I. **Realizar consulta fisioterapêutica, aplicar anamnese, solicitar e realizar interconsulta e encaminhamento; avaliação física e cinesiofuncional do sistema uroginecológico, coloproctológico, mama e do aparelho reprodutor feminino; solicitar, aplicar e interpretar exames complementares, como perineometria, eletromiografia de superfície, imaginologia, perimetria, volumetria,** desde que necessários à elucidação do caso e ao direcionamento de suas condutas.

II. Realizar avaliação, prevenção, promoção e condutas fisioterapêuticas nas alterações cinesiofuncionais advindas do ciclo menstrual, climatério, parturientes, puérperas e secundárias ao comprometimento oncológico; determinar diagnóstico e prognóstico fisioterapêutico; planejar e executar medidas de prevenção de morbidades, comorbidades e imobilismo; decidir, prescrever e executar o tratamento fisioterapêutico na saúde da mulher específico para cada caso, enfatizando a frequência, a periodicidade e o quantitativo de atendimentos.

III. Prescrever, confeccionar órteses, próteses, mecanismos auxiliares de locomoção, além de planejar e aplicar estratégias de tecnologia assistiva para otimizar, adaptar ou manter atividades funcionais com vistas à maior autonomia e independência funcional de sua cliente/paciente/usuária; planejar, criar e utilizar recursos da realidade virtual no tratamento com vistas à otimização de resultados.

IV. Determinar as condições e prescrever a alta fisioterapêutica; registrar em prontuário consulta, avaliação, diagnóstico, prognóstico, tratamento, evolução, interconsulta, intercorrências e alta fisioterapêutica; emitir laudos, pareceres, relatórios e atestados fisioterapêuticos; realizar atividades de educação em todos os níveis de atenção à saúde e na prevenção de riscos ambientais e ocupacionais. Essas atividades não são obrigatórias ao fisioterapeuta e serão desenvolvidas mediante a disponibilidade do profissional especialista.

V. Utilizar recursos de ação isolada ou concomitante de agente cinesiomecanoterapêutico, termoterapêutico, crioterapêutico, fototerapêutico, eletroterapêutico e sonidoterapêutico, entre outros; empregar abordagem paliativa a pacientes com prognóstico de óbito; escolher e aplicar recursos das práticas integrativas e complementares à saúde com vistas à melhora da condição de saúde físico funcional de sua cliente/paciente/usuária.

(A) Todas as afirmativas estão corretas
(B) Apenas as afirmativas II, III, IV e V estão corretas
(C) Apenas as afirmativas II, III e IV estão corretas
(D) Apenas as afirmativas I, II, III e V estão corretas
(E) Apenas as afirmativas I, II, III e IV estão corretas

■ Resposta: D.

COMENTÁRIO: A afirmativa IV é a única incorreta, pois na Resolução COFFITO 401, de 18 de agosto de 2011, que disciplina a especialidade profissional de Fisioterapia na Saúde da Mulher, não consta que as atividades elencadas não sejam obrigatórias ao fisioterapeuta.

3. (CERTAME, 2016 – adaptada) Paciente M.S.S., 53 anos, em pós-operatório de mastectomia radical modificada e esvaziamento axilar, níveis I e II, evolui no pós-operatório com escápula alada no lado operado, condição não detectada na avaliação pré-operatória. A escápula alada diagnosticada logo após a cirurgia de câncer de mama, como nesse caso,

ocorre devido à lesão do nervo _____, responsável pela inervação do músculo _____, durante a _____. Assinale a opção com os termos que completam corretamente as lacunas do texto.
(A) Torácico longo/serrátil anterior/retirada da mama
(B) Torácico longo/serrátil anterior/abordagem axilar
(C) Toracodorsal/serrátil anterior/retirada da mama
(D) Toracodorsal/subescapular/abordagem axilar
(E) Toracodorsal/subescapular/retirada da mama

■ Resposta: B.

COMENTÁRIO: O músculo serrátil anterior é inervado pelo nervo torácico longo (C5-7), enquanto o subescapular é inervado pelos nervos subescapulares superior e inferior (C5-C6). O nervo torácico longo é protegido pelo músculo peitoral maior.

4. (CERTAME, 2018 – adaptada) O trato urinário inferior é formado por bexiga e uretra, sendo a bexiga um órgão autônomo, constituído de musculatura lisa e com a função de armazenar e eliminar urina sem esforço, sem dor e sem perda involuntária. Seu controle de armazenamento é feito:
(A) Principalmente pelo sistema nervoso parassimpático, que se origina na medula espinhal, entre S2 e S4
(B) Exclusivamente pelo sistema nervoso periférico, através do nervo pudendo
(C) Através da contração e relaxamento da musculatura lisa da parede uretral
(D) Principalmente pelo sistema nervoso simpático, que se origina na medula espinhal, entre T10 e L2
(E) Exclusivamente pelo centro pontino da substância branca, localizado no sistema nervoso central

■ Resposta: D.

COMENTÁRIO: O controle de armazenamento da bexiga é realizado principalmente, mas não exclusivamente, pelo sistema nervoso simpático, especificamente pelas fibras sensoriais do nervo hipogástrico (T10-L2). O sistema nervoso parassimpático participa do controle miccional (eliminação da urina) com fibras motoras e sensoriais dos nervos pélvicos (S2-S4). É possível inibir a contração detrusora mediante a ativação dos músculos do assoalho pélvico (músculo estriado esquelético, inervado pelo nervo pudendo [s2-3], fibras motoras), promovendo um *feedback* negativo e inibindo o reflexo miccional.

5. (CERTAME, 2018 – adaptada) A continência fecal é conseguida através da ação conjunta de diversos músculos e esfíncteres. Dentre eles, o músculo puborretal contém fibras contínuas às fibras do esfíncter anal externo que formam um anel ao redor da transição entre o reto e o ânus e que, em momentos de aumento da pressão intra-abdominal:
(A) Relaxam e permitem o deslocamento posterior da junção retoanal, facilitando a passagem das fezes
(B) Distendem-se e estimulam o relaxamento do esfíncter anal externo, facilitando a passagem das fezes
(C) Relaxam e estimulam o músculo levantador do ânus, facilitando a continência fecal

(D) Contraem-se e tracionam o esfíncter anal externo posteriormente, favorecendo a continência fecal

(E) Contraem-se e tracionam a junção retoanal anteriormente, favorecendo a continência fecal

■ Resposta: E.

COMENTÁRIO: O músculo puborretal é bilateral, origina-se na superfície inferior do púbis e se insere no cóccix. Sua origem e inserção fazem o músculo realizar um arco ao redor do reto. O aumento da pressão intra-abdominal promove uma contração reflexa sincrônica em unidade de todos os músculos do assoalho pélvico. Essa contração apresenta um movimento anterior e cranial, favorecendo a continência em situações de esforço.

6. (CERTAME, 2018 – adaptada) **Sabe-se que as posturas verticais têm sido amplamente recomendadas para utilização na fase ativa do trabalho de parto, pois agem como facilitadoras do parto vaginal por influenciarem os diâmetros pélvicos. Como se comportam biomecanicamente as estruturas da pelve e do quadril na posição agachada (cócoras)?**

(A) Alongamento dos extensores do quadril/anteversão pélvica/facilitação da contranutação sacral

(B) Alongamento dos músculos posteriores do tronco/retroversão pélvica/facilitação da nutação sacral

(C) Alongamento dos flexores do quadril/retroversão pélvica/facilitação da contranutação sacral

(D) Alongamento dos flexores do quadril/retroversão pélvica/facilitação da nutação sacral

(E) Alongamento dos adutores do quadril/retroversão pélvica/facilitação da contranutação sacral

■ Resposta: B.

COMENTÁRIO: A postura de cócoras exige flexão máxima da articulação do quadril, joelho e tornozelo, alongamento dos músculos posteriores do tronco e retroversão pélvica, possibilitando a liberação para ampliação dos diâmetros pélvicos e facilitação da nutação sacral.

7. (CERTAME, 2018 – adaptada) **A IU é definida pela Sociedade Internacional de Continência (ICS) como a queixa de qualquer perda involuntária de urina. Os tipos mais frequentes em mulheres são a incontinência urinária de esforço (IUE), a incontinência urinária de urgência (IUU) e a incontinência urinária mista (IUM). Sobre o tratamento fisioterapêutico da IU em mulheres, assinale a afirmativa correta.**

(A) A eletroestimulação para inibição detrusora em pacientes com IUU deve ser realizada com a corrente TENS (*Transcutaneous Electrical Nerve Stimulation*), com frequências entre 120 e 150Hz, por 20 minutos, em média

(B) O treinamento muscular do assoalho pélvico deve ser recomendado como tratamento conservador de primeira linha para IUE, IUU e IUM

(C) O tratamento cirúrgico é considerado em casos de IUU que não responderam ao tratamento conservador, o qual é baseado em uso de medicação anticolinérgica e neuromodulação para inibição detrusora

(D) A eletroestimulação intracavitária com correntes bifásicas de baixa frequência (em torno de 10Hz) é a mais indicada para o fortalecimento muscular do assoalho pélvico

(E) A prescrição de exercícios de treinamento muscular do assoalho pélvico no domicílio não deve ser realizada como parte do protocolo fisioterapêutico de fortalecimento muscular por causa do alto percentual de mulheres que não sabem contrair conscientemente a musculatura pélvica

■ Resposta: B.

COMENTÁRIO: Diversas revisões sistemáticas de literatura, incluindo a revisão sistemática Cochrane, demonstram que o treinamento dos músculos do assoalho pélvico apresenta nível 1 de evidência científica no tratamento da IU não neurogênica em mulheres, seja na de esforço, seja na mista ou na de urgência.

8. (CERTAME, 2016) **A sexualidade humana consiste em um importante aspecto na qualidade de vida do indivíduo. Durante os últimos anos, com o avanço no conhecimento das disfunções de assoalho pélvico e suas repercussões sobre as disfunções sexuais, o fisioterapeuta vem assumindo um importante papel no tratamento dessas patologias. Dentre elas, encontram-se a dispareunia e o vaginismo, cujas definições são:**

(A) Transtorno na fase do desejo sexual e retardo na aquisição do orgasmo

(B) Queda da libido e transtorno de aversão sexual

(C) Dor à penetração ou após o ato sexual e hiperatividade ou hipertonia involuntária dos músculos da vagina

(D) Hipoatividade involuntária dos músculos ao redor da vagina

(E) Nenhuma das opções anteriores

■ Resposta: E.

COMENTÁRIO: A dispareunia é um sintoma de dor à penetração e/ou após o ato sexual. Já o vaginismo é caracterizado por uma contração reflexa dos músculos do assoalho pélvico que dificulta ou impede a penetração vaginal. Nos dois casos, a paciente pode apresentar, na avaliação funcional do assoalho pélvico, uma hiperatividade e/ou hipertonia muscular.

9. **Sobre o trabalho do fisioterapeuta no trabalho de parto, NÃO é recomendado:**

(A) Indicar a posição de cócoras no primeiro estágio do trabalho de parto

(B) Indicar respiração rápida e superficial durante todo o trabalho de parto

(C) Indicar banho de imersão durante o primeiro estágio do trabalho de parto

(D) Indicar TENS no primeiro estágio do trabalho de parto

(E) Indicar massoterapia no primeiro estágio do trabalho de parto

■ Resposta: B.

COMENTÁRIO: A respiração rápida e superficial, também conhecida como "cachorrinho", não é indicada, uma vez que pode prejudicar as trocas gasosas e produzir alterações metabólicas e efeitos colaterais, incluindo a sensação de pânico na parturiente.

10. Segundo o Colégio Americano de Obstetrícia e Ginecologia (ACOG, 2020), qual das opções abaixo indica sinal(is) e/ou sintoma(s) de alerta para que a gestante interrompa a realização de exercício físico?

(A) Dor muscular leve
(B) Sangramento
(C) Edemas leves
(D) Dificuldade de falar e se exercitar ao mesmo tempo
(E) Contrações uterinas de Braxton-Hicks

■ Resposta: B.

COMENTÁRIO: De acordo com o ACOG, o sangramento vaginal é um dos sinais de alerta para interrupção dos exercícios físicos, uma vez que pode estar relacionado com risco de abortamento (até 20 semanas de idade gestacional) e outras complicações, como descolamento de placenta e parto pré-termo. Outros sinais de alerta para interrupção dos exercícios são: dispneia previamente ao esforço, cefaleia, dor no peito, contrações uterinas rítmicas (> 3 contrações em 10 minutos), trabalho de parto pré-termo, diminuição da movimentação fetal, perda de líquido amniótico e sintomas de hipoglicemia (p. ex., náuseas e tonturas).

11. Assinale a opção correta em relação ao puerpério.

(A) O puerpério imediato inicia 3 horas após a dequitação da placenta
(B) A primeira hora após o parto é o período mais seguro do puerpério
(C) Doença do endométrio pode alterar as características do lóquio
(D) A deambulação deve ser evitada nas primeiras 8 horas após parto normal
(E) A lactação é um método contraceptivo seguro depois que a puérpera volta a menstruar

■ Resposta: C.

COMENTÁRIO: Lóquio é uma secreção vaginal constituída por sangue, produtos da necrose da camada superficial do endométrio, muco cervical e transudado vaginal. Doenças do endométrio podem alterar suas características, incluindo cor, quantidade e cheiro.

12. T.S., 52 anos, viúva, professora primária, G4P4A0C0, queixa-se de perda urinária ao tossir, pegar um peso no chão, espirrar e ao ouvir barulho de água. Nega outros sintomas urinários e relata que os sintomas começaram há 2 anos, quando ela começou a apresentar irregularidade menstrual. Faz uso de protetor diário (1 troca/dia). Deixou de ir à academia, pois tem medo de perder urina. Ao exame físico: presença de cicatriz de episiotomia, sensibilidade superficial preservada, reflexos clitoriano e anocutâneo presentes, função muscular grau 2 (segundo a escala de Oxford modificada), 2 segundos de sustentação, boa

coordenação muscular e capacidade de relaxamento, sem dor à palpação, teste de esforço positivo em pé. Quanto a este caso, assinale a opção correta.

(A) Informações faltantes, como os achados do diário miccional e o índice de massa corporal (IMC), são essenciais para eleição das intervenções/orientações adequadas nesse caso
(B) Trata-se de um caso típico de incontinência de esforço com indicação exclusiva de cinesioterapia
(C) O uso de medicamentos não influencia os resultados da fisioterapia
(D) A paciente não tem indicação para tratamento fisioterapêutico

■ Resposta: A.

COMENTÁRIO: A paciente apresenta sintomas de IU mista, sendo essencial a obtenção de informações dos hábitos miccionais para adequada orientação, especialmente do componente relacionado à urgência urinária. A avaliação do IMC é um aspecto importante para orientação e referência da paciente para tratamento nutricional e perda de peso, em caso de sobrepeso e obesidade.

13. Assinale a opção que corresponde à intervenção fisioterapêutica inicial mais indicada em caso de IUE em paciente que apresenta função muscular grau 0 segundo a escala de Oxford modificada.

(A) Eletroestimulação percutânea do nervo tibial de baixa frequência
(B) Eletroestimulação transcutânea do nervo tibial de baixa frequência
(C) Orientação da manobra *the knack* antes de qualquer esforço
(D) Treinamento funcional dos músculos do assoalho pélvico durante o esforço físico
(E) Palpação dos músculos do assoalho pélvico associada a instruções verbais para realização da contração muscular

■ Resposta: E.

COMENTÁRIO: Cerca de 30% das mulheres não conseguem realizar a contração voluntária dos músculos do assoalho pélvico (MAP), apresentando função muscular estimada entre os graus 0 e 1 na escala de Oxford modificada. Uma intervenção fisioterapêutica eficaz nesses casos consiste na instrução verbal do fisioterapeuta para que a mulher realize a contração voluntária dos MAP associada à palpação vaginal, que oferece um estímulo tátil para facilitação e aprendizado da contração muscular. A vantagem dessa intervenção é proporcionar, ao mesmo tempo, informações ao fisioterapeuta sobre até que ponto a paciente consegue realizar a contração muscular e com isso interagir com ela, incentivando e facilitando seu aprendizado.

14. "Incontinência urinária decorrente da hipermobilidade da estrutura vesicoureteral devido à perda de sustentação por fraqueza da musculatura do assoalho pélvico." Este enunciado se refere a qual tipo de IU?

(A) IUU
(B) IUM

(C) Bexiga neurogênica
(D) IUE
(E) Incontinência urinária transitória

■ **Resposta: D.**

COMENTÁRIO: A IUE consiste na perda urinária associada ao aumento da pressão intra-abdominal na ausência de contração detrusora em situações de esforço, como tosse, espirro e exercício físico. O suporte uretral fornecido pela vagina e pelo assoalho pélvico é importante para a manutenção da continência urinária aos esforços. Sabe-se que a musculatura estriada periuretral também auxilia esse suporte. A hipermobilidade uretral acarreta importante falha na continência urinária em função do suporte inadequado à uretra e do acionamento ineficiente da contração muscular ativa durante o aumento de pressão intra-abdominal.

16. O prolapso de órgão pélvico (POP) é uma condição comum caracterizada por descida sintomática de útero, bexiga e intestino da posição anatômica normal, causando desconforto em mulheres que apresentam essa condição. Esses sintomas de desconforto podem prejudicar bastante as atividades diárias e a qualidade de vida das pacientes, que buscam o tratamento fisioterapêutico para melhora do quadro. A respeito do tratamento dos POP, analise as afirmativas abaixo e assinale a opção correta.

I. **O treinamento dos músculos do assoalho pélvico (TMAP), os pessários e a intervenção no estilo de vida são tratamentos conservadores para POP.**
II. **Intervenções cirúrgicas geralmente devem ser recomendadas como primeira linha de tratamento por diminuírem os riscos de complicações e recorrência dos prolapsos.**
III. **Os cones vaginais apresentam maiores níveis de evidência científica no tratamento do POP, se comparados ao TMAP.**
IV. **A adoção de medidas que minimizem o aumento de pressão sobre o assoalho pélvico e a prescrição de treinamento do assoalho pélvico em domicílio devem fazer parte das condutas fisioterapêuticas para pacientes com POP.**

(A) Apenas as afirmativas I e III estão corretas
(B) Apenas as afirmativas I, II e IV estão corretas
(C) Apenas as afirmativas I e IV estão corretas
(D) Apenas as afirmativas II e III estão corretas
(E) Todas as afirmativas estão corretas

■ **Resposta: C.**

COMENTÁRIO: O TMAP apresenta nível 1 de evidência e grau A de recomendação para prolapsos leves e moderados, com efeito positivo na redução da sintomatologia e na severidade anatômica dos POP. Para o efeito positivo, recomenda-se que o TMAP seja supervisionado pelo fisioterapeuta. Entretanto, um programa de treinamento domiciliar também deve ser fornecido à paciente. Além do TMAP, a utilização de pessários, dispositivos introduzidos no canal vaginal com o objetivo de oferecer suporte ao órgão prolapsado, promove o alívio dos sintomas e a satisfação da paciente, podendo ser adotado nos casos em que as comorbidades impedem o tratamento cirúrgico ou nas mulheres que optam por não realizar procedimento cirúrgico de correção de POP. As intervenções no estilo de vida, como orientação sobre a redução de atividades ou situações que aumentam a pressão e da sobrecarga sobre o assoalho pélvico, também são indicadas.

BIBLIOGRAFIA

American College of Obstetricians and Gynecologists. ACOG Committee Opinion Number 804: Physical Activity and Exercise During Pregnancy and the Postpartum Period. Vol. 135, N. 4, April 2020.

Baracho E. Fisioterapia aplicada à saúde da mulher. 6. ed. Rio de Janeiro: Guanabara Koogan, 2018.

Cacciari LP, Dumoulin C, Hay-Smith EJ. Pelvic floor muscle training versus no treatment, or inactive control treatments, for urinary incontinence in women: a Cochrane systematic review abridged republication. Braz J Phys Ther 2019; 23(2):93-107. doi: 10.1016/j.bjpt.2019.01.002.

Driusso P, Beleza ACS. Avaliação fisioterapêutica da musculatura do assoalho pélvico feminino. 1. ed. Barueri (SP): Manole, 2018.

Dumoulin C, Hunter KF, Moore K et al. Conservative management for female urinary incontinence and pelvic organ prolapse review 2013: Summary of the 5th International Consultation on Incontinence. Neurourol Urodyn 2016 Jan; 35(1):15-20.

Li C, Gong Y, Wang B. The efficacy of pelvic floor muscle training for pelvic organ prolapse: a systematic review and meta-analysis. Int Urogynecol J 2016 Jul; 27(7):981-9.

Mateus-Vasconcelos ECL, Ribeiro AM, Antônio FI, Brito LGO, Ferreira CHJ. Physiotherapy methods to facilitate pelvic floor muscle contraction: A systematic review. Physiother Theory Pract 2018 Jun; 34(6):420-32. 2.

Mateus-Vasconcelos ECL, Brito LGO, Driusso P, Silva TD, Antônio FI, Ferreira CHJ. Effects of three interventions in facilitating voluntary pelvic floor muscle contraction in women: a randomized controlled trial. Braz J Phys Ther 2018 Sep-Oct; 22(5):391-9.

Capítulo 59

Órteses e Próteses

Renato Guilherme Trede Filho
Vanessa Gonçalves César Ribeiro

1. A luxação e a subluxação do quadril são comuns em pacientes com paralisia cerebral (PC), sendo bastante discutível o uso de órteses para abdução de quadril (OAQ). Sobre as órteses de abdução de quadril, considere as afirmativas a seguir e assinale a opção correta.

I. **As OAQ são utilizadas para prevenção e tratamento de luxações e subluxações de quadril.**

II. **O uso de OAQ tende a melhorar a recuperação pós-operatória, porém os critérios de utilização devem ser cuidadosamente observados, pois pode aumentar o risco de contraturas em abdução.**

III. **As OAQ somente devem ser utilizadas antes do alongamento cirúrgico dos adutores do quadril.**

IV. **Após a intervenção nos músculos adutores por meio do uso da toxina botulínica ou após o alongamento cirúrgico, as OAQ devem ser utilizadas apenas 2 horas por dia.**

(A) Apenas as afirmativas I, II, III estão corretas

(B) Apenas as afirmativas I e II estão corretas

(C) Apenas as afirmativas I, II e IV estão corretas

(D) Todas as afirmativas estão corretas

■ Resposta: B.

COMENTÁRIO: A luxação e a subluxação do quadril são os problemas mais comuns entre os pacientes com PC, e as OAQ são utilizadas para prevenção e tratamento desses problemas. Como seu uso é discutível, é importante analisar aspectos importantes para sua indicação.

As OAQ não devem ser utilizadas para impedir a luxação do quadril antes do alongamento cirúrgico. O uso dessas órteses antes da intervenção cirúrgica pode causar mais dor e desconforto do que benefícios. Normalmente, a intervenção nos músculos adutores ocorre sob a forma de controle da espasticidade com uso da toxina botulínica ou após alongamento cirúrgico.

Quanto ao tempo de uso, o dispositivo é utilizado diuturnamente no período inicial de 3 semanas após intervenção, sendo retirado para atividades terapêuticas leves, de mobilização passiva e ativo-assistida. Após esse período, recomenda-se apenas a utilização noturna por período variável, dependendo da resposta terapêutica e, principalmente, da ativação obtida dos músculos antagonistas (abdutores)[1].

O uso de órtese de abdução tende a melhorar a recuperação pós-operatória, porém os critérios de utilização devem ser cuidadosamente observados, pois pode aumentar o risco de contraturas em abdução[2].

2. Na prática clínica, as *ankle-foot orthosis* (AFO), também conhecidas popularmente como tutores curtos, são amplamente prescritas, e os profissionais devem atentar para algumas particularidades a respeito dessas órteses de modo a otimizar o tratamento dos pacientes e solicitar correções e ajustes, caso necessário. Sobre esse tipo de órtese, considere as afirmativas a seguir e assinale a opção correta.

I. **Nas AFO rígidas, indicadas para cadeirantes e pacientes que apresentam espasticidade grave, o antepé deverá ser rígido com as paredes laterais mais altas.**

II. **O posicionamento dos velcros e tirantes é sempre padronizado, não sendo consideradas as particularidades dos pacientes que apresentam desvios na articulação subtalar.**

III. A borda superior das AFO devem estar aproximada-mente 2 a 3cm abaixo da cabeça da fíbula.

IV. Mesmo identificando lesões na pele do paciente, é importante manter o uso da órtese até que ele se acostume.

(A) Apenas as afirmativas I e III estão corretas
(B) Apenas as afirmativas I e II estão corretas
(C) Apenas as afirmativas I, II e IV estão corretas
(D) Todas as afirmativas estão incorretas

■ Resposta: A.

COMENTÁRIO: A altura da borda superior das AFO deve ser avaliada pelos profissionais, e a referência correta é de aproximadamente 2 a 3cm abaixo da cabeça da fíbula. Uma AFO alta pode causar escoriação na cabeça da fíbula e limitações na flexão do joelho. Já uma AFO extremamente curta (baixa) acarretará menor braço de alavanca, resultando em aumento da pressão na borda superior da órtese e menos controle sobre a hiperextensão do joelho, tornando sua ação ineficaz. Convém posicionar um tirante antivaro/antivalgo ou uma tira em T nos casos de pacientes que apresentem importantes desvios na articulação subtalar. A pele dos pacientes que fazem uso de AFO deve ser constantemente inspecionada. Caso o familiar ou profissional identifique alterações na coloração da pele ou relato de desconforto pelo paciente, deverá procurar atendimento para ajustes na órtese[1,3].

3. (EBSERH, 2015 – adaptada) **Sobre a órtese suropodálica (tutor curto), assinale a opção correta.**
(A) É contraindicada para crianças com PC
(B) Sua principal função é manter a articulação do tornozelo em 70 graus de flexão plantar
(C) Pode ser utilizada em pós-operatório de alongamento do tendão de calcâneo
(D) Sua utilização não influencia a qualidade da marcha do indivíduo
(E) Não pode ser utilizada por pacientes com histórico de acidente vascular encefálico (AVE)

■ Resposta: C.

COMENTÁRIO: As órteses para membros inferiores, como as AFO, são frequentemente prescritas para crianças com PC para reduzir anormalidades da marcha e limitações relacionadas à mobilidade física. O objetivo principal de uma AFO é otimizar a dinâmica normal de caminhada, aplicando uma restrição mecânica ao tornozelo de modo a controlar o movimento e assim produzir uma marcha mais eficiente[4].

O uso da AFO promove redução do gasto energético na marcha em crianças com PC com comprometimento motor grave. Esse resultado é atribuído a um padrão de marcha mais rápido e eficiente. As AFO são usadas rotineiramente como parte do tratamento de reabilitação pós-operatória com o objetivo de manter as correções cirúrgicas, prevenir a recorrência de deformidades pré-operatórias e melhorar a marcha por fornecer suporte mecânico adequado[5]. As AFO são utilizadas para melhorar a mobilidade e o equilíbrio de pacientes com sequela de AVE[6].

4. (Prefeitura de São Gonçalo do Amarante/RN, 2019 – adaptada) **Órteses são dispositivos utilizados em caso de**

acidentes, doenças do sistema locomotor ou sistemas de sustentação e promovem a recuperação. Sobre a órtese do tipo Dennis Brown, marque a indicação correta.

(A) Órtese para tratamento de Legg-Perthes, permite amplo movimento do quadril com abdução de 45 graus
(B) Órtese confeccionada com bota ortopédica e barra de alumínio, tem a função de tratar o pé torto congênito
(C) Tem o objetivo de corrigir a pronação excessiva do retropé, mantendo um posicionamento natural e anatômico
(D) Usada para tratamento de metatarsalgia, talalgia, fascite plantar e esporão de calcâneo
(E) Mantém o pé em posição neutra, evitando o pé caído

■ Resposta: B.

COMENTÁRIO: O pé torto congênito é uma das anomalias congênitas mais comuns de extremidades, apresentando uma deformidade tridimensional na forma de pé equino, varo do retropé, cavo do mediopé com adução tanto do mediopé como do antepé. Além da alteração óssea, encontram-se também deformidades musculares, tendíneas e vasculares[1,7]. O tratamento consiste em correção por meio de aparelhos gessados semanalmente, procedimento cirúrgico e uso da órtese de Denis Brown, a qual está indicada inicialmente por 23 horas diárias, com redução para 16 horas aos 9 meses e uso noturno de 1 a 4 anos de idade[1]. A principal causa de recidiva e recorrência é a não adesão ao protocolo de uso da órtese de Denis Brown, o que exige cirurgias mais extensas dos tecidos moles[7].

5. (EBSERH, 2014 – adaptada) **Uma amputação causa uma mudança profunda no estilo de vida de um indivíduo. Ocorrem alterações na funcionalidade, aparência física e socialização, e o amputado precisa se adaptar e se organizar física e psicologicamente. O tratamento fisioterapêutico deverá considerar o indivíduo globalmente, respeitando sua individualidade. De acordo com o tratamento fisioterapêutico, na fase pré-protética, marque a opção INCORRETA.**

(A) O enfaixamento compressivo tem como objetivos a conificação do coto e a redução do edema e de quadros dolorosos
(B) Durante o treinamento protético, as metas terapêuticas independem do estado físico do indivíduo e de sua experiência pré-protética
(C) Os pacientes, pela falta do membro amputado, perdem a aferência sensitiva da pele e proprioceptiva de articulações, tendões e músculos
(D) O paciente deve ser orientado com relação ao posicionamento correto nos diferentes decúbitos, sentado e em pé. A mudança de decúbito deve ser enfatizada várias vezes ao dia
(E) Durante as sessões de fisioterapia, o paciente é estimulado a sentir a posição de seu corpo, perceber as assimetrias e procurar corrigi-las. Podem ser utilizados estímulos táteis, visuais e proprioceptivos

■ Resposta: B.

COMENTÁRIO: O sucesso de um processo de reabilitação não depende somente de uma equipe multiprofissional, mas também da aceitação da amputação, da colaboração com a reabilitação e, principalmente, da motivação e dedicação do próprio paciente[8]. São objetivos da fase pré-protetização: equilibrar a força muscular, recuperar a função muscular prévia, prevenir ou eliminar as contraturas e deformidades, modelar o coto de amputação, melhorar o condicionamento cardiorrespiratório, treinar as habilidades para a realização de todas as atividades possíveis sem o uso da prótese e desenvolver plano terapêutico visando à deambulação independente futura[8,9].

6. (Prefeitura de Quixeramobim/CE, 2019 – adaptada) Sobre a prescrição de uma cadeira de rodas para pacientes com lesão medular traumática, é correto afirmar que:
(A) Encosto alto deve ser prescrito para maiores conforto e estabilidade em paciente que não necessite impulsionar a cadeira de rodas
(B) A prescrição das características da cadeira de rodas independe do nível e da extensão da lesão
(C) Apoios para os braços devem ser fixos para facilitar as transferências
(D) A largura do assento deve ser a maior possível, e a profundidade, igual para todos os pacientes

■ **Resposta: A.**

COMENTÁRIO: Para atender corretamente o usuário, o profissional deve ater-se a medidas específicas que sejam fundamentais para o posicionamento correto do paciente. Para os pacientes com lesão medular alta, além de um assento especial, podem ser necessários apoios laterais de tronco e cabeça. A altura do encosto de uma cadeira de rodas depende da altura do usuário, das particularidades clínicas do quadril, da inclinação do assento, da necessidade de suporte das escápulas ou da liberdade de movimento da parte superior da coluna. Assentos muito largos não promovem a estabilidade de tronco e exigem do usuário maior abdução do ombro durante a propulsão manual, aumentando o risco de lesão na articulação. Já assentos muito estreitos podem exercer pressão elevada na pele da coxa e glúteos, facilitando o surgimento de lesões dérmicas decorrentes de pressão.

A largura do encosto deve ter a mesma medida da largura do assento. A altura do encosto influencia tanto a postura do usuário como a movimentação dos membros superiores durante a propulsão manual. Encostos mais altos oferecem maiores suporte e estabilidade, entretanto limitam a livre movimentação dos membros superiores. Encostos mais baixos favorecem a livre movimentação dos membros superiores, porém a estabilidade é reduzida. Assim, as necessidades devem ser avaliadas pontualmente. Os apoios de braços devem ser removíveis ou escamoteáveis para facilitar as transferências para fora e para dentro da cadeira[1,8].

7. (SARAH, 2009 – adaptada) Uma paciente com 12 anos de idade apresenta escoliose idiopática toracolombar destro-convexa, com ápice na 10ª vértebra torácica e ângulo de Cobb de 40 graus. Está em uso de colete de Boston. Na avaliação fisioterapêutica, é observado que o colete não está adequado. Assinale a opção que apresenta a justificativa para a inadequação do colete.

(A) A almofada de correção está posicionada uma vértebra abaixo do ápice da curva
(B) A almofada de correção está posicionada no mesmo lado da concavidade da curva
(C) O alívio, ou janela, está posicionado do lado oposto ao da convexidade da escoliose
(D) O colete está limitando a flexão de quadril > 90 graus

■ **Resposta: B.**

COMENTÁRIO: O colete do tipo Boston é a órtese mais conhecida para o tratamento de escolioses baixas (curvaturas toracolombares e lombares). Para sua confecção, é realizado molde em gesso. São realizadas pressões nas regiões abdominal e sacral para manter a pelve em posição neutra no plano sagital. No plano frontal, as pressões devem ser aplicadas no vértice da curva no lado da convexidade e na borda superior próxima à axila, na concavidade da curva. Para a rotação, deve-se aplicar uma pressão no sentido posteroanterior.

Alívios ou recortes deverão ser realizados no lado da concavidade para permitir deslocamento do segmento durante a aplicação da força de correção. A falta de espaço nessa região acabaria neutralizando a correção, pois as forças seriam aplicadas na mesma direção, porém em sentidos opostos. Atenção para não limitar a flexão do quadril de modo a permitir conforto na posição sentada. A borda posterior deverá realizar pressão sacral e estar cerca de 2cm acima do assento. A borda anterossuperior deve ser recortada o suficiente para não cobrir os seios. A borda superior lateral deve ser mais alta do lado da concavidade. Para curvaturas torácicas, são recomendadas bordas laterais mais altas, envolvendo a região axilar[1].

8. (FHSTE, 2019 – adaptada) Com relação à amputação e ao uso de prótese e marcha, marque C nas afirmativas corretas e E nas erradas; em seguida, assinale a opção que apresenta a sequência correta.
( ) **O ato de andar com prótese reduz o custo energético.**
( ) **Quanto mais baixo o nível de amputação, menor é a desvantagem metabólica.**
( ) **Os usuários de prótese transfemoral andam com um movimento vertical maior, uma vez que o joelho não se flexiona tanto quanto o joelho contralateral durante a fase de apoio.**
(A) C-C-E
(B) E-E-C
(C) C-E-E
(D) E-C-C

■ **Resposta: D.**

COMENTÁRIO: Pacientes submetidos a amputações de membros inferiores, seja de hálux, seja de segmentos proximais, terão aumento do consumo energético ao desempenhar a marcha. Isso também é observado na fase pré-protetização, quando os pacientes estão utilizando dispositivos de auxílio de marcha para deambular. As amputações distais dos membros inferiores (níveis mais baixos) têm vantagem do ponto de vista do consumo energético em relação às proximais por possibilitarem a deambulação com o uso de próteses.

Uma alteração do padrão de marcha comumente observada em indivíduos protetizados acima do nível do joelho é o aumento do deslocamento do centro de massa no sentido vertical. Essa alteração se origina da necessidade de elevar o centro de massa para garantir uma transição segura do membro protético anteriormente durante a fase de oscilação da marcha, evitando assim quedas decorrentes de uma fase de oscilação incompleta que inviabilizaria o travamento do joelho de sua prótese[9,10].

9. (SESACRE, 2019 – adaptada) Um agricultor de 43 anos sofreu traumatismo raquimedular após acidente com trator, apresentando lesão completa no nível de L2. Quanto ao tipo de órtese que o paciente poderá utilizar para atingir a deambulação terapêutica, assinale a opção correta.
(A) Órtese submaleolar (SMO)
(B) Órtese tornozelo-pé (AFO)
(C) Órtese joelho-tornozelo-pé (KAFO)
(D) Órtese tutor longo com cinto pélvico (HKAFO)

■ Resposta: D.

COMENTÁRIO: Com base na padronização da classificação neurológica da lesão medular, uma lesão completa no nível de L2 promove comprometimento motor (plegia) dos flexores do quadril e da musculatura abaixo desse nível. Desse modo, há comprometimento dos movimentos de flexão do quadril, flexão e extensão do joelho e movimentos da articulação do tornozelo e do pé. Assim, considerando o comprometimento motor da musculatura do quadril, o paciente se beneficiaria com o uso de uma HKAFO[1,11].

10. (IAPEN, 2020 – adaptada) Sobre o uso de órteses, são elas que dão a segurança necessária para que o paciente ganhe confiança e independência para ser capaz de se locomover sozinho, sendo úteis também para a prevenção de deformidades. Para um paciente com escoliose ainda não estruturada e que esteja em fase de crescimento, o colete mais indicado seria:
(A) HKAFO/OTPJQ
(B) Colete de Jewett
(C) Colete de Milwaukee
(D) KAFO/OJTP
(E) Colete Putti alto

■ Resposta: C.

COMENTÁRIO: O tratamento para escoliose por meio de órteses é indicado para os pacientes que ainda não alcançaram a maturação esquelética, apresentando curvas progressivas com ângulo de Cobb entre 25 e 50 graus. Normalmente, o colete Boston é utilizado para o tratamento de escolioses baixas (curvaturas toracolombares e lombares), e o colete Milwaukee, para pacientes com ápices torácicos acima de T7.

O colete Milwaukee é composto por um cesto pélvico, três hastes metálicas verticais, um anel cervical, almofada axilar e almofada torácica. O cesto pélvico é responsável pela fixação da órtese ao paciente, servindo como base de fixação das hastes e do alinhamento da órtese. O anel cervical com abertura posterior deve estar alinhado ao cesto pélvico nos planos frontal e sagital, servindo como um acessório proprioceptivo para alinhamento postural, e não como suporte de tração, o que poderia causar alterações ortodônticas.

As almofadas torácicas e axilares são de fundamental importância para correção passiva, redução da angulação e rotação vertebral e devem ser checadas frequentemente. A almofada torácica deve ser posicionada no lado da convexidade, posterolateralmente ao tronco, e deve ser larga para aumentar a área de contato, envolvendo as costelas para permitir uma derrotação vertebral. A almofada axilar, posicionada lateralmente, além de impedir a depressão do ombro do lado da concavidade, terá o objetivo de realinhar o anel cervical na posição neutra, aumentando assim a pressão na almofada torácica. Os pacientes devem ser acompanhados frequentemente para verificação do posicionamento das almofadas. O colete deve ser utilizado 23 horas por dia[1,3].

11. (Prefeitura de Campinas/SP, 2019 – adaptada) Um idoso com histórico de quedas foi avaliado por um fisioterapeuta. Durante a avaliação, o fisioterapeuta observou que o idoso era capaz de andar com maior estabilidade quando se apoiava levemente nas duas mãos do terapeuta. O melhor dispositivo auxiliar de marcha indicado para melhorar a estabilidade desse paciente é:
(A) A bengala de quatro apoios
(B) As muletas axilares
(C) A bengala de um apoio
(D) As muletas canadenses
(E) O andador

■ Resposta: E

COMENTÁRIO: Os andadores são indicados para pacientes inseguros, que precisam de maior estabilidade durante a marcha e que podem suportar apenas uma quantidade limitada de peso nos membros inferiores. Seu uso aumenta proporcionalmente com a idade; portanto, os idosos são os principais usuários desse dispositivo. Os critérios para prescrição de andadores deve considerar a cronicidade da situação, a capacidade física do usuário e sua habilidade para controlar o dispositivo durante a marcha de maneira estável, segura e funcional. As muletas axilares e canadenses, apesar de oferecerem suporte bilateral aos usuários, necessitam de maiores treinamento e coordenação motora para sua utilização. Especificamente as muletas axilares podem aumentar o risco de lesões de plexo braquial em indivíduos fragilizados e com fraqueza de membros superiores[8,12].

12. (EBSERH, 2014 – adaptada) A respeito dos encaixes utilizados nas próteses para amputações transfemorais, assinale a opção correta.
(A) O encaixe CAT-CAM apresenta uma diminuição da dimensão mediolateral, forçando o fêmur em abdução
(B) O encaixe quadrilateral pode ser indicado para pacientes com musculatura do coto e do quadril bastante flácida
(C) O encaixe CAT-CAM tem uma medida mediolateral maior que a anteroposterior

(D) O bordo medial do encaixe quadrilateral apresenta-se aproximadamente 2cm mais alto em relação à mesa isquiática

(E) A forma do encaixe quadrilateral apresenta dimensão anteroposterior maior que a dimensão mediolateral

■ **Resposta: B.**

COMENTÁRIO: Dois sistemas de encaixes são comuns na protetização transfemoral: o encaixe quadrilateral e o de contenção isquiática (*Contoured Adducted Trochanteric-Controlled Alignment Method* [CAT-CAM]).

O encaixe quadrilateral é mais antigo e pode ser indicado para todos os tipos de pacientes, principalmente para amputados com musculatura bastante flácida e com amputação de terço proximal, na qual a confecção do encaixe CAT-CAM não resulta em bons resultados práticos. A pressão maior exercida no ísquio ocasiona o deslocamento lateral do fêmur. O encaixe quadrilateral é mais indicado para os pacientes que não suportam descarga na distal. Quanto à forma, a dimensão mediolateral é maior que a anteroposterior. A borda lateral é aproximadamente 5cm mais alta em relação à mesa isquiática, e a anterior, 2cm. Já a borda medial é cerca de 1cm mais baixa que a mesa isquiática.

O encaixe CAT-CAM é mais atual, sendo desenvolvido para manter o fêmur em posição mais fisiológica e proporcionar uma marcha mais harmônica, com gasto energético menor. Quanto à forma, a medida mediolateral é menor que a anteroposterior. Há diminuição da dimensão mediolateral, forçando o fêmur em adução e mantendo o glúteo médio em tensão. A abertura na dimensão anteroposterior compensa a redução do diâmetro mediolateral e permite a contração dos músculos extensores e flexores[9].

13. (SARAH, 2009 – adaptada) Em pacientes com fascite plantar, o principal sintoma é a dor no local de origem da fáscia. Assinale a opção correta quanto ao tipo de palmilha mais indicada para esses pacientes:

(A) Palmilha com barra retrocapital e apoio para o arco longitudinal medial

(B) Palmilha com elevação da borda lateral e coxim para a absorção de choque no calcanhar

(C) Palmilha com elevação da borda lateral e barra retrocapital

(D) Palmilha com apoio do arco longitudinal medial e coxim para a absorção de choque no calcanhar

■ **Resposta: D.**

COMENTÁRIO: A fascite plantar caracteriza-se por uma inflamação ocasionada por microtraumatismos de repetição, resultando em dor na base do calcâneo e no arco plantar. As forças de tração durante o apoio levam ao processo inflamatório que resulta em fibrose e degeneração das fibras faciais. Para tratamento, recomendam-se o uso de palmilhas com apoio no arco longitudinal medial, calçados com solado anti-impacto e tratamento fisioterapêutico[1,3].

14. Sobre as órteses para os membros superiores, é INCORRETO afirmar que:

(A) Pacientes com dedo em botoeira devem usar uma órtese que limite a flexão da articulação interfalangiana proximal, posicionando o segmento em neutro

(B) Órteses de punho dinâmicas com molas dorsais auxiliam passivamente os movimentos de extensão das articulações metacarpofalangianas

(C) A órtese estática para cotovelo pode ser usada nos casos de epicondilite lateral (cotovelo de tenista)

(D) As órteses para metacarpos podem ser indicadas para casos como a contratura de Dupuytren

■ **Resposta: C.**

COMENTÁRIO: As órteses estáticas de cotovelo são dispositivos confeccionados em termoplástico de alta temperatura e são indicadas para o posicionamento da articulação do cotovelo em angulações determinadas pela equipe clínica em pós-operatórios desse segmento corporal. As órteses estáticas de cotovelo, quando construídas com engrenagens que permitem ajustes de sua angulação, também podem ser usadas para ganho de amplitude de movimento do cotovelo no sentido da extensão ou da flexão, de acordo com sua regulagem.

Nos casos de epicondilite lateral de cotovelo, a órtese de escolha seria o *brace* de antebraço, também conhecida como cinta para cotovelo de tenista. Essa órtese promove pressão sobre o terço proximal da musculatura extensora de punho, aliviando a sobrecarga e o tracionamento dos tendões na origem muscular durante a prática esportiva ou no período de recuperação[1,3,13].

REFERÊNCIAS

1. Carvalho JA. Órteses: um recurso terapêutico complementar. 2. ed. Barueri (SP): Manole, 2013.
2. Kusumoto Y, Matsuda T, Fujii K, Miyamoto K, Takaki K, Nitta O. Effects of an underwear-type hip abduction orthosis on sitting balance and sit-to-stand activities in children with spastic cerebral palsy. Journal of Physical Therapy Science 2018; 30(10):1301-4.
3. Edelstein JE, Bruckner J. Órteses: abordagem clínica. Rio de Janeiro: Guanabara Koogan, 2006.
4. Brehm M-A, Harlaar J, Schwartz M. Effect of ankle-foot orthoses on walking efficiency and gait in children with cerebral palsy. Journal of Rehabilitation Medicine 2008; 40(7):529-34.
5. Skaaret I, Steen H, Terjesen T, Holm I. Impact of ankle-foot orthoses on gait 1 year after lower limb surgery in children with bilateral cerebral palsy. Prosthetics and Orthotics International 2019; 43(1):12-20.
6. Daryabor A, Aarzpour M, Aminiam G. Effect of different designs of ankle-foot orthoses on gait in patients with stroke: A systematic review. Gait & Posture 2018; 62:268-79.
7. Sheta RA, El-Sayed M. Is the Denis Browne splint a myth? A long-term prospective cohort study in clubfoot management using Denis Browne splint versus daily exercise protocol. The Journal of Foot and Ankle Surgery 2020; 59(2):314-22.

8. Fonseca M, Marcolino AM, Barbosa RI, Elui VM. Órteses & próteses – Indicação e tratamento. Rio de Janeiro: Águia Dourada, 2015.

9. Carvalho JA. Amputações de membros inferiores: em busca da plena reabilitação. 1. ed. São Paulo: Manole, 2003.

10. Jarvis HL, Bennett AN, Twiste M, Phillip RD, Etherington J, Baker R. Temporal spatial and metabolic measures of walking in highly functional individuals with lower limb amputations. Archives of Physical Medicine and Rehabilitation 2017; 98(7):1389-99.

11. Barros Filho TEP. Avaliação padronizada nos traumatismos raqui-medulares. Rev Bras Ortop 1994; 29(3).

12. Sullivan SB, Schmitz TJ. Fisioterapia: avaliação e tratamento. São Paulo: Manole, 2004.

13. Sampol AV. Manual de prescrição de órteses e próteses: cuidados e indicações: material utilizado no tratamento. Rio de Janeiro: Águia Dourada, 2010.

Índice Remissivo